临床内科诊治精要

（上）

汤凤莲等◎主编

吉林科学技术出版社

图书在版编目（CIP）数据

　　临床内科诊治精要 / 汤凤莲等主编. -- 长春：吉林科学技术出版社，2016.10
　　ISBN 978-7-5578-1336-9

　　Ⅰ. ①临… Ⅱ. ①汤… Ⅲ. ①内科—疾病—诊疗
Ⅳ. ①R5

　　中国版本图书馆CIP数据核字（2016）第227949号

临床内科诊治精要

LINCHUANG NEIKE ZHENLIAO JINGYAO

主　　编	汤凤莲　张谦平　赵伟平　梁　戎　高金娥　张笑天
出 版 人	李　梁
责任编辑	许晶刚　陈绘新
封面设计	长春创意广告图文制作有限责任公司
制　　版	长春创意广告图文制作有限责任公司
开　　本	787mm×1092mm　1/16
字　　数	794千字
印　　张	32
版　　次	2016年10月第1版
印　　次	2017年6月第1版第2次印刷

出　　版	吉林科学技术出版社
发　　行	吉林科学技术出版社
地　　址	长春市人民大街4646号
邮　　编	130021
发行部电话/传真	0431-85635177　85651759　85651628
	85652585　85635176
储运部电话	0431-86059116
编辑部电话	0431-86037565
网　　址	www.jlstp.net
印　　刷	虎彩印艺股份有限公司

书　　号	ISBN 978-7-5578-1336-9
定　　价	125.00元

编委会

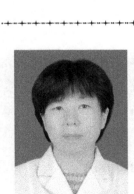

汤凤莲,女,1977年11月生,单位:济宁医学院附属医院呼吸内科,主治医师,2003年7月毕业于济宁医学院,获医学学士,2009.9—2012.7于桂林医学院攻读呼吸内科(主要为睡眠医学)医学硕士学位,现为山东省睡眠协会青年委员。

临床方面:从事临床一线工作10余年,在诊治睡眠暂停综合症、肺肿瘤、重症哮喘、肺间质病变、霉菌性肺炎、间质性肺炎等难治性肺炎、肺栓塞、发热性疾病、气道高反应性疾病等方面有丰富的经验。熟练操作支气管镜和胸腔镜,并开展无痛支气管镜检查、经支气管镜透壁淋巴结活检技术(TBNA)及超声内镜技术、开展多导睡眠监测和人工呼吸机压力滴定、治疗技术,熟练掌握无创通气技术,不断更新无创通气理念。

科研方面:在读硕士研究生期间,协助导师申报《罗格列酮对睡眠呼吸暂停综合征脂肪激素mRNA表达的影响》、《PPARγ激动剂对阻塞性睡眠呼吸暂停低通气综合征大鼠氧化应激和胰岛功能的影响》等2项课题。完成济宁市科技局课题《睡眠呼吸暂停综合征患者TNF—a ET、Cys C对肾脏的影响及持续气道正压通气保护作用》,并于2015年鉴定为国内先进,2016年获山东省高校科技进步三等奖。协助完成广西卫生厅课题《广西壮族2型糖尿病家系脂联素、抵抗素与胰岛素抵抗》、《罗格列酮对睡眠呼吸暂停综合征模型脂肪激素mRNA表达的影响》等2项课题,并完成科技成果鉴定。积极撰写论文,在《山东医药》、《中国老年学杂志》等发表论文2篇。

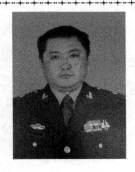

张谦平,女,内分泌专业副主任医师,山东德州市立医院内科副主任。兼任第五届中国老年学学会骨质疏松专业委员会委员;山东预防医学会内分泌及代谢疾病防治分会委员会常委;德州市医学会内分泌专业委员会副主委;德州市中西医结合委员会糖尿病专业委员会副主委;九三学社社员。书写的科普类文章多次刊登载于《齐鲁晚报》《德州晚报》《德州日报》等,并在《中华医学杂志》等权威杂志上发表论文多篇,其中两篇被多次转载引用。多次进行相关专业的讲坛、开展健康讲座,极大地提高了广大居民的健康行为能力,并多次积极参加齐鲁电视台"公益三下乡"活动。始终认为医者父母,一向崇尚并秉承人文医疗的理念服务于大众。

赵伟平:1985年毕业于第四军医大学,从事消化内科专业30余年,在消化系统常见病及疑难病的诊断治疗方面积累了丰富的临床经验,专业基础扎实,发表论文及专著多篇,现任解放军208医院消化内科主任;全军消化专业委员会委员;(原)沈阳军区消化专业委员会副主任委员。

前　言

　　医学科技的发展进步促使了临床内科不断地实践与发展，我们从实践中逐渐对内科疾病的病理生理产生了更加深入的认识。医学科技伴随而来的是更多科学先进的诊疗设备与方法，我们将其逐步应用于临床，以帮助我们更好地服务于患者，帮助患者更好的摆脱疾病困扰。由于近年来临床内科的飞速进展，本编委会特编写此书，为广大内科一线临床医务人员提供借鉴与帮助。

　　本书共分九章，内容包括：神经电生理学检查、神经内科疾病的中医诊治、心血管内科疾病、呼吸内科疾病、消化内科疾病、内分泌疾病、风湿免疫性疾病、肾内科疾病以及血液内科疾病。

　　对于本书涉及相关疾病均进行了详细叙述，例如：疾病的病理生理、流行病学、病因与发病机制、临床常见症状与表现、常用检查方法、诊断与鉴别诊断、治疗方法、预后、相关临床护理等。本书主要强调疾病的诊断方法及临床常用的内科治疗方法上，本书具有一定的临床实用性，以为广大内科医护人员提供参考。

　　为了更好地提高内科医护人员的临床诊疗水平，本编委会人员在多年内科诊治经验基础上，参考诸多内科疾病相关书籍资料，认真编写了此书，望谨以此书为广大内科医护人员提供微薄帮助。

　　本书在编写过程中，借鉴了诸多内科相关临床书籍与资料文献，在此表示衷心的感谢。由于本编委会人员均身负内科临床诊治工作，故编写时间仓促，难免有错误及不足之处，恳请广大读者见谅，并给予批评指正，以更好地总结经验，以起到共同进步、提高内科医务人员诊疗水平的目的。

《临床内科诊治精要》编委会

2016 年 10 月

目　　录

第一章　神经电生理学检查

第一节　脑电图检查

一、检查原理及方法

脑电图是将大脑神经元细胞的生物电活动通过脑电描记器加以记录和描记,自1924年德国的神经精神病学家Hans Berger开始研究人类脑电图以来,脑电图学在全世界范围发展,并开始为临床和科学服务。1947年国际脑电图和临床生理学会成立,并在英国举行了第一次国际脑电图学术会议。我国南京精神病防治院在20世纪50年代率先设立了脑电图室,继之北京协和医院、上海华山医院也成立了脑电图室。我国于20世纪80年代初北京在全国率先成立了癫痫和脑电图学组,继之全国各省、区也先后成立了相应组织。在此基础上,全国脑电图和癫痫学会诞生,并两年举行一次会议。当今脑电图检查已普及县级以上医院,作为一个成熟的技术,为广大患者服务。20世纪70年代以后,随着电子技术的发展,动态盒式脑电图、脑电图录像监测系统及数字化脑电图仪问世,为癫痫、癫痫发作类型的诊断及睡眠的生理病理等领域的研究提供了更多的机会。

(一)脑电图学原理

人类的大脑与身体其他部位如心脏、肌肉等一样,能产生生物电流。通过在头皮上安放电极描记的脑生物电活动谓之脑电图(electroencephalogram,EEG)。但人的大脑所产生的电流是十分微弱的,因此必须放大100万倍,并且要通过电磁感应作用,将从头皮电极描记出来的脉冲直流电转变为交流电,再通过多极放大,将电能转变为机械能,描记在记录纸上。因此通常所见到的EEG是脑电活动的间接图像。

1.脑波形成的解剖基础　人类的脑包括大脑、间脑、小脑及脑干4个部分。大脑分左右两个大脑半球,由胼胝体及大脑前后联合连接在一起。大脑半球的最表面为灰质,主要由神经细胞所组成,称为大脑皮质。大脑皮质是人类高级神经活动的最高中枢,也是脑波活动的主要解剖基础。人的大脑皮质是由约140亿个神经元和无计其数的突触形成庞大而复杂的信息传递网。大脑皮质分为6层,由外向内依次为:①分子层,内有水平细胞,其轴突横行于皮质表面,有横向传导功能;②外颗粒层(小锥体细胞层);③锥体细胞层,其顶树突长达皮质表面;④内颗粒层(星形细胞层);⑤神经节细胞层;⑥梭形或多形细胞层,其轴突伸至邻近白质。中枢神经系统基本上是由神经细胞(即神经元)、胶质细胞和神经纤维组成。神经细胞是由胞体和从胞体伸出的突起构成,后者根据其功能又分为树突和轴突两种类型。每一个神经元有多个树突,每个树突反复分支形成树枝状,它是神经兴奋传递的最活跃部位,接受外来的冲动。树突又分短树突及顶树突,前者联系各神经元,后者则伸向皮质表面。每个神经元只有一个轴突,其功能是将神经冲动从胞体传出。神经冲动并不是从一个神经元直接传送至下一个神经元,而必须通过一个接触点,称为突触。一个神经元的末梢分成许多小支,每个小支末端膨大呈球状,称突触小体,它附贴在下一个神经元的胞体或树突表面。在突触的接触处,各有膜隔开。轴突末端的轴突膜称为突触前膜,与其相对的胞体膜或树突膜为突触后膜,两膜之间的间隙称为突触间隙。突触前膜的内侧有致密的突起,形成囊泡栏栅,突触小体内含有大量突触囊泡,内含神经递质。突触囊泡通过囊泡栏栅释放递质。在突触后膜上的某些部位存在着一种能与神经递质结合的特殊物质,称为受体。

2.脑波形成的生理生化基础　自1924年Hans Berger首先记录了人类的EEG以来。现在普遍认为,脑电活动起源于大脑皮质,脑电活动是由垂直方向的锥体神经元与它们的顶树突的突触后电位产生。

(1)脑电活动的产生和传递:在静止状态,如果把微电极插入细胞内,发现膜内和膜外存在着电位差。细胞膜内电位低,比膜外相对负$60\sim90mV$,如果不给神经元以任何刺激,则这一电位差保持恒定,此种膜内外的电位差称为静止电位(resting potential,RP)或膜电位。膜电位的形成与细胞内外液的多种离子浓度有关。正常情况下,细胞内液中主要的正离子是K^+,主要的负离子是有机酸。细胞外液中,主要的正离子是Na^+,主要的负离子是Cl^-。细胞膜对离子的通透性具有一定选择性。在静止状态下,对K^+通透性最大,Cl^-次之,对Na^+的通透性很小,仅为K^+的1/50,对有机物则完全不通透。离子总是由浓度高的地方向浓度低的地方扩散,因此K^+通过胞膜向细胞外扩散,而细胞内的有机阴离子则留在细胞内。细胞外的Na^+难于通过胞膜向细胞内扩散,因此便形成细胞膜外正离子多,电位高,细胞膜内负离子多,电位低,膜内外电位这种极性的不同现象称为极化状态。由于膜内外正负电荷互相吸引,正负离子分别排列在细胞膜外和细胞膜内,因此在膜内外便形成了电位差,这便是上面所说的静止电位。

当神经元兴奋时,细胞膜对离子的通透性发生改变,细胞膜对Na^+的通透性选择性地增高,因此Na^+便由细胞外向细胞内扩散,使膜内正离子增加,并抵消了原有的膜电位,称为去极化,最后细胞内的电位甚至高于细胞外,此时产生的电位变化称为动作电位(action potential,AP)。当动作电位达高峰后,膜对Na^+通透性减小,对K^+的通透性又显著增加,于是K^+向膜外扩散,又恢复至膜外为正,膜内为负的极化状态,称之复极化。在复极化过程中,借助细胞膜的$Na-K$泵作用,使已扩散至细胞内的多余的Na^+转运到细胞外,细胞外多余的K^+转运到细胞内。由于细胞膜两侧的溶液都是导电的,因此在兴奋和休止部位的神经段之间,就形成环形电流回路,这一环形电流回路使邻近部位原来处于休止状态的神经膜去极化,形成新的兴奋区。新的兴奋区又与下一个邻近部位间形成局部电路,如此反复,就使兴奋沿神经纤维传播。

神经冲动不是直接从一个神经元传至下一个神经元,而是以突触的形式进行联系。当神经冲动由突触前神经元向突触后神经元传导至突触时,储存在突触小体内的传递介质(如乙酰胆碱、γ-氨基丁酸等)被释放,通过突触间隙作用于突触后膜,传递介质与突触后膜中的受体结合,暂时改变了突触后膜对离子的通透性,使其膜电位发生变化,并产生局部电流,当局部电流达到一定强度时,兴奋便传给下一个神经元,此种电位谓之突触后电位(postsynaptic potential,PSP)。如突触小体内释放的化学递质是乙酰胆碱,则增加突触后膜对Na^+、K^+、Cl^-的通透性,但对Na^+通透性最大,引起去极化性突触后电位,即兴奋性突触后电位(excitatory postsynaptic potential,EPSP),一个EPSP是膜电位的暂时部分性减少。如果突触小泡释放γ-氨基丁酸,突触后膜对K^+的通透性增加,引起突触后膜过度极化,称为抑制性突触后电位(inhibitory postsynaptic potential,IPSP),一个IPSP是膜电位的暂时性增加。在细胞不同部位的突触所产生的电位,被总和在细胞体的膜电位中。

大脑皮质电位的总和主要发生在皮质垂直方向排列的大锥体细胞。以下几个因素使这些神经元具有总和作用：①锥体细胞的树突几乎伸延至大脑皮质的各层，引导在皮质深层的细胞体及穿过皮质全厚度的位于更表层的树突的PSP所产生的电流流动；②这些神经元彼此紧密的平行排列，便于由每个神经元所产生的电流在空间总和；③这些神经元群接受同样的传入冲动及对冲动产生反应，有相同方向和同步的电位改变。由这些神经元所产生的电流总和在细胞外间隙。大多数电流限于皮质，少部分穿过脑膜、CSF及头颅到达头皮，引起头皮不同部分有不同的电位水平。这些电位差之波幅为 $10\sim100\mu V$，可在两个电极间被记录，这就是EEG。

（2）脑电电活动的节律性：正常的EEG，在清醒安静状态下常常含有节律性电位变化。研究表明，皮质的节律活动取决于从中央起搏点来的同步化冲动。节律冲动是由丘脑投射神经元和丘脑中间神经元组成的网络系统产生。丘脑的投射神经元发出纤维到大脑皮质的多数区域，这些纤维发出分支回到丘脑，终止在丘脑投射神经元。丘脑中间神经元的纤维终止在数个投射神经元上。一个或几个丘脑投射神经元的点燃，除影响少数皮质神经元外，还通过侧支纤维兴奋丘脑中间神经元。中间神经元发出冲动抑制大量的投射神经元，在抑制期的终末，投射神经元发射兴奋冲动到皮质神经元和抑制的中间神经元，中间神经元抑制更大量的投射神经元，于是产生另一个周期的节律放电。中间神经元的抑制作用持续 1/10s，它所引起的周期及同步抑制与丘脑—皮质投射神经元的重新兴奋是 10Hz。这些冲动投射到皮质，引起同样速度的PSP，这即是头皮电极描记下来的 10Hz 的 EEG 波。丘脑的节律活动可因各种不同原因停止。在丘脑网络系统去同步中，传导速度的轻度差异便可使节律活动暂停。中脑网状激活系统活动性改变可能干扰周期性。网状激活系统接受所有感觉系统及皮质各区域的传入冲动，并通过直接联系的方式或通过间脑转运的方式，发出它的传出冲动到整个大脑皮质。因此它可能通过直接干扰皮质神经元的活动及通过影响起搏点冲动的丘脑中间神经元而中断节律的皮质活动的产生。上行性网状激活系统的强直性活动的增加或减少，能引起节律的皮质活动消失。人类的皮质节律可被醒觉、注意集中、思睡和睡眠而取消。然而节律的活动也可被下脑干的结构增强。下脑干结构有抑制上行性网状激活系统的去同步化作用。当脑干损害，网状结构的去同步化作用减少，另一些中枢的同步化作用增强时，便可产生异常的节律活动。

（二）脑电图检查方法

脑电图是将大脑神经元细胞的生物电活动通过脑电描记器加以记录和描记，由头皮电极记录到的脑电活动通常在 $1\sim60Hz$，电压在 $5\sim300\mu V$ 之间。与心电图的原理一致，是将生物电活动经放大加以描记。但与心电图不同的是，心电的测量单位是毫伏（mV），脑电则以微伏（μV）计算。因此，脑电必须经过 100 万倍以上的放大才能充分地加以描记，这就对脑电描记器的敏感性有很高的要求。随着近代科学技术的进展，患者的脑电信息可通过有线或无线两种方式传送到记录仪中，后者是由患者随身携带的发射器将信号发送到附近的接收器中，再转送至记录仪中，这就是所谓"脑电图遥测技术"。20 世纪 90 年代脑电图已经实现了由模拟信号向数字化记录的飞跃，数字化脑电图使脑电技术进入了一个新的纪元。

安置在头皮上用以导出脑电活动的导体称之为电极。电极的式样较多。常用的头皮电极有针电极、管状电极和盘状电极，特殊电极有蝶骨电极、鼻咽电极及颅内电极。

电极的安放方法一般应遵循根据国际脑电图学会建议 10—20 电极放置法（见图 1—1）。

这些部位包括前额区、中额区、中央区、顶区、枕区、前颞、中颞和后颞区,还包括额、中央、顶区的中线部位。重要的是要确保在头皮上不同代表区域的脑电活动均能被记录到,如少于 21 个电极,就不能覆盖整个皮质脑区。为了能对各个部位的脑电活动进行精确的分析或记录到明确的局灶性活动,偶尔需要在标准部位之间增放电极。头皮电极的安放点代表大脑各个不同的解剖部位,希望能够广泛地放置以反映不同部位的电位变化。

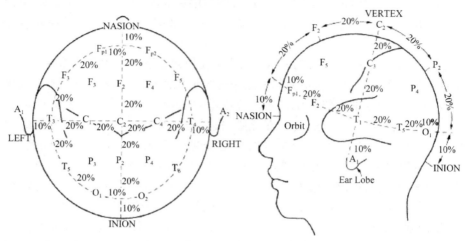

图 1—1 电极放置法

为记录脑电图,至少要有两个电极,将一个电极联结在脑电图机的第一栅极(G_1),另一个在第二栅极(G_2),两个电极间所记录下来的电位差就形成了脑电图。每道放大器都有两个输入端,分别接到 G_1 和 G_2 以记录其电位差。根据习惯,当 G_1 的电位比 G_2 为负时,要求记录到的波形是向上的(负相,阴性);反之,若 G_1 比 G_2 为正时,则波形是向下的(正相,阳性)。所以 G_1 是放大器的负端,而 G_2 是正端。

假如身体上存在有零电位的点并联结在 G_2 上,则与 G_1 上其他部位的电极之间的电位差则等于后者电位变化的绝对值。这种零电位点理论上指的是机体位于电解质液中时距离机体有无限远的点,实际上这种绝对零电位是不存在的。脑电图的导联方法(montage)可分为使用无关电极的单极导联法(monopolar)和不使用无关电极而仅使用活性电极的双极导联法(bipolar)。

10—20 系统操作法:它包括 19 个记录电极和 2 个参考电极。首先在头皮表面确定两条基线,一条为鼻根至枕外粗隆的前后连线为 100%,另一条为双耳前凹之间的左右连线为 100%。两者在头顶的交点为 Cz 电极的位置。从鼻根向后 10% 处为 F_{Pz}(额极中线),从 F_{Pz} 向后每 20% 为一个电极的位置,依次为 Fz(额中线)、Cz(中央中线)、Pz(顶中线)及 Oz(枕中线)。Oz 与枕外粗隆的间距为 10%。双耳前凹连线距左耳前凹 10% 处为 T_3(左中颞)电极位置,以后向右每 20% 放置一个电极,依次为 C_3(左中央)、Cz(中央中线)、C_4(右中央)和 T_4(右中颞)。T_4 距右耳前凹间距为 10%。从 F_{Pz} 通过 T_3 至 Oz 的连线为左颞连线,从 F_{Pz} 向左 10% 为 F_{p1}(左额极),从 F_{p1} 沿左外侧向后每 20% 放置一个电极,依次为 F_7(左前颞)、T_3(左中颞)、T_5(左后颞)及 O_1(左枕),其中 T_3 为此线与双耳前凹连线的交点,O_1 距 Oz 为 10%。F_{p2} 沿右外侧向后连线与此相对应,从前向后依次为 F_{p2}(右额极)、F_8(右前颞)、T_4(右中颞)、T_6(右后颞)及 O_2(右枕)。从 F_{p1} 至 O_1 和从 F_{p2} 至 O_2 各作一连线,为左、右矢状旁连线,从

Fp_1 和 Fp_2 直线向后每 20% 为一个电极位点，左侧依次为 F_3（左额）、C_3（左中央）、P_3（左顶）和 O_1（左枕），右侧依次为 F_4（右额）、C_4（右中央）、P_4（右顶）和 O_2（右枕）。在 10－20 系统中，F_{Pz} 和 Oz 不包括在 19 个记录位点内。

1. 单极导联　单极导联为将头皮各活性电极与同侧的无关电极相联结，其描记出的脑电图为各活性电极与无关电极间的电位差（图 1－2）。经常使用的无关电极为耳极，设定耳极为零电位，来表示头皮各个活性电极的电位绝对值。但实际上，耳极也非绝对零电位，可能受到除脑电外其他的生物电如心电、肌电等的影响。因此，标准单极导联描记的也只是头皮各活性电极与耳极之间的电位差，在数值上有时非常接近活性电极电位的绝对值。推荐同时使用平均单极导联，即无关电极以各个头皮电极电位通过高电阻输入（0.5～3M）后的平均值作为基准取代耳极，以消除来自耳极的影响。

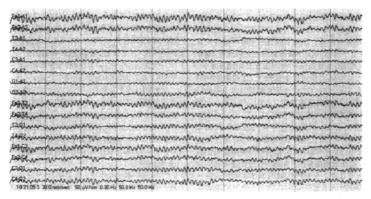

图 1－2　单极导联描记出的脑电图

2. 双极导联　双极导联为不使用无关电极而将头皮上的两个活性电极分别连接与脑电图 G_1 极和 G_2 极进行描记的方法。用双极导联法记录下来的是两个活性电极之间的电位差（图 1－3）。在单极导联显示某一部位有异常波时，可以在双极导联上得到印证，即表现为在异常出现的部位可以看到异常波的位相倒置（或针锋相对）。双极导联的优点是较单极导联不易受到其他生物电如心电的影响，并可排除无关电极活化所引起的伪差。双极导联必须和单极导联合并使用。单极导联是分析脑电图的基础，双极导联应结合单极导联的所见具体分析才能得出正确的结论。应根据十字交叉和三角定位的原则进行双极导联设计，推荐使用下列导联设计。

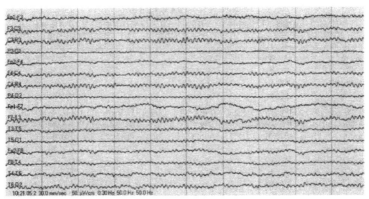

图 1－3　双极导联描记出的脑电图

头皮电极分别放置于额（F）、顶（P）、颞（T）、枕（O）、耳（A）、中央区（C），并按前后联（纵联）、左右联（横联）。具体联结方法如下：

纵联：$Fp_1-F_7-T_3-T_5$

$Fp_1-F_3-C_3-P_3-O_1$

$Fz-Cz-Pz$

$Fp_2-F_8-T_4-T_6$

$Fp_2-F_4-C_4-P_4-O_2$

横联：$A_1-F_7-F_3-Fz-F_4-F_8-A_2$

$A_1-T_3-C_3-Cz-C_4-T_4-A_2$

$T_5-P_3-Pz-P_4-T_6$

Fp_1-Fp_2

O_1-O_2

环联：$O_1-T_5-T_3-F_7-Fp_1-Fp_2-F_8-T_4-T_6-O_2-O_1$

$T_6-O_2-O_1$

$Fz-F_7-F_8-Fz$

$Cz-T_3-T_3-Cz$

$Fz-Cz-Pz$

现国内常用的导联组合法见表1-1和表1-2。

表1-1 单极导联组合法

导联	18导联		16导联		8导联	
	耳极导联	平均导联	耳极导联	平均导联	耳极导联	平均导联
1	Fp_1-A_1	Fp_1-AV	Fp_1-A_1	Fp_1-AV	Fp_1-AV	Fp_1-AV
2	Fp_2-A_2	Fp_2-AV	Fp_2-A_2	Fp_2-AV	Fp_2-A_2	Fp_2-AV
3	F_3-A_1	F_3-AV	F_3-A_1	F_3-AV	C_3-A_1	C_3-AV
4	F_4-A_2	F_4-AV	F_4-A_2	F_4-AV	C_4-A_2	C_4-AV
5	C_3-A_1	C_3-AV	C_3-A_1	C_3-AV	O_1-A_1	O_1-AV
6	C_4-A_2	C_4-AV	C_4-A_2	C_4-AV	O_2-A_2	O_2-AV
7	P_3-A_1	P_3-AV	P_3-A_1	P_3-AV	T_3-A_1	T_3-AV
8	P_4-A_2	P_4-AV	P_4-A_2	P_4-AV	T_4-A_2	T_4-AV
9	O_1-A_1	O_1-AV	O_1-A_1	O_1-AV		
10	O_2-A_2	O_2-AV	O_2-A_2	O_2-AV		
11	F_7-A_1	F_7-AV	F_7-A_1	F_7-AV		
12	F_8-A_2	F_8-AV	F_8-A_2	F_8-AV		
13	T_5-A_1	T_5-AV	T_5-A_1	T_5-AV		
14	T_6-A_2	T_6-AV	T_6-A_2	T_6-AV		
15	T_7-A_1	T_7-AV	T_7-A_1	T_7-AV		
16	T_8-A_2	T_8-AV	T_8-A_2	T_8-AV		
17	$Pz-A_2$	$Pz-AV$				
18	$Cz-A_2$	$Cz-AV$				

表1－2　双极导联组合法

导联	18导联			16导联		
	纵联	横联	环联	纵联	横联	环联
1	Fp_1-F_7	A_1-F_7	O_1-T_5	Fp_1-F_7	A_1-F_7	O_1-T_5
2	F_7-T_3	F_7-F_3	T_5-T_3	F_7-T_3	F_7-F_3	T_5-T_3
3	T_3-T_5	F_3-Fz	T_3-F_7	T_3-T_5	F_3-Fz	T_3-F_7
4	Fp_1-F_3	$Fz-F_4$	F_7-Fp_1	Fp_1-F_3	$Fz-F_4$	F_7-Fp_1
5	F_3-C_3	F_4-F_8	Fp_1-Fp_2	F_3-C_3	F_4-F_8	Fp_1-Fp_2
6	C_3-P_3	F_8-A_2	Fp_2-F_8	C_3-P_3	F_8-A_2	Fp_2-F_8
7	P_3-O_1	A_1-T_3	F_8-T_4	P_3-O_1	A_1-T_3	F_8-T_4
8	$Fz-Cz$	T_3-C_3	T_4-T_6	$Fz-Cz$	T_3-C_3	T_4-T_6
9	$Cz-Pz$	C_3-Cz	T_6-O_2	$Cz-Pz$	C_3-Cz	T_6-O_2
10	Fp_2-F_8	$Cz-C_4$	O_2-O_1	Fp_2-F_8	$Cz-C_4$	O_2-O_1
11	F_8-T_4	C_4-T_4	$Fz-F_7$	F_8-T_4	C_4-T_4	$Fz-F_7$
12	T_4-T_6	T_4-A_2	F_7-F_8	T_4-T_6	T_4-A_2	F_7-F_8
13	Fp_2-F_4	T_5-P_3	F_8-Fz	Fp_2-F_4	T_5-P_3	F_8-Fz
14	F_4-C_4	P_3-Pz	$Cz-T_3$	F_4-C_4	P_3-Pz	$Cz-T_3$
15	C_4-P_4	$Pz-P_4$	T_3-T_4	C_4-P_4	$Pz-P_4$	T_3-T_4
16	P_4-O_2	P_4-T_6	T_4-Cz	P_4-O_2	P_4-T_6	T_4-Cz
17	O_2-O_1	Fp_1-Fp_2	$Fz-Cz$			
18	O_1-T_5	O_1-O_2	$Cz-Pz$			

3. 记录参数

(1)电极阻抗:待电极安装好后应测定电极与头皮之间的阻抗,一般要求不超过5KΩ。当记录时出现因为电极导致的可能伪差时,应重新检测电极阻抗。

(2)校准电压(定标):在记录前需要方波定标和生物定标。方波定标时,推荐尝试不同滤波设定状态下记录并测量校准电压。定标电压应该调到敏感水平,全部记录笔尖均应在零位并应排列在同一条直线上。生物定标后,各导联的曲线在波形、波幅、位相上均应完全一致。

(3)敏感度:常规记录时,敏感度一般设置于$7\mu V/mm$或$10\mu V/mm$(成人)、$10\mu V/mm$或$20\mu V/mm$(儿童)。可酌情及时调整。

(4)滤波:常规记录时,高频滤波不应该低于70Hz,多设定为70Hz。低频滤波不应该高于1Hz,多设定为0.3Hz或0.5Hz(对应时间常数分别为0.4s或0.3s)。

(5)走纸速度:常规走纸的速度设为3cm/s。1.5cm/s速度可用于长时间描记。

(6)描记时间:常规脑电图应至少记录20min清醒状态下的无干扰图形。

(7)诱发试验:睁闭眼、闪光刺激及过度换气应作为常规诱发试验,应尽可能进行睡眠诱发。进行诱发试验时,均需相应增加记录时间。

1)睁闭眼试验:在受检者清醒、放松闭目状态时,每隔10s左右嘱其睁眼3~5s,反复睁闭眼2~3次,并标记每次睁闭眼的时间点。

2)闪光刺激:闪光刺激器置于受检者眼前约30cm,在闭目状态下嘱其眼睛注视刺激器中心。刺激器发光亮度为10万烛光(>100Nit),刺激脉宽0.1~10ms,刺激频率1~60Hz。每个频率刺激持续时间为10s,间隔10s,再用另一个频率刺激10s。一般采用由低频逐渐递增至高频刺激。举例:1Hz→3Hz→6Hz→9Hz→12Hz→15Hz→18Hz→21Hz→24Hz→27Hz

→30Hz。

3)过度换气:过度换气描记应至少持续3min,深呼吸频率为20～25次/分。在过度换气之前及之后,均应在不更换导联组合条件下记录至少1min。下列情况不应进行过度换气:严重心肺疾病、脑血管病、高颅压、镰状细胞贫血及一般情况较差的患者。

4)睡眠诱发:应记录到入睡过程和浅睡期(非快速动眼睡眠Ⅰ、Ⅱ期)图形。

二、检查指征及临床评价

(一)检查指征

脑电图主要适用于脑功能障碍性疾病的辅助诊断,特别是对于癫痫等发作性疾患的诊断、鉴别诊断具有重要价值。

临床脑电图检查主要适应证:①中枢神经系统发作性疾患,如癫痫、意识障碍、睡眠相关疾病等;②癫痫外科手术前致痫区定位;③围产期异常的新生儿监测;④脑外伤及大脑手术后监测;⑤危重患者监测(ICU);⑥脑死亡的辅助判定。

(二)临床评价

脑电图记录反应神经元的电位变化,因此任何疾病只要累及神经元功能的程度相等,就会产生同样的脑电图异常;反之,一种脑电图异常可以有多种病因,故脑电图不能做病因诊断。至于异常脑电图的临床意义,一般而言,正常范围、边缘状态和轻度不正常脑电图临床意义不大,参照临床资料作出诊断时必须谨慎。中度不正常以上的脑电异常提示有明确的临床意义。脑电图在监测疾病的进展和观察治疗的有效性上,常常有帮助,例如脑电图可能帮助判断缺氧后、代谢中毒脑病、癫痫持续状态的恢复情况。

1. 正常脑电图的判定

(1)成人:觉醒时的正常成人脑电图是以α波为基本波和间有少量散在快波和慢波。基本波:以α波或α波为主,分布正常;两侧对称,左右对称部位的α波频率差不应超过20%,波幅差在枕部不超过50%,其他部位不超过20%;波幅不应过高,α波平均波幅$<100\mu V$。在静闭眼、精神活动及感受到刺激时,α波应有正常的反应。慢波:为散在低波幅慢波,主要见于颞部,多为θ波,任何部位均不应有连续性高波幅θ或δ波。睡眠是脑波应左右对称,无异常电活动,无发作波。在觉醒和睡眠时,均不应有棘波、棘慢波综合等。

(2)儿童:相对于成人,背景活动较慢,并且根据不同的年龄而不同。一般说来,8岁儿童的α波若低于8Hz应视为异常。基本波:觉醒时脑波的基本频率与同年龄组正常儿童的平均值相比,其频率差不慢于2次/秒。慢波:慢波为非局灶性,也无广泛性高波幅波群。过度换气:在过度换气中,脑波频率变慢,波幅升高,两侧应大致对称。睡眠脑波:睡眠波一般应两侧对称。无发作波。在觉醒和睡眠时均不应有棘波、棘慢波综合等。另外,6Hz的棘慢波综合,睡眠中小的尖锐棘波,6～7Hz和14Hz的正相棘波,节律性中颞放电不应视为异常。

2. 异常脑电图的判定(成人) 诊断异常脑电图,主要不是根据它缺少正常脑电图的成分或类型,而应根据它是否含有不正常的脑电活动或类型。一份脑电图,如果含有异常的电活动,不管它含有多少正常的成分,都应认定它为异常。在大多数异常脑电图中,异常类型不完全代替正常电活动,它们可能间歇地或仅于某个或某些区域出现,或添加在正常背景之上。

(1)异常脑电图:分为4种基本类型:①癫痫样活动;②慢波;③波幅的异常;④偏离正常类型的异常。每种类型的异常可能由一种或几种类型的脑疾病引起,脑的异常是以刺激性或破坏性病变为特征,病变位于皮质、皮质下或皮质外。另一方面,很多疾病引起一种类型以上的脑电图异常,而且一种神经系统疾病,不是全部病例都有脑电图异常,如果脑的病变范围小,病程长,位于脑深部,脑电图可能是正常的。有些人虽然脑电图是异常的,但他没有任何脑疾病的其他表现。鉴于上述原因,脑电图不能单独用于做具体临床诊断,它只能提示一系列可能的诊断。与其他实验室检查一样,脑电图在鉴别诊断及引导正确诊断的选择上是有价值的。例如一个昏迷病史不详的患者,快活动脑电图可能提示巴比妥中毒,双侧同步普遍性三相波有利于肝性脑病的诊断,而局灶的慢波或波幅抑制,可能有利于硬膜下血肿的诊断。

(2)成人脑电图的异常判定:①基本节律的平均波幅特别高或特别平坦,并有低波幅的慢波混入;②基本节律对于各种生理刺激一侧或两侧缺乏反映;③基本节律波幅明显不对称,＞50％;或两侧波频率相差20％;④超过正常量的慢波活动,特别是局灶性出现时;⑤觉醒和睡眠描记中有肯定的棘波、尖波、棘慢或尖慢波综合;⑥高波幅的慢波、快波暴发出现;过度换气中出现两次以上的暴发性活动;⑦睡眠时出现的顶部尖波、睡眠纺锤、K综合波明显不对称。

在儿童如果不符合或有异于该年龄组脑电图式样,即为儿童异常脑电图。应熟悉儿童在各个年龄组脑电图表现。

与正常脑电图表现不符的即为异常脑电图。按照对脑电图记录客观描述,对正常或异常严重程度的判定提示的临床意义的思路进行。对脑电图结果的判定并没有严格统一的定量标准,推荐使用以下的判断结果。①正常范围:与相应年龄正常脑电图无异。②边缘状态:正常背景活动的轻度量变,如两侧的波率不佳,波幅一过性不对称。③轻度不正常:背景活动的改变较为明显。④中度不正常:背景活动的量变加上波形的中等度改变。⑤高度不正常:高度的脑波量变和质变。

3. 癫痫波的种类和临床意义　当脑电图有阵发性高波幅电位活动时,不论其临床发作表现形式如何,都要考虑有癫痫的可能性。其中某些形式的电活动(癫痫波形)对癫痫具有特殊的诊断意义。

(1)棘波(图1—4):棘波是癫痫性放电最特征性的表现之一。棘波的出现表明脑部有刺激性病灶。在慢波背景上出现的棘波,常提示来自癫痫灶或其附近区域。在正常背景上出现的棘波,一般波幅较低,周期较长,多由远处的病灶传播而来。如在脑电图描记中出现棘波数量上逐渐增多现象或形成棘波节律,预示临床发作即将发生。各种类型的癫痫均可出现棘波。

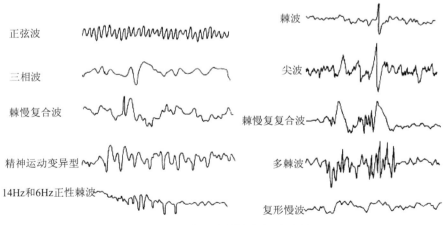

正弦波

三相波

棘慢复合波

精神运动变异型

14Hz和6Hz正性棘波

棘波

尖波

棘慢复复合波

多棘波

复形慢波

图1—4　常见癫痫样放电(癫痫波)

（2）尖波（图1—4）：其意义与棘波相同，是神经元同步放电的结果，也是常见的癫痫性放电的特征波形之一。典型的尖波由急速上升支和较缓慢下降支组成，呈锯齿形状。其周期在80～200ms之间，波幅较高，常在100～200μV之间，甚至高达300μV。它可能由较大的癫痫灶中多数神经元棘波放电的不完全同步，或由远处棘波灶传播而来使棘波的时间（周期）延长所致，为棘波在时间上的延长。可见于各种类型癫痫发作间歇期脑电图。

（3）棘慢综合波（图1—5）：棘慢综合波是由棘波和200～500ms的慢波所组成。均为负相波，正相波出现者极少见。波幅一般较高，在150～300μV之间，甚至高达500μV。通常是两侧同步性阵发，以额区最明显，也可为散发性或局灶性。这种异常电位可能起源于皮质深部的中线组织，或始于视丘，而影响的皮质只限于背内侧核的投射部分。在综合波中慢波是主要成分，比较规则而有节律，棘波出现其间，或在慢波的上升支或下降支上，波幅高低不一，一般不超过慢波的高度。典型3次/秒棘慢节律，为失神发作的特殊放电波形。有时可以看到一些并非是先有棘波后有慢波的典型棘慢综合波，恰好相反，而是慢棘波形，式出现，即慢波在前，随后出现一个棘波，或棘波附加在慢波的下降支上。这种波形被认为与棘慢综合波有相同的意义。可能是棘慢综合波的一种变异形式。节律性的棘慢波综合的频率多为2.5～3.5次/秒，这种节律性综合波，若局限性出现者多为部分性癫痫；若两侧同步性出现则多为全身性癫痫。

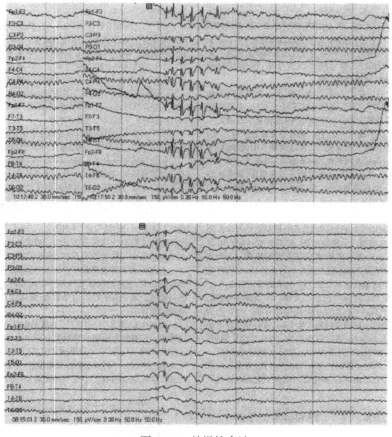

图1—5　棘慢综合波

(4)尖慢综合波(图1-6):尖慢综合波是由尖波和200~500ms的慢波所组成。一般为1.5~2.5次/秒的尖慢综合波,也常见有4~6周/秒尖慢综合波。出现形式多种多样,多呈不规则同步暴发,也可见弥漫性或连续性出现。局灶性尖慢综合波,多见于部分性癫痫,弥漫性尖慢节律见于全身性癫痫。表示脑组织深部存在较广泛的癫痫病灶。

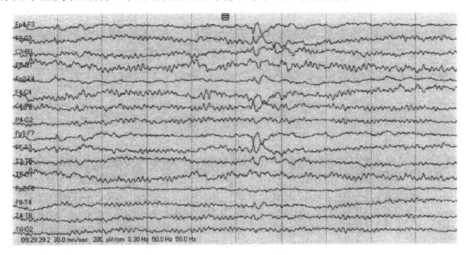

图1-6　尖慢综合波

(5)多棘慢综合波:是由几个棘波和一个慢波所组成,常为成串连续出现或不规则出现。棘波波幅高低不一,但一般不超过慢波的波幅高度。常预示有痉挛发作,是肌阵挛性癫痫最具特征的波形之一。

(6)多棘波群:为2~6个棘波成簇的单独(不与慢波构成综合波)出现,有时则附随着一个或多个慢波(多棘波慢波综合)。主要见于肌阵性癫痫。当棘波连续出现时,数量不断增多,频率加快(其频率每秒可达20~30次)或由一个脑区逐渐扩散于整个大脑时,则预示患者将出现癫痫发作或为发作开始时的脑电图表现。

(7)高峰节律紊乱(也称高度失律):为多数高波幅棘波或尖波与多数慢波呈杂乱而不规则地结合出现。首先由Gibbs Gibbs(1951)所描述,1974年被国际脑电图组织列入脑电图术语词汇中。高度失律的特征是高波幅的棘波、尖波、多棘波或多棘一慢综合波及慢波在时间上、部位上杂乱地毫无规律地出现的一种独特波形,其波幅可高达$1000\mu V$。福山幸夫(1987)描述常见者有4种类型:①典型高度失律,即棘波、尖波、慢波在时间上部位上无规律地结合出现;②不典型高度失律,为棘波成分少,多少有些接近基本节律;③周期性高度失律,为每隔数秒出现一次两侧不规则杂乱的棘慢波短程或长程暴发;④非对称性高度失律,为整个脑电图可有上述三种类型的改变,但两侧不对称且有局灶性变化。主要见于婴儿痉挛,具有明显的年龄特征,大多数(70%)在1岁以内出现,4岁以后几乎不再出现。高度失律预示着患者存在着严重的脑损伤。

(8)发作性节律波:也叫阵发性或暴发性节律,即在原有脑电图背景上出现阵发性高波幅节律。在背景脑电图上出现阵发性、高波幅的慢节律(θ节律或δ节律)、α节律或快节律(α节律),多呈高波幅发放,与背景脑电图有明显区别,表现为突然出现,突然消失。多于中央脑系统病灶发出,被认为是癫痫脑电图特征性表现之一。

4.常见不同癫痫的脑电图特点　不同类型癫痫由于其异常放电的部位、传播途径、影响范围以及病变的性质、发病年龄等不同,脑电图表现具有相对特征性。

(1)全身强直阵挛发作

1)发作时的脑电图表现:发作期由于大量异常冲动,使大脑中心神经通道闭塞,患者突然意识丧失,此时 EEG 显示波幅的突然降低(去同步化作用,电衰减期)持续数秒钟,随后进入强直期,EEG 双侧同时暴发 20～40Hz 的棘波,波幅逐增,波率逐减至 10Hz 的节律,持续 10～205 后,进入阵挛期,EEG 显示高波幅棘波群逐渐被一个或多个慢波所间断,形成多棘慢复合波,持续约 40s,当肢体抽搐停止,患者昏睡不醒,EEG 出现低波幅慢活动,之后进入恢复期,慢波波幅及波率递增,依次为 δ→θ→α 频率,最后恢复至发作前状态(图1-7)。

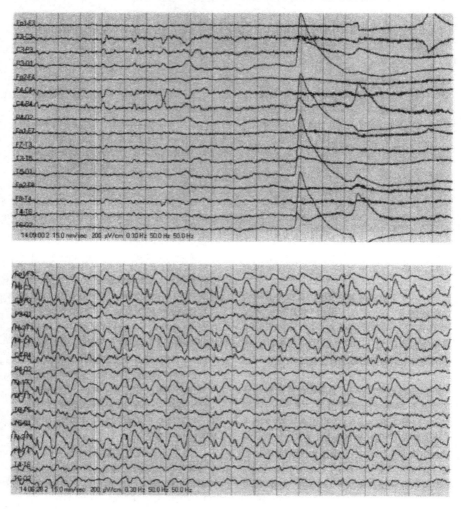

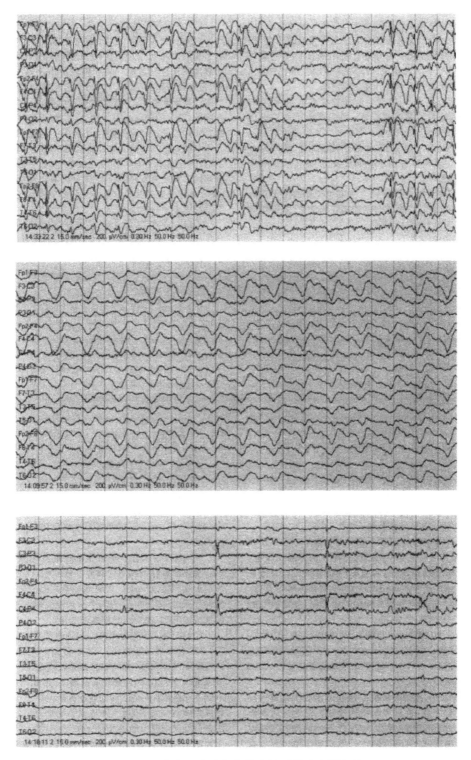

图 1—7 全身强直阵挛发作发作时的脑电图变化

2)发作间期的脑电图:发作间期的脑电图可以是正常、基本节律的异常改变及显示棘波、尖波等特异性放电。这些改变可能为癫痫发作所引起的脑功能障碍所致,也可能是癫痫的原因。特异性变化主要有发作性棘波、尖波或棘(尖)慢综合波及暴发性高波幅节律。

(2)部分性癫痫的脑电图(图1-8):由于病灶的部位和异常放电传播的径路、影响的范围等各不相同,其发作形式多种多样,脑电图表现也各不相同,但大多数表现为局灶性棘波、尖波或棘(尖)慢综合波以及局灶性慢活动。当异常放电扩展至两侧大脑皮质时,则产生继发性强直阵挛发作。

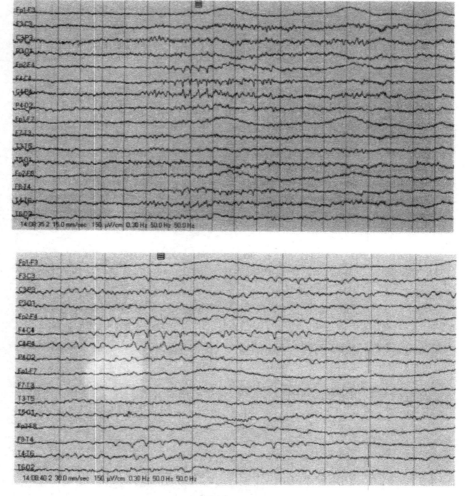

图1-8 部分性癫痫的脑电图

(3)复杂部分性癫痫发作:在复杂部分性发作,发作间期 EEG 为颞或额颞区单或双侧的灶性癫痫样放电。如为双侧,通常不呈同步发生。少数患者(儿童及青少年)表现为双侧同步的棘慢波复合波放电。发作期的脑电图改变,与临床表现相同,是多种多样的:①4Hz 的平顶波暴发;②高波幅 6Hz 的节律性 θ 活动暴发;③暴发性锯齿状波;④受累颞区波幅的突然降低,局灶的棘波;⑤大约 10% 的病例在发作开始时 EEG 没有任何改变;⑥发作放电开始为弥散的低平活动;⑦大约 5% 的病例,在复杂部分性发作期间,不伴任何可记录到的 EEG 放电;⑧普遍同步的棘慢复合波放电,这些患者可能还有两颞叶病灶。有此类表现的患者多为儿童及青少年、患有 Lennox—Gastaut 综合征的患者。复杂部分性发作在 Lennox—Gastaut 综合征的患者中并不少见。

当部分发作(简单或复杂)继发全面发作时,EEG 改变则由某部位的局灶放电转变为双侧同步的癫痫放电。

(4)儿童失神癫痫:失神发作时 EEG 示双侧同步对称的节律性棘—慢波暴发。暴发开始时频率为 3Hz,结束前可能减慢至 2.5~2Hz,以额—中央导联最著。

发作间期 EEG 背景活动通常正常,也可能为轻度异常改变。发作间期的暴发活动为单个的或短暂的双侧棘慢波放电。暴发放电在 NREM 睡眠期增多,但波形可能有改变。部分儿童 EEG 显示枕区或顶枕区 3Hz 长程的高波幅正弦样 δ 节律,双侧对称或不对称。此种 δ 节律在睁眼时受抑制,过度换气时增强(图 1—9)。

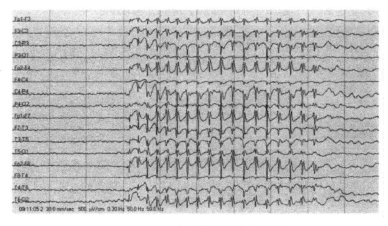

图 1—9　儿童失神癫痫的脑电图

过度换气是 3Hz 棘慢复合波放电最好的诱发方法。NREM 睡眠及低血糖也能促发此种放电,在一些病例闪光刺激也是有效的诱发方法。有 3Hz 棘慢复合波暴发的患者,EEG 的背景通常是正常的。

在非典型失神发作,意识障碍的发生和休止均较典型失神缓慢,肌张力改变较明显,患者常伴精神智能发育迟缓。发作间期 EEG 背景活动多不正常,有 2.5Hz 以下的棘(或尖)慢复合波放电,多为普遍暴发,但也可偏于一侧或局灶性出现。发作期 EEG 较杂乱,包括不规则的棘慢复合波、快活动或其他暴发活动。

(5)肌阵挛发作:癫痫性肌阵挛发作期及发作间期 EEG 均示短阵的棘慢波和多棘慢复合波放电,间歇性节律性闪光刺激可引起光搐搦反应。在婴儿痉挛,与肌阵挛有关的 EEG 有多种形式,可能为突然的低平活动或失同步化,也可能为广泛的棘波或 EEG 在发作时根本无变化。

(6)中央—颞部棘波的儿童良性部分性癫痫:EEG 特征:①EEG 背景活动通常正常,有时有在中央 μ 节律。②在一侧或双侧中央、中颞区有局灶的棘或尖波病灶。③局灶的棘或尖波通常在 NREM 的轻睡期明显增多,常成群成组出现,甚至以不到 1s 的间隔成半节律或周期性的发生。可从清醒时一侧性棘或尖波转变为双侧性(同步或不同步)的放电,而在 REM 睡眠期可能又恢复一侧的特征。在一些患者,局灶性放电仅出现于睡眠中。④少数病例,棘波放电以中线中央区(Cz)或中线中央顶(Cz,Pz)为最著或 Cz,Pz 是棘波放电的唯一区域,如果描记不包括中线导联,则可能漏掉异常的检出(图1—10)。

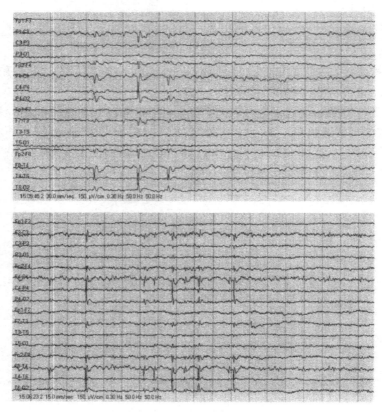

图1—10 中央—颞部棘波的儿童良性部分性癫痫

(7)良性儿童枕部暴发放电的癫痫:EEG背景活动通常正常,发作间期在一侧或双侧枕及后颞区频繁呈节律性暴发高波幅1.5～3Hz棘慢复合波放电,但仅出现于闭目时。发作期的EEG在一侧枕区显示持续性的棘慢复合波活动,即使发作间期棘慢复合波是双侧的,发作期的放电也是一侧性的,可播散至中央、颞区。目前对预后没有肯定的说明(图1—11)。

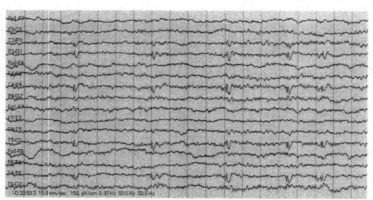

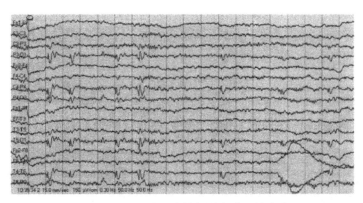

图 1—11　良性儿童枕部暴发放电的癫痫

（8）颞叶癫痫：发作间期的 EEG 典型所见为前颞的棘或尖波呈不规则的发放，多数情况为尖波发放。用国际 10/20 系统电极安放法，放电时从电极 F_7 或 F_8 记录到，这两个电极主要是在额叶的下部，稍偏向颞尖的前方。因此，有人推荐用 F_7，F_8 电极稍后下方导联记录。睡眠可活化颞叶棘（或尖）波的发放，而 REM 睡眠比 NREM 睡眠更能可靠地记录棘（或尖）波。此外，过度换气常能活化颞叶癫痫的放电。

大约 25%～35% 颞叶癫痫患者的棘（或尖）波放电是双侧性的。有双侧放电的患者多有复杂部分性发作及全面性发作。双侧前颞棘波可能是同步的，也可能为双侧各自单独出现。双侧同步被分为两种情况：①真性双侧同步；②放电从一侧到另一侧（图 1—12）。

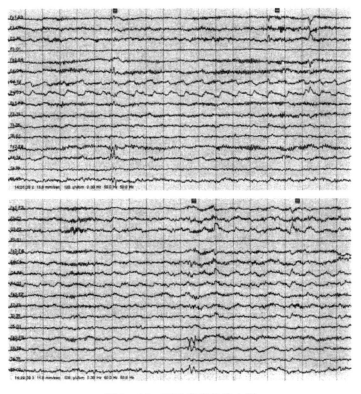

图 1—12　颞叶癫痫的脑电图

在颞叶癫痫,暴发的 EEG 异常能超越颞叶。有时前颞棘波缺乏,而表现为局灶性慢波或节律性 δ 活动。鼻咽电极可能增加显示颞叶癫痫病灶的机会,但极易引起伪差,电极极易交叉到对侧。蝶骨电极常常能产生有价值的颞叶癫痫的信息,但国外产品价格昂贵,方法复杂,需局部麻醉,限制了临床上的应用。发作期 EEG 表现可见复杂部分性发作类型的 EEG 所见。

(9)额叶癫痫:额叶癫痫发作间期头皮脑电图描记可见背景活动的不对称,额部的棘波或尖波;一侧或双侧或一侧多叶性尖波或慢波。少数患者发作间歇期 EEG 无异常(图 1—13)。

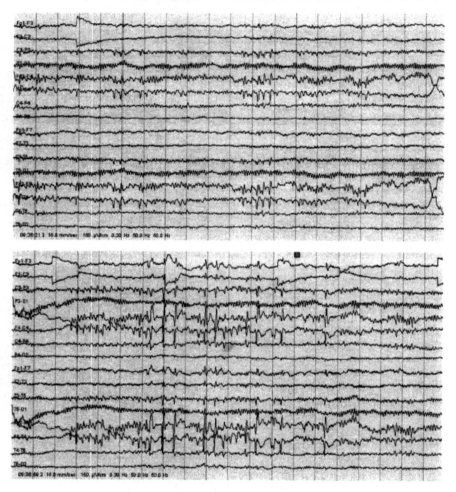

图 1—13 额叶癫痫的脑电图

发作期 EEG,初起的临床症状可能伴有各种不同的 EEG 类型:①额叶或多叶异常,常为双侧低波幅快活动,混有棘波、节律性棘波、节律性棘—慢复合波或节律性慢波;②双侧高波幅单个尖波,继之弥散性低平活动。少数情况,EEG 异常,先于癫痫发作的发生,此时可提供定位资料。

(10)少年肌阵挛:发作间期多棘慢波频率较失神发作的 3Hz 的棘慢复合波快,慢波前的棘波数目不超过 2～3 个。约 1/3 的患者对间歇闪光刺激敏感(比其他类型特发性癫痫更常见),女性更明显。尚有一些报道,闭目诱发多棘慢波放电,甚或与光敏感共存。

　　(11)婴儿痉挛(West 综合征):发作间期 EEG 被 Gibbs 和 Gibbs(1952)描述为"高度节律失调"(hypsarrhythmis),这是极高波幅的慢波以不规则的形式反复暴发,在长程的暴发中混有棘波、尖波、棘慢波或多棘慢复合波。其暴发活动的波形、波幅、波率无任何规律,双侧呈不同程度的同步发生,在 NREM 睡眠的早期阶段更有助于记录到典型的高度节律失调,长程的高波幅活动可能被短程低平或近于低平的描记所打断,短程低平 EEG 可能出现于所有导联或一侧半球或数个导联。这些低平的 EEG 改变实际上只限于睡眠描记。在一些病例,高度失律仅限于睡眠时出现,因此睡眠描记对疑似婴儿痉挛是必要的。高度节律失调 EEG 是婴儿痉挛的重要特征,但在少数患婴临床上表现为典型的婴儿痉挛,而 EEG 却无高度节律失调,这样的病例,脑电活动的波幅通常是不寻常的增高。这些患者如果对治疗无良好快速反应,在病程中多半会出现高度节律失调。发作时 EEG 可有多种不同表现:①突然的脑电活动的抑制,持续数秒。这是最常见的类型。②发作伴有快活动或高波幅棘波。③多棘波及慢波。④同发作间期相同,即为高度节律失调。

　　(12)Lennox—Gastaut 综合征:发作期的 EEG 视不同发作类型而异,发作期的 EEG 可为普通的 1～2 个/秒节律性慢棘慢波或多棘慢复合波发放。发作间期 EEG 有如下特征:①1～2.5 个/秒的慢棘慢复合波,常以普通同步的方式发放,额中线区最著,但也可为一侧性,而局灶性者少见。这是 Lennox—Gastaut 综合征最重要的 EEG 特征。此种慢棘慢复合波在非 REM 睡眠中增强,甚或变得持续,此时应与慢波睡眠期有持续性棘慢复合波放电癫痫(ES-ES)鉴别。②快速棘波节律:普遍性 10～25 个/秒中至高波幅(常常超过 $100\mu V$,甚或 $200\mu V$ 的节律性放电,前头部更著,持续 2～10s,放电超过 5s,通常伴有强直性发作。此种放电仅见于 NREM 睡眠,多见于较大儿童。③EEG 背景活动通常不正常,杂乱及过多的慢活动。

　　发作间期和发作期的脑电表现有类似之处,但也有一定的不同点。①波率突然变化:在癫痫临床发作开始,脑电图可能以突然的波率改变为特征,出现一种与发作前完全不同的新的节律,此种节律可在 α 范围内,也可为慢或快的节律。此种节律愈来愈明显,并很快在整个描记中居支配地位,其波形可能具有棘样特征,但也可不具棘样特征。异常节律的波率逐渐减慢,波幅逐渐增加,此时节律性波之波形逐渐趋于棘样特征。②波幅突然衰减:在癫痫发作开始时,脑电活动突然去同步化,表现为局灶性或弥散性的低平活动,但非常低电压的快活动,波幅可能逐渐增高,而波率逐渐减慢,随后以节律性发作活动占优势。与在波率突然变化所见到的节律活动相似。③波幅突然增高:癫痫失神发作的 3 个/秒棘慢复合波是典型例子。

　　5.各种发作类型最典型的发作期 EEG 特征　见表 1—3。

表 1-3　各种癫痫发作类型常见的发作期 EEG 特征

发作类型	发作期 EEG
全面性发作	
全身强直阵挛发作	10～20Hz 低波幅快节律(强直期)波幅渐高,频率减慢,并有反复慢波插入(阵挛期)→发作后广泛性电抑制
肌阵挛发作	广泛性 1.5～3Hz 棘慢复合波或多棘慢复合波发放
典型失神发作	双侧对称同步 3Hz 棘慢复合波节律暴发,HV 可诱发
不典型失神发作	全导 1.5～2.5Hz 不规则棘慢复合波、慢波发放
强直发作	全导 10～20Hz 棘波节律暴发,或广泛性低波幅去同步化快波
失张力发作	广泛性低波幅去同步化,或全导棘慢复合波、慢波发放
肌阵挛发作	全导多棘慢复合波暴发 0.5～1s
眼睑肌阵挛	全导 4～6Hz 棘慢复合波节律暴发,闪光刺激及 HV 可诱发
肌阵挛失神发作	双侧对称同步 3Hz 棘慢复合波节律暴发
痉挛发作	全导高波幅慢波、棘慢复合波 0.5～1s,可复合低波幅节律性快波→广泛性去同步化或低波幅快节律 3～5s
部分性发作	
部分感觉性发作	局部节律性棘波、尖波或慢波,取决于发作起源部位。有时头皮 EEG 无明显异常发现
部分运动性发作	
部分阵挛性发作	一侧额、中央、顶区为主的节律性棘波、尖波或慢波
不对称强直发作	一侧额区为主的尖波、尖慢复合波节律,或广泛性低波幅去同步化快波;亦可表现为一侧枕区为主的持续尖波、棘慢复合波发放
典型自动症	多数为弥漫性不规则慢波,或颞区 4～7Hz 尖波节律或 θ 节律
过度运动性自动症	多数 EEG 被大量运动伪差掩盖,有时可见额区棘尖波发放
负性肌阵挛	对侧中央区高波幅棘慢复合波
痴笑发作	额区或额颞区阵发性发放,有时头皮 EEG 无明显发放
偏侧阵挛发作	对侧半球为主的节律性尖波、尖慢复合波或不规则慢波活动
继发全身性发作	局灶性发放扩散至双侧半球可不对称或不同步

6.其他疾病的脑电图表现

(1)脑炎:脑炎是中枢神经系统常见的疾病,系指脑受某种生物原性感染侵犯所引起的脑实质的炎症性改变。主要临床特征是弥漫性脑功能障碍,表现为不同程度的意识障碍、精神行为异常、抽搐、瘫痪等症状和体征的急性、亚急性临床综合病征。脑电图的表现如图 1-14、图 1-15。

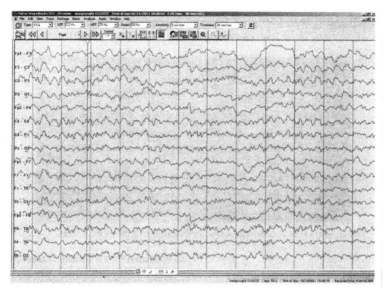

图 1—14 双侧 α 节律不明显，双侧为散在或阵发性 4～7Hzθ 波和 2～3Hzδ 波，
双侧基本对称，双侧见散在和局灶性尖波、尖慢波

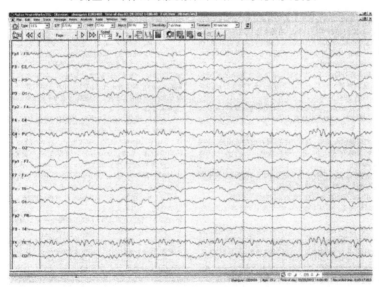

图 1—15 左侧 α 节律消失，左侧为弥漫性 2～3Hzδ 波和 4～6Hzθ 波

1）双侧弥漫性慢活动：背景节律的弥漫性慢活动是最常见的形式，原有背景节律的消失或不明显，可以表现为双侧弥漫性 4～7Hzθ 波和 2～3Hzδ 波。

2）局限性慢活动：提示局限性实质性脑功能障碍，表现为原有背景节律存在，双侧出现散在或局灶性 4～7Hzθ 波和 2～3 出 δ 波。

3）一侧弥漫性慢活动：提示偏侧弥漫性脑功能障碍，表现为一侧原有背景节律存在，另一侧弥漫性 4～7Hzθ 波和 2～3Hzδ 波。

4）癫痫样发作波：临床上有癫痫发作时，表现为双侧散在或阵发性的棘波、尖波、棘慢波、尖慢波。

5）三相波：可表现为散在、阵发和周期性三相波。

6）波幅的变化：主要表现为 α 波、θ 波和 δ 波波幅的降低或平坦。

（2）代谢性脑病：某些内科疾病如内分泌异常（糖尿病、垂体功能异常、肾上腺病变、甲状腺功能异常）、严重心肺疾病伴有脑缺氧、肝昏迷、电解质紊乱均可影响脑功能，出现意识、认知和其他神经功能的损害。脑电图表现为 α 节律不明显或消失，双侧为散在和（或）弥漫性 θ 波、δ 波、三相波，伴或不伴癫痫样放电。

（3）Rasmussen's 脑炎：通常在儿童中发病，以局灶性癫痫发作、经常出现部分性癫痫持续状态、进展性神经功能减退、半球萎缩和炎症性病理改变为特点的罕见的且病因不明的疾病，病理特征是一侧的慢性脑炎。头颅 CT、MRI 表现为进展性半球萎缩，伴或不伴有密度或信号的异常。EEG 的特点为单侧半球脑电活动减慢，伴或不伴癫痫样放电，发作期脑电图上表现为单侧起始。

（4）克—雅病：或称为皮质—纹状体—脊髓变形，是最常见的人类朊病毒（prion）病。临床以中年起病，以进行性痴呆、肌阵挛、锥体束或锥体外系损害症状为主。脑电图检查是临床诊断的重要依据。病情初期是非特异性慢波，晚期呈特征性改变，可表现为周期性同步放电（periodic synchronous discharge，PSD）或周期性尖慢综合波（PSWCS），即周期性高波幅棘慢综合波，同步三相波及双相高波幅波（图 1—16）。

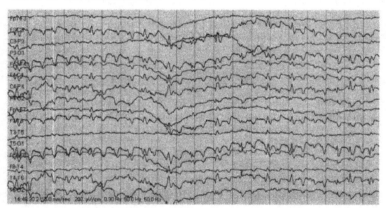

图 1—16　克—雅病患者：双侧未见 α 节律，双侧基本对称，
双侧为散在或阵发性 δ 波、尖波、尖慢波、三相波，同时表现为周期性三相波

（5）颅内肿瘤：颅内占位病变往往可以引起不同程度的脑电图变化。尤其是大脑半球的占位病变，包括脑肿瘤、脑部转移癌、脑脓肿、脑内血肿、脑寄生虫病和慢性硬膜下血肿等，大都可有一侧性或局灶性慢波（主要为 δ 波，亦可为 θ 波）。有一部分没有定位体征的半球占位病变患者，可经脑电图检查发现有局灶性改变，再结合病史及进一步检查，可得到及时诊断和治疗。

（三）特殊脑电图

1.鼻咽电极脑电图　鼻咽电极脑电图是经鼻孔插入一个（或一对）特殊金属电极，将其顶端接触颅底下方的鼻咽部，并以此描记脑电图。因插入鼻咽电极会给患者造成痛苦，除非极有必要否则在临床上已较少使用。这一技术在各临床试验室也有不同的成功率。鼻咽电极较柔韧，易于被插入和定位，可由医师或经过特殊训练的技师操作，无需局部麻醉。但也有些患者不能耐受，需经鼻腔喷药做表面麻醉。鼻咽电极通常为双侧性，放置电极需要熟练的技术,以便最大限度地减少来自呼吸运动和血管搏动伪差,用冠状双极导联进行描记能减少来自眼球运动的伪差。有证据表明,鼻咽电极如定位准确可能记录到来自内侧颞叶的电活动,如果记录到局灶性放电与蝶骨电极相似,这表明放电可能是经附近颅骨孔(卵圆孔)传导的。遗憾的是鼻咽导联也容易产生伪差,这使其应用受到很大的限制,其中最令人困扰的是因鼻咽肌收缩而产生的棘波样伪差。这些肌源性电位的外形与癫痫样放电很难区别。但是,如果与冠状双极导联在临近颞区头皮记录的无伪差记录相比较,就会使这一问题得以解决。如果鼻咽电极的放电也反映到这些导联上,即使很小也应认为是有意义的。最近引进了一种特殊结构的鼻咽电极,其球形电极带有一个可移动的转换器,在脑电图的一个频道上可记录到微小的动作电位(如鼻咽肌收缩、脉搏或呼吸伪差),这有助于脑电图学家对这些记录进行临床解释。鉴于鼻咽电极应用中的困难,很多实验室均优先选择相对无伪差且操作方便的蝶骨电极。

2. 蝶骨电极脑电图 蝶骨电极能对前颞底部(常见的颞叶癫痫源)的电活动进行较为满意的记录。因电极的尖端应位于卵圆孔区附近,所以要求由受过训练的内科或外科医师插入。一般应采用一根尖端镀银导电其余部分均绝缘的细导线,经套管针引导插入,到位后退出套管针头,留下导线备用。从技术角度看蝶骨电极导联记录应令人满意,在患者配合下,一般没有什么无关伪差活动。但蝶骨电极进行精确定位较为困难,且插入时须局部麻醉及外科操作,这使蝶骨导联的应用受到限制。在临床实践中,蝶骨电极导联的应用多限于某些情况,如颞叶癫痫的诊断,拟行外科手术治疗颞叶癫痫进行术前定位,需要捕捉数次临床颞叶发作。在做皮质电极或深部电极脑电图之前,一般应先进行蝶骨电极导联检查。冯应琨等(1983)报道 2000 例用针灸毫针作为蝶骨电极的临床应用结果,使用 5~6cm 长的针灸针,用高压蒸汽或 75% 的酒精浸泡半小时消毒,手指和皮肤用碘酒消毒,酒精脱碘后进针。进针部位在颧弓中点下 2cm 乙状切迹处即"下关穴",进针时让患者口微张,不要咬牙,垂直进针约向上 15°插入 4~5cm 直达骨壁(卵圆孔附近)。在 155 例怀疑颞叶癫痫的病例中,蝶骨电极较头皮电极诊断的阳性率提高 30.33%;在 765 例可疑颞叶癫痫表现为癫痫大发作的病例中,阳性率也提高 15.16%。多年临床经验证明针灸毫针作为蝶骨电极使用简便、安全可靠,可作为短时间常规脑电图检查使用。由于长时间脑电图监测安置电极不能影响到患者睡眠、说话和进食,还应使用传统的蝶骨电极。

3. 卵圆孔电极脑电图 用单电极的尖端,按照 Kirschner 的技术从右侧卵圆孔插入,放在人的钩回区进行记录。1985 年公布了这项技术,宣布它作为内侧颞叶癫痫术前评估的一项新方法。认为这种记录技术有多种优点:与立体定向深部记录相比,卵圆孔电极的安放是一种相对简单的手法操作,对大脑是非创伤性的;卵圆孔电极很容易耐受,在开始的 10 个患者中没有相关的不良反应。卵圆孔电极在延长期表现了稳定的记录,因此它们适合于癫痫手术患者的术前评估,来记录习惯性的发作。与传统的表面电极相比较,卵圆孔电极有更好的信噪比,能提供更准确的定位信息。接着设计了更好的机械特性的多极卵圆孔电极,开始是 4 个触点,以后是 10 个触点。

卵圆孔电极记录技术被称作半侵入方法,它记录内侧颞叶的信息。虽然卵圆孔电极记录技术是微侵入性的,但它仍有出现并发症的可能,因此它的使用应当被限制于可能行癫痫手术的患者术前评估。虽然在最近几年,几种类型的卵圆孔电极已经可通过商业途径获得,但在苏黎世使用的卵圆孔电极仍然是自制的。它包括 4~10 个聚四氟乙烯绝缘的、螺旋状缠绕的银导线,连到 4~10 个电极。它们使用 0.1mm 直径的手术不锈钢导线装置,能够被充分地弯曲,并特殊地设计成钝的头端,以使其不穿透蛛网膜—软膜层。非常重要的是卵圆孔电极有客观的机械特性,它的外径足够小,以至能够通过一个足够小的插管。卵圆孔电极的插入能够在局麻下进行操作,然而目前在苏黎世,这项操作在全麻下进行。以上提到特殊的带管心针的套管,从口角一侧 3cm 处插入。它对着卵圆孔的方向,以前的观点,针的方向对着下眼睑瞳孔的边缘中间,另一个观点是针对着外耳道前 5cm。当针通过卵圆孔时,患者经常出现躲避和咬肌的一过性收缩。退出管心针后,有几滴脑脊液流出,然后在放射探测仪控制下电极被小心地安放。在许多情况下,电极套的尖端进入包围池时没有阻力。接着可劈开的套管针被抽出来,电极被一个特殊的夹子单独地固定在皮肤上。电极穿透皮肤的地方用纱布和胶带覆盖。在整个记录期间,抗生素一直被使用到电极撤出 3d 以后。严重的并发症包括蛛网膜下隙出血,可导致短暂的脑桥上部损害症状。70% 的患者被报告有过一过性的口角感觉迟钝。卵圆孔电极的费用同其他的介入性技术相比较低,能够在局麻下操作,没有复杂的神经外科手术的危险,不必在立体定向的条件下进行神经放射检查。

4. 颅内电极脑电图　当非创伤性的方法不能确定发作的起源时,就会使用颅内电极(intracranial electrode)。颅内电极包括硬膜外电极(放在硬膜上)、硬膜下电极(放在软脑膜上或硬膜下)和皮质电极或深部电极(插入脑组织)。电极还可以从卵圆孔插入,这样就可以从硬膜外来记录内侧颞叶的活动,对于低电位活动头皮电极更敏感。当非创伤性的检查方法获得的数据不够充分时,他们可以用来帮助定位。颅内电极常常会提示一个明确发作的起源,即使头皮脑电图记录到并非一侧性的异常。以下介绍几种颅内电极。

(1)硬膜下电极:为了精确定位癫痫灶,采用了长程介入性监测的方法。关于是否用颅内硬膜下电极(subdural electrode)、深部电极,或者两者都用仍存在争论。硬膜下电极能够覆盖广泛的皮质表面,对于言语区的定位特别有帮助。然而,深部电极对于探测深部结构,如海马和杏仁核更加敏感。尽管硬膜下电极相对的低敏感性,许多外科医师更乐于接受它,用来记录内侧颞叶发作性活动。这主要是由于相对于深部电极的立体定向植入法,硬膜下电极的植入更容易一些。另外,深部电极可能有继发颅内出血的危险。

(2)皮质电极(cortical electrode):这是一种高度专业化的技术,仅用于神经外科手术室。其目的是对大脑皮质癫痫源区进行精确的定位测定,以便确定外科手术的方法和切除的范围。在不同的神经外科中心,这一技术有所不同。一般手术在局麻下进行,这样就可在进行各种测试时不中断与患者的交流,这一方法还有利于对刺激癫痫源区诱发癫痫所伴随的临床现象进行观察。在充分暴露皮质表面后,将电极条块与骨缘相连接。这种电极为矩形的块状电极或长形的条状电极,根据检查部位不同进行选择。将这些电极用盐水浸泡后放置于皮质表面。大脑凸面适用于块状电极(grip),凹面如颞叶内侧则用条状电极(strip)。电极安置部位也受常规脑电图异常所见的影响,电极安放的实际位置常由皮质表面可视性异常作为指示,如瘢痕、囊肿或其他异常组织。这种病理性损害的边缘优先覆盖,因为癫痫源区及癫痫放电源区最常与此相关联。要注意的是癫痫放电源区有可能在此附近、周围,或远远超过形态学病灶的范围。进行皮质脑电图检查最终目的是要标出癫痫源区的界限范围,为手术提供依据。理想的皮质脑电图应尽量不中断皮质的自然生理状态,所以应避免全麻。但部分外科医师喜欢采用全麻和肌肉松弛剂做手术,对儿童和不适于局麻手术者可选用全麻药如氯烷。在全麻下,癫痫样放电可能会有所减少,且在有癫痫发作的情况下无法判断患者的语言即意识状态,皮质脑电图也可伴有伪差,包括与地线有关的 $50\sim60Hz$ 干扰、神经外科仪器接地不良及其他手术电器的干扰等。脉搏伪差也可造成伪差,但稍微移动电极的位置即可使之消失。电极的位置应当用数字加以标记并对暴露的皮质照相,以便日后参考癫痫样放电与各皮质电极的关系。一般皮质电极常采用相邻电极的双极导联记录,以进行精确定位。发作间歇期皮质脑电图和深部脑电图记录经验表明,尖波或棘波样放电的起源常涉及多个病灶,且不一定为真正癫痫病源之所在。因此,除记录发作间歇期皮质脑电图外,还应记录发作期皮质放电的起源。过去曾在手术室使用药物诱发(戊四氮)癫痫发作,现在倾向于癫痫的自然发作。将电极安放后,让患者回到病房或监测实验室等待发作的出现。为尽快捕捉到临床发作,必要时可减药、停药。一般认为 VEEG 能记录到至少 5 次以上自然发作可能是必要的。如皮质记录表明病灶位置较深,如位于杏仁核或海马钩内,届时要应用多界面的深部针电极插入进行记录可帮助深部核团癫痫样放电的定位。

皮质脑电图的另一项应用技术是皮质电刺激,主要达到以下目的:①脑功能区定位:脑功能区与皮质表面解剖标记并非总是一致,因此在操作中经常是先划定运动皮质,然后通过观察电刺激使引起的对侧肢体运动而加以校正。在对优势半球进行手术时,通常要对语言功能区进行测定,避免因切除癫痫源脑区而可能产生的语言功能障碍。②皮质癫痫源定位:刺激特定皮质区成功诱发癫痫发作或引起皮质某一局限范围内持续性脑电图癫痫样放电,均表明该部位是癫痫源区。但须注意的是,经附近的神经元传导,甚至因刺激本身也可导致癫痫样放电或发作。

对于接受皮质切除术的患者,通常在完成切除后再次行皮质脑电描记,如仍可检出棘波等癫痫样放电,则神经外科医师应在可能的情况下扩大切除范围,更加有效地清除病灶。总之,皮质脑电图是一种特殊技术,仅用于拟行外科切除癫痫病灶或放电灶的患者。另一种情况是,对于患者有脑实质性病变(如肿瘤)且伴癫痫发作者,外科医师也以皮质脑电图作为向导来确定切除范围,预防术后癫痫发作。

(3)深部电极:深部电极(depth electrode)脑电图是一种比较复杂的操作技术,仅在有条件进行癫痫外科手术治疗的医院内进行。它是在立体定向的引导下,采用外科手段向皮质或皮质下任一部分插入深部针电极,从而获得该部位脑电图的唯一方法。它也是医师在决定对癫痫源区行外科切除之前,能通过植入电极进行电刺激,对皮质和皮质下不同区域的功能(记忆、语言、运动)进行研究。另外,通过这一特殊技术,还可对人类皮质和皮质下区进行单项研究,虽然迄今尚未发现这种研究有何特殊诊断价值。深部电极检查的程序和植入电极的类型在实际应用中有很大的差别,这取决于每个实验室的方法和经验。一些学者认为:癫痫过程有相当大的个体差异,涉及区域可能包括颞叶或脑的其他部分,并不仅限定于某个核团。因此,在一个较大的区域内植入深部电极均有助于癫痫源区的定位。这种较大的覆盖面积有利于其后对可能切除的区域进行功能性定位研究。其他实验室则认为,癫痫活动主要集中于颞叶特殊结构,如海马回、颞叶钩回或杏仁核,因此植入电极应瞄准这些结构。为选择适于进行此项检查的患者,现已制定了严格的标准。这些标准在各实验室不尽相同,通常包括:①患者有局灶性癫痫的长期病史,经不同种类的足量抗癫痫药物治疗,抗癫痫药物浓度达到有效范围而未能得到有效控制的难治性癫痫;②因频繁的癫痫发作而影响到患者的生活质量;③癫痫病灶部位明确而单一;④局部癫痫灶切除不会引起严重的脑功能障碍。

(4)硬膜下电极和深部电极的联合应用:同时植入深部电极和硬膜下电极的不同技术发

表于 20 世纪 80 年代后期。Spencer 等是第 1 个报道使用电极联合者。在 1985 年,他们只用深部电极,在枕部通过立体定向技术经皮钻孔朝着颞叶内侧结构方向植入。这个电极用来采样海马长轴方向的脑电活动。从 1985 年开始,Spencer 等在深部电极的基础上增加了硬膜下电极。为了研究内侧颞叶,他们通过顶颞区 2cm 的钻孔从双侧插入硬膜下导管。电极被插入颞叶底部的下颞区,直到电极的远端触点到达海马旁回区域。增加的硬膜下电极通过相同的钻孔被植入,来记录一侧颞叶、顶叶或枕叶新皮质。相似的方法也在其他的癫痫中心应用。开始通过一个钻洞把 2～3 个深部电极插入到杏仁核、海马和海马旁回,以减少颅内出血的风险。然而这种方法对于一侧颞叶新皮质癫痫则不能很好地反映其起源。在 1987 年耶路撒冷国际癫痫会议以后,开始深部电极的基础上增加了硬膜下电极。开始在两侧颞骨钻直径 8mm 的孔,以便于深部电极从钻孔的中央插入,在气脑造影时方向朝着海马前 15～20mm 的中央、颞角最前端的后面。环锯在钻孔的前上方切开 3cm 直径的颅骨。通过颅骨切开术,硬膜下导管电极或两排栅极电极被放置在双侧内侧颞叶下方和一侧颞叶上方,有时也放在顶叶或枕叶。一般更多的电极放在非侵入性检查确定发作起源的一侧。这种技术主要适用于非病灶性内侧颞叶癫痫的患者。对于发作起源很可能在一侧,或癫痫灶的真实定位和范围在颞叶和邻近颞叶外侧的患者,经常在标准的颅骨切开术后,在怀疑发作起始的一侧,增加一个 5×6 电极触点的栅极电极。植入硬膜下电极以后,除了钻孔下面的部分,硬膜被缝合。深部电极有一个垂直的方式通过钻孔被插入海马,或者以一个辐射的方向插入杏仁核和海马旁回。最后,所有的植入电极都从顶正中取出。

最近开始用一种 MRI 引导立体定向的深部电极植入系统,代替了 Todd—Wells 系统。另外,荧光屏检查被用来更精确的硬膜下电极的放置。在 125 例做硬膜下电极和深部电极联合植入的患者中,有 2 例出现了颅内出血,但在电极撤除后没有持续的后遗症。最近报道认为深部电极的植入和硬膜下电极一样是安全的。应用 Spencer 的方法,在 MRI 引导系统帮助下的 50 例患者中,只有 1 例发生了硬膜下出血。

Spencer 等分析了 105 例发作起源于海马深部电极的患者,得出结论:硬膜下电极发现发作起源的敏感性比深部电极大约低 20%。他们还发现海马起源的发作在累及同侧新皮质以前,从不波及对侧颞叶的新皮质。尽管硬膜下电极有低敏感性,但一般不会错误地定位发作起源。这个结论是建立在 8 例患者 14 次发作、双侧颞叶深部电极和硬膜下电极检测的基础上,与 Sperling 和 O'Conner 的结论相矛盾。在鉴定内侧颞叶癫痫时,为了确定颞叶底部硬膜下电极的敏感性,分析了 40 例患者的发作期起源和 716 次临床发作。这 40 个患者是从 125 个难治性颞叶癫痫、进行双侧深部电极和硬膜下电极联合植入的侵入性长程检测患者中挑选出来的。所有患者符合下列情况:①神经影像学没有结构性病变;②按照深部电极记录,不包括起源于海马和(或)杏仁核的临床发作;③至少记录 3 次复杂部分性发作;④在前后位颅骨 X 线上,颞叶底部硬膜下电极的最远端放在中线的 20mm 以内;⑤完整的术后发作结果。关于颞叶底部硬膜下电极,12 例患者只在每一侧植入一个有 6 个触点的导管电极,余下的 28 例患者两侧植入≥2 个导管电极或 2～3 排栅极电极,或者只在怀疑发作起源的一侧植入。从录像带的发作中,选择了 716 例临床发作,其中有 359 次简单部分性发作和 357 次复杂部分性发作,不包括继发性全身性发作。简单部分性发作发生于 28 例患者,每个患者为 1～41 次,平均每人 13.1 次发作。复杂部分性发作每人 3～43 次,平均 8～9 次,29 例患者有起源于内侧颞叶的复杂部分性和简单部分性发作,以后均被手术切除。11 例患者的复杂部分性和简单部分性发作各自起源于两侧颞叶,其中 4 例只有简单部分性发作的起源于对侧颞叶。29 例一侧发作起源的患者中,10 例在复杂部分性发作时有非同侧大脑半球的发作期放电,19 例的发作期放电传播到对侧大脑半球,其中 4 例复杂部分性发作累及一侧。在 11 例双侧起源的患者中,所有复杂部分性发作的发作期放电累及双侧大脑半球。30 例患者做了前颞叶切除术,10 例患者做了选择性杏仁核—海马切除术。按照 Engel 的标准,平均 4.5 年的术后随访,28 例属于ⅠA 或ⅠB 级,9 例属于ⅠC 或ⅠD 级,余下 3 例属于Ⅱ级。在这个研究中,与背景活动明显不同的频率超过 2Hz 的自发节律性放电被认为是发作起源和发作的传播。在复杂部分性发作的记录中,早期这些放电出现在下列 4 个部位:①海马/杏仁核(深部电极);②同侧颞叶底部(硬膜下电极);③同侧颞叶表面(硬膜下电极);④对侧颞叶底部或表面(硬膜下电极)。有关 28 例患者中记录的 359 次简单部分性发作中,只分析了颞叶底部硬膜下电极能否发现发作性放电。硬膜下电极在 15 例患者中发现了 100 次简单部分性发作,在其他 13 例患者中余下的 190 次简单部分性发作中,只发现了 76 次。硬膜下电极对 114 次简单部分性发作并没有明确的异常发现,说明海马放电和发作前棘波很少在颞叶底部硬膜下电极的记录中得到反映。在 29 例起源于一侧颞叶内侧的复杂部分性发作患者中,其中 10 例的发作在同侧大脑半球内传播,有 28 例患者的颞叶底部硬膜下电极记录正确地把发作起源定位在深部电极证实的相同的一侧。因此在这些患者中,硬膜下电极记录定位发作时已足够。然而在分别起源于两侧颞叶的患者中,硬膜下电极经常错误地定位发作起始的一侧。在这些患者中,即使是分析深部电极时,发作开始时发作期放电常常与对侧快速传播的发作性放电同步出现。Luders 等认为颞叶底部硬膜下电极最靠近海马前部最远端触点的纪录是至关重要的。在大多数患者中,位置 1(深部电极记录起源于海马/杏仁核)和位置 2(硬膜下电极记录起源于同侧颞叶底部)之间这些电极触点的平均时间差异≤5s。这个时间延迟是很短的,但是对于双侧发作起源的患者,提高了错误定位的可能性。在简单部分性发作和亚临床发作时获得的记录也是重要的,在决定切除哪一侧时可能有关键性的作用。然而对于单个患者,硬膜下电极发现的简单部分性发作不及深部电极发现的一半。

(哈尼帕·托列根)

第二节 肌电图检查

一、针极肌电图检查

针极肌电图是通过将针电极插入被检肌来记录肌肉在放松和收缩状态下的电活动从而分析其生理或病理生理状态的一种检查方法。针电极有两种:单极针电极和同心圆针电极,目前国内常用的是同心圆针电极。由于针电极的检查会造成患者较多不舒适的感觉,因此在检查前应充分解释并得到患者的理解,根据病情和诊断需要选择肌肉,在明确诊断的前提下尽可能减少被检肌的数量。

针电极检查通常观察以下三个部分:①针电极插入肌肉时和完全放松状态下的肌电活动;②肌肉轻度收缩时的运动单位电位(motor unit action potential,MUP)分析;③大力收缩时 MUP 的募集情况。异常肌电活动包括:①插入活动增加或减少;②异常的自发活动;③单个 MUP 波幅、时限和形态的异常;④大力收缩时 MUP 募集的异常。

（一）放松状态下的肌电活动

1. 插入电位

（1）正常的插入电位：当插入或移动针电极时肌膜会因受到激惹而产生一串暴发的电反应，称为插入电位。正常肌肉的插入活动通常小于300ms，随后即为电静息（在示波器或屏幕上显示为一条平的扫描线）。

（2）异常的插入电位：异常的插入电位包括插入电位延长和插入电位减少。插入电位延长往往是肌肉出现异常自发活动的先兆，提示肌膜的兴奋性增高。但如果仅有插入电位延长而没有纤颤电位、正相锐波（positive sharp wave，PSW）、肌强直电位或复合重复放电出现，通常没有临床意义，但也有人认为这是"肌电图病"（EMG disease），提示亚临床的肌强直，可能与编码氯通道基因的异常有关。如果插入或移动针电极时未引出插入电位，则称为插入电位减少或消失，提示肌膜兴奋性降低，可见于肌肉纤维化、肌肉组织被脂肪组织所取代、周期性麻痹发作期、McArdle's 病肌肉出现痉挛时等。

2. 自发电活动

（1）正常的自发电活动：在放松时可见到两种与终板相关的正常自发电位，即终板噪声（end—plate noise）和终板棘波（endplate spike）。前者是一种低波幅短时限的负相电位，代表乙酰胆碱呈量子释放时在突触后膜形成的单个或同步的微终板电位；后者是一种不规则发放的高频双向棘波，代表神经末梢自发活动引起的单个肌纤维放电。

（2）异常的自发电活动（图1—17）

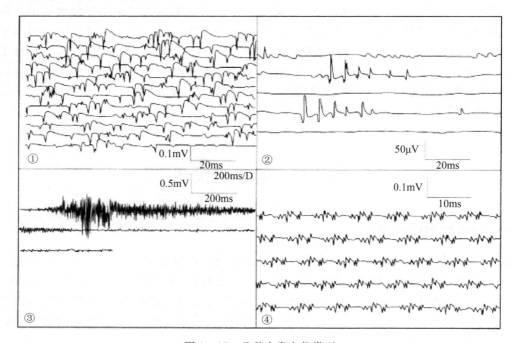

图1—17　几种自发电位类型

①纤颤电位和正锐波；②肌颤搐电位，可见 MUP 呈多联发放；

③肌强直电位，可见渐强渐弱的特点；④复合重复放电。注意图形的标尺不同

1）肌纤维颤动电位和正相锐波（图1—17A）：肌纤维颤动电位（fibrillation，Fib）简称纤颤电位，是二相或三相短时限（<2ms）、低波幅（<100μV）电位，正相起始，一般在失神经改变2

～4周出现,代表了单个肌纤维在失去了神经支配后的自主活动。正相锐波简称正锐波,是失神经支配时肌肉出现的另一种自发电位,以正向起始锐波后更随一个时间稍长的负向缓波为特征,其病理意义与纤颤电位相似。纤颤电位和正锐波的出现往往提示失神经支配的病理过程(尤其是神经轴索变性),但在一些活动性肌病或肌强直时也可出现这两种自发电活动。神经损害时其支配的肌肉也可没有纤颤、正锐波出现。可能的原因为是:①失神经支配的早期还没有出现纤颤、正锐波;②原发性的周围神经髓鞘损害而没有继发的轴索变性;③温度降低会使纤颤电位和正锐波减少甚至消失;④肌肉严重萎缩以至于几乎没有具有活性的肌纤维;⑤慢性病程,失神经后再支配完全。

2)束颤电位(fesciculation):束颤电位是一个运动单位或它的一部分自发收缩产生的电位,在肌电图上可见单个正常或异常形态的 MUP 呈不规则无节律发放。临床上患者常主诉有"肉跳",并且肉眼可见,往往不足以使关节活动,但手内肌或足部的肌肉束颤可见手指或足趾的抖动。虽然束颤电位在肌萎缩侧索硬化患者中较为多见,但在另一些病理状态下也可见到,如进行性脊肌萎缩症和脊髓灰质炎后综合征、脊髓型颈椎病、神经根病、卡压性单神经病和多发性或多数性单神经脱髓鞘性周围神经病等。正常人也可有束颤电位,称为"良性肌束颤动",此时,在肌电图上除有正常 MUP 形态的束颤电位外没有任何肌源性或神经源性损害的肌电改变。

3)肌颤搐电位(myokymic potentials)和神经性肌强直(neuromyotonia)电位(图 1-17B):肌颤搐电位以一个或数个 MUP 节律性或非节律性发放为特征,发放频率为 2～60Hz,肌电图表现为二联、三联或多联发放的 MUP,神经性肌强直是起源于运动轴突的阵发性MUP 以高频(150～300Hz)发放,通常持续数秒钟,突然开始突然终止,在严重病例也可持续存在。这两种电位可由运动、缺血或叩击神经诱发或加重,休息或睡眠时并不消失。肌颤搐电位常见于放射性臂丛神经病、脱髓鞘性周围神经病(如 GBS 和 MMN)和肌萎缩侧索硬化。此时,除了肌颤搐电位,肌电图上还有其他神经源性损害的表现。局部面肌颤搐在多发性硬化和脑桥胶质瘤中较常见。神经性肌强直多见于神经轴突兴奋性增高的离子通道病如获得性神经性肌强直(Isaac综合征)、Morvan综合征和发作性共济失调Ⅰ型。

4)复合重复放电(complex repetitive discharge,CRD)(图 1-17D):复合重复放电过去被称为假性肌强直或类肌强直,指复合电位的重复发放,具有突然开始突然终止的特点。其复合电位是多相、复杂的,而且每次发放的电位形态相同,不存在波幅和频率上的变化趋势。CRD 并不总是病理性的,如在正常人的椎旁肌、髂腰肌以及括约肌上也可发现短暂发放的CRD。病理性的 CRD 可见于脊肌萎缩症、Charcot-Marie-Tooth 病、肌萎缩侧索硬化(ALS)、甲状腺机能减退、包涵体肌炎、酸性麦芽糖酶缺乏症和多肌炎中。

5)肌强直电位(myotonia)(图 1-17C):在肌电图检查中,肌强直电位是最具特征性的一种电位,其波幅由高到低、发放频率由快到慢,声音类似"俯冲的轰炸机"。将针电极插入肌肉、移动针电极、叩击肌肉或轻收缩被检肌可引出该电位。温度降低时强直电位会更明显。肌强直电位由肌纤维持续、自发的去极化引起,多见于各种非萎缩性肌强直和萎缩性肌强直,也可见于高钾性周期性麻痹、多肌炎、包涵体肌炎和酸性麦芽糖酶缺乏症等。

(二)运动单位电位形态的分析

1. MUP 的参数 一个运动单位所支配的肌纤维共同产生的电活动称为运动单位电位。MUP 波幅的测量使用峰-峰值,即负波顶点到正波顶点的振幅,通常用 μV 或 mV 表示,代表了离针尖最近的若干肌纤维活动的总和。时限指 MUP 从最早离开基线到最后回到基线所需要的时间。相位指穿过基线的峰电位的数目,常用穿过基线的次数＋1 得到。相位与一个运动单位中不同肌纤维去极化的同步性有关。当相位≥5 时,则称为多相电位。在 MUP 的一个相位中可有弦的变化,称为"转折",可以理解为没有回到基线的多相电位。超过 5 个转折的 MUP 被称为复杂 MUP。复杂 MUP 电生理意义与多相电位相同,在正常肌肉中可占10％。此外,面积和面积波幅比也被用来作为评估 MUP 的参数。有人认为面积波幅比在诊断肌源性损害时较为敏感(图 1－18)。

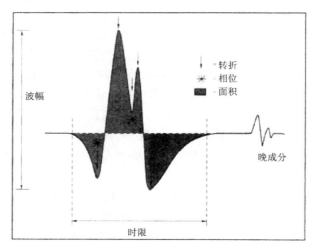

图 1－18　运动单位电位的模式图

2. MUP 的影响因素　年龄是最重要的影响因素。随着年龄的增加 MUP 的时限和波幅均会增大,多相电位的比例也会增多。温度降低时 MUP 的时限和波幅也会增加并伴有多相电位增多。在正常人的不同肌肉之间 MUP 时限变化很大。一般来说,肌肉越小 MUP 时限越短,肌肉越大时限越长。通常下肢肌的 MUP 时限长于上肢肌。

3. 神经源性损害时 MUP 的改变　在肌肉失去神经支配的早期可仅有募集的减少而不伴 MUP 形态的改变。此后,功能正常的运动单位对失去神经支配的肌纤维进行再支配,从而该运动单位所支配的肌纤维数量增多范围扩大,在电生理上表现为高波幅长时限 MUP(high amplitude long duration MUP,HALD MUP)常伴有相位和转折的增多,与这种改变相对应的是肌肉病理上的群组化现象。时限增宽同时伴有波幅和面积增大对诊断神经源性损害比较有特异性。而复杂性增加和单纯波幅增大对于早期轻度的损害比较敏感。MUP 不稳定指连续发放的同一个 MUP 形态具有明显的变异,提示正在进行再支配(图 1－19)。

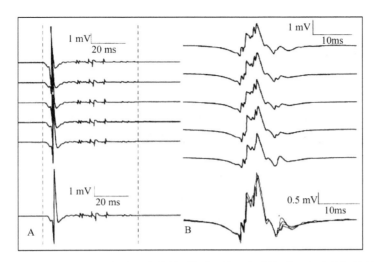

图1-19　同一个 MUP 连续五次发放,最下面的一条曲线是五次连续发放的重叠

A:S₁ 神经根慢性损害患者的股二头肌长头记录的高波幅复杂 MUP,突触比较成熟和稳定;B:ALS 患者胸锁乳突肌记录的连续发放的同一个 MUP,可见其形态具有明显的变异性,提示还没有形成稳定的再支配

4.肌源性损害时 MUP 的改变　在肌源性损害时,肌纤维自身的破坏使一个运动单位范围内的肌纤维数量减少。因此肌肉病变时的 MUP 与正常 MUP 相比往往时限缩短波幅降低(low amplitude short duration)并伴有面积减少,多相电位和复杂电位增多。这种肌源性改变可也由动作电位在肌膜上的传导速度改变引起。这种短时限低波幅多相 MUP 有时也可见于周围神经的损害如轴索损伤后再生的早期,吉兰-巴雷综合征神经末梢出现传导阻滞时以及神经肌肉传递障碍性疾病如重症肌无力,但其发生机制不同,临床和其他电生理表现也不相同,很容易与肌病鉴别。总之,肌源性损害较为特异性的改变包括 MUP 时限缩短,面积减小(尤其是面积波幅比降低)。MUP 的复杂性增加并没有特异性,但是对于早期的较轻度的肌源性损害比较敏感。波幅在肌源性损害时多有降低,但也可以正常或增高(图1-20)。

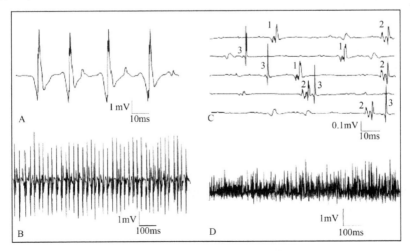

图1-20　A 为在 ALS 患者肱二头肌记录的 MUP,可见长时限高波幅的 MUP 呈高频发放;B 为该患者自主大力收缩时募集表现为高波幅的单纯相;C 为一例肌营养不良患者轻收缩三角肌见三个 MUP 发放:其中1和2为相位和转折增多的复杂波,3为窄时限的 MUP;D 为该肌肉大力收缩时呈现的低波幅干扰相

（三）运动单位电位的募集

当肌肉自主收缩时，运动单位的募集发放遵循大小原则（size principle）。轻轻地收缩肌肉时最早出现的 MUP 代表针电极附近较小的运动单位，通常以 4～5Hz 的频率发放。当收缩力量有所加大时，最早募集到的 MUP 发放频率可增加到 10～11Hz，随着力量的进一步加大，仅有的一个运动单位已不能满足要求时，则出现第二个 MUP，同时第一个 MUP 的发放频率进一步增加。以此类推，当肌肉最大力收缩时，所有运动单位以最大的频率（可达到 40～50Hz）发放，在电生理上表现为干扰相。这种 MUP 发放数量和发放频率上的变化过程称为 MUP 的募集。

根据大力收缩时 MUP 的数量可将募集相分为三种：单纯相、混合相和干扰相。正常肌肉大力收缩时可达到干扰相（full or complete interference pattern）；当某些病理因素使能被募集到的 MUP 数量减少时，称为混合相或减少的干扰相（reduced interference pattern）；如果 MUP 进一步减少甚至只能募集到 1～2 个 MUP 时则为单纯相或分离相（discrete pattern）。例如，在运动神经元病时，由于运动单位数量减少以及残存运动单位的再支配，大力收缩时可见到单个高波幅的 MUP 以高频率发放的单纯相。而在肌病时，因为减少的是运动单位支配的肌纤维而不是运动单位本身（换而言之，是运动单位的质量下降而不是数量减少），所以即使是轻微的肌肉收缩也需要很多运动单位共同完成，这种现象在肌电图上称为早募集（early recruitment），表现为正常波幅或低波幅的干扰相。

二、单纤维肌电图

（一）单纤维肌电图

单纤维肌电图（single fiber EMG，SFEMG）是一种选择性的肌电记录技术，可以采集到个别肌纤维的动作电位。SFEMG 可用于运动单位纤维密度（fiber density，FD）的测定和神经肌肉接头"颤抖"（jitter）的分析。纤维密度是测量同一个运动单位肌纤维数目和分布的指数；"颤抖"指同一个运动单位支配的 2 个肌纤维连续发放时其电位间间隔（interpotential interval，IPI）的变异性。"颤抖"这一现象主要源于神经冲动在轴突分支末端和神经肌肉突触的轻微的延迟，因此，SFEMG 主要用于检查神经肌肉是否有传递障碍，如用于重症肌无力的诊断。在有失神经和再支配过程的神经病变中，纤维密度和颤抖都会增加。而在肌病中，它们通常正常或仅有轻度的增加。SFEMG 电极记录的肌纤维动作电位应该大于 $200\mu V$ 且上升时间小于 $300\mu s$，这样才能保证记录到的动作电位是电极附近（与电极的距离 $<300\mu m$）的肌纤维发放的。

1. 纤维密度　FD 是一个发现和定量肌纤维在运动单位中重新排列的敏感指标。具体方法是：在一块肌肉中的 20 个点进行采样，记录每一个点的动作电位数量（即肌纤维数量），平均以后就是该肌肉的 FD。正常人中不同肌肉的 FD 不同，大于 60 岁的正常人 FD 也会增加，尤其是远端肌。神经源性损害时 FD 增加，提示肌纤维的群组化，与肌活检时的发现相仿。在一些肌病中 FD 也会增加。

2. 神经肌肉的"颤抖"　当用电刺激轴突的方法引出一个单纤维动作电位时，不同刺激间电位潜伏期长短会发生变化。这种变化来源于神经肌肉"颤抖"，是由于终板电位达到动作电位阈值所需的时间有波动而造成。当 SFEMG 记录到属于同一个运动单位的 2 个肌纤维的活动时，"颤抖"就表现为两个动作电位之间的时间差（即潜伏期）的波动。通常将第一个动作电位用触发技术(trigger)固定于示波器或屏幕的某一个位置,另一个动作电位发放的时间波动即为"颤抖"。

在测量"颤抖"时,可让患者主动轻度收缩被检肌,也可以对肌肉内的神经分支行电刺激,前者所得到的结果更为可靠,不过对患者的配合程度要求较高。虽然与自主收缩相比,电刺激测得的结果更易受到技术因素的干扰,但是当检查难以保持持续自主收缩的患者、有肌肉震颤的患者或年龄太小而不能配合的患者时电刺激法优于自主收缩法。此外,电刺激也用于观察发放频率对"颤抖"的影响。"颤抖"的程度可通过测量两个肌纤维连续发放的电位间间隔的均值来定量,即连续差均值(mean of consecutive difference,MCD)。通常需要采样 20 对肌纤维来计算。不同肌肉的 MCD 正常值也不同,多在 $10\sim50\mu s$ 之间,如指总伸肌的 MCD 应小于 $34\mu s$。在神经肌肉接头疾病中,不仅 MCD 会增大,而且由于传导在突触的阻滞(blocking),成对肌纤维中的一个间或不能产生动作电位。突触传递的阻滞是临床上肌无力和重复电刺激衰减的基础。因此,除了 MCD 以外,阻滞出现的百分比(正常应小于 10%)和异常"颤抖"的百分比(正常应小于 10%)也是重要的参数。三个指标中的任何一个出现异常都可以作为判断被检神经肌肉接头传递异常的依据。

(二)SFEMG 在 MG 诊断中的应用

绝大多数 MG 患者有 SFEMG 的异常,因此对于临床怀疑而其他检查包括重复电刺激和 AChR 抗体都是阴性的患者具有非常重要的诊断价值(图 1—21)。如果重复电刺激提示神经肌肉传递异常,SFEMG 不能对诊断有进一步的帮助,但基线"颤抖"值可以为随访和评价治疗效果提供有用的信息。

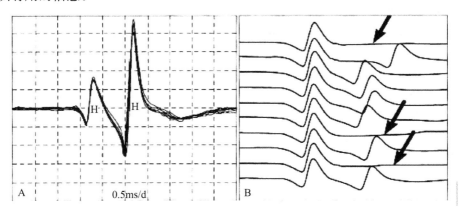

图 1—21　A 为正常人的 SFEMG;当第一个肌纤维的动作电位被触发固定后,第二个肌纤维发放的潜伏期仅在很小的范围波动;B 为 MG 患者 SFEMG,当第一个肌纤维固定后,第二个肌纤维发放的潜伏期变化很大,即"颤抖"增加,并在箭头所指处见传导阻滞

指总伸肌(extentor digitorum communis,EDC,)是 SFEMG 检查中最常用的一块肌肉,因此在多数情况下首先检查 EDC。如果 EDC 正常,可选择眼轮匝肌或额肌。虽然单纯眼肌型 MG 患者 SFEMG 的阳性率不如全身型高,但仍有超过一半的患者可见肢体肌 SFEMG 异常,提示病理生理的改变远较其临床表现广泛。然而在 Musk 抗体阳性的患者中,肌电的异常改变较为局限,因此应该对临床无力的肌肉进行 SFEMG 检查以提高阳性率。一般来说即使患者应用抗胆碱酯酶药物,"颤抖"仍会异常,不过对于单纯眼肌型或者极轻症的 MG 患者还是应在检查前 24h 停药。

应该注意到的是,"颤抖"虽然敏感但特异性不强,在许多神经和肌肉疾病中都可有异常。因此一定要根据疾病背景和临床检查结果审慎地下结论。

(三)同心圆针电极 SFEMG

由于单纤维针电极十分昂贵,不可能做到一次性使用,因此目前有学者正研究用同心圆针电极(CNE)替代单纤维针电极来对神经肌肉传递功能进行定量分析。由于是一次性使用,在安全上有保障,此外其记录表面大,较易获得波形。但缺点也是显而易见的:记录半径过大导致多个肌纤维的动作电位易发生重叠从而低估了真正的"颤抖"值(CNE 的"颤抖"正常值要小于传统 SFEMG 的正常值),此外,CNE 不能测量纤维密度。就目前的研究来看,CNE 诊断 MG 的特异性(可达 96%)与 SFEMG 不相上下,但其敏感性(67%)则有较大差距。

三、肌电图和神经传导检查的临床应用

(一)运动神经元病和脊髓病变

1.肌萎缩侧索硬化　在 ALS 的诊断中针电极检查应该包括人体的头、颈、胸和腰骶 4 个区域。如果一块肌肉既有活动性改变又有慢性再支配表现,则可认为该肌肉有神经源性损害。在颈和腰骶这两个区域,如果发现不同神经和不同节段支配的两块肌肉有神经源性损害,则可认为该区域受累。而对于头部和胸部只需一块肌肉见神经源性损害就可判断该区受累。因此,诊断一例典型的 ALS 最少只需 6 块肌肉。在 ALS 的诊断中,活动性损害指出现纤颤电位和正锐波或见束颤电位;慢性损害指宽大的 MUP 伴或不伴相位增多,MUP 发放不稳定,募集时 MUP 发放频率增加和募集减少等。在四个下运动神经元区域中,最广泛的细胞损害发生在颈和腰髓水平。在脑干,组织学变化主要发生在第十、十一和十二对脑神经运动核,而第五和第七对脑神经运动核较少受累。头部区域常检查的肌肉是舌下神经支配的舌肌、颏舌肌以及副神经支配的斜方肌和胸锁乳突肌。由于部分副神经运动核位于颈 1～4 的脊髓前角,因此关于副神经支配肌是否可作为头部代表肌也有不同看法。目前较为认可胸锁乳突肌代表头部而对斜方肌持保留态度。胸部的支配肌可以选择 T_6 或 T_6 以下的脊旁肌或胸髓支配的腹部肌肉如腹直肌。修订后的诊断标准(Awaji,2006)去除了"临床很可能,实验室支持的 ALS"这一条,使 ALS 的诊断只包括三个级别:①确诊的 ALS(definite ALS),指在球部和两个脊髓区域有上运动神经元和下运动神经元损害的证据或在三个脊髓区域有上运动神经元和下运动神经元损害的证据;②很可能的 ALS(probable ALS),指两个区域有上运动神经元和下运动神经元损害的证据而且上运动神经元损害改变在下运动神经元损害之上;③可能的 ALS(possible ALS),指只有一个区域有上运动神经元和下运动神经元损害的证据或两个区域有上运动神经元损害证据或下运动神经元损害区域在上运动神经元损害区域之上。这一修订使电生理在 ALS 诊断中的重要性得到了加强。

ALS 的电诊断要点包括:①感觉神经传导速度和波幅在正常范围。②运动传导的 CMAP 波幅可以降低,但潜伏期和速度应该正常。如果轴索损害严重,则传导速度可以减慢,远端潜伏期和 F 波潜伏期可以延长,但仍应与其轴索损害的程度相匹配而不应该有脱髓鞘损害的证据,不应出现 CB 和 TD 等提示节段性脱髓鞘的电生理改变。③针电极见受累肌肉有神经源性损害证据。④重复电刺激时如发现低频衰减,则提示活动性损害并伴有新的神经再支配、终板不成熟以及较快的病程。

进行性肌萎缩(PMA)的电生理诊断和鉴别诊断原则与 ALS 相同。对于临床表现为原发

性侧索硬化的患者,如果肌电图发现有下运动神经元损害,则提示患者可能还是以痉挛为首发症状的 ALS 患者。对于以延髓麻痹为主要症状的患者,电生理的诊断要点首先是明确脑干支配肌有无下运动神经元损害,其次是明确其他三个区域支配肌有无下运动神经元损害。这样既可以鉴别真性和假性球麻痹,还可以鉴别到底是进行性延髓麻痹还是 ALS。由于该组疾病多为进展性的,比如初诊为"可能的 ALS"患者,复诊可能已经发展成为"确诊的 ALS",或者部分原发性侧索硬化和延髓麻痹也可能发展成 ALS,因此电生理随访也是需要的。

2.脊肌萎缩症(SMA)　SMA 是一组以脊髓前角细胞变性为特点的婴儿或儿童期起病的遗传病。根据起病年龄和 SMN1 基因的缺失情况和 SMN2 的拷贝数将儿童 SMA 分为Ⅰ、Ⅱ、Ⅲ型。各种类型的 SMA 有相似或相同的肌电图表现,包括纤颤正锐波和束颤电位;轻收缩时的高波幅长时限 MUP;重收缩时 MUP 发放频率增加,募集减少等。纤颤正锐波的出现率取决于疾病的阶段、发展速度和严重程度。束颤电位较少见。大部分Ⅰ型患儿见 CMAP 波幅降低,Ⅱ型或Ⅲ型可正常或降低,运动传导速度正常或轻度减慢。在Ⅰ型患儿可有 SNAP 波幅的降低。

3.脊髓延髓肌萎缩症(spinal and bulbar muscular atrophy,SBMA)　X－连锁脊髓延髓肌萎缩症患者均为男性,以进行性近端肢体肌和延髓肌无力、萎缩为特点。其电生理检查无论是针极肌电图还是运动和感觉神经传导都有广泛的异常,提示运动神经元和位于后根神经节的感觉神经元或其轴索的损害。针电极检查发现,SBMA 患者四个区域的支配肌均可见神经源性改变且以慢性再支配为主。其中,脑神经支配肌不仅累及延髓舌下神经运动核支配的舌肌,还包括脑桥三叉神经运动核支配的咬肌和面神经支配的肌肉,这一点与 ALS 不同。在神经传导检查中,大约 90% 的患者可见 SNAP 波幅降低,仅为正常均值的 20%～30%。CMAP 波幅可正常或降低。感觉和运动传导速度正常或轻度减慢。感觉传导正常并不能除外 SBMA 诊断,尤其是 60 岁以下的患者。

4.脊髓灰质炎　在急性期,肌电图最初显示的仅为运动单位募集减少,随着轴突变性出现纤颤正锐波。当神经再支配发生后,自发电位明显减少而出现高波幅长时限的巨大 MUP。在没有症状的肢体有时也可以发现神经源性损害的改变。有些患者在灰质炎病毒感染后 30～40 年出现原先受累的肢体症状加重或原来未受累的肢体出现无力和萎缩,这一现象被称为灰质炎后综合征。电生理上可见广泛的慢性再支配改变。

5.脊髓空洞症　脊髓空洞症的临床症状和电生理改变取决于病变的部位和程度。颈髓空洞症主要引起手内肌或上肢肌萎缩和无力以及下颈部和上胸部皮节区的分离性感觉障碍。高颈髓病变还可导致斜方肌和胸锁乳突肌萎缩。延髓空洞症可见舌肌萎缩和面部痛温觉缺失。受累肌在肌电图上见纤颤正锐波和宽大的 MUP。下肢往往不受累。虽然患者在临床上有感觉缺失,但是 SNAP 正常,提示损害发生在节前感觉通路上。SEP 有助于发现中枢感觉传导通路的异常。

6.颈椎病　某些类型的颈椎病可由于脊髓受压或缺血性改变引起颈膨大脊髓前角细胞的损害,如脊髓型颈椎病和青年单上肢肌萎缩症(也被称为平山病)。患者在临床上主要表现为上肢肌肉的萎缩和无力,可以有麻木的主诉。电生理在受损节段支配的肌肉见失神经和再支配的改变。如果 C_5 和 C_6 脊髓受压则上肢近端肌受累为主,有时斜方肌也可有轻度损害,但往往不累及胸锁乳突肌。如果是平山病,则主要以 C_7 和 C_8 支配肌损害为主。虽然临床上以单侧损害为主,但电生理发现多数患者对侧也有累及。运动神经传导检查可见 CMAP 波幅降低但传导速度正常,感觉传导正常范围。F 波可见潜伏期略延长或响应率降低。

(二)神经根病和神经丛病

在神经根或神经丛损害的评估中,电生理检查有助于发现受累肌肉的分布并对损伤水平精确定位。不过,这需要电生理检查者对神经和肌肉的解剖结构非常了解,同时也应认识到肌电图在诊断神经根和神经丛病中的局限性。

1.神经根病 颈部椎间盘突出引起的根病最多累及 C_6 神经根,其次为 C_7 神经根,而腰椎间盘突出常累及 L_5 或 S_1 神经根。在神经根病中运动传导检查基本正常,但如果轴索发生较为明显的损害时该神经根支配肌的 CMAP 波幅会降低,但通常不会消失,因为肢体肌多由数个神经根同时支配。F 波对于根病的诊断价值不大。S_1 神经根损害时胫神经 H 反射往往消失,但 H 反射消失并不能推断 S_1 神经根病。感觉神经传导正常与否是鉴别神经根病和神经丛病的重要依据。在神经根损害时,虽然患者有感觉障碍,但由于神经根压迫发生在背根神经节的近端,因此周围感觉神经 SNAP 多正常。对于神经根病的诊断是依靠针电极对肌肉的检查来实现的。在根性损害的急性期,肌肉并不出现纤颤正锐波而仅仅表现为募集减少和 MUP 发放频率增高。约 10~14d 以后该神经根支配的肌肉可见失神经改变。椎旁肌发现纤颤正锐波有助于神经根病和神经丛病的鉴别,但是椎旁肌的异常无助于判断哪一个神经根受损。此外,如果患者曾有颈椎或腰椎的手术史,则椎旁肌的价值就不大了。

2.臂丛神经病 由于解剖学的复杂性和位置较难接近,评价臂丛神经病对于肌电图医师来说具有一定的挑战性。大部分臂丛神经病是由外伤引起,本节仅介绍几种神经内科医师会遇到的非外伤性的臂丛神经病。

(1)神经痛性肌萎缩(neuralgic amyotrophy,NA):又称为特发性臂丛神经病、急性臂丛神经病(acute brachial neuropathy,ABN),在非外伤性臂丛神经病中排在第一位。临床上主要表现为急性起病,剧烈的疼痛,疼痛 7~10d 后出现肌萎缩和无力。在臂丛神经范围内的多灶性损害是该病的特点。肌电图通常表现为患侧受累肌的失神经改变,由于轴索损害常较为严重,因此募集多为单纯相。感觉传导异常有助于诊断该病,但感觉正常并不能除外 NA,因为运动纤维损害往往重于感觉纤维。

(2)放射性臂丛神经病:多发生于乳腺癌、肺癌或纵隔肿瘤放射治疗后数月到数年。患者疼痛不明显,主要以缓慢进展的感觉异常为主诉。电生理检查发现臂丛神经以上干损害为主,神经传导检查见相应的感觉或运动电位波幅降低可伴传导速度轻度减慢,提示轴索损害的病理机制。肌电图可见纤颤正锐波和宽大的 MUP 伴多相电位增多。在肌肉中见到肌颤搐电位能够支持放射性神经丛病的诊断。

放射性臂丛神经病需与肿瘤局部浸润引起的臂丛神经病相鉴别。后者多侵犯臂丛神经下干且患者有明显的疼痛。

(3)胸廓出口综合征(thoracic outlet syndrome,TOS):电生理只能诊断臂丛神经受压引起的神经源性胸廓出口综合征而对血管源性的 TOS 无能为力。TOS 多由颈肋压迫臂丛神经下干引起。在电生理上的表现为:①正中神经 CMAP 波幅明显降低而尺神经相对保留;②尺神经和前臂内侧皮神经 SNAP 波幅明显降低而正中神经相对保留;③尺神经 F 波潜伏期延长;④C_8 和 T_1 支配肌见神经源性损害改变。

3.腰骶丛神经病 与臂丛神经一样,腰骶丛病的电诊断也有相当的难度。腰丛损害需与单纯股神经损害相鉴别。此时需要检查平常较少用到的神经如股外侧皮神经、隐神经并且要检查闭孔神经支配的肌肉。骶丛损害易与坐骨神经损害相混淆,此时加做臀上神经支配的阔筋膜张肌和臀中肌以及臀下神经支配的臀大肌有助于鉴别。总之,腰骶丛神经病的电诊断结果包括:①SNAP 波幅降低;②CMAP 波幅降低;③椎旁肌肌电检查正常;④受损部位以下支配肌出现神经源性损害的证据。

(三)周围神经病

1.单神经病　在非外伤性的单神经病中,局部解剖结构的卡压或局部外力的压迫是最常见的病因。感觉和运动纤维往往同时受累,但有时也会只卡压某根运动支或感觉支。在电诊断单神经病时,为了达到精确定位的目的,常要用到寸移(inching)技术。虽然单神经病尤其是卡压性单神经病 F 波潜伏期可以延长,但其诊断价值不大。

有时,临床表现为单根神经损害的患者在电生理检查中会发现多数单神经或多发性周围神经的损害,或者有些患者在起病时是单根神经损害,但在以后的随访中发现多根神经受累。因此,单神经病的电诊断即应包括诊断和定位神经损害的内容,也应包括鉴别其他更为广泛的周围神经损害的内容。

(1)腕管综合征(carpal tunnel syndrome,CTS):是最常见的神经局部受压性疾病。CTS 典型的电生理改变包括:①正中神经感觉传导速度(指—腕)减慢伴或不伴 SNAP 波幅降低;②正中神经远端运动潜伏期延长伴或不伴 CMAP 波幅降低;③拇短展肌见失神经和再支配。

为了提高 CTS 诊断的敏感性可采用以下方法:①环指刺激并于正中神经和尺神经腕部记录,比较两根神经 SNAP 的潜伏期;②正中和尺神经掌部刺激腕部记录(距离为 8cm),比较 CNAP 的潜伏期;③正中和尺神经腕部刺激,于掌部同一位置分别记录蚓状肌和骨间肌,比较 CMAP 潜伏期。以上各潜伏期差值的上限为 0.4ms。

(2)尺神经病:尺神经的解剖学特点决定了它在两个主要部位易受压迫,即肘部和腕部。肘管综合征是尺神经在尺侧腕屈肌和弓状韧带近端或其下方受到压迫,腕部损害是尺神经在 Guyon 管中受压。

肘管综合征的电生理改变包括:①跨肘部传导速度减慢伴或不伴传导阻滞;②尺神经和尺神经手背支 SNAP 波幅降低;③尺神经支配肌(尺侧腕屈肌有时可正常)有神经源性损害的改变。

尺神经腕部在 Guyon 管的损害依据其卡压部位可有多种电生理表现。Ⅰ型的损害部位在 Guyon 管近端,感觉和运动纤维均受累。电生理发现:①尺神经远端潜伏期延长伴或不伴 CMAP 波幅降低;②尺神经感觉传导速度减慢伴或不伴 SNAP 波幅降低;③尺神经支配的远端肌见神经源性损害。Ⅱ型的损害部位在 Guyon 管远端,因此只有运动纤维受累。电生理改变主要以 CMAP 远端潜伏期延长和波幅降低为主并见神经源性损害改变。尺神经感觉传导正常。Ⅲ型仅尺神经的浅支即感觉支受累,表现为尺神经 SNAP 的异常而运动传导正常。无论哪一种类型的尺神经腕部损害,尺神经手背支 SNAP 都应该正常,这也是判断尺神经损害部位在肘部还是在腕部的重要线索。

(3)桡神经病:桡神经最容易受损伤的部位在桡神经沟和前臂穿过旋后肌的部位(后骨间神经)。此外,其感觉分支桡浅神经也会由于不同原因受到损害。

所谓的"周六晚麻痹"是由于某些人在疲劳或醉酒的状态下熟睡,上臂受到固定物体的压迫使桡神经受压。早期的表现为远端 CMAP 波幅几乎正常,但桡神经沟上下传导减慢并见到传导阻滞,桡浅 SNAP 一般也正常。此时针电极虽未出现纤颤正锐波,但桡神经支配肌(肱三头肌除外)见募集明显减少。

后骨间神经损害仅累及运动纤维。电生理上发现该运动支支配的前臂后群肌肉出现神经源性损害的改变。桡神经 CMAP 波幅降低而桡浅 SNAP 正常。肱桡肌和桡侧腕伸肌不受累,可以此鉴别后骨间神经和更为近端的桡神经损害。

单纯的桡浅神经损害多由于腕部外力压迫引起,如戴手铐或表带太紧。电生理上主要表现为桡浅神经 SNAP 波幅降低伴或不伴传导速度减慢,运动传导和肌电检查正常。

(4)腓总神经损害:是下肢最常见的单神经病。腓骨颈或头是最常见的压迫部位,临床表现为足下垂和腓总神经支配区的感觉障碍,常需与 L_5 神经根损害相鉴别。有时可以追问到患者的一些相关病史,如习惯性双腿交叉盘坐,石膏固定太紧或从事需久蹲的职业。

腓总神经在腓骨头处的损害常同时累及腓深神经和腓浅神经,电生理上表现为 CMAP波幅降低伴或不伴腓浅神经 SNAP 波幅降低;腓骨头上、下部见传导速度减慢或传导阻滞;腓深神经和腓浅神经支配肌见失神经改变。股二头肌短头有无受累有助于鉴别腓骨头处的腓总神经损害和主要累及腓总神经的坐骨神经损害。

(5)跗管综合征(tarsal tunnel syndrome,TTS):是胫神经在内踝后方受到卡压引起的。患者以内踝疼痛和足底麻木为主要症状。由于胫神经在足底的两个主要分支(即足底内外侧神经)的 SNAP(趾—踝)即使在正常人也很难引出,因此通常检查 CNAP(足底—踝)。跗管综合征的电生理改变包括足底内外侧神经 CNAP 速度减慢或波幅降低;足底内侧(踇展肌或踇短屈肌记录)和外侧(小趾展肌记录)神经 CMAP 远端潜伏期延长或波幅降低;足部胫神经支配肌见自发电活动。有一点需要注意,即便在正常人也常有足部肌肉的自发电活动和宽大的 MUP。因此在诊断 TTS 时不仅神经传导要双侧对照,有时也要检查对侧的肌肉以免得出假阳性的结果。

2. 多数性单神经病(mononeuropathy multiplex) 指周围神经范围之内两个或多个部位以相同模式受累的一组疾病。不对称性和局灶性改变是其特点。这里讲的"部位"可以指单根神经,也可以指神经根或丛的某一个部位。例如,患者可以表现为右侧正中神经损害而左侧累及臂丛神经。因为多数性单神经病的诊断有助于指向某一类特定的病因,因此将其与多发性周围神经病鉴别开来具有重要的临床意义。

(1)血管炎性多数性单神经病:其神经的损害模式是感觉运动轴索型的,起病时常伴有疼痛和肢体的水肿。在对结节性多动脉炎引起的多数单神经病的观察中发现,神经损害并不是随机发生的,而是表现为某些神经更易受累。例如,腓总神经损害的发生率最高,其次为尺神经,再次为正中神经。

(2)脱髓鞘性多数性单神经病:两种以传导阻滞为特征的多灶性周围神经病可以归在这一类型中。其一是多灶性获得性脱髓鞘性感觉运动神经病(multifocal acquired demyelinating sensory and motor neuropathy,MADSAM)或称为 Lewis—Sumner 综合征(Lewis—Sumner syndrome,LSS),另一个是多灶性运动神经病(multifocal motor neuropathy,MMN)(图 1—22)。

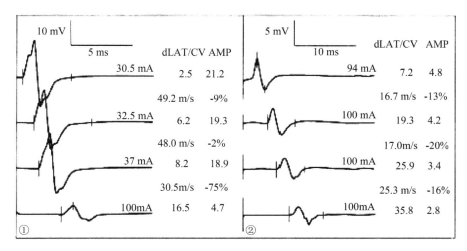

图 1－22　不均匀(A)和均匀(B)脱髓鞘损害

①为一例 CIDP 患者右侧尺神经运动传导,刺激点从远端到近端依次为腕,肘下,肘上和 Erb's 点。肘下－腕和肘上下传导速度在正常下限,而在 Erb's 点－肘上显示传导速度明显减慢(30.5m/s)伴传导阻滞(波幅降低 75％)。②为一例 HMSNⅠ型患者,同样是右侧尺神经的运动传导,刺激点相同。可见在神经的各个节段传导速度都明显且相同程度减慢而不伴有传导阻滞

LSS 被认为是 CIDP 的一种变异型。上肢的正中或尺神经常最先受累,感觉和运动纤维都有损害。感觉神经受累和非卡压部位的运动传导阻滞或时间离散是其电生理改变特点。受累神经可有 F 波潜伏期延长。有时在临床没有症状的神经也可发现异常的电生理改变。如果继发的轴索损害明显,针电极可在受累神经的支配肌发现神经源性损害改变。

MMN 的主要临床特点为非对称性的、缓慢进展的以上肢为主的肢体无力伴或不伴肌肉萎缩。与 LSS 不同,MMN 没有感觉神经的损害。其电生理特点为持续且不可逆的非卡压部位节段性运动神经传导阻滞。传导阻滞在正中和尺神经的前臂段较为多见,Erb's 点也是好发部位。有时同一根神经可在两个部位存在传导阻滞。在 MMN 诊断中,节段性的时间离散与传导阻滞同等重要。在针电极检查时,如果正常容积的肌肉出现 MUP 募集明显减少并见高频放电则提示在神经近端的某一部位存在传导阻滞。束颤电位在 MMN 也并不少见。

(3)遗传性压迫敏感性周围神经病(hereditary neuropathy with liability to pressure palsies,HNPP):临床表现为反复发作的无痛性单神经病或多神经病,多有轻微外伤或受压或牵拉的病史。最常受累的神经是腓总神经和尺神经,其次为臂丛神经和桡神经。电生理检查除了在有临床症状的神经发现异常以外,在其他神经的易卡压部位如正中神经腕部、尺神经肘部也能发现传导的异常,感觉和运动神经常同时累及。由于是显性遗传,没有临床症状的家人也可发现相同模式的电生理改变。

3.多发性周围神经病　多发性周围神经损害常见的电生理改变模式常见于以下几种神经病。

(1)均匀脱髓鞘型感觉运动多发性神经病:均匀脱髓鞘指全身各条周围神经以及神经的全长都以相近的程度发生脱髓鞘改变。电生理上表现为运动传导速度广泛均匀减慢,远端潜伏期延长,远端潜伏期指数正常范围;CMAP 波幅正常或降低;感觉传导速度减慢伴 SNAP 波幅降低或不能引出;F 波潜伏期明显延长或不能引出;由于髓鞘均匀脱失,多没有 CB 或 TD。针电极的改变取决于继发轴索损害的程度,从正常到严重的神经源性损害都可以出现。

这一类疾病多为有遗传性背景的周围神经病,包括 HMSN Ⅰ 型、Ⅲ 型和 Ⅳ 型,异染性脑白质营养不良,Krabbe 脑白质营养不良,Tangier 病,先天性髓鞘形成障碍性神经病,肾上腺髓质神经病和脑腱黄瘤病等。

(2)不均匀脱髓鞘型感觉运动多发性神经病:该型周围神经病以节段性髓鞘脱失为特点,多为获得性的脱髓鞘疾病。电生理表现为不同神经之间或同一根神经的不同部位之间传导改变的程度不同,常见 CB 和 TD。

约 15%～20% 的急性炎性脱髓鞘性多发性神经病患者在起病初期远端神经传导可以完全正常,而此时 F 波的缺失或潜伏期的延长提示近端神经受损。运动传导的异常多发生在神经的远端、易卡压部位或神经的近端(如上肢的 Erb's 点处),包括传导速度减慢、远端潜伏期延长、CB 和 TD。有时 CB 可快速恢复,伴随临床症状的明显好转,提示轻度的髓鞘损害或暂时的神经失用。远端 CMAP 波幅降低可由神经末梢的脱髓鞘引起,并不一定提示轴索变性。感觉传导的异常没有运动显著。在其他多发性周围神经病中常常最先受累的腓肠神经在急性类性脱髓鞘性多发性神经病(AIDP)中损害不明显,该现象被认为是 AIDP 的一个特点。

慢性炎性脱髓鞘性多发性神经病(CIDP)的传导异常与 AIDP 相仿,也表现为不均匀脱髓鞘损害,不过针电极会发现更多的失神经和慢性再支配的改变。在抗－MAG 周围神经病中,髓鞘损害为长度依赖性,远端的髓鞘脱失重于近端,远端潜伏期指数可以提示这种异常分布;CB 并不常见。POEMS 综合征的神经损害表现为中段髓鞘损害较远端重,同时下肢远端有严重的轴索损害,CB 也不常见。

CMTX 虽然是遗传性神经病,但患者的神经传导检查也会提示不均匀脱髓鞘。

(3)轴索损害型多发性运动神经病:电生理改变包括:①CMAP 波幅降低而远端潜伏期正常或仅有与波幅降低程度相匹配的潜伏期略延长或传导速度轻度减慢;②没有 CBSTD;③SNAP 多正常或仅有轻度波幅降低;④针电极有纤颤正锐波。GBS 的变异型急性运动轴索型神经病(AMAN)和 CIDP 的变异型慢性运动轴索型神经病(CMAN)、卟啉病等就属于这一类。

(4)轴索损害型多发性感觉神经病:电生理发现被检感觉神经 SNAP 波幅降低伴或不伴传导速度轻度减慢;胫神经 H 反射可正常或消失;运动神经传导速度和波幅以及 F 波均正常,针电极检查也没有神经受损的证据。遗传性感觉神经病、脊髓小脑变性、Sjogren 综合征、Miller－Fisher 综合征、淀粉样变性和化疗药物顺铂引起的周围神经病均属于这一类。虽然其中有些是由于感觉神经元损害引起的,但在电生理上将两者区分开并不容易。如果电生理改变对称且为长度依赖的,轴索损害可能大,反之则需要考虑感觉神经元的损害,不过这种区分并不绝对。

(5)轴索损害型感觉运动多发性神经病:多发性运动感觉轴索性周围神经病在临床上很多见。电生理改变包括 CMAP 和 SNAP 波幅降低伴或不伴传导速度轻度改变;无 CB 或 TD;针电极有神经源性损害的改变,远端肌为重。许多遗传、代谢或中毒性周围神经病属于此类,例如 HMSND 型、酒精性多发性神经病、维生素缺乏、某些金属如铊引起的神经病、化学物如丙烯酰胺中毒等。此外还有 GBS 的变异型急性感觉运动轴索性周围神经病(AMSAN)、甲状腺功能减低、Lyme 病等。

(6)轴索和髓鞘混合型感觉运动多发性神经病:例如糖尿病性多发性周围神经病和尿毒症性周围神经病,其病理基础是原发性轴索损害伴继发性节段性脱髓鞘改变。电生理结果显示:CMAP 和 SNAP 波幅降低;运动传导远端潜伏期的延长和传导速度的减慢不能用单纯的轴索损害来解释;可有轻度的时间离散;针电极可有纤颤正锐波。

(四)肌肉病

在肌病的诊断中,肌电图的作用首先是将肌源性损害和神经源性损害鉴别开来,其次是阐明异常肌电的分布,并判断有无活动性改变。本节将简单介绍肌电图实验室常见的一些肌病。

1.肌营养不良　Duchenne 型和 Becker 型肌营养不良纤颤电位和正锐波出现较早,但数量远不如在肌炎和运动神经元病中多。病程晚期由于肌肉的纤维化插入电位可消失。肌纤维的随机破坏在肌电图上表现为低幅、短时限 MUP。重收缩时这些 MUP 会发出特征性的、类似大量纤颤电位发放的声音。

面肩肱型肌营养不良早期肌电图仅有轻度异常,后期肌电改变为典型的肌源性损害。在该型中,肌源性改变的分布不均匀,一些肌肉损害明显而另一些几乎正常。

肢带型肌营养不良(LGMD)由一组不同的遗传性疾病组成,症状和体征各异。肌电图上可见纤颤正锐波和短时限低波幅多相电位以及早募集。除此以外肌电可帮助明确受累肌肉或肌群的分布,例如 LGMD2B 的患者以小腿和大腿后群肌受累为重。

强直性肌营养不良患者见大量肌强直电位和肌源性损害的改变,有别于先天性肌强直。

眼咽型肌营养不良表现为进行性睑下垂和吞咽困难,伴或不伴眼外肌麻痹,在临床上需与重症肌无力相鉴别。肌电图上该病重复电刺激无衰减现象,而针电极可见典型肌源性损害改变。

2.先天性肌病　先天性肌病的诊断取决于肌活检样本中特定的病理结构。在肌电图上,自发电活动少见(除了中央核肌病以外),轻收缩见低幅短时限多相 MUP,神经传导正常。

3.代谢性肌病

(1)糖原累积病:在Ⅱ型的婴儿型中,肌电图检查发现插入活动增加,并有纤颤,正锐波和复合重复放电(CRD),这与前角细胞损害的表现类似。轻收缩出现大量的多相位、低波幅、短时限运动单位电位。婴儿型的异常肌电活动分布广泛,而成人型和晚发儿童型的异常改变局限于臀部肌肉、椎旁肌和其他近端肌,且多数患者无自发电活动。除了可以有 CMAP 波幅降低外,感觉、运动神经传导和神经肌肉传递功能检查均为正常。Ⅲ型患者肌电图可见大量的纤颤波、CRD 和低波幅、短时限的运动单位电位。Ⅴ型患者在挛缩发作间期,肌电图可正常或见到自发活动和肌源性损害改变。椎旁肌可见肌强直和 CRD。在挛缩时尽管肌肉有缩短但肌电图上呈电静息。与此不同,普通的肌肉痉挛或抽筋时肌电图显示为大量的 MUP 发放。Ⅶ型在发作间歇期肌电图也无异常。

(2)脂质代谢疾病:半数以上的脂质代谢性肌病患者可有纤颤波或其他自发电活动如 CRD,MUP 呈典型的肌源性改变。有些患者可伴发周围神经病,主要以感觉和运动神经轴索损害为主而传导速度及神经肌肉传递功能的测定均正常。

(3)线粒体病:线粒体疾病伴发的肌肉损害在肌电图检查中可正常或仅轻度异常。用传统或单纤维肌电检查方法可以在无症状的家庭成员中发现轻微的亚临床肌病改变。患者可伴发周围神经轴索改变,其腓肠神经活检显示有髓纤维密度下降以及有髓和无髓纤维的轴索变性。

4.内分泌性肌病　甲状腺功能障碍可引起各种各样的神经肌肉疾病,但其临床表现常被较为明显的内科症状所掩盖。在这些疾病中甲状腺毒性肌病(甲亢性肌病)发病率最高且多见于男性患者。在典型病例中肩胛带肌的无力较骨盆带肌常见。即使临床上肌无力不明显,定量肌电图也可发现低波幅、短时限 MUP。甲状腺功能减退引起近端肌无力、痛性肌痉挛和肌肉肥大,在儿童中尤为如此。用反射锤急速叩击可见肌肉局部收缩形成的肌球,肌球往往呈电静息。肌电图检查可表现为插入电位延长和不伴临床症状的短暂肌强直放电。血清 CK 水平升高常由肌酸代谢异常引起,故不能以此诊断肌病的存在。

肾上腺和垂体疾病可引起非特异性肌肉无力,在系统性应用皮质类固醇或促肾上腺皮质激素后也可发生这种情况,骨盆带肌和大腿肌受累明显。由于该类肌病以 Ⅱ 型纤维萎缩为主,在肌电图上常无特异性异常发现。炎性肌病患者在长期接受激素治疗后无力症状可能会进行性加重。在这种情况下,若插入电位正常且无纤颤波,往往提示为类固醇肌病而不是肌炎的加重。

5. 炎性肌病

(1)多肌炎和皮肌炎:无论是多肌炎还是皮肌炎或重叠综合征其肌电图改变都是相似的。未经治疗的患者常出现以下肌电图异常三联征:①纤颤电位和正锐波;②复合重复放电;③早募集的低幅短时限多相 MUP,在无力肌肉尤为明显。肌电图的异常有时主要见于或仅见于椎旁肌。病程晚期 MUP 可见时限增宽,波幅增大,并出现晚成分(late component)。大剂量激素治疗几周后,自发电活动明显减少或消失。这一电生理改变过程与临床症状改善之间有很好的相关性。如果重复电刺激见低频衰减,则提示肌炎与重症肌无力两种疾病重叠。

(2)包涵体肌炎:包涵体肌炎是一类独立存在但较少被认识的骨骼肌炎性疾病。该病男性多见,多以远端肌无力起病,表现为屈腕、伸膝和踝背屈无力。肌电图改变与其他炎症性肌病相似,表现为纤颤电位、正锐波、复合重复放电、伴早募集的低幅短时限 MUP。多数患者呈肌源性和神经源性混合损害,可有肌强直发放。在 1/3 的患者中,宽大与窄小的 MUP 同时存在,强烈提示包涵体肌炎的诊断。

(五)神经肌肉接头病

1. 重症肌无力 电生理检查在重症肌无力的诊断中具有重要的作用。一般而言,65%～85% 的 MG 患者重复神经电刺激(RNS)检查是阳性的。为了提高阳性率,应该选择包括远端肌、近端肌和面肌在内的多块肌肉进行检查。单次刺激引出的 CMAP 波幅正常或略降低。用 2～3Hz 低频刺激可引出最为明显的衰减反应。一般认为,两块肌肉衰减超过 10% 即可提示神经肌肉传递障碍,但也有人认为即使只在一块肌肉发现可重复的异常衰减也应高度怀疑终板功能是否完好。Oh 等人认为面部肌肉衰减超过 8% 即可判断为异常。疲劳试验有助于提高阳性率。具体方法是:患者大力收缩被检肌 30s～1min,在收缩停止即刻(0min)和收缩后 2～4min 分别重复 RNS。阳性结果是:0min RNS 显示衰减改善而 2～4min 的 RNS 发现衰减明显(与试验前相比进一步衰减 5% 以上)。高频刺激 CMAP 波幅可衰减、不变或正常递增。高频改变不作为诊断 MG 的依据。

MG 患者的 MUP 可表现为正常或不同程度肌源性损害的特点,这取决于 MG 的严重程度。通常没有纤颤正锐波,如果出现应考虑是否合并炎性肌病或由于终板功能损害严重导致失神经支配。单纤维肌电图是诊断 MG 最为敏感的检查。对一组 RNS 阴性的 MG 患者的 SFEMG 研究发现,有 79% 的患者"颤抖"异常。临床表现为单纯眼肌型的患者,如果肢体肌 SFEMG 正常,则该患者以后发展为全身型的机会不大。

2. 肌无力综合征　Lambert—Eaton 肌无力综合征的电生理改变为：单次刺激时 CMAP 波幅明显降低且与肌肉容积不相称；低频刺激波幅衰减；高频刺激（20～50Hz）后 CMAP 波幅递增超过 50％甚至超过 500％。如果患者不能耐受长时间高频刺激或需要检查近端肌时，可让患者大力收缩被检肌 10～15s 并观察收缩前后 CMAP 波幅的变化。如果患者能很好地完成大力收缩，其效果等同于甚至优于高频电刺激。检查 MG 患者时为了提高阳性率要选择多块肌肉，并且首选无力最为明显的肌肉。对于 LEMS 患者则不需要如此，因为其电生理改变是广泛存在的，只需选择便于检查的肌肉即可。通常选择上肢远端的拇短展肌和小指展肌。

针电极检查所见与 MG 患者相似，即类似于肌源性损害的改变，其程度取决于突触前膜乙酰胆碱释放减少的程度。肌电图常没有纤颤正锐波。SFEMG 可见增加的"颤抖"和阻滞，但对 LEMS 的诊断价值不大。

LEMS 患者感觉传导速度和波幅正常。但由于 LEMS 好发于 40 岁以上的男性，伴发各种周围神经病的情况并不罕见。因此如果发现 CMAP 和 SNAP 波幅均降低，但肌肉萎缩不明显，而且针电极也没有发现神经源性损害的改变时，应进行重复电刺激检查和大力收缩试验以明确是否存在 LEMS 和多发性周围神经病并存的情况。

3. 肉毒毒素中毒　与 LEMS 相似，肉毒毒素中毒也可引起突触前膜乙酰胆碱释放减少。两种疾病的电生理改变类似：单次刺激引出一个低波幅的 CMAP；低频衰减；高频递增。但其高频递增的程度不如 LEMS 明显，在严重的病例波幅甚至不会增高，这是由于神经肌肉接头被完全阻滞了，此时肌肉中可见纤颤正锐波，类似失神经支配的过程。单纤维肌电图也提示异常"颤抖"。局部注射肉毒毒素治疗肌张力障碍时，未被注射的肌肉可有"颤抖"异常，提示毒素的远隔效应。

4. 先天性肌无力综合征（congenital myasthenic syndrome，CMS）是一组非常罕见的神经肌肉传递功能障碍性疾病。根据损害部位以及病理生理特点，可分为突触前缺陷，突触缺陷和突触后缺陷三大类型。其中以突触后缺陷最为常见。该类疾病总的特点为：起病较早；肌肉无力易疲劳；应用胆碱酯酶抑制剂有效（除外终板胆碱酯酶缺乏症和慢通道综合征）；抗乙酰胆碱受体抗体阴性。

RNS 或 SFEMG 的改变只能提示 CMS 患者神经肌肉接头有损害而并不能鉴别 MG 和 CMS。不过在检查中发现重复 CMAP 却是诊断 CMS 中胆碱酯酶缺乏症和慢通道综合征的重要依据，而且这种重复 CMAP 在低频和高频刺激时均衰减。多数 CMS 电生理上类似 MG 的改变，但也有几种与 LEMS 相仿。有些胆碱乙酰基转移酶缺乏的患者需先用 10Hz 刺激 10min 后才能发现低频衰减。

（鞠伟伟）

第二章 神经内科疾病的中医诊治

第一节 脑梗死

一、概述

脑梗死是指供应脑部血液的动脉发生闭塞性病变导致局部脑组织血液供应缺乏而发生的坏死。一般包括动脉粥样硬化血栓形成性脑梗死和血栓栓塞性脑梗死。前者简称为动脉硬化性脑梗死,是供应脑部的动脉系统中的血管出现粥样硬化和血栓形成导致动脉狭窄、阻塞,引起急性的局灶性脑缺血,临床表现为突然发生的一组局灶性神经功能缺失的症状体征。从病理上脑梗死属缺血性卒中,根据流行病学调查结果,我国脑卒中年发病率为 109.7～217/10 万,死亡率为 116～141.8/10 万。而生存下来的患者四分之三留有后遗症,脑梗死发病率占全部脑卒中的 43%～65%,给社会和家庭带来沉重的负担,严重影响了中老年人的身体健康和生活质量。脑梗死归属于中医学"中风病"的范畴。

二、病因与发病机制

(一)危险因素

脑卒中的发生除与年龄、性别、种族、家族史等不可干预的因素有关外,还与如下危险因素密切相关:

1.高血压 高血压是一个重要的、独立的危险因素。而且,收缩压或(和)舒张压的增高均可以增加脑梗死的发病率。因此,有效地控制高血压是降低脑梗死发病率的重要措施。

2.心脏病 风湿性心脏病、冠心病、高血压性心脏病及各种原因导致的心律失常等均可增加脑梗死的危险。其中,心房纤颤被认为是脑梗死的独立危险因素。非瓣膜性心脏病房颤也成为血栓栓塞性脑梗死的重要原因。

3.糖尿病 糖尿病也是脑梗死的重要危险因素。糖尿病合并高血压的患者发生脑梗死的危险明显增加。

4.高脂血症 高脂血症与脑梗死之间的关系不如冠心病密切,但近几年研究资料显示,他汀类药物治疗高胆固醇血症能有效减少脑梗死的死亡率。

5.吸烟 吸烟对脑梗死的危险性逐渐被证实,吸烟可增加血黏度,损伤血管壁,增加脑梗死的风险。

此外,高同型半胱氨酸血症、口服避孕药等也与脑梗死的发生有关。对以上危险因素进行有效的干预,可以降低脑梗死的发病率。

(二)发病机制

动脉粥样硬化是脑梗死的基本病因,常与高血压互为因果。糖尿病和高脂血症可加速动脉粥样硬化的进程。

动脉粥样硬化斑导致管腔狭窄和血栓形成,可发生在颈内动脉和椎一基底动脉系统任何部位,以动脉分叉处多见。其他因素包括动脉炎,如结缔组织病、细菌、病毒、螺旋体感染等;

红细胞增多症、血小板增多症、镰状细胞贫血等血液系统病引起者较少见；脑淀粉样血管病、Moyamoya 病、颅内外动脉夹层动脉瘤等病因罕见。

脑栓塞是各种栓子随血流进入颅内动脉使血管腔急性闭塞，引起相应的供血区域脑组织缺血坏死而致神经功能缺损。栓塞性脑梗死约占脑梗死的 15％。其栓子的来源包括：①心源性：如慢性心房纤颤、心肌梗死、心房黏液瘤等；②非心源性：如动脉粥样硬化斑块脱落、肺静脉血栓、骨折或手术时脂肪栓或气栓等；③来源不明：约 30％的脑栓塞病因不明。

腔隙性脑梗死是长期高血压引起脑深部白质和脑干穿通动脉病变与闭塞，导致缺血性微梗死。本病的发病机制不完全清楚，最常见的为高血压导致小动脉及微小动脉壁脂质透明变性，管腔闭塞产生腔隙性病变。此外，大脑中动脉和基底动脉粥样硬化，形成小血栓阻塞深穿支脉也可导致腔隙性梗死。血流动力学异常、微栓子阻塞小动脉、血液异常如红细胞增多症、血小板增多症等与本病的发生有关。

三、临床表现

急性起病，以神经功能缺损的局灶性症状体征为主要临床表现。常见意识障碍、偏瘫、言语障碍、偏身感觉障碍、中枢性面舌瘫等。由于受累动脉和损害的供血区域不同而表现出特征性的症状体征。颈内动脉系统病变为主者多以一侧肢体运动、感觉障碍为主要表现，椎—基底动脉系统病变多表现为眩晕、共济失调、吞咽困难、构音障碍、眼球运动受限等，而肢体运动障碍相对较轻。

（一）大脑前动脉综合征

此综合征临床不常见，可出现对侧小腿的瘫痪和感觉缺失，或因反射性排尿抑制的损害引起急迫性排尿。

（二）大脑中动脉综合征

临床可出现对侧面手和手臂的偏瘫及相应偏身的感觉缺失，但不伴有同向偏盲。如单独大脑中动脉下侧皮质支病变则导致对侧同向偏盲，对侧肢体的图形、实体和空间感觉的障碍，可有疾病否认、肢体失认、穿着失用、结构失用等显著的皮质感觉的损害特征。如大脑中动脉分叉处，即分出皮质上下侧支或（和）大脑中动脉的病变，临床症状重，可合并上、下侧皮层支综合征的表现，往往面部、上肢重于下肢，优势半球损害则完全性失语。如大脑中动脉主干（发出豆状核纹状体动脉前）损害，临床表现出对侧偏身的瘫痪和感觉缺失，因内囊受损，上、下肢损害程度无明显差异。

（三）颈内动脉综合征

颈内动脉的进行性动脉粥样硬化阻塞前，有短暂性脑缺血发作（TIAs）的先兆或同侧眼动脉缺血导致一过性单眼黑矇。颈动脉阻塞可以是无症状性的。有症状的颈动脉综合征类似大脑中动脉综合征。

（四）大脑后动脉综合征

临床可见对侧视野的同向偏盲，而黄斑视力保存，眼球运动异常，包括垂直凝视麻痹、动眼神经麻痹、核间性眼肌麻痹和眼球垂直分离性斜视。优势半球大脑后动脉闭塞特征性表现为命名性失语、失读症（而无失写）和视觉失认，双侧大脑后动脉闭塞可引起皮质盲和因颞叶损害的记忆障碍。

（五）基底动脉综合征

临床表现通常不一致。如累及椎动脉其表现类似基底动脉血栓形成，可因头部转动导致一过性椎动脉暂时性闭塞出现脑干功能障碍的症状和体征。另外锁骨下动脉闭塞可引起锁骨下动脉盗血综合征。基底动脉近端血栓形成，影响脑桥背侧部分，出现单侧或双侧滑车神经麻痹，水平性眼球运动异常，并可有垂直性眼震和眼球沉浮，瞳孔缩小而光反射存在，偏瘫或四肢瘫和昏迷多见。基底动脉综合征易混淆于脑干出血，但临床头颅 CT 或 MRI 可以明确鉴别。

基底动脉综合征如损害脑桥腹侧部，临床可见四肢瘫痪而意识完好，患者仅利用眼睛闭合和垂直眼球运动来示意，通常称为闭锁综合征。发生在基底动脉远端的闭塞，通常出现特征性的意识障碍和单侧或双侧动眼神经麻痹，偏瘫或四肢瘫，临床称为基底动脉尖综合征。

（六）基底动脉长旋分支综合征

常见小脑后下动脉闭塞导致的延髓背外侧综合征，表现同侧的小脑共济失调、Horner 征和面部感觉缺失，对侧痛、温度觉损害，眼球震颤，眩晕，恶心呕吐，呃逆，吞咽困难和构音障碍，无运动障碍。小脑前下动脉闭塞导致脑桥下端外侧部的损害，常见同侧面部肌肉瘫痪、凝视麻痹、耳聋和耳鸣，无 Horner 征及恶心呕吐、呃逆、吞咽困难和构音障碍。脑桥上端外侧部的损害多由于小脑上动脉闭塞，临床表现相似小脑前下动脉闭塞的表现，但是无听神经损害，临床可出现视动性眼球震颤和眼球反侧偏斜，对侧出现完全性感觉障碍（包括触觉、振动觉和位置觉）。

（七）椎基底动脉旁中央分支综合征

旁中央分支闭塞可以引起脑干旁中央部的梗死，产生对侧的偏瘫。脑神经核性损害据闭塞的水平来定，在中脑是同侧的动眼神经麻痹，脑桥为第Ⅵ和第Ⅶ对脑神经麻痹，延髓则是第Ⅷ对脑神经麻痹，临床亦可见双侧脑神经损害者。

（八）椎基底动脉短旋分支综合征

显著的对侧偏瘫和同侧脑神经（Ⅲ、Ⅵ、Ⅶ）麻痹。

（九）腔隙性梗死

发病是渐进的（数小时或数天），头痛少见，意识水平无改变；其预后可完全或近于完全恢复，临床可随高血压控制后而症状减轻，因其临床表现多种多样，典型的腔隙性梗死类型如下：

1. 纯运动轻偏瘫　对侧面、上肢和下肢的瘫痪，程度基本相当，不伴感觉障碍、视觉和语言障碍。

2. 纯感觉性卒中　对侧丘脑损害呈偏身感觉缺失，可以伴有感觉异常。易误为大脑后动脉闭塞和丘脑或中脑小量出血。

3. 共济失调性轻偏瘫　纯运动轻偏瘫伴同侧共济失调，多影响下肢。损害多累及对侧脑桥、内囊和皮质下白质。

4. 构音障碍－手笨拙综合征　累及对侧脑桥或内囊时，出现构音障碍、吞咽困难、面瘫伴轻偏瘫和面瘫侧的手笨拙。

四、诊断与鉴别诊断

（一）诊断依据

中年以上高血压和动脉硬化患者突然发病，出现神经系统损害的局灶性症状体征，渐进加重,CT 或 MRI 检查发现梗死灶可明确诊断。对于骤然起病,出现局灶性体征,即刻达到高峰,有心源性栓子来源者可临床诊断脑栓塞,CT 或 MRI 检查可明确栓塞部位。如局灶性症状体征很快消失,或反复出现,应考虑短暂脑缺血发作的诊断。

（二）诊断标准

脑梗死包括脑血栓形成、腔隙性梗死、脑栓塞等,参照 1995 年中华医学会第四次全国脑血管病学术会议修订的《各类脑血管疾病诊断要点》诊断。

1.动脉粥样硬化性血栓性脑梗死(脑梗死)

（1）常于安静状态下发病。

（2）大多数发病时无明显头痛和呕吐。

（3）发病较缓慢,多逐渐进展,或呈阶段性进行,多与脑动脉粥样硬化有关,也可见于动脉炎、血液病等。

（4）一般发病后 1～2 天内意识清楚或轻度障碍。

（5）有颈内动脉系统和(或)椎－基底动脉系统症状和体征。

（6）应做 CT 或 MRI 检查。

（7）腰穿脑脊液一般不应含血。

2.脑栓塞

（1）多为急骤发病。

（2）多数无前驱症状。

（3）一般意识清楚或有短暂性意识障碍。

（4）有颈动脉系统和(或)椎－基底动脉系统症状和体征。

（5）腰穿脑脊液一般不含血,若有红细胞可考虑出血性脑梗死。

（6）栓子的来源可为心源性或非心源性,也可同时伴有其他脏器、皮肤、黏膜等栓塞症状。

3.腔隙性梗死(TIAs)

（1）发病多由于高血压动脉硬化引起,呈急性或亚急性起病。

（2）多无意识障碍。

（3）应进行 CT 或 MRI 检查,以明确诊断。

（4）临床表现都不严重,较常见的为纯感觉性卒中、纯运动性轻偏瘫、共济失调性轻偏瘫,构音障碍－手笨拙综合征或感觉运动性卒中等。

（5）腰穿脑脊液无红细胞。

4.无症状性脑梗死(脑梗死)　为无任何脑及视网膜症状的血管疾病,仅为影像学所证实,可视具体情况决定是否作为临床诊断。

（三）鉴别诊断

1.出血性卒中　有高血压病史的中老年患者在活动或情绪激动时突然发病,迅速达到高峰,出现偏瘫、失语等神经功能缺损的局灶性症状体征,多伴有头痛、呕吐,甚至意识障碍。CT 检查显示脑出血灶。脑梗死一般安静状态下发病,病情相对凶险程度差,CT 检查显示梗死病灶,可以鉴别。

2.颅内占位病变　颅内肿瘤、硬膜下血肿及脑脓肿也可以表现卒中样发病,出现神经功能缺失的局灶性症状体征,须与脑梗死鉴别。反复头痛、呕吐,有外伤、肿瘤史或感染等因素时,有助于临床鉴别。

3.代谢性疾病 迅速出现昏迷的脑梗死患者应注意与代谢性疾病如糖尿病、低血糖、肝昏迷等导致的昏迷相鉴别。病史、头颅 CT 及相关的实验室检查有助于明确诊断。

五、西医治疗

(一)一般急诊处理

脑梗死具有起病急、变化快的特点,对于出现脑梗死症状体征的患者应快速诊断、评价和治疗,最好在发病 3 小时以内完成。有条件者,应立即进行头颅 CT 检查以明确诊断。一般的急诊处理措施如下:

1.常规建立静脉通道 一般先给予 0.9%氯化钠注射液,避免给予含糖溶液及补液过量。

2.测查血糖 如血糖>200mg/dl 则给予胰岛素。如发生低血糖,可给予 10%~20%的葡萄糖溶液静脉滴注或 50%葡萄糖注射液静脉推注。

3.必要时做心电图检查。

4.发热者给予对乙酰氨基酚等退热药物控制体温。合并感染者早期使用抗生素。

5.保持患者气道通畅 防止分泌物及胃内容物吸入而造成气道阻塞,对缺氧者予与导管吸氧。

6.血压升高的处理 急性脑梗死过度的降压治疗可降低脑灌注压而导致病情恶化。一般患者血压达到收缩压>220mmHg、舒张压>120mmHg 时,需立即降压治疗。需要采取溶栓治疗者,应将血压降到合适的水平,一般应控制在收缩压<185mmHg、舒张压<110mmHg。

(二)脑血管病的特殊治疗

一般腔隙性脑梗死的治疗首选改善红细胞变形能力的药物,如己酮可可碱。血栓形成性脑梗死首选溶栓治疗,血栓栓塞性脑梗死首选抗凝治疗。常用治疗方法如下:

1.溶栓治疗 对于急性脑梗死发病 3 小时以内,无溶栓禁忌证者,推荐静脉溶栓治疗,选用重组组织型纤溶酶原激活物或尿激酶(UK)。溶栓禁忌证主要包括:①TIAs 或迅速好转的卒中;②发现脑出血、蛛网膜下腔出血、肿瘤等;③血压过高,经降压治疗仍高于 185/110mmHg;④有活动性内出血或在过去 14 天内有创伤和大手术史;⑤病史中有凝血功能异常的疾病;⑥正在使用抗凝药物治疗者。此外,有意识障碍、早期大面积脑梗死、3 个月内有卒中史、有脑出血病史者也属于相对禁忌证。

2.抗血小板治疗 不能进行溶栓治疗的脑梗死患者,应尽快给予阿司匹林治疗,用药剂量范围每日 50~325mg。

3.降纤治疗 在发病早期使用,包括类蛇毒制剂,常用的有巴曲酶、降纤酶。一般隔日 1 次,共 3 次,剂量为 10u、5u、5u,需要在用药前后监测纤维蛋白原(FIB)。

4.抗凝治疗 根据患者的具体情况选择使用肝素,如心房纤颤、有心源性病因而可能再次栓塞者。

六、辨证论治

急性期多标实突出,如脑梗死急性期表现为风痰阻络者,以息风化痰、活血通络为法,出现痰热腑实时及时应用化痰通腑法。大面积脑梗死出现神昏时当以开窍醒神法治疗,如痰湿蒙塞心神者以涤痰开窍为主,兼有气虚者需及时扶助正气。恢复期与后遗症期多为虚实夹杂,治宜扶正祛邪,常用育阴息风、益气活血等法。

（一）风痰阻络

症候舌脉:半身不遂,口舌㖞斜,言语謇涩或不语,感觉减退或消失,头晕目眩,痰多而黏,舌质黯淡,舌苔薄白或白腻,脉弦滑。

治法:息风化痰,活血通络。

1.方药 化痰通络方加减。法半夏10g,生白术10g,天麻10g,胆南星6g,紫丹参20g,香附10g,酒大黄后下5。

加减:头晕、头痛者,加钩藤后下10g、菊花10g、夏枯草10g以平肝清热;瘀血重,舌质紫黯或有瘀斑者,加桃仁10g、红花10g、赤芍10g;舌苔黄,兼有热象者,加黄芩10g、山栀5g,以清热泻火;舌苔黄腻,加天竺黄6g以清化痰热;便干便秘用生大黄后下6～10g。

2.中成药

(1)川芎嗪注射液:40～80mg加入5％葡萄糖注射液或0.9％氯化钠注射液250mL中,静脉滴注,每日1次,7～10天1个疗程。

(2)复方丹参注射液:20～40mL加入5％葡萄糖注射液或0.9％氯化钠注射液250～500mL中,静脉滴注,每日1次,10～14天为1个疗程。

(3)血塞通注射液:0.2～0.4g加入5％葡萄糖注射液或0.9％氯化钠注射液250～500mL中,静脉滴注,每日1次,10～14天为1个疗程。活血祛瘀,通脉活络,适用于脉络瘀阻证。

3.针灸

(1)取穴:百会、风池、风府、丰隆、足三里、血海、膈俞。

(2)操作:针刺多用泻法,或平补平泻。每次留针20～30分钟,每日1次。

（二）痰热腑实

症候舌脉:半身不遂,口舌㖞斜,言语謇涩或不语,感觉减退或消失腹胀,便干便秘,头痛目眩,咳痰或痰多,舌质黯红,苔黄腻,脉弦滑或偏瘫侧弦滑而大。

治法:化痰通腑。

1.方药 星蒌承气汤。全瓜蒌30g,胆南星6g,生大黄后下10g,芒硝冲服10g。

加减:方中生大黄用量以10～15g、芒硝用量以6～10g为宜。口干口苦,热象明显者,加黄芩10g、山栀6g;年老体弱津亏者,加生地黄20g、麦冬10g、玄参10g;痰多者,加天竺黄6g、浙贝母10g;腹胀明显者,加枳实10g、厚朴6g。此方不可久用,中病即止。

2.中成药

(1)清开灵注射液:20～40mL加入5％葡萄糖注射液或0.9％氯化钠注射液250～500mL中,静脉滴注,每日1次,10～14天为1个疗程。清热解毒,化痰通络,醒神开窍,适用于热病神昏者。

(2)新清宁片:每晚服5片。清热解毒,活血化瘀,缓下,适用于大便秘结者。

3.针灸

(1)取穴:百会、风池、足三里、曲池、丰隆、内庭、解溪。

(2)操作:针刺采用泻法。每次留针20～30分钟,每日1次。

（三）气虚血瘀

症候舌脉:半身不遂,口舌㖞斜,言语謇涩或不语,感觉减退或消失,面色㿠白,气短乏力,自汗出,心悸便溏,手足肿胀,舌质黯淡,舌苔白腻,有齿痕,脉沉细。

治法:益气活血。

1.方药　补阳还五汤加减。生黄芪 30g,全当归 10g,桃仁 10g,红花 10g,赤芍 10g,川芎 10g,地龙 10g。

加减:气虚明显者,加党参 15g;言语不利者,加远志 10g、石菖蒲 10g、郁金 10g;心悸、喘息,加桂枝 6g,炙甘草 10g;肢体麻木,加木瓜 15g、伸筋草 15g;下肢瘫软无力,加川断 10g、桑寄生 10g、杜仲 10g、牛膝 10g。

2.中成药　脑安颗粒或胶囊:每次 1～2g,每日 2 次。活血化瘀,益气通络,适用于脑血栓形成急性期、恢复期属气虚血瘀证者。出血性中风急性期慎用。

3.针灸

(1)取穴:关元、气海、足三里、血海、膈俞、地机。

(2)操作:针刺采用补法或平补平泻,适当加用灸法。每次留针 20～30 分钟,每日 1 次。

(四)阴虚风动

症候舌脉:半身不遂,口舌㖞斜,言语謇涩或不语,感觉减退或消失,眩晕耳鸣,手足心热,咽干口燥,舌质红而体瘦,少苔或无苔,脉弦细数。

治法:育阴息风,活血通络。

1.方药　育阴通络汤加减。生地黄 20g,山茱萸 10g,白芍 10g,钩藤后下15g,天麻 10g,丹参 20g。

加减:夹有痰热者,加天竺黄 6g、胆南星 6g 以清化痰热;心烦失眠者、加莲子心 10g、夜交藤 15g、珍珠母先煎30g 以清心安神;头痛头晕重者,加生石决明先煎30g、菊花 10g 以清热平肝。

2.中成药

(1)杞菊地黄丸:每次 1 丸,每日 2～3 次。滋补肝肾,用于中风后头晕耳鸣,口干津少,舌红少苔者。

(2)大补阴丸:每次 6g,每日 2～3 次。滋阴降火,用于中风后肢体拘急,口干口渴,舌红苔剥脱者。

3.针灸

(1)取穴:百会、风池、足三里、悬钟、三阴交、太溪。

(2)操作:补泻兼施。每次留针 20～30 分钟,每日 1 次。

(五)痰热内闭清窍

症候舌脉:起病急骤,神识昏蒙,鼻鼾痰鸣,半身不遂,肢体强痉拘急,项强身热,气粗口臭,躁扰不宁,甚则手足厥冷,频繁抽搐,偶见呕血,舌质红绛、舌苔褐黄干腻,脉弦滑数。

治法:清热化痰,醒神开窍。

1.方药　羚羊角汤加减配合安宫牛黄丸或至宝丹鼻饲。羚羊角粉冲服0.6g,珍珠母先煎30g,竹茹 6g,天竺黄 6g,石菖蒲 10g,远志 10g,夏枯草 10g,牡丹皮 10g。

加减:痰多者,加竹沥水 10mL 或胆南星 6g、全瓜蒌 30g,以清热化痰;热甚者,加黄芩 10g、山栀 10g,以清热泻火;高热者,加生石膏先煎30g、知母 10g;腹胀便秘者加生大黄后下10g 以通腑泻热;抽搐者,加僵蚕 10g、全蝎 5g 以息风止痉。

2.中成药

(1)清开灵注射液:20～40mL 加入 5% 葡萄糖注射液或 0.9% 氯化钠注射液 250～500mL

中,静脉滴注,每日1次,10～14天为1个疗程。清热解毒,化痰通络,醒神开窍,适用于热病神昏者。

(2)安宫牛黄丸:一般每次1丸,每日1～2次,温水送服或鼻饲。病情重者,可每6～8小时服1丸,但不宜久服。清热开窍,豁痰解毒,属于凉开之剂。适用于中风神昏证属邪热内陷心包、痰热内闭清窍的阳闭者。

3.针灸

(1)取穴:十二井穴(点刺放血)、十宣(点刺放血)、水沟、曲池、足三里、丰隆、合谷、太冲、印堂。

(2)操作:针刺采用泻法。每次留针20～30分钟,每日1次。

(六)痰湿蒙塞心神

症候舌脉:半身不遂,口舌㖞斜,言语謇涩或不语,感觉减退或消失,神识昏蒙,痰鸣漉漉,面白唇黯,静卧不烦,二便自遗,周身湿冷,舌质紫黯,苔白腻,脉沉滑缓。

治法:温阳化痰,醒神开窍。

1.方药 涤痰汤配合灌服或鼻饲苏合香丸。陈皮10g,制半夏10g,茯苓10g,枳实10g,胆南星6g,石菖蒲10g,远志10g,竹茹5g,丹参20g。

加减:四肢不温,寒象明显者,加桂枝5g以温阳通脉;舌质淡,脉细无力者,加生晒参6g以补益元气;舌质紫黯或有瘀点、瘀斑者,加桃仁10g、红花10g、川芎10g、地龙10g以活血通络。

2.中成药

(1)苏合香丸:一般每次1丸,每日2～4次,温水送服或鼻饲。芳香开窍、行气温中,属于温开之剂,适用于痰湿蒙塞心神的阴闭者。

(2)醒脑静注射液:20mL加入5%葡萄糖注射液或0.9%氯化钠注射液250～500mL中,静脉滴注,每日1次。10～14天为1个疗程。开窍醒脑、清热泻火、凉血解毒。本药醒脑开窍作用较强,尤其适用于中风病中脏腑神昏患者。

3.针灸

(1)取穴:十二井穴(点刺放血)、十宣(点刺放血)、水沟、中脘、足三里、丰隆、上下巨虚、内关、公孙、劳宫(双)。

(2)操作:针刺用泻法或补泻兼施。

(陈楠)

第二节　高血压脑病

一、概述

高血压脑病(HE)是由于血压骤然急剧升高引起的一种一过性急性全面脑功能障碍综合征。其主要临床表现为起病急骤,头痛,恶心、呕吐、黑矇、视物模糊、烦躁、意识模糊、嗜睡和癫痫发作等,还可出现一过性偏瘫、半身感觉障碍、脑神经瘫痪、失语等神经系统局灶体征。及时降血压治疗后所有症状在数分钟至数日内完全消失,不留后遗症。

随着研究的深入,目前多认为高血压脑病是急性脑血管病的一个类型。高血压脑病的发病率与高血压病的发病率密切相关。虽然至今缺乏较可靠的相关流行病学资料,但由于近年来有效防治急性肾炎、妊娠期高血压病和恶性高血压等,使本病发病率明显下降,临床病例日益少见。

高血压脑病归属于中医学中的"头痛"、"眩晕"、"中风"、"惊风"和"痫病"范畴。

二、病因与发病机制

HE确切的病因与发病机制尚不明确,一般认为在高血压基础上因某些诱因,或无明显诱因而突然发生血压急剧升高所致。

（一）病因与发病机制

高血压是最基本的病因,任何类型高血压或任何原因引起的血压急剧过度升高均可引起高血压脑病。临床上以急进型恶性高血压引起者最常见,尤其是并发肾功能衰竭或脑动脉硬化的患者,其次为急性或慢性肾小球肾炎、肾盂肾炎、子痫、原发性高血压、嗜铬细胞瘤等;原发性醛固酮增多症及主动脉狭窄也可引起,但临床上少见。

（二）发病机制

1. 脑血流量自动调节崩溃学说　生理情况下,脑血流量的自动调节有一个较宽的压力阈值,当平均动脉压在 60～160mmHg 或 60～180mmHg 范围内,小动脉可随血压波动自动调节,以保持适宜的血流量。当平均动脉压迅速升高到 180mmHg 以上时,自动调节机制崩溃,血管由收缩变为被动扩张,脑血流量增加过多,脑血管内压超过脑间质压,使血管床内液体外渗,迅速出现脑水肿及颅内压增高。

2. 小动脉痉挛学说　在某些诱因作用下,由于血压骤然升高,脑血管自动调节超常,导致小动脉痉挛,血流量减少,血管壁坏死,通透性增高,血管内液体外渗引起脑水肿,重者引起点状出血或微梗死。

3. 血脑屏障损伤学说　由于血压急性过度升高,迫使脑血管扩张,造成小动脉壁过度牵伸而破坏血脑屏障,继发引起血管源性脑水肿所致。

高血压脑病是高血压发展的后果,高血压是否发展成高血压脑病,关键在于平均动脉压升高水平及血压升高速度。迅速引起脑血流调节机制崩溃、脑血管痉挛损伤和血脑屏障破坏三种机制可能并存。

三、临床表现

1. 发病年龄与病因有关,平均为 40 岁左右,急性肾小球肾炎引起者多见于儿童或青年,慢性肾小球肾炎引起者则以青少年及成年多见,子痫常见于年轻妇女,恶性高血压 30～50 岁最多见。

2. 成人舒张压＞140mmHg,由于儿童、孕妇或产后妇女的初始血压较低,当血压＞180/120mmHg 即可发病。眼底检查可见呈Ⅳ级高血压眼底改变,视乳头水肿,视网膜出血。

3. 起病急骤,病情发展十分迅速,一般出现高血压脑病需经 12～48 小时,短则数分钟。主要临床表现为剧烈头痛、呕吐、黑矇、烦躁等先兆症状。发病后以脑水肿症状为主,大多数患者具有头痛、抽搐和意识障碍的高血压脑病三联征。头痛常是 HE 的早期症状,多数为全头痛或额枕部疼痛明显,咳嗽、活动用力时头痛加重,伴有恶心、呕吐,当血压下降后头痛可得以缓解。随着脑水肿进行性加重,于头痛数小时至 1～2 天后多出现程度不同的意识障碍,如嗜睡、昏睡、意识模糊、木僵、躁动不安、谵妄、定向力障碍、精神错乱,甚至昏迷。若视网膜动脉痉挛时,可出现视力模糊、偏盲或黑矇。有时还可出现一过性偏瘫、半身感觉障碍、脑神经瘫痪、甚至失语;亦可见全身性或局限性抽搐等神经系统症状。有些患者可有阵发性呼吸困难。少数病例于脑病后出现肾功能不全、尿毒症。及时降血压治疗后所有症状在数分钟至数日内完全消失,不留后遗症;否则可导致严重损害,发生昏迷和循环衰竭而死亡。

4.头颅 CT 可见脑水肿所致的弥散性脑白质密度降低,脑室变小。MRI 显示脑水肿比 CT 敏感,呈 T_1 低信号与 T_2 高信号。CT 和 MRI 显示的顶枕叶水肿是高血压脑病的特征,偶见小灶性缺血或出血灶。脑电图可显示双侧同步的弥散性慢波活动,但无特异性。

四、诊断及鉴别诊断

(一)诊断标准

按照 1995 年全国第四届脑血管病学术会议通过的《各类脑血管疾病诊断要点》制定标准。

1.有原发或继发性高血压病史,血压骤然升高(舒张压＞140mmHg)。

2.出现颅内压增高症状及痫性发作,或有短暂的神经系统局灶体征。

3.眼底可见高血压视网膜病变,头颅 CT 或 MRI 显示特征性顶、枕叶水肿。

4.降压治疗后症状和体征在数小时内消失。

(二)鉴别诊断

1.脑卒中　高血压脑病的 CT 检查可见弥漫性脑水肿,而脑卒中则有低密度或高密度病灶的证据。

2.癫痫　表现为癫痫或癫痫持续状态的高血压脑病,既往多有高血压或肾脏疾病病史,起病时先有头痛,然后出现抽搐,间歇期血压仍明显升高,适当降压治疗后症状消失;若以前有癫痫病史或脑部疾病,当前发病与停用抗癫痫药物有关者,则多属于原发性癫痫或其他原因引起的继发性癫痫。

3.高血压危象　高血压危象是由全身小动脉短暂性强烈痉挛所致,其血压升高以收缩压为主,心率多增快,颅内压增高症状不明显,短暂性神经系统局灶体征少见,但多伴有心绞痛、心衰、肾衰。高血压脑病发病机制为脑血流自动调节机制崩溃,以舒张压升高为主,心率多缓慢,脑水肿及颅内压增高为主要症状,其次是痫性发作,短暂性神经系统局灶体征,眼底呈高血压视网膜改变,少伴有心绞痛、心衰、肾衰。

五、西医治疗

高血压脑病的治疗原则,主要是紧急降血压,控制抽搐,减轻脑水肿,降低颅内压和对症支持治疗,以防发生不可逆的脑损害,保护心、肾等重要脏器功能。在脑病缓解之后,要积极治疗高血压以及引起高血压的原发病,防止 HE 的复发。

(一)降低过高血压

一旦诊断明确,力争在数分钟至 1 小时内使血压下降,舒张压应降至 110mmHg 以下(原有高血压)、80mmHg 或以下(原血压正常),并维持 1～2 周,使脑血管自动调节恢复适应性。但应注意降压不要过快、过低,以防影响重要器官的血液灌注而诱发心肌梗死和脑梗死,应以控制血压至安全水平为原则。常用药物有:

1. 硝普钠　为首选的强有力的血管扩张剂,作用迅速,降压效应恒定,给药后 5 分钟即见效,停药后作用能维持 2～15 分钟。用法:50mg 加入 5％葡萄糖注射液 500mL 中,静脉滴注,滴速为每分钟 1mL,每 2～3 分钟测 1 次血压,根据血压值调整滴速和用量,以维持适宜水平。在有条件时,用药后 24 小时内检测血浆硫氰酸盐浓度,＞120mg/L 时应停用本品。本药性质很不稳定,须新鲜配制且在 12 小时内使用。

2. 硝酸甘油　作用迅速,效果可靠,使用简单,副作用少,尤其对中老年人合并冠心病、心功能不全者更适宜。用法:10～20mg 加入 5％葡萄糖液 250～500mL 中,静脉滴注,根据血压情况调整滴速。

3. 乌拉地尔(压宁定)　具有外周和中枢双重的作用机制,在外周阻断突触后膜受体,扩张血管;在中枢激活 5－HT 受体,降低延髓心血管中枢的交感反馈调节而起降压作用。用法:先静脉推注 12.5～25mg,观察 5～10 分钟,必要时再推注 12.5～25mg。之后可用 50～100mg 加入 250mL0.9％氯化钠注射液中,静脉滴注维持,根据血压调节滴速。孕妇、哺乳期禁用。

(二)减轻脑水肿,降低颅内压

头部放置冰袋,立即选用抗脑水肿的药物。常用药物有:

1. 甘露醇　具有显著的脱水降颅压作用。用法:20％甘露醇 250mL 快速静脉滴注,每 6～8 小时 1 次,心肾功能不全者慎用。

2. 速尿　临床上多与甘露醇联合使用,疗效更好。用法:40mg,静脉注射。

(三)控制抽搐

严重者可首选地西泮(安定)10～20mg 缓慢静脉注射,必要时 30 分钟后再注射 1 次,或 40～50mg 加入 5％葡萄糖注射液 500mL 中,静脉滴注,直至抽搐停止,24 小时总量控制在 100～150mg;苯巴比妥 0.2～0.3g 肌注,以后每 6～8 小时重复注射 0.1g;10％水合氯醛 30～40mL 灌肠;亦可用 25％硫酸镁注射液 10mL 深部肌肉注射。控制发作 1～2 天后,可改用苯妥英钠或卡马西平口服,维持 2～3 个月以防复发。

(四)对症支持疗法

包括吸氧、卧床休息,维持水电解质平衡,防止心肾并发症等。

高血压脑病经上述有效治疗后,大多数患者在数小时或 1～2 天内可完全恢复,不留任何后遗症。少数有头晕、头胀及记忆力减退应积极治疗,使患者完全康复。注意血压控制后,应口服降压药维持;限制钠盐的摄入并避免服用某些药物及食物如麻黄素、含酰胺食物等以防诱发高血压脑病;同时应进一步查明病因,尤其继发性高血压者;在降压过程中可能出现脑梗死、心肌梗死、肾功能不全等,应早期发现,及时处理。

六、辨证论治

本病在临床上可分为急性期和恢复期。急性期主要是指起病急骤,病情在短时间内明显加重,经及时合理治疗,一般在 3 天至 1 周明显好转者;恢复期指急性期过后的一段时期,此时症状相对较轻,病情趋于恢复,时间长短因人而异。病机属性总以内生诸邪,邪实壅盛为标,肝脾肾亏虚,尤以肝肾阴虚为本。治疗上,前者重在祛邪,后者重在扶正,兼顾通络、利络、护络等。

(一)急性期

1. 肝阳上亢,脑络气壅

症候舌脉:头胀痛而眩,遇劳、恼怒加重,心烦易怒,失眠多梦,胁痛,口苦,或颜面潮红,舌红苔薄黄,脉沉弦有力或脉弦细数。

治法:平肝潜阳,降气疏络。

(1)方药:天麻钩藤饮加减。

天麻10g,钩藤_{后下}12g,石决明_{先煎}15g,代赭石_{先煎}15g,黄芩9g,栀子9g,川牛膝10g,杜仲10g,桑寄生15g,茯神15g,夜交藤15g,益母草10g。

加减:若见胁痛时作,伴口苦、恶心欲吐者,可配伍茵陈10g、柴胡9g、青皮9g以理气疏肝,宣通气络。

(2)中成药

1)天麻钩藤颗粒:每次10g,每日3次。适用于肝阳上亢所引起的头痛、眩晕、耳鸣、眼花、震颤、失眠。

2)珍菊降压片:每次2片,每日3次。适用于肝阳上亢者。

(3)针灸

体针取穴:悬颅、颔厌、太冲、太溪、太阳、四神聪。

操作:采用平泻法,每次留针20~30分钟,每日1次,7次为1个疗程。

耳针取穴:枕、额、脑、神门。

操作:每次取2~3穴,用毫针刺激,留针15~30分钟,隔日1次。

2.气火上逆,脑络血壅

症候舌脉:头痛且胀,因情绪因素加重面红目赤,口苦咽干,心中烦热,急躁易怒,失眠多梦,耳鸣嗡响或耳内如窒,或胸闷胁痛,便干尿黄,舌红苔黄,脉弦数有力。

治法:平肝顺气,降火宣壅。

(1)方药:龙胆泻肝汤加减。龙胆草6g,栀子12g,黄芩10g,玄参10g,赤芍10g,牡丹皮10g,车前子_{包煎}9g,泽泻9g,当归6g,生地黄9g,柴胡6g,甘草6g。

加减:头痛甚者,可酌加天麻10g、钩藤_{后下}10g以平肝气,潜肝阳,止头痛;烦躁明显者,可酌加石决明_{先煎}15g以镇肝潜阳,重坠肝气,降逆平冲,并重用黄芩15g、栀子以清肝泻火,直折气火上逆;面红目赤,终日不减者,系气火壅盛,脑络血壅,宜重用咸寒凉血之品,如玄参15g、赤芍15g、牡丹皮15g并酌加金银花20g、连翘12g、竹叶15g以透热转气,开壅宣络;大便干结者,系气火有余,充斥三焦,内灼大肠,耗伤津液所致,可酌加大黄_{后下}9g、芦荟6g以清热泻火,导滞开结。

(2)中成药

牛黄降压丸(胶囊):小蜜丸每次20~40丸。每日1~2次。大蜜丸每次1~2丸,每日1~2次。胶囊每次2~4粒,每日1~2次。用于肝火旺盛,头晕目眩,烦躁不安,痰火壅盛者。

脑立清丸:每次10粒,每日2次。适用于气火上逆而现头晕目咳,耳鸣口苦,心烦难寐者。

(3)针灸

取穴:行间、悬颅、颔厌、太冲、太溪、太阳、瘈脉、四神聪。

操作:采用泻法,每次留针20~30分钟,每日1次,7次为1个疗程。

3.脑络弛缓,津水外渗

症候舌脉:起病急骤,头痛头晕,持续不减,自觉头大头沉,重滞不舒,时有耳鸣,恶心欲吐,视物模糊,眼花黑矇,或有嗜睡,谵妄,精神错乱,躁动不安,抽搐,或有口舌不清,言语不利,半身不遂,舌质黯淡、黑滑,舌苔厚或腻,脉沉弦、弦紧有力。

治法:利水泄浊,解毒通络。

(1)方药:自拟利水解毒汤加减。泽泻15g,半边莲15g,益母草15g,石菖蒲9g,茯苓15g,猪苓10g,栀子12g,桂枝6g,甘草6g。

加减:气火窜扰中焦,浊毒犯胃,恶心欲吐明显者,可适当加用代赭石_{先煎}12g、黄连9g、吴茱萸3g以辛开苦降,调理中气,降逆解毒;抽搐明显者,宜选加钩藤_{后下}12g、地龙12g、石决明_{先煎}15g、天麻10g以平肝息风;视物模糊,眼花黑矇者,系浊毒迫髓,脑络壅滞,目系不利所致,可适当选用夏枯草15g、青葙子15g、竹叶25g以清肝泻火,解毒明目;口舌不清,言语不利,半身不遂者,系水浊泛痰,痰、浊、毒互结迫脑,髓窍不利所致,宜伍用制半夏9g、胆南星9g、天麻12g、钩藤_{后下}10g、僵蚕10g以增搜风化痰,祛痰通络之力。

(2)中成药:当归龙荟丸。每次6g,每日2次。适用于肝经火盛、湿热郁结所致头晕目眩,谵语发狂,神志不宁,大便秘结,小便赤涩,以及耳鸣耳聋,口苦咽干,胸胁胀满等。

(3)针灸

取穴:大陵、丰隆、太冲、劳宫、涌泉、水沟、阳陵泉、合谷、行间、经渠、绝骨、后溪。

操作:捻转补泻法,先针健侧用补法,后针患侧用泻法。每次留针20分钟,每日1次直至病情缓解。

4.毒滞脑络,脑神受损

症候舌脉:头痛较重,面红目赤,躁扰不宁,甚则手足厥冷,神昏或昏愦,半身不遂,鼻鼾痰鸣,肢体强痉拘急,项背身热,频繁抽搐,舌质红绛,舌苔黄腻或干腻,脉弦滑数。

治法:清热解毒,豁痰开窍。

(1)方药:羚羊角汤合黄连解毒汤加减。羚羊角_{先煎}3g,珍珠母_{先煎}12g,黄连9g,黄芩9g,栀子9g,竹茹10g,天竺黄10g,石菖蒲9g,远志10g,夏枯草12g,牡丹皮9g。

加减:躁扰不宁或神昏者,应紧急配合灌服或鼻饲安宫牛黄丸;若鼻鼾痰鸣持续不减,可加竹沥冲服10~20mL、胆南星6g、全瓜蒌15g以增强豁痰之力;神昏重者加郁金10g以加强开窍醒神。

(2)中成药

1)醒脑静注射液:20mL加入0.9%氯化钠注射液250mL中,静脉滴注,10天为1个疗程,适用于火壅毒盛,脑神受损者。

2)牛黄清心丸:每次1丸,每日1~2次。适用于神志混乱,言语不清,痰涎壅盛,头晕目眩,癫痫惊风,痰迷心窍,痰火痰厥者。

(3)针灸

体针取穴:人中、十二井穴、太冲、丰隆、劳宫。

操作:采用泻法或点刺井穴放血,针刺时每次留针20分钟,每日1次,直至病情缓解。

耳针取穴:神门、肾、脾、心、肝、胆、耳尖、降压沟。

操作:每次取3~5穴,用毫针中等刺激,配合耳尖放血,留针15分钟,每日1次,直至病情缓解。

(4)刺血疗法

取穴:大椎、百会、十宣、委中、太阳、降压沟。

操作:将三棱针和欲刺部位常规消毒,局部皮肤绷紧,拇食中三指持针,露出针尖,迅速、平稳、准确地点刺穴位,深度1～2分,大椎、太阳点刺出血加拔罐,十宣、降压沟点刺挤压出血,委中点刺缓慢放血,放血量10～15mL,共治疗1次。

(二)恢复期

1.痰瘀互结,脑络结滞

症候舌脉:头痛如蒙如刺,经久不愈,时有眩晕,视觉黑矇,胸脘满闷,时有呕恶,兼见健忘、失眠、心悸、精神不振、耳鸣耳聋、面唇紫黯,舌黯淡或紫或有瘀斑、瘀点,苔白腻,脉弦滑、沉细或细涩。

治法:通窍活络,祛痰化瘀。

(1)方药:通窍活血汤合半夏白术天麻汤加减。

当归9g,赤芍6g,川芎6g,桃仁9g,红花9g,郁金6g,制半夏9g,天麻9g,茯苓12g,老葱6g,生姜3g,红枣6g,甘草3g,人工麝香冲服0.3g,黄酒20mL。

加减:病程较长,头痛经久不愈者,可加入全蝎研末吞服1g,蜈蚣研末吞服1g等虫类药搜逐络道,活络止痛;痰湿阻遏中气而现脘闷,纳呆,腹胀者,宜加白术9g,砂仁_{后下}6g以理气化湿健脾;若伴见神疲乏力、少气自汗等气虚证者,加用黄芪30g以补气行血。待病缓,可以四君子汤善后调服,以健脾益气,阻断生痰之源。

(2)中成药

1)灯盏花注射液:50～100mg加入0.9%氯化钠注射液250mL中,静脉滴注。10天为1个疗程,适用于脑络结滞,瘀象明显者。

2)丹参酮注射液:20～60mg加入0.9%氯化钠注射液250mL中,静脉滴注。10天为1个疗程,适用于脑络结滞,伴有心血瘀阻者。

3)血塞通滴丸:每次10丸,每日3次。适用于脑络瘀阻者。

(3)针灸

体针取穴:外关、大敦、肝俞、百会、阿是穴、合谷、三阴交、中脘、阴陵泉。操作:采用补泻兼施法,每次留针20～30分钟,每日1次,10次为1个疗程。耳针取穴:神门、眼、肾上腺、脾、胃。

操作:每次选3～5穴,用毫针强刺激,留针15分钟,隔日1次。

2.肝肾阴虚,脑络不和

症候舌脉:头痛且眩,隐隐不舒,绵绵不愈,两目干涩,视物昏花,或有黑矇,耳鸣,少寐健忘,心烦口干,神疲乏力,腰酸腿软,舌红苔薄或少苔,脉弦细或沉细无力。

治法:滋养肝肾,养阴填精。

(1)方药:左归丸加减。

熟地黄12g,山茱萸9g,山药15g,枸杞子12g,菟丝子12g,鹿角霜_{先煎}15g,怀牛膝10g,龟甲胶_{烊化}10g。

加减:若阴虚生内热,五心烦热,舌红,脉弦细数者,可加炙鳖甲_{先煎}9g,知母9g、盐黄柏9g、牡丹皮9g以滋阴降火;若心肾不交,失眠,多梦,健忘者,加阿胶_{烊化}9g、鸡子黄1个、炒酸枣仁12g、柏子仁12g以交通心肾,养心安神;若子盗母气,肺肾阴虚,而见形体消瘦,时有干咳,心烦盗汗者,可加沙参12g、麦冬12g、玉竹12g以滋养肺肾;若水不涵木,肝阳上亢者,可加清肝、镇肝之品,如石决明_{先煎}12g、钩藤_{后下}9g、地龙12g。

（2）中成药

1）培元通脑胶囊：每次 3 粒，每日 3 次。适用于肾元亏虚，瘀血阻络证，症见偏身麻木，眩晕耳鸣，腰膝酸软，脉沉细者。

2）杞菊地黄丸：每次 6～9g，每日 2 次。适用于肾阴不足，症见眩晕耳鸣者。

3）六味地黄丸：每次 6～9g，每日 2 次。适用于肾阴不足，头晕眼花，失眠多梦者。

（3）针灸

体针取穴：肾俞、肝俞、脾俞、膈俞、足三里、血海、太溪、复溜。

操作：采用补法，每次留针 20～30 分钟，每日 1 次，10 次为 1 个疗程。

（陈楠）

第三节　脑血栓形成

脑血栓形成（CT）是脑梗死最常见的类型，是脑动脉主干或皮质支动脉粥样硬化导致血管增厚、管腔狭窄闭塞和血栓形成，引起脑局部血流减少或供血中断，脑组织缺血、缺氧导致软化坏死，出现局灶性神经系统症状体征。

脑梗死（CI）是缺血性卒中的总称，包括脑血栓形成、腔隙性梗死和脑栓塞等，约占全部脑卒中的 70%，是脑血液供应障碍引起缺血、缺氧，导致局限性脑组织缺血性坏死或脑软化。

一、病因病机

（一）西医病因机制

1.动脉粥样硬化是本病基本病因，可导致动脉粥样硬化性脑梗死，常伴有高血压病，与动脉粥样硬化互为因果，糖尿病和高脂血症也可加速动脉粥样硬化的进程。脑动脉粥样硬化主要发生在管径 500m 以上的大动脉。动脉粥样硬化斑导致管腔狭窄和血栓形成，常见于颈内动脉和椎—基底动脉系统任何部位，动脉分叉处多见，如颈总动脉与颈内、外动脉分叉处，大脑前、中动脉起始段，椎动脉在锁骨下动脉的起始部，椎动脉进入颅内段，基底动脉起始段及分叉部。此外，也包括动脉炎（如结缔组织病和细菌、病毒、螺旋体感染等）及药源性（如可卡因、安非他明）所致，红细胞增多症、血小板增多症、血栓栓塞性血小板减少性紫癜、弥漫性血管内凝血、镰状细胞贫血等血液系统疾病引起者少见，脑淀粉样血管病、Moyamoya 病、肌纤维发育不良和颅内外（颈动脉、颅内动脉和椎动脉）夹层动脉瘤等罕见。

2.某些脑梗死病例虽经影像学检查证实，但很难找到确切病因，可能的病因包括脑血管痉挛、来源不明的微栓子、抗磷脂抗体综合征、蛋白 C 和蛋白 S 异常、抗凝血酶Ⅲ缺乏、纤溶酶原激活物不全释放伴发高凝状态等。

（二）中医病因病机

本病属中医学中风、偏枯、偏风、失语等证范畴。常由于老年脏腑气血亏虚，经脉不畅，血行郁滞，瘀血阻滞脑络而成。多属传统理论中的中经络、中脏腑之证。

1.肾气亏虚为中风发病之病机基础　中风病多发于中老年，因中老年肾精渐亏，多因劳累伤耗阴精，水不涵木，阳亢化风或挟痰浊，气血上冲离络而发病。正如沈金赘《杂病源流犀烛》指出："日火、痰，总由乎虚，虚固为中风之根也。"因虚致瘀，是缺血性中风病的病理基础。

2.血瘀　致中风七情失调，肝失条达，气机阻滞，血行不畅，瘀结脑脉而发中风。年老体弱,或久病气血亏损,元气耗伤,气虚则运血无力,血流不畅,而致脑脉瘀滞不通,发为中风。

3.湿痰致中风

(1)肺主气,司呼吸,主治节,朝百脉,主宣肃,通调水道。病变则影响气血津液的生化敷布而变生痰瘀。肝风夹痰上扰,气血逆乱,风阳暴升,痰阻清窍而发中风。

(2)过食肥甘醇酒,致使脾胃受伤,脾失运化,痰浊内生,郁久化热,痰热互结,瘀滞经脉,上蒙清窍;或肝肾阴虚,素体肝旺,气机郁结,克伐脾土,痰浊内生;或肝郁化火,炼津成痰,痰瘀互结导致风阳之邪窜扰经脉,发为中风。

(3)"肾为痰之本",肾脏亏虚,通调水道之能渐衰,痰浊自生,久虚痰湿不去,郁而化热,即朱丹溪所言"湿痰生热"。

但缺血性中风往往病机复杂,与五脏六腑皆有关,气、血、风、火、痰、虚兼有,故治疗时应当以肾为本。

二、病理及病理生理

(一)病理

脑梗死发生率颈内动脉系统约4/5,椎—基底动脉系统约为1/5。闭塞的血管依次为颈内动脉、大脑中动脉、大脑后动脉、大脑前动脉及椎—基底动脉等。闭塞血管内可见动脉粥样硬化或血管炎性改变、血栓形成或栓子。脑缺血一般形成白色梗死,梗死区脑组织软化、坏死,伴脑水肿和毛细血管周围点状出血,大面积脑梗死可发生出血性梗死。缺血、缺氧性损害可出现神经细胞坏死和凋亡两种方式。

脑缺血性病变的病理分期是:①超早期(1～6h):病变脑组织变化不明显,可见部分血管内皮细胞、神经细胞及星形胶质细胞肿胀,线粒体肿胀空化;②急性期(6～24h):缺血区脑组织苍白和轻度肿胀,神经细胞、胶质细胞及内皮细胞呈明显缺血改变;③坏死期(24～48h):大量神经细胞消失,胶质细胞坏死,中性粒细胞、淋巴细胞及巨噬细胞浸润,脑组织明显水肿;④软化期(3d～3周):病变区液化变软;⑤恢复期(3～4周后):液化坏死脑组织被格子细胞清除,脑组织萎缩,小病灶形成胶质瘢痕,大病形成中风囊,此期持续数月至2年。

(二)病理生理

脑组织对缺血、缺氧损害非常敏感,阻断血流30秒钟脑代谢即发生改变,1分钟后神经元功能活动停止,脑动脉闭塞导致缺血超过5分钟可发生脑梗死。缺血后神经元损伤具有选择性,轻度缺血时仅有某些神经元丧失,完全持久缺血时缺血区各种神经元、胶质细胞及内皮细胞均坏死。

急性脑梗死病灶由中心坏死区及周围的缺血半暗带组成。坏死区由于完全性缺血导致脑细胞死亡,但缺血半暗带仍存在侧支循环,可获得部分血液供应,尚有大量可存活的神经元,如果血流迅速恢复,使脑代谢改善,损伤仍然可逆,神经细胞仍可存活并恢复功能。因此,保护这些可逆性损伤的神经元是急性脑梗死治疗的关键。

脑梗死区血流再通后,氧与葡萄糖供应及脑代谢恢复,脑组织损伤理应得到恢复。然而,实际上并非如此,这是因为存在有效时间,即再灌注时间窗。如果脑血流再通超过此时间窗时限,脑损伤可继续加剧,产生再灌注损伤。研究证实,脑缺血超早期治疗时间窗为3小时之内。目前认为,再灌注损伤机制主要包括:自由基过度形成和自由基"瀑布式"连锁反应、神经细胞内钙超载、兴奋性氨基酸细胞毒性作用和酸中毒等一系列变化,导致神经细胞损伤。缺血半暗带和再灌注损伤概念的提出,更新了急性脑梗死的临床治疗观念,抢救缺血半暗带的关键是超早期溶栓治疗,减轻再灌注损伤核心是积极采取脑保护措施。

三、临床类型

(一)依据症状体征演进过程分类

1. 完全性卒中 发生缺血性卒中后神经功能缺失症状体征较严重、较完全,进展较迅速,常于数小时内(<6h)达到高峰。

2. 进展性卒中 缺血性卒中发病后神经功能缺失症状较轻微,但呈渐进性加重,在48h内仍不断进展,直至出现较严重的神经功能缺损。

3. 可逆性缺血性神经功能缺失(RIND) 缺血性卒中发病后神经功能缺失症状较轻,但持续存在,可在3周内恢复。

(二)依据神经影像学检查证据分类

1. 大面积脑梗死 通常是颈内动脉主干、大脑中动脉主干或皮质支完全性卒中,表现为病灶对侧完全性偏瘫、偏身感觉障碍及向病灶对侧凝视麻痹。椎基底动脉主干梗死可见意识障碍、四肢瘫和多数脑神经麻痹等;呈进行性加重,出现明显的脑水肿和颅内压增高征象,甚至发生脑疝。

2. 分水岭脑梗死(CWSI) 是相邻血管供血区分界处或分水岭区局部缺血,也称边缘带脑梗死。多因血流动力学障碍所致,发生于颈内动脉严重狭窄或闭塞伴全身血压降低时,亦可源于心源性或动脉源性栓塞。常呈卒中样发病,症状较轻,恢复较快。CT可分为以下类型:①皮质前型:病灶位于额中回,可沿前后中央回上部带状走行,直达顶上小叶,是大脑前、中动脉分水岭脑梗死,出现以上肢为主的偏瘫及偏身感觉障碍、情感障碍、强握反射和局灶性癫痫,主侧病变出现皮质运动性失语;②皮质后型:病灶位于顶、枕、颞交界区,是大脑中、后动脉或大脑前、中、后动脉皮质支分水岭区梗死,常见偏盲,下象限盲为主,可有皮质性感觉障碍,无偏瘫或较轻,约半数病例有情感淡漠、记忆力减退或Gerstmann综合征(角回受损),主侧病变出现经皮质感觉性失语,非主侧可见体象障碍;③皮质下型:病灶位于大脑深部白质、壳核和尾状核等,是大脑前、中、后动脉皮质支与深穿支分水岭区,或大脑前动脉回返支(Heubner动脉)与大脑中动脉豆纹动脉分水岭区梗死,出现纯运动性轻偏瘫或感觉障碍、不自主运动等。

3. 出血性脑梗死 是脑梗死灶的动脉坏死使血液漏出或继发出血所致的梗死,常见于大面积脑梗死后。

4. 多发性脑梗死 是两个或两个以上不同供血系统脑血管闭塞引起的梗死,是反复发生脑梗死所致。

四、临床表现

动脉粥样硬化性脑梗死多见于中老年,动脉炎以中青年多见。常在安静或睡眠中发病,部分病例有TIA前驱症状,如肢麻、无力等,局灶性体征多在发病后10余小时或1~2日达到高峰,患者意识清楚或有轻度意识障碍。常见的脑梗死临床综合征包括以下几个方面。

(一)颈内动脉闭塞综合征

严重程度差异颇大,取决于侧支循环状况。颈内动脉卒中可无症状,症状性闭塞出现单眼一过性黑朦,偶见永久性失明(视网膜动脉缺血)或 Horner 征(颈上交感神经节节后纤维受损),伴对侧偏瘫、偏身感觉障碍或同向性偏盲等(大脑中动脉缺血),优势半球受累伴失语症,非优势半球可有体象障碍。颈动脉搏动减弱或血管杂音,亦可出现晕厥发作或痴呆。

(二)大脑中动脉闭塞综合征

主干闭塞导致病灶对侧中枢性面舌瘫与偏瘫(基本均等性)、偏身感觉障碍及偏盲(三偏);优势半球受累出现完全性失语症,非优势半球出现体象障碍。皮质支闭塞:①上部分支卒中,包括眶额、额部、中央前回及顶前部分支,导致病灶对侧面部、手及上肢轻偏瘫和感觉缺失,下肢不受累,伴 Broca 失语(优势半球)和体象障碍(非优势半球),无同向性偏盲。②下部分支卒中,包括颞极、颞枕部和颞叶前、中、后部分支,较少单独出现,导致对侧同向性偏盲,下部视野受损较重,对侧皮质感觉如图形觉和实体辨别觉明显受损,痛觉缺失、穿衣失用和结构性失用等,无偏瘫;优势半球受累出现 Wernicke 失语,非优势半球受累出现急性意识模糊。深穿支闭塞导致对侧中枢性均等性偏瘫,可伴面舌瘫;对侧偏身感觉障碍,可伴对侧同向性偏盲;优势半球病变出现皮质下失语。

(三)大脑前动脉闭塞综合征

分出前交通动脉前主干闭塞,可因对侧代偿而不出现症状。分出前交通动脉后闭塞导致对侧中枢性面舌瘫与下肢瘫;尿潴留或尿急(旁中央小叶受损)、淡漠、反应迟钝、欣快和缄默等(额极与胼胝体受损),强握及吸吮反射(额叶受损)。优势半球病变可出现 Broca 失语和上肢失用。皮质支闭塞导致对侧中枢性下肢瘫,可伴感觉障碍(胼周和胼缘动脉闭塞);对侧肢体短暂性共济失调、强握反射及精神症状(眶动脉及额极动脉闭塞)。深穿支闭塞引起对侧中枢性面舌瘫、上肢近端轻瘫(累及内囊膝部及部分前肢)。

(四)大脑后动脉闭塞综合征

主干闭塞引起对侧同向性偏盲,上部视野损伤较重,黄斑视力可不受累(黄斑视觉皮质代表区为大脑中、后动脉双重血液供应)。中脑水平大脑后动脉起始处闭塞,可见垂直性凝视麻痹、动眼神经瘫、核间性眼肌麻痹、眼球垂直性歪扭斜视。优势半球枕叶受累可出现命名性失语、失语,不伴失写。双侧大脑后动脉闭塞导致皮质盲、记忆受损(累及颞叶),不能识别熟悉面孔(面容失认症),幻视和行为综合征。深穿支闭塞,丘脑穿通动脉产生红核丘脑综合征:病侧小脑性共济失调、意向性震颤、舞蹈样不自主运动,对侧感觉障碍;丘脑膝状体动脉出现丘脑综合征:对侧深感觉障碍、自发性疼痛、感觉过度、轻偏瘫、共济失调和舞蹈—手足徐动症等。

(五)椎—基底动脉闭塞综合征

基底动脉或双侧椎动脉闭塞是危及生命的严重脑血管事件,可引起脑干梗死,出现眩晕、呕吐、四肢瘫、共济失调、昏迷和高热等。中脑受累出现中等大固定瞳孔,脑桥病变出现针尖样瞳孔。常见眼球垂直性歪扭斜视、娃娃头或冰水试验眼球水平运动缺如或不对称,眼球向偏瘫侧同向偏视,垂直性眼球运动可受损。中脑支闭塞出现 Weber 综合征(动眼神经交叉瘫)、Benedit 综合征(同侧动眼神经瘫,对侧不自主运动);脑桥支闭塞出现 Millard—Gubler 综合征(外展及面神经交叉瘫)、Foville 综合征(同侧凝视麻痹和周围性面瘫,对侧偏瘫)。小脑上、小脑后下或小脑前下动脉闭塞可导致小脑梗死,常见眩晕、呕吐、眼球震颤、共济失调、站立不稳和肌张力降低等,可出现脑干受压和颅内压增高症状。

基底动脉尖综合征由 Caplan(1980)首先报道。基底动脉尖分出两对动脉,小脑上动脉和大脑后动脉,分支供应中脑、丘脑、小脑上部、颞叶内侧及枕叶。血栓性闭塞多发生于基底动脉中部,栓塞通常在基底动脉尖。导致眼球运动及瞳孔异常,如单侧或双侧动眼神经部分或完全麻痹、一个半综合征、眼球上视不能(上丘受累)、光反应迟钝而调节反应存在(类似 Argyll—Robertson 瞳孔,顶盖前区病损);一过性或持续数日的意识障碍,反复发作(中脑或丘脑网状激活系统受累);对侧偏盲或皮质盲(枕叶受累);严重记忆障碍(颞叶内侧受累)。中老年卒中突发意识障碍又较快恢复,出现瞳孔改变、动眼神经麻痹、垂直注视障碍,无明显运动、感觉障碍,应想到该综合征的可能;如有皮质盲或偏盲、严重记忆障碍则更支持;CT 及 MRI 见双侧丘脑、枕叶、颞叶和中脑病灶可确诊。

(六)小脑后下动脉或椎动脉闭塞综合征

也称延髓背外侧(Wallenberg)综合征,是脑干梗死最常见的类型。该综合征可导致眩晕、呕吐、眼球震颤(前庭神经核)、交叉性感觉障碍(三叉神经脊束核及对侧交叉的脊髓丘脑束受损);同侧 Horner 征(下行交感神经纤维受损);饮水呛咳、吞咽困难和声音嘶哑(疑核受损);同侧小脑性共济失调(绳状体或小脑受损)。小脑后下动脉解剖变异较多,常见不典型临床表现。

五、辅助检查

(一)神经影像学检查

MRI 可清晰地显示早期缺血性梗死、脑干及小脑梗死、静脉窦血栓形成等,梗死后数小时即出现 T_1 低信号、T_2 高信号病灶,出血性梗死显示其中混杂 T_1 高信号。功能性 MRI 弥散加权成像(DWI)可早期诊断缺血性卒中,发病 2h 内即显示缺血病变,为早期治疗提供重要信息。DSA 可发现血管狭窄及闭塞部位,显示动脉炎、Moyamoya 病、动脉瘤和动静脉畸形等。

应常规进行 CT 检查,多数病例发病 24h 后逐渐显示低密度梗死灶,发病后 2～15d 可见均匀片状或楔形的明显低密度灶,大面积脑梗死伴脑水肿和占位效应,出血性梗死呈混杂密度,应注意病后 2～3 周梗死吸收期,病灶由于水肿消失及吞噬细胞浸润可与脑组织等密度,CT 上难以分辨,称为“模糊效应”。增强扫描有诊断意义,梗死后 5～6d 出现增强现象,1～2 周最明显,约 90％的梗死灶显示不均匀的病变组织。但有时 CT 不能显示脑干、小脑的较小梗死灶。

(二)腰穿检查

只在不能做 CT 检查、临床又难以区别脑梗死与脑出血时进行,通常脑压及 CSF 常规正常。经颅多普勒(TCD)可发现颈动脉及颈内动脉狭窄、动脉粥样硬化斑或血栓形成。超声心动图检查可发现心脏附壁血栓、心房黏液瘤和二尖瓣脱垂。

六、诊断及鉴别诊断

(一)诊断

中年以上高血压及动脉硬化患者突然发病,一至数日内出现脑局灶性损害的症状、体征,并可归因于某颅内动脉闭塞综合征,临床应考虑急性脑梗死的可能,CT 或 MRI 检查发现梗死灶可以确诊。有明显感染或炎症性疾病史的年轻患者需考虑动脉炎的可能。

(二)鉴别诊断

1.脑出血　脑梗死有时颇似小量脑出血的临床表现,但活动中起病、病情进展快、有高血压史常提示脑出血,CT 检查可以确诊。

2.脑栓塞　起病急骤,局灶性体征在数秒至数分钟达到高峰;常有心源性栓子来源,如风心病、冠心病、心肌梗死、亚急性细菌性心内膜炎以及合并心房纤颤等,常见大脑中动脉栓塞引起大面积脑梗死,导致脑水肿及颅内压增高,常伴痫性发作。

3.颅内占位病变　颅内肿瘤、硬膜下血肿和脑脓肿可呈卒中样发病,出现偏瘫等局灶性体征,颅内压增高征象不明显时易与脑梗死混淆,需提高警惕,CT 或 MRI 检查可以确诊。

七、西医治疗

急性缺血性卒中是神经科的急症,时间就是生命。处于缺血半暗带的脑组织只能存在 3～6h,称为时间窗,治疗目的是挽救缺血半暗带内的脑细胞。由于应用溶栓药、抗血小板药、抗凝药或外科手术治疗可以取得较好疗效,临床早期诊断和超早期治疗非常重要。

(一)急性期治疗原则

1.超早期治疗　首先要提高脑卒中的急症和急救意识,了解超早期治疗的重要性和必要性,发病后立即就诊,力争在 3～6h 治疗时间窗内溶栓治疗,并降低脑代谢、控制脑水肿及保护脑细胞,挽救缺血半暗带。

2.个体化治疗　根据患者年龄、缺血性卒中类型、病情程度和基础疾病等采取最适当的治疗。

3.防治并发症,如感染、脑心综合征、下丘脑损伤、卒中后焦虑或抑郁症、抗利尿激素分泌异常综合征和多器官衰竭等。

4.整体化治疗　采取支持疗法、对症治疗和早期康复治疗;对卒中危险因素(如高血压、糖尿病和心脏病等)及时采取预防性干预,减少复发率和降低病残率。

(二)治疗方法

1.超早期溶栓　恢复梗死区血流灌注,减轻神经元损伤,挽救缺血半暗带。

溶栓适应证:①急性缺血性卒中,无昏迷;②发病 3 小时内,在 MRI 指导下可延长至 6h;③年龄≥18 岁;④CT 未显示低密度病灶,已排除颅内出血;⑤患者本人或家属同意。

绝对禁忌证:①TIA 单次发作或迅速好转的卒中及症状轻微者;②病史和体检符合蛛网膜下腔出血;③两次降压治疗后血压仍>23.61/14.63kPa(185/110mmHg);④CT 检查发现出血、脑水肿、占位效应、肿瘤和动静脉畸形;⑤患者 14d 内做过大手术或有创伤,7d 内做过动脉穿刺,有活动性内出血等;⑥正在应用抗凝剂或卒中前 48h 曾用肝素治疗;⑦病史有血液疾病、出血体质、凝血障碍或使用抗凝药物史(PT>15s,APTT>40s,INR>1.4,血小板计数<100×10⁹/L)。

(1)动脉溶栓疗法:作为卒中紧急治疗,可在 DSA 直视下进行超选择介入动脉溶栓。尿激酶动脉溶栓合用小剂量肝素静脉滴注,可能对出现症状 3 小时内的大脑中动脉分布区卒中患者有益。栓治疗的药物有无定向性纤溶药,如链激酶、尿激酶、重组链激酶等和有定向性纤溶药,如组织型纤溶酶原激活剂(t−PA)和重组组织型纤溶酶原激活物(rt−PA)等。

(2)静脉溶栓疗法:常用的溶栓药物包括如下所列。①尿激酶(UK):50 万～150 万 U 加入生理盐水 100mL,在 1 小时内静脉滴注;②重组组织型纤溶酶原激活物(rt−PA):一次用量 0.9mg/kg,最大剂量<90mg;10%的剂量先予静脉推注,其余剂量在约 60 分钟持续静脉滴注;rt−PA 是位于人类 8 号染色体(8P12)的丝氨酸蛋白酶,可催化纤溶酶原变为纤溶酶,具

有溶解脑血栓所含纤维蛋白凝块的能力；某些临床对照研究提示，出现症状 3 小时内 rt－PA 静脉注射可降低缺血性卒中病残率和死亡率，因其价格昂贵而限制了应用。使用 rt－PA 最初 24h 内不能再用抗凝剂和抗血小板药，24h 后 CT 显示无出血，可用抗凝和抗血小板治疗。卒中患者接受 UK 和 rt－PA 溶栓治疗必须在具有确诊卒中和处理出血并发症能力的医院进行。易引起出血而不推荐用链激酶（SK）静脉溶栓。用药过程中出现严重头痛、呕吐和血压急骤升高时，应立即停用 UK 或 rt－PA 并进行 CT 检查。

溶栓并发症：①梗死灶继发出血，UK 是非选择性纤维蛋白溶解剂，激活血栓及血浆内纤溶酶原，有诱发症状性脑出血和死亡率增多风险，尤以静脉溶栓较多；用药后应监测凝血时间及凝血酶原时间；②溶栓也可导致致命的再灌注损伤和脑水肿；③溶栓再闭塞率高达 10％～20％，机制不清。

2. 脑保护治疗　多种脑保护剂被建议应用，在缺血瀑布启动前用药，可通过降低脑代谢、干预缺血引发细胞毒性机制减轻缺血性脑损伤。许多脑保护剂在动物实验有效，临床疗效不佳或无效，仍需足够的证据。目前推荐早期（<2h）应用头部或全身亚低温治疗，药物可用胞二磷胆碱、新型自由基清除剂依达拉奉，可与 10％白蛋白联合应用。

3. 对症治疗　包括维持生命功能和处理并发症。①缺血性卒中后血压升高通常不需紧急处理，病后 24～48h 收缩压＞29.26kPa（220mmHg）、舒张压＞15.69kPa（120mmHg）或平均动脉压＞17.29kPa（130mmHg）时可用降压药，如卡托普利 6.25～12.5mg 含服；切忌过度降压使脑灌注压降低，导致脑缺血加剧；血压过高［舒张压＞18.62kPa（140mmHg）］可用硝普钠 0.5～10μg/（kg·min），维持血压在 22.61～23.94/12.64～13.3kPa（170～180/95～100mmHg）水平。②意识障碍和呼吸道感染者宜选用适当抗生素控制感染，保持呼吸道通畅、吸氧和防治肺炎，预防尿路感染和褥疮等。③发病后 48h 至 5d 为脑水肿高峰期，可根据临床观察或颅内压监测用 20％甘露醇 250mL，静脉滴注，每 6～8h1 次；或速尿 40mg 静脉注射，每天 2 次；10％白蛋白 50mL，静脉滴注；脱水剂用量过大、持续时间过长易出现严重不良反应，如肾损害、水电解质紊乱等。④卧床患者可用低分子肝素 4000U 皮下注射，每天 1～2 次，预防肺栓塞和深静脉血栓形成。⑤发病 3d 内进行心电监护，预防致死性心律失常（室速和室颤等）和猝死，必要时可给予钙拮抗剂、β 受体阻滞剂治疗。⑥血糖水平宜控制在 6～9mmol/L，过高或过低均会加重缺血性脑损伤，如＞10mmol/L 宜给予胰岛素治疗，并注意维持水电解质平衡。⑦及时控制癫痫发作，处理患者卒中后抑郁或焦虑障碍。

4. 抗凝治疗　在大多数完全性卒中病例中未显示有效，似乎不能影响已发生的卒中过程。为防止血栓扩展、进展性卒中、溶栓治疗后再闭塞等可以短期应用。常用药物包括肝素、低分子肝素及华法林等。治疗期间应监测凝血时间和凝血酶原时间，需备有维生素 K、硫酸鱼精蛋白等拮抗剂，处理可能的出血并发症。

5. 降纤治疗　通过降解血中纤维蛋白原、增强纤溶系统活性以抑制血栓形成，可选择的药物包括巴曲酶、降纤酶和蚓激酶等。巴曲酶首剂 10BU，以后隔日 5BU，静脉注射，共 3～4 次，安全性较好。

6. 抗血小板治疗　大规模、多中心随机对照临床试验显示，未选择的急性脑梗死患者发病 48h 内用阿司匹林 100～300mg/d，可降低死亡率和复发率，推荐应用。但溶栓或抗凝治疗时不要同时应用，可增加出血风险。抗血小板聚集药如噻氯匹定和氯吡格雷也可应用。

7. NICU 或 SU 监护治疗　有条件的医院应组建神经重症监护病房（NICU）或卒中单元

(SU)。SU 由多科医师、护士和治疗师参与,经过专业培训,将卒中的急救、治疗、护理及康复等有机地融为一体,使患者得到及时、规范的诊断和治疗,有效降低病死率和致残率,改进患者预后,提高生活质量,缩短住院时间和减少花费,有利于出院后管理和社区治疗。中、重度脑卒中,如大面积脑梗死、小脑梗死、椎—基底动脉主干梗死及病情不稳定脑梗死患者均应进入 NICU 或 SU 治疗。

8.扩血管治疗 脑梗死急性期不宜使用或慎用血管扩张剂,因缺血区血管呈麻痹及过度灌流状态,可导致脑内盗血和加重脑水肿。脑卒中急性期不宜使用脑细胞营养剂脑活素等,可使缺血缺氧脑细胞耗氧增加,加重脑细胞损伤,宜在脑卒中亚急性期(2～4 周)使用。中药制剂,如银杏制剂、川芎嗪、三七、葛根、丹参和水蛭素等均有活血化瘀作用;应进行大规模、多中心、随机对照临床试验和 Meta 分析,提供有效的有力证据。

9.外科治疗 幕上大面积脑梗死有严重脑水肿、占位效应和脑疝形成征象者,可行开颅减压术;小脑梗死使脑干受压导致病情恶化的患者通过抽吸梗死小脑组织和后颅窝减压术可以挽救生命。

10.康复治疗 应早期进行,并遵循个体化原则,制订短期和长期治疗计划,分阶段、因地制宜地选择治疗方法,对患者进行针对性的体能和技能训练,降低致残率,增进神经功能恢复,提高患者生活质量进而重返社会。

11.预防性治疗 对有明确的缺血性卒中危险因素,如高血压、糖尿病、心房纤颤和颈动脉狭窄等应尽早进行预防性治疗。抗血小板药阿司匹林 50～100mg/d、噻氯匹定 250mg/d 对脑卒中二级预防有肯定效果,推荐应用;长期用药中要有间断期,有出血倾向者慎用;推荐用他汀类药强化降脂治疗。

八、中医治疗

(一)中医辨证论治

1.分证论治

(1)风痰阻络证

证候特点:半身不遂,偏身麻木,口角歪斜,语言謇涩,头晕头昏,嗜睡,多痰流涎,胸闷纳呆,舌体胖大质红、苔白腻或薄黄,脉滑数。

治法:化痰熄风,活血通络。

方药:以半夏白术天麻汤为主。

加减:若胸脘痞闷者加全瓜蒌、薤白、枳壳。若痰多欲呕者加橘红、茯苓、生姜。若腹胀纳呆者加厚朴、神曲、砂仁。

(2)阴虚阳亢型

证候特点:半身不遂,偏身麻木,口角歪斜,语言謇涩,头晕耳鸣,失眠健忘,急躁易怒,舌红、苔薄黄,脉弦。

治法:养阴活血,潜阳熄风。

方药:以镇肝熄风汤为主,可加桃仁、红花以活血化瘀。

加减:内风明显者加钩藤、菊花清热熄风;内热便秘者加生地、玄参清热养阴通便;心烦而悸者加黄芩、麦冬、珍珠母以清心除烦,镇心安神;肝热生风者加石决明、夏枯草以清肝熄风。

(3)气虚血瘀型

证候特点:半身不遂,偏身麻木,口角歪斜,语言謇涩,气短乏力,心悸自汗,舌质暗淡、苔薄白,脉细涩。

治法:补气活血,开窍通络。

方药:以补阳还五汤为主。

加减:本方为益气活血通络代表方,语言不利者加远志、石菖蒲、郁金以利窍;血瘀重者加莪术、水蛭、鸡血藤等破血通络;急性期黄芪用量应根据辨证调节使用。对因上气不足而致血瘀者,亦当参照本证辨治。

(4)痰蒙清窍型

证候特点:神志模糊,言语杂乱,躁动不安,或伴半身不遂,口角歪斜,舌质暗淡、苔腻,脉弦。

治法:涤痰除脂,开窍醒神。

方药:以涤痰汤为主,可加服苏合香丸。

加减:脂痰寒化者加桂枝温阳化饮;脂痰热化者加黄连以助清痰热;痰热兼神志昏蒙者加服安宫牛黄丸;痰阻动风者贝、加服天麻、钩藤平肝熄风。

2.成药验方

人参再造丸、偏瘫复原丸:对气血亏虚者疗效最佳。每次9g,每日2次口服。

华佗再造丸:用于气虚血瘀,痰浊阻滞,每次8g,每日2次口服。

醒脑再造丸:用于气虚血瘀者。每次9g,每日2次口服。

大活络丸:肝肾亏虚,气血不足者尤为适宜。

3.针刺治疗

(1)毫针疗法

用远近配穴法。平补平泻。

主穴:百会,风池,合谷,太冲,环跳,阳陵泉,绝骨,手三里。配穴:脉络空虚,经脉瘀阻:太渊、尺泽、曲池;肝肾阴虚,风痰上扰:太溪、肝俞;气虚血瘀,经络闭阻:足三里,膈俞,关元;脾虚痰湿,痰浊上扰:丰隆、内关、解溪。

加减:语言不利加廉泉、哑门;口角流涎加地仓、承浆;口角歪斜加牵正、地仓、合谷;饮水返呛、吞咽困难加风池(双)、风府、翳风(双);足内翻加灸内翻、丘墟。

操作:用毫针刺,每次选用6~8个腧穴,每日针刺1~2次,每次留针40min,20天为1疗程。

(2)耳针疗法

处方:心、皮质下、肝、肾、脑干、神门、相应肢体。

操作:用0.5~1寸毫针刺,中等刺激,留针30min,10min捻转1次,每日1次,或用耳锨针埋藏,3日一换。

(3)头针疗法

处方:前神聪透悬厘。

操作:用28号1.5寸毫针,分3等分沿皮斜刺,快速捻转,频率每分钟300次,留针30min,每10min行针1次,每日针刺1次,20次为1疗程。

(4)穴位注射疗法

处方:肩髃、曲池、合谷、风市、阳陵泉、足三里。

药物:红花注射液、当归注射液、川芎注射液、维生素 B 注射液、维生素 B₂ 注射液。

操作:将上述药物的一种,按水针操作常规,每穴注射 1～2mL,每隔 1 日注射 1 次,10 次为 1 疗程。

(5)梅花针疗法

处方:肝俞、肾俞、八髎、夹脊、曲池、太渊、通里、内关、廉泉。

操作:用梅花针叩击至皮肤出现细小出血点,隔日 1 次,5 次为 1 疗程。

(陈楠)

第四节 脑栓塞

脑栓塞是各种栓子随血流进入颅内动脉,使血管腔急性闭塞,引起相应供血区脑组织缺血、坏死及脑功能障碍。栓塞性脑梗死约占脑梗死的 15%。

一、病因及病理

(一)病因

根据栓子来源可分为以下几个方面。

1.心源性 占脑栓塞的 60%～75%,常见病因为慢性心房纤颤,栓子主要来源是风湿性心瓣膜病、心内膜炎赘生物及附壁血栓脱落等以及心肌梗死、心房黏液瘤、心脏手术(如瓣膜置换)、心脏导管、二尖瓣脱垂和钙化、先天性房室间隔缺损来自静脉的反常栓子等。

2.非心源性 如动脉粥样硬化斑块脱落、肺静脉血栓或血凝块、骨折或手术时脂肪栓和气栓、血管内治疗时血凝块或血栓脱落等;颈动脉纤维肌肉发育不良是节段性非动脉硬化性血管病变,可发生脑栓塞,女性多见;肺感染、败血症、肾病综合征的高凝状态等可引起脑栓塞。

3.来源不明 约 30% 的脑栓塞不能明确原因。

成人脑血流量约占心血输出量的 20%,脑栓塞发病率占全身动脉栓塞的 50%,估计约 90% 的心源性栓子停留于脑部,脑栓塞常为全身动脉栓塞性疾病首发表现,两侧大脑半球发生栓塞的机会基本相等。如不消除栓子来源,脑栓塞可反复发生,约 2/3 的复发脑栓塞发生在首次脑栓塞后 1 年内。

(二)病理

脑栓塞常见于颈内动脉系统,大脑中动脉尤多见,椎-基底动脉系统少见,脑栓塞病理改变与脑血栓形成基本相同。由于栓子常多发、易破碎,有移动性或可能带菌(炎性或细菌栓子),栓塞性脑梗死多为多灶性,可伴脑炎、脑脓肿、局限性动脉炎和细菌性动脉瘤等。脂肪和空气栓子常导致脑内多发小栓塞,寄生虫性栓子在栓塞处可发现虫体或虫卵。除多发性脑梗死,躯体其他部位(如肺、脾、肾、肠系膜、皮肤和巩膜等)亦可发现栓塞证据。脑栓塞合并出血性梗死(点片状渗血)的发生率约 30%,可能由于栓塞血管内栓子破碎向远端前移,恢复血流后栓塞区缺血坏死的血管壁在血压作用下发生出血。骤然发生的脑栓塞易伴脑血管痉挛,导致脑缺血损伤较血栓性脑梗死严重。

二、临床表现

高度提示栓塞性卒中的表现是,活动中骤然发生局灶性神经体征而无先兆,起病瞬间即达到高峰,多呈完全性卒中,起病时癫痫发作较常见。如患者有心瓣膜病、心内膜炎、心脏肥大、心律失常或多灶性脑梗死体征,可提示为心源性栓子。

1.脑栓塞可发生于任何年龄,以青壮年多见。多在活动中急骤发病,无前驱症状,局灶性神经体征在数秒至数分钟达到高峰,多表现完全性卒中,意识清楚或意识模糊,颈内动脉或大脑中动脉主干栓塞导致大面积脑梗死,可发生严重脑水肿、颅内压增高,甚至脑疝和昏迷,常见痫性发作;椎—基底动脉系统栓塞常发生昏迷。个别病例局灶性体征稳定或一度好转后又出现加重提示栓塞再发或继发出血。

2.约 4/5 的脑栓塞发生于前循环,特别是大脑中动脉,出现偏瘫、偏身感觉障碍、失语或局灶性癫痫发作等,偏瘫以面部和上肢较重。椎—基底动脉系统受累约占 1/5,表现眩晕、复视、交叉瘫或四肢瘫、共济失调、饮水呛咳、吞咽困难及构音障碍等。栓子进入一侧或两侧大脑后动脉导致同向性偏盲或皮质盲,基底动脉主干栓塞导致突然昏迷、四肢瘫或基底动脉尖综合征。大多数患者伴有风心病、冠心病和严重心律失常等,或心脏手术、长骨骨折、血管内介入治疗等栓子来源以及肺栓塞(气急、发绀、胸痛、咯血和胸膜摩擦音等)、肾栓塞(腰痛、血尿等)、肠系膜栓塞(腹痛、便血等)、皮肤栓塞(出血点或瘀斑)等体征。

三、辅助检查

(一)CT 和 MRI 检查

可显示缺血性梗死或出血性梗死改变,合并出血性梗死高度支持脑栓塞诊断。许多患者继发出血性梗死临床症状并未加重,发病 3~5d 内复查 CT 可早期发现继发梗死后出血,及时调整治疗方案。MRA 可发现颈内动脉狭窄程度或闭塞。

(二)腰穿

脑压正常,脑压增高提示大面积脑梗死。出血性梗死 CSF 可呈血性或镜下红细胞;感染性脑栓塞如亚急性细菌性心内膜炎 CSF 细胞数增高($200×10^9$ L 或以上),早期中性粒细胞为主,晚期淋巴细胞为主;脂肪栓塞 CSF 可见脂肪球。

(三)心电图

应作为常规检查,确定心肌梗死、风心病、心律失常等证据。脑栓塞作为心肌梗死首发症状并不少见,更须注意无症状性心肌梗死。超声心动图检查可证实存在心源性栓子,颈内动脉超声检查可评价颈动脉管腔狭窄程度及动脉斑块,对证实颈动脉源性栓塞有提示意义。

四、诊断及鉴别诊断

(一)诊断

根据骤然卒中起病,出现偏瘫、失语等局灶性体征,可伴痫性发作,数秒至数分钟达到高峰,有心源性等栓子来源等,可做出临床诊断。如合并其他脏器栓塞则更支持诊断,CT 和 MRI 检查可确定脑栓塞部位、数目及伴发出血等。

(二)鉴别诊断

应注意与血栓性脑梗死、脑出血鉴别,极迅速的起病过程和栓子来源可提供脑栓塞的诊断依据。

五、西医治疗

(一)一般治疗

与脑血栓形成相同,颈内动脉和大脑中动脉栓塞可导致大面积脑梗死,引起严重脑水肿和继发脑疝,小脑梗死易发生脑疝,应积极脱水、降颅压治疗,必要时需行大颅瓣切除减压术。房颤患者可用抗心律失常药物治疗;心源性脑栓塞发病后数小时内可用血管扩张剂罂粟碱、麦全冬定或烟酸占替诺600～900mg静脉注射,可能收到较满意疗效;也可采用脑保护性治疗。

(二)抗凝治疗

预防随后发生栓塞性卒中,房颤或有再栓塞风险的心源性病因、动脉夹层或高度狭窄的患者,可用肝素预防再栓塞或栓塞继发血栓形成,栓塞复发的高度风险可完全抵消发生出血的风险。最近证据表明,脑栓塞患者抗凝治疗导致梗死区出血很少给最终转归带来不良影响。治疗中要定期监测凝血功能并调整剂量。抗血小板聚集药阿司匹林也可试用,可能预防再栓塞。

(三)气栓处理

患者应取头低、左侧卧位,如为减压病应尽快行高压氧治疗,减少气栓,增加脑含氧量,气栓常引起癫痫发作,应严密观察并行抗癫痫治疗。脂肪栓处理可用扩容剂、血管扩张剂静脉滴注。感染性栓塞需选用足量有效的抗生素治疗。

六、中医治疗

(一)风痰瘀血

证候:突发半身不遂,偏身麻木,头晕目眩,口舌㖞斜,舌强言謇,或语言含混,或伴痰涎壅盛。舌质暗淡,舌苔薄白或腻,脉弦滑。

治法:熄风化痰,活血通络。

方药:羚角钩藤汤合温胆汤加减:羚羊角(末冲)3g,钩藤、茯苓各15g,半夏、陈皮、枳实、菊花各12g,川贝、竹茹、桑叶各10g,甘草6g。

若风盛者,可加全蝎、僵蚕各10g,以加强祛风;若伴大便秘结者,可加生大黄10g,以通腑排便。

(二)阴虚风动

证候:突发偏瘫,口舌㖞斜,半身麻木,头晕耳鸣,心烦难寐,手足心热。舌质红干,少苔或无苔,脉弦细或弦细数。

治法:滋阴平肝,熄风通络。

方药:天麻钩藤饮加减:天麻、山栀、白芍、生地、怀牛膝各12g,生石决明、益母草、丹参各30g,枣仁、夜交藤各10g,川芎3g,黄芩、茯神各15g。

若舌强言謇,加菖蒲、郁金以豁痰通窍;大便干结者,加生大黄6g,玄参10g,枳实10g,火麻仁12g,以养阴通便。

(三)痰浊上蒙

证候:突发神识恍惚,或头昏眩晕,呕吐痰涎,胸腹满闷,肢体麻木,或轻瘫困重,纳少肢软。舌质胖淡,舌苔满白或白腻,脉弦滑。

治法:涤痰开窍,升清降浊。

方药:涤痰汤加减:半夏、南星、白术、茯苓各 15g,陈皮、竹茹、天麻、郁金各 10g,菖蒲、枳实、钩藤各 12g,甘草 6g。

若肢瘫明显者,加丹参、鸡血藤各 30g,川芎 6g 以活血通络;若苔黄腻,脉滑数,心烦闷,可加瓜蒌、贝母、山栀、天竺黄各 10g 以清热化痰,宽胸除烦。

(四)风火上扰

证候:陡起半身不遂,偏瘫失语,口眼喎斜,偏身麻木,心烦难寐,头痛眩昏,尿赤便结。舌质红或红绛,舌苔薄黄,脉弦有力。

治法:清热熄风,开窍通络。

方药:牛黄清心丸合羚角钩藤汤加减:牛黄清心丸口服或研碎鼻饲。更兼服或鼻饲汤药,即羚羊角 6g(末冲),钩藤、菊花、生地、白芍、夏枯草各 15g,生石决明 30g,川贝、竹茹、茯神各 12g,甘草 6g,生军 10g(后下)。

若便结不通,加枳实、玄明粉各 12g,以加强通腑泻热;若难寐头昏,加丹参 30g、枣仁、夜交藤各 12g 以安神定志。

(陈楠)

第三章　心血管内科疾病

第一节　动脉粥样硬化

一、概念

动脉粥样硬化(atherosclerosis)是动脉硬化中最常见而最重要的一种类型。由于其发生在动脉内膜,病变所积聚的脂质外观呈黄色粥样,因此称为动脉粥样硬化。

二、临床特点

主要是有关器官受累后的表现,根据粥样硬化斑块的进程可将粥样硬化的临床过程分为4期。

1.无症状期或亚临床期　粥样硬化斑块已形成,但尚无管腔明显狭窄,因此无组织或器官受累的临床表现。

2.缺血期　由于动脉粥样硬化斑块导致管腔狭窄、器官缺血所致。如冠状动脉粥样硬化引起心肌缺血可出现心绞痛;肾动脉狭窄可引起顽固性高血压、肾功能不全;下肢动脉粥样硬化可致下肢发凉、麻木和间歇性跛行。

3.坏死期　由于动脉管腔堵塞或血管腔内血栓形成而产生器官组织坏死的表现。如冠状动脉闭塞表现为急性心肌梗死,下肢动脉闭塞可表现为肢体的坏疽。

4.纤维化期　长期缺血导致靶器官组织纤维化、萎缩而引起的症状。如心脏长期缺血纤维化,可导致心脏扩大、心功能不全、心律失常等表现;长期肾脏缺血可导致肾萎缩并发展为肾衰竭。

三、实验室和特殊检查

1.血脂检测　多有脂代谢异常,主要表现为总胆固醇增高、LDL胆固醇增高、HDL胆固醇降低、三酰甘油增高等。

2.血管造影　是诊断动脉粥样硬化最直接的方法,可显示动脉粥样硬化病变所累及血管的管腔狭窄以及病变的所在部位、范围和程度。

3.多普勒超声检查　可帮助判断颈动脉、四肢动脉和肾动脉的病变和血流情况。

4.CTA 或 MRA　有助于判断冠状动脉、肾动脉和脑动脉等的病变情况。

5.心电图检查及其负荷试验特征性改变、超声心动图检查、放射性核素心脏检查可帮助诊断冠状动脉粥样硬化。

6.踝臂指数(ABI)　是诊断外周动脉疾病的一种简单、非侵入性、可靠的方法,可用于预测和早期检测出动脉粥样硬化性疾病,ABI已证实是心脑血管疾病的重要预测指标。

7.血管内超声和血管镜检查　可直接窥见动脉腔内粥样硬化病变。

四、诊断要点

本病早期诊断很不容易,若发展到相当程度,尤其是有器官明显病变时,诊断并不困难。年长患者如检查发现血脂异常,超声或动脉造影等发现血管狭窄性病变,应首先考虑本病。

五、治疗

1. 一般防治措施 饮食治疗和改善生活方式是血脂异常治疗的基础措施,包括合理膳食、合理安排工作和生活、适当进行体力劳动和体疗运动,其他措施还包括控制危险因素、积极治疗与本病相关的疾病(如提倡不吸烟和适量饮酒、积极治疗糖尿病、高血压、肥胖症等)。

2. 药物治疗

(1)降血脂药:对于高脂血症的患者,若通过饮食调节和一定的体力活动,3个月后血脂仍不能降至正常者,应选用以他汀类降低 TC 和 LDL－C 为主的调脂药。常用制剂有普伐他汀(10～20mg)、辛伐他汀(10～40mg)、阿托伐他汀(10～40mg)、洛伐他汀(20～40mg)、氟伐他汀(10～40mg),均 1 次/日。其他降脂药物,如贝特类(非诺贝特 100mg,2～3 次/日)、烟酸类、不饱和脂肪酸等。需要定期进行调脂疗效和药物不良反应监测。调脂治疗应将降低 LDL－C 作为首要行标。不同危险人群需开始药物治疗的 LDL－C 水平及需达到的 LDL－C 目标值有很大不同(表 3－1)。

表 3－1 血脂异常患者开始调脂治疗的 TC 和 LDL－C 值及其目标值

单位:mmol/L(mg/dl)

危险等级	TLC 开始	药物治疗开始	治疗目标值
低危(10 年危险＜5%)	TC≥6.22(240) LDL－C≥4.14(160)	TC≥6.99(270) LDL－C≥4.92(190)	TC＜6.22(240) LDL－C＜4.14(160)
中危(10 年危险 5%～10%)	TC≥5.18(200) LDL－C≥3.37(130)	TC≥6.22(240) LDL－C≥4.14(160)	TC＜5.18(200) LDL－C＜3.37(130)
高危(CHD 或 CHD 等危症,或 10 年危险 10%～15%)	TC≥4.14(160) LDL－C≥2.59(100)	TC≥4.14(160) LDL－C≥2.59(100)	TC＜4.14(160) LDL－C＜2.59(100)
极高危(急性过脉综合征或缺血性心血管病合并糖尿病)	TC≥3.11(120) LDL－C≥2.07(80)	TC≥4.14(160) LDL－C≥2.07(80)	TC＜3.11(120) LDL－C＜2.07(80)

注:TLC 为治疗性生活方式改变

(2)抗血小板药物:可抗血小板黏附和聚集,防止血栓形成,有助于防止血管阻塞性病变的病情发展,用于预防冠心病及脑动脉血栓栓塞可选用阿司匹林 75～150mg,1 次/日,餐后服用;氯吡格雷 75mg,1 次/日。

(3)抗凝和溶栓治疗:对动脉内形成血栓导致管腔狭窄或阻塞者,可用溶血栓药物,如尿激酶、链激酶、重组组织型纤溶酶原激活剂等,继而用抗凝药。

3. 介入或手术治疗 如患者病变严重,已有明显的管腔狭窄或闭塞,可采取介入或手术治疗。目前针对冠状动脉病变常用的有经皮冠状动脉介入治疗(PCI)以及冠状动脉旁路移植术(CABG)。

(梁戎)

第二节　心绞痛

一、概念

心绞痛(angina pectoris)是由于冠状动脉供血不足,心肌急剧的、暂时的缺血与缺氧所引起的临床综合征。心绞痛绝大多数由于冠状动脉粥样硬化所致,少数可由非冠状动脉心脏病所致,如严重主动脉瓣狭窄或关闭不全、肥厚型心肌病、先天性冠状动脉畸形、梅毒性冠状动脉炎也可引起。

二、临床特点

1.症状　心绞痛主要特征性的症状是疼痛。

(1)部位:典型的疼痛部位在胸骨后上段或中段,也有在心前区或上腹部者,常放射至左肩、左臂内侧达无名指和小指,或至颈、咽或下颌部。范围约手掌大小,有的横贯前胸。

(2)性质:胸痛常为压迫、发闷或紧缩感。重者可伴出汗、濒死感。针刺样或触电样锐痛不像心绞痛。

(3)持续时间:呈阵发性发作,持续数分钟,一般不会超过10分钟,也不会转瞬即逝或持续数小时。

(4)诱因:发作常为体力活动引起,情绪激动(如愤怒、过度兴奋等)、寒冷、饱餐、吸烟等皆可诱发。疼痛发作于体力活动的当时,而不是在其后。

(5)缓解方式:一般在停止原来诱发症状的活动后即可缓解;舌下含服硝酸甘油常可使心绞痛在数分钟内迅速缓解。

2.体征　平时一般无异常体征。心绞痛发作时常有心率增快、血压升高、表情焦虑、皮肤冷或出汗,有时出现第四或第心音奔马律。可有暂时性心尖区收缩期杂音。

三、实验室检查

1.空腹血糖、血脂检查包括 TC、HDL－C、LDL－C 及 TG;血常规、甲状腺功能检查。必要时做糖耐量试验。

2.尿常规、肝肾功能、电解质、肝炎相关抗原等检查,需在冠状动脉造影前进行。

3.检测心肌肌钙蛋白(cTnT 或 cTnI)、肌酸激酶(CK)及同工酶(CK－MB)。

四、特殊检查

1.心电图检查　所有胸痛患者均应行静息心电图检查。在胸痛发作时争取心电图检查,缓解后立即复查心绞痛发作时,绝大多数患者可有暂时性的缺血性 ST－T 改变,ST 段压低 $>0.1mV(1mm)$,有时 T 波倒置或假性正常化。24 小时动态心电图表现如有与症状一致的 ST－T 变化,则对诊断有参考价值。

2.心电图负荷试验

(1)对有症状的患者,各种负荷试验有助于心绞痛的诊断及危险分层。但必须配备严密的监测及抢救设备。

（2）最常用的是运动负荷试验,即次级量心电图活动平板（或踏车）试验。运动阳性标准：为运动中出现典型心绞痛,运动中或运动后出现 ST 段水平或下斜型下降≥1mm（J 点后 60～80ms）,或运动中出现血压下降者（≥1.33kPa,即 10mmHg）。

（3）需终止试验情况：①出现明显症状,并伴有意义的 ST 段变化。②ST 段明显压低（压低＞2mm 为终止运动相对指征,≥4mm 为终止运动绝对指征）。③ST 段抬高≥1mm。④出现有意义的心律失常：收缩压持续降低＞10mmHg 或血压明显升高（收缩压＞250mmHg 或舒张压＞115mmHg）。⑤已达目标心率者。

3.胸部 X 线检查　胸部 X 线检查对稳定型心绞痛并无诊断性意义,一般情况都是正常的,但有助于了解心肺疾病的情况,如有无充血性心力衰竭、心脏瓣膜病、心包疾病等。

4.超声心动图、核素心室造影　建议对怀疑有慢性稳定型心绞痛患者行超声心动图或核素心室造影。

5.多层 CT 或电子束 CT 平扫

（1）CT 冠状动脉造影为显示冠状动脉病变及形态的无创检查方法。有较高阴性预测价值,若 CT 冠状动脉造影未见狭窄病变,一般可不进行有创检查。

（2）CT 冠状动脉造影对狭窄病变及程度的判断仍有一定限度,特别当钙化存在时会显著影响狭窄程度的判断。

6.冠状动脉造影　对心绞痛或可疑心绞痛患者,冠状动脉造影可以明确诊断及血管病变情况并决定治疗策略及预后有条件者应常规行冠状动脉造影检查。对糖尿病、＞65 岁老年患者、＞55 岁女性胸痛患者冠状动脉造影更有价值。

五、鉴别诊断

（一）非心脏性疾病

1.消化系统疾病　包括食管疾病（反流性食管炎、食管裂孔疝）、食管动力性疾病（弥漫性食管痉挛）、胆道疾病（胆石症、胆囊炎等）、溃疡病、胰腺病等。

2.胸壁疾病　肋骨炎、肋软骨炎、纤维织炎、肋骨骨折、胸锁骨关节炎等,局部常有肿胀和压痛。带状疱疹、颈胸肌神经根病变如颈、胸椎病等,与颈、脊椎动作有关。

3.肺部疾病　肺栓塞、肺动脉高压,伴气短、头晕、右心负荷增加,可做相应检查。肺部其他疾病如肺炎、气胸、胸膜炎、睡眠呼吸暂停综合征等。

4.精神性疾病　过度换气、焦虑症、抑郁症等。

5.其他　心肌需氧量增加,如高温、甲状腺功能亢进、拟交感毒性药物可卡因的应用、高血压、重度贫血、低氧血症等。

（二）非冠心病的心脏性疾病

可以诱发胸痛的有心包炎、严重未控制的高血压、主动脉瓣狭窄、肥厚型心肌病、扩张型心肌病、快速性室性或室上性心律失常、主动脉夹层等,均有相应的临床表现及体征。

（三）冠状动脉造影无明显病变的胸痛

需考虑冠状动脉痉挛、心脏 X 综合征或非心源性胸痛。

六、治疗

（一）一般治疗

发作时立即休息,一般患者在停止活动后症状即可消除。平时应尽量避免各种确知的诱发因素,如过度的体力活动、情绪激动、饱餐等。

(二)药物治疗

1.改善预后的药物

(1)阿司匹林:所有患者只要没有用药禁忌证都应该服用。75～150mg,1 次/日,餐后服用。主要不良反应为胃肠道出血或对阿司匹林过敏:不能耐受阿司匹林者,可改用氯吡格雷作为替代治疗。

(2)氯吡格雷:75mg,1 次/日。主要用于支架植入以后及对阿司匹林有禁忌证的患者。

(3)β受体阻滞剂:推荐使用无内在拟交感活性的β受体阻滞剂。β受体阻滞剂的使用剂量应个体化,从较小剂量开始,逐级增加剂量,以能缓解症状且心率不低于 50 次/分为宜。

常用β受体阻滞剂:普萘洛尔 10～20mg,2～3 次/日;美托洛尔 25～100mg,2 次/日;美托洛尔缓释片 47.5～95mg,1 次/日;阿替洛尔 25～50mg,2 次/日;比索洛尔 5～10mg,1次/日。

注意:①用药后要求静息心率降至 55～60 次/分,严重心绞痛患者如无心动过缓症状,可降至 50 次/分。②β受体阻滞剂与硝酸酯制剂有协同作用,因而两药合用时剂量应偏小。③停用β受体阻滞剂时应逐渐减量,突然停用可使心绞痛恶化和诱发心肌梗死。④有低血压、支气管哮喘以及心动过缓和二度及以上房室传导阻滞(AVB)者不宜用。

(4)降脂药物治疗:他汀类药物能有效降低 TC 和 LDL-C,并因此降低心血管事件,还有延缓斑块进展,使斑块稳定和抗感染等有益作用。他汀类降脂药适用下所有没有禁忌证的冠心病心绞痛患者,冠心病患者 LDL-C 的目标值应<2.60mmol/L(100mg/dl),对于极高危患者(确诊冠心病合并糖尿病或急性冠状动脉综合征),治疗目标 LDL-C<2.07mmol/L(80mg/dl)也是合理的。

(5)血管紧张素转换酶抑制剂(ACEI):在稳定型心绞痛患者中,合并糖尿病、心力衰竭或左心室收缩功能不全的高危患者应该使用 ACEI。有明确冠心病的所有患者推荐使用 ACEI所有冠心病患者均能从 ACEI 治疗中获益,位低危患者获益可能较小。

2.抗心绞痛和抗心肌缺血药物

(1)β受体阻滞剂:只要无禁忌证,β受体阻滞剂应作为稳定型心绞痛的初始治疗药物。β受体阻滞剂能降低心肌梗死后稳定型心绞痛患者死亡和再梗死的风险。推荐使用无内在拟交感活性的β受体阻滞剂,更倾向于使用选择性$β_1$受体阻滞剂,如美托洛尔、阿替洛尔及比索洛尔。

(2)硝酸酯制剂:硝酸酯类药为内皮依赖性血管扩张剂,能减少心肌耗氧和改善心肌灌注,从而改善心绞痛症状使用短效硝酸甘油缓解和预防心绞痛急性发作。长效硝酸酯制剂用于减低心绞痛发作的频率和程度,适宜用于慢性长期治疗。

硝酸甘油,0.5～0.6ms,舌下含化;硝酸甘油皮肤贴片,5mg,1 次/日。硝酸异山梨酯,普通片 10～30mg,3～4 次/日;硝酸异山梨酯,缓释片 20～40mg,1～2 次/日。单硝酸异山梨酯,普通片 20mg,2 次/日;单硝酸异山梨酯,缓释片 40～60mg,1 次/日。

(3)钙拮抗剂:钙拮抗剂通过改善冠状动脉血流和减少心肌耗氧起缓解心绞痛作用,对变异型心绞痛或以冠状动脉痉挛为主的心绞痛,钙拮抗剂是一线药物。当不能耐受β受体阻滞剂或β受体阻滞剂作为初始治疗药物效果不满意时,可使用钙拮抗剂。合并高血压的冠心病患者可应用长效钙拮抗剂作为初始治疗药物。

常用钙拮抗剂:地尔硫䓬 30~90mg,3 次/日,缓释剂 90~180mg,1 次/日;维拉帕米 40~80mg,3 次/日,缓释剂 120~240mg,1 次/日;氨氯地平 5~10mg,1 次/日。

注意:①变异型心绞痛以钙拮抗剂疗效最好。②停药前应逐渐减量,以免发生冠状动脉痉挛;③维拉帕米和地尔硫䓬与 β 受体阻滞剂合用时对心脏有过度抑制的危险。

(4)其他药物治疗

1)代谢性药物:曲美他嗪通过抑制脂肪酸氧化和增加葡萄糖代谢,改善心肌氧的供需平衡而治疗心肌缺血。20mg,3 次/日,饭后服。

2)尼可地尔:尼可地尔是一种钾通道开放剂,与硝酸酯类制剂具有相似药理特性,对稳定型心绞痛治疗可能有效。常用剂量为 5mg,3 次/日。

(三)经皮冠状动脉介入治疗

经皮冠状动脉介入治疗(percutaneous coronary intervention,PCI)指一组经皮介入技术,包括经皮球囊冠状动脉成形术、冠状动脉支架置入术、冠状动脉旋磨术、冠状动脉定向旋切术等。PCI 术目前成为冠心病治疗的重要手段。

(四)冠状动脉旁路移植术(CABG)

对低危患者(年死亡率<1%),CABG 并不比药物治疗的预后好。在比较 CABG 和药物治疗的临床试验的荟萃分析中,CABG 可改善中危至高危患者的预后。对某些特定的冠状动脉病变解剖类型手术预后优于药物治疗,这些情况包括:①左主干的明显狭窄;②3 支主要冠状动脉近端的明显狭窄;③2 支主要冠状动脉的明显狭窄,其中包括左前降支(LAD)近端的高度狭窄。

心绞痛的诊治流程见图 3-1。

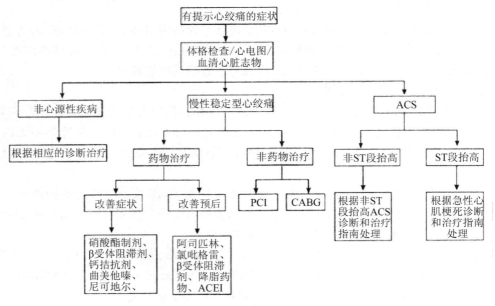

图 3-1　心绞痛诊治流程

(梁戎)

第三节　心肌梗死

一、概念

心肌梗死(myocardial infarction)是指冠状动脉突然发生完全闭塞或近乎堵塞,血流急剧减少或中断,使相应的心肌严重而持久地急性缺血致心肌缺血性坏死。临床上产生剧烈而持久的胸痛和对组织坏死的一些全身性反应,血清心肌酶活力增高和心肌急性损伤与坏死的心电图进行性演变变化,并可发生严重心律失常和急性循环衰竭。

有胸痛或其他缺血相关症状,且心电图显示至少两个相邻导联 ST 段抬高,诊断为 ST 段抬高型心肌梗死(STEMI)。反之,若患者目前尚无 ST 段抬高,我们常称之为非 ST 段抬高型心肌梗死(NSTEMI)。

二、临床特点

1. 症状　胸痛通常位于胸骨后或左胸部,可向左上臂、下颌、颈、背、肩部或左前臂尺侧放射;胸痛持续＞10～20min,呈剧烈的压榨性疼痛或压迫感、烧灼感,常伴有恶心、呕吐、大汗和呼吸困难等;含硝酸甘油不能完全缓解。

2. 体征　可完全正常,也可有心尖区第一心音减弱、第三或第四心音奔马律。10％～20％的患者发病后 2～3 日出现心包摩擦音,多在 1～2 日内消失。乳头肌功能不全时可有收缩期杂音,心衰或休克者有相关体征。注意听诊肺部啰音,采用 Killip 分级法评估心功能:Ⅰ级,无明显的心力衰竭;Ⅱ级,有左心衰竭,肺部啰音＜50％肺野,奔马律,窦性心动过速或其他心律失常,静脉压升高,肺淤血的 X 线表现;Ⅲ级,肺部啰音＞50％肺野,可出现急性肺水肿;Ⅳ级,心源性休克,有不同阶段和程度的血流动力学障碍。

三、实验室和特殊检查

1. 心电图　心电图是诊断心肌梗死必备依据之一,有其特征性改变和动态改变,故临床只要疑诊有心肌梗死的胸痛患者就必须尽快(到达急诊室后 10min 内)记录 12 导联或 18 导联(加做 $V_{7\sim9}$ 和 $V_3R\sim V_5R$)心电图。如早期心电图不能确诊时,需 5～10min 重复测定。T 波高尖可出现在 STEMI 超急性期。与既往心电图进行比较,有助于诊断,左束支传导阻滞患者发生心肌梗死时,心电图诊断困难,需结合临床情况仔细判断、有 Q 波心肌梗死的定位和范围可根据出现特征性改变的导联来判断。

2. 血清生化标志物　敏感的心脏标志物测定可发现无心电图改变的小灶性梗死。建议于入院即刻、2～4h、6～9h、12～24h 测定血清心脏标志物。肌钙蛋内是诊断心肌坏死最特异和敏感的首选标志物,急性心肌梗死(AMI)症状发生后 2～4h 开始升高,10～24h 达到峰值,肌钙蛋白超过正常上限结合心肌缺血证据即可诊断 AMI。肌酸激酶同工酶(CK－MB)对判断心肌坏死的临床特异性较高,AMI 时其测值超过正常上限并有动态变化。肌红蛋白测定有助于早期诊断,但特异性较差(表3－2)。

表 3-2　心肌坏死标志物及动态变化

检测时间	肌红蛋白	肌钙蛋白		CK-MB
		cTnT	cTnI	
开始升高时间/h	1~2	2~4	2~4	6
峰值时间/h	4~8	10~24	10~24	18~24
持续时间/d	0.5~1.0	10~21	7~14	3~4

注:(TnT,心肌肌钙蛋白 T;cTnI,心肌肌钙蛋白 I;CK-MB,肌酸激酶同工酶。

3.影像学检查　根据超声心动图所见的室壁运动异常可对心肌缺血区域作出判断。在评价有胸痛而无特征性心电图变化时,超声心动图可帮助除外主动脉夹层。

必须指出,不应该因等待血清心脏生标志物测定和影像学检查结果,而延迟 PCI 和溶栓治疗。

四、诊断标准

1.心肌梗死的诊断主要依据临床症状、心电图改变与演变规律、心脏标志物的动态变化,这三项指标具备两项可确诊 AMI(1979 年 WHO 心肌梗死诊断标准)。

2012 年,美国心脏病协会(AHA)、美国心脏病学院(ACC)、欧洲心脏病学会(ESC)及世界心脏联盟(WHF)共同制定并发表了 AMI 新的诊断标准:

当临床上发现急性心肌缺血伴有心肌坏死的证据时,就应当使用心肌梗死这一术语。因此,只要符合下列任何一条标准,就应诊断心肌梗死。

(1)检测到心肌标志物[尤其是肌钙蛋内(cTn)]升高和(或)下降,至少有一次超出正常参考值上限(URL)的第 99% 百分位值,并且至少伴有下列一项证据:①心肌缺血的症状;②新发的或推测新发的显著 ST-T 改变或新出现的左束支传导阻滞(LBBB);③心电图出现病理性 Q 波;④影像学检查发现新发的心肌丢失或新发的节段性室壁运动异常;⑤冠状动脉造影或尸检发现冠状动脉内存在新鲜血栓。

(2)心源性死亡,伴有心肌缺血的症状,并伴有推定为新发的心肌缺血 ECG 改变或新出现的 LBBB,但死亡之前未能获取血液标本或血液中心肌标志物尚未开始升高。

(3)经皮冠状动脉介入治疗(PCI)相关性 MI:基线 cTn 值正常(≤99% URL)的患者,PCI 术后升高超过 99% URL 的 5 倍;若基线水平升高且保持稳定或处于下降期,则术后 cTn 较基线值升高>20%。此外,尚需具备以下任何一项:①心肌缺血的症状;②新发现的心肌缺血 ECC 改变;③血管造影结果与 PCI 并发症相吻合;④影像学检查显示新发的心肌丢失或新发的节段性室壁运动异常。

(4)支架内血栓相关性 MI:在心肌缺血时冠状动脉造影或尸检发现支架内血栓形成,并伴有心肌标志物升高和(或)下降,至少有一次数值超过 99% URL。

(5)冠状动脉搭桥(CABG)相关性 MI:基线 cTn 值正常(≤99% URL)的患者,手术后心肌标志物超过 99% URL 的 10 倍。此外,尚需有以下任何一项表现:①新出现的病理性 Q 波或新出现的 LBBB;②冠状动脉造影发现新的桥血管或自身冠状动脉闭塞;③影像学检查显示新出现的心肌丢失或新发的节段性室壁运动异常。

2.陈旧性心肌梗死的标准　符合以下任何一条标准即可诊断,①发现新的病理性波,有或无症状,且排除了非缺血性病因;②影像学证据显示局部存活心肌丢失(变薄并丧失收缩功能),且排除了非缺血性病因;③病理检查发现陈旧性心肌梗死。

五、临床分型

2012心肌梗死全球统一定义中,根据病理学、临床及预后的不同以及治疗方案的不同,将心肌梗死分为以下5种类型:

1.1 型　即自发性心肌梗死,自发性的心肌梗死是由于粥样斑块破裂、溃疡、侵蚀和(或)破裂、裂隙或夹层而导致在一个或多个冠状动脉内血栓形成,从而心肌灌注明显下降或远端血管血小板血栓形成,导致心肌坏死。

2.2 型　即继发于缺血的心肌梗死,由于心肌需氧增加或供氧减少引起,例如冠状动脉内皮功能障碍、冠状动脉痉挛或栓塞、心律失常、高血压、低血压。

3.3 型　即心肌梗死所致的心源性猝死,心源性猝死的患者常有提示心肌缺血的症状,伴有推测的新发缺血性 ECG 改变,或新发左束支传导阻滞(LBBB),但是患者在血标本未获取前或在心肌标志物未升高前死亡,或是在少数情况下血标本未送检心肌标志物。

4.4a 型　即伴发于 PCI 的心肌梗死。4b 型:即伴发于支架内血栓形成的心肌梗死。

5.5 型　即伴发于 CABG 的心肌梗死。

六、鉴别诊断

1.心绞痛　参见本章"心绞痛"及见表 3—3。

表 3—3　心绞痛和心肌梗死的鉴别诊断要点

鉴别诊断项目	心绞痛	心肌梗死
疼痛		
部位	胸骨上、中段之后	相同,但可能在较低位置或上腹
性质	压榨性或窒息性	相似,但更剧烈
诱因	劳力、情绪激动、饱食等	不如前者常有
时限	短,1～5mm 或 15min 以内	长,数小时或 1～2 天
频率	频繁发作	不频繁
硝酸甘油疗效	显著缓解	作用较差
气喘或肺水肿	极少	常有
血压	升高或无显著改变	常降低,甚至发生休克
心包摩擦音	无	可有
坏死物质吸收的表现		
发热	无	常有
血白细胞增加	无	常有
红细胞沉降率增快	无	常有
血清心脏标志物抬高	无	有
心电图变化	无变化或暂时性 ST 段和 T 波变化	有特征性和动态性改变

2.主动脉夹层　胸痛常呈撕裂样,迅速达高峰且常放射至背部、腹部、腰部和下肢。两上肢血压和脉搏可有明显差别,可有下肢暂时性瘫痪、偏瘫和主动脉关闭不全的表现。无 AMI

心电图的特征性改变及血清酶学改变。二维超声心动图检查有助于诊断,CT 和 MRI 可确诊。

3.急性心包炎 急性非特异性心包炎亦可有严重而持久的胸痛及 ST 段抬高。但胸痛与发热同时出现,呼吸和咳嗽时加重;早期可听到心包摩擦音;心电图改变常为普遍导联 ST 段弓背向上抬高,无 AMI 心电图的演变过程,亦无血清酶学改变。

4.肺动脉栓塞 肺栓塞可引起胸痛、咯血、呼吸困难、休克等表现。但有右心负荷急剧增加表现,如发绀、肺动脉瓣区第二音亢进、颈静脉充盈、肝大、下肢水肿等。心电图示电轴右偏,Ⅰ导联 S 波加重,Ⅲ导联出现 Q 波和 T 波倒置,胸导联过渡区左移,右胸导联 T 波倒置等改变。与 AMI 心电图的演变迥然不同,可资鉴别。

5.急腹症 胃或和十二指肠溃疡穿孔、急性胰腺炎、急性胆囊炎、胆石症等。常有典型急腹症的体征,心电图及酶学检查可协助鉴别。

6.其他疾病 如自发性气胸、急性胸膜炎、胸部带状疱疹等。

七、治疗

(一)一般治疗

所有 STEMI 患者到院后应立即给予吸氧和心电图、血压和血氧饱和度监测,及时发现和处理心律失常、血流动力学异常和低氧血症。起病 3 天内应绝对卧床休息,保持安静环境,给予镇静剂,保持排便通畅和避免用力排便,患者剧烈胸痛时,应迅速给予有效镇痛剂,如静脉注射吗啡 3mg,必要时 5min 重复 1 次,总量不宜超过 15mg。

(二)抗栓治疗

1.抗血小板治疗 抗血小板治疗为急性 STEMI 常规治疗,溶栓前即应使用。

(1)阿司匹林:心肌梗死急性期,所有患者只要无禁忌证,均应立即口服水溶性阿司匹林或嚼服肠溶阿司匹林 300mg,继以 100mg,1 次/日长期维持。

(2)噻吩吡啶类:首剂应给予氯吡格雷负荷量 300mg,以后 75mg,1 次/日维持。在首次或再次 PCI 之前或当时应尽快服用氯吡格雷初始负荷量 300mg(拟直接 PCI 者最好给予初始负荷量 600mg 口服)。不论患者是否溶栓治疗,若未服用过噻吩吡啶类药物,应给予氯吡格雷负荷量 300mg。对阿司匹林禁忌者,可长期服用氯吡格雷。新型抗血小板药如普拉格雷和替格瑞洛等也有应用前景。

(3)GPⅡb/Ⅲa 受体拮抗剂:在双重抗血小板治疗及有效抗凝治疗的情况下,GPⅡb/Ⅲa 受体拮抗剂不推荐常规应用,可选择性用于血栓负荷重的患者和噻吩吡啶类药物未给予适当负荷量的患者。

常用的药物有以下几种:①阿昔单抗(ahciximab),首剂 0.25mg/kg,静脉注射,然后以 0.125μg/(kg·min)的速度静脉滴注,持续 12h。②替罗非班(triofiban),先静脉注射负荷量 25μg/kg,再以 0.15μg/(kg·min)维持静脉滴注 12～24h。③埃替巴肽(eptifibatide),首剂 180μg/kg,静脉注射,然后以 2μg/(kg·min)的速度持续静脉滴注,可连续使用 3 天。

2.抗凝治疗 所有 STEMI 患者急性期均进行抗凝治疗。

(1)普通肝素:肝素目前多用于溶栓治疗的辅助用药和急诊 PCI 术中常规使用,以及术后支架内血栓形成的高危患者。rt-PA 为选择性溶栓剂,故必须与充分抗凝治疗相结合。溶栓前先静脉注射肝素 60U/kg(最大量 4000U),继以 12U/(kg·h)(最大 1000U/h),使 APTT

值维持在对照值 1.5～2 倍(50～70s),至少应用 48h。尿激酶和链激酶均为非选择性溶栓剂,对全身凝血系统影响很大,因此溶栓期间不需要充分抗凝治疗。使用肝素期间需监测凝血时间、血小板计数,及时发现肝素诱导的血小板减少症。

(2)低分子肝素:是普通肝素的小片段,由于其应用方便、不需要监测凝血时间等优点,除急诊 PCI 术中外,均可用低分子肝素替代普通肝素。依诺肝素用法:年龄<75 岁,血肌酐≤221μmol/L(2.5mg/dl)(男)或≤177μmol/L(2.0mg/dl)(女)者,先静脉注射 30mg,15min 后开始 1mg/kg 皮下注射,1 次/12h,最长使用 8 日。

(3)磺达肝癸钠:是间接 Xa 因子抑制剂。接受溶栓或不行再灌注治疗的患者,磺达肝癸钠有利于降低死亡和再梗死,而不增加出血并发症。无严重肾功能不全的患者,初始注射 2.5mg,随后每天皮下注射 1 次(2.5mg),最长使用 8 日。

(三)抗心肌缺血和其他治疗

1. 硝酸酯类　STEMI 最初 24～48h 静脉滴注硝酸酯类药物用于缓解持续缺血性胸痛、控制高血压或减轻肺水肿,发病 48h 后,为控制心绞痛复发或心功能不全。

常用硝酸酯类药物包括硝酸甘油、硝酸异山梨酯和单硝酸异山梨酯。静脉滴注硝酸甘油应从低剂量(5～10μg/min)开始,酌情逐渐增加剂量(每 5～10min 增加 5～10μg)。该药的禁忌证为急性心肌梗死合并低血压(收缩压≤90mmHg)或心动过速(心率>100 次/分);下壁伴右心室梗死时,即使无低血压也应禁用。

2. β受体阻滞剂　无该药禁忌证时,应于发病后 24h 内常规口服应用。建议口服美托洛尔 25～50mg/次,1 次/6～8h,若患者耐受良好,可转换为相应剂量的长效控释制剂。STEMI 合并顽固性多形性室性心动过速(室速),同时伴交感电风暴表现,可选择静脉使用 β受体阻滞剂治疗。

以下情况需暂缓使用 β受体阻滞剂:①心力衰竭体征;②低心排血量的依据;③心源性休克高危因素(年龄>70 岁、收缩压<120mmHg、心率<60 次/分或窦性心率>110 次/分及 STEMI 发作较久者);④其他 β受体阻滞剂的禁忌证(PR 间期>0.24s、二或三度 AVB、活动性哮喘或反应性气道疾病)。

3. 血管紧张素转换酶抑制剂(ACEI)和血管紧张素受体阻滞剂(ARB)　STEMI 发病 24h 后,如无禁忌证,所有 STEMI 患者均应给予 ACEI 长期治疗。对于合并 LVEF≤40％或肺淤血,以及高血压、糖尿病和慢性肾病的 STEMI 患者,只要无使用此药的禁忌证,应该尽早应用。早期 ACEI 应从小剂量开始逐渐增加剂量。具有适应证但不能耐受 ACEI 治疗者,可应用 ARB 类药物。

ACEI 的禁忌证:①AMI 急性期收缩压<12kPa(90mmHg)。②临床出现严重肾衰竭(血肌酐>265μmol/L)。③有双侧肾动脉狭窄病史者。④对 ACEI 制剂过敏者。⑤妊娠、哺乳妇女等。

4. 醛固酮受体拮抗剂　通常在 ACEI 治疗的基础上使用。对 STEMI 后 LVEF≤40％、有心功能不全或糖尿病,无明显肾功能不全(血肌酐男性≤221μmol/L,女性≤177μmol/L,血钾≤5mmol/L)的患者,应给予醛固酮受体拮抗剂。

5. 钙拮抗剂　STEMI 患者不推荐使用短效二氢吡啶类钙拮抗剂。对无左心室收缩功能不全或 AVB 的 STEMI 患者,为了缓解心肌缺血、控制房颤或心房扑动的快速心室率,如果 β受体阻滞剂无效或禁忌使用(如支气管哮喘),则可考虑应用非二氢吡啶类钙拮抗剂。

6. 他汀类药物　心肌梗死后及早开始强化他汀类药物治疗可以改善临床预后。所有无禁忌证的 STEMI 患者入院后应尽早开始他汀类药物治疗，且无需考虑胆固醇水平。所有心肌梗死后患者都应该使用他汀类药物将 LDL－C 水平控制在 2.6mmol/L(100mg/dl) 以下。

（四）再灌注治疗

1. 溶栓治疗

（1）溶栓治疗的适应证和禁忌证

1）适应证：①发病 12h 以内到不具备急诊 PCI 治疗条件的医院就诊、不能迅速转运、无溶栓禁忌证的 STEMI 患者均应进行溶栓治疗。②患者就诊早(发病≤3h)而不能及时进行介入治疗者，或虽具备急诊 PCI 治疗条件，但就诊至球囊扩张时间与就诊至溶栓开始时间相差＞60min。且就诊至球囊扩张时间＞90min 者应优先考虑溶栓治疗。③对再梗死患者，如果不能立即(症状发作后 60min 内)进行冠状动脉造影和 PCI，可给予溶栓治疗。④对发病 12～24h 仍有进行性缺血性疼痛和至少 2 个胸导联或肢体导联 ST 段抬高＞0.1mV 的患者，若无急诊 PCI 条件，在经过选择的患者也可溶栓治疗。

2）禁忌证：①既往任何时间脑出血病史。②脑血管结构异常（如动静脉畸形）。③颅内恶性肿瘤(原发或转移)。④6 个月内缺血性卒中或短暂性脑缺血史(不包括 3h 内的缺血性节中)。⑤可疑主动脉夹层。⑥活动性出血或者出血素质(不包括月经来潮)。⑦3 个月内的严重头部闭合性创伤或面部创伤。⑧慢性、严重、没有得到良好控制的高血压或目前血压严重控制不良(收缩压≥180mmHg 或者舒张压≥110mmHg)。⑨痴呆或已知的其他颅内病变。⑩创伤(3 周内)或者持续＞10min 的心肺复苏，或者 3 周内进行过大手术。⑪近期(4 周内)内脏出血。⑫近期(2 周内)不能压迫止血部位的大血管穿刺。⑬感染性心内膜炎。⑭5 天至 2 年内曾应用过链激酶，或者既往有此类药物过敏史(不能重复使用链激酶)。⑮妊娠。⑯活动性消化性溃疡。⑰目前正在应用抗凝剂〔国际标准化比值(INR)水平越高，出血风险越大〕。

（2）常用药物及用法

1）重组组织型纤溶酶原激活剂(rt－PA)：有 2 种给药方案：①全量 90min 加速给药法：首先静脉注射 15mg，随后 0.75m/kg 在 30min 内持续静脉滴注(最大剂量不超过 50mg)，继之 0.5mg/kg 于 60min 持续静脉滴注(最大剂量不超过 35mg)。②半量给药法：50mg 溶于 50ml 专用溶剂，首先静脉注射 8mg，之后 42mg 于 90min 内滴完。

2）尿激酶(UK)：尿激酶 150 万 U 溶于 100ml 生理盐水，30min 内静脉滴入。溶栓结束后 12h 皮下注射普通肝素 7500U 或低分子肝素，共 3～5 天。

3）链激酶(SK)：静脉给药，150 万 U，60min 内静脉滴注。同时给予地塞米松 5mg 静脉注射预防过敏反应。

4）瑞替普酶：10U 溶于 5～10ml 注射用水，2min 以上静脉注射，30min 后重复上述剂量。

5）替奈普酶：一般为 30～50mg 溶于 10ml 生理盐水静脉注射根据体重调整剂量，如体重＜60kg，剂量为 30mg；体重每增加 10kg，剂量增加 5mg，最大剂量为 50mg。

（3）冠状动脉再通指标：溶栓开始后 60～180min 内应监测临床症状、心电图 ST 段抬高和心律变化血管再通的间接判定指标包括：①60～90min 内抬高的 ST 段至少回落 50%。②TnT(I)峰值提前至发病 12h 内，CK－MB 酶峰提前到 14h 内。③2h 内胸痛症状明缓解。④治疗后的 2～3h 内出现再灌注心律失常(如加速性室性－自主心律、房室传导阻滞等)。上述

4 项中,心电图变化和心肌损伤标志物峰值前移最重要。再通直接指征为冠状动脉造影检查 TIMI2 或 3 级血流表示再通,TIMI3 级为完全性再通。

2. 经皮冠状动脉介入治疗(PCI)

(1)直接 PCI:在 STEMI 早期,通过 PCI 直接扩张闭塞的相关冠状动脉,作为血管再通的治疗措施。①如果即刻可行,且能及时进行(就诊到球囊扩张时间<90min),对症状发病 12h 内的 STEMI(包括正后壁心肌梗死)或伴有新出现或可能新出现左束支传导阻滞的患者应行直接 PCI。②年龄<75 岁,在发病 36h 内出现休克,病变适合血管重建,并能在休克发生 18h 内完成者,应行直接 PCI。③症状发作<12h,伴有严重心功能不全和(或)肺水肿 Killip Ⅲ 级的患者应行直接 PCI。④如发病 12~24h 内具备以下 1 个或多个条件时可行直接 PCI 治疗:严重心力衰竭、血流动力学或心电不稳定、持续缺血的证据。

(2)转运 PCI:高危 STEMI 患者就诊于无直接 PCI 条件的医院,尤其是有溶栓禁忌证或虽无溶栓禁忌证们已发病>3h 的患者,可在抗栓治疗同时,尽快转运患者至可行 PCI 的医院。

(3)溶栓后紧急 PCI:溶栓治疗后仍有明显胸痛,抬高的 ST 段无明显降低者,应尽快进行冠状动脉造影接受溶栓治疗的患者,具备以下任何一项,推荐行急诊 PCI 治疗:①年龄<75 岁、发病 36h 内的心源性休克、适合进行血运重建的患者;②发病 12h 内严重心力衰竭和(或)肺水肿;③有血流动力学障碍的严重心律失常。

(4)溶栓治疗成功或未溶栓患者(>24h)PCI:溶栓治疗成功或未溶栓患者,如无缺血复发表现,可在 7~10 天后行冠状动脉造影,如残留的狭窄病变适宜 PCI 可行 PCI 治疗。

3. 外科再灌注 急诊外科冠状动脉重建方法已成为减少梗死范围的一种措施。由 STEMI 发病后多数患者不能及时到达医院,以及临床检查、血管造影、术前准条等耗费很长时间,因而不能作为 STEMI 的常规治疗方法。

以下情况可考虑 CABG:①对少数 STEMI 合并心源性休克不适宜 PCI 者,急诊 CABG 可降低病死率。机械性并发症(如心室游离壁破裂、乳头肌断裂、室间隔穿孔)引起心源性休克时,性期需行 CABG 和相应心脏手术治疗。②溶栓治疗后多支血管病变者,CABG 可使早期和远期预后得到改善。③溶栓治疗后患者仍有严重的持续心肌缺血以及血流动力学不稳定状态,急诊 CABG 有益。

(五)心律失常治疗

1. 室性心律失常

(1)室性期前收缩:对无症状室性期前收缩,无需抗心律失常药物治疗。

(2)室性逸搏心律:急性 STEMI 早期常见除非心率过于缓慢一般不需要特殊处理。

(3)室速和室颤:非持续性室速(持续时间<30s)和加速性室性自主心律,通常不需要预防性使用抗心律失常药物。持续性和(或)血流动力学不稳定的室速(发生率<3%)需要抗心律失常药物处理,必要时予电除颤治疗。再灌注治疗和 β 受体阻滞剂的使用使发病 48h 内室颤发生率降低。注意电解质紊乱,纠正低血钾和低血镁。如室性心律失常反复,可静脉用胺碘酮治疗。

2. 严重窦缓(心率<50 次/分) 可给予阿托品静脉注射,每 10~30min 1 次(总量不超过 2mg),使心率上升至 60~70 次/分。阿托品无效时安装临时起搏器治疗。

3. 房室传导阻滞(AVB) 对症状性心动过缓的急性 STEMI 患者仍建议临时起搏治疗,

待传导阻滞消失后撤除,但临时起搏术并不改善远期存活率。一度 AVB 无需处理。新出现的左束支传导阻滞通常表明广泛的前壁心肌梗死,发展至完全性 AVB 可能性较大,需要行预防性临时起搏术。

（六）右心室心肌梗死的处理

下壁 STEMI 患者出现低血压、肺野清晰、颈静脉压升高临床三联征时,应怀疑右心室梗死。右胸前导联(尤其 V_4R)ST 段抬高≥0.1mV,高度提示右心室梗死,因此,所有下壁 STE-MI 和休克患者均应记录右胸前导联。超声心动图检查可能有助于其诊断。

右心室梗死可导致低血压、休克,其处理原则不同于严重左心室功能障碍引起的心源性休克。一旦右心室梗死合并低血压或休克,主要处理原则是维持右心室前负荷。应避免使用利尿剂和血管扩张剂,积极经静脉扩容治疗。若补液 1000～2000ml 血压仍不回升,应静脉滴注正性肌力药(如多巴胺)合并房颤时,应迅速复律,以保证心房收缩,加强右心室的充盈。合并高度 AVB 时,应予以起搏。

（七）休克的处理

根据休克纯属心源性,抑或尚有周围血管舒缩障碍或血容量不足等因素存在而分别处理。

1. 补充血容量　估计有血容量不足或中心静脉压和肺动脉楔压低者,用右旋糖酐或 5%～10% 葡萄糖液静脉滴注。下壁心肌梗死合并右心室梗死时,常出现低血压,扩容治疗是关键。对大面积心肌梗死或高龄患者应避免过度扩容诱发左心衰竭。

2. 应用升压药　补充血容量后血压仍不升,而肺小动脉楔压和心排血量正常时,提示周围血管张力不足,可静脉滴注多巴胺 5～10μg/(kg·min),甚至 10～20μg/(kg·min)或更大静脉维持输注,以确保血压达到或接近 90/60mmHg。必要时可同时静脉滴注多巴酚丁胺 3～10μg/(kg·min)。大剂量多巴胺无效时,也可静脉滴注去甲肾上腺素 2～8μg/min。

3. 应用血管扩张剂　首选硝普钠,也可合用硝酸甘油,用量宜小,5～20μg/min 静脉维持输注。可扩张小动脉(阻力血管)而增加心排血量和组织灌注,同时可降低肺毛细血管楔压而减轻肺淤血或肺水肿,从而改善血流动力学状态。与多巴胺或肾上腺素合用效果更好。

4. 主动脉内球囊反搏(IABP)　IABP 是目前 STEMI 并发心源性休克治疗时最常用的辅助循环装置 STEMI 合并低血压、低心排血量及对药物治疗无效的心源性休克患者可选用 IAHP 对入院时已处于心源性休克状态的 STEMI 患者,应用 IABP 越早越好,联合快速血运重建治疗有望改善其预后。但 IABP 本身不能改善心源性休克患者的预后。

5. 再灌注治疗　包括溶栓、急诊 PCI 或 CABG。但 STEMI 合并心源性休克时,溶栓治疗的血管开通率明显降低,住院期病死率增高,提倡行机械性再灌注治疗,迅速开通梗死相关动脉,恢复心肌再灌注,以降低病死率。

（八）心力衰竭的处理

1. 一般处理措施　吸氧、连续监测氧饱和度及定时血气测定、心电图监护,行 X 线胸片、超声心动图有助于评估病情。

2. 轻度心力衰竭(KillipⅡ级)　利尿剂治疗;如无低血压,可静脉应用硝酸酯;如无禁忌,则应在 24h 内开始应用 ACEI。

3. 严重心力衰竭(KillipⅢ级)或急性肺水肿　利尿剂治疗;尽早使用机械辅助通气治疗;除非合并低血压,均给予静脉应用硝酸酯类;合并高血压可选用硝普钠。当血压明显降低时,

可静脉滴注多巴胺 $5\sim15\mu g/(kg\cdot min)$ 和(或)多巴酚丁胺考虑早期血运重建治疗。

4.在 STEMI 发病的 24h 内使用洋地黄制剂有增加室性心律失常的危险,不主张使用。在合并快速房颤时,可选用胺碘酮治疗。

八、预防

主要是冠状动脉粥样硬化性心脏病的二级预防。ABCDE 方案对指导治疗有帮助:①A:aspirin 抗血小板聚集(阿司匹林或氯吡格雷),anti-anginal therapy 抗心绞痛(硝酸酯类)。②B:beta-blocker β受体阻滞剂、blood pressure control 控制血压。③C:cholesterol lowing 控制血脂水平、cigarettes quitting 戒烟。④D:diet control 控制饮食、diabetes treatment 治疗糖尿病。⑤E:education 普及有关冠心病的健康教育、exercise 鼓励有计划的、适当的运动锻炼。

急性心肌梗死诊治流程见图 3-2。

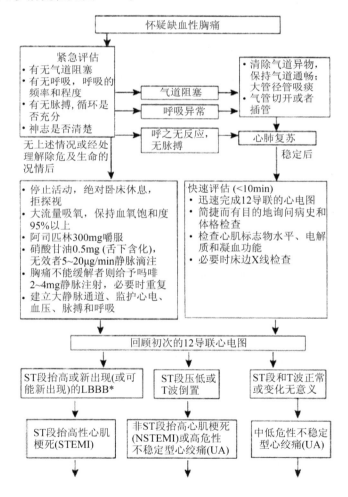

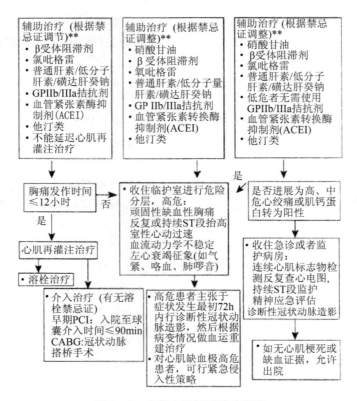

图 3-2 急性心肌梗死诊治流程

*LBBB,左束支传导阻滞。

**辅助治疗药物:①β受体阻滞剂:普萘洛尔 10~20mg/次,2~3 次/日;美托洛尔 25~50mg,3 次/日。②氯吡格雷:首剂 300mg,此后 75mg/d,连续 8 天。③普通肝素或低分子肝素或磺达肝癸钠。④GPⅡb/Ⅲa 拮抗剂:阿昔单抗静脉注射 0.25mg/kg,再以 0.125μg/(kg·min)持续 12h;替罗非班静脉注射 25μg/kg,再以 0.15μg/(kg·min)维持 12~24h。⑤ACEI/ARB:卡托普利 6.25~50mg,3 次/日,氯沙坦 50~100mg,1 次/日,厄贝沙坦 150~3000mg,1 次/日。⑥他汀类:洛伐他汀 20~40mg,1 次/晚,普伐他汀 10~20mg,1 次/晚,辛伐他汀 20~40mg,1 次/晚,阿托伐他汀 10~40mg,1 次/晚。

(高金娥)

第四节 急性冠脉综合征

一、概念

急性冠脉综合征(acute coronary syndrome,ACS)是一组冠状动脉粥样硬化斑块破裂、血栓形成或血管痉挛而致急性或亚急性心肌缺血的临床综合征。根据心电图有无 ST 段持续性抬高,可将 ACS 区分为 ST 段抬高和非 ST 段抬高(NSTE-ACS)两大类,前者主要为 ST 段抬高的急性心肌梗死(ST-segment elevation myocardial infarction,STEMI);根据心肌损伤血清生物标志物测定结果将 NSTE-ACS 分为非 ST 段抬高型心肌梗死(non-ST segment elevation myocardial infarction,MSTEMI)与不稳定型(unstable angina pectoris,UAP)心绞痛。

二、病理生理

NSTE—ACS 的病理生理基础主要为冠状动脉严重狭窄和(或)易损斑块破裂或糜烂所致的急性血栓形成,伴或不伴血管收缩、微血管栓塞,引起冠状动脉血流减低和心肌缺血。NSTE—ACS 的病理基础为粥样斑块的不稳定和破裂,不稳定斑块又称易损斑块,斑块易于破裂可形成裂隙,再加上炎症活动、细胞因子的释放、血管痉挛及血管外机械应力的作用均促进了此过程,诱发血栓形成,临床表现为 ACS。不稳定型心绞痛与 NSTEMI 的病因和临床表现相似但程度不同,主要表现在缺血是否严重到有足够心肌受到损害。

三、临床特点

1.症状　典型心绞痛是 NSTE—ACS 的主要症状,通常表现为发作性胸骨后闷痛,紧缩压榨感,可放射至左肩、下颌部等,呈间断性或持续性,伴有出汗、恶心、呼吸困难、窒息感甚至晕厥。

以加拿大心血管病学会(CCS)的心绞痛分级为判断标准,不稳定型心绞痛的临床特点包括:①静息心绞痛(心绞痛在休息时发作)持续时间在 20min 以上;②初发性心绞痛(1 个月内新发心绞痛)表现为自发性心绞痛或劳力型心绞痛(CCS 分级Ⅱ或Ⅲ级);③原来的稳定型心绞痛最近 1 个月内症状加重,且具有至少 CCSⅢ级心绞痛的特点(恶化性心绞痛);④心肌梗死后 1 个月内发作心绞痛。

变异性心绞痛也是 UA 的一种,通常是自发性。其特点是一过性 ST 段抬高,多数自行缓解,不演变为心肌梗死,但少数可演变成心肌梗死。其发病机制主要为冠状动脉痉挛。

2.体征　绝大多数 NSTE—ACS 患者无明显的体征。高危患者心肌缺血引起心功能不全时,可有新出现的肺部啰音或啰音增加及第三心音。

四、实验室和特殊检查

1.心电图　ST—T 波动态变化是 NSTE—ACS 最有诊断价值的心电图表现。进行性胸痛患者应即刻(<10min)做 12 导联心电图,必要时加做 18 导联心电图,症状发作时可记录到一过性 ST 段改变(常表现 2 个或以上相邻导联 ST 段下移≥0.1mV),症状缓解后 ST 段缺血性改变改善,或者发作时倒置 T 波呈"伪正常化"。发作后恢复至原倒置状态更具有诊断意义,并提示有急性心肌缺血或严重冠状动脉疾病。

NSTEMI 的心电图 ST 段压低和 T 波倒置比不稳定型心绞痛更加明显和持久,并可有一系列演变过程(如 T 波倒置逐渐加深,再逐渐变浅,部分还出现异常 Q 波)。

2.心肌损伤标志物　cTn 是明确 NSTE—ACS 诊断和危险分层的重要依据之一,心肌坏死标志物(酶)及其检测时间。与传统的心肌酶(如 CK、CK—MB)相比,cTn 具有更高的特异性和敏感性。cTn 增高或增高后降低,并至少有 1 次数值超过参考值上限 99 百分位(即正常上限),提示心肌损伤坏死。临床上不稳定型心绞痛(UAP)的诊断主要依靠临床变化及发作时心电图 ST—T 的动态改变,如 cTn 阳性意味着该患者已经发生微量心肌损伤,比 cTn 阴性者预后差。CK—MB 特异性和敏感性不如肌钙蛋白,但仍是发现较大范围心肌坏死的一种非常有用的标志物。肌红蛋白特异性并不高,但有助于心肌梗死的早期诊断。

3.影像学检查　超声心动图检查可发现缺血时左心室射血分数(LVEF)减低和心肌节段性运动减弱,甚至消失。负荷超声心动图的阴性预测值较高。超声心动图对主动脉夹层、肺栓塞、主动脉瓣狭窄、肥厚型心肌病及心包积液等疾病的鉴别诊断具有重要价值。心脏磁共振显像(MRI)、心肌灌注成像及多源 CT 对诊断和排除 NSTE—ACS 均有一定的价值。

五、诊断

WHO 提出的 ACS 的诊断标准为:①相应的临床表现;②心电图特异性改变;③生化标志物的出现。以上三条标准具备两条即可诊断 ACS。

根据肌钙蛋白为诊断标准,则 ST 段不抬高的 ACS 中肌钙蛋白阳性的则为 NSTEMI,反之则为 DAP;以 CK—MB 为诊断标准,若 CK—MB 大于或等于正常上限的 2 倍,则无 ST 段抬高的 ACS 即为 NSTEMI,反之则为 DAP。UAP 与 NSTEMI 的病因、发病机制和临床表现基本相似,只是心肌缺血损伤程度不一致。

六、鉴别诊断

1.急性主动脉夹层　胸痛常呈撕裂样,迅速达高峰且常放射至背部、腹部、腰部和下肢。两上肢血压和脉搏可有明显差别,可有下肢暂时性瘫痪、偏瘫和主动脉关闭不全的表现。无 AMI 的特征性改变及血清酶学改变。但偶可累及冠状动脉,甚至引起心肌梗死。二维超声心动图及 MRI 检查有助诊断。

2.急性心包炎　尤其在心包炎早期,可有心前以和胸骨后疼痛,胸痛与呼吸、咳嗽及体位变动有关。早期有心包摩擦音心电图的段和 T 波改变常位于除 aVR 以外的所有导联,ST 段抬显呈弓背向下、可有心脏压塞症状和体征,心脏超声可确诊。

3.急性肺动脉栓塞　急性大面积肺栓塞可引起胸痛、呼吸困难、晕厥和休克,伴发绀、冷汗及濒死感。但患者的体征、心电图和 X 线胸片常有急性肺动脉高压或者急性右心功能不全的表现,如心电图上可有肺性 P 波,右束支传导阻滞或者较特异的 $S_I Q_{II} T_{III}$ 等表现。X 线胸片显示肺动脉段凸出,一侧或某区域肺血管纹理显著稀疏、纤细、走行异常。常见有肺浸润或肺梗死阴影呈楔形、带形或球形心脏超声发现右心室搏动减弱,肺动脉压力增高;必要时行肺动脉 CTA 或造影以确诊。

4.胸部病变　常见有肋软骨炎、肋间神经痛及带状疱疹等,多为刺痛或灼痛,临床症状和体征可资鉴别。

5.上消化道疾病　如反流性食管炎、消化性溃疡或穿孔、急性胰腺炎或化脓性胆管炎等急腹症

七、危险分层

NSTE—ACS 早期危险分层见表 3—4。

表 3—4　NSTE—ACS 早期危险分层

项目	高风险 (至少具条下列一条)	中度风险(无高风险特征 但具备下列任一条)	低风险(无高、中度风险 特征但具备下列一条)
病史	48h 内缺血症状恶化	既往有心肌梗死、脑血管疾病、冠状动脉旁路移植术或使用 ASA	
胸痛特点	长时间(20min)静息时胸痛	长时间(>20min)静息时胸痛但目前缓解,有高或中度冠心病可能;静息时胸痛(<20min)或因休息或含服硝酸甘油后缓解	过去 2 周内新发 CCS II～IV级心绞痛,但无长时间(>20min)静息时胸痛,有中或高度冠心病可能
临床表现	缺血引起肺水肿,新出现二尖瓣关闭不全杂音或原杂音加重,第三心音或新出现啰音或原啰音加重,低血压,心动过速,年龄>75岁	年龄>70 岁	
心电图	静息时胸痛伴一过性 ST 段改变(>0.05mV),aVR 导联 ST 段抬高>0.1mV,新出现束传导阻滞或持续性心动过速	T 波倒置>0.2mV,病理性 Q 波	胸痛时心电图正常或无变化
心脏损伤标志物	明显增高(即 cTnT>0.1μg/L)	轻度增高(即 cTnT>0.01μg/L 但<0.1μg/L)	正常

八、治疗

1. 治疗原则　UAP 和 NSTEMI 治疗原则相同,以药物为主,抗栓不溶栓,部分症状不能控制的患者需做 PCI 治疗。处理行在根据危险分层采取适当的药物治疗和冠状动脉血运重建策略,以改善严重心肌耗氧与供氧的失平衡,缓解缺血症状;稳定斑块,防止冠状动脉血栓形成发展,降低并发症和病死率。

2. 抗心肌缺血治疗

(1)β 受体阻滞剂:如无明确的禁忌证(如急性收缩性心力衰竭时)或对 β 受体阻滞剂不能耐受,NSTE—ACS 患者应常规使用 β 受体阻滞剂。对心绞痛基本缓解、血流动力学稳定的患者,发病后 24h 内开始 β 受体阻滞剂治疗。治疗时,宜从小剂量开始,逐渐增加剂量,并观察心率、血压和心功能状况。

对心绞痛发作频繁、心动过速、血压较高的患者,可先采用静脉 β 受体阻滞剂(美托洛尔、艾司洛尔等),以尽快控制血压、心率,缓解心绞痛发作。静脉使用美托洛尔的用法:首剂 2.5～5mg(溶于生理盐水后缓慢静脉注射至少 5min),30min 后可根据患者的心率、血压和心绞痛症状缓解情况酌情重复给药,总量不超过 10mg,病情稳定后改为口服药物治疗。

(2)硝酸酯类:用于有胸痛或心肌缺血表现的患者。对无禁忌证的 NSTE—ACS 患者应立即舌下含服硝酸甘油 0.3～0.6mg,每 5min 重复 1 次,总量不超过同时评估静脉用药的必要性。静脉给药用于 NSTE—ACS 合并顽固性心绞痛、高血压或心力衰竭的患者。急性期持续给予硝酸酯类可能会出现耐药性,为此,应维持每天至少 8h 的无药期硝酸酯类与 β 受体阻滞剂联合应用,可以增强抗心肌缺血作用,并互相抵消药物的不良反应。

(3)钙离子拮抗剂(CCB):CCB用于 NSTE－ACS 治疗的主要目的是缓解心绞痛症状或控制血压,目前尚无证据显示 CCB 可以改善 NSTE－ACS 患者的长期预后,在应用 β 受体阻滞剂和硝酸酯类药物后患者仍然存在心绞痛症状或难以控制的高血压,可加用长效的二氢吡啶类 CCB;如患者不能耐受 β 受体阻滞剂,应将非二氢吡啶类 CCB(如维拉帕米或地尔硫䓬)与硝酸酯类合用。短效 CCB 禁用于 NSTE－ACS 患者。

(4)血管紧张素转化酶抑制剂(ACEI):ACEI 不具有直接发挥抗心肌缺血作用,但通过阻断肾素－血管紧张素系统(RAS)发挥心血管保护作用。除非不能耐受,所有 NSTE－ACS 患者应接受 ACEI 治疗。对下不能耐受 ACE 的患者,可考虑应用血管紧张素受体拮抗剂(ARB)。ACS 患者应该在第一个 24h 内给予口服 ACEI。

(5)尼可地尔:尼可地尔兼有 ATP 依赖的钾通道开放作用及硝酸酯样作用。可用于对硝酸酯类不能耐受的 NSTE－ACS 患者。

(6)主动脉内球囊反搏(IABP):当 NSTE－ACS 患者存在大面积心肌缺血或濒临坏死、血流动力学不稳定时,可在血运重建前后应用 IABP,降低心脏负担,改善心肌缺血,提高患者对手术耐受能力,有助于术后心功能恢复。

3.抗血小板治疗

(1)阿司匹林:①NSTE－ACS 患者入院后应尽快给予阿司匹林(负荷量 150～300mg),如能耐受,长期持续治疗(75～100mg)。②对阿司匹林过敏或因胃肠道疾病而不能耐受阿司匹林时,应使用氯吡格雷(负荷量后每日维持量)。③每位 UA/NSTEMI 患者均应使用阿司匹林,除非有禁忌证。

(2)噻吩吡啶类:①中或高危准备行早期 PCI 的 NSTE－ACS 患者,入院后(诊断性血管造影前)应尽快开始双联抗血小板治疗,除阿司匹林外,在 PCI 前加用氯吡格雷 300～600mg,或替格瑞洛 180mg。②选择最初的保守治疗(即非有创治疗)策略的 UA/NSTEMI 患者,入院后除了使用阿司匹林和抗凝治疗外,还应该尽快使用氯吡格雷(负荷量以及随后的每天维持剂量)至少使用 1 个月,最好使用 1 年。③接受 PCI 治疗(尤其是置入药物洗脱支架)的 NSTE－ACS 患者,术后给予氯吡格雷 75mg/d、普拉格雷 10mg/d 或替格瑞洛 90mg,2 次/天,并维持治疗至少 12 个月。

(3)GPⅡb/Ⅲa 受体拮抗剂:①持续性缺血,肌钙蛋白升高、准备行 PCI 或有其他高危表现的患者,除使用阿司匹林和低分子肝素或普通肝素外,还可以使用 GPⅡb/Ⅲa 受体拮抗剂。②缺血事件低或者出血风险高并且已经接受阿司匹林和氯吡格雷治疗的 UA/NSTEMI 患者,不推荐使用Ⅱb/Ⅲa 受体拮抗剂。

4.抗凝治疗 所有 NSTE－ACS 患者在无明确的禁忌证时,均推荐接受抗凝治疗。根据缺血和(或)出血风险、疗效和安全性选择抗凝剂。可选用静脉普通肝素或皮下低分子肝素或磺达肝癸钠抗凝。低分子肝素抗凝作用较普通肝素更为稳定、安全、有效,出血并发症与普通肝素相当。保守治疗但出血风险增加的患者,可选择应用磺达肝癸钠依诺肝素,1mg/kg,皮下注射,1 次/12h,首剂可以 1 次静脉注射 30mg。磺达肝癸钠,首剂可静脉注射 2.5mg,其后每天皮下注射 1 次(2.5mg)。

5.他汀类药物 在 ACS 的早期应用能稳定斑块、抗感染和改善血管内皮功能。在减少冠状动脉不良事件、降低冠心病患者的致残率与致死率方面都具有不可替代的价值。如无禁忌证,无论基线 LDL－C 水平如何,所有患者(包括 PCI 术后)均应给予他汀类药物治疗,使 LDL－C 达到<2.60mmol/L。必要时可给予强化他汀类药物治疗。

6.血运重建治疗　心肌血运重建使 NSTE－ACS 患者缓解症状、缩短住院期和改善预后。其指征和最佳时间以及优先采用的方法(PCI 或 CAGB)取决于临床情况、危险分层、合并症和冠状动脉病变的程度和严重性。

(1)冠状动脉造影/PCI:目前,对高危 NSTE－ACS 患者主张于症状发生最初 72h 内行诊断性冠状动脉造影,然后根据病变情况行血运重建治疗。对心肌缺血极高危患者(即难治性心绞痛伴心力衰竭、危及生命的室性心律失常或血流动力学不稳定),可行紧急侵入性策略(<2h)。对最初稳定的高危 NSTE－ACS 患者,应及早行冠状动脉造影或血运重建。

(2)CABG:约 10%NSTE－ACS 患者需行 CABB,常在内科治疗病情稳定数日后进行。左主干或 3 支血管病变且左心室功能减低(LVEF<50%)的患者(尤其合并糖尿病时),CABG 后生存率获益优于 PCI;2 支血管病变且累及前降支近段伴左心室功能减低(LVEF<50%)或无创性检查提示心肌缺血患者宜 CABG 或 PCI;强化药物治疗下持续心肌缺血而不适宜或不能行 PCI 时,可考虑 CABG。ACS 诊治流程见图 3－3。

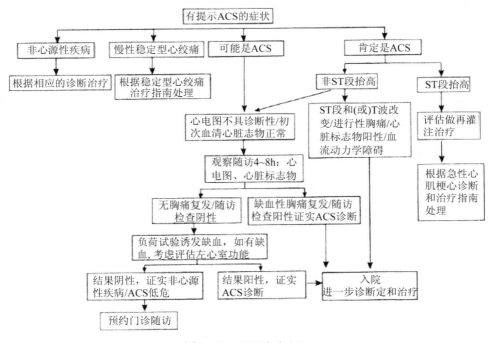

图 3－3　ACS 诊治流程

(高金娥)

第五节　缺血性心肌病

一、概念

缺血性心肌病是指由于冠状动脉粥样硬化所致长期心肌缺血引起的以弥漫性纤维化为

主的心肌病变,表现为扩张型心肌病,伴收缩或舒张功能失常,或两者兼右,其临床表现不能完全用冠状动脉病变和缺血的严重程度来解释者。

二、临床特点

心肌缺血和心肌梗死或坏死对心室的不同作用,使缺血性心肌病具有各种不同的临床表现根据患者的不同表现,可以将缺血性心肌病划分为两大类型,即充血型缺血性心肌病和限制型缺血性心肌病。

1. 充血型缺血性心肌病 占缺血性心肌病的绝大部分,以左心室扩大为主,严重者双心室均扩大。此病的临床特点是以心绞痛、心力衰竭和心律失常为主要临床表现。患者有心绞痛或心肌梗死的病史,但有些老年患者从一开始就可能没有心绞痛和心肌梗死的病史。心力衰竭的表现多逐渐发生,症状呈进行性进展,由劳力性呼吸困难发展至夜间阵发性呼吸困难及端坐呼吸,常有倦怠和乏力,周围性水肿和腹水出现较晚此类患者可出现各种心律失常,心律失常一旦出现,常持续存在,其中以室性期前收缩、心房颤动、病态窦房结综合征、房室传导阻滞多见:由于心脏扩大、心房颤动,心腔内易形成附壁血栓,故缺血性心肌病患者发生心力衰竭时血栓和栓塞较常见。

2. 限制型缺血性心肌病 少数患者的临床表现主要以左心室舒张功能异常为主,而心肌收缩功能正常或轻度异常,心脏大小可以正常但左心室常有异常的压力一容量关系,类似于限制性心肌病的症状和体征,故被称为限制型缺血性心肌病或硬心综合征。患者常有劳力性呼吸困难和心绞痛,并因此使活动受限。即使在急性心肌梗死期间,有一部分患者虽然发生了肺淤血或肺水肿,却可以有接近正常的左心室射血分数,说明这些患者的心功能异常是以舒张期心功能障碍为主。

三、特殊检查

1. 心电图 部分患者可见陈旧性心肌梗死图形。冠状动脉供血不足的变化常见,包括ST 段压低、T 波平坦或倒置等。可见各种心律失常,其中以期前收缩、心房颤动、病态窦房结综合征、房室传导阻滞和束支传导阻滞多见。

2. 胸部 X 线检查 充血型缺血性心肌病患者胸部 X 线检查可显示心脏全心扩大或左心室扩大征象,可有肺淤血、肺间质水肿、肺泡水肿和胸腔积液等。限制型缺血性心肌病 X 线胸片有肺间质水肿、肺淤血及胸腔积液,心脏多不大,也无心腔扩张。有时可见冠状动脉和主动脉钙化。

3. 超声心动图 充血型缺血性心肌病可见心脏普遍性扩大,常以左心室扩大为主,收缩末期和舒张末期容量增加,左心室射血分数下降,室壁呈多节段性运动减弱、消失或僵硬。有时可见到心腔内附壁血栓形成。限制型缺血性心肌病超声心动图常表现为舒张受限,心室肌呈普遍性轻度收缩力减弱,无室壁瘤局部室壁运动障碍。

4. 放射性核素心肌显影 ^{201}Tl 心肌显像示灌注缺损,如发现固定性灌注缺损超过左心室壁的 40%,高度提示缺血性心肌病。

5. 冠状动脉造影 可确立对本病的诊断。它既可判断冠状动脉狭窄的程度和受损的部位,也可明确有无其他冠状动脉疾患。患者常有多支血管病变狭窄在 70% 以上。

四、诊断标准

缺血性心肌病必须有引起长期心肌缺血的致病原因。由于引起心肌缺血的最常见病因为冠心病,所以既往有心绞痛或心肌梗死病史是重要的诊断线索。但部分患者可表现为无痛性心肌缺血或心肌梗死,对于这部分患者应给予高度重视,以免漏诊。可根据临床查体及各种辅助检查对有下列表现者进行诊断:①心脏有明显扩大,以左心室扩大为主。②超声心动图有心功能不全征象。③冠状动脉造影发现多支冠状动脉狭窄病变。但是必须除外由冠心病和心肌梗死后引起的乳头肌功能不全、室间隔穿孔以及由孤立的室壁瘤等原因导致心脏血流动力学紊乱引起的心力衰竭和心脏扩大。

五、鉴别诊断

1.扩张型心肌病　老年人缺血性心肌病与扩张性心肌病在心力衰竭时很难鉴别,两者之间有很多相似之处,但是充血型缺血性心肌病的发病基础是冠心病,与病因未明的扩张型心肌病有本质上的不同。因此有冠心病危险因素的存在,如糖尿病、高血脂、高血压、肥胖等,特别是有心绞痛或心肌梗死病史者,有利于充血型缺血性心肌病的诊断。

2.甲状腺功能减低性心脏病　临床上多有明显的甲状腺功能减退的表现,如怕冷、表情淡漠、动作迟缓、毛发稀疏并有黏液性水肿,可有劳累后呼吸困难、乏力和心绞痛,心脏浊音界扩大,心尖搏动弥散,心音低弱。心电图示窦性心动过缓,P波和QKS波群低电压,T波在多导联中低平或倒置,累及传导系统时可引起束支传导阻滞或房室传导阻滞。超声心动图提示心脏扩大、搏动减弱,常有心包积液。

3.高血压性心脏病　高血压是冠心病的主要危险因素,老年患者常同时合并有高血压和冠心病,可出现心绞痛、心肌梗死等症状,晚期可出现心力衰竭但在缺血性心肌病时血压增高者少见,多数正常或偏低。原发性高血压的心脏损害主要与血压持续升高加重左心室后负荷,导致心肌肥厚,继之可引起心脏扩大和反复心衰发作有关。

六、治疗

1.药物治疗　在控制冠心病易患因素的基础上,给予硝酸酯类药物、β受体阻滞剂缓解心绞痛,改善心肌缺血症状以心力衰竭为主要表现,应给予利尿剂、血管紧张素转换酶抑制剂(ACEI)或血管紧张素受体阻滞剂(ARB)、醛固酮受体拮抗剂。对所有缺血性心肌病患者,除非有禁忌证或不能耐受,均应无限期终身使用ACEI,应用从小剂量开始,逐渐递增至最大耐受量或靶剂量。必要时予正性肌力药(洋地黄)以控制心力衰竭,病情较稳定者应尽早给予β受体阻滞剂,从小剂量开始合并心房颤动的患者应长期抗凝治疗,合并室性或室上性心律失常患者,胺碘酮、β受体阻滞剂应用较多,胺碘酮负性肌力作用较小,对室性心律失常治疗效果好,但与安慰剂相比,不降低患者病死率。

限制型缺血性心肌病治疗重点是位用改善心脏舒张功能的药物,可用硝酸酯类、β受体阻滞药和钙拮抗药来治疗,也可考虑对合适病例施行手术治疗。该类患者不宜使用洋地黄和拟交感胺类正性肌力药物。

2.冠状动脉介入治疗(PCI)　因缺血性心肌病患者冠状动脉病变多为累及多支血管的弥漫性病变,并且左心室功能差,大多数患者不宜接受PCI治疗。如冠状动脉造影发现2支血管病变伴左前降支近端严重次全狭窄（≥95%）和左心室功能损害；显著冠状动脉病变患者出现下列情况：药物不能稳定病情，复发的自发性或低水平的心绞痛或心肌缺血，心肌缺血合并充血性心力衰竭症状和第三心音奔马律，新发的或恶化的二尖瓣反流，或明确的 ECG 变化，可行 PCI 治疗。

3.外科治疗　CABG 可明显改善心绞痛患者术后的症状，对充血性心力衰竭患者，手术对症状的改善作用不大。因此，该手术适于以缺血性心绞痛症状为主的患者。冠状动脉造影发现左主干病变（≥50%）或显著 3 支病变（70%）伴左心室功能受损（EF＜50%），狭窄的远端血管腔比较通畅并适合外科血管旁路手术，且存活的心肌数量充分时，可施行 CABG。对于难以用药物控制的晚期心力衰竭患者，而无其他严重的全身性疾病和器官损害者可考虑心脏移植。

（高金娥）

第六节　冠心病猝死

一、概念

猝死（sudden death）是指自然发生、出乎意料的突然死亡猝死以心脏病引起者居大多数，称之为心源性猝死（SCD）。SCD 指死于不可预知的循环骤停，往往由于心律失常所致，症状发作 1h 内死亡。

二、临床特点

冠心病猝死者半数生前无症状。有些患者平素"健康"，往往死于夜间睡眠之中。对死亡患者发病前短时间内有无先兆症状难以了解，而且多数患片在院外死亡，若死亡时无旁人见证，尚很难确定患者死亡的准确时间，临床主要根据有无冠心病史或证据推断死因。

心搏骤停的临床识别：①心音消失。②脉搏扪不到，血压测不出。③意识突然丧失或伴有抽搐（多发生于心脏停搏后 10s 内），有时伴眼球偏斜。④呼吸断续，呈叹息样，以后即停止多发生于心脏停搏后 20~30s 内。⑤昏迷，多发生于心脏停搏 30s 后。⑥瞳孔散大，多在心脏停搏后 30~60s 出现。

心搏骤停较早，而可靠的临床征象是意识突然丧失伴以大动脉（如颈动脉和股动脉）搏动消失，有这两个征象存在，心搏骤停的诊断即可成立。

三、诊断标准

冠心病猝死目前尚无统一的诊断标准，以下几点供参考：①过去曾经诊断为冠心病或可疑冠心病突然死亡者。②突发心绞痛或心源性休克，心电图示急性心肌梗死或梗死先兆在 6h 内死亡者。③突发心绞痛或心源性休克、来不及或无条件做心电图检查于发病后内死亡不能以其他原因解释者。④发病后迅即死亡不能以其他原因解释者。⑤睡眠中死亡不能以其他原因解释者。⑥猝死后经尸检证实有明显的冠状动脉粥样硬化者。

四、鉴别诊断

冠心病猝死应与其他心源性猝死(如心肌病、心脏瓣膜病、先心病等)相鉴别。还应与心脏病以外的病因(如蛛网膜下隙出血、脑干出血、急性出血性胰腺炎等)进行鉴别。

五、治疗

1. 冠心病猝死的现场抢救 一旦发现心搏骤停应立即就地抢救,对挽救患者的生命有重大意义。如在医院外发生的心搏骤停又无复苏医疗设备的情况下应采取人工胸外按压、通畅气道和人工呼吸措施施救,即简称 CAB(circulation、airway、breathing)三部曲。在医院内发生的心搏骤停则根据患片的具体病情进行抢救,特别是对心室颤动的电除颤,可以得到很高的复苏成功率。

2. 室颤的预防 室颤通常为猝死的即刻原因,因此冠心病猝死的预防应针对室颤的预防。

(1)β受体阻滞剂:急性心肌梗死后无β受体阻滞剂禁忌证的患者,均应长期服用β受体阻滞剂,并根据患者耐受情况决定个体化治疗剂量。β受体阻滞剂可降低梗死后室颤、室速及频发室性期前收缩者的猝死率。β受体阻滞剂尤其适用于有心绞痛或室性心律失常者。

(2)体内埋藏式心脏转复除颤器:该装置可在室颤或室速发生后,感知心律失常,立即放电进行心脏转复或除颤,而且可在需要时自动起搏,它的临床应用可望改善猝死高危患者的预后。

3. PCI 和 CABG 治疗 PCI 或 CABG 等治疗通过改善冠状动脉血流减少猝死的发生。

(高金娥)

第七节 无症状性心肌缺血

一、概念

无症状性心肌缺血(asymptomatic ischemia)或称隐匿性心肌缺血(silent ischemia),是指冠心病患者有心肌缺血的客观证据,如心电图典型的缺血性 ST 段改变,放射性核素检查或超声心动图显示缺血性心肌灌注异常或室壁运动异常、冠状动脉造影异常或负荷试验异常等,而临床缺乏胸痛或与心肌缺血相关的主观症状。

无症状性心肌缺血广泛存在于各种类型冠心病的病程中,Cohn 将其分为 3 种类型:Ⅰ型,临床完全无症状和冠心病病史的心肌缺血;Ⅱ型,心肌梗死后患者伴有的无症状性心肌缺血;Ⅲ型,心绞痛患者伴有的无症状性心肌缺血。

二、诊断要点

无症状性心肌缺血因无症状,故诊断必须依靠下述特殊检查。

1. 运动心电图试验 诊断冠心病心肌缺血的敏感性为 47%～81%,特异性为 69%～96%,运动心电图的典型变化可提示诊断。

2. 动态心电图 动态心电图适于同时观察运动及静息状态下冠状动脉张力增高引起的

无症状性心肌缺血,是监测冠心病患者日常活动中发生无症状性心肌缺血唯一检测手段。诊断标准为 ST 段呈水平型或下斜型压低≥1mm,持续时间≥1min,相邻两次 ST 段改变间隔时间≥1min,又无心绞痛及等同症状者。

3. 运动核素心肌显像 临床常用运动^{201}Tl 心肌断层显像或运动^{99m}Tc—MIBI,是诊断心肌缺血较为敏感的方法。国外报道其诊断冠心病的敏感性为 70%～100%,特异性 75%～100%。运动心肌显像诊断冠心病心肌缺血的价值优于运动心电图试验及动态心电图检查,可提高无症状性心肌缺血的检出率。

4. 冠状动脉造影 对无创检查提示心肌缺血达到高危标准者,如 Duke 活动平板评分达到高危、负荷试验显示大面积心肌灌注缺损、心率不高时超声心动图出现广泛室壁运动障碍等应考虑冠状动脉造影。

三、鉴别诊断

1. 自主神经功能失调 此类患者有背上腺素能 β 受体兴奋性增高,心电图可出现 ST 段压低和 T 波倒置等改变。服普萘洛尔 10～20mg 后 2h,再做心电图检查,可见 ST 段和 T 波恢复正常,有助于鉴别。

2. 其他心肌炎、心肌病、其他心脏病、电解质紊乱及药物作用等引起的 ST 段和 T 波改变,根据其各自的临床表现不难做出鉴别。

四、治疗

1. 完全无症状心肌缺血(Ⅰ型) 一般采用消除危险因素,避免导致心肌缺血的诱因,采用抗心肌缺血药物(硝酸酯类、β 受体阻滞剂)和阿司匹林进行预防性治疗。对多支冠状动脉病变或左主干病变,特别是伴有左心室功能不全者,应采用 PCI 和冠状动脉旁路手术治疗

2. 心肌梗死后无症状性心肌缺血(Ⅱ型) β 受体阻滞剂有心肌保护作用,抗心肌缺血药物和阿司匹林也有一定效果,可延长运动时间,减轻运动时发生的无症状性左心室功能异常及无症状心肌缺血。有手术指征者宜采用 PCI 或冠状动脉旁路手术治疗。

3. 心绞痛患者伴有的无症状性心肌缺血(Ⅲ型) 应积极采用抗心肌缺血药物治疗,控制心绞痛症状。由于无症状心肌缺血发作与冠状动脉痉挛有密切关系,因此药物治疗宜首推钙拮抗剂。根据患者冠状动脉造影结果和具体病情选用 PCI 和外科手术治疗。

(高金娥)

第八节 慢性心力衰竭

一、心力衰竭的病理生理

(一)定义

任何原因引起的初始心肌损伤,导致心脏结构或功能的变化,伴有心室充盈或射血能力受损的一组临床综合征称为心力衰竭。慢性心力衰竭可以有不同病因,不同的临床表现及临床亚型。患者可以表现为各种原发的心血管疾病,即存在心脏重构,从未发生心功能不全征象;或有心功能不全征象,仅通过影像学检查证实,临床无心力衰竭症状和体征;或存在心力

衰竭的症状及体征,主要表现为气促、疲乏、运动耐量受限和(或)液体潴留。因此,慢性心力衰竭包括心脏重构、无症状的心功能不全和有症状的心力衰竭的三个层面。心力衰竭是一个发生发展的过程,呈现一个不断进展的趋势,如何采用理想的治疗能够延缓和逆转这一过程。

虽然,有关心衰的定义存在不同的观点,部分专家依然将心衰定义为有症状的临床综合征,将心脏重构划入心衰的范围并未得到所有专家的认可。但是,越来越多的学者意识到心脏重构是慢性心衰的基本发病机制,逆转心脏重构不但可行,而且能够使患者获益,将其列入心衰的范畴是合理的,慢性心衰是一个渐变的过程,只关注临床症状,将忽略心脏重构这样一个重要的环节。

(二)流行病学资料

心力衰竭的发病率呈现逐渐上升趋势,2003年顾东风等人对我国35~74岁城乡居民共15518人随机抽样调查的结果显示:心衰患病率为0.9%,其中男性为0.7%,女性为1.0%,女性高于男性(P<0.05),不同于西方国家的男性高于女性。这种差异可能和我国女性的风湿性瓣膜病心衰发病率较高有关。随着年龄增高,心衰的患病率显著上升,城市高于农村,北方明显高于南方。这种城乡比例和地区分布与我国冠心病和高血压的地区分布相一致,而这两种疾病正是我国心衰的主要病因。根据我国部分地区对心衰住院病例共10714例所作的回顾性调查,病因中冠心病由1980年的36.8%上升至2000年的45.6%,居各种病因之首;高血压病由8.0%上升至12.9%;而风湿性心脏瓣膜病则由34.4%下降至18.6%。此外,各年段心衰病死率均高于同期心血管病住院的病死率,1980、1990、2000年心衰住院病死率分别为15.4%、8.2%、12.3%。提示心衰的预后严重,心衰的死亡原因依次为:泵衰竭(59%)、心律失常(13%)、猝死(13%)。

心衰的预防和治疗已经成为我国主要和逐渐增长的公共卫生问题。尽管心衰的治疗有了很大的进展,心衰的病死率依然很高。根据国外和香港的资料:心衰患者一年病死率在20%~40%,住院期间病死率为5%~8%;65岁以上的老年患者20%因心衰住院治疗;20%的心衰患者6个月内再次住院。

(三)病理生理模型

心力衰竭的发生常常因为初始的心肌损伤所引发,初始的心肌损伤可以表现很明显,例如大面积急性心肌梗死、急性暴发性心肌炎;也可以表现的较为隐蔽,渐进式出现心肌损伤,如遗传性、家族性心肌病、高血压、瓣膜性心脏病等,长达几年甚至十几年后出现有症状的心衰。由于内在的基因缺陷和外在环境的相互作用的差异,心衰的自然病程在个体间明显不同。初始的心肌损伤或不同的病因对预后的影响个体间差异的原因目前还不清楚。目前已知的心衰易感人群,即存在引起心衰的危险因素的人群,主要见于高血压、动脉粥样硬化、糖尿病、代谢综合征、酗酒及服用对心脏有毒害作用的物质、风湿热史、心肌病家族史和睡眠呼吸暂停综合征等。

初始的心肌损伤后,引起短期适应性或代偿性反应,其中重要的是启动Frank-starling机制和交感神经系统的激活。Frank-starling机制是在一定的范围内,随着心室舒张末容积(前负荷)的增加,心肌收缩力增强,而维持心排血量正常或相对正常。交感神经兴奋性增加,同时激活其他神经内分泌细胞因子共同维持血压稳定,保持重要器官的灌注。这两个适应性的反应发生很快,几个心动周期即可出现,对心脏具有一定的保护作用。患者可以在一段时间内没有心衰的症状。

长期、慢性的交感神经系统和肾素－血管紧张素－醛固酮系统的兴奋性增高,多种内源性的神经激素和细胞因子网络的激活或失衡造成继发的心肌损伤,引起左室重构,这一过程又进一步激活神经激素和细胞因子等,形成恶性循环,导致疾病逐渐进展。左室重构一旦发生,即使不依赖于神经激素状态,也足以导致疾病进展到有症状心衰。左室重构伴或不伴有心室腔扩大,通常在数周或数月甚至数年后。因此,心衰是一种渐进性的疾病,一个逐渐发生发展的过程,神经激素－细胞因子的失衡状态是心衰病理生理的重要环节。

(四)神经激素细胞因子网络失衡学说

在某种意义上慢性心力衰竭是一种神经激素细胞因子网络失衡状态。心衰时,交感神经系统和肾素血管紧张素系统被激活,儿茶酚胺、血管紧张素Ⅱ和醛固酮等神经激素和细胞因子通过循环内分泌的方式损伤心血管系统,同时,心肌和血管自身也能够合成和分泌一些神经激素和细胞因子,例如去甲肾上腺素、血管紧张素Ⅱ、醛固酮、内皮素、生长因子(如转录生长因子)和炎症细胞因子(如白介素－1β、肿瘤坏死因子)等,以自分泌和旁分泌的方式影响心肌和血管。心衰时,这些有生物活性的神经激素的过度表达是造成心肌损伤、循环功能受损的原因之一,导致疾病逐渐发生发展。另一方面,来自心房心室的 A 类利钠肽(ANP)和 B 类利钠肽(BNP)也分泌增多,拮抗这些激素和细胞因子对心血管不利的效应。

1.交感神经系统　心衰时,压力感受器和机械感受器抑制性输入信号的减弱和兴奋性输入信号的增强,这种自主神经系统失衡的净效应是交感神经兴奋性增强,迷走神经冲动减弱,心率变异减少,心率加快,心肌收缩力增强,外周血管阻力增高等。

交感神经的过度激活在增加心肌收缩和松弛的同时,也增加心肌能量的消耗,加重心肌缺血,触发心律失常或猝死。因此,交感神经的激活对心衰的作用是短期起到支撑作用,长期则引起恶性循环。

慢性心力衰竭时存在长期肾上腺素能神经系统的激活,通过 β_1 受体、β_2 受体,可能还有 α_1 受体损伤心脏,但是,β_1 受体系统的长期激活具有更强的心脏毒性。现有的迹象表明,心衰时,交感神经兴奋引起最初的代偿机制,长期兴奋对心脏的损伤作用主要是通过心脏的肾上腺素能神经兴奋性增强引起,而循环中去甲肾上腺素水平增高只起部分作用。去甲肾上腺素是肾上腺素能神经递质,相对选择性作用于 β_1 受体,其亲和力是 β_2 受体的 20 倍,α_1 受体的10 倍。去甲肾上腺素对心肌的毒性是经 β 受体介导,而不是 α_1 受体。衰竭心肌交感神经兴奋性增强的致病作用主要通过 β_1 受体介导,引起心肌重塑,如心肌肥厚和心室扩张、心肌细胞凋亡及死亡等。随着疾病的进展,心肌内去甲肾上腺素浓度逐渐降低,严重心衰的患者存在儿茶酚胺水平的耗竭。

慢性心衰的患者存在 β 肾上腺素能信号传递系统失敏。心衰患者心肌 β_1 受体密度下调,这种下调主要与 β_1 受体蛋白质和 mRNA 减少有关,与心衰的严重度成比例。相反,β_2 受体蛋白质和 mRNA 水平不变。β 肾上腺素能受体激酶(βARK)表达增强,βARK 的 mRNA 水平增高,该酶使 β_1、β_2 受体磷酸化受阻与 G 蛋白失偶联。β 肾上腺素能系统在衰竭心肌上的这些改变,即 β_1 受体密度下调和失敏,实际上是对暴露于大量儿茶酚胺引起心脏毒性作用的自我保护性反应。

2.肾素－血管紧张素－醛固酮系统　心力衰竭时,相对于交感神经系统的激活,肾素血管紧张素系统的激活要晚一些。除了循环中的肾素血管紧张素醛固酮系统以外,组织局部也存在 RAS 系统,例如心脏、血管和脑。体内大多数(约 90%)血管紧张素酶(ACE)的活性存在于组织。心衰时,心肌 ACEmRNA、ACE 结合位点和 ACE 活性都是增高的。血管紧张素 Ⅱ 能够通过非肾素或非 ACE 的途径合成,激肽释放酶和蛋白激酶 G 使血管紧张素原生成血管紧张素 Ⅰ,糜蛋白酶能够使血管紧张素 Ⅰ 变成血管紧张素 Ⅱ。血管紧张素 Ⅱ 本身可以通过蛋白降解产生三种有生物活性的物质:血管紧张素 Ⅲ 和 Ⅳ,促进血管收缩,以及血管紧张素 1－7,后者能够拮抗血管紧张素 Ⅱ 对内皮功能的有害作用。

血管紧张素 Ⅱ 作用于血管紧张素 Ⅰ 类受体(AT_1)和 Ⅱ 类受体(AT_2),血管以 AT_1 受体为主,心肌以 AT_2 为主,AT_2 与 AT_1 的比值是 2:1,沿心肌神经分布的更多的是受体,AT_2 受体在心肌间质和成纤维细胞更丰富。激活 AT_1 受体导致血管收缩、细胞生长、醛固酮分泌和儿茶酚胺释放,而激活 AT_2 受体则相反,血管扩张、细胞生长抑制、尿钠增多和缓激肽释放。血管紧张素 Ⅱ 与受体之间的关系和效应还有一些尚不清楚,总体而言是血管紧张素 Ⅱ 作用于 AT_1、AT_2 和其他 AT 受体交叉对话的综合效应。衰竭心肌中 AT_1 受体和 mRNA 水平是下调的,AT_2 受体密度上调或不变。

肾素血管紧张素系统的短期激活对维持血流动力学平衡有益,长期的作用则是有害,如促进左心室重构以及心肌、肾脏和其他器官的纤维化等。肾素血管紧张素系统和交感神经系统互为影响,血管紧张素 Ⅱ 加强交感神经末梢去甲肾上腺素的释放,刺激肾上腺皮质球状带生成醛固酮等,从而加重神经激素的紊乱。

醛固酮的短期作用是促进钠和水的再吸收,对血容量的维持起到一定的作用,这是醛固酮的经典效应。长期持续表达醛固酮则危害心血管系统,引起心肌和血管的肥厚或纤维化,其中主要是由醛固酮的非上皮细胞效应所致。目前已知醛固酮具有内分泌、自分泌和旁分泌的作用,循环中的醛固酮主要来自肾上腺,心肌、血管和脑都存在醛固酮合成酶以及 11－β 羟类固醇脱氢酶,后者为醛固酮选择性结合所必需,表明醛固酮可以在这些组织产生和发挥效应,这些组织存在醛固酮受体。来自心力衰竭患者的标本显示,心肌醛固酮合成酶的表达增多,并伴有心肌的纤维化和严重左心室肥大,提示局部合成的醛固酮起到重要作用。此外,醛固酮引起内皮功能紊乱,压力感受器功能异常,减少去甲肾上腺素的摄取等,都进一步促进心衰的发生发展。

3. 肾脏的神经激素和钠水潴留　心衰时,由于有效的动脉血容量降低,来自左心室、主动脉弓、颈动脉窦和肾脏入球小动脉的压力感受器感受到心排血量的不足和循环血容量的再分布,触发神经内分泌的代偿机制,持续激活交感神经系统和肾素血管紧张素系统,使肾脏入球小动脉收缩、近曲小管钠的再吸收增加,引起钠水潴留和外周血管收缩等。

肾脏交感神经活性增强不仅引起肾血流减少,肾小管钠、水再吸收增加,还刺激垂体后叶引起精氨酸加压素的释放,减少水的排泄,引起血管收缩等;同时使肾素生成增多,激活 RAS 系统,血管紧张素 Ⅱ 通过多种机制增加钠水潴留。

心力衰竭在某种意义上是一种神经激素失衡的状态,除了交感神经和 RAS 系统的激活外,体内还激活了一些拮抗系统,包括扩血管的物质和利钠肽系统。前列腺素的代谢产物如地诺前列酮(前列腺素 E,PGE_2)和依前列醇(前列环素,PGI_2)在心衰患者的血中是增高的,肾脏的前列环素扩张出球小动脉,并且拮抗精氨酸加压素的作用。利钠肽系统中,A 类利钠肽(ANP 或称心房利钠肽)和 B 类利钠肽(BNP 或脑钠肽)作用最为重要,是拮抗神经激素失衡的主要环节,ANP 和 BNP 增加肾小球的滤过,减少集合管对钠的再吸收,同时抑制肾素和醛固酮的分泌,扩张血管等。但是,严重心衰的患者肾脏对利钠肽反应迟钝,原因尚不清楚。

4.自主神经/外周血管的神经激素 心衰时,存在自主神经系统功能的紊乱,反射调节机制异常,外周血管阻力增加,迷走神经调控作用减弱。患者直立反应调节异常,运动时,心率无法相应增加,运动后,心率不能很快恢复,心率变异减小,压力感受器功能异常。

心力衰竭时内脏神经系统和局部自动调节机制之间也发生了复杂的相互作用,以保证脑和心脏的血供,减少皮肤、骨骼肌、内脏和肾脏的血流,运动时为了使有限的心排血量到达骨骼肌,内脏血管强烈收缩,消化道和肾脏处于低灌注状态。对外周血管收缩最强的刺激是交感神经释放的去甲肾上腺素,其他缩血管的物质包括血管紧张素Ⅱ、内皮素、神经肽Y、乌洛滕生、血栓素 A_2 和精氨酸加压素。缩血管的物质的释放引起了扩血管物质的逆向调节,包括利钠肽系统、一氧化氮、缓激肽、肾上腺髓质激素、PGI_2 和 PGE_2 等激素的释放以拮抗缩血管因子的效应。正常人内皮细胞持续释放一氧化氮,内皮驱动的松弛因子能够拮抗缩血管因子的作用,运动时血管能够相应扩张。心衰时,内皮功能异常,内皮介导的血管扩张作用消失,血管处于收缩状态,外源性的左旋精氨酸能够恢复这种扩血管的反应。

心衰患者运动耐量下降是多因素和复杂的,包括如下因素:内皮功能紊乱,外周血管一氧化氮减少;骨骼肌血流调节异常,骨骼肌营养减少,骨骼肌萎缩;运动时每搏量不能相应增加;心肌 β_1 受体密度下调,变力性下降;长期卧床或活动减少引起的去适应状态;骨骼肌肌纤维从慢向快抽搐型转换、快抽搐型萎缩,骨骼肌肌细胞线粒体变小,酶活性降低;肺的顺应性降低,运动时过度通气等。

(五)左心室重构的机制

左心室重构是慢性心衰发生发展的中心环节。左心室重构是指随着初始和继发的心肌损伤,左心室结构、形态、容积和功能发生的一系列改变,包括心肌细胞和组织的生物学缺陷,心室腔的几何学变化。

1.心肌细胞和组织的生物学缺陷 心力衰竭时,心肌细胞和组织发生了很多生物学的改变,从而导致心肌收缩或舒张功能的异常,主要包括胚胎基因表达,肌球蛋白重链从 α 向 β 转换;心肌细胞肌丝逐渐丢失;细胞骨架蛋白的改变;激动—收缩偶联异常以及 β 肾上腺素能信号传递系统失敏等。

(1)心肌肥厚:血流动力学负荷过重引起两种形式心肌肥厚,即向心性肥厚或离心性肥厚。压力负荷或容量负荷的过重分别引起收缩期或舒张期室壁张力的增加,通过机械传导,激活心肌细胞和细胞外信号传递系统,引起左心室重构。通常压力负荷过重,心肌细胞变宽,肌小节平行排列呈向心性肥厚,心肌组织呈向心性肥厚。容量负荷过重时,心肌细胞瘦长,肌小节呈串联排列,心肌呈离心性肥厚。

当然,心肌肥厚不仅是血流动力学紊乱所致,心肌细胞内在的缺陷也是导致心肌肥厚的重要因素,包括神经激素的失衡等。心肌细胞的肥厚伴随细胞生物表型的改变,胚胎基因程序被再次激活,同时正常成人型基因表达减弱,引起收缩功能异常。刺激胚胎基因表达的因素包括机械的伸展和牵拉、神经内分泌(如儿茶酚胺、血管紧张素Ⅱ)、炎症细胞因子(如肿瘤坏死因子、白介素6)、其他肽类和生长因子(如内皮素)等。

(2)激动—收缩偶联异常:激动收缩偶联是指从动作电位开始到心肌收缩和舒张结束这一过程,严重心衰的患者动作电位异常延长,除极后,瞬间细胞内钙离子浓度升高的幅度变小,表明钙缓慢释放到收缩装置,复极时钙离子浓度缓慢的下降,导致松弛变慢。调钙蛋白的磷酸化状态及丰度的变化可能是决定收缩功能的关键因素。

（3）收缩蛋白和调节蛋白异常：心衰时，收缩蛋白质的异常表现为肌球蛋白重链转向胚胎型；肌球蛋白轻链转向胚胎型；肌钙蛋白 T 转向胚胎型；肌丝本身蛋白水解功能异常，引起肌纤维崩解。

调节蛋白异常包括肌浆网钙泵 ATP 酶减少，受磷蛋白减少和理阿诺受体密度降低等。

（4）心肌的变化：心衰时，心肌的变化发生在两个方面：心肌细胞和细胞外基质。心肌细胞除了向心性或离心性肥厚外，尚有细胞坏死、凋亡和自体吞噬，使心肌细胞逐渐减少。心肌细胞的细胞骨架包括肌动蛋白、索蛋白、肌联蛋白、微管蛋白和膜相关蛋白等，心衰时这些细胞骨架也参入左室重构，比如肌联蛋白下调、索蛋白和膜相关蛋白上调等。

心肌细胞外的基质由基底膜、环绕心肌的纤维状胶原网、蛋白聚糖和氨基葡聚糖以及生物活性的信号分子等组成。左室重构的一个重要环节是细胞外基质的改变，包括胶原合成和降解的异常，胶原交联程度的降低，胶原支撑作用的丧失，基质金属蛋白酶增高/金属蛋白酶组织抑制剂作用减弱等，从而引起心肌纤维化。心肌的成纤维细胞是合成和分泌胶原纤维、层黏连蛋白、纤维连接素的来源，成纤维细胞和肥大细胞都参与左心室重构的过程。

2. 左心室腔的几何学改变　左心室重构的几何学改变包括左心室扩大；形态由椭圆形变成球形；左心室壁变薄；二尖瓣关闭不全以及左心室收缩和舒张的不同步等。

二、慢性心力衰竭的临床评估

（一）四个阶段和诊断标准

慢性心力衰竭是一个发生发展的渐变过程，通常将其分为四个阶段。

阶段 A，心力衰竭易患阶段（前心力衰竭阶段）：存在发生心脏病和心力衰竭的高危因素，没有明显的心脏结构异常，没有心力衰竭的症状和体征，危险因素包括高血压、动脉粥样硬化、糖尿病、肥胖、代谢综合征、酗酒及服用对心脏有毒害作用的物质、风湿热史、心肌病家族史等，这些危险因素造成心脏初始损伤，也可称为心脏重构的启动阶段。

阶段 B，无症状心力衰竭阶段：存在心脏重构，有器质性心脏病，无心力衰竭的症状和体征，实验室检查存在心功能不全的征象，例如左心室扩大，左心室射血分数降低，左心室肥厚，左心室舒张功能受损；无症状的瓣膜性心脏病；陈旧性心肌梗死等，也可称为心脏重构阶段。从这一阶段起，临床诊断进入心力衰竭范围。

阶段 C，有症状心力衰竭阶段：有器质性心脏病，近期或既往出现过心力衰竭的症状和体征。可以分为左心衰、右心衰和全心衰。根据左心室射血分数（LVEF 小于或大于 45％）又可以分为 LVEF 下降的心力衰竭（HFrEF 或收缩性心衰）和 LVEF 正常或代偿的心力衰竭（HFnEF 或舒张性心力衰竭）。

HFnEF 是指因左心室松弛和充盈异常导致心室接受血液的能力受损，表现为心室充盈压升高，肺静脉或体循环静脉淤血，而心脏收缩功能相对正常，尚能维持适当的每搏量的一组临床综合征。HFnEF 的诊断标准：①存在典型心衰的症状和体征；②左心室射血正常或轻度异常，LVEF≥45％，左室舒张末期容积不大；③超声心动图存在左心室舒张功能异常的证据；④排除其他的心脏结构异常，例如心瓣膜疾病、心包疾病、先天性心脏病，原发性肺动脉高压合并右心衰。

HFrEF 的诊断标准：存在心衰的症状和体征；LVEF＜45％；左心室舒张末期容积增大。

阶段 D，顽固性或终末期心力衰竭阶段：器质性心脏病严重，即使合理用药，静息时仍有心力衰竭的症状,需特殊干预,如长期或反复因心力衰竭住院治疗;拟行心脏移植;需持续静脉用药缓解症状;需辅助循环支持等。

四个阶段的划分,覆盖了慢性心衰发生发展的全过程,体现了心衰治疗的最新理念,从单纯的治疗心衰的症状,到逆转心脏重构、到早期阻断心脏重构的始动环节这样一个重大的战略转移,全面展开"防"和"治"的攻略。早期的预防将从源头上减少心衰的发生,因此也是心衰临床评估和治疗的重要组成部分。

同时,慢性心力衰竭又是一个临床综合征,因此它的临床评估第一步是明确有无心衰的症状和体征,第二步判断是否存在心脏重构和功能异常的客观依据;第三步是明确具体心脏病病因及特殊病理生理机制和本次心衰发作的诱因。

(二)症状和体征

心力衰竭是一组临床综合征,可以表现为不同的临床类型,如急性或慢性,射血分数正常或下降,左心衰竭、右心衰竭或全心衰竭等。主要症状是呼吸困难、运动耐量下降伴或不伴有肺循环或体循环淤血。

1. 主要症状

(1)呼吸困难:左心衰的主要表现之一,随着心力衰竭程度的加重,依次表现为劳力性呼吸困难、端坐呼吸、夜间阵发性呼吸困难、静息呼吸困难和急性肺水肿。

(2)运动耐量降低:运动耐量降低表现为劳力时或日常活动时气促、乏力、活动受限。疲乏或无力的患者常常伴有肢体的沉重感。采集病史时应记录运动受限的程度,例如爬楼梯、走平路、日常家务活动或生活自理的能力等。

(3)体循环淤血:右心衰相关的症状,淤血性肝大伴随的不适,如腹胀、腹部钝痛、右上腹沉重感等。以及胃肠道淤血的症状,如食欲下降、恶心、胃部气胀感、餐后不适及便秘等。

(4)其他:低心排血量相关的症状,如神志模糊、软弱、肢体冰冷。心衰早期可以出现夜尿增多。少尿则是心衰加重的一种征兆,它与心排血量严重降低导致尿液生成受到抑制相关。长期慢性的肾血流减少可出现肾功能不全的表现,即心肾综合征。心衰的患者可有贫血的症状,除了与慢性肾功能不全(导致促红细胞生成素生成减少、促红细胞生成素抵抗、尿毒症性肠炎及出血,离子吸收减少)有关外,有些药物如阿司匹林可引起的胃肠道出血。重度心衰的老年患者,可出现反应迟钝,记忆力减退,焦虑,头痛,失眠,恶梦等精神症状。

2. 主要体征　心衰患者的体征主要包括三个方面:容量负荷的状况,心脏的体征,相关病因、诱因及并发症的体征。

一般情况:生命体征(呼吸、心率、脉搏,血压)和体位,体重的变化,观察神志、面容和皮肤、巩膜等。

(1)容量负荷的状况

1)体循环静脉高压:颈静脉充盈反映右心房压力增高。三尖瓣反流时,颈静脉搏动明显。正常吸气时,颈静脉压下降,但是心衰的患者是升高的,类似于缩窄性心包炎,称之为Kussmaul征。轻度的右心衰患者,静息时颈静脉压力可以正常,但是肝颈静脉反流征阳性,提示腹部充血和右心无法接受和射出增多的血容量。

2)肺部啰音:肺底满布湿性啰音是左心衰至少中度以上的特征性体征,通常出现在双侧肺底,如果单侧出现,则以右侧常见,可能与一侧的胸膜渗出有关。急性肺水肿时,双肺满布粗糙的水泡音和哮鸣音,可伴有粉红色泡沫痰。未闻及啰音并不能排除肺静脉压的显著升高。支气管黏膜充血,过多的支气管分泌物或支气管痉挛可引起干啰音和喘鸣。

3)肝大:肝大常常出现在水肿之前。如果近期内肝脏迅速增大,由于包膜被牵拉可出现触痛,长期心衰的患者触痛可消失。严重的慢性心衰患者,或三尖瓣疾病及缩窄性心包炎引起严重淤血性肝大的心衰患者,也可以出现脾大。

4)水肿:心衰患者水肿的特征为首先出现于身体低垂的部位,常为对称性和可压陷性。可走动的患者首先表现为下午踝部水肿,经过夜间休息,清晨水肿消失;长期卧床的患者表现为骶尾部的水肿。终末期心衰的患者,水肿严重且呈全身性,伴有体重增加,此时查心电图可见 QRS 波群振幅的降低。长期的水肿可以导致下肢皮肤色素沉着、红化和硬结等。合并营养不良或肝功能损害,低蛋白血症时,也可出现全身水肿。

5)胸腔积液、腹水:胸腔积液的出现表明体静脉或肺静脉压力增高,以双侧多见,如为单侧则以右侧更多见。一旦出现胸腔积液,呼吸困难会进一步加重,这是因为肺活量进一步降低,同时激活了 J 受体的缘故。随着心衰的改善,胸腔积液可以逐步吸收,偶尔,叶间包裹性渗出液可持续存在,需要胸腔穿刺治疗。

腹水的发生通常反映了长期的体静脉高压,可见于肝静脉压增高,或腹膜的静脉引流系统压力增高。在器质性三尖瓣疾病或慢性缩窄性心包炎患者中,腹水比皮下水肿更为突出。此外,毛细血管通透性的增高也是一个重要因素。

(2)心脏和血管体征

1)心脏扩大:心脏扩大见于大多数慢性收缩性心衰的患者,但此体征无特异性,一部分患者没有此体征,如单纯舒张期心衰、慢性缩窄性心包炎或限制性心肌病、急性心衰的患者等。

2)奔马律:儿童或年轻人,可以听到生理性第三心音,40 岁以上的成人极少听到这种心音,一旦出现通常是病理性的,称为舒张早期奔马律或第三心音奔马律,多数来自左心室,可见于任何年龄的心衰患者。第三心音奔马律是预测死亡或住院的独立危险因素。

3)P_2(肺动脉瓣区第二心音)亢进和收缩期杂音:随着心衰的发展,肺动脉压力增高,肺动脉瓣区第二心音逐渐增强($P_2 > A_2$)并且广泛传导。收缩期杂音在心衰患者中很常见,多继发于心室或瓣环的扩张所引起的功能性二尖瓣或三尖瓣反流,治疗后杂音可以减轻。

(3)病因、诱因及并发症的体征:器质性心脏病病因的体征,例如风湿性瓣膜性心脏病的心脏杂音等;心衰诱因和并发症相关的体征,如肺部感染、甲状腺肿大、血管杂音、皮疹、黄疸和栓塞征象等。

(三)影像学和实验室检查

全面的询问病史和体检是发现心脏病变最基本和最简易的方法,可提供诊断心脏病的最初线索,但要明确诊断仍需进行影像学检查。影像学检查能够提供心脏重构、心功能状态、心脏病病因等多方面的信息。

1.影像学检查　所有心衰患者初诊时应完成 12 导联心电图,胸部正、侧位 X 线片及超声心动图多普勒检查。

(1)心电图:常规检查。心电图可提示心肌缺血或梗死,心房、心室大小,心律失常(快速心律失常、缓慢心律失常及房室传导阻滞),电解质紊乱,起搏器及药物干预,心包疾病,离子通道病等信息,心电图正常不能排除心脏病。心衰常并发心脏电生理传导异常,导致房室、室间或室内运动不同步(不协调),房室不协调表现为心电图中 P－R 间期延长,使左心室充盈减少;左右心室间不同步表现为左束支传导阻滞,使右心室收缩早于左心室;室内传导阻滞在心电图上表现为 QRS 时限延长（>120ms）。以上不同步现象均严重影响左心室收缩功能。

（2）X 线胸片：常规检查。X 线胸片显示心脏大小的外部轮廓，肺淤血、肺水肿、胸腔积液、肺动脉高压、大血管病变、肺部疾病等，侧位片能够反映右心室的大小，不应省略。

（3）超声心动图和多普勒超声心动图：常规检查。超声心动图是诊断器质性心脏病和评估心功能最有价值的方法，能够全面、动态显示心脏结构包括心脏瓣膜、心肌、心包、腔室形态、局部室壁运动有无异常；定量测定心房、心室大小，容积，室壁厚度，射血分数，局部室壁运动等参数；区别收缩性和舒张性心力衰竭，提供无创性血流动力学资料；评估治疗方法和追踪治疗疗效，如瓣膜性心脏病采用球囊扩张抑或外科手术，换瓣术后有无血栓形成等；提供预后信息。急性冠脉综合征时，心室局部运动异常提示有急性心肌梗死的可能，心肌组织多普勒能够提供更多的信息。

超声心动图和多普勒超声心动图在左室射血分数正常或代偿的心衰诊断方面具有较大的价值。通常将其分为 4 级：松弛异常、假性正常化、可逆性限制型和不可逆限制型。主要通过二尖瓣流速 E/A，减速时间 DT，ValSalva 动作时 E/A 的变化，舒张早期二尖瓣流速/二尖瓣环间隔处心肌舒张的速度 E/e'，二尖瓣 A 波的时间减去肺静脉回流的 A 波时间等指标进行评估。心肌组织多普勒检测二尖瓣环间隔处心肌舒张的速度 e' 与血流动力学检测的左心室松弛时间常数 ι 相关好，相对非依赖于负荷。

二维的超声心动图在评估右心室容积或功能时存在一定的局限性，三维的超声心动图可弥补其缺陷，但需要操作者手动选取多重切面，并人工编辑。

（4）放射性核素心室显影及核素心肌灌注显像：选择性应用。当超声心动图不能提供足够的心功能信息时或者透声窗小，图像显示不清楚时，可选择放射性核素心室显影，能准确测定心室容积、射血分数及室壁运动。核素心肌灌注显像可诊断心肌缺血和 MI，并对鉴别扩张型心肌病或缺血性心肌病有一定帮助。

（5）心脏磁共振显像：选择性应用。心脏磁共振显像是评估右心结构和功能最好的方法，需要操作者手动选取多重切面，解剖节段的截取需要人工编辑。心脏磁共振显像有助于评价左右腔室容积、局部室壁运动、心肌厚度和肌重，尤其适用于检测先天性缺陷（如右心室发育不良、心肌致密化不全）、肿物或肿瘤、心包疾病等，同时评价心功能，区别存活心肌或瘢痕组织。

（6）冠状动脉造影：选择性应用。适用于有心绞痛或心肌梗死，需血管重建，或临床怀疑冠心病的患者；也可鉴别缺血性或非缺血性心肌病，对 65 岁以下不明原因的心衰可行冠脉造影。冠脉造影无法判断是否有存活心肌，而有心肌存活的患者，血管重建可有效改善左室功能。

（7）心内膜活检：选择性应用。心内膜活检的Ⅰ级推荐：新近突然发作的不明原因的严重心衰，时间小于 2 周，心脏大小正常或左心室扩大伴有血流动力学紊乱；新近发作的不明原因的心衰，2 周到 3 个月，伴有左心室扩大和新发的室性心律失常，二度Ⅱ型或三度房室传导阻滞，常规治疗 1～2 周无效。下列情况作为Ⅱa 级推荐：不明原因的心衰，3 个月以上，伴有左心室扩大和新发的室性心律失常，二度Ⅱ型或三度房室传导阻滞，常规治疗 1～2 周无效；不明原因心衰和心室扩张，怀疑变态反应并且嗜酸性粒细胞增多；心衰怀疑与抗癌药物（蒽环类抗生素）引起的心肌病有关；不明原因的限制性心肌病伴有心衰；怀疑心脏肿瘤；儿童不明原因心肌病。

心内膜活检有助于明确心肌炎症性或浸润性病变的诊断；评估癌症患者继续服用抗癌药物的危险性；拟行心脏移植前证实心脏病性质，权衡心脏移植可行性；发现巨细胞性心肌炎，这种迅速致死的疾病，从而为选择机械循环支持或心脏移植提供依据。

(8)有创性血流动力学检查：选择性应用。主要用于严重威胁生命，并对治疗无反应的泵衰竭患者，或需对呼吸困难和低血压休克做鉴别诊断的患者。

(9)动态心电图：选择性应用。用于怀疑心衰诱因与心律失常有关时；陈旧性心梗患者怀疑心动过速拟行电生理检查前；拟行 ICD 治疗前。不宜常规运用动态心电图，评估 T 波电交替、心率变异性。不主张常规行信号平均心电图检查。

(10)心肺运动试验：选择性应用。心肺运动试验检测的运动峰氧耗量主要用于心脏移植前的评估。当无法确定运动耐量降低是否与心力衰竭有关时，可行心肺运动试验。心肺运动试验能够客观反映患者的运动耐量，同时也能显示患者心脏的储备功能。由于运动时峰氧耗量与最大的心排血量呈正相关，通过检测极量运动呼吸时氧的最大消耗量和无氧酵解阈值，可以大致估算最大心排血量。

(11)六分钟步行试验：6min 内，如果步行距离<150m，表明心衰程度严重；150～425m 为中度心衰；426～550m 为轻度心衰。该试验不但能评定患者的运动耐力，而且可预测患者预后。SOLVD 试验亚组分析显示：6min 步行距离短的和距离长的患者，在 8 个月的随诊期间，死亡率分别为 10.23% 和 2.99%（P＝0.01）；心衰的住院率分别为 22.16% 和 1.99%（P＜0.0001）。如 6min 步行距离<300m，提示预后不良。

(12)NYHA 心功能分级：Ⅰ级，患者有心脏病，但是体力活动不受限，日常活动无心衰症状；Ⅱ级，患者有心脏病，体力活动轻度受限，日常活动不出现心衰症状（呼吸困难、乏力）；Ⅲ级，患者有心脏病，体力活动明显受限，低于日常活动即可出现心衰症状；Ⅳ级，患者有心脏病不能进行任何体力活动，在静息时亦出现心衰症状。

2.实验室检查 实验室检查可证实导致或加重心力衰竭的病因和诱因，初诊心衰患者应当完成血常规、尿常规、血清电解质（钙、镁）、肾功能（BUN、Cr）、空腹血糖（糖化血红蛋白）、血脂、肝功能和甲状腺功能的测定。随诊时应常规监测血清电解质和肾功能。

(1)血常规：红细胞、血红蛋白、血小板、白细胞及其分类能够提供有无贫血、凝血异常、微生物感染等信息。

(2)尿常规：蛋白尿和尿比重的异常在慢性心衰患者中较为常见。应用抗凝药物时，应注意有无血尿。老年女性患者常伴有泌尿系感染，是容易被忽略的触发心衰的诱因。

(3)血电解质：血钠水平是反映心衰患者预后的重要因素。出现低钠血症时，应鉴别是缺钠性或是稀释性低钠血症。缺钠性低钠血症发生于大量利尿后，属容量减少性低钠血症，常有体位性低血压，尿少而比重高。稀释性低钠血症又称难治性水肿，水潴留多于钠潴留，属高容量性低钠血症，尿少而比重偏低。血钾水平可以正常或降低，尽管使用排钾利尿药，低钾血症并不多见。高钾血症与肾衰竭或药物有关。

(4)肾功能：血尿素氮和肌酐水平是预测心衰患者预后的危险因素。

(5)肝功能：慢性心衰的患者可以伴有淤血性肝大、心源性黄疸、肝功能不全或衰竭等。天冬氨酸转氨酶、丙氨酸转氨酶、乳酸脱氢酶等升高，高胆红素血症常见。急性的肝静脉淤血可以出现严重的黄疸，天冬氨酸转氨酶、碱性磷酸酶升高，凝血酶原时间延长等，心衰治疗好转后肝功能异常迅速消失。长期的心源性肝硬化，白蛋白合成受损，可出现低蛋白血症，心衰患者的水肿进一步加重。

(6)B类利钠肽(BNP)或氨基末端前B类利钠肽(NT－proBNP)：急诊患者怀疑急性心力衰竭时，推荐检测B类利钠肽(BNP)和NT－proBNP。鉴别急性心衰和其他原因的呼吸困难的BNP水平是100pg/ml。非心源性呼吸困难BNP<100pg/ml。通常BNP>400pg/ml心力衰竭可能性大。BNP水平受年龄、性别、肾功能等因素影响。NT－proBNP诊断急性心衰的界值以年龄划分：50岁以下，>450pg/ml；50～75岁>900pg/ml；75岁以上>1800pg/ml。NT－proBNP<300pg/ml者，可排除急性心衰。如果不划分年龄，以NT－proBNP>2000pg/ml诊断急性心衰的可能性大。总体而言BNP和NT－proBNP阴性预测率高。NT－proBNP也受很多因素的影响，包括心肌病变、心脏瓣膜病变、肺心病(肺栓塞、肺动脉高压)、先心病、心房纤颤、贫血、败血症、卒中和急性呼吸窘迫综合征等。

(7)其他：若怀疑某些少见的心脏病，应行相应的病因检测，如结缔组织疾病、甲状腺疾病、淀粉样变、嗜铬细胞瘤、细菌或寄生虫感染、人类免疫缺陷型病毒、血色素沉着症等。血清铁水平和转铁蛋白饱和度可有助于发现血色素沉着症，心脏或肝脏的磁共振成像或活检可证实铁负荷过重等。

(四)临床评价

心衰患者初诊临床评估的一级推荐：①采集完整的病史和进行全面体格检查，以评价导致心衰发生和发展的心源性和非心源性疾病或诱因；②仔细询问饮酒史、违禁药物或化疗药物应用史；③评估心衰患者耐受日常生活和运动的能力；④所有患者检测血和尿常规、肝肾功能、血清电解质、空腹血糖、血脂，检查甲状腺功能、12导联心电图及X线胸片；⑤所有患者行二维和多普勒超声心动图检查，评价心脏大小、室壁厚度、LVEF和瓣膜功能；⑥有心绞痛和心肌缺血的患者行冠脉造影检查。

随访时的临床评价：①日常生活和运动能力；②容量负荷状况并测量体重；③饮酒、违禁药物及化疗药物应用情况。

(五)心功能和预后的评估

1.NYHA心功能分级　Ⅰ级，患者有心脏病，体力活动不受限，日常活动无心衰症状；Ⅱ级，患者有心脏病，体力活动轻度受限，日常活动不出现心衰症状(呼吸困难、乏力)；Ⅲ级，患者有心脏病，体力活动明显受限，低于日常活动即可出现心衰症状；Ⅳ级，患者有心脏病不能进行任何体力活动，在静息时出现心衰症状。

2.六分钟步行试验　6min内，如果步行距离小于150m，表明心衰程度严重；150～425m为中度心衰；426～550m为轻度心衰。该试验不但能评定患者的运动耐力，而且可预测患者预后。

3.心肺运动试验　当无法确定运动耐量降低是否与心力衰竭有关时，可行心肺运动试验。心肺运动试验能够客观反映患者的运动耐量，同时也能显示患者心脏的储备功能。由于运动时峰氧耗量与最大的心排血量呈正相关，通过检测极量运动呼吸时氧的最大消耗量和无氧酵解阈值，可以大致估算最大心排血量。极量运动试验或心肺运动试验，仅用于鉴别劳力受限的原因以及确定高危心衰患者作为心脏移植或其他外科治疗的候选者。

(六)心力衰竭预后的评估

多变量分析表明，以下临床参数有助于判断心衰的预后和存活：LVEF下降、NYHA分级恶化、低钠血症的程度、运动峰耗氧量减少[<10～14ml/(kg·s)]、血细胞压积降低、心电

图 12 导联 QRS 增宽、慢性低血压、静息心动过速、肾功能不全(血肌酐升高、eGFR 降低)、不能耐受常规治疗,以及难治性容量超负荷均是公认的关键性预后参数。

新近美国公布了一个西雅图心衰预测模型,根据患者的临床情况、实验室检查、药物治疗和非药物治疗等参数,预测 1~3 年的存活率,并在其他五个大规模临床试验中得到验证,显示准确率较高。

三、慢性心力衰竭的治疗

(一)治疗原则或目标

根据慢性心衰发生发展的四个阶段,治疗原则或目标分别有所不同。心力衰竭易患阶段:控制或消除各种导致心力衰竭和心脏重构的危险因素,早期阻断心室重构的始动环节,预防心室重构的发生。无症状心力衰竭阶段:逆转或减缓心脏重构的进展,治疗心脏病的病因,防止进展到有症状心力衰竭,减少不良事件。有症状心力衰竭阶段:改善或消除心衰的症状和体征,逆转或减缓心脏重构,降低心衰的病死率或致残率;顽固性或终末期心力衰竭阶段:提高患者生存质量,降低心衰住院率。

(二)心脏重构的早期干预

心力衰竭是通过初始的心脏损伤逐渐发生发展起来,减少或消除初始的心脏损伤是预防心脏重构和心力衰竭的关键。

1. 降压达标　Framinghan 心脏研究结果显示,收缩期血压每增加 20mmHg,慢性心力衰竭的危险性增加 56%;高血压导致 39% 男性心衰和 59% 女性心衰;而控制高血压可使新发心衰的危险降低约 50%。积极降压治疗将降低心力衰竭的发病率。降压目标:一级目标血压<140/90mmHg;高危人群(糖尿病、或肾功能不全、或脑卒中/TIA 史)血压<130/80mmHg;肾功能不全,尿蛋白>1g/d,血压<125/75mmHg。

2. 调脂治疗　近 20 年中国人群中冠心病病死率的增加主要归因于胆固醇水平的增加。冠心病是我国心衰的第一位病因,积极的调脂治疗将减少冠心病和动脉粥样硬化的发生。治疗目标:极高危人群 LDL－C<2.07mmol/L;高危人群 LDL－C<2.6mmol/L;中危人群 LDL－C<3.41mmol/L;低危人群 LDL－C<4.14mmol/L。所有血脂异常的患者均应强调治疗性生活方式的改变。

3. 糖尿病治疗　糖尿病患者每年有 3.3% 发生心衰。50 岁以上、尿白蛋白>20mg/L 的糖尿病患者 4% 发生心衰,其中 36% 死亡。糖尿病的女性发生心衰的危险较男性高 3 倍。UKPDS 试验表明,糖尿病伴高血压的患者应用 ACEI、β 受体阻滞药,新发心衰可下降 56%。治疗目标:餐前血糖<5.6mmol/L(次级目标 5.0、7.2mmol/L)餐后 2h 血糖<7.8mmol/L(次级目标<10mmol/L),糖化血红蛋白(HbAlc)<7%,LDL<100mg/dl,TG<150mg/dl,HDL>40mg/dl。

4. 动脉粥样硬化的治疗　一旦肯定冠心病的诊断和存在外周动脉粥样硬化的依据,推荐抗动脉粥样硬化的治疗,建议采用 ABCDE 方案,即 A:抗血小板聚集或抗凝,抗 RAS 系统,推荐阿司匹林和血管紧张素转换酶抑制药,不能耐受 ACEI 的患者选用 ARB,心梗后患者加用醛固酮受体拮抗药,特殊情况选用其他抗血小板聚集药物或抗凝;B:控制血压,使用 β 受体阻滞药;C:调脂治疗,戒烟以及不暴露在吸烟环境;D:健康饮食,治疗糖尿病;E:运动和健康教育。

5.控制其他危险因素　风湿性心脏病是我国心力衰竭的常见病因,应积极治疗风湿热,预防链球菌感染,防止风湿热的复发。酒精性心肌病有增多的趋势,无论是否存在心脏病,均应限制饮酒量,一旦明确诊断为酒精性心肌病,则应完全戒酒。睡眠呼吸暂停综合征是独立于其他危险因素的致心力衰竭因素,相对危险为 2.38,超过高血压、冠心病和卒中,应积极干预,使用持续正压呼吸机可以改善症状。长期反复发生快速室上性心动过速可以诱发心动过速性心肌病,应积极恢复窦性心率,或控制心室率。甲状腺疾病,包括甲状腺功能亢进和甲状腺功能减退均可造成心脏损害,应积极给予治疗。

有些药物对心脏有毒性作用,如化疗药物(蒽环类抗生素)、免疫抑制药(曲妥单抗)、大剂量环磷酰胺等可造成心脏损害,建议权衡利弊选择。某些药物应避免应用或慎用,如 I 类抗心律失常药,大多数钙拮抗药(维拉帕米、硫氮唑酮和短效二氢吡啶类药物),非甾体类抗炎药和 COX-2 抑制药,三环类抗抑郁药,皮质类固醇和锂等。纵隔放疗可引起心力衰竭,也有使用含麻黄的旧式减肥药引起心衰的报道。

所有的心脏病高危患者均应禁烟,避免使用毒品,减少 HIV、肝炎病毒感染的机会。

6.早期发现和干预心脏重构　定期随访和评估高危人群,包括明确心肌病家族史或接受心脏毒性物质的人群。

7.心力衰竭易患阶段药物推荐　血管紧张素转换酶抑制药应用于动脉粥样硬化性疾病、糖尿病、高血压合并心血管危险因素的患者,在这些高危人群中,ACEI 能够减少新发的心力衰竭,有效干预心脏重构的始动过程,血管紧张素受体拮抗药也有类似的作用(Ⅱa级推荐)。

心肌梗死的患者,应使用 β 受体阻滞药,能够减少再次心肌梗死、心力衰竭和死亡的危险。

(四)药物治疗

1.无症状心力衰竭阶段的治疗　无症状心力衰竭阶段的患者,一部分是无症状的左心室功能不全,(左室射血分数低于正常),另一部分是仅存在左心室重构。这一阶段是发展到有症状、左心室射血分数下降心力衰竭的潜伏期,由于症状本身具有主观性,存在心脏重构便意味着存在发生心力衰竭的病理生理基础。目前的迹象表明,无症状心力衰竭阶段的患者比有症状的心力衰竭患者更多见,积极治疗将改变其发展进程,具有重要的临床意义。

(1)逆转心脏重构的治疗:一旦明确存在左心室重构,推荐使用 ACE 抑制药和 β 受体阻滞药。大规模的临床研究 SOLVI>Asx 证实,慢性左心室射血分数下降而无症状的患者长期应用 ACEI 可延缓心衰症状的发生,降低心衰病死率和住院的联合终点。SOLVD-prevem 和 CARMEN 研究均表明,ACEI 和 β 受体阻滞药联用抗心室重构的作用最强。很多大规模的临床研究已经证实,心肌梗死的患者联合应用 ACEI 和 β 受体阻滞药可以降低再梗死和死亡的危险,延缓心力衰竭的进展。

(2)针对病因治疗:冠心病、心肌梗死和心绞痛的患者应遵循相应的指南进行冠脉血运重建,挽救缺血和冬眠的心肌,逆转和阻断心室重构。

瓣膜性心脏病,如严重的主动脉瓣或二尖瓣狭窄或关闭不全,即使没有心力衰竭的症状也应考虑行瓣膜修复(球囊扩张)或置换术。

心脏病病因属于能够去除或控制的范围时,均应积极治疗,如高血压心脏病、糖尿病性心脏病等。

(3)无症状心力衰竭阶段的药物推荐:除非存在禁忌证,推荐使用血管紧张素转换酶抑制药(ACEI)和β受体阻滞药,逆转心脏重构,延缓无症状心功能不全进展到有症状心衰。ACEI和β受体阻滞药的联合应该成为的常规治疗。不能耐受ACEI者,可选用ARB。

2.LVEF下降,有症状的心力衰竭的治疗

(1)一般治疗

1)去除诱发因素。监测体重,每日测定体重以早期发现液体潴留非常重要。调整生活方式,限钠:轻度心衰患者钠盐摄入应控制在2~3g/d;中到重度心衰患者应<2g/d;限水:严重低钠血症(血钠<130mmol/L),液体摄入量应<2L/d;营养和饮食:宜低脂饮食,肥胖患者应减轻体重,严重心衰伴明显消瘦(心脏恶病质)者,应给予营养支持,包括给予血清白蛋白;戒烟戒酒。

2)休息和适度运动。失代偿期需卧床休息,多做被动运动以预防深部静脉血栓形成。临床情况改善后应鼓励在不引起症状的情况下进行体力活动,以防止肌肉的"去适应状态",但要避免用力的长时间运动。较重患者可在床边围椅小坐。其他患者可步行每日多次,每次5~10min,并酌情逐步延长步行时间。NYHA心功能分级在Ⅱ~Ⅲ级患者,可在专业人员指导下进行运动康复训练,能改善症状、提高生活质量。

HF-ACTION是首次在2331名慢性稳定性心衰患者(LVEF≤35%)中进行的多中心随机对照的运动康复研究,结果表明,在优化的药物治疗的基础上,运动康复训练能够改善患者的生活质量。

3)心理和精神治疗。压抑、焦虑和孤独在心衰恶化中有很大的作用,也是心衰患者死亡的主要预后因素。综合性情感干预包括心理疏导可改善心功能状态,必要时可考虑酌情应用抗抑郁或焦虑的药物。

4)避免使用的药物。下列药物可加重心衰症状,应尽量避免使用:非甾体类抗炎药和COX-2抑制药,可引起钠潴留、外周血管收缩,减弱利尿药和ACEI的疗效,并增加其毒性;皮质激素,生长激素或甲状腺激素等激素疗法;Ⅰ类抗心律失常药物;大多数CCB,包括地尔硫䓬、维拉帕米、短效二氢吡啶类制剂;"心肌营养"药,这类药物包括辅酶Q_{10}、牛磺酸、抗氧化药等,其疗效尚不确定,且和治疗心衰的药物之间可能有相互作用,不推荐使用。

5)氧气治疗。氧气用于治疗急性心衰伴有的低氧血症,单纯慢性心衰并无应用指征,但对心衰伴夜间睡眠呼吸障碍者,夜间给氧可减少低氧血症的发生。

(2)常规药物治疗:LVEF下降有症状心力衰竭阶段的常规药物治疗主要包括:利尿药、血管紧张素转换酶抑制药(ACEI)或血管紧张素Ⅱ受体拮抗药(ARB)和β受体阻滞药,必要时加用地高辛。

1)利尿药:液体潴留的心衰患者,利尿药能够改善其心功能、症状和运动耐量,减少心衰致残率和住院率。适度的利尿通过降低心室充盈压和室壁张力,减弱引起心室重构的有害信号传递,间接减缓心室重构的进展。过度的利尿,将导致神经内分泌的进一步激活,引起低血压和血电解质紊乱等。

利尿药是缓解心力衰竭症状最有效的药物,所有心衰患者有液体潴留时,均应选用,以达到既缓解症状又不引起副作用的目的。具体应用指征:心衰患者存在充血的症状,如端坐呼吸,水肿,气促;或有充盈压升高的体征,如颈静脉怒张,肝颈反流征阳性,外周水肿,肺部啰音等。

应用于心衰的利尿药主要包括襻利尿药、噻嗪类利尿药、保钾利尿药。它们分别作用于

肾小管的不同部位,抑制钠的再吸收,促进钠和水的排泄。襻利尿药作用于髓襻升支粗段,可增加钠滤过负荷20%～25%,增加游离水的清除。噻嗪类利尿药主要作用于远曲小管,可增加钠滤过负荷的5%～10%。保钾利尿药(氨苯蝶啶、阿米洛利和螺内酯)主要作用于集合管。大多数有症状的心衰患者需要选择襻利尿药治疗,利尿效果明显,除非伴有肾功能严重衰竭。噻嗪类利尿药在肾功能受损时(肌苷清除率<40ml/min)无利尿作用。

出现利尿药抵抗时应排除干扰利尿药作用的因素,如限盐、停用非甾体类抗炎药(例如吲哚美辛能抑制多数利尿药尤其是襻利尿药的利钠作用,并促进利尿药的致氮质血症倾向),改善肾功能和肾脏灌注等,通常可采用大剂量利尿药持续静脉滴注(呋塞米40mg,静推,继之10～40mg/h,静滴);或采用2种或多种利尿药(作用于肾小管不同部位)合用;利尿药与多巴胺或多巴酚丁胺合用等方法缓解。

2)血管紧张素转化酶抑制药:血管紧张素转化酶抑制药是第一个被证实能够改变慢性心力衰竭自然进程的药物。应用血管紧张素转化酶抑制药治疗心衰目的在于逆转或延缓心室重构,降低心衰病死率和心衰住院率。

肾素－血管紧张素系统在心力衰竭的发生发展中起到非常重要的作用。血管紧张素转化酶抑制药通过抑制ACE,减少血管紧张素Ⅰ向血管紧张素Ⅱ的转换,加强激肽的扩管作用,抑制醛固酮和炎症细胞因子,增强激肽介导的前列腺素的合成,其中阻断血管紧张素Ⅱ诱导的心脏和血管重构是主要作用机制。心血管效应包括降低左、右心室充盈压,增加心排血量,无反射性心动过速,减弱或逆转心肌肥厚和纤维化。

在心衰的实验模型中,ACEI抗心脏重构的作用优于ARB,加入激肽受体拮抗药,ACEI的作用减弱。

ACEI的临床研究主要分布在两大类型的患者,即慢性心衰患者和心肌梗死合并心衰患者。CONSENSUS－Ⅰ、SOLVD－Rx、SOLVD－Asx大规模随机双盲安慰剂对照的临床试验证实,ACEI能够降低慢性心力衰竭患者的病死率,无症状慢性心衰,患者的死亡及住院的复合终点。SAVE、AIRE、TRACE研究表明,ACEI可降低心肌梗死合并心功能不全患者的病死率。V－HeFT－Ⅱ研究显示ACEI与没有神经内分泌抑制作用的血管扩张药(肼苯达嗪和硝酸酯)对比,可明显降低慢性心衰患者的病死率,表明ACEI改善心衰的自然进程并非通过血管扩张的作用。ACEI治疗心衰的作用是类效应,虽然在抑制组织的RAS方面存在差异,但并无临床研究证实组织型ACEI优于其他的ACEI。ACEI治疗心衰的疗效与年龄、性别、是否合用利尿药、阿司匹林或β受体阻滞药无关。这些奠定了ACEI作为心衰治疗的基石和首选药物的地位。

LVEF降低(<40%～50%)者无论有无心衰的症状,只要无ACEI的禁忌证,均应选用。

ACEI的注意事项:①对有液体潴留的心衰患者,应在使用利尿药的基础上选用ACEI。②对血流动力学或临床状况不稳定的患者,如合并低血容量或低钠血症的心衰患者,使用ACEI易引起低血压或减弱利尿药的疗效,应暂停ACEI直至病情稳定。③从小剂量开始,逐渐增加到临床试验使用的靶剂量或者至少达到临床研究中的平均剂量,作为心衰的基础治疗,并长期坚持服用。④ACEI与β受体阻滞药的联用有协同效应,不必因ACEI未达到靶剂量而延缓β受体阻滞药的应用。⑤禁止突然停药,因有可能诱发心衰加重,除非发生严重副作用。临床应密切观察药物的副作用,定期(首次用药后1～2周、剂量调节期、维持期)监测肾功能和血钾,必要时查血常规等。

3)β受体阻滞药:慢性心衰时交感神经兴奋性增强的致病作用主要通过 $β_1$ 受体介导,β受体阻滞药具有修复衰竭心肌生物学性质的效应,能够防治、延缓和逆转心肌重构;改善心衰患者的预后,降低心衰患者的病死率和猝死率。同时其抗心肌缺血、抗动脉粥样硬化、抗心律失常、降低血压等效应有利于心衰患者的病因治疗。

慢性稳定性心衰患者能够从长期应用β受体阻滞药中获益已为多达 20 个临床试验(逾 2 万例受试者)所证实,入选者均有收缩功能障碍(LVEF<35%～45%),NYHA 分级主要为 Ⅱ、Ⅲ级,也包括病情稳定的Ⅳ级和 MI 后心衰患者。结果一致显示,长期治疗能改善临床情况和左心室功能,降低病死率和住院率。此外,β受体阻滞药治疗心衰的独特之处就是能显著降低猝死率 41%～44%。亚组分析表明,在不同年龄、性别、心功能分级、LVEF,以及不论是缺血性或非缺血性病因,糖尿病或非糖尿病患者,都观察到β受体阻滞药一致的临床益处。这些试验都是在应用 ACEI 和利尿药的基础上加用β受体阻滞药,根据荟萃分析,39 个应用 ACEI 的临床试验,死亡危险性下降 24%,而β受体阻滞药并用 ACEI 则可使死亡危险性下降 36%,提示同时抑制两种神经内分泌系统可产生相加的有益效应。绝大多数心衰的患者能够耐受β受体阻滞药,即使合并存在糖尿病、慢性阻塞性肺部疾病和外周血管疾病。

β受体阻滞药的短期应用确有负性肌力的效应,临床试验也表明治疗初期对心功能有明显的抑制作用,左室射血分数降低,但长期治疗(4 个月至 1 年)可使左心室肌重降低,容量减小,心功能明显改善,射血分数增加。这种短期与长期治疗截然不同的效应被认为是内源性心肌功能的"生物学效应",而且是一种时间依赖性生物学效应。人体研究和动物实验表明,心功能的改善是由于β受体阻滞药引起内源性心肌细胞收缩功能的加强,能够改善心肌细胞内钙的传递,同时具有钙增敏效应。

β受体阻滞药的药理学方面存在很多差异,慢性心衰的患者只能耐受第二代和第三代的β受体阻滞药,这些药物可以使衰竭心肌的基因表达发生有利于逆转心脏重构和增加心肌收缩力的改变。目前只有 3 种β受体阻滞被证实能够降低慢性心衰患者的病死率。MERIT－HF 研究证实,控释剂型琥珀酸美托洛尔使慢性心衰患者的年病死率下降 35%;CIBIS－Ⅱ研究证实,比索洛尔使慢性心衰患者的年病死率降低 33%;COPERNICUS 研究证实:卡维地洛使严重的慢性心衰患者(LVEF≤25%)的年病死率降低 38%。三个研究均显示猝死率的明显降低(41%～44%)。CAPRICORN 研究显示,心肌梗死合并心功能不全的患者使用卡维地洛后,年病死率降低 23%,心血管病死率降低 25%,非致命性心肌梗死减少 41%;短效的酒石酸美托洛尔能够降低心衰患者的住院率,改善心功能和生活质量。

适应证:所有慢性收缩性(LVEF 下降)心力衰竭,病情稳定,没有液体潴留,且体重恒定,近期内(至少 4d)不需要静脉给予正性肌力药者,必须应用β受体阻滞药,除非有禁忌证或不能耐受。近期急性失代偿的患者,一旦容量达到理想状态,不需要静脉用药(利尿药、血管扩张药和正性肌力药),应开始滴定β受体阻滞药,尽可能在住院期间开始。

β受体阻滞药的主要注意事项:①起始治疗前患者体重恒定(干体重),无液体潴留,利尿药已维持在最合适剂量,血流动力学状态稳定。②β受体阻滞药必须从极小剂量开始,逐渐增加,达最大耐受量或目标剂量后长期维持,即达到β受体有效阻滞的剂量,以目标心率为准,即清晨静息心率～55～60/min。③使用β受体阻滞药期间(包括调整剂量),应密切观察药物的副作用,注意监测有无低血压、液体潴留和心衰恶化、心动过缓和房室传导阻滞等。

4)血管紧张素Ⅱ一类受体(AT_1)拮抗药:由于 ACEI 无法完全抑制组织型肾素－血管紧

张素—醛固酮系统,应用 ACEI 数月后,循环中血管紧张素 Ⅱ 和醛固酮水平增高,称为血管紧张素 Ⅱ 或醛固酮逃逸现象。血管紧张素 Ⅱ 对心脏及血管不利的生物学效应均通过 AT_1 受体介导。无论是何种途径产生的血管紧张素 Ⅱ,血管紧张素 Ⅱ A 一类受体拮抗药(ARB)都能够在受体水平阻断它对心脏和血管重塑的影响,ARB 不干预缓激肽的代谢,故可减少咳嗽等副作用,但同时也失去了缓激肽对心衰的部分有益作用。ARB 与 ACEI 对心衰患者的血流动力学影响相似,中度降低肺毛细血管楔压和肺动脉压,轻度减轻前负荷,增加心排血量。通常不影响心率,除非是低血压引起压力反射的过度激活。

Val—HeFT、CHARM—Alternative,CHARM—Added STRETCH、RESOLVD 等研究确立了 ARB 在治疗慢性心衰中的地位。ARB 能够降低慢性心衰患者死亡和致残的复合终点,包括不能耐受 ACEI 的心衰患者。

在急性心肌梗死合并心衰的患者中对比 ACEI 与 ARB 疗效的研究有两个,OPTIMAAL 研究和 VALIANT 研究,前者证实氯沙坦的作用不及卡托普利,后者表明缬沙坦与卡托普利的作用相当,缬沙坦不劣于卡托普利。因此急性心肌梗死合并心衰依然首选 ACEI,不能耐受时选用 ARB。

现有关于 ACEI 与 ARB 的联用临床试验结论并不一致。在 Val—HeFT 试验中缬沙坦和 ACEI 合用不能降低病死率;仅降低心衰住院率。在 CHARM 试验中坎地沙坦与 ACEI 合用降低心血管病病死率或心衰恶化住院率降低;在 VALIANT 试验中缬沙坦与卡托普利合用的效益并不优于单用其中一种药物,而不良反应却增加。因此,ARB 是否能与 ACEI 合用以治疗心衰目前仍有争论,ESC 指南和 ACC/AHA 指南分别将其列为 Ⅱa 类和 Ⅱb 类推荐,B 级证据。根据 VALIANT 试验,急性心肌梗死合并心衰的患者,不宜联合使用这两类药物。值得注意的是 Val—HeFT 和 CHARM 合用的研究中 ACEI 的类型和剂量并无明确规定,只是作为背景治疗,从副作用的发生率推测可能是中等剂量,因此,两药的联用仅限于常规治疗无效、疾病继续进展的部分慢性心衰的患者,同时,剂量宜个体化处理。迄今有关 ACEI 与 ARB 联用的心血管临床研究显示,如果 ACEI 与 ARB 都采用大剂量(例如 ONTARGET 研究中 ACEI 和 ARB 均是靶剂量,VALIANT 研究中 ACEI 靶剂量、ARB 靶剂量的 1/2),则临床均无获益现象,且副作用增多。

ARB 的适应证:不能耐受 ACEI 的 LVEF 低下的患者,可减低病死率和减少并发症;对轻、中度心衰且 LVEF 低下者,特别因其他指征已用 ARB 者,ARB 可代替 ACEI 作为一线治疗;常规治疗后心衰症状持续存在,且 LVEF 低下者,可考虑加用 ARB。

ARB 的用法及注意事项与 ACEI 大致相同,从小剂量开始逐渐增加到中等剂量或靶剂量,同时加用 β 受体阻滞药。如果采用 ARB 与 ACEI 联用,建议选用中、小剂量,或根据患者肾功能、血压,血电解质等情况,个体化处理。

需要强调的是,不宜对 RAS 系统采用三重阻滞,即 ACEI 与 ARB 和醛固酮受体拮抗药三药联用,一方面增加高钾血症、肾功能损害的危险,另一方面无循证医学的依据。二重阻滞是可行的,ACEI 与 ARB 联用有可能进一步使心衰患者获益。对无法应用 β 受体阻滞药的患者,可试用 ACEI 与 ARB。ARB 可以与醛固酮受体拮抗药单独合用。

5)醛固酮受体拮抗药:无论是循环中的醛固酮还是经局部途径自分泌和旁分泌产生的醛固酮均对心血管系统有直接损害,包括促进心肌细胞凋亡和坏死、心肌和血管的纤维化、室性心律失常、交感神经激活、电解质紊乱、压力感受器功能减弱、炎症反应等,醛固体受体拮抗药能够直接干预这些负性作用。ACEI 或 ARB 能够降低醛固酮水平,但是长期治疗则不能维持这种抑制,存在醛固酮逃逸现象,醛固酮受体拮抗药与 ACEI 或 ARB 的联用有利于强化对 RAS 系统的抑制。

RALES 研究证实了在严重心功能衰竭(NY－HA 心功能分级 Ⅲ～Ⅳ)患者中使用螺内酯能够进一步降低慢性心衰患者病死率,降低心衰住院率。EPHESUS 研究则在急性心肌梗死合并收缩性心－力衰竭的人群中证实依普利酮可降低心血管病死率和住院的复合终点,同时观察到高钾血症发生率高于对照组。

醛固酮受体拮抗药的应用指征:在肾功能代偿、血肌酐浓度男性≤2.5mg/dl,女性≤2.0mg/dl,血钾<5.0mmol/L 的条件下,LVEF 降低,中、重度心力衰竭患者,常规治疗的基础上加用醛固酮受体拮抗药;心肌梗死后伴有左心室功能不全或心力衰竭的患者。

醛固酮拮抗药的应用和注意事项:①从小剂量开始加量至螺内酯 25mg/d,依普利酮 50mg/d,或酌情隔天一次,长期维持。②正在补钾的患者和潜在肾功能不全的患者容易发生高钾血症和肾衰竭,停止补钾,加用襻利尿药,靶剂量的 ACEI 或 ARB 减量。肌酐清除率<30ml/min 时禁用醛固酮受体拮抗药。③老年患者或低体重指数(瘦、肌肉少)的患者血肌酐水平不能准确反映肌酐清除率时,建议使用肾小球滤过率或肌酐清除率监测肾功能的改变。④密切监测血钾和肾功能,近期肾功能不全、高钾血症尤其是需要胰岛素治疗的糖尿病患者不用醛固酮拮抗药。一旦出现腹泻或其他原因的脱水,紧急评估是否需要停用该类药物。

6)地高辛:地高辛抑制 $Na^+－K^+－ATP$ 酶,使细胞内钠离子增多,通过钠－钙交换,使细胞外的钙离子进入细胞内,同时对肌浆网 $Na^+－K^+－ATP$ 酶的抑制也使细胞内钙离子增多,最终增强心肌收缩的速率和强度,起到强心的作用。

近年来认识到洋地黄不仅是一个正性肌力药物,而且有部分神经内分泌调节作用,后一效应与非心肌组织的 $Na^+－K^+－ATP$ 酶的抑制有关。洋地黄对迷走神经传入纤维上的 $Na^+－K^+－ATP$ 酶的抑制使心脏压力感受器更为敏感,通过中枢神经系统降低交感神经的兴奋性;对肾脏 $Na－K－ATP$ 酶的抑制,可减少肾小管对钠的重吸收,增加远曲小管钠的释放,使肾球旁细胞分泌肾素减少。慢性心衰患者使用地高辛后循环和心脏中去甲肾上腺素的水平下降,具有拮抗肾上腺素能效应。

地高辛复杂的电生理作用是对心脏起搏和传导的直接影响和对副交感神经间接作用的综合效应。

DIG、RADIANCE 和 PROVED 研究确定了地高辛在治疗心衰中的地位。DIG 研究显示地高辛对总病死率的影响为中性,但地高辛降低心衰住院率,减少心衰致残率;RADIANCE 和 PROVED 研究表明慢性稳定性心力衰竭患者能够从地高辛治疗中获益,撤用地高辛后伴有血流动力学紊乱和病情恶化,患者运动耐量下降;DIG 研究表明慢性心衰患者的病死率与地高辛血药浓度直接相关,高浓度的地高辛增加病死率,男性亚组的结果显示血地高辛浓度维持在 0.6～0.8ng/ml,伴有病死率的下降;女性亚组血地高辛浓度较高,死亡的危险明显增加。提示血地高辛浓度宜控制在 0.5～1.0ng/ml。

地高辛的适应证:左心室射血分数下降的有症状心力衰竭的患者,经心衰常规治疗,仍有心衰症状时,应用地高辛(Ⅱa 级推荐)。心力衰竭合并快速房颤者,推荐应用地高辛以减慢房颤心室率。

地高辛的应用和注意事项:①地高辛的起始剂量和推荐剂量是 0.125～0.25mg/d。对年龄＞70 岁,或肾功能不全,或低体重的心衰患者应使用小剂量即 0.125mg/d,或 0.125mg 隔天使用。地高辛血药浓度宜维持在 0.5～1.0ng/ml。②地高辛的禁忌证和慎用情况:禁忌证包括严重缓慢性心律失常,病态窦房结综合征,二度、三度房室传导阻滞,室壁瘤,颈动脉窦综合征,预激综合征,肥厚性梗阻型心肌病,低钾血症和高钾血症。下列情况应慎用:心肌梗死后伴心力衰竭的患者慎用或不用地高辛,特别是进行性心肌缺血者;与抑制窦房结或房室结功能的抗心律失常药物合用时必须谨慎,地高辛宜减量。③注意观察地高辛的副作用:常见的副作用包括心律失常、胃肠道症状、神经精神症状,这些不良反应常出现在血清地高辛浓度＞2.0μg/L 时,但也可见于地高辛水平较低时。无中毒者和中毒者血清地高辛浓度间有明显重叠现象,特别在低血钾、低血镁、甲状腺功能低下时。

(3)其他治疗的评估

1)血管扩张药:直接作用的血管扩张药在 CHF 的治疗中并无特殊作用(Ⅲ类,A 级)。V－HeFT－1 研究第一个观察了血管扩张药对慢性心衰患者病死率的影响,证实哌唑嗪的作用与安慰剂相同,二硝酸异山梨醇与肼屈嗪联用能够使两年病死率降低 34％,但是研究终点时,病死率并未降低。美国 FDA 并未赞成二硝酸异山梨醇与肼屈嗪联合治疗慢性心衰。A－HeFT 研究显示二者合用仅对非洲裔美国人有益,但不适于中国。没有证据支持应用 α 受体阻滞药治疗心衰患者(Ⅲ类,B 级)。其他的血管扩张药,特别是无神经内分泌抑制作用的制剂并无降低病死率的作用,如氟司喹南、依前列醇甚至增加病死率,尽管早期小规模的研究证实其能够改善运动耐量。

总之,从改善心衰的自然进程角度讲血管扩张药无效,但它是治疗急性心衰的重要药物,详见急性心衰章节。

硝酸酯类常被合用以缓解心绞痛或急性心衰时呼吸困难的症状(Ⅱa 类,C 级),至于长期应用于治疗慢性心衰,则缺乏证据。为减少该药的耐药性,两次给药之间应至少间隔 10h。

2)重组 B 类利钠肽:奈西利肽是人工合成的 BNP,具有扩张血管和轻度利尿作用,已经获得 FDA 的批准用于治疗慢性充血性心衰急性失代偿,没有心源性休克或低灌注状态者。鉴于该药对预后及肾功能的影响尚无最后的定论,目前推荐为二线的血管扩张药。

奈西利肽作用于血管平滑肌和内皮细胞的利钠肽受体,增加 cGMP 浓度,引起血管平滑肌松弛和血管扩张。15min 起效,半衰期 18min。

几个小规模的临床试验(VMAC、PRECEDENT、EFFICACY、COMPARATIVE 研究)证实奈西利肽能够改善慢性心力衰竭急性失代偿患者的症状和血流动力学状态(肺毛嵌压降低),与多巴酚丁胺比较,可明显减少严重心律失常的发生。荟萃分析表明该类患者采用高于推荐的剂量时,伴有肾功能的下降。FUSION Ⅱ 研究显示慢性心衰的患者每周 1～2 次静脉滴注奈西利肽 12 周,并无病死率和住院率的获益,但也未见血肌酐升高。

慢性充血性心力衰竭急性失代偿、血压正常、无血容量的不足的患者,在严密监测血压及肾功能的情况下可以考虑使用重组 B 类利钠肽。

3)钙拮抗药:钙拮抗药治疗心衰患者无生存获益的证据,禁用于心衰,患者如果合并高血压或心绞痛,其他药物无效时,可以选用氨氯地平和非洛地平。PRAISE Ⅰ、Ⅱ 和 V－HeFT Ⅲ 试验证实氨氯地平和非洛地平长期治疗心衰具有较好的安全性,对生存率的影响为中性。

具有负性肌力作用的钙拮抗药如维拉帕米和地尔硫䓬,对心肌梗死后伴 LVEF 下降、无症状的心衰患者可能有害,不宜应用。

4)正性肌力药物：LVEF下降、有心力衰竭症状的患者，长期静脉使用正性肌力药是有害的，不主张使用。除非是疾病终末阶段的患者，常规治疗不能稳定病情者可选用正性肌力药缓解症状。

传统的正性肌力药主要指肾上腺素能激动药和磷酸二酯酶抑制药，这些药物通过增加cAMP水平和细胞内钙浓度而增加收缩力，一些大规模临床试验证实，这些正性肌力药物长期应用会增加心衰患者的病死率。间断静脉滴注正性肌力药治疗心衰几乎都来自开盲和无对照的研究，大多数研究时间短，无法提供对病死率的影响，只有一个间断静注多巴酚丁胺与安慰剂对比的研究，也是阴性结果。安慰剂对照的临床研究中证实选择性第三类磷酸二酯酶抑制药在引起血流动力学改善的同时伴有病死率的增加。兼有磷酸二酯酶抑制和钾通道拮抗作用的维司立农，以及磷酸二酯酶抑制加钙增敏作用的匹莫苯也伴有病死率的增加，病死率的增加主要因为猝死的增多。在OPTIME－CHF研究中，951名慢性心衰急性失代偿期患者随机、双盲、安慰剂对照接受米力农静脉滴注48～72h，发现米力农并不降低住院期间病死率及60d病死率，也不减少住院天数和再次住院率，且副作用更多。由于缺乏循证医学的支持证据，鉴于这些正性肌力药物的毒性反应，不主张对慢性心衰急性失代偿期的患者间断静脉滴注正性肌力药。

由于缺乏有效的证据并考虑到药物的毒性，对CHF患者即使在进行性加重阶段，也不主张长期间歇静脉滴注正性肌力药。对难治性终末期心衰患者，可作为姑息疗法应用。对心脏移植前终末期心衰、心脏手术后心肌抑制所致的急性心衰，可短期应用3～5d。多巴酚丁胺剂量为 $100\sim250\mu g/min$；多巴胺剂量为 $250\sim500\mu g/min$；米力农负荷量为 $2.5\sim3mg$，继以 $20\sim40\mu g/min$，均静脉给予。

新型的正性肌力药左西孟旦主要与肌钙蛋白C结合，加强收缩蛋白对钙离子的敏感性，从而增加心肌收缩力，但不增加细胞内的钙浓度，较少触发心律失常。左西孟旦同时促进ATP依赖的钾通路的开放，作用于血管平滑肌，引起血管扩张。因其抗心肌缺血的性质，用于缺血性心脏病时优于其他的正性肌力药。静注左西孟旦可引起每搏量的增加，心率增快，心排血量增多；肺毛细血管楔嵌压下降，外周阻力降低；冠脉血流量增多，顿抑心肌收缩和舒张功能改善。

REVIVE、SURVIVE研究均证实左西孟旦治疗急性心衰的有效性和安全性。SURVIVE研究的亚组分析显示在既往有心衰史的亚组中，左西孟旦与多巴酚丁胺比较，左西孟旦降低急性心衰5d和31d病死率，接近达到显著性差异（P＝0.05）。左西孟旦在缓解急性心衰症状的同时伴有BNP水平的降低。

左西孟旦半衰期长达80h，单次应用，6～24h的静注。主要是其活性代谢产物OR－1896延长其疗效。

有症状的收缩性心力衰竭伴有低心排量，可以试用左西孟旦。其副作用主要是低血压和心动过速，血红蛋白减少，低钾血症，头痛和兴奋。

5)抗心律失常药物：抗心律失常药物包括胺碘酮，均不推荐作为心力衰竭猝死的一级预防用药。

胺碘酮应用的适应证：无法安置ICD的患者，作为猝死的二级预防的替代治疗；或慢性心力衰竭的患者合并室性心律失常伴有血流动力学紊乱；慢性心力衰竭合并快速房颤，转复或维持窦性心律；对已经安置ICD的患者，可考虑使用胺碘酮减少放电。

鉴于胺碘酮的毒副作用明显,不主张对慢性心力衰竭伴室性期前收缩或无症状的非持续性室速的患者使用,使用胺碘酮期间应密切观察其副作用,定期复查甲状腺功能、肝功能、胸X线片等。

心力衰竭合并心房纤颤时,选用β受体阻滞药和地高辛联用控制快速心室率,达到静息心率80～90/min,运动时<110～130/min,避免用维拉帕米和硫氮草酮。如果β受体阻滞药无效或禁忌,可选用胺碘酮,如果药物无法控制心动过速,可选择射频消融(消融房室结)。凡是心衰合并房颤者,需维持抗凝治疗。

不主张在心衰患者中使用Ⅰ类或Ⅲ类抗心律失常药物预防室性心律失常。无症状的室性心律失常无应用抗心律失常药物的指征。

注意心衰患者的联合用药,特别是多种药物均经细胞色素P450的同工酶代谢时,应警惕药物的毒副作用的发生。例如胺碘酮、华法林、他汀类、地高辛等药物合用。

6)抗凝或抗血小板:窦性心律的心衰患者发生血栓栓塞的概率低,不主张预防性应用抗凝或抗血小板药物。心衰患者华法林和抗血小板治疗的WATCH研究因结果阴性而提前终止。

慢性心衰合并下列情况推荐抗凝或抗血小板治疗

①慢性房颤;阵发性房颤;既往有体循环或肺循环栓塞史,包括脑卒中及一过性脑缺血的患者推荐应用华法林,监测INR,使其维持在2～3。

②慢性心衰合并房颤患者中抗血小板药预防脑栓塞发生的价值尚未证实。鉴于无症状性AF复发的比例高并伴栓塞危险,因此,对曾有房颤发作史的所有心衰患者,即使窦性心律者,也予抗凝维持治疗。

③冠心病近期大面积的前壁心肌梗死或室壁瘤;近期心肌梗死伴有左室血栓,选用华法林,将INR维持在2～3,持续到心肌梗死后3个月。

④心衰伴有左心室血栓,根据血栓的特点,例如大小、活动度、钙化程度决定治疗方式,如果不准备手术,应使用华法林抗凝。

⑤心衰合并高凝状态,例如围生期心肌病、卵圆孔未闭,推荐使用华法林抗凝。

⑥有抗凝治疗指征者必须抗凝,但同时存在出血等高风险的心衰患者,推荐抗血小板治疗。

⑦抗血小板治疗:心衰伴有明确动脉粥样硬化疾病如冠心病或心肌梗死,糖尿病和脑卒中等有二级预防适应证的患者必须应用阿司匹林,其剂量应在每天75～150mg。

⑧大剂量的阿司匹林和非甾体类抗炎药都能使病情不稳定的心衰患者加重。除非存在抗凝或抗血小板治疗的适应证,否则,慢性心衰的患者不推荐常规使用华法林或阿司匹林。

3. LVEF正常,有症状心力衰竭(HFnEF)的治疗　HFnEF治疗的循证医学的依据不多,已有的主要研究结果如下。CHARM－P研究证实坎地沙坦可降低HFnEF患者的心衰住院率;PEP－CHF研究表明培多普利可降低老年心衰患者(HFnEF)的住院率;DIG的亚组分析表明HFnEF的患者如果是窦性心律并不能从地高辛治疗中获益;GISSI－HF研究采用他汀治疗慢性心衰(包括HFnEF)无获益现象;2008年底公布的I－PRESEVE研究是在4128名老年HFnEF(EF≥45%)患者中进行的随机双盲安慰剂对照研究,结果显示厄贝沙坦不能降低HFnEF的患者死亡和特定的心血管疾病(心衰、心肌梗死、不稳定型心绞痛、卒中、房性心律失常或室性心律失常),住院的复合终点一级、二级终点均无显著差异;TOPCAT正在评估螺内酯对 HFnEF 患者的疗效。因此,现阶段 HFnEF 治疗主要依据临床经验和特殊的病理生理机制。

HFnEF 治疗的策略:降低左室舒张末压,恢复或维持心房收缩功能,减慢心率,防止心肌缺血,改善充盈和逆转左室肥厚。

(1)针对病因治疗:进行基础心脏病的规范化治疗,对高血压伴有 HFnEF 的患者强化降压治疗,达标血压宜低于单纯高血压患者的标准,即收缩压<130mmHg、舒张压<80mmHg;冠心病的高危患者,推荐血运重建;治疗糖尿病;纠正贫血、甲状腺功能亢进、动静脉瘘等高动力学状态;有可能转复为窦性心律的心房纤颤患者,恢复窦律并维持窦律等。

(2)缓解症状:有液体潴留征象的患者选用利尿药可以选用噻嗪类利尿药或袢利尿药,噻嗪类利尿药无效时,改用袢利尿药。过度的利尿,有可能影响血压,使肾功能恶化,应该避免;快速心房纤颤的患者控制心室率,可选用 β 受体阻滞药或非二氢吡啶类钙拮抗药。

(3)逆转左心室肥厚,改善舒张功能:推荐使用 ACEI、ARB、β 受体阻滞药等。维拉帕米有益于肥厚型心肌病。对心肌肥厚或纤维化疾病的患者,如高血压、糖尿病等,可以应用醛固酮受体拮抗药。

(4)地高辛不能增加心肌的松弛性,不推荐使用地高辛。

4. 难治性或终末期心力衰竭阶段的治疗　顽固性或终末阶段心衰的诊断需排除因治疗不当或可逆性心衰诱因未纠正等因素,确认所有常规心衰治疗均得到合理应用,而患者仍有静息或轻微活动时气促,极度无力,常有心源性恶病质,需反复住院甚至无法出院。此期的心衰患者病死率高,治疗目的是改善症状,提高生活质量,减少病死率和病残率。

(1)液体潴留:顽固性终末期心力衰竭的治疗,最重要的是如何使利尿药的应用最佳化,在水盐代谢、肾功能、电解质之间寻求平衡。每日限盐 2g 或更少,入液量<2L。每日测体重,若体重增加超过 1kg/d,应考虑有隐性水肿。顽固性心衰患者低钠血症常常是血管加压素系统高度激活和(或)肾素−血管紧张素−醛固酮系统抑制不充分的结果。血管加压素受体拮抗药可减轻体重和水肿,使低钠血症患者的血钠正常化,有望减少低钠血症的发生。另外,可考虑增加对肾素−血管紧张素−醛固酮系统的抑制或使用重组 B 类利钠肽。出现低钠血症时,应鉴别缺钠性或稀释性低钠血症,前者发生于大量利尿后,属容量减少性低钠血症,患者可有直立性低血压,尿少而比重高,治疗应予补充钠盐;后者又称难治性水肿,见于心衰进行性恶化者,此时钠、水有潴留,而水潴留多于钠潴留,故称高容量性低钠血症,患者尿少而比重低,治疗应严格限制入水量,并按利尿药抵抗处理。

(2)神经内分泌拮抗药:顽固性终末期心力衰竭的患者常常仅能耐受小剂量的神经内分泌抑制药,或者完全无法耐受。对血压<80mmHg 或呈外周低灌注状态的患者不要使用 ACEI,对能够耐受小剂量神经内分泌抑制药的患者则应坚持使用。有液体潴留或正在使用正性肌力药的患者不宜用 β 受体阻滞药。终末期心衰的患者常常血压偏低、肾功能不全,合用 ACEI 易诱发低血压和肾衰竭,加用 β 受体阻滞药后心衰可进一步加重,此时应权衡利弊,个体化处理。

(3)血管扩张药和正性肌力药物:在临床症状恶化期可选用血管扩张药(硝普钠、硝酸甘油和奈西立肽)和持续静脉滴注正性肌力药物缓解症状,作为姑息治疗手段,不主张常规间歇滴注正性肌力药,可试用钙增敏药左西孟旦。

(4)心衰的非药物治疗:优化的内科药物治疗无效,应考虑非药物治疗,包括心脏移植、左室辅助装置、超滤等。

（5）临终关怀：顽固性心力衰竭经合理的药物治疗仍然无法控制疾病的进展，患者频繁住院，需要间断或持续静脉给予正性肌力药，又无法接受心脏移植或其他机械治疗时，应在患者仍清醒的状态下，与患者及家属讨论生活质量及临终治疗有关事项。向家属和患者交待病情和预后，终末期心衰的患者病死率达75％。讨论心脏移植和安置左室辅助装置的可能性；已安装 ICD 的患者，应告之除颤可能无效，就是否停止除颤和关闭 ICD 与家属达成共识。

主张尽力缓解患者的痛苦，以减轻症状为目的，包括使用麻醉药、频繁使用利尿药、持续静滴正性肌力药等。避免不必要的检查和干预，与患者和家属协商终末期的支持治疗，在生命弥留之际是否进行心肺复苏，应征询家属意见，当进行积极的操作（气管插管、应用 ICD）也无法改变最终的结局时，不推荐这些操作。

（五）慢性心衰的非药物治疗

1. 心脏再同步化治疗　有 15％～30％慢性收缩性心力衰竭的患者心电图 QRS 波群＞120ms，表现为左右心室不能同步收缩和舒张，室间隔矛盾运动，二尖瓣反流时间延长等，这种心室的不同步伴有病死率进一步增高。心脏同步化治疗是指应用双心室起搏装置同时兴奋左右心室，或通过重建左心室游离壁与室间隔之间的同步收缩达到改善心功能目的的一种起搏疗法，在加强心室收缩力的同时减轻继发二尖瓣反流，改善衰竭心肌的生化特性，包括能量利用。通常使用双室起搏（或多部位起搏），也有一些患者可以单独从左室起搏中获益。几个多中心的随机临床试验证实心脏同步化治疗能够改善心功能，提高运动耐量，改善生活质量，降低病死率和住院的复合终点。CARE－HF 研究证实心脏同步化治疗与标准的药物治疗相比，降低死亡的危险为 36％。

我国心脏同步化治疗的适应证：Ⅰ类适应证：缺血性或非缺血性心肌病；尽管优化的药物治疗，心功能仍为 NYHA 分级Ⅲ级或可以走动的Ⅳ级；窦性心律；左室射血分数≤35％；左室舒张末直径≥55mm；QRS 间期≥120ms 伴有心脏运动不同步。

处理要点：严格遵循适应证，选择适当的治疗人群；应用超声心动图技术更有益于评价心脏收缩的同步性，提高手术成功率，尽量选择理想的左心室电极导线植入部位，通常为左心室侧后壁；术后进行起搏参数优化，包括 AV 间期和 VV 间期的优化；尽可能维持窦性心律，实现 100％双心室起搏；继续合理抗心衰药物治疗。

2. 埋藏式心律转复除颤器（ICD）　MERIT－HF 试验中 NYHA 分级不同患者的死因分析表明，中度心衰患者一半以上死于心律失常导致的猝死，因此 ICD 对预防心衰患者的猝死非常重要，推荐应用于全部曾有致命性快速心律失常而预后较好的心衰患者。

MADIT－Ⅱ试验在心肌梗死伴有 HFrEF 的患者中证实与常规药物治疗相比，ICD 可减少 31％的死亡危险性；SCD－HeFT 试验显示中度心衰的患者接受 ICD 治疗的病死率较未置入 ICD 下降 23％，而胺碘酮不能改善患者的生存率；COMPANION 试验证实 ICD 与 CRT 的联合治疗（CRT－D）使病死率下降 36％。上述临床试验显示 ICD 可以改善心衰患者的生存率，特别是中度心衰患者。

心衰患者 ICD 的适应证

（1）心衰伴低 LVEF 者，曾有心脏停搏、心室颤动（VF）或伴有血流动力学不稳定的室性心动过速（VT），推荐置入 ICD 作为二级预防以延长生存。

（2）缺血性心脏病患者，MI 后至少 40d，LVEF≤30％，长期优化药物治疗后 NYHA 心功能Ⅱ或Ⅲ级,合理预期生存期超过1年且功能良好,推荐置入ICD作为一级预防减少心脏性猝死,从而降低总病死率。

(3)非缺血性心肌病患者,LVEF≤30%,长期最佳药物治疗后NYEF心功能Ⅱ或Ⅲ级,合理预期生存期超过1年且功能良好,推荐置入ICD作为一级预防减少心脏性猝死从而降低总病死率。

(4)对于NYHAⅢ～Ⅳ级、LVEF≤35%且QRS>120ms的症状性心衰可置入CRT－D,以改善发病率和病死率。

(5)因室颤、室速而出现心室骤停,排除一过性或可逆性因素,推荐置入ICD。

(6)器质性心脏病伴自发持续性室速,推荐置入ICD。

3.主动脉内球囊反搏术 主动脉内球囊反搏术(IABP)是通过动脉置入一根带气囊的导管到降主动脉内、左锁骨下动脉开口的远端,在心脏舒张期气囊充气,心室收缩前气囊排气,从而起到辅助衰竭心脏的作用,是最广泛应用的心脏辅助装置。

IABP的适应证:

(1)心源性休克:急性心肌梗死;心肌梗死伴发机械并发症,二尖瓣反流或室间隔穿孔等。

(2)心脏术后脱离体外循环困难和(或)心脏术后难以控制的低心排血量综合征。

(3)高危心脏病患者手术中预防性应用。

(4)高危患者行冠脉造影、PTCA、冠脉内溶栓、以及非心脏外科手术前后的辅助。

(5)冠心病顽固性心绞痛,心肌缺血引起的顽固性严重心律失常。

(6)心脏移植或心室辅助装置置入前后的辅助。

(7)急性严重病毒性心肌炎伴心衰。

IABP的禁忌证:绝对禁忌证包括主动脉瓣关闭不全和主动脉夹层分离。相对禁忌证包括腹主动脉瘤;降主动脉瘤;严重周围血管疾病如髂动脉或股动脉钙化;近期同侧腹股沟切口;病态肥胖等。

4.心室辅助装置 心室辅助装置传统上用于心源性休克,难治性心律失常患者也是候选对象,不仅应用于慢性失代偿性心力衰竭终末期患者,而且扩展到急性心力衰竭伴心源性休克者,心脏移植候选者等。

心室辅助装置主要有三种用途。功能恢复桥梁:适用于心脏可逆性受损的患者,如心脏手术后心源性休克,急性重症心肌炎等。经过短、中期应用心室辅助装置,心肌损伤得以恢复;心脏移植的过度:慢性失代偿性心力衰竭患者等待心脏移植时,采用心室辅助装置支持到患者获得供体;终末替代治疗:顽固性难治性心力衰竭终末期患者,无法进行心脏移植时使用心室辅助装置维持生命。

REMATCH随机对照试验结果证实终末期心衰患者无法接受心脏移植者,置入左室辅助装置可明显提高生存率和生活质量。

心衰患者心室辅助装置的适应证

(1)难治性终末期心衰患者,经药物治疗预计1年病死率>50%,需要连续静滴正性肌力药物并且不适合心脏移植,应考虑安置左室辅助装置作为"永久"或"终点"治疗。

(2)严重休克伴靶器官功能受损的心力衰竭患者,尽早采用心室辅助装置,有可能避免靶器官永久损害,增加生存的概率。例如心脏手术后休克;急性心肌梗死后心源性休克;急性重症心肌炎和难治性室性心律失常。

心室辅助装置的禁忌证：①除心脏外伴有不可逆终末器官功能衰竭如肾衰竭，不可逆神经系统损伤等；②严重感染，败血症；③恶性肿瘤和 HIV 阳性。

5.心脏移植　心脏移植可作为终末期心衰的一种治疗方式，主要适用于无其他可选择治疗方法的重度心衰患者。尽管目前还没有对照性研究，但公认对于特定条件的患者而言，与传统治疗相比，它会显著增加生存率、改善运动耐量和生活质量。除了供体心脏短缺外，心脏移植的主要问题是移植排斥，这是术后 1 年死亡的主要原因，长期预后主要受免疫抑制药并发症影响。近年的研究结果显示，联合应用 3 种免疫抑制药治疗，术后患者 5 年存活率可显著提高达 70%～80%。

联合应用 ACEI 和 β 受体阻滞药，以及近年的 CRT 治疗显著改善了重度心衰患者的预后与生活质量，使许多患者免于心脏移植。

心脏移植适应证：药物及其他治疗均无法治愈的终末期心力衰竭的患者；顽固性心力衰竭引起血流动力学障碍；难治性心源性休克；长期依赖正性肌力药来维持器官灌注；运动峰耗氧量＜10ml/kg 伴无氧代谢；严重心肌缺血，即使冠脉搭桥或经皮冠脉血运重建也无法缓解症状；顽固性恶性室性心律失常，各种干预措施无效。

心脏移植禁忌证：严重的外周及脑血管疾病；其他器官（肾、肝、肺）不可逆损害（除非考虑多器官移植）；有恶性肿瘤史及恶性肿瘤复发；无法或不能耐受术后的药物综合治疗；不可逆的肺动脉高压（肺血管阻力＞6 Wood 单位）；全身感染（HIV、播散性肺结核等）；胰岛素依赖的糖尿病伴有终末器官损伤；吸毒；精神状态不稳定；高龄。

（六）特殊病因心衰的治疗

1.瓣膜性心脏病　瓣膜性心脏病患者的主要问题是瓣膜本身有器质性损害，任何内科治疗或药物均不能使其消除或缓解。实验研究表明单纯的心肌细胞牵拉刺激就可促发心肌重构，因而治疗瓣膜性心脏病的关键就是修复瓣膜损害。瓣膜性心脏病的介入治疗或手术治疗的指征详见相关章节。

对无法进行手术或手术前后的瓣膜性心脏病合并心衰的患者有些药物可以考虑。

（1）主动脉瓣反流：急性主动脉瓣反流患者不能耐受心衰，手术前为了稳定病情，可静脉滴注硝普钠或正性肌力药（多巴酚丁胺或多巴胺）；严重主动脉瓣反流伴有慢性心衰，存在手术禁忌或手术后仍有持续左心功能不全的患者，可选用 ACEI；无症状的主动脉瓣反流，伴有高血压时，应用 ACEI 和二氢吡啶类钙拮抗药是合理的；对没有高血压的无症状的主动脉瓣反流患者，不主张为了延迟手术而应用血管扩张药。马方综合征的患者，使用 β 受体阻滞药能够延缓主动脉扩张，手术后，推荐使用 β 受体阻滞药。最近的资料表明，依那普利也有类似作用。主动脉瓣反流的患者应用 β 受体阻滞药时应十分谨慎，因为舒张期延长，可使反流量增多。对主动脉瓣反流的患者，应预防感染性心内膜炎的发生。

（2）主动脉瓣狭窄：有症状的主动脉狭窄应尽早手术，没有药物可延缓病情的进展。对无法手术并伴有心衰的患者，可以试用地高辛和利尿药，避免使用 β 受体阻滞药。如果发生急性肺水肿，有些患者可选用硝普钠。

（3）二尖瓣反流：急性二尖瓣反流时，可应用硝酸酯类或利尿药减轻左室充盈压。硝普钠可以减轻后负荷和反流量。如果存在低血压，可应用正性肌力药。二尖瓣反流合并持续或阵发性房颤，或有栓塞史，或左房血栓，或瓣膜修补术后头 3 个月的患者应抗凝治疗。没有手术的二尖瓣反流患者，房颤无法转复窦率者，应控制心室率。无心衰症状的慢性二尖瓣反流患者,不主张使用血管扩张药,包括 ACEI,但是有心衰症状者,应使用 ACEI,对无,法手术或术后仍有症状的患者,选用 ACEI。无禁忌证的患者,可以考虑应用 β 受体阻滞药和醛固酮受体拮抗药。对二尖瓣反流的患者,应预防心内膜炎的发生。

(4)二尖瓣狭窄:利尿药和长效的硝酸酯类制剂能够缓解气促的症状,β 受体阻滞药或非二氢吡啶类钙拮抗药可减慢心率,能够改善运动耐量。对合并房颤的患者应抗凝治疗。对窦性心律,既往有栓塞史或有左心房血栓的患者应抗凝治疗。未解除二尖瓣狭窄的患者,不主张转复窦率。如果心房轻度增大,房颤新近出现,可以考虑转复窦率。另外,应预防风湿活动和感染性心内膜炎。

对于继发的严重的瓣膜关闭不全,如果是因缺血性心肌病所致,建议在冠脉搭桥的同时行二尖瓣修复。原发性扩张性心肌病伴有严重的二尖瓣反流,优化的药物治疗无效时可以选择性行二尖瓣修复术。

2.单纯右心衰的治疗　单纯的右心衰是指心衰的症状突然出现或逐渐发生并加重,通常没有肺水肿,肺心病、肺动脉高压可能是致病因素,可能存在三尖瓣的关闭不全,以体循环淤血为主要症状,伴有颈静脉充盈,肝颈回流征阳性,下肢水肿等体征。

治疗原则包括减轻充血,改善右室收缩力和右冠脉灌注及降低右室后负荷。主要根据病因和血压水平选择不同的药物,如果收缩压>100mmHg 下存在体循环淤血,应选用利尿药,同时利尿药的应用需谨慎,短期改善患者症状之后,即应减量并逐渐停用,因右心室充盈压对于维持足够心排血量非常关键;收缩压<90mmHg 时,推荐正性肌力药,.可以选用左西孟旦或磷酸二酯酶抑制药;如果收缩压继续下降低于 100mmHg,应选用升压药,多巴胺可能更好。如果合并房颤,可选用毛花苷 C 或地高辛减慢房颤心室率。

急性右心衰期间 ACEI、ARB 和 β 受体阻滞药不宜应用,钙拮抗药也不宜用。

右心衰的病因是慢性阻塞性肺部疾病时,控制肺部感染最为重要,大量利尿使得痰液更为黏稠,应在控制体循环淤血和减轻咳嗽之间寻求平衡,可以采用药物雾化吸入帮助患者排痰。

右心衰的病因是肺动脉高压时,应寻找肺动脉高压的病因。病情稳定者建议行急性肺血管扩张试验,如果试验阳性,选择钙拮抗药,并根据 24h HOLTER 的基础心率选择不同的药物,基础心率较慢的患者选择二氢吡啶类,心率较快的患者则选择地尔硫口;如果试验阴性,建议采用前列环素类药物、内皮素受体拮抗药、5 型磷酸二酯酶抑制药等新型血管扩张药进行治疗。

对肺动脉高压或急性肺栓塞引起的急性右心衰,如果没有抗凝药物的禁忌证,可以使用肝素或华法林,将 INR 控制在 1.5~2.5,主要是对抗肺血管原位血栓形成和发展。对急性大面积的肺栓塞引起的急性右心衰,在溶栓治疗的时间窗内应选择溶栓治疗。

急性冠脉综合征伴有的急性心衰有一种特殊类型表现为单纯急性右心衰,即急性右心室心肌梗死(常常合并下壁心肌梗死),体征表现为肺部无啰音,血压低,颈静脉充盈,Kussmaul 征等,针对低血压的初始治疗以大量扩容最为重要,通过补充血容量增加右心室的前负荷和心排血量。快速输入 1L 到几升液体,如果低血压仍然存在,应考虑血流动力学检测,同时尽可能开通右冠状动脉。

(梁戎)

第九节 急性心力衰竭

一、定义和病因

(一)定义

急性心力衰竭系指急性的心脏病变引起心脏收缩力明显降低或心室负荷加重而导致急性心排血量显著、急剧的降低,体循环或肺循环压力突然增高,导致组织器官灌注不足和急性肺淤血的临床表现。

(二)病因

急性心力衰竭常见病因见表3-5。

表3-5 急性心力衰竭常见原因

1.缺血性心脏病	(1)败血症
(1)急性冠脉综合征	(2)甲状腺毒症
(2)急性心肌梗死机械并发症	(3)贫血
(3)右心室梗死	(4)分流
2.瓣膜性心脏病	(5)心包压塞
(1)瓣膜狭窄	(6)肺动脉栓塞
(2)瓣膜关闭不全	6.慢性心衰失代偿
(3)心内膜炎	(1)缺乏依从性
3.心肌疾病	(2)容量过负荷
(1)围生期心肌病	(3)感染,尤其是肺炎
(2)急性心肌炎	(4)脑血管损害
4.高血压/心律失常	(5)外科手术
(1)高血压	(6)肾功能异常
(2)急性心律失常	(7)哮喘、COPD
5.循环衰竭	(8)滥用药物

二、临床表现及分类

(一)慢性心衰恶化或失代偿

明确患者有慢性心衰,但在治疗过程中病情逐渐恶化或失代偿,有体循环和肺循环淤血表现(如双下肢水肿,肝大、淤血,颈静脉怒张和呼吸困难)。入院时患者如有低血压常提示预后差。

(二)肺水肿

患者伴有严重的呼吸窘迫,两肺满布湿啰音伴端坐呼吸。未经氧疗前动脉氧饱和度通常<90%。

(三)高血压性心力衰竭

多由高血压引起心衰的症状和体征,收缩功能多为正常。常有外周血管阻力增加和心动过速的表现。患者常有肺淤血体征,但无体循环淤血。这类心衰患者对治疗反应较好,住院病死率较低。

（四）心源性休克

指经过充分改善前负荷和抗心律失常治疗后仍然存在因心衰引起的组织灌注不足的状态. 如收缩压<90mmHg,无尿或少尿(每小时尿量<0.5ml/kg)。心律失常较为常见,易迅速发生器官灌注不足和肺淤血。

（五）单纯性右心衰竭

这类心衰患者的临床表现多以低心排血量为特征. 无颈静脉压增高、伴或不伴有肝大和左心室充盈压降低。

（六）急性冠状动脉综合征和心力衰竭

临床上约15%的急性冠状动脉综合征患者伴有急性心力衰竭的症状和体征。而这类急性心衰常与心律失常如心动过缓、心房颤动和室速有关。

三、诊断

（一）早期评估

主要依据病史、正确的体格检查。系统评估非常必要。了解外周灌注情况,如皮肤温度、静脉压等。了解有无收缩期和舒张期杂音以及有无 S_3 和 S_4。急性期二尖瓣关闭不全很常见。同时要明确有无明显的主动脉瓣狭窄或关闭不全。心脏听诊可明确有无肺淤血。颈静脉充盈反映右心室充盈压增高。慢性心衰失代偿时胸腔积液较为常见。

（二）心电图

可提供关于心率、心律、心脏传导和引起心衰常见原因的有用信息。它可反映 ST 段抬高性或非抬高性心肌梗死。Q 波常提示既往有透壁性心肌梗死。心室肥厚、束支传导阻滞、心电非同步化、Q－T 间期延长等均可通过心电图明确。

（三）胸部 X 线

所有急性心衰患者一经住院就应立即进行胸部 X 线检查,以便评价肺淤血程度和其他肺部疾病,如心影增大、积液和渗出等。

（四）动脉血气分析

所有严重呼吸窘迫的患者都应进行血气分析,了解氧分压、二氧化碳分压和酸碱平衡情况。由于组织灌注不足和 CO_2 潴留引起酸中毒的患者预后较差。无创性脉氧监测常可替代血气分析,但对二氧化碳分压和酸碱平衡状态不能提供有用信息。

（五）实验室检查

初始诊断评估包括全血计数、K^+、Na^+、Cl^- 肾功能、血糖、白蛋白、肝功能和 INR 等。低钠和肌酐水平高是急性心衰患者预后不良的征象。无急性冠脉综合征的急性心衰患者肌钙蛋白可轻度升高。

（六）脑钠肽

急性期检测 BNP 和 NT－proBNP 对除外心衰有阴性预测价值。关于急性心衰脑钠肽的诊断标准目前还未定论。

（七）超声心动图

所有急性心衰患者应尽可能及早进行超声心动图检查来评估左右心室收缩功能、舒张功能、瓣膜结构和功能、心包情况及同步化情况等。

（八）急性心衰患者诊断流程

急性心衰患者诊断流程见图 3－4。

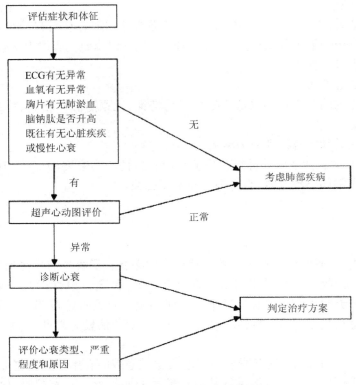

图 3-4 急性心衰患者诊断流程

四、治疗

(一)治疗目的和流程

1.治疗目的快速改善症状和稳定血流动力学状况(表 3-6)。

表 3-6 急性心力衰竭治疗目的

1.立即(急诊科/ICU/CCU)

(1)改善症状

(2)恢复氧疗

(3)改善器官灌注和血流动力学

(4)限制心肌和肾脏损害

(5)缩短 ICU 住院期限

2.暂缓紧急情况(在医院)

(1)稳定病情和制定最佳治疗方案

(2)启动改善预后的药物治疗

(3)选择合适者进行器械治疗

(4)缩短住院日

3.长期和出院前处理

(1)制定随访计划

(2)指导患者进行合理生活方式调整

(3)提供充分的二级预防

(4)预防再住院

(5)改善生活质量和提高生存率

2.治疗流程见图3—5。

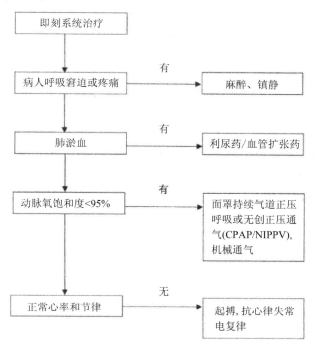

图3—5　急性心衰治疗流程

（二）氧疗

伴有低氧血症患者应尽早使用氧疗，使氧饱和度≥95％（COPD患者＞90％），严密监护严重气道阻塞患者以避免发生高碳酸血症。

1.无创通气的适应证　无创通气可用于无气管内插管的患者。每位急性心源性肺水肿和高血压急性左心衰患者应尽早使用呼气末正压通气（PEEP）以便改善呼吸窘迫症状和相应的临床参数。PEEP无创通气通过降低左心室后负荷改善左心室功能。心源性休克和右心衰竭患者慎用。

2.无创通气的禁忌证

（1）无意识、严重智力障碍或焦虑患者。

（2）由于进行性危及生命的低氧血症需要立即气管插管的患者。

（3）严重阻塞性气道疾病的患者。

3.无创通气的使用方法

（1）开始用$5\sim7.5cmH_2O$的PEEP，逐渐滴定到临床有反应的水平$10cmH_2O$；吸入氧浓度（FiO_2）要≥0.40。

（2）持续时间通常为30L/h直到患者气短和氧饱和度得到改善。

4.可能的不良反应

（1）右心衰竭严重恶化；

（2）高碳酸血症；

（3）焦虑；

（4）气胸；

(5)抽吸。

(三)镇静或止痛

对有气短、呼吸困难、焦虑和胸痛的急性心衰患者早期就应给予吗啡。静脉给予吗啡 2.5～5mg,可重复使用,要监测呼吸情况。常有呕吐可使用止吐药。伴低血压、心动过缓、进行性房室传导阻滞或 CO_2 潴留患者慎用。

(四)襻利尿药

1.适应证 有肺淤血和容量超负荷症状存在的急性心衰患者要静脉用利尿药。

2.使用方法

(1)推荐初始剂量:呋塞米 20～40mg 静推,或(0.5～1mg 布美他尼;10～20mg 托拉塞米)。起始阶段应定时监测患者尿量,可插导尿管监测患者尿量以便评价治疗反应。

(2)如果患者有容量超负荷时,呋塞米静点剂量可依据肾功能和口服剂量情况来增加。也可在给予初始剂量后连续静脉滴入。呋塞米总量在初始 6h 要＜100mg,在初始 24h ＜240mg。

3.与其他利尿药联用 襻利尿药与噻嗪类利尿药合用可预防利尿药抵抗。急性心衰患者如果出现容量过负荷,襻利尿药加用氢氯噻嗪 25mg(口服)以及螺内酯 20～40mg 口服。小剂量联用比单药大剂量更有效,且副作用小。

4.急性心力衰竭利尿药药量和适应证 见表3—7。

表3—7 急性心力衰竭利尿药剂量和适应证

液体潴留	利尿药	日剂量(mg)	注释
中度	呋塞米	20～40	依据临床症状口服或静脉使用
	布美他尼	0.1～1	依据临床反应滴定剂量
	托拉塞米	10～20	监测 K^+、Na^+、肌酐、血压
重度	呋塞米	40～100	静脉增加剂量
	呋塞米静点	(5～40mg/h)	优于大剂量注射
	布美他尼	1～4	口服或静脉
	托拉塞米	20～100	口服
对襻利尿药抵抗	加噻嗪类	50～100	联合优于大剂量襻利尿药
	或美托拉宗	2.5～10	如肌酐清除率＜30ml/min 效果更强
	或螺内酯	20～40	如无肾衰和血钾正常或低钾为最佳选择
对襻利尿药和噻嗪类利尿药抵抗	加多巴胺或多巴酚丁胺		如伴有肾衰和低钠时考虑超滤或血液透析

(五)血管扩张药

1.适应证 收缩压＞110mmHg 的急性心衰患者推荐静脉应用硝酸甘油和硝普钠。收缩压在 90～110mmHg 的患者要慎用。这些药物可降低收缩压、左心室和右心室充盈压以及外周血管阻力,改善呼吸困难。

2.使用方法

(1)初始硝酸甘油静脉推荐剂量 10～20μg/min,如果需要,每 3～5min 按 5～10μg/min 增加剂量。注意监测血压,避免收缩压过度降低。

(2)慎用硝普钠,起始剂量 0.3μg/(kg·min),逐步滴定到 5μg/(kg·min),要建立动脉

通路。

（3）奈西立肽静脉使用速度可先按 $2\mu g/kg$ 静注后，再以 $(0.01\sim0.03)\mu g/(kg \cdot min)$ 的速度静点。要严密监测血压，不推荐与其他扩血管药联用。

3. 副作用　头痛。急性冠脉综合征患者慎用硝普钠，因可致血压迅速降低。静滴硝酸甘油或奈西立肽也可致低血压。

4. 血管扩张药使用剂量和适应证（表 3-8）

表 3-8　血管扩张药使用剂量和适应证

血管扩张药	适应证	剂量	主要副作用	其他
硝酸甘油	肺淤血/肺水肿 SBP＞90mmHg	起始 $10\sim20\mu g/min$，可增加至 $200\mu g/min$	低血压头痛	连续用易产生耐药
二硝酸异山梨醇酯	肺淤血/肺水肿 SBP＞90mmHg	起始 1mg/h，可增加至 10mg/h	低血压头痛	连续用易产生耐药
硝普钠	高血压性心衰肺淤血/肺水肿 SBP＞90mmHg	起始 $0.3\mu g/(kg \cdot min)$，增加至 $5\mu g/(kg \cdot min)$	低血压氰化物中毒	光敏感
奈西立肽	肺淤血/肺水肿 SBP＞90mmHg	$2\mu g/kg$ 静注，随后 $(0.015\sim0.03)\mu g/(kg \cdot min)$ 静滴	低血压	

（六）正性肌力药

1. 适应证　正性肌力药仅用于收缩压低或伴有低灌注或肺淤血体征的低心排血量心衰患者。低灌注体征包括四肢冰冷，皮肤潮湿，肝肾功能异常，或神志异常。

如果需要，正性肌力药要尽早使用。一旦器官灌注得到恢复或肺淤血减轻要立即停用。因为虽然正性肌力药能立即改善急性心衰患者血流动力学和临床状态，但由于这类药可促使或恶化心肌损害，最终导致短期和长期病死率增加。

正性肌力药可阻止有些心源性休克患者的血流动力学进行性恶化，为机械辅助循环、左室辅助装置和心脏移植提供桥梁准备。

正性肌力药可引起房性和室性心律失常。

2. 使用方法

（1）多巴酚丁胺：它是通过刺激 β_1 受体兴奋产生剂量依赖正性肌力作用。起始剂量为 $(2\sim3)\mu g/(kg \cdot min)$ 静滴，无负荷剂量。依据临床症状、对利尿药反应和临床状态来调整静脉滴注速度。可调至 $15\mu g/(kg \cdot min)$，同时要监测血压。接受 β 受体阻滞药治疗的患者，多巴酚丁胺剂量要增加至 $20\mu g/(kg \cdot min)$，才能恢复其正性肌力作用。

（2）多巴胺：它也是通过刺激 β 肾上腺素能受体来增加心肌收缩力和心排血量。一般使用中等剂量即 $(3\sim5)\mu g/(kg \cdot min)$ 有正性肌力作用。多巴胺和多巴酚丁胺对心率＞100/mm 的心衰患者要慎用。一般情况下，小剂量多巴胺与较高剂量多巴酚丁胺联合使用。

（3）米力农：它是 PDE 抑制药，可抑制 cAMP 降解起到正性肌力和周围血管扩张作用。同时增加心排血量和每搏排血量，而肺动脉压力、肺毛细血管压、总外周及肺血管阻力下降。使用方法可先按 $(25\sim75)\mu g/kg$ 于 $10\sim20min$ 内静推，然后按 $0.375\sim0.75\mu g/(kg \cdot min)$ 速度静滴。冠心病患者要慎用，因为它可增加中期病死率。

（4）左西孟旦：它是钙增敏药，通过 ATP-敏感 K 通道介导作用和轻微 PDE 抑制作用来扩张血管。它可增加急性失代偿心衰患者心排血量、每搏排血量，降低肺毛细血管楔压、外周血管和肺血管阻力。使用方法：先按 $3 \sim 12 \mu g/kg$ 于 10min 内静注后以 $(0.05 \sim 0.2) \mu g/(kg \cdot min)$ 连续静点 24h。病情稳定后滴注速度可增加。如果收缩压 $<100mmHg$，不需要弹丸静注，可直接先开始静滴以避免发生低血压。

（5）去甲肾上腺素：不作为一线药物。如果正性肌力药仍然不能将收缩压恢复 $>90mmHg$、患者处于心源性休克状态时就要使用。使用剂量为 $(0.2 \sim 1.0) \mu g/(kg \cdot min)$。

（6）洋地黄制剂：这类制剂可轻微增加急性心衰患者心排血量和降低充盈压。仅用于心室率快的心房颤动患者。

3.急性心衰治疗流程（图 3—6）

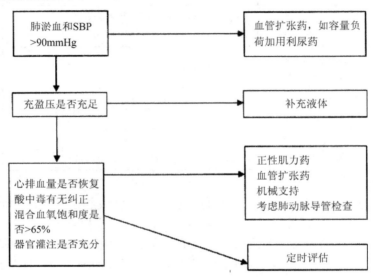

图 3—6　根据左心室充盈压情况治疗急性心衰流程图

（1）按收缩压情况处理流程。

（2）根据左心室充盈压情况治疗流程。

五、处理原则

（一）慢性心衰失代偿

推荐袢利尿药联用血管扩张药。肾功能异常者可将利尿药加量，伴低血压和器官低灌注体征时用正性肌力药物。

（二）肺水肿

吗啡用于肺水肿，尤其是有疼痛和焦虑伴随的呼吸困难。血压正常或高于正常时使用血管扩张药，容量过负荷或液体潴留的心衰患者用利尿药。伴低血压和器官低灌注体征时用正性肌力药。氧饱和度低的用机械通气和面罩吸氧改善。

（三）高血压性心衰

推荐用血管扩张药，但必须密切监测血压。如果患者有容量过负荷或肺水肿时要用小剂量利尿药治疗。

（四）心源性休克

收缩压 $<90mmHg$ 的患者建议用正性肌力药。如收缩压仍不能恢复同时伴有持续器官低灌注体征的，必须慎用去甲肾上腺素。同时考虑气管插管和主动脉内球囊反搏（IABP）。

考虑外科治疗者可使用左心室辅助装置治疗(LVADS)。

（五）右心衰竭

补充液体一般无效,避免机械通气。当有器官低灌注体征时要使用正性肌力药物。要考虑肺动脉栓塞和右心室梗死的问题。

（六）急性心力衰竭和急性冠脉综合征(ACS)

所有伴有心衰症状和体征的 ACS 患者要做超声心动图评估收缩和舒张功能、瓣膜情况,要除外其他心源性异常或心梗的机械并发症。

六、预后

我国没有相关的资料报告。2008ESC 心衰指南报告急性冠脉综合征是新发急性心衰的最常见原因,心源性休克住院病死率高达 40%～60%。而高血压性急性心力衰竭住院病死率很低。因急性心衰入院的平均住院日为 9d。几乎半数患者 12 个月内至少住院一次。60d 内死亡和再住院预后终点达 30%～50%。

（梁戎）

第十节　难治性心力衰竭

难治性心衰(refractory heart failure)也称为顽固性心衰。系指 NYHA 心功能Ⅲ～Ⅳ级患者经过充分的标准的抗心衰药物治疗后,患者在休息或轻微活动时心衰症状持续不能缓解或暂时缓解后又加重,是心衰的严重或终末阶段,常需要特殊的干预治疗,包括静脉持续使用正性肌力药物、左心室辅助装置、心脏移植等。按照 ACC/AHA 心衰的 ABCD 分期,难治性心衰为 D 期,多由 C 期演变而来,NYHA 心功能在Ⅲ～Ⅳ级。在某种程度上,也可为慢性心衰急性失代偿经治疗后病情始终难以缓解,伴或不伴心衰加重的诱发因素。

美国流行病学调查研究表明,1992—2002 年 10 年间,心血管疾病的病死率发生了明显变化,结果表明心血管总病死率下降 54.2%,冠心病病死率减少 61.7%,脑卒中病死率降低 61.8%,主要归因于标准化治疗、溶栓治疗和介入技术的发展。然而,因心衰导致的死亡提高了 109.7%,形成显著的反差。难治性心衰是心衰患者死亡的主要原因。

一、难治性心衰病情的重新评价

难治性心衰的处理包括重新评估病情、静脉应用药物治疗和特殊的非药物治疗。病情的重新评估是难治性心衰的重要基础,决定心衰治疗策略的合理选择。

（一）评估诊断是否正确

遇有心衰药物治疗效果差,病情持续不缓解,必须考虑诊断是否正确,即究竟是稳定性心衰还是难治性心力衰竭,是左心衰竭、右心衰竭还是全心衰竭,在收缩性心衰的基础上有无舒张性心力衰竭等。重视右心衰竭的诊断,特别是肺动脉高压患者伴有心衰的诊断具有重要的临床价值。不少患者既有收缩性心衰,又有舒张性心衰,因两者具有明显的不同性,有必要加以区别。

（二）评估诱因是否去除

特别是可逆性的诱因是否去除,如患者精神负荷和运动负荷是否过重,出入量是否合理,输液是否过快或过多、感染是否控制，血压是否稳定，心率或心律是否控制，电解质是否正常，酸碱失衡是否纠正等。肺部感染是导致心衰难治的重要原因，在整个诊疗过程中均要密切关注并进行相应的检查。

（三）评估基本用药是否合理

重新审视静脉输液量是否适当，利尿剂使用是否合适，有无洋地黄类药物不足或过量，ACEI或ARB是否恰当，β受体阻滞剂是否减量或停用，是否使用醛固酮受体拮抗剂等。抗心衰药物的不合理使用也是导致心衰难治的不可忽视的因素。利尿剂的合理使用在控制难治性心衰方面具有特殊重要的作用。对于利尿剂抵抗患者，可采取利尿剂联合使用或静脉使用，以增强利尿效果，但也要防止利尿过度。

（四）评估是否使用加重心衰的药物

包括非固醇类抗炎药、糖皮质激素、具有负性肌力的抗心律失常药物、大多数钙离子拮抗剂（氨氯地平和非洛地平缓释片经试验证实是安全的）、兴奋心脏的药物（如麻黄素、茶碱类药物）、致水钠潴留药物（如甘草、生胃酮）、血管扩张剂不当使用以及药物之间相互影响等。

（五）评估心肌缺血

根据心血管病流行病学资料统计，有50%～70%的难治性心衰患者患有冠心病，心肌缺血是心衰反复发作和难治的重要原因。心衰患者必须进行12导联心电图或动态心电图检查，必要时实施药物负荷心电图或超声心动图试验。

（六）评估结构性心脏病

对于既往存在或新发的乳头肌功能不全、二尖瓣脱垂、瓣膜性狭窄或关闭不全、房间或室间异常分流、肥厚型梗阻性心肌病等，可导致心衰难治。对于难治性心衰，应当通过超声心动图重新评估，常可获得重要的诊断信息。

（七）评估有无合并其他疾病

如果心衰合并症持续存在或新近发生，可使心衰恶化或难治，如贫血、肾功能不全、甲状腺功能亢进或减退、感染性心内膜炎、肺栓塞等。贫血和肾功能不全是心衰较为常见的合并症，并影响着病情的严重程度和患者的预后。对于难治性心衰患者，应当重新检查血常规和红细胞比容，同时反复评估肾功能不全的程度。肾功能不全既可由心衰引起，又可加重心衰。心衰引起肾功能不全常为肾前性，由心排血量下降导致肾脏供血不足所致。稀释性低钠血症和缺钠性低钠血症可加重肾功能不全的程度，必须给予积极治疗。心衰特别是难治性心衰是深静脉血栓形成的独立危险因素。深静脉血栓形成和肺栓塞在心衰尤其是难治性心衰中并非少见，需要积极防治。

（八）评估血流动力学情况

对于难治性心衰患者需要尽快评估血流动力学，尤其是存在呼吸困难、组织器官灌注异常、无法准确判定心室充盈压或肾功能进行性恶化、使用血管活性药物、考虑应用左心室辅助装置或心脏移植时，可进行有创血流动力学监测。

根据有无低灌注和肺淤血分为以下类型：无低灌注且无肺淤血和无低灌注但有肺淤血约占67%，有低灌注且有肺淤血为28%，有低灌注而无肺淤血仅为5%，部分患者介入各种分型之间。此分型对药物的选用有重要价值。

有无低灌注最好的反映指标是动脉压，通过血压的高低和脉压大小评估是否存在低灌注状态。在难治性心衰患者中，脉压[（收缩压－舒张压）/收缩压]＜25%被认为是心脏指数

(CI)<2.2L/(min·m²)的良好指标。但老年人血管顺应性降低,其准确性有待于进一步证实。超声心动图测定 LVEF 对评价有无低灌注具有很好的参考价值,必要时进行有创动脉压监测。以颈静脉的高度(cm)+5cm 可大体判定右心房压(mmHg),是临床上最为简便而又较为准确的方法,右心房压为 10mmHg,估测肺毛细血管楔压(PCWP)的分界值为 22mmHg。对于难治性心衰最好进行床旁有创血流动力学监测,以正确进行血流动力学分型和指导治疗。

二、难治性心衰的治疗

(一)常规药物治疗

临床试验证实,改善心衰的药物有 ACEI 或 ARB、利尿剂、地高辛、β 受体阻滞剂、硝酸酯类和醛固酮受体拮抗剂。大多数难治性心衰的患者已接受上述药物治疗,但效果往往不明显。由于难治性心衰患者常合并肾功能不全,ACEI 或 ARB 的临床使用受到限制;β 受体阻滞剂因其负性变时和变力作用,在难治性心衰中的使用受到限制;地高辛对于难治性心衰治疗效果比较差。而利尿剂是目前唯一不受限制并且是改善容量负荷过重的良好药物,恰当使用利尿剂是治疗难治性心衰的关键。

在使用利尿剂过程中,既要避免用量不足,又要避免利尿过度。因难治性心衰患者的活动严重受限,检测体重有时不易实施。对于严重水、钠潴留的患者每日监测其出入量(尤其是尿量)是最为可行的方法,对指导利尿剂的使用具有较大的帮助。原则上在严格控制入量的基础上(1000~1500ml),每日出量与入量平衡或每日体重降低 0.5~1.0kg 较为适宜,两种方法联合使用评估利尿剂的效果和水、钠潴留状况更为准确。

利尿剂抵抗是难治性心衰的常见原因。改善利尿剂抵抗的措施有:①加大利尿剂剂量,如增加呋塞米剂量,每日 3~4 次服用;②采用作用机制不同的利尿剂联用,如袢利尿剂联用氢氯噻嗪,或再加用醛固酮受体拮抗剂,可明显改善利尿剂的抵抗和增强利尿效果;③静脉滴注呋塞米 100~200mg,以 0.5~1mg/min 持续静脉滴注,每次剂量<300mg;④利尿剂联合使用正性肌力药物如儿茶酚胺类、钙增敏剂;⑤利尿剂联合应用提高渗透压的药物如甘露醇或白蛋白等。

(二)静脉制剂的合理应用

既往将治疗重点放在低心排血量方面,实际上无论是否存在低灌注,心衰的主要症状如呼吸困难等主要由心房和心室充盈压升高所致。由于房室充盈压的升高,心肌耗氧量增多,心肌灌注压差降低,导致心肌缺血加重。难治性心衰患者常伴有二尖瓣相对性关闭不全,充盈压的升高可加重二尖瓣反流,导致心排血量进一步下降。神经内分泌的激活对左心室充盈压具有显著的影响,左心室充盈压升高是导致 PCWP 升高和右心室功能不全的主要原因,而营养不良和循环中细胞因子的水平与右心室充盈压升高和肝淤血密切相关。利尿和降低心室充盈压能明显改善症状。当心衰症状难以缓解或恶化时,常需要静脉使用正性肌力药物和血管扩张剂,或者使用重组人利钠肽和血管加压素受体拮抗剂治疗。要根据不同的临床情况和血流动力学变化分别合理选用。

1.正性肌力药物　分为洋地黄类、儿茶酚胺类(多巴胺、多巴酚丁胺)、磷酸二酯酶抑制剂(氨力农、米利农)和钙增敏剂(左西孟旦),适用于低灌注伴或不伴有肺淤血的患者。根据目前证据,不主张难治性心衰患者常规间断地静脉使用除洋地黄类之外的正性肌力药物,因其使用对于无低灌注的患者无益甚至有害。低血压和诱发心律失常是限制正性肌力药物应用的首要问题。洋地黄类药物静脉使用时最好停用地高辛,并且在高龄、心肌缺血、肾功能不全患者酌情减量。临床研究表明,多巴酚丁胺很少引起低血压,但用量过大可引起心率加快和心律失常;米利农引起低血压的概率较多巴酚丁胺明显增多,在伴有低血压的患者中不宜使用米利农;米力农与β受体阻滞剂联用治疗心力衰竭有协同作用,能够预防米利农引起的 QT 间期延长,可进一步降低病死率。左西孟旦与其他正性肌力药物不同的是,不增加心肌耗氧量,低血压、心律失常发生率低,可用于难治性心衰。有研究表明,给予利尿剂、ACEI 和 β 受体阻滞剂最佳标准治疗的基础上,患者心衰症状持续存在,可以考虑联用硝酸酯类和肼屈嗪。虽然正性肌力药物不能改善预后,但对严重心衰患者短期使用能够明显改善血流动力学,缓解临床症状,延缓病程的进展,提高生存率。

2.血管扩张剂　要严格掌握适应证,仅适用于低灌注伴有外周阻力升高伴或不伴肺淤血的患者。血管扩张剂按照扩张动脉、静脉的不同效应分为以扩张动脉为主(如乌拉地尔)、以扩张静脉为主(如硝酸酯类)和混合型血管扩张剂(如硝普钠),分别根据临床特点(低心排血量、心室充盈压升高、水钠潴留,以及肺淤血的程度)合理选用。若使用不当反而会加重病情。使用血管扩张剂常需要有创血流动力学监测,对于硝普钠的使用,在临床上积累了很多经验,严密观察下静脉使用是比较安全的,很少发生症状性低血压。但要注意控制剂量和使用时间,以防氰化物中毒,尤其是心衰伴有肝肾功能不全者。

3.重组人利钠肽　既具有扩张血管又具有显著的利尿作用,能够有效降低心室充盈压和改善水钠潴留,迅速改善症状,适用于低灌注伴有外周阻力升高以及明显水钠潴留的患者。临床研究表明,重组人利钠肽治疗重度心衰的疗效优于正性肌力药物和其他血管扩张剂,且不良反应较少。因半衰期(18 分钟)较硝酸甘油长,使用中应避免低血压的发生。

需要注意的问题:静脉应用抗心衰药物后,要合理调整既往服用的正性肌力药物和血管扩张药物的剂量,避免加重低血压和低灌注状态。静脉用药要逐渐减量并停用,切忌突然停药,同时恰当使用口服药物如 ACEI 或 ARB、β 受体阻滞剂、利尿剂等,避免停用静脉药物后病情反复(常见的再住院原因)。静脉用药以暂时改善血流动力学为主要目的,应该短期使用(<7 天),临床症状减轻或缓解后尽早停用,切忌长时间使用。即使静脉使用抗心衰药物,也要尽量避免停用 ACEI 或 ARB、β 受体阻滞剂,即使使用 β 受体阻滞剂最小剂量。既往服用地高辛患者如需使用儿茶酚胺类、磷酸二酯酶抑制剂以及钙增敏剂类正性肌力药物,不需要停用地高辛。

(三)顽固性水肿的处理措施

大多数难治性心衰以难治性右心衰竭为主,顽固性水肿是临床上的突出问题。由于神经内分泌激活、肝肾功能不全、电解质紊乱,以及长期使用利尿剂等原因,利尿剂效果往往较差。治疗顽固性水肿的关键是识别低钠血症的类型,即稀释性低钠血症还是缺钠性低钠血症(真性低钠血症)。稀释性低钠血症是心衰的严重表现,与患者预后密切相关,纠正极为困难。因低钠血症的类型不同,治疗原则也截然不同,需要临床上加以鉴别。

1.稀释性低钠血症性水肿　临床特点为水、钠潴留显著,利尿剂效果差,心衰症状明显加剧,而血钠水平降低而尿钠水平升高是其显著特点。治疗重点是提高血浆渗透压和积极利尿。甘露醇或白蛋白虽然明显提高渗透压,但因加重心衰而限制其在难治性心衰中的使用。如果应用恰当,还是比较安全的,临床上不作为首选,仅用于其他药物治疗无效的情况下。用法为甘露醇 100~200ml 或白蛋白 10~20g,持续静脉滴注 2~3 小时,并于滴注半量甘露醇时给予正性肌力药物如毛花苷 C 或多巴酚丁胺,使用正性肌力药物 10~20 分钟后给予大剂量呋塞米(100~200mg),每日 1 次,使用 2~3 天,患者尿量会显著增加。

2.缺钠性低钠血症性水肿 胃肠道和肝淤血导致患者食欲差,长期使用利尿剂和限制钠盐摄入,容易引起缺钠性低钠血症的发生。临床特点为精神神经症状如嗜睡等显著,多发生于应用利尿剂且水肿逐渐消退后,利尿尤其是渗透性利尿引起低钠血症更为明显,而血钠水平降低与尿钠水平也降低是其特点。由于同样可出现显著的水钠潴留,容易误诊为稀释性低钠血症。治疗的关键是静脉补充高渗盐水,根据血浆钠的水平决定补钠浓度和补钠量,一般补钠浓度为 1.4%~4.6%。当血钠水平<125mmol/L 时,盐水浓度为 4.6%;血钠水平为 126~135mmol/L 时,盐水浓度为 3.5%;轻度低钠多主张口服补盐液纠正。补盐量(g)=(142mmol/L—实测血浆钠)×0.2×体重(kg)/17,首日补充总补盐量的 1/3~1/4,根据次日血钠检测结果决定随后的补盐量。需特别提醒的是,严重低钠血症时补充等渗盐水不但难以提高血钠水平,而且会加重水、钠潴留,导致心衰恶化,甚至死亡。

3.心肾综合征 心肾综合征是严重心衰患者临床症状不能缓解的较为常见的原因。具有基础肾损害的患者尽管使用利尿剂后症状缓解,但肾功能仍呈进行性减退。主要见于严重右心衰竭和显著水、钠潴留的患者。其发生的原因主要是低心排血量引起肾脏低灌注,部分原因为低血容量。血肌酐水平越高,心衰越重,患者再住院率和病死率增高,与患者预后显著相关。低心排血量引起的肾功能不全的临床特点为低血压、少尿,对利尿剂和血管扩张剂反应差,心衰好转后肾功能不全可明显缓解。治疗的关键是静脉应用正性肌力药物,提高心排血量,改善肾脏低灌注,提高利尿剂的效果。常联合使用毛花苷 C 和(或)多巴胺+利尿剂。有研究显示利尿剂联合氨茶碱有利于增加尿量和减轻水肿,可能与氨茶碱增加肾血流量有关。遇有心衰伴有肾功能不全的患者,也应认真区别肾前性、肾性和肾后性,以决定不同的治疗方案。对于低血容量引起的肾功能不全,患者既往无基础慢性肾病史,过度限制钠水的摄入或过度利尿,心衰好转后肾功能不全反而加重,主要以尿素氮水平升高比较显著,与肌酐升高不成比例。此类患者合理补充血容量是治疗的关键。需要注意的是,肾功能不全患者应当根据血肌酐水平及时调整或停用 ACEI 或 ARB,以免肾功能的恶化。

(四)难治性心衰患者贫血的处理

1.贫血的危险性 大量研究显示,心衰患者合并贫血的发生率为 4%~61%。Silverberg 等进一步研究发现,慢性心衰 NYHA 心功能Ⅰ级患者合并贫血者有 7%,而心功能Ⅳ级者中 58%有贫血。有研究显示,慢性心衰患者合并贫血使住院时间延长,其住院期间的病死率、30 天及 1 年病死率分别为 11.8%、13.6%和 22.9%,都明显高于非贫血组。许多研究指出,贫血是心衰和 AMI 患者预后不良的独立预测因子。

2.贫血的发病机制 心衰患者出现贫血是多因素影响的结果。

主要因素包括:

(1)严重心衰引起肾功能不全,由此导致促红细胞生成素(erythropoietin,EPO)生成下降,而慢性心衰患者约 50%存在肾功能不全;

(2)肠道淤血与水肿引起铁吸收不良;

(3)水、钠潴留导致稀释性贫血,Androne 等发现重症心衰患者约 46%存在稀释性贫血;

(4)心血管疾病患者 IL—6、TNF—α 等细胞因子增多,可降低 EPO 的合成而抑制骨髓红

细胞的生成,并可直接抑制红系祖细胞的分化和再生;

(5)心衰时血液中的去甲肾上腺素、血管紧张素、内皮素、血栓素、前列腺素等缩血管物质水平增高,肾血管收缩造成肾缺血,引起 EPO 下降;

(6)较多研究显示 RAS 抑制剂的使用可能引起贫血,有研究显示应用卡托普利患者的血红蛋白水平下降略显严重,可能与其抑制 RAS 抑制剂的分解有关;

(7)治疗心衰的药物尤其是缺血性心脏病服用抗血小板药物可引起消化道出血。

3. 贫血的处理 前瞻性随机对照研究显示,冠心病患者伴有贫血给予血红蛋白 100g/L 者相对积极输血,对血红蛋白<70g/L 者适当输血,结果显示相对积极输血者病死率显著升高。对肾性贫血患者进行的多中心研究显示,血红蛋白维持在 $130\sim150g/L$ 与 $105\sim115/L$ 相比,前者的心血管事件发生率及病死率明显高于后者。目前认为对于轻度贫血患者(血红蛋白≥100g/L)可暂时不予处理。然而,对于重度贫血患者可考虑采取治疗措施:

(1)铁剂补充:难治性心衰口服铁剂吸收差,不良反应多,而静脉铁剂是较为安全有效的方法,能够改善患者的心功能,提高 6 分钟步行距离。在补充铁剂的同时,注意补充叶酸和维生素 B_{12}。

(2)EPO 及其合成刺激剂:EPO 及铁剂补充联合应用是临床常用手段。有研究显示,能够明显提高血红蛋白浓度,改善心功能,降低心血管病患者的住院率,但明显增高血黏度,血栓形成的风险升高。目前关于 EPO 及其合成刺激剂治疗贫血时血红蛋白的目标值仍存在争议。

(3)输血治疗:美国医科大学和美国麻醉协会建议,当血红蛋白浓度<$60\sim80g/L$ 时可考虑输血治疗,但应注意输血并发症、输血后心衰加重,以及血栓形成的风险升高。目前输血治疗已逐渐被 EPO 及其合成刺激剂所替代。

(五)难治性心衰的抗栓治疗

1. 血栓栓塞发生率 心衰患者脑卒中、肺栓塞及外周静脉血栓等血栓栓塞事件的发生率均较非心衰患者显著升高,并随着射血分数的降低而进一步升高。相关研究显示,心衰患者发生脑卒中的风险为普通人群的 $2\sim3$ 倍;心衰患者脑卒中或 TIA 的发生率高达 26%;因心衰住院的患者发生有症状的肺动脉栓塞的风险为非心衰患者的 2.15 倍,发生有症状的深静脉血栓的风险为 1.21 倍;尸检发现猝死的慢性心衰患者中,有 33%存在冠状动脉栓塞、斑块破裂或心肌梗死。

2. 抗凝治疗的选择 目前《ACC/AHA、ESC 指南》推荐合并栓塞或阵发、持续性心房颤动病史的患者需要抗凝治疗,患有淀粉样变性、左心室致密化不全、家族性扩张型心肌病或一级亲属有血栓栓塞病史的患者应考虑抗凝治疗。对于窦性心律而无栓塞事件的患者临床研究结果相互矛盾,目前是否抗凝治疗仍存在争议,而且华法林引起的出血事件抵消了其临床获益,仅美国心力衰竭协会推荐 LVEF<35%的患者进行抗凝治疗。除使用华法林抗凝外,直接凝血酶抑制剂达比加群酯和Ⅹa 因子抑制剂利伐沙班、阿哌沙班对心衰伴有心房颤动患者的抗凝治疗,已经大规模临床试验证实其抗栓效果优于华法林,而且出血发生率低。但是,尚无窦性心律的心衰患者抗凝治疗预防血栓栓塞的大规模临床研究。

3. 抗血小板治疗 多个大规模回顾性分析显示,阿司匹林能够降低心衰患者的病死率,尤其对缺血引起的心衰患者保护作用更为明显。但部分研究并未显示出阿司匹林对血栓栓塞事件的有效预防作用。同时有研究显示,服用阿司匹林患者再住院率、脑卒中事件发生率明显高于华法林组。关于阿司匹林与氯吡格雷联用是否有益，多个临床研究结果相互矛盾。因此目前尚无抗血小板药物一级预防的证据。

（六）难治性心衰的循环辅助装置治疗

主要有反搏装置（IABP）、心肺辅助装置（cardiopulmonary support，CPS）、心室辅助装置（ventricular assist device，VAD）。

1. 反搏装置（IABP）　患者存在明显心肌缺血证据，药物治疗或其他治疗效果不佳，或血压无法维持时采用 IABP 治疗。操作简易迅速，成功率高，费用低，需要的监护人员少，不足之处是使用时间不宜过长。IABP 的禁忌证为存在严重的外周血管疾病、主动脉瘤、主动脉瓣关闭不全、存在活动性出血或其他抗凝禁忌者如严重血小板减少症。

2. 心肺辅助装置（CPS）　提供充分的包括血流动力学及静脉血氧合在内的心肺支持，类似于外科手术中的体外循环，短期使用可改善预后，对技术人员要求高。体外膜人工肺氧合器（ECMO）也属于心肺支持装置，主要用于成人急性呼吸衰竭和急性心衰，短期使用能够达到左心室辅助装置的效果，主要用于心脏移植和心肺联合移植的过渡阶段。

3. 心室辅助装置（VAD）　根据泵装置和心腔的连接部位分为左心室辅助装置（LVAD）、右心室辅助装置（RVAD）和双心室辅助装置（BiVAD），根据泵装置的置入部位分为体外型（非置入型）和体内型（置入型）。对于接受药物治疗的终末期心衰患者预计 1 年病死率＞50% 时，考虑使用 LVAD。HeartMate LVAD 已经美国 FDA 批准作为永久性置入装置。其体积小，可置入心包空隙内。可用于终末期心衰患者心脏移植前的过渡治疗，置入 3 个月后可显著改善心功能和生活质量。Thomtec IVAD 是目前美国 FDA 唯一批准的既可用于左心、也可用于右心或全心的可置入式 VAD。VAD 的应用范围包括：长期心脏支持、心功能恢复的过渡、心脏移植的过渡、临时心脏手术或介入治疗的支持、急诊心肺复苏、肺栓塞、严重创伤等。目前已用 VAD 治疗的对象包括：不能脱离体外循环者、心脏直视手术后心源性休克、AMI 无法 CABG 或心肌严重损害、慢性心衰急性失代偿、暴发性心肌炎、等待心脏移植者、顽固性室性心律失常、高危的心脏手术、心脏移植后心衰者、置入 LVAD 后右心功能进一步恶化者。急性心源性休克应用 VAD 的禁忌证包括：肾衰竭、严重肝脏疾病、恶性肿瘤、未控制的败血症、肺出血伴肺功能不全、严重溶血、出血未控制、明显的中枢系统损害。置入式 VAD 的禁忌证包括：年龄＞70 岁、既往无心脏病史而新发心肌梗死合并急性左心衰竭 7 天内、在 1 个月内发生肾衰竭需要血液透析者、严重的肺气肿或其他严重的阻塞性肺病、发生肺梗死（肺血管造影有明确证据）2 周内、严重肺血管疾病、重症肺动脉高压，如全肺阻力＞8 Wood 单位、右心室功能严重低下、严重肝脏疾病、难治性室性心动过速、脑血管病变如脑卒中合并颈动脉杂音或 TIA 发作、严重胃肠道吸收障碍、活动性感染、严重的血液系统疾病、未解决的恶性肿瘤、无法重建的血管疾病（包括肢体痛及胸痛）、严重无尿（即使在充分肾灌注情况下尿量＜20ml/h、尿素氮＞3.6mmol/L 和肌酐＞442μmol/L）、心室颤动经抢救＞1 小时仍没有复苏者、HIV 阳性者、长期大剂量类固醇治疗者。置入式 VAD 的常见并发症包括：出血、右心衰竭（出血后输入过多液体或血液制品）、血栓或气栓（泵开启时左心室未充盈）、感染（常见于肺部、尿路和管路）等。非置入式 VAD 的常见并发症包括：抗凝引起的出血最常见，其他还有溶血、肾功能不全、感染、肝功能不全、呼吸功能不全、多器官功能衰竭、非血栓性和血栓性神经系统疾病等。

（七）难治性心衰的非药物治疗

1. 血运重建治疗　对于缺血性心肌病患者，血运重建术是改善心肌供血和心衰加重的最有效的方法。经充分评估后确定患者确实存在心肌缺血，经药物治疗不能缓解者，采用积极的血运重建治疗，可显著改善患者的心衰症状，改善生活质量，提高生存率。对于心肌梗死患者，应当评估坏死心肌和存活心肌，以决定是否进行血运重建的治疗策略。

2. 心脏再同步化治疗　适宜于房室、左右心室及室内传导不同步患者，可显著改善心衰症状，降低心衰病死率。严重心衰常存在传导的不同步现象，是病情持续恶化和药物治疗效果不佳的重要原因，实施心脏再同步化治疗是一种合理的选择。

3. 干细胞移植　对心肌梗死后心功能低下患者向冠状动脉内注入骨髓干细胞，结果显示能够提高 LVEF。缺血性心肌病自体成肌细胞移植初步显示可改善左心室功能，防止心衰发展。目前仍处于试验阶段，试验规模均较小，尚需克服许多难题。

4. 血液超滤　适用于对利尿剂治疗反应差的难治性心衰患者，血液超滤可促进排钠、减轻容量负荷，改善症状，与静脉应用利尿剂比较可缩短住院时间。

5. 心脏移植　绝对适应证为心衰生存积分（heart failure survival score，HFSS）为高危，同时具有以下情况：难治性心源性休克；只有通过静脉使用正性肌力药物才能维持外周器官的灌注；最大运动氧耗量<10ml/（kg·min），合并无氧代谢存在；严重的缺血症状持续存在，患者日常活动受限，且不能耐受 CABG 和 PCI；无法控制的反复发作的室性心律失常，药物、ICD 和外科手术效果差。相对适应证为 HFSS 评分中危，同时具有以下情况：最大运动氧耗量在 11～14ml/（kg·min），并且日常活动受限；反复发作的不稳定性心肌缺血，且不能耐受 PCI；药物无法控制的体液失衡反复发作，药物种类和剂量不断增加。目前心脏移植的 1 年存活率达 85%～90%，3 年存活率达 75%。主要问题是供体缺乏、排异反应及经济负担。

（霍倩倩）

第十一节　心律失常

一、窦性心律失常

窦性心律失常包括窦性心律不齐，窦性心动过速、窦性心动过缓、窦性停搏，窦房传导阻滞以及病态窦房结综合征等。

（一）窦性心律不齐

窦性心律不齐是指心脏的激动来自于窦房结，但相邻两个窦性 P—P 间期的差值>0.12s 的心电图表现。据发生机制和心电图特征的不同可分为呼吸性窦性心律不齐、非呼吸性窦性心律不齐、异位激动诱发的窦性心律不齐、窦房结内游走性心律伴不齐以及心室时相性窦性心律不齐等，每一种窦性心律伴不齐又分为正常速率伴不齐、过缓伴不齐、过速伴不齐。

1. 诊断要点

（1）P 波为窦性，即 P II 始终直立，P_{aVR} 倒置，形态基本不变。

（2）相邻的 P—P 间期之差大于 0.12s。

（3）平均心率在 60～100/min 间者，为正常心率的窦性心律不齐，心率>100/min 者为窦速伴不齐，心率<60/min 者为窦缓伴不齐。

2.治疗　在健康人群中,特别是儿童和青少年,呼吸性窦性心律不齐比较常见,但随着年龄的增长,程度可以逐渐减轻,此为生理性改变,无须特殊治疗;在器质性心脏病患者中出现的窦性心律不齐,以治疗原发疾病为原则。

（二）窦性心动过速

1.诊断要点

（1）窦性P波,频率>100/min,大多在100～180/min间,罕有可高达200/min。

（2）心动过速逐渐开始和终止,刺激迷走神经可使其频率逐渐减慢,停止刺激后又加速至原先水平。

2.治疗

（1）去除诱因:健康人在吸烟、饮茶、喝咖啡、饮酒、体力活动及情绪激动,或应用肾上腺素、阿托品等药物时可发生窦性心动过速,去除这些诱因或停用上述药物后一般可恢复正常。

（2）治疗原发疾病:某些疾患如发热、甲亢、贫血、休克、心肌缺血、充血性心衰等均可引起窦性心动过速,处理时以治疗原发病为主,只有在心率过快引起明显症状和心功能不全时,可考虑应用β受体阻滞药（非心衰患者）或洋地黄（心衰患者）等减慢心率。

（三）窦性心动过缓

1.诊断要点

（1）窦性P,频率<60/min。

（2）常伴窦性心律不齐,即相邻P－P间期差异>0.12s。

2.治疗

（1）无症状的窦性心动过缓通常无需治疗,此时多见于健康的青年人、运动员或睡眠时。

（2）严重的窦性心动过缓,出现心排血量不足的症状时（如头晕、黑矇、晕厥等）,除积极针对原发病治疗外,可应用阿托品、麻黄碱或异丙肾上腺素等药物,必要时安装心脏起搏器。

（四）窦性停搏

窦性停搏又名窦性停止,是指窦房结在一个或多个心动周期中不产生冲动,以致心房或整个心脏不能激动的现象。窦性停搏多是窦房结功能低下的结果,可见于洋地黄、奎尼丁中毒及各种病因引起的病态窦房结综合征,偶尔亦见于迷走神经张力增高的患者。

1.诊断要点

（1）心电图在一段较平常P－P间期显著延长的时间内不见P波,或P波与QRS波均不出现,而长的P－P间期与基本的窦性P－P间期之间无公倍数关系,且长的P－P间期通常大于2倍的基本窦性P－P间期。

（2）较长时间的窦性停搏后常伴有房室交界区或室性逸搏或逸搏心律。若停搏时间过长未能及时发出逸搏或逸搏心律,患者可有头晕、黑矇,甚至发生昏厥和抽搐,即阿－斯综合征（adams－stocked）。

2.治疗

（1）参照窦缓的治疗。

（2）有晕眩、黑矇或短暂意识障碍甚至发生阿斯综合征的要安装心脏起搏器治疗。

（五）窦房传导阻滞

窦房阻滞是指窦房结产生的冲动,部分或全部不能到达心房,引起心房和心室停搏。短暂的窦房阻滞见于急性心肌梗死、急性心肌炎、高钾血症、洋地黄或奎尼丁类药物作用以及迷走神经张力过高。慢性窦房阻滞的病因常不明,多见于老年人,基本病变可能为特发性窦房结退行性变,其他常见病因为冠心病和心肌病。窦房阻滞按其阻滞程度可分三度,其中Ⅰ度是指窦房传导延迟,Ⅱ度是指有部分窦房结的冲动不能下传心房,Ⅲ度是指所有的窦房结冲动均不能下传心房。

1.诊断要点

(1)Ⅰ度窦房阻滞:即窦房传导时间延长。由于体表心电图不能显示窦房结的电活动,因而无法确立诊断,只有在描记了窦房结电图后才可诊断。

(2)Ⅱ度窦房阻滞:①Ⅱ度Ⅰ型窦房阻滞(莫氏Ⅰ型即文氏阻滞)。P-P间期逐渐延长,直至出现长 P-P 间期,此间期<两倍的基本 P-P 间期。②Ⅱ度Ⅱ型(莫氏Ⅱ型)。P-P间期固定加心房漏搏,即长 P-P 间期为基本 P-P 间期的整倍数。

(3)Ⅲ度窦房阻滞:体表心电图不能与窦性停搏相鉴别,其诊断依赖窦房结电图的记录。

2.治疗　参见"病态窦房结综合征"的治疗。

(六)病态窦房结综合征

病态窦房结综合征是由于窦房结或其周围组织发生病变,导致窦房结冲动形成障碍或窦房结至心房冲动传导障碍所致的多种心律失常和症状的临床综合征。其特点之一是患者在不同的时间可出现不同的心律失常,经常合并有心房自律性异常和房室传导阻滞。病因可为淀粉样变性、甲状腺功能减退、某些感染(布氏杆菌、伤寒)、纤维化与脂肪浸润、硬化与退行性变等。另外,窦房结动脉供血不足、迷走神经张力增高或抗心律失常药物的抑制等也均可引起窦房结功能障碍。临床上根据心脏所受累的范围和心电图的表现不同,病窦综合征可分为单纯型、慢快综合征型、双结病变型和全传导系统型 4 种。

1.诊断要点

(1)临床表现:①出现与心动过缓有关的心、脑等器官供血不足的症状,如发作性眩晕、黑矇等,严重者可发生晕厥。②有快速心律失常发作时,可有心悸、心绞痛等。

(2)心电图特点:①严重的窦性心动过缓,每分钟少于 50 次,且不是为药物所致。②窦性停搏和(或)窦房阻滞。③心动过缓与心动过速交替出现。心动过缓为窦性心动过缓,心动过速为室上性心动过速,常为心房颤动或扑动。④窦房阻滞与房室传导阻滞并存。长间歇内无逸搏及逸搏心律或有过缓的逸搏及逸搏心律。⑤当全传导系统障碍时可表现为窦缓加房室阻滞,合并室内数支及其分支阻滞。

(3)窦房结功能测定:①固有心率低于正常。②窦房结恢复时间,窦房传导时间延长。③阿托品试验阳性。

2.治疗

(1)病因治疗:首先应尽可能地明确病因,逆转可逆的因素,使病情有可能改善。

(2)起搏治疗:若患者无心动过缓有关的症状,一般不必接受治疗,仅需定期随访观察,一旦有症状发生就应接受起搏器治疗。另外应用具有内在交感活性的受体阻滞药可试用于房性快速心律失常。

二、过早搏动

过早搏动也称期前收缩,俗称早搏,是异位心律失常中最常见的一种,系窦房结以外的异位起搏点提前发出激动所致。临床上根据异位激动点的来源不同可分为房性、室性、房室交界性三种,其中以室性期前收缩最常见,房性期前收缩次之,交界性期前收缩最少。期前收缩可发生于正常人,几乎90%左右的健康成年人可见偶发期前收缩,如果过度吸烟、饮酒、喝浓茶、情绪激动以及发热等更是容易发生。多种器质性心脏病(如冠心病、心肌病和风心病等)、全身疾病的心脏损害(如甲状腺功能亢进症)、水电解质平衡紊乱以及洋地黄、锑剂、奎尼丁、氯仿等药物的毒性作用以及心脏手术或心导管检查等也均可引起期前收缩,并是期前收缩的常见原因。

(一)室性期前收缩

1.诊断要点

(1)心电图特点:①心电图上提前出现的宽大畸形的QRS-T波群,其前没有相关P波。②期前的QRS时程大于0.12s,且T波多与主波方向相反。③期前收缩后往往有一个完全代偿间歇。④位于两个正常窦性搏动之间的室性期前收缩为间位性期前收缩。⑤同一份心电图中若房性期前收缩的配对间期不恒定,可见融合波,且期前收缩波彼此间的间距相等或为一定间期的倍数,则提示为室性并行心律。

(2)临床特点:①除原发疾病的临床表现外,期前收缩可无症状,或有心悸或心跳暂停感。当频发期前收缩使心排血量明显降低时可引起乏力、头晕及胸闷,或使原有的心绞痛或心力衰竭加重。②心脏听诊节律不整,于基本心律间夹有提前搏动,其后有一较长间歇,同时第一心音可有改变。部分患者期前收缩引起的桡动脉搏动较弱或扪不到,形成漏脉。

2.治疗

(1)治疗原则:治疗室性期前收缩的主要目的是预防室性心动过速、心室颤动和心性猝死的发生。但室性期前收缩和心性猝死的因果关系尚未确定,也无证据说明抗心律失常药物抑制室性期前收缩能防止猝死的发生。同时由于抗心律失常药物本身也能引起致命的心律失常。因此,室性期前收缩治疗时的药物选择必须审慎。

(2)对无器质性心脏病的患者,室性期前收缩并不增加其死亡率:对无症状的孤立性室性期前收缩,无论其形态和频率如何,无需药物治疗。当有症状出现时,首先应向患者解释,减轻其焦虑,无效时用β受体阻滞药减轻其症状。

(3)对伴发于器质性心脏病的室性期前收缩,除对其原发病进行治疗外,一般需用抗心律失常药进行治疗。此时常根据原因的不同选用有效的药物,如急性心肌缺血者可先静注50~100mg利多卡因,直至期前收缩消失或总量达250mg为止,心律失常纠正后可按需要每分钟滴入1~4mg,稳定后可改用口服药物维持。对于由慢性心脏疾患引起者可应用胺碘酮、β受体阻滞药等。

(4)其他:如洋地黄中毒引起的室性期前收缩,除停药外,静脉注射苯妥因钠或静脉滴注氯化钾常有效。低钾引起的期前收缩,应积极去除原因,纠正低血钾。

(二)房性期前收缩

1.诊断要点

(1)提早发生的P'波,形态与窦性P波不同(P'波也可能隐藏在T波中)。

(2)若P'波下传,则P'-R≥0.12s,其QRS波群常为室上性。若在P'后不继以QRS波群即为未下传房性期前收缩。

(3)房性期前收缩可出现P'-R间期延长、室内差传。

(4)房性期前收缩后多伴有不完全代偿间歇。

2.治疗

(1)房性期前收缩应积极治疗病因和去除诱因。

(2)药物治疗。无症状者可不需治疗,有明显症状者可选用下列药物:①β肾上腺素能受体阻滞药,如普萘洛尔(心得安)10~20mg/次,口服,3/d或4/d。②维拉帕米(异搏定)40~80mg/次,口服,3/d或4/d。以上两类药物对低血压和心力衰竭者忌用。③洋地黄类,适用于伴心力衰竭而非洋地黄所致的房性期前收缩,常用地高辛0.25mg/次,口服,1/d。④胺碘酮0.2g/次,口服,3/d,1周后渐减量0.1~0.2g/次,1/d。

(三)交界性期前收缩

1.诊断要点

(1)提早的QRS-T,其前无P波,QRS-T的形状及时间正常。

(2)QRS波群前后有时可见逆行P'波,若P'波出现在QRS波群之前,P'-R间期短于0.12s,若在QRS波群之后,则P'-R周期<0.20s。

(3)往往有完全的代偿间歇。

2.治疗 房室交界性期前收缩治疗与房性期前收缩相同,如无效可试用治疗室性期前收缩的药物。

三、室上性快速心律失常

泛指起源于心室以上或途径不局限于心室的一切快速心律。包括阵发性室上性心动过速、非阵发性房性心动过速、心房扑动和心房颤动等。

(一)阵发性室上性心动过速

阵发性室上性心动过速的发生机制是折返激动,其特点是期前收缩或电刺激可以诱发或终止心动过速,使其突发突止,因而呈阵发性。依折返途径的不同分为以下类型:①房室折返性心动过速(AVRT)。②房室结折返性心动过速(AVNRT)。③房内折返性心动过速(IART)。④窦房折返性心动过速(SART)。其中前2种最为常见,约占全部阵发性室上性心动过速的90%。

1.阵发性房室折返性心动过速 其折返途径由正常房室传导系统、房室旁路、心房和心室共同组成。因此心房、心室是折返环中不可缺少的部分。按激动在折返环中的传导方向不同,阵发性房室折返性心动过速可分为顺传型房室折返性心动过速(OAVRT)和逆传型房室折返性心动过速(AAVRT)。其中顺传型房室折返性心动过速是指激动经房室结前传,由房室旁路逆传,因此心动过速时的QRS波多呈室上性(伴束支传导阻滞者除外);而逆传型房室折返心动过速则激动由房室旁路前传,经房室结逆传,因而属宽QRS型心动过速,由于其远较顺传型少,暂不在此讨论。

(1)诊断要点:①临床表现:患者多无器质性心脏改变,缓解期无明显症状,发作时可有心悸、心跳加速等感觉,心率过快者甚至可出现晕厥。持续时间可长可短,但均突发和突止。在有基础心脏病患者,心动过速发作时可引起心衰症状加重、心绞痛发生等。②心电图特点:心动过速为窄QRS型,规则匀齐,频率150~200次/min,未经治疗患者多在170次/min以上,有些可达200次/min或更快。有时可见R波电压交替,可能与快速频率有关。未见明显P波,或见逆传的P'波落于ST段上,R-P'>110ms,同一患者当心动过速的QRS形态一致时,R-P'固定不变,且R-P'<P'-R。应用食管导联有助于查明P'波,并测量R-P'时间

可见其固定不变的特征。

(2)治疗:①急性发作的治疗。以终止发作为目的,对发作持续或有器质性心脏病者,应尽早控制其发作。兴奋迷走神经。压迫眼球:患者取平卧位,闭眼向下看,用拇指在一侧眶下适度压迫眼球上部,每次 10s,左右交替进行。但注意重压眼球可有引起视网膜脱离的危险,对青光眼或高度近视者禁用;颈动脉窦按摩:按摩前听颈动脉,如有杂音不宜按摩。患者取仰卧位以免发生昏厥。先按摩右侧约 10s,如无效则按摩左侧,但不可两侧同时按摩,以免引起脑缺血。Valsalva 法:嘱患者深吸气后屏气,再用力做呼气动作,或深呼气后屏气,再用力作吸气动作(Muller 法);其他:如用压舌板刺激腭垂诱发恶心呕吐。药物治疗。腺苷与钙通道阻滞药:首选的药物为三磷腺苷(ATP),6~12mg 推注,起效迅速,但病窦综合征患者忌用。如腺苷无效可改用维拉帕米(异搏定),5mg 稀释后缓慢静脉注射,无效时可再给 5mg,总量一般不超过 15mg,但注意如患者合并有心力衰竭,则不宜使用,以免心衰症状加重;洋地黄:目前已很少应用,但对大心脏特别是伴心衰者,仍可作为首选。如两周内未用洋地黄类药物,可用毛花苷 C(西地兰)0.4mg 稀释后作静脉注射,2h 后无效,再静脉;注射 0.2mg,24h 总量不超过 1.2mg;β-受体阻滞药:能有效终止心动过速,但应注意避免用于支气管哮喘、心力衰竭患者;Ⅰa、Ⅰc、Ⅲ类抗心律失常药:普鲁卡因胺、普罗帕酮(心律平)、胺碘酮等均能终止心动过速,其他:如升压药物可通过升高血压反射性地兴奋迷走神经达到终止室上性心动过速的目的,但有器质性心脏病或高血压患者不宜应用。直流电复律。当患者出现严重的血流动力学紊乱,可考虑同步直流电复律。但洋地黄中毒所致的心动过速及有低血钾者不宜用电复律治疗。②缓解期治疗。由于长期预防用药并不能完全防止心动过速发作,而且还可能出现严重的不良反应,故目前多不主张将药物预防作为首选,而主张进行射频消融术以根治。

2.阵发性房室结折返性心动过速 折返环位于房室结内。其发生基础是房室结中存在电生理特性不同的双通道,其中快径路传导速度快、有效不应期长,慢径路则传导速度慢、有效不应期短。正常房室传导时,激动经快径下传至心室。适时的房早如遇到快径不应期,则改由慢径下传,当传到两条径路的共同下端时,快径已脱离不应期,激动于是能经快径逆传至心房,产生一个心房回波,此时慢径又恢复了应激,使激动再次下传心室,如是周而复始产生了房室结折返性心动过速(慢-快型)。另有少数情况下(约占 5%),房室结折返性心动过速为快-慢型,此时激动由快径下传,由慢径逆传。

(1)诊断要点:①临床表现:同房室折返性心动过速,但由于发作时频率相对较慢,症状相对较轻。②心电图特征:心动过速为窄 QRS 型,规则匀齐,常见的慢快型频率在 140~200 次/min,随着自主神经的张力变动而有波动。逆行 P'波埋在 QRS 波群间,普通心电图不易发现,或在 QRS 之前、之后。与窦律时的心电图相比,有些患者可于 Ⅱ、Ⅲ、aVF 出现"伪 s 波",于 aVR 第和(或)V₁ 导联出现"伪 r 波"。当心率过快时,多表现右束支传导阻滞图形。心动过速有时可出现房室 2:1 传导,减慢了心室率而不终止心动过速。食管导联记录,大多数情况下 R-P<70ms。③电生理检查:可有房室结双通道的表现,如程序刺激中 S2R"跳跃"现象;偶见两条径路同时下传,即一个 P 波下传 2 次 QRS 波。

(2)治疗:同房室折返性心动过速。

3.窦房折返性心动过速 多见于器质性心脏病,常见的有冠心病、心肌病、风心病,尤其见于患病态窦房结综合征的老年人。病变往往涉及窦房结的周围组织,使局部传导和不应性不均匀,有利于折返。

(1)诊断要点:①心动过速常短阵出现,无窦性心动过速时的温醒现象,心房率规则而相对较慢,多在120～180/min。②P'形态、P－R间期与窦性心律时相似。③电刺激可诱发或终止心动过速。④刺激迷走神经方法可以终止发作。

(2)治疗:无须特殊处理,但应治疗原发病。

4.阵发性房内折返性心动过速

(1)诊断要点:①心电图可类似其他任何一种阵发性室上性心动过速,P'波可在R前,也可在R后,甚至与QRS波重叠。②心房程序电刺激能诱发和终止心动过速。③心动过速开始前必先发生房内传导延缓。④P'波激动顺序与窦性P不同。⑤刺激迷走神经通常不能终止心动过速发作,但可产生房室传导阻滞。

(2)治疗:可参照阵发性房室折返性心动过速。

(二)非阵发性房性心动过速

包括自律性房性心动过速和紊乱性房性心动过速。

1.诊断要点

(1)成人患者多发生于器质性心脏病,或洋地黄中毒。

(2)P'异于窦P,频率在100～160/min,P'－R正常或延长,P'－P'过快时可2:1或3:1下传。

(3)外加刺激不能诱发或终止。

2.治疗 自律性房速首先治疗原有心肺疾患,纠正药物及异常代谢的影响,可应用奎尼丁、维拉帕米、胺碘酮等抑制心房内异位兴奋灶或延长房室传导以减慢心率。

(三)心房颤动及心房扑动

心房颤动(房颤)及心房扑动(房扑)是常见的快速房性心律失常。其发病机制一直存在是自律性活动增强还是折返激动的争论,而后者的可能性明显大于前者。房扑是在心房肌内存在一个微折返环,传布出去使整个心房大范围规则地折返;房颤则由数量不等的杂乱的微折返环组成,造成心房和心室完全不整齐的搏动。多数房颤和房扑发生于器质性心脏病。

1.心房扑动

(1)诊断要点:①心电图上P波消失,代以250～300/min的形态方向相同、间隔匀齐的F波,多见呈负向锯齿波,锐角尖端向下,也可见凸面向上的F波。②房室可以不同比例传导,比例固定则心室率匀齐,不固定则不匀齐。③QRS波形态正常,当出现室内差异性传导或原有束支传导阻滞时,QRS波群增宽,形态异常。

(2)治疗:①治疗原发病。②转复心律或控制心室率。发作时心室率快的,宜用洋地黄治疗,一般应先用毛花苷C(西地兰)静脉注射,使心室率控制在100/min以下。若单独应用洋地黄未能奏效,可联合应用于受体阻滞药、钙通道阻滞药控制心室率。如2周内不能恢复窦性心律者,则宜停用洋地黄,改用奎尼丁或同步直流电转复。心房扑动电复律成功率达95%以上,而且所需电能量较小,较使用奎尼丁安全,有条件的宜首先使用。口服奎尼丁或胺碘酮也可能终止其发作,反复发作者,需长期服奎尼丁或胺碘酮预防。③射频消融术。

2.心房颤动

(1)诊断要点:①P波消失,代以形态、大小不一的"F"波,350～600/min。②R－R间期绝对不匀齐,R多呈室上性。③当QRS宽大畸形,可能由室内差传引起,也可能为室性异位搏动。④当合并完全性房室传导阻滞时,则心室律可完全匀齐。

（2）治疗：①治疗原发病。②转复并维持窦律。对于房颤患者，除非有复律的禁忌证（如左房明显的扩大、附壁血栓或房颤持续超过半年以上等），均要求给患者一次复律的机会。复律方法有药物复律和电复律两种。用于转复心律的药物有奎尼丁、普罗帕酮（心律平）、胺碘酮、索他洛尔等；电复律的成功率高，约为 90%。但在电复律前还需作适当的准备；如电复律前 1d 给房颤患者口服奎尼丁，0.2g/次；1/6h，使药物复律与电复律达到协同作用；电复律前应检测患者血钾情况，及时纠正低血钾；术前 3 周和术后 4 周进行抗凝治疗。③控制心室率。可用洋地黄、β 受体阻滞药、CCB 等使运动时的心室率保持在 90～110 次/min，静息时的心率为 60～80/min。④抗凝治疗。根据患者血栓形成的危险程度可选用华法林（使 INR 为 2～3）或阿司匹林 325mg/d。

四、长 QT 综合征

长 QT 综合征（LQTS）是指心电图上有 QT 间期延长、伴或不伴有 T 波异常、易产生室性心律失常尤其是尖端扭转性室性心动过速的一种心血管综合征。临床上一般将其分为特发性和获得性 QT 间期延长综合征两种类型。

（一）特发性 QT 间期延长综合征

特发性 QT 间期延长综合征又名遗传性 QT 间期延长综合征，是一种少见的常染色体遗传性心脏病，多见于儿童和青少年，以反复晕厥（多发生在情绪或体力负荷时）、心源性猝死为特征。其死亡率高，未经治疗的患者首次晕厥发作后第一年死亡率＞20%，10 年死亡率达50%。临床上有 2 种类型，一种是 Ro－mano－Ward 综合征（RWS），此型相对常见，不伴有先天性耳聋，为常染色体显性遗传；另一种是 Jervell－Lange－Nielsen 综合征（JLNS），伴有先天性耳聋，为常染色体隐性遗传。近年来随着分子遗传学的发展，已明确遗传性长 QT 综合征是由于编码细胞膜离子通道蛋白的基因异常，致使心室复极延长而引起的。目前已发现至少有 6 种类型，其中 LQT1－3 型的致病基因分别在 KCNQ1、HERG 和 SCN5A，LQT5－6型分别在 KCNE1 和 KCNE2，而 LQT4 型基因尚不明确。在这些基因突变中，LQT1 和LQT2 型的结果是细胞膜复极时钾外流受影响；LQT3 的改变是细胞膜上的钠通道失活异常，结果均使心脏复极延迟，QT 间期延长致而尖端扭转性室性心动过速的发生。

1.诊断要点

（1）心电图表现：①QT 间期延长。本综合征患者 QTC 常明显延长，但延长的程度可因时而异，少数患者（约 6%）QT 间期甚至正常。该征患者当运动使心率加快时，QT 间期并不相应的缩短，相反还进一步延长。因此在少数静息心电图未见 QT 延长者可通过运动的方法来协助诊断。另外，动态心电图有时也能发现 QT 间期阵发性延长，尤其在尖端扭转性室性心动过速发生前的心搏中更是如此。②T 波交替。这是特发性 QT 间期延长综合征的第二个心电图特征，虽可以在静息时短暂出现，但更多是见于体力活动或情绪激动时。③其他的心电图改变还有窦性静止、T 波形态异常和心率偏慢等。

（2）儿童或青少年发病，反复发生一过性晕厥，且多于体力活动或情绪激动时发生，伴或不伴有先天性耳聋。

（3）家族中有类似的病史，或直系亲属中有 30 岁以下不明原因的心脏性猝死。

（4）分子遗传学的方法寻找致病基因的存在，尤其适用于无症状或症状前病的诊断，因为这些患者健康如常人，心电图检查既不敏感也不特异，但患者有潜在致命心律失常的危险。

2.治疗

(1)药物治疗:β受体阻滞药作为首选药物,可用于本征患者或某些无症状的高危家属成员。使用时剂量要求充足。但于受体阻滞药治疗时 QTC 间期常无明显改变,其主要通过降低运动或情绪激动时的肾上腺能应激来发挥作用。在各型特发性 QT 间期延长综合征中,LQT1 和 LQT2 对于受体阻滞药的反应较好,能明显降低患者的死亡率。如果 LQT2 患者还伴有低血钾,需同时补钾使血钾在 4mmol 以上。对 LQT3 患者,首先也应使用足够剂量的 β一受体阻滞药,如果效果不好,可适当加用美西律。

(2)左侧颈一胸交感神经节切除术:目前一般认为如果患者接受了 β一受体阻滞药充分治疗后仍有晕厥事件发生,或患者不能耐受 β一受体阻滞药的不良反应,就应选择左侧颈一胸交感神经节切除术治疗。术后如患者能耐受,则应继续使用 β一受体阻滞药。

(3)起搏治疗:最初是用于严重窦性心动过缓或窦性静止的患者,以减少缓慢心率时心肌复极的差异。目前研究发现,对 β一受体阻滞药和左侧颈胸交感神经切除术无效的患者,心脏起搏治疗仍能有效地控制症状,即使无严重窦性心动过缓或窦性静止的患者,75~90/min 的起搏频率可使心室的复极趋向一致。

(二)获得性 QT 间期延长综合征

1.诊断要点

(1)有致使心室复极障碍的病因存在,常见的引起 QT 间期继发性延长的病因主要有:①药物。抗心律失常药:如奎尼丁、普鲁卡因酰胺、丙吡胺、胺碘酮、索他洛尔等;抗精神病药物:如三环类抗抑郁药、吩噻嗪、丙丁胺等;大环内酯类抗生素,常见的有红霉素等;抗组胺药物:如特非那丁等;其他:如金刚烷胺、氯喹、可卡因、腺苷、普尼拉明(心可定)、利多氟嗪等。②电解质紊乱。如低钾、低镁、低钙等。③心动过缓。④中枢神经系统疾病。如脑血管意外、颅脑损伤。⑤其他。如低温、甲状腺功能低下等。

(2)临床上有反复晕厥发作。

(3)心电图特点:可见 QT 间期延长、T 波异常、U 波宽大、多形和特征性的尖端扭转性室性心动过速。其中尖端扭转性室性心动过速的发作表现为典型的频率依赖性,严重的窦性心动过缓、高度或完全的房室传导阻滞、R-R 间期的突然延长等均易诱发,也有发作前长短间期现象。

2.治疗

(1)去除病因:约 50% 的患者室性心动过速发作的持续时间短暂,没有血流动力学异常,在监护的情况下去除病因常使病情好转。对于室性心动过速发作时伴有意识障碍、血流动力学异常的患者则需电复律以终止发作。但由于室性心动过速终止后易复发,同时多次反复的电击可使心肌细胞失钾致病情加重,因此复律后仍应积极去除病因和采取其他措施预防发作,以免反复电击。

(2)提高心率治疗:①异丙肾上腺素、阿托品。可提高基础心率使心肌复极差异减少,通常在进行有效起搏前作为过渡措施使用。异丙肾上腺素的用量为 $2\sim10\mu g/min$,使心室率维持在 90~120 次/min,但严重心肌缺血、高血压患者属禁忌。阿托品对房室结的传导阻滞常有明显效果,然而对阻滞部位位于希氏一蒲肯野纤维的患者,阿托品却有通过增高心房率使阻滞程度加重的可能,从而使室速的发作更加严重。②起搏治疗。需求起搏频率为 90~110 次/min,可消除长间期,阻断心动过速发作。一般本治疗需持续至病因被纠正为止。

（3）静脉补钾、补镁：钾离子与细胞复极有关，补充量需根据缺钾的程度来定。镁离子可使细胞复极趋向一致，对于不适合应用异丙肾上腺素和不便起搏者尤其适用。使用时先静脉注射硫酸镁 $1\sim2g$，继以 $8mg/min$ 静脉滴注。

（4）其他：在有些患者可试用Ⅰb类抗心律失常药，如利多卡因、苯妥英钠等。由于它们可促进钾的外流，有利于复极。

五、房室传导阻滞

房室传导阻滞是指在某些因素的作用下房室交界区的不应期病理性延长，使本来能正常由心房下传至心室的激动出现暂时性或永久性传导延缓或传导中断的一种现象。根据阻滞程度不同，可分为三度：第一度为房室间传导时间延长，但心房冲动全部能传到心室；第二度为部分心房冲动不能传至心室，根据心电图表现又可分为文氏或莫氏（Mobitz）Ⅰ型传导阻滞、莫氏Ⅱ型传导阻滞和高度房室传导阻滞等。其中莫氏Ⅰ型传导阻滞是指P—R间期逐渐延长，在脱落一个QRS波群以后重建房室结的传导，周而复始；莫氏Ⅱ型阻滞为P—R间期固定，但间隔数次脱落 1 个QRS波群；高度阻滞则为连续两个或两个以上的P波不能下传。第三度则全部冲动均不能传至心室，结果阻滞部位以下出现一个节律点，控制着心室的活动，出现房室分离，故又称为完全性房室传导阻滞。

（一）诊断要点

1. 病因

（1）器质性心脏病。暂时性房室传导阻滞可见于急性下壁心肌梗死、风湿性心肌炎、白喉及流感等急性感染等；永久性房室传导阻滞可见于冠心病、慢性风湿性心脏病、心肌炎后遗症、心肌病、先天性心脏病和传导系统的退行性改变等。

（2）药物。如洋地黄、普鲁卡因胺、普萘洛尔等过量，可引起Ⅰ度或Ⅱ度房室传导阻滞。

（3）其他。如迷走神经张力过高、心脏手术创伤、甲状腺功能亢进与黏液性水肿等。

2. 临床表现　Ⅰ度房室传导阻滞常无症状；Ⅱ度或高度房室传导阻滞者可有心悸、头晕、乏力等表现，听诊时可闻及心搏脱漏；Ⅲ度房室传导阻滞者常有乏力、眩晕、甚至阿一斯综合征，听诊时心率慢而规则，常低于 40 次/min，但第 1 心音强弱不等，有"大炮音"。

3. 心电图特征

（1）Ⅰ度房室传导阻滞：P—R间期>0.2s，但每个P波后均有相应的QRS波。

（2）Ⅱ度房室传导阻滞：Ⅱ度Ⅰ型，P—R间期逐渐延长，直至出现QRS脱漏 1 次，然后周而复始，Ⅱ度Ⅱ型，P—R间期相等，一至数次心搏后QRS波脱漏 1 次。

（3）Ⅲ度房室传导阻滞：P波与QRS波无固定关系，前者频率较后者为快，QRS形态正常者其频率常在 $40\sim60$ 次/min，形态增宽畸形者频率常在 $30\sim40$ 次/min。

（二）治疗

1. 病因治疗　如急性心肌梗死者应积极抗缺血治疗，风湿热者应积极抗风湿治疗。

2. 传导阻滞本身治疗

（1）Ⅰ度房室传导阻滞，以及阻滞部位发生于房室结内且下传的QRS间期正常的Ⅱ度Ⅰ型房室传导阻滞，如无症状，除纠正病因外，无特殊治疗。如症状明显可选用阿托品 $0.3\sim0.6mg/$次，麻黄碱 $25mg/$次；山莨菪碱 $10mg/$次；沙丁胺醇（舒喘灵）$2.4mg/$次，均为口服，3/d；严重者可用异丙肾上腺素 $0.5mg$ 加入 5% 葡萄糖液 $250mL$ 中静脉滴注。

(2)对 Mobitz Ⅱ 型或发生于希氏束、束支及分支的 Ⅱ 度文氏型阻滞,若有明显症状(如晕厥、阿—斯综合征)应植入心脏起搏器;如无症状,则是否植入起搏器尚有争论,但应定期检查。

(3)对于 Ⅲ 度房室传导阻滞,如 QRS 波群正常,频率在 40～60 次/min,说明逸搏点位置较高,可暂时随访观察。若 QRS 波宽大畸形,频率又低于 40 次/min,说明阻滞部位较低,逸搏点有不稳定的倾向,宜早期安置人工心脏起搏器。

六、束支及分支传导阻滞

激动从心房经房室结下传至希氏束,希氏束在室间隔上端分出左右束支。右束支单独一支纤细地沿室中隔内膜下走行,至右室心尖部再分支至右室的乳头肌及游离壁。左束支在主动脉瓣下方穿出膜部后,主要分为两组纤维,一组为后下支分布于室间隔的后下部以及心室下壁、后壁,另一组为前上支分布于室间隔的前上部及心室前壁及侧壁。故室内传导系统分为三个分支即右束支、左前分支、左后分支。正常情况下,左右束支应同时开始激动两侧心室肌。如果一侧传导时间较对侧延迟 0.04～0.05s 以上,延迟侧心肌即由对侧激动通过室间隔心肌来兴奋,产生宽大的超过 0.12s 的 QRS 波群,即为该侧的完全性束支传导阻滞。如果两侧束支传导均延缓了,延迟时间相同,则可以表现为 P—R 间期延长,QRS 波群却是正常的。

(一)诊断要点

1. 左束支传导阻滞

(1)QRS 波群时间延长:超过 0.12s。

(2)QRS 波群图形的改变:V_1 导联是宽大而深的 rS 或 QS 波,V_5、V_6 导联没有 q 波而为一宽阔、顶端粗钝的 R 波,Ⅱ、aVL 波形大致同 V_5、V_6,Ⅲ、aVF 及 aVR 多呈现一向下的 QS 波。诊断时更多依据心前区导联的改变。

(3)ST—T 改变:在出现 R 波的导联中 ST 段压低,T 波倒置,以 QS 波为主的导联中 ST 段上升,T 波直立。

(4)当 QRS 图形符合左束支传导阻滞,但 QRS 时间不到 0.12s,称之为不完全左束支传导阻滞,一般表现为 Ⅰ、aVL、V_5 各导联无 Q 波,其 R 波开始部分有粗钝。除非在短期内或同一心电图中有动态改变,不易与左心室肥厚及某些正常变异相区别。

2. 左前支传导阻滞

(1)电轴左偏—45°～90°。

(2)QRST、aVL 呈 qR 型,但 QI、aVL 不超过 0.02s;$R_{aVL} > RI$,QRSⅡ、Ⅲ、aVR 呈 rS 型。

(3)QRS 不增宽或轻度增宽,一般不超过 0.11s。

(4)单纯的左前支传导阻滞,心前区导联 QRS 波群无明显改变。

3. 左后支传导阻滞

(1)电轴右偏 +90°～+120°。

(2)QRSⅠ,aVL 呈 rS 型,QRSⅡ、Ⅲ、aVL 呈 qR 型,QRSⅡ、Ⅲ、aVL 一般不超过 0.02s。

(3)QRS 不增宽或轻度增宽,一般不超过 0.11s。

(4)单纯的左后支传导阻滞,心前区导联 QRS 波群无明显改变。

(5)诊断左后支传导阻滞时应注意除外下列情况:正常瘦长体型的青年人、肺气肿、肺梗死、右心室肥厚、广泛的侧壁心肌梗死。

4.右束支传导阻滞

(1)QRS 波群时间延长至 0.12s 以上。

(2)QRS 波群形状的改变。主要系 QRS 波群后半部增宽及变形:V₁ 呈 rsR'型,V₅ 宽而不深的 S 波,肢体导联 aVR 及Ⅲ呈现为 qR 波,该 R 波多增宽而不高,Ⅰ、aVL 及Ⅱ则多为宽大不深的 S 波。

(3)ST−T 改变在 QRS 波群基本向上的导联中出现 ST 段下降,T 波倒置。

(4)当图形符合右束支阻滞,QRS 时间不到 0.128 为不完全性右束支传导阻滞。

5.间歇性传导阻滞

(1)心率增快时出现的束支传导阻滞,又叫 3 相束支传导阻滞,可见于该束支不应期延长的情况以及心率过快的情况,右束支传导阻滞较左束支阻滞多见。

(2)心率减慢时出现的束支传导阻滞,又叫 4 时相束支传导阻滞,系由于束支纤维病理性 4 相除极引起,较为少见,左束支阻滞多于右束支阻滞。

(3)其他如超常相传导,隐匿性传导,束支内文氏传导现象等都可引起间歇性束支传导阻滞。

6.双侧束支传导阻滞 临床上较常见的双侧束支传导阻滞有:

(1)左束支传导阻滞。据某些学者电生理检查的结果,50%～100%的左束支传导阻滞有 H−V 时间延长,说明这些病例的右束支亦有传导阻滞。

(2)右束支传导阻滞合并左前支阻滞,是临床上最多见的双侧束支传导阻滞。

(3)右束支传导阻滞合并左后支阻滞。

(4)左、右束支传导阻滞交替出现。

(5)不完全房室传导阻滞,P−R 延长或不延长,合并左或右束支传导阻滞。

(6)双侧束支传导阻滞的最后结果是完全性房室传导阻滞,即三支完全阻滞,逸搏性室性心率慢于 40 次/min,QRS 宽大畸形,可死于心脏停搏或室颤。

(二)治疗

1.治疗心脏基础疾病,一般持续多年的不完全性右束支传导阻滞如缺乏任何临床心脏损害表现,可以不必治疗。

2.双侧束支阻滞患者应设法做电生理检查,以确定其保留分支的传导功能,并结合基础心脏情况,决定处理方针。必要时安装起搏器。

(张笑天)

第十二节　感染性心内膜炎

感染性心内膜炎(infectiveendocarditis,IE)为心脏内膜表面微生物感染导致的炎症反应。IE 最常累及的部位是心脏瓣膜,包括自体瓣膜(native valves)和人工瓣膜(prosthetic valves),也可累及心房或心室的内膜面。近年来随着诊断及治疗技术的进步,IE 的致死率和致残率显著下降,但诊断或治疗不及时的患者,死亡率仍然很高。

一、流行病学

由于疾病自身的特点及诊断的特殊性,很难对 IE 进行注册或前瞻性研究,没有准确的患病率数字。每年的发病率为 9/10 万～6.2/10 万。近年来,随着人口老龄化、抗生素滥用、先天性心脏病存活年龄延长以及心导管和外科手术患者的增多,IE 的发病率呈增加的趋势。

二、病因与诱因

(一)患者因素

1. 瓣膜性心脏病　瓣膜性心脏病是 IE 最常见的基础病。近年来,随着风湿性心脏病发病率的下降,风湿性心脏瓣膜病在 IE 基础病中所占的比例已明显下降,占 6%～23%。与此对应,随着人口老龄化,退行性心脏瓣膜病所占的比例日益升高,尤其是主动脉瓣和二尖瓣关闭不全。

2. 先天性心脏病　由于介入封堵和外科手术技术的进步,成人先天性心脏病患者越来越多,在此基础上发生的 IE 也较前增加,室间隔缺损、法洛四联征和主动脉缩窄是最常见的原因。主动脉瓣二叶钙化也是诱发 IE 的重要危险因素。

3. 人工瓣膜　人工瓣膜置换者发生 IE 的危险是自体瓣膜的 5～10 倍,术后 6 个月内危险性最高,之后在较低的水平维持。

4. 既往 IE 病史　既往 IE 病史是再次感染的明确危险因素。

5. 近期接受可能引起菌血症的诊疗操作　各种经口腔(如拔牙)、气管、食管、胆道、尿道或阴道的诊疗操作及血液透析等,均是 IE 的诱发因素。

6. 体内存在促非细菌性血栓性赘生物形成的因素　如白血病、肝硬化、癌症、炎性肠病和系统性红斑狼疮等可导致血液高凝状态的疾病,也可增加 IE 的危险。

7. 自身免疫缺陷　包括体液免疫缺陷和细胞免疫缺陷,如 HIV。

8. 静脉药物滥用　静脉药物滥用者发生 IE 的危险可升高 12 倍。赘生物常位于血流从高压腔经病变瓣口或先天缺损至低压腔产生高速射流和湍流的下游,如二尖瓣关闭不全的瓣叶心房面、主动脉瓣关闭不全的瓣叶心室面和室间隔缺损的间隔右心室侧,可能与这些部位的压力下降及内膜灌注减少,有利于微生物沉积和生长有关。高速射流冲击心脏或大血管内膜可致局部损伤,如二尖瓣反流面对的左心房壁、主动脉瓣反流面对的二尖瓣前叶腱索和乳头肌及动脉导管未闭射流面对的肺动脉壁,也容易发生 IE。在压差较小的部位,例如房间隔缺损、大室间隔缺损、血流缓慢(如心房颤动或心力衰竭)及瓣膜狭窄的患者,则较少发生 IE。

(二)病原微生物

近年来,导致 IE 的病原微生物谱也发生了很大变化。金黄色葡萄球菌感染明显增多,同时也是静脉药物滥用患者的主要致病菌;而草绿色链球菌感染明显减少。凝固酶阴性的葡萄球菌以往是自体瓣膜心内膜炎的次要致病菌,现在是人工瓣膜心内膜炎和院内感染性心内膜炎的重要致病菌。此外,绿脓杆菌、革兰阴性杆菌及真菌等以往较少见的病原微生物,也日渐增多。

三、病理

IE 特征性的病理表现是在病变处形成赘生物,由血小板、纤维蛋白、病原微生物、炎性细胞和少量坏死组织构成,病原微生物常包裹在赘生物内部。

(一)心脏局部表现

1. 赘生物本身的影响　大的赘生物可造成瓣口机械性狭窄,赘生物还可导致瓣膜或瓣周结构破坏,如瓣叶破损、穿孔或腱索断裂,引起瓣膜关闭不全,急性者最终可发生猝死或心力衰竭。人工瓣膜患者还可导致瓣周漏和瓣膜功能不全。

2.感染灶局部扩散　产生瓣环或心肌脓肿、传导组织破坏、乳头肌断裂、室间隔穿孔和化脓性心包炎等。

(二)赘生物脱落造成栓塞

1.右心 IE　右心赘生物脱落可造成肺动脉栓塞、肺炎或肺脓肿。

2.左心 IE　左心赘生物脱落可造成体循环动脉栓塞,如脑动脉、肾动脉、脾动脉、冠状动脉及肠系膜动脉等,导致相应组织的缺血坏死和(或)脓肿;还可能导致局部动脉管壁破坏,形成动脉瘤。

(三)菌血症

感染灶持续存在或赘生物内的病原微生物释放入血,形成菌血症或败血症,导致全身感染。

(四)自身免疫反应

病原菌长期释放抗原入血,可激活自身免疫反应,形成免疫复合物,沉积在不同部位导致相应组织的病变,如肾小球肾炎(免疫复合物沉积在肾小球基膜)、关节炎、皮肤或黏膜出血(小血管炎,发生漏出性出血)等。

四、分类

既往习惯按病程分类,目前更倾向于按疾病的活动状态、诊断类型、瓣膜类型、解剖部位和病原微生物进行分类。

(一)按病程分类

分为急性 IE(病程<6 周)和亚急性 IE(病程>6 周)。急性 IE 多发生在正常心瓣膜,起病急骤,病情凶险,预后不佳,有发生猝死的危险;病原微生物以金黄色葡萄球菌为主,细菌毒力强,菌血症症状明显,赘生物容易碎裂或脱落。亚急性 IE 多发生在有基础病的心瓣膜,起病隐匿,经积极治疗预后较好;病原微生物主要是条件性致病菌,如溶血性链球菌、凝固酶阴性的葡萄球菌及革兰阴性杆菌等,这些病原微生物毒力相对较弱,菌血症症状不明显,赘生物碎裂或脱落的比例较急性 IE 低。

(二)按疾病的活动状态分类

分为活动期和愈合期,这种分类对外科手术治疗非常重要。活动期包括:术前血培养阳性及发热,术中取血培养阳性,术中发现病变组织形态呈炎症活动状态,或在抗生素疗程完成之前进行手术。术后 1 年以上再次出现 IE,通常认为是复发。

(三)按诊断类型分类

分为明确诊断(definite IE)、疑似诊断(suspected IE)和可能诊断(possible IE)。

(四)按瓣膜类型分类

分为自体瓣膜 IE 和人工瓣膜 IE。

(五)按解剖部位分类

分为二尖瓣 IE、主动脉瓣 IE 及室壁 IE 等。

(六)按病原微生物分类

按照病原微生物血培养结果分为金黄色葡萄球菌性 IE、溶血性链球菌性 IE、真菌性

IE 等。

五、临床表现

（一）全身感染中毒表现

发热是 IE 最常见的症状，除有些老年或心、肾衰竭的重症患者外，几乎均有发热，与病原微生物释放入血有关。亚急性者起病隐匿，体温一般<39℃，午后和晚上高，可伴有全身不适、肌痛/关节痛、乏力、食欲不振或体重减轻等非特异性症状。急性者起病急骤，呈暴发性败血症过程，通常高热伴有寒战。其他全身感染中毒表现还包括脾大、贫血和杵状指，主要见于亚急性者。

（二）心脏表现

心脏的表现主要为新出现杂音或杂音性质、强度较前改变，瓣膜损害导致的新的或增强的杂音通常为关闭不全的杂音，尤以主动脉瓣关闭不全多见。但新出现杂音或杂音改变不是 IE 的必备表现。

（三）血管栓塞表现

血管栓塞表现为相应组织的缺血坏死和（或）脓肿。

（四）自身免疫反应的表现

自身免疫反应主要表现为肾小球肾炎、关节炎、皮肤或黏膜出血等，非特异性，不常见。皮肤或黏膜的表现具有提示性，包括：①淤点，可见于任何部位；②指/趾甲下线状出血；③Roth 斑，为视网膜的卵圆形出血斑，中心呈白色，多见于亚急性者；④Osler 结节，为指/趾垫出现的豌豆大小红色或紫色痛性结节，多见于亚急性者；⑤Janeway 损害，为手掌或足底处直径 1～4mm 无痛性出血性红斑，多见于急性者。

六、辅助检查

（一）血培养

血培养是明确致病菌最主要的实验室方法，并为抗生素的选择提供可靠的依据。为了提高血培养的阳性率，应注意以下几个环节：

1.取血频次　多次血培养有助于提高阳性率，建议至少送检 3 次，每次采血时间间隔至少 1 小时。

2.取血量　每次取血 5～10ml，已使用抗生素的患者取血量不宜过多，否则血液中的抗生素不能被培养液稀释。

3.取血时间　有人建议取血时间以寒战或体温骤升时为佳，但 IE 的菌血症是持续的，研究发现，体温与血培养阳性率之间没有显著相关性，因此不需要专门在发热时取血。高热时大部分细菌被吞噬细胞吞噬，反而影响了培养效果。

4.取血部位　前瞻性研究表明，无论病原微生物是哪一种，静脉血培养阳性率均显著高于动脉血。因此，静脉血培养阴性的患者没有必要再采集动脉血培养。每次取血应更换穿刺部位，皮肤应严格消毒。

5.培养和分离技术　所有怀疑 IE 的患者，应同时做需氧菌培养和厌氧菌培养；人工瓣膜置换术后、长时间留置静脉导管或导尿管及静脉药物滥用患者，应加做真菌培养。结果阴性时应延长培养时间，并使用特殊分离技术。

6.取血之前已使用抗生素患者的处理　如果临床高度怀疑 IE 而患者已使用了抗生素治疗,应谨慎评估,病情允许时可以暂停用药数天后再次培养。

(二)超声心动图

所有临床上怀疑 IE 的患者均应接受超声心动图检查,首选经胸超声心动图(TTE);如果TTE 结果阴性,而临床高度怀疑 IE,应加做经食管超声心动图(TEE);TEE 结果阴性,而仍高度怀疑,2~7 天后应重复 TEE 检查。如果是有经验的超声医师,且超声机器性能良好,多次 TEE 检查结果阴性基本可以排除 IE 诊断。

超声心动图诊断 IE 的主要证据包括:赘生物,附着于瓣膜、心腔内膜面或心内植入物的致密回声团块影,可活动,用其他解剖学因素无法解释;脓肿或瘘;新出现的人工瓣膜部分裂开。

临床怀疑 IE 的患者,其中约 50％经 TTE 可检出赘生物。在人工瓣膜,TTE 的诊断价值通常不大。TEE 有效弥补了这一不足,其诊断赘生物的敏感度为 88％～100％,特异度达91％～100％。

(三)其他检查

IE 患者可出现血白细胞计数升高,核左移;血沉及 C 反应蛋白升高;高丙种球蛋白血症,循环中出现免疫复合物,类风湿因子升高,血清补体降低;贫血,血清铁及血清铁结合力下降;尿中出现蛋白和红细胞等。心电图和胸片也可能有相应的变化,但均不具有特异性。

七、诊断和鉴别诊断

(一)诊断

首先应根据患者的临床表现筛选出疑似病例。

1.高度怀疑

(1)新出现杂音或杂音性质、强度较前改变。

(2)来源不明的栓塞事件。

(3)感染源不明的败血症。

(4)血尿、肾小球肾炎或怀疑肾梗死。

(5)发热伴以下任何一项:①心内有植入物;②有 IE 的易患因素;③新出现的室性心律失常或传导障碍;④首次出现充血性心力衰竭的临床表现;⑤血培养阳性(为 IE 的典型病原微生物);⑥皮肤或黏膜表现;⑦多发或多变的浸润性肺感染;⑧感染源不明的外周(肾、脾和脊柱)脓肿。

2.低度怀疑　发热,不伴有以上任何一项。对于疑似病例应立即进行超声心动图和血培养检查。

1994 年 Durack 及其同事提出了 Duke 标准,给 IE 的诊断提供了重要参考。后来经不断完善形成了目前的 Duke 标准修订版,包括 2 项主要标准和 6 项次要标准。具备 2 项主要标准,或 1 项主要标准和 3 项次要标准,或 5 项次要标准为明确诊断;具备 1 项主要标准和 1 项次要标准,或 3 项次要标准为疑似诊断。

(1)主要标准包括:①血培养阳性:2 次血培养结果一致,均为典型的 IE 病原微生物如溶血性链球菌、牛链球菌、HACEK 菌、无原发灶的社区获得性金黄色葡萄球菌或肠球菌。连续多次血培养阳性,且为同一病原微生物,这种情况包括:至少 2 次血培养阳性,且间隔时间＞

12 小时;3 次血培养均阳性或≥4 次血培养中的多数均阳性,且首次与末次血培养间隔时间至少 1 小时。②心内膜受累证据。超声心动图阳性发现赘生物:附着于瓣膜、心腔内膜面或心内植入物的致密回声团块影,可活动,用其他解剖学因素无法解释;脓肿或瘘;新出现的人工瓣膜部分裂开。

(2)次要标准包括:①存在易患因素:如基础心脏病或静脉药物滥用。②发热:体温>38℃。③血管栓塞表现:主要动脉栓塞,感染性肺梗死,真菌性动脉瘤,颅内出血,结膜出血及 Janeway 损害。④自身免疫反应的表现:肾小球肾炎、Osler 结节、Roth 斑及类风湿因子阳性。⑤病原微生物证据:血培养阳性,但不符合主要标准;或有 IE 病原微生物的血清学证据。⑥超声心动图证据:超声心动图符合 IE 表现,但不符合主要标准。

(二)鉴别诊断

IE 需要和以下疾病鉴别,包括心脏肿瘤、系统性红斑狼疮、Marantic 心内膜炎、抗磷脂综合征、类癌综合征、高心排量肾细胞癌、血栓性血小板减少性紫癜及败血症等。

八、治疗

(一)治疗原则

1.早期应用　连续采集 3～5 次血培养后即可开始经验性治疗,不必等待血培养结果。对于病情平稳的患者可延迟治疗 24～48 小时,对预后没有影响。

2.充分用药　使用杀菌性而非抑菌性抗生素,大剂量,长疗程,旨在完全杀灭包裹在赘生物内的病原微生物。

3.静脉给药为主　保持较高的血药浓度。

4.病原微生物不明确的经验性治疗　急性者首选对金黄色葡萄球菌、链球菌和革兰阴性杆菌均有效的广谱抗生素,亚急性者首选对大多数链球菌(包括肠球菌)有效的广谱抗生素。

5.病原微生物明确的针对性治疗　应根据药物敏感试验的结果选择针对性的抗生素,有条件时应测定最小抑菌浓度(minimum inhibitory concentration,MIC)以判定病原微生物对抗生素的敏感程度。

(6)部分患者需要外科手术治疗。

(二)病原微生物不明确的经验性治疗

治疗应基于临床及病原学证据。病原微生物未明确的患者,如果病情平稳,可在血培养 3～5 次后立即开始经验性治疗;如果过去的 8 天内患者已使用了抗生素治疗,可在病情允许的情况下延迟 24～48 小时再进行血培养,然后采取经验性治疗。2004 年欧洲心脏协会(ESC)指南推荐的方案以万古霉素和庆大霉素为基础。我国庆大霉素的耐药率较高,而且庆大霉素的肾毒性大,多选用阿米卡星(丁胺卡那霉素)替代庆大霉素,0.4～0.6g 分次静脉给药或肌内注射。万古霉素费用较高,也可选用青霉素类,如青霉素 320 万～400 万单位静脉给药,每 4～6 小时一次;或萘夫西林 2g 静脉给药或静脉给药,每 4 小时一次。

病原微生物未明确的治疗流程图见图 3-7,经验性治疗方案见表 3-9。

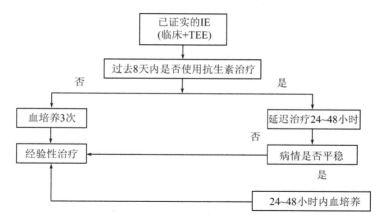

图 3－7 病原微生物未明确的治疗流程图

表 3－9 经验性治疗方案

自体瓣膜 IE	剂量	疗程
万古霉素	15.0mg/kg 静脉给药,每 12 小时一次	4～6 周
＋庆大霉素	1.0mg/kg 静脉给药,每 8 小时一次	2 周
人工瓣膜 IE		
万古霉素	15.0mg/kg 静脉给药,每 12 小时一次	4～6 周
＋利福平	300～450mg 口服,每 8 小时一次	4～6 周
＋庆大霉素	1.0mg/kg 静脉给药,每 8 小时一次	2 周

注：＊每日最大剂量 2g,需要监测药物浓度,必要时可加用氨苄西林,

（三）病原微生物明确的针对性治疗

1. 链球菌感染性心内膜炎 根据药物的敏感性程度选用青霉素、头孢三嗪、万古霉素或替考拉宁。

（1）自体瓣膜 IE 且对青霉素完全敏感的链球菌感染（MIC≤0.1mg/L）：年龄≤65 岁,血清肌酐正常的患者,给予青霉素 1200 万～2000 万单位/24h,分 4～6 次静脉给药,疗程 4 周；加庆大霉素 24 小时 3mg/kg（最大剂量 240mg/24h）,分 2～3 次静脉给药,疗程 2 周。年龄＞65 岁,或血清肌酐升高的患者,根据肾功能调整青霉素的剂量,或使用头孢三嗪 2g/24h,每日 1 次静脉给药,疗程均为 4 周。对青霉素和头孢菌素过敏的患者使用万古霉素 24 小时 30mg/kg,每日 2 次静脉给药,疗程 4 周。

（2）自体瓣膜 IE 且对青霉素部分敏感的链球菌感染（MIC 0.1～0.5mg/L）或人工瓣膜 IE：青霉素 2000 万～2400 万单位/24h,分 4～6 次静脉给药,或使用头孢三嗪 2g/24h,每日 1 次静脉给药,疗程均为 4 周；加庆大霉素 24 小时 3mg/kg,分 2～3 次静脉给药,疗程 2 周；之后继续使用头孢三嗪 2g/24h,每日 1 次静脉给药,疗程 2 周。对这类患者也可单独选用万古霉素,24 小时 30mg/kg,每日 2 次静脉给药,疗程 4 周。

（3）对青霉素耐药的链球菌感染（MIC＞0.5mg/L）：治疗同肠球菌。

替考拉宁可作为万古霉素的替代选择,推荐用法为 10mg/kg 静脉给药,每日 2 次,9 次以后改为每日 1 次,疗程 4 周。

2. 葡萄球菌感染性心内膜炎 葡萄球菌感染性心内膜炎约占所有 IE 患者的 1/3,病情危重,有致死危险。90％的致病菌为金黄色葡萄球菌,其余10％为凝固酶阴性的葡萄球菌。

(1)自体瓣膜IE的治疗方案有以下几种。①对甲氧西林(新青霉素)敏感的金黄色葡萄球菌(methi—cillin—susceptible staphylococcus aureus,MSSA)感染:苯唑西林8~12g/24h,分4次静脉给药,疗程4周(静脉药物滥用患者用药2周);加庆大霉素24小时3mg/kg(最大剂量240mg/24h),分3次静脉给药,疗程至少3~5天。②对青霉素过敏患者MSSA感染:万古霉素24小时30mg/kg,每日2次静脉给药,疗程4~6周;加庆大霉素24小时3mg/kg(最大剂量240mg/24h),分3次静脉给药,疗程至少3~5天。③对甲氧西林耐药的金黄色葡萄球菌(methicillin—resistant staphylococcus aureus,MRSA)感染:万古霉素24小时30mg/kg,每日2次静脉给药,疗程6周。

(2)人工瓣膜IE的治疗方案有以下几种。①MSSA感染:苯唑西林8~12g/24h,分4次静脉给药,加利福平900mg/24h,分3次静脉给药,疗程均为6~8周;再加庆大霉素24小时3mg/kg(最大剂量240mg/24h),分3次静脉给药,疗程2周。②MRSA及凝固酶阴性的葡萄球菌感染:万古霉素24小时30mg/kg,每日2次静脉给药,疗程6周;加利福平300mg/24h,分3次静脉给药,再加庆大霉素24小时3mg/kg(最大剂量240mg/24h),分3次静脉给药,疗程均为6~8周。

3.肠球菌及青霉素耐药的链球菌感染性心内膜炎　与一般的链球菌不同,多数肠球菌对包括青霉素、头孢菌素、克林霉素和大环内酯类抗生素在内的许多抗生素耐药。甲氧嘧啶—磺胺异噁唑及新一代喹诺酮类抗生素的疗效也不确定。

(1)青霉素MIC≤8mg/L,庆大霉素MIC<500mg/L:青霉素1600万~2000万单位/24h,分4~6次静脉给药,疗程4周;加庆大霉素24小时3mg/kg(最大剂量240mg/24h),分2次静脉给药,疗程4周。

(2)青霉素过敏或青霉素/庆大霉素部分敏感的肠球菌感染:万古霉素24小时30mg/kg,每日2次静脉给药,加庆大霉素24小时3mg/kg,分2次静脉给药,疗程均6周。

(3)青霉素耐药菌株(MIC>8mg/L)感染:万古霉素24小时30mg/kg,每日2次静脉给药,加庆大霉素24小时3mg/kg,分2次静脉给药,疗程均6周。

(4)万古霉素耐药或部分敏感菌株(MIC 4~16mg/L)或庆大霉素高度耐药菌株感染:需要寻求微生物学家的帮助,如果抗生素治疗失败,应及早考虑瓣膜置换。

4.革兰阴性菌感染性心内膜炎　约10％自体瓣膜IE和15％人工瓣膜IE,尤其是瓣膜置换术后1年发生者多由革兰阴性菌感染所致。其中HACEK菌属最常见,包括嗜血杆菌(Haemophilus)、放线杆菌(Actinobacillus)、心杆菌(Cardiobacterium)、埃肯菌(Eikenella)和金氏杆菌(Kingella)。常用治疗方案为头孢三嗪2g/24h静脉给药,每日1次,自体瓣膜IE疗程4周,人工瓣膜IE疗程6周。也可选用氨苄西林12g/24h,分3~4次静脉给药,加庆大霉素24小时3mg/kg,分2~3次静脉给药。

5.立克次体感染性心内膜炎　立克次体感染性心内膜炎可导致Q热,治疗选用强力霉素100mg静脉给药,每12小时一次,加利福平。为预防复发,多数患者需要进行瓣膜置换。由于立克次体寄生在细胞内,因此术后抗生素治疗还需要至少1年,甚至终生。

6.真菌感染性心内膜炎　近年来,真菌感染性心内膜炎有增加趋势,尤其是念珠菌属感染。由于单独使用抗真菌药物死亡率较高,而手术的死亡率下降,因此真菌感染性心内膜炎首选外科手术治疗。药物治疗可选用两性霉素B或其脂质体,1mg/kg,每日1次,连续静脉滴注有助减少不良反应。

（四）外科手术治疗

手术指征包括以下几点。

（1）急性瓣膜功能不全造成血流动力学不稳定或充血性心力衰竭。

（2）有瓣周感染扩散的证据。

（3）正确使用抗生素治疗7～10天后，感染仍然持续。

（4）病原微生物对抗生素反应不佳，如真菌、立克次体、布鲁杆菌、里昂葡萄球菌、对庆大霉素高度耐药的肠球菌、革兰阴性菌等。

（5）使用抗生素治疗前或治疗后1周内，超声心动图探测到赘生物直径＞10mm，可以活动。

（6）正确使用抗生素治疗后，仍有栓塞事件复发。

（7）赘生物造成血流机械性梗阻。

（8）早期人工瓣膜IE。

九、预后

影响预后的因素不仅包括患者的自身情况及病原微生物的毒力，还与诊断和治疗是否正确、及时有关。总体而言，住院患者出院后的长期预后尚可（10年生存率81%），其中部分开始给予药物治疗的患者后期仍需要手术治疗。既往有IE病史的患者，再次感染的风险较高。人工瓣膜IE患者的长期预后较自体瓣膜IE患者差。

（张笑天）

第十三节　心脏瓣膜病

一、二尖瓣狭窄

二尖瓣狭窄（简称二窄），其病因绝大多数为风湿性，极少部分为先天性发育异常或老年人二尖瓣环钙化累及瓣下及瓣叶，更为少见的为红斑狼疮、恶性类癌等。

按瓣口面积可分为轻度（1.5～2.0cm²）、中度（1.0～1.5cm²）、重度（＜1.0cm²）狭窄。当瓣口面积＜1.5cm²时，左房流向左室的血液受阻，使左房压力不断升高，左房扩大，这时可出现房性期前收缩、房颤。左房压力升高可使肺静脉及肺毛细血管压相继升高，引起肺瘀血、肺水肿。肺瘀血使肺血氧分压下降，反射性肺小动脉收缩，肺动脉压升高，右室负荷加重，导致右室肥厚、扩张，最后右心衰竭，患者可出现体循环瘀血表现。

（一）诊断要点

1.呼吸困难　初为劳力性呼吸困难，随着狭窄加重，日常轻活动即出现呼吸困难，或端坐呼吸、夜间阵发性呼吸困难，甚至反复发生急性肺水肿。

2.咯血　可为痰中带血丝，大咯血或咳粉红色泡沫样痰。

3.咳嗽　常与呼吸困难伴发，部分患者在卧位时干咳。

4.胸痛或胸部不适感　合并肺功能高压的部分患者可出现胸骨后痛或闷痛，持续时间较长，机制未明，可能由于低排，冠脉供血不足所致。

5. 体循环瘀血症状　食欲下降,恶心、呕吐、腹胀。

6. 体检

(1)心尖部可听到舒张中期隆隆样杂音,该杂音的响度与瓣口狭窄程度并无直接关系,中度二尖瓣狭窄杂音最响,极轻度或极重度二尖瓣狭窄的杂音很轻微或听不到,后者称为哑型二尖瓣狭窄;在窦性心律时,该杂音呈舒张晚期增强,第一心音增强呈拍击性,可听到二尖瓣开瓣音,呈高调、短促而响亮的附加音;当伴有肺动脉高压时,第二心音亢进,于胸骨左缘第二肋间常可闻及肺动脉瓣收缩期喷射音和(或)肺动脉瓣相对关闭不全的舒张早期杂音即 Graham Steell 杂音,胸骨左缘第 4、5 肋间可闻及相对性三尖瓣关闭不全的吹风样收缩期杂音。

(2)二尖瓣面容,颈静脉怒张,肝大,肝颈征阳性,双下肢水肿。

7. 超声心动图　M 型可见二尖瓣呈同向运动,双峰消失,呈城墙样改变,左房、右室大;二维能准确测量二尖瓣口面积,可见二尖瓣增厚、开放受限;多普勒(包括脉冲、连续和彩色)可显著提高对瓣膜病变程度判断的准确性,并能显示是否合并二尖瓣反流及其他瓣膜病变,测定肺动脉压,检出左房血栓,经食管超声心动图检出左房血栓率更高。

8. X 线检查　左房增大,右室增大,肺动脉段突出,呈“梨形心”;肺瘀血及和肺间质水肿。

9. 心电图　左房增大,“二尖瓣型 P 波”,右室增大或心房颤动。

10. 其他　可并发右心衰竭、急性肺水肿、房颤、动脉栓塞、肺部感染和感染性心内膜炎(少见)。

(二)治疗

1. 左房代偿期,主要是防治咽部链球菌感染和风湿活动,饮食宜清淡,不宜参加重体力劳动和剧烈运动。

2. 左房失代偿期,应适当休息,限制水钠摄入,必要时辅以利尿药(包括螺内酯),发生急性肺水肿时,其处理与左室衰竭所致的急性肺水肿相同,包括半卧位、吸氧、肌注吗啡 5～10mg、静注呋塞米 40mg、静注毛花苷 C(西地兰)0.4mg、静滴血管扩张药(首选以扩张静脉为主的药物,如硝酸甘油 15～25mg 加入 250～500mL 液体中静滴)等。用洋地黄后心率仍较快时,可在心电监护下使用美托洛尔 2～4mg 静注或普罗帕酮(心律平)35mg 静注,若双肺出现干啰音,可用氨茶碱 0.25g 稀释后缓慢静注。

3. 在合并大咯血时,治疗原则是迅速降低肺动脉压,取座位,使用镇静药及强力利尿药,多可迅速奏效。止血药往往无效,不宜用垂体后叶素,可用血管扩张药。

4. 心律失常主要是房颤时,可用地高辛(0.125～0.25mg/次,1/d)、胺碘酮(0.2g/次,1/d～3/d)、恬尔心(30mg/次,3/d)或维拉帕米(40mg/次,2/d 或 3/d)口服减慢心室率。

5. 房颤时要预防血栓形成,可用阿司匹林 0.1g/次,1/d,华法林或可嘧啶 2～3mg/次,1/d 口服。

6. 经皮球囊二尖瓣成形术(PBMV)　可免除开胸术,能解除二尖瓣狭窄患者的痛苦,且安全、康复快,效果好。其适应证为:中、重度二尖瓣狭窄,瓣膜弹性好,无明显增厚或钙化,与腱索、乳头肌无融合,无明显二尖瓣关闭不全及主动脉瓣病变,左房无血栓,无风湿活动及感染性心内膜炎,超声心动图记分<8 分,心功能Ⅱ～Ⅲ级,房颤者应做经食管超声心动图检查证实左房无血栓。

二、二尖瓣关闭不全

二尖瓣关闭不全简称二漏，可呈急性或慢性经过，病因有：①风湿性，往往并有二尖瓣狭窄和主动脉瓣病变。②二尖瓣脱垂（原发或继发）。③瓣膜穿孔（感染性心内膜炎，风湿热，外伤或自发性所致）。④乳头肌功能紊乱（冠心病引起乳头肌缺血）。⑤瓣环扩张（心肌炎、心肌病、高血压性心脏病等引起左心室扩大所致）。⑥老年性瓣膜退行性变。

（一）诊断要点

1.气促　早期可无症状，当左心室功能失代偿时，出现劳力性气促，慢慢发展为夜间阵发性呼吸困难甚至急性肺水肿。

2.疲乏、无力。

3.心悸、胸痛。

4.腹胀、水肿。

5.体检　心尖部可闻及吹风样全收缩期杂音，前叶病变杂音传向左腋下，后叶病变杂音传向胸骨左缘，当腱索或乳头肌受累时，杂音可呈乐音样，急性二尖瓣关闭不全时，杂音变短，为早、中期杂音，二尖瓣脱垂时，只有收缩中晚期杂音。严重二尖瓣关闭不全时可出现第三心音及短促的舒张中期杂音，第二心音宽分裂。心浊音界向左下扩大。

6.超声心动图检查　二维超声心动图可明确二尖瓣关闭不全的病因，如瓣叶增厚，变形、脱垂和赘生物，瓣环钙化，腱索增粗、融合、缩短、增长或断裂，左房左室扩大。并可见二尖瓣两瓣叶收缩期闭合不全，但不可靠。M型和二维超声心动图可测量各房室内径和心功能参数，多普勒对二尖瓣关闭不全的定性、定量诊断可提供可靠的依据。

7.X线检查　中重度二尖瓣关闭不全可有左房、左室大，并肺高压时右室肥大，心功能不全时可有肺瘀血、肺水肿。

8.心电图检查　中重度二尖瓣关闭不全可有左房大、左室肥厚劳损，并肺高压时可有右室肥大。

9.常并发感染性心内膜炎和心力衰竭。

（二）治疗

1.内科治疗

（1）慢性二尖瓣关闭不全可很长时间无症状，在此阶段，应注意劳逸结合，免做重体力劳动及体育运动，做好呼吸道感染、风湿热和感染性心内膜炎的防治工作。

（2）当出现临床症状时，应积极对症治疗，如及时应用洋地黄、利尿药、螺内酯（安体舒通）、ACEI及血管扩张药改善心功能，治疗心律失常等，对有手术指征者做好术前准备工作。

（3）急性二尖瓣关闭不全发生急性肺水肿时，可静脉滴注硝普钠（50mg加入500mL葡萄糖溶液中静脉滴注，据血压等情况调节滴速）以减轻左心室前后负荷，挽救患者生命。

2.外科治疗　无论是急性或慢性二尖瓣关闭不全，内科治疗均为缓兵之计，适当时及时外科手术治疗，包括瓣膜矫形术、瓣膜修补和置换术。急性二尖瓣关闭不全诊断成立，应及时做外科治疗；慢性单纯二尖瓣关闭不全时，即使心功能为Ⅱ级，只要左心室够大（左室舒张末期内径达65mm），或者二尖瓣关闭不全合并二尖瓣狭窄、心功能达Ⅲ级，应做二尖瓣置换术。

三、主动脉瓣狭窄

主动脉瓣狭窄(简称主窄)可由先天性或获得性病因所致。先天性以二叶主动脉瓣多见,其他尚有单、三叶和四叶畸形。获得性主动脉瓣狭窄常见的病因是风湿性和退行性变,而且常可合并主动脉瓣关闭不全及其他瓣膜病变。

主动脉瓣狭窄导致左室射血阻力增加,加重左室后负荷,引起左室向心性肥厚,耗氧量增加,心肌纤维化,左室顺应性降低,心肌缺血、缺氧,最后可造成心衰、心绞痛或心肌梗死。脑供血不足可导致头晕甚至晕厥。

(一)诊断要点

1.心绞痛　与体力劳动或劳累不一定有关。

2.昏厥或眩晕　部分病例可伴阿一斯综合征或心律失常。

3.呼吸困难　为劳力性开始,慢慢变为阵发性夜间呼吸困难、端坐呼吸和咳粉红色泡沫样痰。

4.猝死　可表现为室颤或心室停顿。

5.多汗和心悸。

6.体检　主动脉瓣区可闻及收缩期喷射性杂音,向右颈及心尖部传导,少数患者甚至心尖部杂音最响亮。一般来说,杂音为 3 级以上,菱形喷射性,主动脉瓣狭窄越严重杂音越响亮,持续时间亦越长,且菱峰越靠后,但当心功能不全时,即使严重主动脉瓣狭窄,杂音亦变得短而弱,甚至缺如,严重主动脉瓣狭窄第二心音呈反常分裂,可听到第四心音,先天性主动脉瓣狭窄常有主动脉瓣喷射音。多数患者在主动脉瓣区可扪及收缩期震颤。收缩压低,脉压小。心脏向左下扩大。

7.超声心动图　二维超声心动图可见左心室向心性肥厚,在收缩期主动脉瓣叶开放活动受限制,瓣膜呈圆拱状向主动脉膨出。并可观察到瓣膜的先天畸形、增厚或钙化。多普勒超声在主动脉瓣口可检出收缩期血流束,并可测出瓣口面积。

8.X 线检查　轻度主动脉瓣狭窄 X 线可正常,中重度可有左心室轻度增大,也可能有左心房扩大,晚期伴肺瘀血。此外可有主动脉瓣狭窄后扩张征。

9.心电图　大多数表现为左室肥大并劳损,电轴左偏,可有房室传导阻滞,左束支传导阻滞,也可有各种心律失常。

(二)治疗

1.内科治疗

(1)无症状者,轻度主动脉瓣狭窄应定期复查,中、重度主动脉瓣狭窄应适当限制体力活动。

(2)心绞痛发作时可用硝酸甘油 0.5mg,舌下含服或硝酸酯类气雾剂舌下喷雾。

(3)有心律失常如期前收缩时,可用胺碘酮 0.2g/次,2/d 或 3/d,1 周后减量至 0.2g/次,1/d 维持,或用普罗帕酮(心律平)0.1～0.15g/次,3/d。

(4)晚期心衰时,按心衰处理,限制钠盐,使用洋地黄类药和利尿药,使用利尿药时应注意控制剂量,以免引起血容量过低。同时避免使用作用于小动脉的血管扩张药。

2.外科治疗　一般有下列情况应做主动脉瓣成形术或直视瓣膜分离术或瓣膜置换术:①反复晕厥或心绞痛发作。②有左心衰病史。③跨瓣压力差≥6.7kPa(50mmHg)。④主动脉瓣口面积<0.8cm²。对于瓣膜严重钙化或先天性二叶主动脉瓣常需做换瓣术。

3.经皮球囊主动脉瓣成形术　适用于具有外科治疗指征的患者,但不适于高龄或不耐受外科手术的患者。

四、主动脉瓣关闭不全

主动脉瓣关闭不全简称主漏,可由瓣叶或主动脉根部动脉壁病变引起,可呈急性或慢性过程。

瓣叶病变:①风湿性,占多数。②瓣膜脱垂。③瓣膜穿孔、撕裂,多为感染性心内膜炎引起急性主动脉瓣关闭不全。④先天性二叶主动脉瓣。⑤室间隔缺损(高位)。⑥结缔组织病变,如红斑性狼疮,类风湿关节炎、强直性脊柱炎,大动脉炎。

主动脉病变:①特发性主动脉扩张。②马方综合征。③梅毒性主动脉炎。④升主动脉粥样硬化。⑤原发性高血压。⑥结缔组织病。

慢性主动脉瓣关闭不全时血液从主动脉反流入左心室,使左室充盈过度而扩大和肥厚,最后可导致左心衰竭。另外,由于舒张期主动脉血液部分反流断入左心室,使动脉舒张压下降,而收缩期大量血液射出,使收缩压升高,而导致脉压增大。由于舒张压低使冠脉灌注减少,而左室肥大,心肌耗氧量增加,使心肌供血不足,可出现心绞痛。急性主动脉瓣关闭不全时,由于左心室舒张末压急剧上升,可造成急性左心衰竭。

(一)诊断要点

1.心绞痛　可为劳累、激动、卧位所诱发。

2.左心功能不全　劳力性气促,夜间阵发性呼吸困难或端坐呼吸。一旦出现此症状即提示为不可逆,且病情急转直下。

3.体检

(1)主动脉瓣区可听到舒张早期杂音,瓣膜病变所致的主动脉瓣关闭不全,杂音最响部位在胸骨左缘第3、4肋间,主动脉病变引起的主动脉瓣关闭不全,杂音最响的部位在胸骨右缘第2肋间,均向心尖部传导,杂音呈哈气样,在瓣膜穿孔、脱垂、梅毒性主动脉炎所致主动脉瓣关闭不全的杂音可呈乐音样。当出现严重心衰时,由于舒张末压高,杂音可变短、减弱甚至消失。中度以上的主动脉瓣关闭不全,在胸骨右缘第2肋间可听到收缩期喷射性杂音,传向右颈部及心尖部。心尖部可听到雷鸣样舒张中期杂音及第三心音。严重主动脉瓣关闭不全第二心音的主动脉瓣成分减弱。

(2)脉压大,可有水冲脉,毛细血管搏动征及枪击音。

4.超声心动图　M型可见主动脉增宽,主动脉瓣关闭呈双线;二维可直接观察到主动脉和主动脉瓣的病变及病因;多普勒超声心动图可在左室流出道探及来自主动脉的舒张期异常反流束。

5.X线检查　轻度主动脉瓣关闭不全X线可正常,中度以上主动脉瓣关闭不全可见左心室扩大,主动脉增宽,呈"靴形心"。

6.心电图　轻度主动脉瓣关闭不全心电图正常,中度以上可出现左心室肥厚并劳损,可有P-R间　长或室性期前收缩。

7.其他　常并发感染性心内膜炎和左心衰。

(二)治疗

轻度主动脉瓣关闭不全可不用特殊治疗,但要预防感染性心内膜炎,并定期复查;中重度主动脉瓣关闭不全有症状或心脏明显扩大者应做如下处理。

1. 内科治疗 平时注意劳逸结合,避免过劳。

(1)心绞痛:给予硝酸甘油 0.5mg 舌下含服,或硝酸甘油 25mg＋5％葡萄糖溶液 500mL 静脉点滴,6～8 滴/min,防止发作可用单硝酸异山梨酯 20mg/次,2/d,或 50mg/次,1/d,硝酸异山梨酯 5～10mg/次,3/d。

(2)感染性心内膜炎:积极使用敏感的抗生素。

(3)心功能不全:按心衰处理,包括低盐饮食,利尿药,螺内酯,洋地黄类药、ACEI 及血管扩张药,必要时可用硝普钠。

2. 外科治疗 单纯主动脉瓣关闭不全往往心脏代偿期很长,但一旦出现心衰症状,病情迅速恶化,往往丧失手术一机会,就算能过手术关,其预后亦很差,因此应掌握好时机,不要等到心功能Ⅲ级才换瓣,符合下列条件应考虑做换瓣术:①X 线心胸比率＞0.6。②超声心动图示左心室收缩末内径＞5.5cm。③射血分数＜45％。④动脉收缩压＞18.7kPa(140mmHg);舒张压＜5.3kPa(40mmHg)。⑤并发感染性心内膜炎。若心功能Ⅲ级伴有心绞痛发作者,或心功能Ⅳ级应积极内科治疗,待心功能改善后考虑手术治疗。

(高金娥)

第十四节　慢性肺源性心脏病

慢性肺源性心脏病(chronic pulmonary heart disease)简称慢性肺心病,是由肺组织、肺血管或胸廓的慢性病变引起的肺组织结构和功能异常,导致肺血管阻力增加、肺动脉压力增加,右心室扩张、肥大,伴或不伴有右心衰竭的心脏病。

肺心病是我国中老年人的常见病、多发病,患病年龄多在 40 岁以上,随年龄增长患病率增高。我国肺心病的平均患病率约为 0.4％,农村高于城市,吸烟者比不吸烟者明显增多。急性呼吸道感染是肺心病急性发作的主要诱因,常导致肺、心衰竭。目前重症肺心病的病死率仍然较高。

一、病因及发病机制

按原发病的不同部位,其病因分为三类。

(一)支气管、肺疾病

以慢性阻塞性肺疾病最为多见,占 80％～90％。其次为支气管哮喘、支气管扩张、重症肺结核、尘肺、慢性弥漫性肺间质纤维化、结节病等。

(二)胸廓运动障碍性疾病

较少见,如脊椎后凸或侧凸、脊椎结核、类风湿关节炎等引起的严重胸廓或脊柱畸形;神经肌肉疾患,如脊髓灰质炎、多发性神经炎等,引起胸廓活动受限、肺受压、支气管扭曲或变形,肺功能受损。

(三)肺血管疾病

甚少见,如广泛或反复发生的多发性肺小动脉栓塞及肺小动脉炎;以及原因不明的原发性肺动脉高压等。引起右心室肥大的因素很多,但先决条件是肺的结构和功能的不可逆性改变。气道的反复感染、低氧血症和(或)高碳酸血症等一系列体液因子和肺血管的变化,使肺血管阻力增加和肺动脉血管重构、血容量增多和血液黏稠度增加,导致肺动脉高压,而肺动脉高压的形成是肺心病发生的关键因素。

二、临床表现

本病发展缓慢,临床上除原有肺、心疾病的各种症状和体征外,主要是逐步出现的肺、心功能衰竭和其他器官损害的表现。

（一）肺、心功能代偿期

1.症状　咳嗽、咳痰、气促,活动后有心悸、呼吸困难、乏力和活动耐力下降。急性感染可使上述症状加重。少有胸痛或咯血。

2.体征　可有不同程度的发绀和肺气肿体征。偶有干、湿性啰音,心音遥远。肺动脉瓣区第二心音亢进,提示有肺动脉高压。三尖瓣区出现收缩期杂音,或剑突下心脏搏动增强,提示有右心室肥厚。部分患者因肺气肿胸膜腔内压升高,阻碍腔静脉回流,可见颈静脉充盈。因膈肌下降,有肝界下移。

（二）肺、心功能失代偿期

1.呼吸衰竭

（1）症状:呼吸困难加重,夜间为甚,常有头痛、失眠、食欲下降,但白天嗜睡,甚至表现出表情淡漠、神志恍惚、谵妄等肺性脑病的表现。

（2）体征:明显发绀,球结膜充血、水肿,严重时可有视网膜血管扩张、视盘水肿等颅内压升高的表现。腱反射减弱或消失,出现病理反射。因高碳酸血症可出现周围血管扩张的表现,如皮肤潮红、多汗。

2.右心衰竭

（1）症状:气促更明显,心悸、气急、腹胀、食欲不振、恶心、呕吐等。

（2）体征:发绀更明显,颈静脉怒张,心率增快,可出现心律失常,三尖瓣区可闻及收缩期杂音,甚至出现舒张期杂音。肝大伴压痛,肝颈静脉回流征阳性、下肢水肿,严重者有腹水。少数患者可出现肺水肿及全心衰竭的体征。

（三）并发症

由于低氧血症和高碳酸血症,使多个重要脏器受累,出现严重并发症,如肺性脑病、酸碱失衡及电解质紊乱、心律失常、休克、消化道出血、弥散性血管内凝血等。

三、辅助检查

（一）胸部 X 线检查

除原发病的 X 线征象外,尚有肺动脉高压和右心室肥大的征象。

（二）心电图检查

主要为右心室肥大的改变。

（三）血气分析

出现低氧血症、高碳酸血症,当 $PaO_2 < 8.0kPa(60mmHg)$,$PaCO_2 > 6.6kPa(50mmHg)$时,提示呼吸衰竭。

（四）血液检查

红细胞和血红蛋白升高,全血黏度和血浆黏度增加;并发感染时,白细胞总数增高,中性粒细胞增加。部分患者血清学检查有肾功能、肝功能的异常及电解质紊乱。

（五）其他检查

肺功能检查对早期或缓解期肺心病患者有意义。痰细菌学检查对急性加重期肺心病指导抗生素的选用。

四、诊断要点

有慢性支气管、肺、胸疾患的病史，有肺动脉高压、右心室肥大或伴有右心功能不全的表现，结合实验室检查，可做出诊断。但需排除其他心脏病的存在，如冠心病、风心病等。

五、治疗要点

（一）急性加重期

1.控制感染　社区获得性感染以革兰阳性菌占多数，医院感染则以革兰阴性菌为主。选用两者兼顾的抗生素，如青霉素类、氨基糖苷类、喹诺酮类及头孢菌素类等控制感染。

2.合理用氧　纠正缺氧和二氧化碳潴留，维持呼吸道通畅，改善呼吸功能。

3.控制心力衰竭　慢性肺心病患者一般在积极控制感染，改善呼吸功能后，心力衰竭便能得到改善；对治疗无效的重症患者，适当选用利尿、强心或血管扩张药物控制心力衰竭。

（1）利尿药：以缓慢、小量和间歇用药为原则。常用药物有氢氯噻嗪；尿量多时需加用10％的氯化钾，或选用保钾利尿药，如氨苯喋定。重度或需要快速利尿者，肌内注射或口服呋塞米。

（2）强心剂：宜选用速效、排泄快的制剂，剂量宜小。常用药物有毒毛花苷 K $0.125\sim0.25mg$，或毛花苷丙 $0.2\sim0.4mg$ 加入 10％葡萄糖溶液内缓慢静脉推注。

（3）控制心律失常：一般经过治疗肺心病的感染、缺氧后，心律失常自行消失；如果持续存在，根据心律失常的类型选用药物。

（二）缓解期

以中西医结合的综合措施为原则，防治原发病，去除诱发因素，避免或减少急性发作，提高机体免疫功能，延缓病情的发展。

（张笑天）

第十五节　心包炎

一、急性心包炎

心包炎是指心包脏层和壁层的炎症。可分为急、慢性两种。急性心包炎为心包脏层和壁层的急性炎症，可由细菌、病毒、肿瘤、自身免疫、物理、化学等因素引起。可单独存在或与心内膜炎、心肌炎并存。

（一）病因

1.感染性　细菌（包括结核杆菌）、病毒、寄生虫、立克次体等。

2.急性非特异性（特发性）。

3.自身免疫　风湿热及系统性红斑狼疮、类风湿关节炎、心脏创伤、心包切除术后等。

4.代谢疾病 尿毒症、甲状腺功能减退症、痛风等。

5.肿瘤 原发性、继发性。

6.物理因素 外伤、放射性。

7.邻近器官疾病 急性心肌梗死、胸膜炎、主动脉夹层、肺梗死等。

（二）病理

急性心包炎早期，心包脏层和壁层充血、肿胀，有白细胞、纤维蛋白及少量内皮细胞渗出，致心包膜粗糙，随心脏搏动，心包壁层与脏层间发生摩擦，引起胸痛，并在心前区可听到心包摩擦音，此为纤维蛋白性心包炎阶段。随病程发展，渗出液增加，转变为渗出性心包炎。渗液多为浆液纤维蛋白性，一般于数周至数月内吸收，但可伴随发生脏层与壁层心包的粘连、增厚及缩窄，形成慢性心包炎。当心包腔内积液短时间内大量积聚时，导致心包内压力急剧上升，心室舒张和充盈受限，出现心脏压塞的症状与体征。因心脏舒张明显受限，使每搏量减少，心排血量下降，血压下降；血压下降又可反射性导致心率增快，并使末梢神经血管收缩，心脏后负荷增加，使心功能进一步受损，血流动力学更趋恶化。

（三）临床表现

1.纤维蛋白性心包炎

（1）症状：心前区疼痛为主要表现。胸痛位于胸骨下或心前区，向左肩、背部、颈区等处放射，也可达上腹区；疼痛性质为尖锐痛，体位改变、咳嗽、深呼吸及卧位时加重，坐位身体前倾时减轻。

（2）体征：心包摩擦音是纤维蛋白性心包炎特征性体征，呈抓刮样粗糙音，在心脏收缩期和舒张期均可听到，以胸骨左缘第3、第4肋间听诊最清楚；坐位身体前倾、深吸气、将听诊器胸件紧压胸壁时更容易听到；心包摩擦音一般持续数天或数周，有时为一过性，仅持续数小时。

2.渗出性心包炎 临床表现取决于积液对心脏压塞的程度。

（1）症状：呼吸困难是心包积液时最突出的症状，与支气管、肺受压及肺瘀血有关。呼吸困难严重时，患者呈端坐呼吸、身体前倾、呼吸浅快、面色苍白、发绀，可有咳嗽性晕厥。也可因压迫气管、食管引起咳嗽、声音嘶哑及吞咽困难。

（2）体征：心界向两侧增大，相对浊音界消失，患者由坐位变卧位时第2、第3肋间心浊音界增宽；心尖冲动弱，可在心浊音界左缘内侧处触及；心音遥远、心率增快；在有大量心包积液时可在左肩胛骨下区出现浊音及支气管呼吸音称心包积液征（Ewart 征）。少数患者在胸骨左缘第3、第4肋间可听到声音响亮呈拍击样的心包叩击音。大量积液可使收缩压降低，而舒张压变化不大，故脉压变小。按积液时心脏压塞程度、脉搏可正常、减弱或出现奇脉。大量积液可累及静脉回流，出现颈静脉怒张、肝大伴压痛、腹水、下肢水肿等。

3.心脏压塞体征 快速心包积液时，可引起急性心脏压塞。出现明显心动过速、血压下降、脉压变小和静脉压明显上升，如心排血量下降，可产生急性循环衰竭、休克等；如积液较慢，可出现亚急性或慢性心脏压塞，表现为体循环静脉瘀血、颈静脉怒张、静脉压升高、奇脉等。

（四）实验室和其他检查

1.化验检查 原发病为感染性者白细胞计数增加、血沉增快。

2.X线检查 心包积液量超过 250mL 时，心影向两侧增大，并可随体位变化而变化，当积液量超过 1000ml,时,心影呈烧瓶形;透视下见心尖冲动减弱或消失。

3.心电图检查 其改变取决于心外膜下心肌受累的范围和程度。可表现为:除 aVR 导联外所有导联 ST 段弓背向下型抬高及 T 波增高,一至数天后回到等电位线,T 波低平、倒置,持续数周至数月,T 波逐渐恢复正常;可有低电压,大量积液时见电交替。

4.超声心动图 是目前诊断心包积液快速、简便而又可靠的方法。

5.心包穿刺 对心包炎性质的鉴别、解除心脏压塞及治疗心包炎均有重要价值。

(1)心包积液测定腺苷脱氨酶(ADA)活性超过 30U/L 对结核性心包炎的诊断有高度的特异性。

(2)抽取一定量的积液可解除心脏压塞症状。

(3)心包腔内注入抗生素或化疗药物可治疗感染性或肿瘤性心包炎。

(五)诊断和鉴别诊断

1.诊断要点 依据心前区疼痛、心包摩擦音和心电图改变,可诊断纤维蛋白性心包炎。根据呼吸困难、心尖冲动减弱、心浊音界增大并随体位变换而改变,心音遥远,体循环瘀血征象及急性心脏压塞三联症结合辅助检查结果,可诊断急性渗出性心包炎。

2.病因诊断 急性心包炎诊断并不困难,但病因诊断才是最重要的。要明确病因,尚需依据病史和临床表现特点,结合心包穿刺液检查进行综合分析、判断。常见心包炎的特点如下所述。

(1)结核性心包炎:起病缓慢,大多有心外结核病灶,多有结核中毒症状。胸痛症状轻微,呼吸困难和心包积液常见,多为大量积液。心包渗液多为血性,抗结核治疗有效。

(2)非特异性心包炎:发病前数日至数周常有上呼吸道感染病史;起病急骤,常反复发作;胸痛剧烈,心包摩擦音出现早且明显;心包积液少或中等,草黄色或血性;非留体抗炎药及糖皮质激素治疗有效。

(3)化脓性心包炎:多有原发感染灶;起病较急,战栗、高热等中毒症状明显;常有胸痛和心包摩擦音;白细胞计数和中性粒细胞明显升高,可有核左移;心包积液较多、脓性,能找到化脓性细菌;抗生素治疗有效。本病需与右侧心力衰竭、急性心肌梗死(AMI)、急性胸膜炎等相鉴别。

(六)治疗

1.病因治疗 病因治疗关系着急性心包炎的预后,如结核性心包炎应尽早抗结核治疗,化脓性心包炎应选用敏感的抗生素,非特异性心包炎可给予糖皮质激素治疗等。

2.心包穿刺抽液 有心脏压塞征象时,应立即实施心包穿刺抽液,既有助于明确病因,又可解除心脏压塞。

3.对症治疗 如呼吸困难者吸氧、取半卧位或端坐位;水肿者低盐饮食,给予利尿药;胸痛剧烈者可给予镇痛药如磷酸可待因口服,必要时使用吗啡类药物。

(七)转诊

1.转诊指征 急性渗出性心包炎及有心脏压塞表现者;病因不明的急性心包炎。

2.转诊注意事项 急性渗出性心包炎及有心脏压塞表现者,转诊时必须有医务人员陪同;转诊途中要让患者保持正确的体位,取半卧位或前倾位,并注意观察;对于有发热、气急、胸痛等症状者,可采取物理降温、持续吸氧、镇痛等处理。

(八)健康指导

1.要向患者及家属讲述本病的基本知识,早期发现及时治疗原发病是预防发生急性心包炎的关键。

2.告诉患者充分休息,加强营养,防寒保暖,防止呼吸道感染和增强抵抗力的重要性。

3.告诉患者足疗程治疗的重要性,不要擅自停药。

二、缩窄性心包炎

缩窄性心包炎是心脏被致密厚实的纤维化或钙化心包所包围,使心室舒张期充盈受限而产生一系列循环障碍的病症。

(一)病因

几乎所有的急性心包炎都可引起缩窄性心包炎。其中以结核性心包炎和化脓性心包炎为最常见的病因。近年由肿瘤、尿毒症、急性非特异性、放射性、类风湿关节炎等引起的心包炎也是缩窄性心包炎的较常见的病因。部分病因不明。

(二)病理

心包脏层和壁层因大量的纤维组织增生而广泛粘连、增厚和钙化,形成坚厚的"盔甲"样瘢痕组织,紧紧地捆住和压迫心脏和腔静脉的入口或房室环,影响心肌的营养代谢,从而导致心肌的萎缩,另外还限制血液回流,引起静脉压增高,类似右侧心力衰竭的表现。由于心脏舒张充盈受限,心排血量降低,动脉系统供血不足,引起心率增快。当房室环和左心房受到缩窄的影响,可引起肺瘀血、呼吸困难及心房颤动。

(三)临床表现

1.症状 多于急性心包炎后数月至数年发生心包缩窄。常见症状为体循环瘀血,静脉压升高如食欲缺乏、腹部胀满或疼痛、头晕、乏力等,并可出现不同程度的呼吸困难。

2.体征 颈静脉怒张、肝大、胸腹腔积液、下肢水肿、Kiussmaul 征(吸气时颈静脉怒张明显,静脉压进一步上升),是由于充盈压过高的右心房与三尖瓣开放时压力骤然下降所致;心尖冲动减弱或消失;心浊音界不大甚至缩小,心音低而遥远;部分患者在胸骨左缘第3、第4肋间于舒张早期可听到心包叩击音;可出现期前收缩与房颤等。晚期患者可出现收缩压降低,舒张压升高,脉压变小;约35%的患者可触及奇脉。

(四)实验室和其他检查

X 线检查示心搏减弱或消失,心影偏小或增大,呈三角形,左、右心缘变直,主动脉弓小或难以辨认;上腔静脉扩张;可见心包钙化。心电图示低电压,T 波倒置或低平、心动过速。超声心动图可见心包增厚、钙化、室壁活动减弱、室间隔矛盾运动等。右心导管检查可见肺毛细血管压力、肺动脉舒张压力、右心室舒张末期压力及右心房压力均增高[在 33.3kPa (250mmHg)以上]等特征性表现,可有右心房压力曲线呈 M 或 W 形、右心室收缩压轻度升高、呈舒张早期下陷及高原形曲线。

(五)诊断

根据既往有心包炎病史,于数月或数年后出现体循环瘀血、心排血量减少的表现可考虑诊断为缩窄性心包炎。结合脉压变小、奇脉、心包叩击音及实验室检查可确诊。临床上常需与肝硬化、心力衰竭和限制性心肌病相鉴别。

(六)治疗

早期施行心包切除术,以避免发展到心源性恶病质、心肌萎缩、严重肝功能不全而失去手术机会。通常在心包感染被控制、结核活动静止后手术,并在术后继续用药 1 年。

(高金娥)

第十六节　心肌病

心肌疾病是指伴有心功能障碍的心肌疾病,包括原因未明的原发性心肌病和原因已明的继发性心肌病。占心脏病的5%。

原发性心肌病分为扩张型心肌病(DCM)、肥厚型心肌病(HCM)、致心律失常右室心肌病(ARVC)、限制型心肌病(RCM)和未定型心肌病5类。病毒性心肌炎演变为扩张型心肌病属继发性,左室致密化不全纳入未定型心肌病。有心电紊乱和重构尚无明显心脏结构和形态改变,如遗传背景明显的WPW综合征,长、短QT综合征、Brugada综合征等离子通道病暂不列入原发性心肌病分类。

继发性心肌病是指伴有系统性疾病的心肌疾病,心肌病只是全身性疾病在心脏的一种表现,包括缺血性心肌病、瓣膜性心肌病、高血压性心肌病、炎症性心肌病、代谢性心肌病、围生期心肌病等,某些全身系统疾病包括结缔组织疾病,如系统性红斑狼疮、结节性多动脉炎、风湿样关节炎、硬皮病、皮肌炎等、浸润性和肉芽肿性疾病性心肌病以及酒精性心肌病、药物性心肌病等。本书仅介绍扩张型心肌病、肥厚型心肌病、限制型心肌病、酒精性心肌病和药物性心肌病。

一、扩张型心肌病

扩张型心肌病(DCM)的主要特征是心肌收缩功能障碍,产生充血性心力衰竭,亦称充血性心肌病,常合并室性或房性心律失常,病死率较高。

(一)病因和发病机制

原发性DCM的病因尚不明确,可能是诸多因素如病毒性心肌炎、遗传、代谢或营养障碍、自身免疫性疾病等致心肌坏死、纤维化而发展为DCM。有30%～50%为基因突变遗传因素所致。主要病理特征是心脏重量增加,各心腔扩大、室壁厚度多正常或变薄,心内膜可增厚。病理检查对DCM诊断缺乏特异性。主要病理生理改变为:①心肌收缩力减退,最后出现右心衰竭。②心室扩张致使房室环扩大加之乳头肌病变,造成二、三尖瓣关闭不全。③可出现各种心律失常。④心肌相对缺血,导致心室壁进一步伸展和变薄。有的患者可出现心绞痛。

(二)临床表现

各年龄均可发病,但以中年居多。本病起病缓慢,无症状期甚至可达10年以上。心功能失代偿后患者常感乏力,可出现劳累劳力性呼吸困难或气急,严重者在轻微活动或休息时也有气急,或有夜间阵发性呼吸困难甚至端坐呼吸。脉搏常较弱,可有交替脉。右心衰竭后可出现从下肢开始的水肿、肝大甚至胸腔积液、腹水等症状。血栓栓塞是该病的常见并发症,栓塞常见于四肢、肾、脑、脾、肺等。大多数患者并发室性早搏,约50%以上患者发生持续性快速性心律失常,部分患者存在缓慢心律失常,而大部分猝死患者都与心律失常有关。

查体可见心率增快,心尖搏动向左下移位,可有抬举性搏动,心浊音界向左下扩大。听诊可闻及二、三尖瓣关闭不全所致的收缩期吹风样杂音,此杂音在心功能改善后可减弱。75%的病例可听见第三心音或第四心音,心率快时呈奔马律。

右室心肌病主要表现为右室扩大或以右室受损为主,左室不大或轻度大。临床表现大体归纳为3种类型:①右心功能减退或衰竭型。临床表现酷似限制型心肌病,但右室腔扩大。

②室性心律失常型。以频发室性早搏和反复发作左束支阻滞型室速为主要表现,部分患者以晕厥或猝死为首发症状。③无明显症状的右室扩大型。

（三）辅助检查

1. X线检查 心室扩大呈球形;左室弥漫性运动减弱。心胸比率大于0.5,常伴有肺瘀血和肺间质水肿。肺动、静脉影可扩大,可有胸腔积液。

2. 超声心动图(UCG) 显示心腔明显扩大,心室壁相对变薄,室壁运动减弱;可有二、三尖瓣反流。左室射血分数减低,心肌缩短率减小。可能有少量心包积液。

3. 心电图 可显示左、右或双心房、心室肥大。部分患者为 QRS 低电压。几乎均有 ST—T 改变;少数有病理性 Q 波,多出现在 V_1、V_2 导联。可有各种类型的心律失常。

4. 其他检查 核素心肌闪烁扫描、核素心室造影、心导管检查、病理检查、自身抗体检测等对诊断 DCM 都有一定价值。

（四）诊断要点

1. 临床表现为心脏扩大,心室收缩功能减低伴有或不伴有充血性心力衰竭,常有心律失常,可发生栓塞和猝死等并发症。

2. 心脏扩大 X线检查心胸比＞0.5,超声心动图示全心扩大,尤以左心室扩大为显,左室舒张末内径＞2.7cm²/m²,心脏可呈球形。

3. 心室收缩功能减低 UCG 示室壁运动弥漫性减弱,射血分数小于正常值。

4. 排除其他特异性(继发性)心肌病和地方性心肌病(克山病) 包括缺血性心肌病,围生期心肌病,酒精性心肌病,代谢性和内分泌性疾病(如甲状腺功能亢进症、甲状腺功能减退症、淀粉样变性、糖尿病等所致的心肌病),遗传性家族性神经肌肉障碍所致的心肌病,全身性疾病如系统性红斑狼疮、类风湿关节炎等所改的心肌病、中毒性心肌病等。有条件者可检测患者血清中抗心肌肽类抗体、心内膜肌活检和进行特异性细胞异常的基因分析。

5. 右室心肌病诊断条件

(1)右心室扩大。

(2)心电图检查心前导联(V_1～V_4)T 波倒置,ST 段呈小棘波。

(3)发作性室性心动过速呈左束支传导阻滞图形。

(4)UCG 及核素检查示右室功能减退,节段性或整个右室收缩减弱,左室功能正常。

(5)不典型者行心室造影检查、心腔内电生理及心内膜心肌活检确诊。

（五）鉴别诊断

1. 风湿性心脏瓣膜病 可以出现心脏扩大和二尖瓣、三尖瓣杂音,但是风湿性心脏瓣膜病无论是否存在心力衰竭,杂音都很明显;而且经治疗心力衰竭好转后杂音会变得更加响亮。而扩张型心肌病心力衰竭好转后杂音会减轻或消失。

2. 心包积液 大量心包积液心脏增大,心音弱。当合并体循环瘀血时易误诊为扩张型心肌病。但 X线照相心影呈烧瓶形,叩诊心界随体位变化,卧位时心底部宽,坐位时心底部变窄。

3. 缺血性心肌病 两者全身症状相似,心电图均可以见到病理性 Q 波。如果患者有明确的心肌梗死或心绞痛病史,然后出现心脏扩大和心功能不全的表现,缺血性心肌病的可能性大。如果青中年患者突然出现原因不明的呼吸困难或心律失常,没有高血压、糖尿病等危险因素,则扩张型心肌病的可能性大。

（六）临床分型

1.无心衰型　心室扩大，无心力衰竭症状和体征，可并有心律失常；按射血分数（EF）不同又分为 EF 正常组和 EF 降低组。

2.心衰型　心室扩大，射血分数降低，有心力衰竭症状和体征，常合并心律失常，可发生血栓栓塞、猝死等。

（七）治疗

主要是控制心力衰竭、治疗心律失常，预防肺和体循环栓塞和其他对症治疗。

1.一般治疗　防治病毒感染，避免劳累，戒除烟、酒，女性患者不宜妊娠，加强营养，低盐饮食。治疗并存的高血压和糖尿病。去除各种诱发和加重病情因素。

2.无心力衰竭型的药物治疗　主要药物有 β 受体阻滞药、ACEI 或 Ang Ⅱ 受体阻滞药、抗病毒药、心肌代谢药物、抗氧化剂等。合并心律失常者应予以相应处理。有血栓栓塞倾向的患者，应予以抗凝治疗。

（八）预后及患者教育

让患者充分了解疾病的发生、发展规律，以及疾病治疗中可能出现的变化，遵循的医嘱，消除顾虑，积极配合治疗，不随意停用主要药物（如 β－受体阻滞药、ACEI 和抗凝药等）。保持良好的生活方式，劳逸结合，保持愉快的精神状态，预防感冒和感染，定期到医院复诊。对于有心功能不全合并束支传导阻滞的患者，可考虑安装心脏同步化起搏器（CRT）；对有猝死危险的患者，可考虑置入体内除颤装置（ICD）；心衰与猝死高危因素合并存在时，可考虑置入心脏同步化起搏器＋体内除颤装置（CRT－D）。

二、肥厚型心肌病

肥厚型心肌病（HCM）的重要特征是心肌肥厚，心室腔正常或变小，左心室血液充盈受限，舒张期顺应性下降。HCM 伴有显著非对称性室间隔肥厚且引起左室流出道明显压力阶差或梗阻者，称之为肥厚型梗阻性心肌病。猝死是其主要危险，一般成人 10 年存活率为80％，小儿为 50％，在高危患者中年病死率为 4％～6％。成人死亡多为猝死；小儿则多死于心力衰竭，其次为猝死。

（一）病因和发病机制

33％～55％的 HCM 患者有明显的家族史，遗传和基因变异的 HCM 占总发病率的 60％以上。HCM 发病还与遗传背景和环境因素相关。同一基因、同一位点变异不仅导致 HCM，还可发展为扩张型心肌病，或直接发展为扩张型心肌病。

本病主要病理特征是左室（偶尔为右室）心肌肥厚，心肌肥厚可呈对称性或非对称性。主要病理生理改变为：①左室流出道梗阻。②舒张功能异常。③心肌缺血。

（二）临床表现

1.症状

（1）呼吸困难：多于劳累后出现，可能与舒张性心功能不全和二尖瓣反流所致的肺瘀血有关。

（2）胸痛：多于劳累后出现，疼痛性质与心绞痛相似，可能与心肌缺血有关。

（3）常见疲乏、头晕与晕厥，可能与活动或情绪激动时左室流出道梗阻加重及心排血量减少有关。

（4）心悸：可能与心功能减退和并发心律失常有关，约25％的HCD患者发生阵发性或持续性房颤。房颤时易发生心力衰竭死亡和脑卒中。部分患者可出现室性心律失常，还有的患者可出现缓慢性心律失常，如房室传导阻滞。

（5）心力衰竭：主要与舒张功能减退有关，并存的二尖瓣反流和心律失常可加重心功能不全的症状。

（6）猝死：是HCM的主要死因之一。猝死最多见于青少年或竞赛运动员的HCD患者。发生猝死的危险因素有：心搏骤停（心室颤动）、自发性持续性心动过速、家庭成员中未成年人猝死的记录、无原因可寻的晕厥、左室壁厚度≥30nun、异常负荷、运动后收缩压无变化或血压值升高低于3.3kPa（25mmHg）、动态心电图记录到非持续性心动过速。猝死的可能危险因素有心房颤动、心肌缺血、左室流出道梗阻、高危的基因变异以及参加竞争性体育训练或竞赛。

2. 体征

（1）可有心浊音界扩大，心尖搏动向左下移位，有抬举性冲动。

（2）有流出道梗阻时，可于胸骨左缘下段第3～4肋间心尖区内侧闻及收缩中期或晚期喷射性杂音，向心尖而不向心底部传导，可伴有收缩期震颤。凡能增强心肌收缩力或减轻心脏负荷的措施，均能使流出道阻塞程度加重，因而使杂音强度增强；凡能减低心肌收缩力或增加心脏负荷的措施，均能使流出道阻塞程度减轻或消失，因而使杂音强度减弱。

（3）约半数患者可闻及二尖瓣瓣关闭不全的杂音，此杂音可随流出道阻塞程度加重（二尖瓣关闭不全加重）而增强，随流出道阻塞程度减轻（二尖瓣关闭不全减轻）而减弱。

（4）第二心音可呈反常分裂。

（5）第三心音常见于二尖瓣关闭不全的患者。

（6）部分患者最终出现左心衰竭症状和体征，如双肺湿性啰音和（或）哮鸣音。

（7）个别累及右室者，可出现肝大、水肿、颈静脉充盈等右心衰竭体征。

（三）辅助检查

1. 心电图检查

（1）左室肥厚或高电压。

（2）左胸导联（$V_1 \sim V_6$）、Ⅰ、Ⅱ、Ⅲ、aVL、aVF导联可出现异常Q波，易误诊为Q波心肌梗死。

（3）ST段压低及巨大倒置T波（$T>1.0mV$），以Ⅰ、$T_{v3} \sim T_{v6}$倒置最为明显，以误诊为心内膜下心肌梗死，且心尖肥厚型心肌病者常表现为倒置的T波$T_{v4}>T_{v5}$。

（4）左心房波异常，见于1/4的患者。

（5）部分患者合并预激综合征。

（6）有时V_1可见R波增高，且R/S比值增大。

（7）可发现各种心律失常。左房增大、左室肥厚、胸导联异常Q波以及前壁导联巨大倒置的T波，对诊断HCM具有意义，但心电图左室肥厚无特异性。动态心电图记录可为治疗和预防猝死提供证据。

2. 超声心动图声（UCG）　可显示心室壁与室间隔均肥厚、室间隔的非对称性肥厚及心尖部心肌肥厚，非对称性室间隔肥厚者舒张期室间隔的厚度与左室后壁之比大于或等于1.3和（或）室间隔厚度≥18mm，心尖肥厚型者前侧壁最厚处可达14～34mm。肥厚的间隔和室壁运动低下,严重者室腔明显变小,收缩期甚至呈闭塞状。有梗阻的病例可见室间隔流出道部分向左室内突出,二尖瓣前叶在收缩期向前方运动(SAM),主动脉瓣在收缩期呈半闭锁状态。左室舒张功能减退。多普勒超声测定或负荷时(包括运动和药物)左室流出道阶差≥4.0kPa(30mmHg)伴左室腔内压力升高,表明流出道阻力增加。

3.X 线胸片或核素心血管造影　可见左心室增大或正常,室间隔增厚,左心室腔缩小。

4.其他检查　左室造影、核素心肌造影和心肌灌注显像可显示心室形态或结构异常,心导管检查可显示左室流出道压力阶差,冠状动脉造影有助于确定是否存在冠状动脉病变,心内膜心肌活检、基因诊断和筛选对 HCM 确诊有重要参考价值。

(四)诊断和鉴别诊断

1.诊断　左心室后壁厚度≥15mm 诊断左室肥厚。对临床或心电图表现类似冠心病的患者,如患者较年轻,难以考虑冠心病又不能用其他心脏病来解释,应考虑本病,结合心电图,UCG 及心导管的发现进行分析即可做出诊断。如有阳性家族史更有助于诊断。左室流出道压力阶差达到或超过 4.0kPa(30mmHg)可作为 HCM 患者猝死、严重心力衰竭、脑卒中的独立预后因素。

2.分型　UCG 可直接显示心肌肥厚及其分布,为本病诊断及分型提供依据。

HCM 典型的解剖特征是:①左心室壁厚度≥15mm。②非对称型室间隔肥厚(室间隔/左室后壁>1.3~1.5:1)。

根据左室肥厚部位将 HCM 分为 4 型:局限前间隔肥厚;前后间隔肥厚;室间隔与左室前侧壁均肥厚;后间隔与前侧壁肥厚或近心尖部室间隔肥厚(心尖肥厚型)。

亦可将 HCM 分为:①左室肥厚型(左室后壁≥15mm)。②心尖肥厚型。③乳头肌肥厚型(心腔呈"葡萄状"充盈缺损)。④肥厚扩张型。⑤双心室肥厚型。有报道存在单纯右室HCM 者。通常将 HCM 分为以下 3 种类型。

(1)梗阻型:安静时压力阶差>4.0kPa(30mmHg)。

(2)隐匿型梗阻:负荷运动后压力阶差>4.0kPa(30mmHg)。

(3)无梗阻型:安静和负荷后压力阶差均低于 4.0kPa(30mmHg)。HCM 患者压力阶差>6.7kPa(50mmHg)可作为外科手术或酒精消融的指征。

3.猝死高危患者的识别　目前大多数学者认为下述患者猝死的危险性较高,应予积极治疗:①发生过心搏骤停的幸存者,且有确切心室纤颤证据。②发生过持续室性心动过速者。③有猝死家族史的(有≥2 位年轻家族成员猝死)的青少年患者。④有高危性的基因突变,如肌钙蛋白 T 基因突变(如 Arg403GLn 突变)。还有几个与猝死相关联的指征:①幼年发病。②特别显著的心肌增生。③运动引起的低血压。

4.鉴别诊断　本病应与高血压性心脏病、室间隔缺损、主动脉瓣狭窄、风湿性心脏病二尖瓣关闭不全、冠心病等相鉴别。若患者有 HCM 家族史、左室流出道梗阻、室壁厚度超过 2.5cm,则应考虑为 HCM 合并高血压。HCM 均有显著的心肌肥厚、其 ST-T 改变缺乏动态演变;而心绞痛患者 ST-T 动态改变明显;HCM 者冠状动脉正常(但可伴有室壁内冠状动脉狭窄,即存在心肌桥)。对左室壁厚度为 13~14mm 者,要注意与职业运动员的左室肥厚相区别。

(五)治疗

治疗原则为弛缓肥厚的心肌,防止心动过速,维持正常窦性心律,减轻左室流出道狭窄和抗心律失常。治疗目的是：①对症治疗，改善患者生活质量。②检出高度猝死危险患者，并予以积极治疗。减低或解除流出道梗阻的方法有：药物治疗、外科手术、双腔起搏以及酒精消融等。HCM 演变为 DCM 伴有心力衰竭者可按 DCM 的治疗方法进行处理。

1. 一般治疗　避免劳累、情绪激动、突然用力，避免前述可能引起加重左室流出道梗阻加重的诱发因素。在拔牙或其他小手术前应给予相应的抗菌药物预防感染性心内膜炎。

2. 药物治疗

(1)β 受体阻滞药：普萘洛尔为首选，亦可使用阿替洛尔、美托洛尔和纳多洛尔等。普萘洛尔起始剂量为 10mg，3～4/d，逐渐增加剂量，最大剂量可达 200mg/d 左右。对可能发生猝死的患者，要使用胺碘酮。

(2)钙拮抗药(CCB)：β-受体阻滞药疗效不佳者，可使用维拉帕米，从小剂量开始，由 120mg/d 渐增至 320～480mg/d；可并用利尿药。应注意药物不良反应，如低血压、窦房和房室传导阻滞。维拉帕米疗效不佳或不宜使用时可使用地尔硫䓬，用量为 30～60mg/次，3/d。

(3)胺碘酮：可控制室性心律失常和减少猝死，用于合并有室性心律失常的高危患者。用量为 100～300mg/d。

(4)抗凝治疗：凡是有心房颤动的 HCM 患者，均应行抗凝治疗，以防发生脑卒中。抗凝治疗可选用噻氯匹啶(首次 300mg，以后 75mg/d)、阿司匹林(200mg/d)及华法林(INR 在 1.8～2.4)，以华法林的抗凝效果最好。

(5)异丙吡胺：建议与小剂量 β-受体阻滞药合用。

(6)奥曲肽：为生长激素拮抗药，是近年来用于治疗肥厚型心肌病的一种药物。可减少生长激素在心肌增生中的作用。

(7)利尿药：对于那些使用 β-受体阻滞药或维拉帕米治疗后仍有心力衰竭症状的患者，加用利尿药可望改善症状；但由于患者多存在舒张功能不全，需要相对高的充盈压才能达到心室充盈；并且使用利尿以后，心脏前负荷减轻，回心血量减少，因而可能加重梗阻症状及电解质紊乱导致心律失常，故使用利尿药要慎重。

(8)慎用血管扩张药：包括 ACEI、ARB、硝酸酯类以及二氢吡啶类 CCB。由于患者的心肌肥厚是由基因突变引起的，所以使用 ACEI 或 ARB 治疗是无效的。最好的治疗药物是 β-受体阻滞药，该药不仅能减弱心肌收缩力，而且还能降低心率，这两种药理作用均有助于减轻左室流出道梗阻的程度。肥厚型梗阻性心肌病心率控制范围一般以降至 60/min 左右为宜。

(9)慎用洋地黄：由于洋地黄增加心肌收缩力，因此必然加重左室流出道梗阻。但若患者合并快速性心房颤动，使用洋地黄类药物减慢心室率，则可能会缓解患者的症状。但控制患者心房颤动的心室率应首选 β 受体阻滞药，次选非二氢吡啶类 CCB(地尔硫䓬或维拉帕米)。

(10)严重心力衰竭患者的治疗：治疗的方法取决于有无流出道梗阻。若无流出道梗阻而又伴有严重心力衰竭，说明患者多处于终末期，可加用利尿药、ACEI 等，合并快速性心房颤动者可给予洋地黄，必要时停用 β 受体阻滞药。药物治疗仍无效或病情进一步恶化者，应考虑手术治疗。对于有流出道梗阻的患者，应考虑双腔起搏、经皮腔内心室间隔心肌化学消融术和手术切除室间隔基底部的部分心肌，以解除流出道梗阻。对于终末期患者还可考虑行心脏移植。

3. 手术治疗　外科手术是缓解和解除流出道梗阻的有效和标准治疗方法。

4. 双腔起搏(DDD)　若患者不能或不愿意手术治疗，置入 DDD 仍是治疗的选择之一。

但不鼓励置入双腔起搏器作为药物难治性 HCM 的首选治疗方案。

5.酒精消融　由于并发症多,死亡率比手术治疗组高,已不作为首选治疗方法。

三、限制型心肌病

(一)病因和发病机制

限制型心肌病(RCM)的主要特征为原发性心肌和(或)心内膜纤维化,或是心肌的浸润型病变,引起舒张功能障碍和心室充盈受阻。其临床表现类似缩窄性心包炎,亦称之为缩窄性心内膜炎。此病主要见于热带或温带地区,在我国少见。

(二)临床表现

起病比较缓慢,早期可有以发热,逐渐出现倦怠、头晕、气急等症状,白细胞增多,其中以嗜酸性粒细胞的增多较为明显。其临床表现酷似缩窄性心包炎,需结合临床表现及特异检查进行鉴别。栓塞并不少见。

(三)辅助检查

1.心电图　常呈窦性心动过速,低电压或心房或心室肥大,束支传导阻滞,ST 段改变,T波低平或倒置,心房颤动,可在 V_1、V_2 导联有异常 Q 波。

2.影像学检查　X 线胸片、超声心动图、左室造影可示心影增大,心内膜钙化的阴影、心肌心内膜结构超声回声密度异常、内膜增厚甚至心腔闭塞、心室腔狭小、变形等改变。

3.心内膜活检　心内膜增厚和心内膜下心肌纤维化,嗜酸性粒细胞增多,心包无钙化而心内膜可有钙化。

(四)鉴别诊断

本病诊断较困难。以发热、全身倦怠、嗜酸性白细胞明显增多发病,以后逐渐出现以左或右心衰竭为主的表现,应想到本病的可能性。本病需与缩窄性心包炎、系统性硬化症、糖尿病心肌病、酒精性心肌病等特异性心肌病相鉴别。

(五)治疗

本病预后差,无特殊药物治疗,临床以支持和对症治疗为主。心力衰竭、快速性房颤者可使用洋地黄,但剂量宜偏小。腹水或水肿者应限盐与水的摄入,不可过度使用利尿药,注意水、电解质平衡。β—受体阻滞病和 ACEI 对治疗本病的疗效尚不清楚。尽量避免腹腔穿刺放液。注意加强抗凝治疗,以防发生栓塞事件。可试用泼尼松,偶可缓解病情。手术切除增厚的纤维化内膜及内膜下组织的疗效较好。肝硬化出现前可做心脏移植。

四、酒精性心肌病

酒精性心肌病多发生在成年男性,有长期过量饮酒史,最终出现扩张型心肌病的临床表现。

(一)病因和发病机制

患者均有长期过量饮酒史,酒精及其代谢产物乙醛对心肌有直接毒性作用。长期酗酒使心肌代谢和组织学异常,引起组织水肿,小动脉管腔狭窄、痉挛闭塞,局部心肌血供障碍,心肌缺血、坏死。同时患者体内维生素特别是维生素 B_1 缺乏,由此加重心肌病变。伴随的低镁血症导致心肌收缩力减低。

(二)临床表现

与扩张性心肌病难以区别。常突然发病,出现心律失常,多见室上性心律失常如心房颤动,少数患者可见室性心律失常,有猝死的危险。心前区可闻及收缩期杂音和舒张期奔马律,继而出现低心排性心力衰竭,患者呼吸困难,双肺可闻及湿性啰音;肝大,双下肢水肿等。

（三）辅助检查

1.参见"扩张型心肌病"。

2.CPK 及 LDH 浓度不定;若琥珀酸脱氢酶降低,则有与原发性扩张型心肌病鉴别的意义。

（四）鉴别诊断

长期大量饮酒患者出现扩张型心肌病样表现,除外其他类型的心脏病变,可诊断本病。诊断标准如下。

1.酗酒史 7～15 年或更长,每日酒量占日总热量的 30％～50％,或乙醇量超过 125mL/d（相当于啤酒 4 瓶或白酒 150g）。

2.有扩张型心肌病样临床表现。

3.除外其他心脏疾患,如原发性扩张型心肌病、高血压心脏病、冠心病、心肌炎、心瓣膜病、先心病等。

4.早期患者戒酒后 4～8 周,临床症状、体征、实验室检查可逆转。

（五）治疗

治疗本病最重要、有效的方法是让患者戒酒。由于患者体内镁缺乏,故使用洋地黄类药物治疗容易发生洋地黄中毒。疾病晚期出现充血性心力衰竭的治疗同扩张型心肌病。已有心力衰竭的患者,卧床休息尤为重要,要延长卧床时间,需达半年以上。ACEI 可改善心力衰竭症状,提高生存率。要注意加强营养,补充维生素 B_1,给予高蛋白饮食;适量补充维生素 C、维生素 E,给予辅酶 Q_{10},及抗氧化剂。抗心律失常治疗时,药物剂量应较常规量为小。此外,未戒酒的患者在服用华法林进行抗凝治疗时,出血的机会增多。

五、药物性心肌病

药物性心肌病系指抗癌药物或三环类抗抑郁药引起的心脏病。蒽环类抗生素毒性心脏病是由包括多柔比星和柔红霉素等在用于治疗实体瘤和白血病过程中所致的心脏病变。

（一）病因和发病机制

发病机制尚不完全清楚,多柔比星和柔红霉素所致中毒性心脏病的发生率,呈剂量依赖性。多柔比星和柔红霉素的累积剂量不足 $500mg/m^2$ 或超过 $600mg/m^2$ 时,出现心力衰竭者分别为 1％和 10％～30％;若累积剂量超过 $900mg/m^2$ 以上时,则心力衰竭的发生率猛增。

（二）临床表现

在中毒性心脏病中,50％～70％的患者呈原发性扩张型心肌病样表现,有些患者使用相关药物数年后才出现症状,主要表现为心律失常、心脏扩大和心力衰竭,病死率高。部分患者（占 19％）出现心包积液,它可以是患者的唯一症状。

（三）辅助检查

参见扩张型心肌病。

（四）鉴别诊断

1.患者有应用多柔比星或柔红霉素等蒽环类抗生素史,且剂量＞$500mg/m^2$。

2.出现心脏扩大、心力衰竭、心律失常、心包积液等。

3.排除合并其他心脏病,如心肌病、冠心病等。

(五)治疗

目前尚无特殊治疗方法。可给予维生素 C、维生素 E 等抗氧化剂以及维奥欣、辅酶 Q_{10} 等。对症处理心力衰竭和心律失常。

(张笑天)

第十七节　高血压的防治

一、高血压病治疗的目标及原则

据许多国家及地区统计,心血管病的死亡人数在人口总死亡数中占首位,而促进心血管病发生发展的重要危险因素是高血压病。积极防治高血压病可使脑卒中及心肌梗死的死亡率分别下降 50% 和 58%。在我国,高血压病是最常见的心血管病。据统计,我国心血管病占总死亡率的 34%,其中脑卒中和冠心病的死亡率分别为 58% 和 17%。高血压病是一个累及多器官的全身性疾病。防治的关键在于按危险因素分层,其目的在于减少心血管事件的发生率和死亡率。

(一)高血压病治疗的目标

高血压病治疗的主要目的是最大限度地降低总的心血管病死亡率及病残率。治疗目标不仅在于降低血压,而且还应消除已明确的可逆性的危险因素(包括吸烟、饮酒、高脂血症及糖尿病等),对高血压靶器官损害及有关的临床心血管疾病(如脑血管疾病、心脏疾病、肾脏疾病、血管疾病及严重的高血压性视网膜病变等)进行综合治疗,制定防治策略。

(二)高血压病治疗策略和计划

1.高血压病治疗的策略

(1)对高危和极危患者,应立即进行治疗。包括对高血压病及存在的其他危险因素或相关的临床疾病进行药物治疗。

(2)对中危者,在决定药物治疗前应对血压及其他危险因素进行数周观察,在非药物治疗措施无效时,应给予药物治疗。

(3)对低危者,应进行较长一段时间的观察、当非药物治疗 3～6 个月无效则用药物治疗。

(4)除非某些高血压急症,否则应使血压在数日内逐渐下降,避免血压下降过猛过速所导致的心脑缺血症状的发生。

(5)血压控制后,可停药观察 3～6 个月,若血压不再升高者,可不必服药,否则应终身服药。

2.高血压病治疗计划　根据上述的治疗策略(原则),可为每一个患者制定一个综合治疗计划,以达到确定的治疗目标。

(1)监测血压及其他危险因素。

(2)改良生活方式,以降低血压,控制危险因素。

(3)药物治疗,以降低血压,控制其他危险因素和相关的临床情况。

二、非药物治疗

生活方式的调整,可有效降低血压及其他心血管危险因素,且花费少,危险性小,已成为治疗轻型高血压病的首选方法,同时也是高血压病治疗的基础方法。

（一）控制体重

超重,系指体重指数 BMI＝体重(kg)/体表面积(m^2)＞27,它与血压升高密切相关。过多的脂肪在身体的上半部沉积,表现为女性腰围≥34 英寸(85cm),男性腰围≥39 英寸(98cm)。超重还与脂代谢紊乱、糖尿病或冠心病死亡的危险性有关。减轻体重有助于控制伴随的危险因素,如胰岛素抵抗、糖尿病、高脂血症和左室肥厚。减轻体重的方法包括限制热量及增加体力活动。

（二）限盐

高钠可使交感神经活性升高;影响机体小动脉自身调节,使外周阻力升高、血压升高。临床试验研究结果表明,限盐前的血压越高,则限盐的降压作用越强。限盐还可减少降压药物的用量。在正常情况下,人体对钠盐的需要量为 5g/d。在日常生活中,人们膳食的含盐量一般为 10～15g,远远超过机体的需要量。因此建议,每人每日摄盐量应在 5g 以内。对高血压病患者,则应限盐在 1.5～3.0g/d。在日常膳食的食物中,天然含钠盐 2～3g。故中度限盐膳食烹调时,仅能加入 1g 盐,但常不易被患者耐受。可采用下述方法:将盐集中放入一个菜中;可将盐末撒在菜面,使舌部味蕾受刺激而引起食欲;充分利用酸味佐料;肉食最好用烤法来烹制,加以芬香类蔬菜如芹菜、辣椒等;可调制成糖醋风味;避免食用盐渍食物。

（三）限制饮酒量

研究资料表明,收缩压及舒张压均可随饮酒量增加而升高。饮酒致血压升高的可能机制:长期饮酒者,皮质激素及儿茶酚水平升高;影响肾素系统的活性;影响细胞膜 Na^+－K^+－ATP 酶活性及离子转运功能,使细胞内钙离子增加,外周血管阻力升高,血压升高。因此建议高血压病患者饮酒量应限制在 25g/d 以下(白酒 1 两),必要时,应完全戒酒。

（四）储力活动

多数研究指出,耐力性运动或有氧运动均有中度降压作用。如快步行走、慢跑、骑自行车、游泳及滑雪等。一般认为 1～8 个月,每周 3 次,每次 30～120min,运动强度为 50％～90％的运动极量,可使高血压病患者收缩压下降 11mmHg,舒张压下降 6mmHg。运动除降压外,还可减轻体重,提高胰岛素敏感性,降低血清总胆固醇及低密度脂蛋白胆固醇,提高高密度脂蛋白胆固醇。

运动训练强度可根据 Karvonen 公式计算:运动时心率＝[X·(最大心率－休息时心率]＋休息时心率。

X＜50％为轻度运动量,X＞75％为重度运动量,X 介于两者之间为中度运动量。最大心率可用运动试验估计,也可用公式计算,即最大心率＝210－年龄(岁)。一般应从轻度运动量开始,逐渐增加。当运动中出现呼吸困难或胸痛等症状时,应予以高度重视。以免发生可能与运动有关的猝死。在运动训练前,最好作运动试验,以选择合适的运动强度和时间。

（五）气功及太极拳

有资料表明,气功锻炼有降低交感神经活性及调节自主神经功能的作用,在气功锻炼 1 个疗程(6 个月)后,可使每搏出量及左室射血分数(EF)增加,同时使总外周阻力降低。因此,气功可改善高血压病患者的血流动力学效应。此外,还可使血清总胆固醇及甘油三酯降低,使高密度脂蛋白升高,抑制血小板聚集,降低血黏度。太极拳也有同样作用,而且是负荷强度不大,安全有效的保健方法。尤其适合于中老年人及有心血管并发症的高血压病患者。

(六)戒烟

吸烟是心血管疾病的重要危险因素,每吸 1 支烟都可使血压明显升高,故戒烟是高血压病患者预防心血管疾病最有效的措施。

(七)合理的膳食

一系列对照饮食试验结果表明,对血压的影响取决于水果、蔬菜、纤维素和不饱和脂肪的联合摄入。应适当增加含蛋白质较高而脂肪较少的禽类和鱼类。蛋白质占总热量的 15% 左右,动物蛋白占总蛋白的 20%。合理的饮食可使血压下降 11/6mmHg。

(八)心理因素和环境压力

情感应激可显著升高血压。正确对待环境压力对控制血压和提高对降压药物治疗的顺从性极为重要。

三、药物治疗

(一)常用降压药的特点及作用机制

理想降压药应具有的条件:降压同时有良好的血流动力学效应:外周阻力降低,无反射性心率增快、心排出量增加及水钠潴留;保持良好的器官组织灌注;防止和逆转靶器官损害;不增加冠心病的危险性;对伴随病无不良影响;对血糖、血脂、血尿酸及电解质无不良影响;半衰期长,每日服用 1 次能有效平稳降压达 24h;无明显副作用,提高生活质量;价格合理。

根据 WHO/ISH 推荐,结合我国国情,目前认为利尿剂、β 阻滞剂、钙拮抗剂(CaA),转换酶抑制剂(ACEI)、α_1 受体阻滞剂及血管紧张素 II 受体拮抗剂(AT II—RA)为一线降压药。

1.利尿剂 其降压机制,在早期,是通过排钠利尿,使血容量及心排出量降低而降压;数周后,则是通过降低小动脉平滑肌细胞内 Na^+ 浓度,使血管扩张而降压。

业已证明,利尿剂能减少脑卒中发生率,使高血压患者心血管病的死亡率及致残率降低。其风险/效益之比,呈剂量依赖性。常见副作用如糖耐量降低、脂质代谢紊乱、低钾等均发生在大剂量。小剂量利尿剂(如 DHCT12.5~25mg/d)不仅能保持良好的降压作用,而且不良反应极少。目前认为,利尿剂是最有价值的降压药之一。对老年单纯收缩期高血压、肥胖者及容量依赖性高血压患者疗效较好,对顽固性高血压也有一定疗效。此外,它还是一个较好的辅助降压药。

2.β 阻滞剂 其确切的降压机制尚未完全清楚。可能机制:抑制心脏 β 受体,使心率减慢、心肌收缩力及心排出量降低;抑制肾脏肾素释放;阻滞突触前 β 受体,使去甲肾上腺素及肾上腺素分泌减少;阻滞中枢神经的 β 受体,使外周交感神经张力降低,血管扩张而使血压下降。

β 阻滞剂用于临床已 40 余年,目前用于治疗高血压病的 β 阻滞剂多达数 10 种。包括非选择性、心脏选择性、有内源拟交感活性及兼有 α_1 受体阻滞作用的 β 阻滞剂。是一类安全、有效且价格低廉的一线降压药。特别适合:有冠心病的高血压患者。可同时有抗心绞痛及心肌梗死后二级预防的作用;合并心律失常(快速性室上性和室性心律失常)及高动力性高血压患者(常伴心动过速、心排出量增加、血压波动大的年轻患者);伴有偏头痛、青光眼,意向震颤、精神焦虑及窦性心动过速的高血压患者。

使用 β 阻滞剂应注意下列事项:①小剂量开始,以心率作为调整剂量的指标。心率应维持在 60bpm 左右。当心率≤50bpm,活动时可增快,且无低排症状和不良反应者,可不必减量或停药;当心率≤50bpm 且伴明显低排症状(乏力、气急、头晕、心绞痛发作)则需减量或停药;②合并严重心力衰竭者,一般不用 β 阻滞剂,必要时,可与洋地黄类药物联合应用或用极小量 β₁ 阻滞剂;③当 β 阻滞剂过量致低排症状严重时,可用阿托品对抗;④由于 β 阻滞剂对血糖、血脂及血尿酸有不良影响,故应用受到一定限制。但晚近有资料报道,比索洛尔(Bisolol)对上述情况影响极微,必要时可考虑应用。但需严密观察;⑤有内源拟交感活性的 β 阻滞剂,由于能改善心功能,适于有潜在心功能不全、心率较慢的老年高血压患者;⑥使用较大剂量 β 阻滞剂,不能突然停药。

禁忌证:①心动过缓性心律失常(病态窦结综合征、Ⅱ、Ⅲ度房室传导阻滞及双束支传导阻滞);②心力衰竭(可考虑使用小剂量心脏选择性 β₁ 阻滞剂);③心源性休克;④慢性阻塞性肺部疾病(可考虑用 β₁ 阻滞剂);⑤妊娠和哺乳的妇女;⑥代谢性酸中毒;⑦在治疗中的糖尿病患者(可选用 β₁ 阻滞剂);⑧外周血管病(可选用 β₁ 阻滞剂);⑨嗜铬细胞瘤患者。

副作用:非特异性副作用包括食欲缺乏、恶心呕吐、腹痛腹泻、疲乏无力及皮疹等。

3. Ca^{2+} 拮抗剂 米贝地尔(mibefmdil)为一新型 CaA,不仅能阻滞 L 型 Ca^{2+} 通道,而且还能选择性阻滞 T 型 Ca^{2+} 通道。对 T 型通道的阻滞作用比 L 型强 30~100 倍。可选择性扩张冠状动脉和周围血管。由于直接抑制窦结而使心率减慢,无反射性心动过速及负性肌力作用,不影响 RAS 及儿茶酚胺水平。可抑制损伤血管内膜的增生和压力负荷过重引起的心肌肥厚。口服迅速吸收,生物利用度>90%,经肝代谢。75% 以无效产物由胆管排出。25% 经肾排泄。达峰时间 1~2h,消除半衰期 17~25h。每日服药 1 次 50~100mg,3~4 天血药浓度达稳态,降压作用持续 84h,谷/峰比值>85%。常见副作用为头晕,下肢水肿、副作用与剂量有关。

汉防己甲素是从防己科植物汉防己的根块中提取的双苄基异奎林生物碱,为 Ca^{2+} 通道阻滞剂。其作用类似维拉帕米。笔者所在医院用于治疗高血压病,有效率为 74.2%。高浴等报道,对一组 270 例高血压患者静注汉防己甲素每次 120~180mg,进行观察,注射后 1min 即出现降压作用。5~10min 血压下降至最低水平。平均下降 25.4/9mmHg,持续 1.5~2h,之后逐渐回升。其降压有效率达 84.4%。口服剂量为 0.1/次,3 次/日。降压总有效率达 90% 左右。少数患者有轻度肠胃不适,恶心及大便次数增多。汉防己甲素 120mg,iv,能有效缓解心绞痛,报道汉防己甲素 120mg,iv 能终止室上速。因此,汉防己甲素适合合并冠心病心绞痛或/和快型心律失常的高血压患者。

4. 转换酶抑制剂(ACEI) ACEI 的降压作用可能涉及多种机制:①抑制循环 RAS 活性;②抑制组织和血管的 RAS 活性;③减少末梢神经释放去甲肾上腺素及肾上腺素;④减少内皮素形成;⑤增加缓激肽释放;⑥减少醛固酮生成,增加肾血流,从而有利于排钠利尿;⑦对中枢神经(脑干)作用可能与激肽、P 物质、鸦片样多肽、加压素等作用有关。

副作用:①咳嗽、发生率为 3%~22%,且女性多于男性,最迟可发生在用药 2 年之后;②低血压,开始使用小剂量可避免此副作用发生;③触发一过性肾功能不良;④高血钾、故不宜与保钾利尿剂合用;⑤血管性水肿,此为罕见而严重的副作用。常在首剂或开始治疗 48h 内出现。当出现声带水肿时,应立即静注肾上腺素。

禁忌证：①双侧肾动脉狭窄或单肾并肾动脉狭窄；②主动脉狭窄；③妊娠哺乳期妇女。

适应证：①重度顽固性高血压合并糖尿病者首选；②与利尿剂合用治疗高血压合并心力衰竭；③合并间歇跛行的高血压患者；④适合所有轻中度高血压病伴 LVH、冠心病、肾功能减退、心衰及糖尿病患者。是目前应用最广泛的降压药。

5.血管紧张素 II 受体拮抗剂（AT II—RA）　AT II—RA 降压机制：①降低外周血管阻力，同时维持心率及心排出量不变；②降低中枢和外周交感神经活性；③降低肾小管对 Na^+ 的重吸收；④降低 AT II 介导的醛固酮释放；⑤通过阻断 AT I 受体的激活，刺激舒血管物质前列环素的释放；⑥抑制血管平滑肌细胞增生肥厚性改变。

口服吸收快，经肝代谢、代谢产物由胆汁或肾排出。谷/峰比值较高＞50％～88％。

不良反应：首剂低血压罕见，可有头痛、头晕、咳嗽。对胎儿有损伤可引起死亡。因此，孕妇禁用。

AT II—RA 在降压同时对靶器官有明显的保护作用。可使 LVH 逆转、抑制心肌梗死后左室重塑，改善心功能；高血压病患者合并糖尿病性肾衰竭时，AT II—RA 还有保护肾功能、降低微蛋白尿的作用；可防止脑卒中。

6.α_1 受体阻滞剂　α_1 受体阻滞剂降压机制：降低外周总阻力，使血压下降。这类药物有明显扩张动静脉作用；改善心功能；改善组织灌注，对心脑肾等重要器官具有保护作用；可使 LVH 逆转，改善糖及脂质代谢。

禁忌证：妊娠哺乳妇女，主动脉瓣狭窄；从事司机和机械操作者慎用。

（二）降压药物的合理使用

1.个体化用药　根据患者年龄、血生化参数改变、靶器官损害、心脑肾血管并发症以及血压水平等因素选择降压药。

（1）高血压患者不伴靶器官损害者：年轻患者多属高动力型，表现为心排出量增加，脉压增大，血压波动大及心动过速等特点，应首选 β 阻滞剂。老年患者多为盐敏感和外阻力增加，因此，利尿剂、ACEI、CaA 及 β 阻滞剂均可应用。

（2）中年患者纯舒张压升高，可选用长效二氢吡啶类及维拉帕米缓释剂联合应用，或 CaA 及 ACEI；或缓释维拉帕米及 α_1 阻滞剂（如特拉唑嗪）联合应用。

（3）按昼夜节律改变选用：应激状态有昼夜节律变化者，适合使用 β_1 阻滞剂、或 α_1 阻滞剂和 α_1 阻滞剂联合应用。无昼夜节律改变者，宜选择有等幅度降低昼夜血压作用的药物，包括硝苯地平控释片、长效 CaA 及长效 ACEI。

（4）肥胖高血压患者常伴胰岛素抵抗，糖尿病、高甘油三酯血症，可选择 ACEI、AT II—RA，长效 CaA、吲哒帕胺及受体阻滞剂。

有并发症或合并证的降压治疗：脑梗死者选用 CaA 或/和 ACEI；TA I 者选用 CaA；心力衰竭者选用 ACEI 或/和利尿剂；心肌缺血者选用 CaA、ACEI，阻滞剂；肾功能损害者选用 CaA、襻利尿剂、ACEI（血肌酐＞3mg/dl 者慎用）；dl 阻滞剂。脂代谢异常者选用 CaA、ACEI 或 α_1 阻滞剂；高尿酸血症者选用 CaA、ACEI；糖尿病合并蛋白尿者选用 ACEI、吲哒帕胺、CaA；妊娠高血压者选用 CaA；支气管病变者选用 CaA、利尿剂、ACEI；周围血管病者选用 CaA、ACEI。

2.小剂量多种药物联合应用　可提高疗效、减少副作用，提高生活质量。HOT 研究表明，在达到目标血压值的患者中，70％需要联合用药、最多 4 种药物联合应用。

新指南推荐以下 5 种有效的联合降压治疗方案,即:利尿剂和 β 阻滞剂;利尿剂和 ACEI 或 AT Ⅱ－RA;二氢吡啶类 CaA 和 β－阻滞剂;CaA 和 ACEI;α_1 阻滞剂和 β 阻滞剂。ACEI ＋CaA＋利尿剂＋α_1 阻滞剂 4 种药物联合应用,是目前治疗顽固性高血压的常用方法。

3. 顽固性高血压的处理　包括一种利尿剂在内的足够而适宜的 3 种药物治疗方案,而且所用 3 种药物已最大剂量时,血压仍未控制在 140/90mmHg 以下者,应考虑为顽固性高血压。对老年单纯收缩期高血压者,经上述处理后,收缩压未能降至 160mmHg 以下者亦应考虑为顽固性高血压。

真正顽固性高血压的原因包括:假性顽固性高血压,包括白大衣性高血压、老年假性高血压及肥胖者上臂使用常规袖带(应使用加宽的袖带);不能坚持治疗者;容量负荷过重;摄盐量过多,进行性肾功能减退,血压下降所引起的水钠潴留;与药物相关原因:药物剂量不足,利尿剂使用不当,不适宜的联合用药,同时应用使血压升高的药物(如拟交感药、抑制食欲的药物、可卡因等毒品、咖啡因、口服避孕药、糖皮质激素、环孢霉素、红细胞生成素、抗抑郁药、非甾体抗炎药等);相关情况:吸烟、肥胖、饮酒过量、焦虑、持续性头痛、睡眠呼吸暂停、胰岛素抵抗或高胰岛素血症,脑器质性病变;继发性高血压。

4. 降压药物的相互作用

(1)协同作用:①利尿剂与其他降压药的协同作用:由于扩管药(包括小动脉直接扩张剂,如肼苯哒嗪、哌唑嗪、心痛定)及交感神经抑制剂(如胍乙啶)等均可致水钠潴留造成假性耐药现象。因此,常需与利尿剂合用,以消除水钠潴留提高疗效。利尿剂与 β 阻滞剂的协同作用表现在 β 阻滞剂可预防由于利尿剂引起低钾所诱发的严重室性心律失常,以预防猝死。此外,还可降低利尿剂对肾素系统的激活现象。利尿剂与转化酶抑制剂联合应用可明显增强疗效并可减轻消除利尿剂引起的低钾血症。②其他降压药之间的协同作用:二氢吡啶类、CaA 与 β 阻滞剂联合应用,其降压作用相加,而且 β 阻滞剂还可减轻二氢吡啶类 CaA 所引起的心率及心排出量增加的副作用。此外,CaA 还可减少 β 阻滞剂升高外周血管阻力的副作用。CaA 与 ACEI 联合应用,可通过不同环节降低外周阻力而增加降压效果。β 阻滞剂与扩管药的联合应用,主要是由于 β 阻滞剂可减轻和消除扩管所引起的心动过速,提高患者对扩管降压药的耐受性。

(2)降压药之间的配伍禁忌,原则上,同类药物不宜联合应用(除硝苯地平＋异搏停外)。β 阻滞剂不宜与利血平(或胍乙啶或异搏停)合用。因为两者均有负性肌力及负性频率作用使心排出量降低。β 阻滞剂与可乐宁联合应用,可加重心动过缓,突然停用可乐宁而继用 β 阻滞剂则可致"停药综合征"引起高血压反应及周围动脉缺血。可乐宁与甲基多巴两者同属中枢交感神经抑制剂,可加重患者嗜睡和心动过缓的副作用,故不宜联合应用。优降宁不宜与节后交感神经末梢抑制剂合用(如胍乙啶、利血平、降压灵及甲基多巴等),也不宜与含酪胺类食物(如干酪、红葡萄酒)合用,否则大量儿茶酚胺及酪胺可诱发高血压危象,致命性心律失常及急性心肌梗死发生。

四、高血压的预防策略及防治计划

预防高血压最重要的战略要放在一级预防,应从儿童时期开始,以降低高血压发生的危险性。明确降低血压的预防措施有减轻体重、减少酒精摄入,减少食盐摄入和增加体力活动,吸烟可增加冠心病和脑卒中的危险,因此要停止吸烟。

高血压的二级预防对于减少其并发症的危险性有重要意义,受益时间快。及时检出高血压个体并给予合理干预治疗,可减少高血压并发症的发生。

(一)高血压防治的目标

近期目标:提高群众对自己血压水平的知晓率及高血压病预防的知识水平、改变不良的生活习惯、提高高血压患者的检出率和服药率以减少并发症发生。

远期目标:降低高血压的发生率、致残率及死亡率。

(二)高血压预防战略

1.高血压健康教育　公众教育应着重于宣传高血压病的特点、原因和并发症的有关知识;对高血压病患者的教育要强调有效治疗和调节生活方式的益处。应长期甚至终身治疗的原则。

2.不同场所的干预策略　建立医院内科门诊35岁以上患者测血压制度;居民社区设立血压测量站;学校的健康教育课应包括预防高血压的知识内容;学生定期体检包括血压测量;工厂医院定期为职工测量血压,对高血压进行随访、治疗和效果评估。

(三)培训

包括医学院校的教育和在职工作人员的培训,以提高对高血压患者的检出、预防指导和治疗水平。

(四)高血压防治计划

1.促进观点转变和策略调整　高血压防治策略的确定,要以有利于群体预防为目标,积极推动并实现高血压防治由专家行为向政府行为、由医疗科研为主向预防为主、由个体治疗为主向群体预防为主、由以城市为主向城乡并举、由高层向基层、由专业行动向群众运动、由卫生部门职责向社会参与等方面的转变,为高血压防治创造支持性环境。

2.积极开展高血压病的三级预防,以一级预防为主,二三级预防并重的策略。在开展群体预防的同时,要做好高血压患者的规范化管理工作,建立健全社区人群高血压患者的检出、登记、随访、复查、治疗、行为指导等管理制度、制定社区高血压规范化管理程序。

3.提高高血压患者的检出率和规范化防治水平　近年将重点做好两件事,即:高血压防治指南的宣传、培训和推广;35岁首诊患者测血压制度出台的论证和准备工作。

4.采取分类指导原则、促进各地高血压防治工作的开展　对各类不同地区的高血压防治要采取分类指导的原则,采取有针对性的、适合当地情况的措施,大的预防、医疗、科研和教学机构应承担基层组织的培训和指导任务。

5.加强高血压防治队伍的建设　包括建立健全社区高血压三级防治网;促进各级卫生机构调整服务方向及加强高血压防治专业队伍的培训。

(高金娥)

第十八节　心脏骤停及心脏性猝死

心脏性猝死是指由于心脏原因引起的无法预料的自然死亡。患者过去有或无心脏病史,在急性症状开始的1小时内发生心脏骤停,导致脑血流的突然中断,出现意识丧失,患者如经及时救治可存活,否则将发生生物学死亡。心脏骤停是指心脏射血功能的突然终止。心脏骤停的心电机制:心室颤动占60%～80%;缓慢心律失常或心脏停顿占20%～30%,持续性室性心动过速占 5％～10％；无脉搏性电活动或称电机械分离占很少数。仅有在规模较小的人群中进行的心脏性猝死的流行病学研究资料，不足以代表心脏性猝死发生率的全貌。美国每年有 35 万～40 万人发生心脏性猝死。我国的一项调查显示全国每年约有 50 万人发生心脏性猝死。心脏性猝死的原发病最主要的是冠心病，在西方国家占猝死原因的 80％，约 20％～25％的冠心病以心脏性猝死为首发表现，其次为心肌病、心力衰竭、心瓣膜病、先心病、传导系统病变、Q－T 延长综合征、电解质紊乱、不明原因的室颤等。

一、诊断依据

（一）临床表现

临床表现分四期：

1.前驱期　前驱症状是新的心血管病症状的出现或原有的症状加重，诸如胸痛、呼吸困难、心悸或疲乏无力，发生在终末事件开始前的数天、数周或数月。不幸的是所有的研究资料表明，前驱症状既不敏感，也缺乏特异性。

2.终末事件　终末事件开始，特异的症状一般是急骤发生的心悸、心跳快速、头晕、呼吸困难、软弱无力或胸痛，在许多病例这段已经失去记忆，患者想不起晕厥前发生过什么事情。患者出现心率快、室早、室速等。

3.心脏骤停　此时的表现最重要，而且要根据这些表现作出心脏骤停的诊断。

（1）意识丧失，急救人员通过拍摇患者，并喊："你怎么了？ 你醒醒"的话语来迅速判断患者意识是否丧失，如无反应表示意识丧失。

（2）呼吸断续或停止，检查者用耳贴近患者的口鼻，如未感到有气流或胸部无起伏，则表示已无呼吸。

（3）皮肤苍白或明显发绀。

（4）颈动脉、股动脉波动消失。

（5）听诊心音消失。

前三条对全民的培训有可操作性，后二条只对医护人员有可操作性。

4.生物学死亡　如无治疗干预，持续 4～6 分钟的心室颤动引起不可逆的大脑损害。从心脏骤停至发生生物学死亡时间的长短取决于原来病变性质、心脏骤停至复苏开始的时间，还与年龄有关。

（二）诊断要点

诊断要点即识别心脏骤停。当旁边有人倒下时，首先需要判断是否意识丧失，进而判断是否心脏骤停。可先用几秒钟观察患者对声音和周围环境的反应、皮肤的颜色、呼吸运动，同时立即触诊大动脉有无搏动。突发意识丧失，大动脉（颈动脉、股动脉）搏动消失，特别是心音消失，是心脏骤停的主要诊断标准。非医务人员触诊大动脉搏动有困难，可直接通过意识丧失、呼吸断续或停止、皮肤苍白或明显发绀作出心脏骤停的诊断。

二、转归及预后

心脏骤停的后果特别严重，只有极个别患者能自行活过来。

三、治疗原则与主要措施

心肺复苏（CPR）是针对心脏、呼吸骤停所采取的抢救关键措施，即通过胸外按压形成暂时的人工循环并恢复自主搏动，采用人工呼吸代替自主呼吸，快速电除颤转复心室颤动以及尽早使用血管活性药物来重新恢复自主循环的急救技术。

（一）初级救生

初级救生（basic life support，BLS）的内容包括：对心源性猝死等的识别、心肺复苏、应用自动体外除颤器（AED）除颤，总结为 A、B、C、D，具体按以下程序操作。

1. 评价反应　如果身边有人倒下，先用诊断依据、诊断标准中提到的方法评价其反应。

2. 启动急救医疗服务系统（EMS）　若单一抢救者发现无反应患者，应该先启动 EMS（在我国打急救电话 120），以便取得 AED，然后回到患者身边实行 CPR 和除颤。如果有两人，则一人行 CPR，另一人启动 EMS。CPR 时按 A、B、C、D 进行，它既有各自的意义，又代表进行的顺序，具体如下。

3. A 是 Airway 的缩写，即开放气道，评价呼吸　将患者仰卧于坚实的平面上，用仰头抬颏法开放气道。如果怀疑患者有颈部外伤，抢救者又是专业人员，可使用托颌手法，并注意保护颈部，转运时可使用颈圈。

4. B 是 Breathing 的缩写，即人工呼吸或救生呼吸　在开放气道的同时，观察、聆听和感觉呼吸。非专业抢救者如果无法确定是否有正常呼吸，或专业抢救者发现呼吸不足，应在 10 秒钟之内进行救生呼吸。

5. 救生呼吸　连续给 2 次，每次 1 秒，深度应使患者胸部见到起伏。这种要求通用于口对口或口对面罩的救生呼吸。CPR 时不要过度通气。在室颤的前几分钟，通气时应尽量减少按压的中断。如果已经建立了气管插管等高级气道且有 2 人行 CPR，可以按 8～10 次/分通气。通气与按压均不应中断。

救生呼吸的方法：

（1）口对口呼吸：开放气道，捏住患者的鼻子，抢救者的口紧密环绕患者的口，吹气 1 秒，抢救者正常吸气，然后再给第二次通气，胸外按压与吹气的比是 30∶2。

（2）口对隔离设备通气。

（3）口对鼻或口对气管切开孔通气。

（4）气囊面罩装置通气。

（5）气管插管。严格讲气管插管已经不属于初级救生。一旦使用了气管插管，通气和按压就不要交替进行了。要持续以 100 次/分钟的速度按压，同时每分钟给 8～10 次的通气，不要过度通气（12 次/分钟以上）。2 个及以上抢救者可以每 2 分钟进行 1 次交换以防疲劳。

（6）自动转运呼吸机。自动转运呼吸机可用于有气管插管的患者。

6. 检查脉搏　非专业人员很难准确判断脉搏的有无，所以 2000 年国际 CPR 指南建议取消检测脉搏有无来判定心脏骤停。专业人员检查脉搏的时间也不应该超出 10 秒钟。

7. 不按压的救生呼吸（仅适用于专业抢救者）　如果有自主循环但需要通气则按 10～12 次/分钟和 5～6 秒 1 次的频率进行救生呼吸，每次通气 1 秒钟，应该有胸部的起伏。每 2 分钟检查脉搏，每次检查不要超过 10 秒。

8. C 是 Circulation 的缩写，即胸外按压建立循环　胸外按压的部位是胸骨正中，中下 1/3

交界的地方,乳头之间。抢救者应将一只手的掌根部置于按压处,另一只手的掌根置于第一只手上,使两只手重叠并平行。下压胸骨约4～5cm,然后使胸骨完全恢复。下压与放松的时间相等。按压频率100次/分。中断不要超过10秒钟。胸外按压与吹气的比是30：2,如果是2个人复苏,其中1个吹气,另1个胸外按压,胸外按压与吹气的比是5：1。

9.D是Defibrillation的缩写,即电除颤 由于多数成人非外伤性的心脏骤停都是室颤,所以早除颤能增加生存率。对院前非目击的心脏骤停,应该在检查脉搏以前先给予5个周期(约2分钟)的心肺复苏,然后除颤。如果非专业抢救者手头有除颤器,或者心脏骤停发生在医院内,或者专业人员目击的心脏骤停,则应该立即除颤。①电极板的安放:一电极板置于胸骨右缘第2、3肋间,另一电极板置于心尖部。两个电极板之间的距离不要小于10cm,电极板要涂好导电糊,与皮肤密切接触。②除颤能量选择:室颤或无脉搏室速的双相波除颤的建议能量为150～200 此后再次电击采用相同的能量或增加能量,单相波除颤的建议能量为360J。

成功BLS的标志是自主循环恢复。

(二)高级心肺复苏

高级心肺复苏(advanced life support,ALS)即进一步生命支持,内容包括:继续进行初级心肺复苏、除颤、给氧、通气和气道支持的辅助装置、循环辅助装置、药物治疗。

1.除颤 如前所述。

2.辅助呼吸 通气的辅助设施包括面罩、气囊-活瓣装置(简易呼吸器)、自动运送呼吸器、氧驱动-手动呼吸器、气道支持装置(口咽及鼻咽导气管和气管插管)。实施气管插管需中断胸外按压。但是,一旦气管插管建立通气;时不再需要中断按压。救生者需要衡量气管插管利弊。对初始的CPR和除颤无反应或自主循环已经恢复但呼吸未恢复者,应考虑气管插管。

3.人工循环的辅助设施 包括高频心肺复苏术(大于100次/分的频率胸部按压)、机械心肺复苏等。这些替代技术与普通CPR相比,需要额外的人员、培训及设备,目前尚无资料说明院前的初级心肺复苏中这些技术优于普通的CPR。

4.高级心肺复苏的药物治疗

(1)给药途径:静脉给药,大多数患者可选择外周比较大的静脉给药,如肘前静脉、颈外静脉。如果没有静脉通路时,可以选用骨内给药。当除颤以及外周静脉或骨内给药后,自主循环仍未恢复,应考虑建立中心静脉通路。如果静脉通路、骨内通路不能建立,一些复苏药物可通过气管插管给药。

(2)控制心率及心律失常的药物:快速性心律失常伴血流动力学不稳,首先考虑电转复。①血流动力学稳定的宽QRS心动过速,设法明确诊断,如果无法明确诊断,则凭经验用胺碘酮、普鲁卡因酰胺、索他洛尔。②血流动力学稳定的室速:可首先静脉用胺碘酮、普鲁卡因酰胺、索他洛尔,次选利多卡因。③多形性室速:伴Q-T间期延长的尖端扭转性室速,停用引起Q-T延长的药物,纠正电解质紊乱。亦可静脉注射硫酸镁、临时起搏、G受体阻滞剂(临时起搏后)等。不伴Q-T间期延长的室速,先行病因治疗。其他情况的室速可静脉注射胺碘酮、利多卡因、普鲁卡因酰胺、索他洛尔、β受体阻滞剂。④室颤/无脉搏的室速:首先进行电除颤,不能转复或无法维持稳定节律者,行气管插管等,应用肾上腺素、加压素等措施后,再行除颤1次,如果仍未成功,则用药物改善除颤效果,首选胺碘酮,利多卡因和镁剂也可以用。⑤血流动力学不稳定的快速房颤、房扑:立即电转复,用药物控制室率。⑥有症状的窦性心动过缓:可选用阿托品,临时起搏,肾上腺素。

(3)用于改善血流动力学的药物:①肾上腺素:1mg 静脉注射或骨内给药。每 3～5 分钟可重复。②加压素:加压素系非儿茶酚胺类血管收缩剂。在无脉搏心脏骤停治疗中可单次应用加压素 40U 静脉注射或骨内给药,代替第一剂或第二剂肾上腺素。③去甲肾上腺素:只实用于严重低血压及周围血管阻力低的患者。④多巴胺:复苏时多巴胺一般用于症状性心动过缓的低血压或自然循环恢复之后的低血压。⑤非洋地黄正性肌力药物:有多巴酚丁胺、氨力农和米力农。⑥硝酸甘油:用于急性冠状动脉综合征、高血压急症及与心肌梗死有关的心力衰竭。⑦硝普钠:用于高血压危象、心力衰竭等。⑧洋地黄:主要用于控制某些房颤、房扑患者的心室率。

(4)碱性药物的应用:近年趋向于不用或晚用。碳酸氢钠在除颤、心脏按压、气管插管通气及 1 次以上的肾上腺素注射后才考虑使用。

(5)呼吸兴奋剂的应用:呼吸兴奋剂对自主呼吸的建立非常重要。只有在循环复苏满意的情况下才有用,所以循环复苏满意为使用呼吸兴奋剂的前提。

当有下列情况时可考虑终止复苏:①心肺复苏持续 30 分钟以上仍无心搏及自主呼吸,现场又无进一步救治和送治条件,可考虑终止复苏;②脑死亡,如深度昏迷、瞳孔固定、角膜反射消失,将患者头向两侧转动,眼球原来位置不变等,如无进一步救治和送治条件,现场可考虑停止复苏;③当现场危险威胁到抢救人员安全(如雪崩、山洪爆发)以及医学专业人员认为患者死亡,无救治指征时。

复苏后还要做许多事情,如需要精确检测患者血糖浓度,用于指导胰岛素治疗,并严格控制血糖浓度的范围。院前室颤致心脏骤停复苏成功的成人患者仍无意识,应该使患者处于低温状态,体温控制在 32～34℃,持续 12～24 小时。对院前非室颤性猝死或院内猝死患者行类似治疗可能有益,但仍需进一步研究。控制可能出现的感染,保护肾功能,治疗原发病等。

(张笑天)

第四章 呼吸内科疾病

第一节 急性上呼吸道感染

急性上呼吸道感染(acute upper respiratory tract infection)是鼻腔、咽或喉部急性炎症的概称,是呼吸道最常见的一种感染性疾病。常见病因为病毒,少数由细菌引起。

一、流行病学

本病全年均可发病,但冬春季节好发。主要通过含有病毒的飞沫传播,也可通过被污染的手和用具传播。多为散发,也有局部或大范围流行。由于病毒表面抗原易发生变异,产生新的亚型,不同亚型之间无交叉免疫,因此同一个人可以多次患本病。年老体弱者和儿童易患本病。

二、病因与发病机制

急性上呼吸道感染70%～80%由病毒引起,主要有流感病毒、副流感病毒、呼吸道合胞病毒、腺病毒、鼻病毒、埃可病毒、柯萨奇病毒、麻疹病毒、风疹病毒等。细菌感染可直接或继发于病毒感染之后,以溶血性链球菌为多见,其次为流感嗜血杆菌、肺炎链球菌和葡萄球菌等。当有受凉、淋雨、过度疲劳等诱发因素,使全身或呼吸道局部防御功能降低时,原已存在于上呼吸道或从外界侵入的病毒或细菌可迅速繁殖,引起本病。

三、病理

鼻腔及咽部黏膜充血、水肿、上皮细胞破坏,少量单核细胞浸润,浆液性及黏液性炎性渗出。继发细菌感染后,中性粒细胞浸润,脓性分泌物渗出。

四、临床表现

根据病因不同,临床表现可有不同类型。

1. 普通感冒(common cold) 多为鼻病毒引起,其次为副流感病毒、呼吸道合胞病毒、埃可病毒、柯萨奇病毒等。起病较急,可有咽部不适或咽痛、喷嚏、鼻塞、流涕等,一般无发热及全身症状,或仅有低热、轻度畏寒和头痛。检查可见鼻腔黏膜充血、水肿、有分泌物,咽部充血。如无并发症,一般5天～7天痊愈。

2. 流行性感冒(influenza) 是由流感病毒引起的急性传染病。潜伏期1～2天,最长3天。起病急骤,以全身症状为主,呼吸道症状轻微。不同个体之间的临床表现和病情严重程度不一。

(1)单纯型:最为常见。通常先有畏寒或寒战、发热,继之全身不适,头痛,乏力,全身酸痛。部分患者可出现食欲缺乏、恶心、便秘等消化道症状。体温可高达39～40℃,一般持续2～3天后渐降。部分患者有喷嚏、鼻塞、咽痛和咳嗽等症状。多数患者症状持续1周。轻症患者类似普通感冒,病程1～2天。

(2)肺炎型:常发生于老年人、2岁以下儿童或原先有慢性基础疾病者。临床表现为高热、烦躁、呼吸困难、咯血痰和明显发绀,肺部呼吸音减低,可闻及湿啰音、哮鸣音。X线片可见两肺广泛小结节浸润,近肺门部较多。上述症状常进行性加重,抗感染药物治疗无效。病程常在10天至1个月以上。多数患者可逐渐恢复,少数病例可因呼吸、循环衰竭死亡。

(3)胃肠型:以恶心、呕吐和腹泻等消化道症状为主。

(4)中毒型:少见。肺部体征不明显,往往高热不退,神志昏迷。成人常有谵妄,儿童可发生抽搐。部分患者可出现循环衰竭。

3.以咽炎为主要表现的上呼吸道感染

(1)病毒性咽炎和喉炎:病毒性咽炎由鼻病毒、腺病毒、流感病毒及副流感病毒等引起。临床特征为咽部发痒和灼热感,咽部疼痛,咳嗽少见。急性喉炎多为流感病毒、副流感病毒及腺病毒等引起,临床特征为声嘶、讲话困难、咽痛或咳嗽,常有发热。体检可见喉部充血、水肿,局部淋巴结肿大和触痛,可有喘息。

(2)疱疹性咽峡炎:常由柯萨奇病毒A引起。多于夏季发病,表现为咽痛、发热,检查可见咽部充血,软腭、腭垂、咽及扁桃体表面有灰白色疱疹,周围有红晕。

(3)细菌性咽-扁桃体炎:多由溶血性链球菌引起,其次为流感嗜血杆菌、肺炎链球菌、葡萄球菌等引起。急性起病,咽痛、畏寒、发热,体检可见咽部充血,扁桃体充血、肿大,表面有黄色点状渗出物,颌下淋巴结肿大、压痛,肺部无异常体征。

五、并发症

可并发急性鼻窦炎、中耳炎、气管-支气管炎。部分患者可继发风湿病、肾小球肾炎、心肌炎等。

六、实验室检查

1.血象　病毒性感染白细胞计数多为正常或偏低,淋巴细胞比例升高。细菌性感染常有白细胞计数和中性粒细胞增多及核左移现象。

2.病原学检查　视需要进行病毒分离鉴定,以判断病毒的类型。细菌培养和药物敏感试验有助于细菌感染的诊断和治疗。

七、诊断与鉴别诊断

根据病史、流行情况、鼻咽部的症状和体征,结合周围血象和胸部X线检查可作出临床诊断。进行细菌培养和病毒分离,可确定病因诊断。

本病需与下列疾病鉴别:

1.过敏性鼻炎　临床症状与本病相似,易于混淆。过敏性鼻炎起病急骤、鼻腔发痒、频繁喷嚏、流清水样鼻涕,发作与环境、气温突变、异常气味等有关,常数分钟或数小时内缓解。体检可见鼻黏膜苍白、水肿,鼻分泌物涂片可见嗜酸性粒细胞增多。

2.急性传染病前驱症状　如麻疹、脊髓灰质炎、脑炎等病患者初期有上呼吸道感染症状,注意流行季节及相应的症状、体征和实验室检查可资鉴别。

八、治疗

1.对症治疗　休息、饮足够的水。可选用含有解热镇痛及减少鼻咽充血和分泌物的抗感冒复合剂或中成药。

2.病因治疗

（1）抗病毒感染：①离子通道 M_2 阻滞剂：如金刚烷胺及其衍生物甲基金刚乙胺可用于预防和治疗甲型流感病毒，阻滞其在细胞内的复制。在发病 24～48 小时使用，可减轻发热等症状。②神经氨酸酶抑制剂：如奥司他韦和扎那米韦等，能有效治疗和预防甲、乙型流感病毒，早期（48 小时内）使用可减轻症状，缩短症状持续时间。③其他药物：吗啉胍对流感病毒、腺病毒和鼻病毒等有一定疗效；广谱抗病毒药利巴韦林对流感病毒、副流感病毒、呼吸道合胞病毒等 RNA 病毒和 DNA 病毒均有较强的抑制作用，主张早期使用。

（2）抗细菌感染：可根据病原及药敏试验选用抗菌药物，常用抗菌药物有：青霉素、头孢菌素、大环内酯类或氟喹诺酮类。病毒感染目前尚无较好的特异性抗病毒药物，对某些病毒可能有一定效果的药物有：吗啉胍、利巴韦林、阿糖胞苷等。

九、预防

坚持体育活动，增强体质，劳逸结合，注意与呼吸道患者的隔离。可应用相关的疫苗预防。

（汤凤莲）

第二节　急性气管－支气管炎

急性气管－支气管炎（acute tracheobronchitis）是由感染、物理、化学刺激或过敏等因素引起的气管－支气管黏膜的急性炎症。临床主要症状有咳嗽和咳痰。常见于寒冷季节或气候突变时节。也可由急性上呼吸道感染迁延而来。

一、病因与发病机制

1.感染　可以由病毒、细菌直接感染，也可因急性上呼吸道感染的病毒或细菌蔓延引起本病。常见致病菌为流感嗜血杆菌、肺炎链球菌、葡萄球菌等也可在病毒感染的基础上继发细菌感染。

2.物理、化学因素　过冷空气、粉尘、刺激性气体或烟雾的吸入，对气管－支气管黏膜急性刺激等亦可引起。

3.过敏反应　多种变应原均可引起气管－支气管的过敏性反应。常见者包括花粉、有机粉尘、真菌孢子等吸入；或对细菌蛋白质过敏，寄生虫（钩虫、蛔虫等）大量幼虫移行至肺，也可引起急性支气管炎。

二、病理

气管、支气管黏膜充血、水肿，有淋巴细胞和中性粒细胞浸润；纤毛上皮细胞损伤、脱落；黏液腺体增生、肥大，分泌物增加。合并细菌感染时，分泌物呈黏液脓性。炎症消退后，气道黏膜的结构和功能可恢复正常。

三、临床表现

起病较急,常先有急性上呼吸道感染。

1.症状　全身症状一般较轻,可有发热(38℃左右),咳嗽、咳痰,先为干咳或少量黏液性痰'随后可转为黏液脓性或脓性,痰量增多,咳嗽加剧,偶有痰中带血。如支气管发生痉挛,可出现程度不等的气促,伴胸骨后发紧感。全身症状3～5天多消失,咳嗽、咳痰可延续2～3周才消失,如迁延不愈,日久可演变成慢性支气管炎。

2.体征　可以在两肺听到散在的干、湿性啰音。啰音部位不固定,咳嗽后可减少或消失。

3.实验室和其他检查　周围血中白细胞计数和分类多正常。细菌感染较重时,白细胞总数和中性粒细胞增高。痰培养可发现致病菌。X线片检查大多正常或仅有肺纹理增粗。

四、诊断与鉴别诊断

根据病史、症状及体征,结合血象和X线片检查,可作出临床诊断,进行病毒和细菌检查,可确定病因诊断。

需与下列疾病相鉴别:

1.流行性感冒　起病急骤,多为高热,全身酸痛、头痛、乏力等明显。常有流行病史,并依据病毒分离和血清学检查,可供鉴别。

2.急性上呼吸道感染　鼻咽部症状明显,一般无咳嗽、咳痰,肺部无异常体征。

3.其他　支气管肺炎、肺结核、肺癌、肺脓肿、麻疹、百日咳等多种肺部疾病可伴有急性支气管炎的症状,应详细检查,以资鉴别。

五、治疗

1.一般治疗　适当休息,多饮水,给予足够的热量。

2.抗菌药物治疗　根据感染的病原体及药物敏感试验选择抗菌药物治疗。一般未能得到病原菌阳性结果前,可以选用青霉素类、头孢菌素类、大环内酯类、氟喹诺酮类。多数患者用口服抗菌药物即可,症状较重者可用肌注或静注。

3.对症治疗　可选用复方氯化铵合剂、溴己新(必嗽平)、氨溴索等镇咳、祛痰,也可雾化帮助祛痰及选用止咳祛痰药的中成药。有气喘症状,可用平喘药如:茶碱类、β_2肾上腺素受体激动剂等。发热可用解热镇痛剂。

六、预防

增强体质,防止感冒。改善劳动卫生环境,防止空气污染,净化环境。清除鼻、咽、喉等部位的病灶。

(汤凤莲)

第三节　慢性支气管炎

慢性支气管炎(chronic bronchitis)简称慢支,是指气管、支气管黏膜及其周围组织的慢性非特异性炎症。临床上以咳嗽、咳痰或伴有喘息及反复发作的慢性过程为特征。病情若缓慢进展,常并发阻塞性肺气肿,甚至肺动脉高压、肺源性心脏病。它是一种严重危害人民健康的常见病,尤以老年人多见。

一、病因与发病机制

慢性支气管炎的病因较复杂,迄今尚不完全清楚,目前认为主要与下列因素有关。

1. 吸烟 吸烟与慢性支气管炎的发生密切相关。国内外大量科学研究证明,吸烟是慢性支气管炎的主要病因。长期吸烟者易引起支气管黏膜鳞状上皮化生;吸烟能使气道纤毛运动功能降低,肺泡巨噬细胞功能异常,分泌黏液腺体增生,蛋白酶—抗蛋白酶失衡,刺激支气管平滑肌收缩等。

2. 大气污染 大气中的刺激性烟雾、有害气体,如二氧化硫、二氧化氮、氯气、臭氧等,对支气管黏膜慢性刺激,造成支气管黏膜损伤,纤毛清除功能下降,分泌增加,为细菌入侵创造条件。

3. 感染 感染是促使慢性支气管炎发展的重要因素。主要病因多为病毒和细菌,病毒有鼻病毒、流感病毒、副流感病毒、腺病毒和呼吸道合胞病毒等。常见细菌有肺炎链球菌、流感嗜血杆菌、甲型链球菌和奈瑟球菌等。一般认为感染是慢性支气管炎病变加剧发展的重要因素。

4. 气候寒冷 寒冷常为慢性支气管炎急性发作的重要诱因。寒冷空气刺激呼吸道,可减弱呼吸道黏膜局部防御功能,并通过反射引起支气管平滑肌收缩、黏膜血液循环障碍和气道分泌物排出障碍,因而有利于继发感染。

5. 机体内在因素 多种机体内在因素可能参加慢性支气管炎的发病和病变进展,但具体机制尚不清楚。①过敏因素:喘息型慢性支气管炎往往有过敏史,对多种抗原激发的皮肤试验阳性率较高,在患者痰液中嗜酸性粒细胞数量与组胺含量都有增高。过敏反应可使支气管收缩或痉挛、组织损害和炎症反应,继而发生慢性支气管炎。②自主神经功能失调,气道反应性比正常人高。③老年人由于呼吸道防御功能下降,慢性支气管炎的发病率增加。④营养因素与慢性支气管炎的发病也有一定关系。⑤遗传因素也可能是慢性支气管炎的易患因素。

二、病理

早期,气道上皮细胞的纤毛粘连、倒伏、脱失,上皮细胞空泡变性、坏死、增生、鳞状上皮化生;杯状细胞和黏液腺肥大和增生、分泌旺盛,大量黏液潴留;黏膜和黏膜下充血,浆细胞、淋巴细胞浸润。病情继续发展,炎症由支气管壁向周围扩散,黏膜下层平滑肌束断裂、萎缩。病变发展至晚期,黏膜有萎缩性改变,气管周围纤维组织增生,造成管腔的僵硬或塌陷。病变蔓延至细支气管和肺泡壁,导致肺组织结构破坏或纤维组织增生,进而发生阻塞性肺气肿和肺间质纤维化。这些变化在并发肺气肿和肺源性心脏病者尤为显著。

三、病理生理

早期可无异常,但有些患者小气道(直径小于 2mm 的气道)功能已发生异常,如有小气道阻塞时,最大呼气中期流速异常。随着病情加重,气道狭窄,阻力增加,常规通气功能检查可有不同程度的异常,如第一秒用力呼气量(FEV_1)、最大通气量下降,最大呼气中期流速减低。缓解期大多恢复正常。若疾病进一步发展,出现不可逆性气流受限,即可诊断为 COPD。

四、临床表现

1.症状　缓慢起病,病程长,反复急性发作而病情加重。主要症状为咳嗽、咳痰或伴有喘息。

(1)咳嗽:长期、反复、逐渐加重的咳嗽是慢性支气管炎的一个主要特点。开始时仅在气候变化剧烈时或接触有害气体后发病,病情发展后可表现为四季均有症状。一般以晨起咳嗽为主,晚间睡前有阵咳或排痰。咳嗽严重程度视病情而不同。

(2)咳痰:痰液一般为白色黏液或浆液泡沫性,偶可痰中带血。急性发作伴有细菌感染时,则变为黏液脓性,咳嗽和痰量亦随之增加。清晨排痰较多,起床后或体位变动引起刺激排痰。

(3)喘息或气促:部分患者有支气管痉挛而出现喘息,常伴有哮鸣音。若伴 COPD 时,可表现为程度不等的气短。

2.体征　早期可无任何异常体征。急性发作期可有散在的干、湿啰音,多在背部及肺底部,咳嗽后可减少或消失。啰音的多寡或部位不定。喘息型者可听到哮鸣音及呼气延长。并发肺气肿、慢性肺源性心脏病时,可出现相应体征。

3.临床分型和分期　目前国内仍根据 1979 年全国支气管炎临床专业会议制定的标准对慢性支气管炎分型和分期。

(1)分型:分为单纯型和喘息型两型。单纯型主要表现为咳嗽、咳痰;喘息型除有咳嗽、咳痰外,尚有喘息和哮鸣音。

(2)分期:按病情进展分为三期:

1)急性发作期:指在 1 周内出现脓性或黏液脓性痰,痰量明显增加,或伴有发热、白细胞计数增高等炎症表现,或 1 周内咳嗽、咳痰、喘息中任何一项明显加剧。急性发作期患者按其病情严重程度又分为:①轻度急性发作,指患者有气短、痰量增多和脓性痰等 3 项表现中的任意 1 项;②中度急性发作,指患者有气短、痰量增多和脓性痰等 3 项表现中的任意两项;③重度急性发作,指患者有气短、痰量增多和脓性痰等全部 3 项表现。

2)慢性迁延期:指有不同程度的咳嗽、咳痰或喘息症状迁延不愈 1 个月以上者。

3)临床缓解期:经治疗后或自然缓解,症状基本消失,或偶有轻微咳嗽和少量咳痰,维持两个月以上者。

五、辅助检查

1.X 线检查　早期可无异常。长期反复发作者,可见肺纹理增粗、紊乱,呈网状或条索状、斑点状阴影,以双肺下野明显。

2.呼吸功能检查　早期无异常。如有小气道阻塞时,最大呼气流速－容量曲线在 75% 和 50% 肺容量时,流量明显降低。发展到有阻塞性通气功能障碍时,第一秒用力呼气量占用力肺活量的比值减少($<70\%$),最大通气量减少($<$预计值的 80%),流速－容量曲线减低更为明显。

3.血液检查　细菌感染时可出现白细胞总数和中性粒细胞增高。喘息型者嗜酸性粒细胞可增高。缓解期白细胞多无明显变化。

4.痰液检查　可培养出致病菌。涂片可发现革兰阳性菌或革兰阴性菌,或大量中性粒细胞,喘息型者痰中可见较多的嗜酸性粒细胞。

六、诊断与鉴别诊断

根据咳嗽、咳痰或伴喘息,每年发病持续三个月,连续两年或两年以上,并排除其他心、肺疾患(如肺结核、肺尘埃沉着病、支气管哮喘、支气管扩张症、肺癌、心功能不全等)时,可作出诊断。如每年发病持续不足三个月,而有明确的客观检查依据(如 X 线、呼吸功能等)亦可诊断。

慢性支气管炎需与下列疾病鉴别:

1.支气管哮喘　单纯型慢性支气管炎与支气管哮喘的鉴别比较容易,支气管哮喘以发作性喘息为特征。发作时两肺满布哮鸣音,缓解后可无症状,常有家庭或个人过敏性疾病史。喘息型慢性支气管炎与支气管哮喘鉴别有时有一定困难,有人认为喘息型慢性支气管炎是慢性支气管炎与哮喘并存于同一患者,因此不需要对两者进行鉴别,两者在治疗上有很多相同之处。慢性支气管炎需要与咳嗽变异型哮喘鉴别,咳嗽变异型哮喘多表现为阵发性干咳、夜间症状较重,胸部影像无异常改变,支气管激发试验阳性。

2.支气管扩张症　有咳嗽、咳痰反复发作的特点,常有反复咯血,合并感染时有多量脓性痰。胸部 X 线检查可见到双肺中下野肺纹理粗乱或呈卷发样,薄层高分辨 CT 检查有助诊断。

3.肺结核　有发热、乏力、盗汗及消瘦等结核中毒症状,慢性咳嗽、咳痰等病史,痰液检查及胸部 X 线检查可助鉴别。

4.间质性肺疾病　临床表现为进行性加重的呼吸困难,多伴有咳嗽、咳痰。肺功能检查为限制性通气功能障碍和弥散功能下降的特点,肺活检可确诊。

5.肺癌　多数有数年吸烟史,刺激性咳嗽,常有反复发生或持续时间较长的痰中带血,或者慢性咳嗽性质发生改变,胸部 X 线检查和痰脱落细胞学及纤维支气管镜检查加以鉴别。

七、治疗

针对慢性支气管炎的病因、病期和反复发作的特点,采取防治结合的综合措施。治疗目的在于减轻或消除症状,防止肺功能受损,促进康复。

1.急性发作期的治疗

(1)控制感染:根据感染的主要致病菌和药物敏感试验选用抗菌药物。病情轻者可口服,严重感染者,肌注或静注抗菌药物。可以选用青霉素类、头孢菌素类、大环内酯类、氟喹诺酮类、氨基糖苷类等。

(2)止咳、祛痰:保持体液平衡可以使痰液变稀薄,有利于黏痰的排除,是最有效的祛痰措施。祛痰药可以使黏痰稀化,易于咳出,常用药物有:氯化铵合剂、溴己新、氨溴索等。雾化吸入,可增加气道的湿化,有助于痰液排出。对老年体弱无力咳痰或痰量较多者,以祛痰为主。不主张用强镇咳药物,以防痰液不能排出而加重病情。

(3)解痉、平喘:有气喘者,可用解痉平喘药。茶碱类如氨茶碱、β_2 受体激动剂如沙丁胺醇等,及抗胆碱能药物如异丙托品等,根据患者对药物的反应选择使用。

(4)雾化治疗:雾化吸入,可增加气道的湿化,有助于痰液排出。可用生理盐水或加入溴己新、异丙托溴铵等。

2.缓解期治疗　加强体质锻炼,提高自身抗病能力。积极防治上呼吸道感染和消除对呼吸道的刺激因素。

(1)戒烟:吸烟是引起慢性支气管炎的重要原因,戒烟是治疗慢性支气管炎反复发作的主要环节。

(2)加强个人卫生,增强体质,预防感冒。

(3)免疫治疗:如气管炎疫苗、转移因子、胸腺素等在一定程度上可增强机体免疫功能,对防治上、下呼吸道感染起到一定作用。

八、预后

慢性支气管炎如无并发症,预后良好,如病因持续存在,尤其是不能戒烟者,症状可迁延不愈或反复发作,使病情持续发展,易并发阻塞性肺气肿、COPD,甚至肺源性心脏病,预后不良。

九、预防

主要措施包括戒烟,增强体质,加强耐寒锻炼,预防感冒,消除和避免各种刺激因素对呼吸道的影响等。

(汤凤莲)

第四节　阻塞性肺气肿

阻塞性肺气肿(obstructive pulmonary emphysema)简称肺气肿,是由于吸烟、感染、大气污染等有害因素刺激,引起终末细支气管远端(呼吸性细支气管、肺泡管、肺泡囊和肺泡)的气道弹性减退、过度膨胀、充气和肺容积增大,并伴有肺泡壁和细支气管破坏,而无明显纤维化病变的病理状态。肺气肿是一病理形态学的变化,这种病理变化使肺的弹性回缩力减低,呼气时由于胸膜腔压力增加而使气道过度萎陷,胸内气道狭窄,气流阻力增加,临床上多有气流受限的呼吸生理学异常。阻塞性肺气肿常与慢性支气管炎并存,一般病程较长,发展缓慢,当发生可逆性不大的气道阻塞和气流受限时即诊断为COPD,可并发慢性肺源性心脏病。

一、病因与发病机制

阻塞性肺气肿的病因不清,一般认为是多种因素协同作用形成的。引起慢性支气管炎的各种因素如吸烟、感染、大气污染、过敏等,均可引起阻塞性肺气肿,其中吸烟是已知的重要环境因素。多种机体内因也参与其发病。肺气肿的发病机制尚未完全阐明。蛋白酶与抗蛋白酶失平衡学说受到重视。该学说认为人体内存在着蛋白酶和蛋白酶抑制因子。蛋白酶能够分解肺组织,但在正常情况下,蛋白酶抑制因子可以抑制蛋白酶的活力,避免肺气肿的发生。如果蛋白酶增多或蛋白酶抑制因子减少,发生不平衡状态,即可引起肺气肿。肺部慢性炎症或香烟烟雾等长期刺激,肺泡巨噬细胞和中性粒细胞大量聚集并活化,释放弹性蛋白酶,当蛋白酶的含量或活性超过局部肺组织中抗蛋白酶的抑制能力,或蛋白酶对局部存在的拮抗剂有抵抗,使拮抗剂不能抑制蛋白酶的破坏作用,弹性蛋白酶被降解,肺组织消融,肺泡间隔破坏,气腔扩大,小气道在呼气时失去了周围肺泡间隔的支持而陷闭,发生肺气肿的病变。慢性支气管炎病程较长者常并发阻塞性肺气肿,其促进阻塞性肺气肿形成的机制包括:①由于支气管的慢性炎症,使管腔狭窄或不完全阻塞,呼气时由于胸膜腔压力增加而使气道闭塞,残留肺泡内气体过多;②慢性炎症破坏小支气管壁软骨,正常的支架作用丧失,呼气时管腔缩小、陷闭,肺泡内积聚过多气体,肺泡内压力逐渐升高,导致肺泡过度膨胀或破裂;③慢性炎症使白细胞和巨噬细胞释放的蛋白分解酶增加,损害肺组织和肺泡壁,致多个肺泡融合成肺大疱或气肿;④肺泡内压增高,肺泡壁毛细血管受压,血供减少,营养障碍,致使弹力减退。

二、病理

按累及二级肺小叶的部位,将阻塞性肺气肿分为:①小叶中央型肺气肿:多见于肺的上部,病变主要侵及呼吸性细支气管,肺泡管、肺泡囊和肺泡相对完整,病变分布不均匀,在肺小叶中心部位为气肿;②全小叶型肺气肿:呈弥漫性改变,累及小叶的呼吸性细支气管、肺泡管、肺泡囊、肺泡,全小叶气腔扩大,肺组织结构破坏,正常的呼吸性细支气管和肺泡被不规则的气腔代替;③混合型:兼有全小叶型和小叶中央型改变。

三、病理生理

阻塞性肺气肿患者肺组织弹性回缩力明显降低,肺泡持续扩大,回缩障碍,功能残气量、残气量和肺总量都增加,残气量占肺总量的百分比增加。随肺气肿病变加重,肺毛细血管大量减少,肺泡间的血流量减少,肺区虽有通气,肺泡壁无血流,无效腔增大;部分肺区有血流灌注,但肺泡通气不良,气体交换障碍,通气与血流比例失调,换气功能障碍。通气和换气功能障碍可引起缺氧和二氧化碳潴留,继而发生呼吸衰竭。

四、临床表现

1.症状　阻塞性肺气肿早期可无明显症状。典型症状是劳力性气促,在原发病症状的基础上出现逐渐加重的呼吸困难。最初常在劳动、上楼时有气促。随病情发展,在平地活动甚至静息时也感气促。慢性支气管炎急性发作时,胸闷、气促加重,严重时可出现呼吸衰竭的症状,如发绀、头痛、嗜睡、神志恍惚等。

2.体征　早期体征不明显。典型的体征为桶状胸,呼吸运动减弱;语音震颤减弱,叩诊呈过清音,心浊音界缩小或消失,肝浊音界下移;听诊呼吸音减弱,呼气延长。并发感染时肺部可有干、湿啰音。如出现剑突下心脏冲动,该处的心音明显强于心尖区,常提示并发慢性肺源性心脏病。

五、辅助检查

1.X线检查　后前位X线片见胸廓扩张,肋骨平行,肋间隙增宽,肺透亮度增加,横膈下移。胸部CT检查对明确肺气肿病变比普通胸片更具敏感性与特异性,它可以估计肺气肿的严重程度,了解小叶中心型和全小叶型等病变,了解肺气肿病变分布的均匀程度。

2.肺功能检查　对肺气肿具有确诊意义,其特征性改变是功能残气量、残气量、肺总量均增加,残气量占肺总量的百分比增大(>40%)。病情发展到COPD时,最大用力呼气流速、第一秒用力呼气量占用力肺活量的比值(FEV$_1$/FVC%)等反映气道阻塞和气流受限的指标均降低。

3.动脉血气分析　早期无变化,随病情发展,动脉血氧分压(PaO$_2$)降低,二氧化碳分压(PaCO$_2$)升高,可出现呼吸性酸中毒,pH降低。

4.血液和痰液检查　一般无异常,继发感染时可出现白细胞、中性粒细胞增高;痰培养可出现致病菌。

六、并发症

1. 自发性气胸　是阻塞性肺气肿常见并发症,其典型临床表现为突然加剧的呼吸困难,并伴有明显的胸痛、发绀,体检患侧叩诊为鼓音,听诊肺呼吸音减弱或消失。但伴发局限性气胸时体征不明显,易误诊。通过 X 线检查,可明确诊断。

2. 呼吸衰竭　病情进展为 COPD 后,在肺功能受损的基础上,可以由于呼吸道感染、痰液引流不畅和其他诱因使病情急性加重,导致呼吸衰竭。

七、诊断与鉴别诊断

（一）诊断

阻塞性肺气肿的诊断要根据病史、临床症状、体征、实验室检查等综合分析。胸部 X 线表现及肺功能检查,对肺气肿诊断有重要意义。阻塞性肺气肿按其临床及病理生理特征可分为下列类型。

1. 气肿型（又称红喘型,PP 型）　其主要病理改变为全小叶型或伴小叶中央型肺气肿。临床上起病隐袭,常由于过度通气,可维持动脉血氧分压正常,呈喘息状,晚期可发生呼吸衰竭或伴右心衰竭。

2. 支气管炎型（又称紫肿型,BB 型）　其主要病理变化为慢性支气管炎伴小叶中央型肺气肿,易反复发生呼吸道感染,导致呼吸衰竭和右心衰竭。

以上两型的临床、X 线和病理生理特征见表 4—1。

3. 混合型　以上两型为典型的特征性类型,临床上两者常同时存在者,称为混合型。

表 4—1　阻塞性肺气肿的临床分型及区别

	支气管炎型	气肿型
发病年龄	年龄较轻	老年多见
临床特征		
体型	多肥胖	明显消瘦
咳嗽	较重	较轻
咳痰	黏液脓性,量多	黏液性,量少
喘气	较轻,急性感染时加重	气促明显,多呈持续性
发绀	有	无
桶状胸	不明显	多明显
呼吸音	正常或减低	减低
湿性啰音 X 线表现	多密布	稀少
肺野	肺气肿征不明显,肺纹理增加、增粗、紊乱	肺气肿征显著,肺纹理减少
心呼吸功能	心影扩大	心影狭长、垂直位
肺总量	正常或轻度增加	增加
残气量	中度增加	显著增加
FEV_1	降低	显著降低
弥散量血气分析	不一	明显减少
PaO_2	显著降低	轻度减低
$PaCO_2$	常明显升高	正常或降低,晚期升高
血细胞比容	常>50%	常<45%
右心衰竭	多发生	晚期发生

（二）鉴别诊断

阻塞性肺气肿应注意与以下疾病相鉴别：

1. 其他类型的肺气肿

（1）老年性肺气肿：由于肺组织生理性退行性改变所引起，不属于病理性；

（2）间质性肺气肿：由于肺泡壁呼吸细支气管破裂，气体进入肺间质，严格地讲不属于肺气肿范畴，可产生皮下气肿；

（3）代偿性肺气肿：由于肺不张、胸廓畸形或肺叶切除术后等原因引起部分肺组织失去呼吸功能，致使健康肺组织代偿性膨胀所致；

（4）瘢痕性肺气肿（灶性肺气肿）：由于肺组织病变纤维化收缩，对其周围组织的牵拉作用，致使管腔扩大，在病灶旁发生瘢痕性肺气肿。根据病史、体征、X线影像学资料可作出鉴别。

2. 心脏疾病　多种心脏疾病在发生左心功能不良时都可引起劳力性气促，应注意与阻塞性肺气肿相鉴别。通过详细询问病史，仔细进行体格检查，结合各种特殊检查资料，可作出鉴别。由于阻塞性肺气肿和多种心脏病多见于老年人，两者可以伴发于同一患者，临床应予注意。

八、治疗

目前对于已经形成的肺气肿病变尚无治疗方法可以使其逆转，各种治疗的目的在于延缓肺气肿病变的发展，改善呼吸功能，提高患者工作、生活能力，针对病因及并发症进行预防。主要包括：

1. 解除气道阻塞中的可逆因素。

2. 控制咳嗽和痰液的生成。

3. 消除和预防气道感染。

4. 控制各种合并症，如动脉低氧血症和血管收缩等。

5. 避免吸烟和其他气道刺激物、麻醉和镇静剂、非必要的手术或所有可能加重本病的因素。

6. 解除患者常伴有的精神焦虑和忧郁。

对于阻塞性肺气肿早期无明显症状者治疗重点在于避免致病因素，并注意适当锻炼，增强体质。对于有慢性支气管炎症状者按慢性支气管炎治疗。对于已经出现不可逆气道阻塞诊断COPD者按COPD治疗。

九、预后

与病情的程度及合理的治疗有关。适当的治疗，尤其是长期家庭氧疗，可延长生存期。

（汤凤莲）

第五节　慢性阻塞性肺病

慢性阻塞性肺病（chronic obstructive pulmonary disease，COPD）是一种常见的以持续气流受限为特征的可以预防和治疗的疾病，气流受限进行性进展，与气道和肺对有毒颗粒或气体的慢性炎症反应增强有关。急性加重风险和合并症可对 COPD 个体患者的整体疾病严重程度产生影响。肺功能检查对确定气流受限有重要意义。在吸入支气管舒张剂后，第一秒用力呼气容积（FEV_1）占用力肺活量（FVC）之比值（FEV_1/FVC）降低（＜70％）是临床确定患者存在气流受限且不能完全逆转的主要依据。COPD 与慢性支气管炎和肺气肿有密切关系。在慢性支气管炎和（或）肺气肿的早期，大多数患者虽有慢性咳嗽、咳痰症状，但肺功能检查尚无气流受限，此时不能诊断为 COPD；当患者病情严重到一定程度，肺功能检查出现气流受限并且不完全可逆时，即应诊断为 COPD。临床上，慢性支气管炎和肺气肿是导致 COPD 的最常见的疾病。

一、病因

COPD 的确切病因尚不清楚，所有与慢性支气管炎和阻塞性肺气肿发生的有关因素都可能参与 COPD 的发病。已经发现的危险因素可以分为外因与内因。

1.外因

（1）吸烟：吸烟是目前公认的 COPD 已知危险因素中最重要者。吸烟者慢性支气管炎的患病率比不吸烟者高 2～8 倍，烟龄越长，吸烟量越大，COPD 患病率越高。吸烟可以从多个环节上促进 COPD 的发生，如能使支气管上皮纤毛变短，排列不规则，使纤毛运动发生障碍，降低气道局部的抵抗力；削弱肺泡吞噬细胞的吞噬功能；还可以引起支气管痉挛，增加气道阻力。

（2）吸入职业粉尘和化学物质：吸入烟尘、刺激性气体、某些颗粒性物质、棉尘和其他有机粉尘等也可促进 COPD 的发病。

（3）空气污染：长期生活在室外空气受到污染的区域可能是导致 COPD 发病的一个重要因素。严重的城市空气污染可以使 COPD 患者病情加重，室内空气污染与 COPD 易患性之间存在联系。

（4）生物燃料：研究证明，在厨房通风条件不好的前提下，使用木柴、农作物秸秆、煤等生物燃料作为生活燃料，可增加 COPD 的患病风险。

（5）呼吸道感染：呼吸道感染是导致 COPD 急性发作的一个重要因素，可以加剧病情进展。但感染是否可以直接导致 COPD 发病目前尚不清楚。

（6）社会经济地位：社会经济地位与 COPD 的发病之间具有负相关关系，可能与室内和室外空气污染、居室拥挤、营养较差及其他与社会经济地位较低相关联的因素有关。

2.内因　尽管吸烟是引起 COPD 的最重要的危险因素，但并不是所有吸烟者都会发生 COPD，吸烟人群中只有少数个体最终发生 COPD，提示吸烟人群中 COPD 的易患性存在个体差异，导致这种差异的原因还不清，可能与以下原因有关。

（1）遗传因素：流行病学研究结果提示 COPD 易患性与基因有关，但 COPD 不是一种单基因疾病，其易患性涉及多个基因。

（2）气道高反应性：研究结果表明，气道反应性增高者其 COPD 发病率也明显增高，两者关系密切。

（3）肺发育、生长不良：在妊娠期、新生儿期、婴儿期或儿童期由各种原因导致肺发育或生长不良的个体在成人后容易患有 COPD。

二、发病机制

各种外界致病因素在易患个体导致气道、肺实质和肺血管的慢性炎症，是 COPD 发生的关键。中性粒细胞、肺泡巨噬细胞、淋巴细胞等多种炎性细胞通过释放多种生物活性物质参与该慢性炎症的发生；肺部的蛋白酶和抗蛋白酶失衡和氧化和抗氧化失衡在 COPD 发病中也起重要作用。COPD 气道阻塞和气流受限的机制主要与下列因素有关：①小气道慢性炎症时细胞浸润、黏膜充血和水肿等使管壁增厚以及分泌物增加等，使管腔狭窄，气道阻力增加；②肺气肿使肺组织弹性回缩力减低，使呼气时将肺内气体驱赶到肺外的动力减弱，呼气流速减慢；同时肺组织弹性回缩力减低后失去对小气道的正常牵拉作用，小气道在呼气期容易发生闭合，进一步导致气道阻力上升。

三、病理生理

气道阻塞和气流受限是 COPD 最重要的病理生理改变，引起阻塞性通气功能障碍。患者还有肺总量、残气容积和功能残气量增多等肺气肿的病理生理改变。多种因素导致 COPD 患者发生通气和换气功能障碍，引起缺氧和二氧化碳潴留，发生不同程度的低氧血症和高碳酸血症，最终导致呼吸衰竭的发生，继发慢性肺源性心脏病。

COPD 主要累及肺脏，也可引起全身的不良效应（或称肺外效应），主要包括全身炎症和骨骼肌功能不良。COPD 的全身不良效应可以加剧患者的活动能力受限，使其生活质量下降，预后变差。

四、临床表现

1. 症状　起病缓慢，病程较长。一般均有慢性咳嗽、咳痰等慢性支气管炎的表现，但也有少数病例虽有明显气流受限，但无咳嗽症状。COPD 的标志性症状是气短或呼吸困难。最初仅在劳动、上楼、爬坡时有气短，休息后可以缓解。随病情发展，在平地活动时即可出现气促，晚期在日常活动时，甚至在静息时出现气促。急性加重期，支气管分泌物增多，进一步加重通气功能障碍，使胸闷、气促加重。严重时出现呼吸衰竭的症状。晚期患者出现体重下降、食欲减退、营养不良等。

2. 体征　早期可无异常体征，随疾病进展出现阻塞性肺气肿体征。听诊呼气延长常提示有明显的气流阻塞和气流受限。并发感染时肺部可有湿啰音，如剑突下出现心脏冲动，心音较心尖部明显增强，提示并发早期肺源性心脏病。

五、辅助检查

1. 肺功能检查　是判断气道阻塞和气流受限的主要客观指标，对 COPD 诊断、严重程度评价、疾病进展状况、预后及治疗反应判断等有重要意义。气流受限是以第一秒用力呼气容积占预计值百分比（FEV_1％预计值）和第一秒用力呼气容积占用力肺活量百分比（FEV_1/FVC）的降低来确定。FEV_1/FVC 是 COPD 的一项敏感指标，可检出轻度气流受限。FEV_1％预计值是中、重度气流受限的良好指标，可作为 COPD 患者肺功能检查的基本项目。吸入支气管舒张剂后 FEV_1/FVC＜70％者，可确定为不能完全可逆的气道阻塞和气流受限。

2. 胸部 X 线检查　COPD 早期胸片可无异常变化。随后可出现慢性支气管炎和肺气肿的影像学改变。X线片检查对COPD诊断特异性不高,但作为确定肺部并发症及与其他肺部疾病进行鉴别的一项重要检查,应常规使用。CT检查对COPD的鉴别诊断有较高价值。

3.血气分析　对确定发生低氧血症、高碳酸血症、酸碱平衡失调以及判断呼吸衰竭的类型有重要价值。

4.其他检查　COPD合并感染时,外周血白细胞增高、分类中性粒细胞增高。痰培养可检出致病菌。

六、诊断

根据吸烟等高危因素史、临床症状、体征等,临床可怀疑COPD。明确诊断依赖于肺功能检查证实有不完全可逆的气道阻塞和气流受限,这是诊断COPD的必要条件。吸入支气管舒张药后$FEV_1/FVC<70\%$,可确定为不完全可逆性气流受限,若能同时排除其他已知病因或具有特征病理表现的气流受限疾病,则可明确诊断为COPD。

七、疾病严重程度评估与病程分期

(一)COPD的评估

在COPD全球策略(2011年修订版)中,提出了COPD评估的全新概念。评估的目的是决定疾病的严重程度,包括四个方面的内容,即症状评估、肺功能评价气流受限的程度、急性加重风险评估和合并症的评估。最终的目的是指导治疗。

1.症状评估　采用COPD评估测试(COPD Assessment Test,CAT)或改良英国医学研究委员会(Medical Research Council,MRC)呼吸困难指数,CAT包括8个常见临床问题,以评估COPD患者的临床症状,评分范围0~40分。

2.肺功能评估　气流受限程度采用肺功能严重度分级,COPD患者气流受限的肺功能分级分为4级,见表4-2。

表4-2　COPD的肺功能严重程度分级(吸入支气管扩张剂后的FEV_1)

分级	患者肺功能 $FEV_1/FVC<0.7$
GOLD1:轻度	$FEV_1\%\geqslant80\%$预计值
GOLD2:中度	$50\%\leqslant FEV_1<80\%$预计值
GOLD3:重度	$30\%\leqslant FEV_1<50\%$预计值
GOLD4:非常重度	$FEV_1\%<30\%$预计值

3.急性加重风险评估　采用急性加重病史和肺功能评估急性加重的风险,上1年发生两次或以上的急性加重或$FEV_1<50\%$预计值提示风险增加。如果当肺功能评估获得的风险与急性加重史获得的结果出现不一致时,则以评估所得到的风险最高的结果为准。

4.COPD的综合评估　临床上应该综合症状评估、肺功能分级以及急性加重的风险,见图4-1、表4-3。

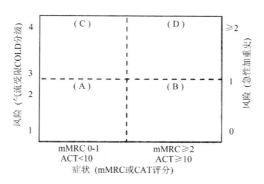

图 4-1 COPD 综合评估

表 4-3 COPD 的综合评估

分级	特征	肺功能分级	每年急性加重次数	CAT	mMRC
A	低风险,症状少	GOLD1~2	≤1	<10	0~1
B	低风险,症状多	GOLD1~2	≤1	≥10	≥2
C	高风险,症状少	GOLD3~4	≥2	<10	0~1
D	高风险,症状多	GOLD3~4	≥2	≥10	≥2

（二）COPD 的分期

依据患者的症状和体征的变化对 COPD 病程进行分期。

1.急性加重期　是指一种急性起病的过程,其特征是患者呼吸系统症状恶化,超出日常的变异,并且导致需要改变药物治疗者;

2.稳定期　指患者咳嗽、咳痰、气短等呼吸道症状稳定或症状轻微。

八、治疗

（一）稳定期的治疗

在 COPD 预防和治疗中,确定和减少危险因素暴露是重要的一步。应鼓励所有吸烟者戒烟。COPD 稳定期的治疗包括药物治疗（表 4-4）和非药物治疗（表 4-5）。在药物治疗之前,首先应该对患者进行综合评估,根据综合评估的结果选择适当的药物治疗。药物治疗可以帮助患者缓解症状,降低急性加重程度和频率,改善健康状况和运动耐力。但目前治疗 COPD 的药物不能改变患者肺功能进行性下降的趋势。

表 4-4 COPD 稳定期药物治疗选择

患者	首选	第二选择	其他备选
A	SABA 或 SAMA 必要时	LABA 或 LAMA SABA 和 SAMA	茶碱
B	LABA 或 LAMA	LABA 和 LAMA	SABA 和（或）SAMA 茶碱
C	ICS/LABA 或 LAMA	LABA 和 LAMA	PDE4 抑制剂 SABA 和（或）SAMA 茶碱
D	ICS/LABA 或 LAMA	ICS/LAMA 或 ICS/LABA + LAMA 或 ICS/LABA+PDE4 抑制剂或 LABA+LAMA 或 LAMA+PDE4 抑制剂	羧甲斯坦 SABA 和（或）SAMA 茶碱

注:COPD:慢性阻塞性肺疾病;SABA:短效 β_2 受体激动剂;SAMA:短效抗胆碱能药物;LABA:长效 β_2 受体激动剂;LAMA:长效抗胆碱能药物;ICS:吸入糖皮质激素;PDE-4 抑制剂:磷酸二酯酶抑制剂

表 4-5　COPD 稳定期非药物治疗

患者	必要	推荐	根据当地指南决定
A	戒烟(包括药物治疗)	体力活动	流感疫苗肺炎疫苗
B~D	戒烟(包括药物治疗)肺康复	体力活动	流感疫苗肺炎疫苗

1.戒烟　对吸烟者采用多种宣教措施,劝导戒烟,对于持续吸烟的患者,药物治疗和尼古丁替代疗法确实能提高长期戒烟率。因职业或环境粉尘、刺激性气体所致者,应脱离粉尘环境。

2.支气管舒张药　主要包括 β_2 受体激动剂、抗胆碱能药物及茶碱类药物,是控制 COPD 症状的主要治疗药物,但并不能阻止疾病发展。短期按需应用可缓解症状,长期规律应用可预防和减轻症状。常用的支气管舒张药包括:

(1)抗胆碱药,主要有短效抗胆碱能药物(SAMA)异丙托溴铵和长效抗胆碱能药物(LAMA)噻托溴铵。异丙托溴铵气雾剂定量吸入,持续 6~8 小时,每次 $40~80\mu g$,每天 3~4 次。噻托溴铵每天 1 次给药,可显著改善患者相关生活质量,还可延缓首次急性加重发生时间,减少急性加重次数,住院风险、治疗期间死亡风险亦明显下降。抗胆碱能药物除具有支气管舒张作用外,还可能参与抑制 COPD 患者的气道炎症反应,减轻气道重塑,从多方面延缓肺功能下降的速率。

(2) β_2 肾上腺受体激动剂,短效制剂如沙丁胺醇气雾剂,长效制剂如沙美特罗、福莫特罗等。临床研究表明,沙美特罗和福莫特罗能够改善 COPD 患者的肺功能,缓解症状,提高运动耐受能力,提高健康相关的生活质量。超长效 β_2 受体激动剂是正在开发的新一代 LABA,作用时间可>24 小时,如茚达特罗(indacaterol)等。

(3)茶碱类,除舒张支气管外,还有强心、利尿、增强膈肌功能等多方面作用,有利于减轻患者症状,提高生活质量,常用制剂如茶碱缓释或控释片。注意使用的剂量,以免引起副作用。

3.祛痰药　对痰不易咳出者可应用。

4.长期家庭氧疗　对 COPD 并发慢性呼吸衰竭者可提高生活质量和生存率,其使用的指征为:

(1) $PaO_2 \leqslant 55mmHg$ 或 SaO_2 在 88%,有或没有高碳酸血症;

(2) PaO_2 55~70mmHg,或 $SaO_2 < 89\%$,并有肺动脉高压、右心衰竭或红细胞增多症(血细胞比容>0.55)。一般用鼻导管吸氧,氧流量 1~2L/min,吸氧时间大于 15h/d。

5.抗炎药物　COPD 的异常炎症反应是 COPD 疾病进展的重要驱动因素。但是目前没有任何抗炎药物能够有效抑制 COPD 的慢性炎症反应。

(1)糖皮质激素:系最有效的抗炎药物,主要作用机制包括干扰花生四烯酸代谢(如白三烯及前列腺素合成),减少微血管渗出,抑制细胞因子生成,抑制炎症细胞迁移和活化,增加气道平滑肌对 β_2 受体激动剂的反应性。慢性阻塞性肺疾病全球策略 2011 年修订版推荐用于有高急性加重风险的患者,可长期吸入糖皮质激素加长效支气管扩张剂的治疗。

(2)磷酸二酯酶-4(PDE-4)抑制剂:PDE 具有水解细胞内第二信使环磷酸腺苷(cAMP)或环磷酸鸟苷(cGMP)的功能。PDE-4 主要表达在中性粒细胞、CD8T 淋巴细胞和巨噬细胞,其抑制剂是一种新型的具有广泛抗炎症反应效应的药物。目前已经成功开发出的两种新的 PDE－4 抑制剂西洛司特和罗氟司特在国外已开始临床应用。研究证实 PDE－4 抑制剂对控制 COPD 的炎症有效、安全。

6.康复治疗　改善 COPD 患者活动能力、提高生活质量,是 COPD 患者在稳定期重要的治疗手段,具体包括呼吸生理治疗、肌肉训练、营养支持、心理治疗与教育等多方面措施。呼吸生理治疗可采取以下措施:

(1)腹式呼吸:缩唇缓慢呼气,以加强呼吸肌的活动,增加膈肌的活动能力;

(2)全身运动:如步行、踏车、广播操、呼吸操、太极拳等,锻炼呼吸循环功能。

COPD 多数有营养不良,营养疗法有利于增强呼吸肌力及改善免疫功能,提高机体抗病能力。要求达到理想的体重,应按具体情况给以合理营养,同时避免过高碳水化合物和过高热卡摄入,以免产生过多 CO_2 会增加呼吸负荷。

(二)急性加重期治疗

COPD 急性加重是指一个急性事件,其特征是患者呼吸道症状恶化,超出日常的变异,并且需要改变原药物治疗。COPD 急性加重可由多种因素引起,最常见为病毒性上呼吸道感染和气管支气管感染。COPD 急性加重的诊断依靠患者症状急性变化[呼吸困难、咳嗽和(或)咳痰],这些变化超出正常的日间变异。COPD 急性加重治疗的目标是:减轻目前急性加重和预防以后急性加重的发生。首先确定导致病情急性加重的原因,其次根据患者病情严重程度决定门诊或住院治疗。

1.控制性氧疗　氧疗是 COPD 加重期患者住院的基础治疗。一般吸入氧浓度为 28%～30%,吸入氧浓度过高时引起二氧化碳潴留的风险加大,给氧途径包括鼻导管或 Venturi 面罩。氧疗 30 分钟后应复查动脉血气已确认氧合是否满意而未引起二氧化碳潴留和(或)呼吸性酸中毒。

2.抗生素　由于多数 COPD 急性加重由细菌感染诱发,故抗感染治疗在 COPD 急性加重的治疗中具有重要地位。COPD 急性加重并有脓性痰是应用抗生素的指征。开始时应根据患者所在地常见病原菌类型经验性地选择抗生素,并及时根据痰培养及抗生素敏感试验调整药物。抗菌治疗应尽可能将细菌负荷降低到最低水平,以延长 COPD 急性加重的间隔时间。长期应用广谱抗生素和糖皮质激素易继发深部真菌感染,应密切观察真菌感染的临床征象并采用防治真菌感染措施。

3.支气管舒张药　吸入支气管扩张剂,尤其是吸入短效 β_2 受体激动剂通常是 COPD 急性加重期的首选治疗,若疗效不显著,建议加用抗胆碱能药及甲基黄嘌呤类药(茶碱或氨茶碱)。

4.糖皮质激素　口服或静脉糖皮质激素治疗对 COPD 急性加重有益,能够加快病情缓解、改善肺功能和低氧血症,降低短期内复发和治疗失败的风险。泼尼松龙每天 30～40mg,用药 7～10 天是安全有效的,延长给药时间不能增加疗效,但增加副作用(如高血糖、肌肉萎缩)。

5.机械通气　无创机械通气可以改善呼吸性酸中毒、减少气管插管、缩短住院日并降低死亡率。对于并发较严重的呼吸衰竭患者可使用有创机械通气治疗。

6.其他治疗措施　注意补充营养,合理补充液体和电解质,积极排痰治疗,处理伴随疾病及合并症。

（三）外科治疗

COPD 主要依赖内科方法进行治疗，外科方法只适用于少数有特殊指征的患者。手术方式包括肺大疱切除术和肺减容手术。肺移植术为终末期 COPD 患者提供了一种新的治疗选择。

九、预后

COPD 是慢性进行性疾病，目前尚无法使其病变逆转，但积极采取综合性治疗措施可以延缓病变进展。晚期常继发慢性肺源性心脏病。

（汤凤莲）

第六节　慢性肺源性心脏病

慢性肺源性心脏病（chronic pulmonary heart disease，chronic cor pulmonale）是由肺组织、肺动脉血管或胸廓的慢性病变引起肺组织结构和功能异常，产生肺血管阻力增加，肺动脉高压，使右心室肥厚、扩大，伴或不伴右心衰竭的心脏病。

在我国肺源性心脏病是呼吸系统的一种常见病、多发病。根据 20 世纪 70 年代全国 40 岁以上 500 余万人群抽样调查结果表明，本病的患病率为 0.46%。1992 年在北京、湖北、辽宁农村抽样调查 10 万余人，慢性肺源性心脏病患病率为 0.44%。一般特征为高原、寒冷地区、农村及吸烟人群患病率较高。患病年龄多在 40 岁以上，并随年龄增高而增加。近 10 余年来随着社会老龄化因素的影响，患者高峰年龄已向 60～70 岁推移。冬、春季节，气候骤然变化是肺源性心脏病急性发作的重要因素，急性呼吸道感染常为急性发作的诱因。

一、病因

按原发病发生部位一般可分为 4 类：

（一）支气管、肺疾病

以慢性支气管炎并发阻塞性肺气肿引起的慢性阻塞性肺疾病（COPD）最为多见，占 80%～90%，其次为支气管哮喘、支气管扩张症、重症肺结核、肺尘埃沉着病、弥漫性肺间质纤维化等。

（二）胸廓运动障碍性疾病

较少见，严重的胸廓、脊柱畸形，如脊椎后凸、侧凸，脊椎结核、类风湿关节炎、胸膜广泛粘连，及胸廓成形术后以及神经肌肉疾病如脊髓灰质炎等。

（三）肺血管疾病

甚少见。累及肺动脉的过敏性肉芽肿病，广泛或反复发生的多发性肺小动脉栓塞及肺小动脉炎，以及原因不明的原发性肺动脉高压等。

（四）其他

神经肌肉疾病如脊髓灰质炎、肌营养不良和肥胖通气不良综合征等，近年发现睡眠呼吸暂停综合征等亦可导致肺源性心脏病。

二、病理

(一)肺部基础疾病

病变尽管导致慢性肺源性心脏病的病因多种多样,但我国慢性肺源性心脏病的基础疾病绝大多数为慢性支气管炎和阻塞性肺气肿及其并发的 COPD。

(二)肺血管病变

慢性肺源性心脏病时,常可观察到:

1.肺血管构型重建 由慢性缺氧引起,是发生慢性缺氧性肺动脉高压最重要的原因。主要见于肺动脉内膜增厚,内膜弹性纤维增多,内膜下出现纵行肌束,弹性纤维和胶原纤维性基质增多,使血管变硬,阻力增加;中膜平滑肌细胞增生、肥大,导致中膜肥厚;无肌层肺小动脉出现明显肌层。

2.肺小动脉炎症 长期反复发作的 COPD 慢性气道炎症,可累及邻近肺小动脉,引起血管炎,管壁增厚、管腔狭窄,甚至完全闭塞。

3.慢性支气管炎并发肺气肿,肺泡过度膨胀,肺泡内压力增高,肺毛细血管受压,血管床减少。

4.肺泡壁的破裂造成毛细血管网的毁损,肺泡毛细血管床减损超过 70％时则肺循环阻力增大,促使肺动脉高压的发生。

5.部分慢性肺源性心脏病急性发作期患者存在多发性肺微小动脉原位血栓形成,引起肺血管阻力增加,加重肺动脉高压。

(三)心脏病变

表现为心脏重量增加,右心肥大,右心室肌肉增厚,心室腔扩大,肺动脉圆锥膨隆,心尖圆钝。光镜下观察,常见于心肌纤维不同程度的肥大性变化。心肌纤维出现灶性肌浆溶解,灶性心肌纤维坏死或纤维化,心肌间质水肿,炎性细胞浸润。电镜下可见,心肌细胞线粒体肿胀、内质网扩张、肌节溶解或长短不一,糖原减少或消失等。

三、发病机制

多种原因可以导致肺源性心脏病,虽发病机制不完全相同,但这些疾病均可造成肺结构和功能的不可逆性改变,发生反复的气道感染和低氧血症,导致一系列体液因子和肺血管的变化,使肺血管阻力增加,肺动脉血管构型重建,产生肺动脉高压。肺动脉高压使得右心室负荷加重,引起右心室扩大、肥厚,甚至发生右心功能衰竭。

(一)肺动脉高压的形成

肺动脉高压(pulmonary hypertension,PH)指肺动脉压升高,静息状态下肺动脉平均压 $>25mmHg$,运动状态下 $>30mmHg$。由 COPD 等慢性呼吸系统疾病所致的肺动脉高压,其主要发病机制包括:

1.肺血管功能性改变 COPD 和其他慢性呼吸系统疾患发展到一定阶段,可以出现肺泡低氧和动脉血低氧血症。肺泡气 O_2 分压下降可引起局部肺血管收缩和支气管舒张,以利于调整通气/血流比例,保证肺静脉的氧合作用,这是机体的一种正常的保护反应。但长期缺氧引起肺血管持续性收缩,即可导致肺血管病理性改变,产生肺动脉高压。主要机制包括:

(1)体液因素:正常时,低度的肺动脉张力是由多种收缩血管物质和舒张血管物质共同维持的。缺氧可以使肺组织中多种生物活性物质的含量发生变化,其中包括具有收缩血管作用物质,也包括舒张血管作用物质。肺血管对低氧的收缩反应是多种物质共同变化的结果。缺氧时收缩血管的活性物质增多,使肺血管收缩,血管阻力增加,形成肺动脉高压。缺氧性肺血管收缩并非完全取决于某种血管收缩物质的绝对量,而很大程度上取决于局部收缩血管物质和扩张血管物质的比例。

(2)神经因素:缺氧和高碳酸血症可刺激颈动脉窦和主动脉体化学感受器,反射性地引起交感神经兴奋,儿茶酚胺分泌增加,使肺动脉收缩。缺氧后存在肺血管肾上腺素能受体失衡,使肺血管的收缩占优势,也有助于肺动脉高压的形成。

(3)缺氧对肺血管的直接作用:缺氧可直接使肺血管平滑肌收缩,其机制可能因缺氧使平滑肌细胞膜对 Ca^{2+} 通透性增加,细胞内 Ca^{2+} 的含量增高,肌肉兴奋—收缩偶联效应增强,使肺血管收缩。

(4)H^+ 使血管对缺氧收缩敏感性增强,肺源性心脏病患者常有高碳酸血症,$PaCO_2$ 增高,可产生过多的 H^+。

2.肺血管器质性改变 慢性缺氧不仅可以引起肺动脉收缩,还可以导致肺血管解剖结构的重塑形成肺循环血流动力学的障碍。具体机制尚不清楚,可能涉及肺内、外多种生长因子表达的改变以及由此产生的一系列生物学变化。

肺源性心脏病肺血管阻力增加、肺动脉高压的形成中肺血管功能性改变较器质性变化更为重要。临床上肺源性心脏病急性加重期,出现心力衰竭的加重,常常是由于各种基础疾病的急性加重,使动脉血氧分压进一步降低,或出现酸中毒从而使肺动脉压进一步增高,右心负荷加重所致。因此在急性加重期经过治疗,缺氧和高碳酸血症得到纠正后,肺动脉压可明显降低,部分患者甚至可恢复到正常范围。

3.血容量增多和血液黏稠度增加 慢性缺氧产生继发性红细胞增多,血液黏稠度增加。血细胞比容超过 0.55~0.60,血液黏稠度就明显增加,血流阻力随之增高。缺氧可使醛固酮增加,使钠、水潴留;同时使肾小动脉收缩,肾血流量减少也加重钠、水潴留,血容量增多。

(二)心脏病变和心力衰竭

1.肺循环阻力增加时,右心发挥其代偿功能,以克服肺动脉压升高的阻力而发生右心室肥大。肺动脉高压早期,右心室尚能代偿,随着病情的进展,肺动脉压持续升高,超过右心室的负荷,右心失代偿,右心排血量下降,舒张末压增高,促使右心室扩大和右心室功能衰竭。

2.心肌缺氧、反复肺部感染、细菌毒素对心肌的毒性作用、酸碱平衡失调、电解质紊乱等所致的心律失常等均可影响心肌,促进心力衰竭。

3.肺源性心脏病时由于缺氧、高碳酸血症、酸中毒、相对血容量增多等因素,如持续性加重,则可发生左心室肥大,甚至导致左心衰竭。

(三)其他重要器官的损害

缺氧和高碳酸血症除对心脏有影响外,对其他重要器官如脑、肝、肾、胃肠及内分泌系统、血液系统等发生病理改变,引起多脏器的功能损害。

四、临床表现

临床上除原有肺、胸疾病的各种症状和体征外,主要是逐步出现肺、心功能衰竭以及其他器官损害的征象。临床上往往表现为急性发作期与缓解期交替出现,肺、心功能不全亦随之进一步恶化。急性发作次数愈多,肺、心功能损害愈重。

1.肺、心功能代偿期(包括缓解期)　此期主要是慢阻肺的表现。慢性咳嗽、咳痰、气促,活动后可感心悸、呼吸困难、乏力和劳动耐力下降。体检可有明显肺气肿征,听诊多有呼吸音减弱,偶有干、湿性啰音,心音遥远。肺动脉瓣区第二心音亢进,提示有肺动脉高压存在。三尖瓣区出现收缩期杂音或剑突下心脏冲动,示有右心室肥大。

2.肺、心功能失代偿期(包括急性加重期)　本期以呼吸衰竭为主或心力衰竭为主或两者兼有的临床表现。

(1)呼吸衰竭:急性呼吸道感染为常见诱因。

(2)心力衰竭:表现为劳力性呼吸困难、腹胀、食欲缺乏、恶心、呕吐等症状。主要为体循环淤血的体征,可有颈静脉怒张、肝大伴压痛、肝颈静脉回流征阳性、腹水及下肢水肿。三尖瓣区出现收缩期杂音,严重者心尖区可闻及奔马律,也可出现各种心律失常。

五、辅助检查

(一)X线检查

除肺、胸基础疾病及急性肺部感染的特征外,尚可有肺动脉高压征,如右下肺动脉干扩张,其横径≥15mm;其横径与气管横径之比值≥1.07;肺动脉段明显突出或其高度≥3mm;肺动脉圆锥部显著凸出(右前斜位45°)或锥高≥7mm;右心室肥大征,皆为诊断肺源性心脏病的主要依据。

(二)心电图检查

主要表现有右心室肥大的改变,如电轴右偏,额面平均电轴≥+90。重度顺钟向转位,R_{V1}+S_{V5}≥1.05mV及肺型P波。也可见右束支传导阻滞及低电压图形,可作为诊断肺源性心脏病的参考条件。在V_1、V_2甚至延至V_3,可出现酷似陈旧性心肌梗死图形的QS波,应注意鉴别。

(三)超声心动图检查

通过测量右心室流出道内径(≥30mm)、右心室内径(≥20mm)、右心室前壁的厚度、右肺动脉内径或肺动脉干等指标,以诊断肺源性心脏病。

(四)血气分析

用以判断有无缺氧、二氧化碳潴留和酸碱平衡紊乱及严重程度,对肺源性心脏病急性发作期的治疗具有重要意义。急性发作期可出现低氧血症或合并高碳酸血症及多种酸碱失衡。

(五)血液检查

红细胞及血红蛋白可升高。全血黏度及血浆黏度可增加,合并感染时,白细胞总数增高,中性粒细胞增加。部分患者血清学检查可有肾功能或肝功能改变。

(六)其他

肺功能检查对早期或缓解期肺源性心脏病患者有意义。痰细菌学检查对急性加重期肺源性心脏病可以指导抗菌药物的选用。

六、诊断

患者有慢性支气管炎、肺气肿、其他肺胸疾病或肺血管病变,因而引起肺动脉高压、右心室肥大或右心功能不全表现,结合的心电图、X线、超声心动图表现等,同时排除其他心脏病,可以作出诊断。

七、鉴别诊断

本病需与下列疾病相鉴别：

1.冠状动脉粥样硬化性心脏病（简称冠心病）　冠心病患者可发生全心衰竭，并出现肝大、下肢水肿和发绀，这些表现均与肺源性心脏病相似，且肺源性心脏病患者心电图 $V_1 \sim V_3$ 可呈 QS 型，酷似心肌梗死的心电图改变，两者易于混淆。但冠心病患者多有心绞痛或心肌梗死的病史，心脏增大主要为左心室大，常有左心衰竭的发作史、原发性高血压、高脂血症、糖尿病等病史，无慢性呼吸道疾病病史。体检、X 线及心电图检查呈左心室肥大为主的征象。鉴别有困难时，应详细询问病史，体格检查和有关的心、肺功能检查有助鉴别。

2.原发性心肌病　右心衰竭时肝大、肝颈静脉反流征阳性、下肢水肿和腹水，与肺源性心脏病相似，尤其是伴有呼吸道感染时，容易误诊为肺源性心脏病。但原发性心肌病多见于中青年，无明显慢性呼吸道疾病史、肺气肿体征，无突出的肺动脉高压征，心电图无明显顺钟向转位及电轴右偏，而以心肌广泛损害多见。心脏大多呈普遍性增大。超声心动图检查有助于鉴别。

3.风湿性心瓣膜病　多见于青少年，有风湿活动史，X 线表现为左心房扩大为主。无慢性呼吸道疾病史及肺气肿体征，结合 X 线、心电图、超声心动图有助于鉴别。

4.发绀型先天性心脏病　这类患者常有右心增大、肺动脉高压及发绀等表现，有时与肺源性心脏病混淆。先天性心脏病患者多于儿童和青年时发病，体检无肺气肿体征，心脏听诊可闻及特征性杂音。超声心动图有助于鉴别。

八、并发症

1.肺性脑病　是由于呼吸功能衰竭所致缺氧、二氧化碳潴留而引起精神障碍、神经系统症状的综合征。但必须除外脑动脉硬化、严重电解质紊乱、单纯性碱中毒、感染中毒性脑病等。

2.酸碱失衡及电解质紊乱　肺源性心脏病出现呼吸衰竭时，因缺氧和二氧化碳潴留，可发生各种不同类型的酸碱失衡及电解质紊乱，使其病情更为恶化。

3.心律失常　多表现为房性期前收缩及阵发性室上性心动过速，以紊乱性房性心动过速最具特征性，也可有心房扑动及心房颤动。少数病例由于急性严重心肌缺氧，可出现心室颤动以至心脏骤停。应注意与洋地黄中毒等引起的心律失常鉴别。

4.休克　是肺源性心脏病死因之一。发生原因有：

(1)感染中毒性休克；

(2)失血性休克，多由上消化道出血引起；

(3)心源性休克，严重心力衰竭或心律失常所致。

九、治疗

（一）肺、心功能失代偿期

治疗原则：积极控制感染；通畅呼吸道，改善呼吸功能；纠正缺氧和二氧化碳潴留；控制呼吸和心力衰竭，处理并发症。

1.呼吸衰竭的治疗　控制支气管、肺部感染,参考痰菌培养及药物敏感试验选择抗菌药物。在没有得到培养结果前,根据感染的环境及痰涂片革兰染色选用抗菌药物。院外感染以革兰阳性菌占多数;院内感染则以革兰阴性菌为主。或选用两者兼顾的抗菌药物。常用的有青霉素类、氨基糖苷类、氟喹诺酮类及头孢菌素类等抗菌药物。若真菌感染,应调节机体免疫功能,停用或调整抗菌药物,加用抗真菌药物如咪康唑或氟康唑。通畅呼吸道,纠正缺氧和二氧化碳潴留,纠正酸碱失衡和电解质紊乱。

2.右心功能衰竭的治疗　肺源性心脏病心力衰竭的治疗与其他心脏病心力衰竭的治疗不同之处在于:肺源性心脏病患者一般在积极控制感染、改善呼吸功能后,心力衰竭便能得到改善。但对治疗后无效或较重患者可适当选用利尿、正性肌力药或血管扩张药。

(1)利尿剂:有减少水钠潴留、减轻心脏前负荷的作用。原则上宜缓和、小量、联合应用排钾与保钾利尿剂,疗程不宜长。如氢氯噻嗪 25mg,1 次/日,3 次/日,可加用保钾利尿剂,如氨苯蝶啶 50～100mg,1～3 次/日。重度而急需行利尿的患者可用呋塞米(furosemide,速尿)20mg 肌注或口服。应用利尿剂后应注意预防低钾低氯性碱中毒。

(2)正性肌力药:肺源性心脏病患者由于慢性缺氧及感染,对洋地黄类药物耐受性很低,疗效较差,且易发生心律失常,这与处理一般心力衰竭有所不同。如使用洋地黄类药物,应选用作用快、排泄快的制剂,其剂量宜小,一般约为常规剂量的 1/2 或 2/3,如毒毛花苷 K(毒毛旋花子苷 K)0.125～0.25mg 或毛花苷丙(西地兰)0.2～0.4mg 加于 10%葡萄糖液内静脉缓慢推注,或地高辛 0.125mg,1 次/日口服。低氧血症和感染等均可使心率增快,故不宜以心率快慢作为衡量洋地黄类药物应用和疗效考核指征。应用指征有:①感染已控制,呼吸功能已改善,利尿剂不能得到良好的疗效而反复水肿的心力衰竭患者;②以右心衰竭为主要表现而无明显感染的患者;③出现急性左心衰竭者。

(3)血管扩张剂的应用:血管扩张剂可以改善右心室功能与右心室血流灌注,降低右心室后负荷及肺动脉压。对部分心力衰竭有一定效果,但并不像治疗其他心脏病那样效果明显。常用的药物有:酚妥拉明、硝普钠、硝苯地平、氨力农等,川芎嗪、一氧化氮(NO)等有一定降低肺动脉压的效果而无副作用。

3.并发症的治疗　慢性肺源性心脏病除肺和心功能严重损伤外,全身其他器官均可受累及,出现多种并发症,须及时发现并积极治疗,方可降低病死率。

4.加强护理工作　严密观察病情变化,加强心肺功能的监护。翻身、拍背等方法排除呼吸道分泌物,改善通气功能。

(二)肺、心功能代偿期

采用中西医结合的综合措施,增强患者的免疫功能,去除诱发因素,减少或避免急性发作,使肺、心功能得到部分或全部恢复。

十、预后

肺源性心脏病常反复急性发作,随肺功能的损害病情逐渐加重,多数预后不良,病死率在 10%～15%,但经积极治疗可以延长寿命,提高患者生活质量。

十一、预防

主要是防治引起本病的支气管、肺和肺血管等疾病。积极提倡戒烟,加强卫生宣教,增强抗病能力。防治原发病的诱因,如呼吸道感染、各种变应原、有害气体的吸入、粉尘作业等的防护工作等。

(汤凤莲)

第七节　支气管哮喘

支气管哮喘(bronchial asthma)简称哮喘,是气道的一种慢性变态反应性炎症性疾病。气道炎症是由多种炎性细胞(如嗜酸性粒细胞、肥大细胞、T 淋巴细胞、中性粒细胞等)气道结构细胞(如平滑肌细胞、气道上皮细胞等)和细胞组分参与。这种慢性炎症导致气道高反应性、可逆性气流受限,并引起反复发作性的喘息、气急、胸闷或咳嗽等症状,常在夜间和(或)清晨发作、加剧,多数患者可自行缓解或经治疗后缓解。

支气管哮喘是全球最常见的慢性呼吸道疾病之一,全球约有 3 亿患者,其发病率呈上升趋势,我国哮喘患者人数超过 1500 万,其患病率随国家和地区不同而异。我国哮喘平均患病率为 0.5%～1.0%,随地区不同而异。本病可以累及所有年龄组的人群,但约半数哮喘患者于 12 岁以前起病,老年人也易患本病。许多患者的病程长达十几年至几十年。哮喘已成为患者家庭和全社会的一个沉重负担。

鉴于全球许多国家和地区的哮喘患病率和死亡率均呈上升趋势,故引起世界卫生组织(WHO)和各国政府的重视。1995 年由 WHO 和美国国立卫生院心、肺、血液研究所组织多国专家共同制定的《哮喘防治的全球创议》(global initiative for asthma,GINA),经过不断更新修订,已成为全球哮喘防治工作的指南。

一、病因与发病机制

(一)病因

哮喘的病因还不十分清楚,许多因素参与其中。主要包括宿主因素(遗传因素)和环境因素。

1.遗传因素　目前认为哮喘是一种多基因遗传病。一些遗传因子控制着气道对环境刺激的反应,使哮喘患者的气道高反应具有一定的遗传性,此外,哮喘患者可能存在特异的哮喘基因、IgE 调节基因和特异免疫反应基因。

2.激发因素　主要包括:

(1)吸入物:如尘螨、花粉、真菌、动物毛屑、二氧化硫、氨气等各种特异和非特异性吸入物;

(2)感染:如细菌、病毒、原虫、寄生虫等;

(3)食物:如鱼蟹、蛋类、牛奶等;

(4)气候改变:气温、湿度、气压等改变时可诱发哮喘;

(5)精神因素:情绪激动、精神紧张等;

(6)运动:一些哮喘患者在剧烈运动后诱发哮喘;

(7)药物:有些药物可诱发哮喘发作,如阿司匹林等;

(8)内分泌因素:有些女性患者哮喘发作与月经、妊娠有关。

(二)发病机制

哮喘的发病机制不完全清楚。

1.变态反应学说　当外源性变应原进入特应症患者体内,产生的 IgE 抗体,并结合于肥大细胞和嗜碱性粒细胞表面的高亲和性的 IgE 受体,当这种变应原再次进入体内并与 IgE 抗体结合后,肥大细胞脱颗粒,释放出组胺、白三烯、血小板活化因子等多种活性介质,导致支气管平滑肌痉挛、黏液分泌增加、血管通透性增高和炎症细胞浸润等,使支气管腔狭窄,导致速发相哮喘反应(IAR)。这种Ⅰ型变态反应通常在几分钟内发生,持续 1 个多小时。

2.神经－受体失衡学说　支气管受复杂的自主神经支配。除胆碱能神经、肾上腺素能神经外,还有非肾上腺素能非胆碱能(NANC)神经系统。支气管哮喘与 β 肾上腺素受体功能低下和迷走神经张力亢进有关,并可能存在有 α 肾上腺素神经的反应性增加。NANC 能释放舒张支气管平滑肌的神经介质及收缩支气管平滑肌的介质,两者平衡失调,则可引起支气管平滑肌收缩。

3.气道炎症学说　是目前公认的最重要的哮喘发病机制。众多研究资料显示,支气管哮喘是一种慢性变态反应性气道炎症,表现为多种炎症细胞特别是肥大细胞、嗜酸性粒细胞和 T 淋巴细胞等多种炎症细胞在气道的浸润和聚集。这些细胞相互作用可以分泌多种炎症介质和细胞因子,这些介质、细胞因子与炎症细胞互相作用构成复杂的网络,使气道反应性增高,气道收缩,黏液分泌增加,血管渗出增多。根据介质产生的先后可分为快速释放性介质,如组胺;继发产生炎性介质,如前列腺素(PG)、白三烯(LT)、血小板活化因子(PAF)等。肥大细胞激发后,可释放出组胺、嗜酸性粒细胞趋化因子(ECF－A)、中性粒细胞趋化因子(NCF－A)、LT 等介质。肺泡巨噬细胞激发后可释放血栓素(TX)、PG、PAF 等介质。这些介质均可加重气道反应性和炎症。气道的结构细胞(包括上皮细胞、成纤维细胞、平滑肌细胞)还可分泌内皮素－1(ET－1),各种生长因子促进气道的增殖与重构。此外,黏附分子(adhesion molecules,Ams)是一类能介导细胞间黏附的糖蛋白,在哮喘的发病中亦起重要作用。

近年来研究发现,T 淋巴细胞的免疫调节作用失常(Th1 功能低下、Th2 功能亢进、Th1/Th2 低于正常)与哮喘时气道的变态反应性炎症有非常密切的关系。

气道变态反应性炎症是导致哮喘患者气道高反应性和气道弥漫性、可逆性阻塞的病理基础。不同类型、不同病期和不同严重程度的哮喘均存在慢性变态反应性气道炎症,只是程度不一而已。

4.其他机制　除了上述 3 种学说外,部分哮喘患者的发病与下列机制有关。

(1)感染:主要与呼吸道的病毒感染有关,部分患者的发病与鼻窦炎有关。

(2)药物:许多药物可以引起哮喘,但其发病机制不尽相同,常见的药物包括阿司匹林在内的解热镇痛药和含碘造影剂。

(3)运动:不少青少年哮喘患者的症状发生于运动后,被称为运动性哮喘,发病机制尚不清楚,哮喘发生与运动类型有关,以冷天户外跑步时最易发生。

(4)遗传:哮喘患者常有家族史。已知哮喘属于多基因遗传,其遗传度甚至可高达 80%以上。

(5)胃食管反流:哮喘患者中其发生率远远高于正常人群。

(6)心理因素:部分哮喘患者的症状与情绪有关,但心理因素仅仅是诱因,而不是独立的发病机制。

二、病理

气道内以嗜酸性粒细胞浸润为主的变态反应性炎症是支气管哮喘的主要病理特征。早期表现为支气管黏膜肿胀、充血、分泌物增多，气道炎症细胞浸润，气道平滑肌痉挛等可逆性的病理改变，病情缓解后可基本恢复正常。但反复发作后，气道呈现慢性炎症改变，表现为上皮细胞纤毛倒伏、脱落，上皮细胞坏死，黏膜上皮层杯状细胞增多，炎性细胞浸润支气管壁，上皮基底膜增厚，支气管平滑肌细胞肥大，肌纤维增多，黏液腺和黏液分泌细胞体积增大，杯状细胞增殖及支气管分泌物增加。哮喘病程愈长，气道阻塞的可逆性愈小，气道重塑也愈明显。

三、临床表现

1. 症状　为发作性伴有哮鸣音的呼气性呼吸困难或发作性胸闷和咳嗽，干咳或咳大量白色泡沫痰，甚至出现发绀等，有时咳嗽为唯一的症状（咳嗽变异型哮喘）。哮喘症状可在数分钟内发作，经数小时至数天，可自行缓解或用支气管舒张药缓解。某些患者在缓解数小时后可再次发作或在夜间及凌晨发作。有些青少年，其哮喘症状表现为运动时出现胸闷和呼吸困难（运动性哮喘）。

2. 体征　胸部呈过度充气状态，有广泛的哮鸣音，呼气音延长。但在轻度哮喘或严重哮喘发作，哮鸣音可不出现。严重患者肺部过度膨胀，辅助呼吸肌和胸锁乳突肌收缩加强，心率增快、奇脉、胸腹反常运动和发绀。

3. 实验室和其他检查

(1)血液检查：发作时可有嗜酸性粒细胞增高，如并发感染可有白细胞总数和中性粒细胞增高。

(2)痰液检查：涂片在显微镜下可见较多嗜酸性粒细胞，也可见尖棱结晶（Charcot－Leyden 结晶体）、黏液栓（Curschmann 螺旋体）和透明的哮喘珠（Laennec 珠）。如合并呼吸道细菌感染，痰涂片革兰染色、细菌培养及药物敏感试验有助于病原菌诊断及指导治疗。近年来认为，通过诱导痰液中细胞因子和炎性介质含量的测定，有助于哮喘的诊断和病情严重程度的判断。呼出气成分如一氧化氮（NO）可作为哮喘时气道炎症的无创标志物。

(3)呼吸功能检查：在哮喘发作时有关呼气流速的全部指标均显著下降，第一秒用力呼气量（FEV_1）、1 秒钟用力呼气量占用力肺活量比值（$FEV_1/FVC\%$）、最大呼气中期流速（MMER）、25％与 50％肺活量时的最大呼气流量（$MEF_{25\%}$ 与 $MEF_{50\%}$）以及呼气流量峰值（PEF）均减少。在发作时用力肺活量减少、残气量增加，功能残气量和肺总量增加，残气占肺总量百分比增高。缓解期上述指标可全部或部分恢复。

(4)动脉血气分析：严重哮喘发作时可有不同程度的低氧血症，PaO_2 降低。$PaCO_2$ 一般正常或降低。若 $PaCO_2$ 增高，提示气道阻塞非常严重或呼吸肌过度疲劳。

(5)胸部 X 线检查：发作时可见两肺透亮度增加，呈过度充气状态；缓解期多无明显异常。如并发呼吸道感染，可见肺纹理增加及炎性浸润阴影。同时要注意肺不张、气胸或纵隔气肿等并发症的存在。

(6)过敏原的检查：过敏原皮试和血清特异性 IgE 测定，有助于了解导致具体患者与哮喘有关的过敏原种类，也可帮助确定特异性免疫治疗方案。

四、诊断

1. 典型哮喘的诊断 根据上述临床特点,即喘息等症状的反复发作性、发病时哮鸣音的弥漫性和症状的可逆性,如能排除其他可引起喘息、胸闷和咳嗽的疾病,即可作出诊断。

2. 不典型哮喘的诊断 症状不典型者应至少具备下列肺功能试验至少有一项阳性结果,并应能排除其他可引起喘息、胸闷和咳嗽的疾病时方可作出诊断:①支气管激发试验或运动试验;②支气管舒张试验:经吸入受体激动剂后,FEV_1 增加 12% 以上,且 FEV_1 增加绝对值>200ml;③呼气流量峰值(PEF)日内变异率或昼夜变异率≥20%。

$$PEF = \frac{日内最高\,PEF - 日内最低\,PEF}{1/2(日内最高\,PEF + 日内最低\,PEF\,测定)}$$

试验性治疗:给予平喘和抗过敏药物治疗后咳嗽和胸闷症状迅速、明显缓解,也有助于不典型哮喘的诊断。

3. 病因学诊断 应尽可能查明与哮喘发病有关的病因,下列方法有助于支气管哮喘的病因学诊断:

(1)详细询问病史:应了解患者哮喘发作与周围环境的关系,必要时应做现场调查;

(2)变应原检测试验:有助于查明过敏原的种类。

4. 病情严重程度的分级

(1)慢性哮喘:根据白天和夜间哮喘症状及频度和肺功能测定结果分为 4 级(表 4-6)。该分级方法主要应用于哮喘的临床研究。

表 4-6 慢性哮喘的分级

分级	临床特点
间歇发作(第 1 级)	症状<每周 1 次,短期发作,夜间哮喘症状≤每月 2 次,发作间期无症状。PEF 或 FEV_1≥80%预计值,PEF 变异率<20%
轻度持续(第 2 级)	症状≥每周 1 次,但<每天 1 次,夜间症状>每月 2 次,生活、睡眠可能受影响。PEF 或 FEV_1≥80%预计值,PEF 变异率 20%~30%
中度持续(第 3 级)	每日有症状,发作影响活动和睡眠,夜间症状>每周 1 次,PEF 或 FEV_1>60%,≤80%预计值,PEF 变异率>30%
重度持续(第 4 级)	频发加重,症状持续,频繁夜间发作,日常生活受限。PEF 或 FEV_1<60%预计值,PEF 变异率>30%

(2)哮喘控制水平分级:新版 GINA 主张根据哮喘控制水平,将慢性哮喘分为控制、部分控制和未控制 3 级(表 4-7),这种分级方法易于掌握,有助于哮喘的防治。

表 4-7 哮喘控制水平分级

	完全控制 (满足以下所有条件)	部分控制(在任何 1 周内 出现以下 1~2 项特征)	未控制(在任何 1 周内)
白天症状	无(或次/周)	>2 次/周	
活动受限	无	有	
夜间症状/憋醒	无	有	出现≥3 项部分控制特征
需要使用缓解药的次数	无(或<2 次/周)	>2 次/周	
肺功能(PEF/FEV_1)	正常	<正常预计值(或本人最佳值)的 80%	
急性发作	无	≥每年 1 次	在任何 1 周内出现 1 次

(3)急性发作时哮喘严重程度的分级:根据某一次哮喘急性发作时患者的症状、体征、动脉血气分析和肺功能情况判断其严重程度(表4-8)。

表4-8 哮喘急性发作时病情严重程度分级

临床特点	轻度	中度	重度	危重
气短	步行、上楼时	稍事活动	休息时	
体位	可平卧	喜坐位	端坐呼吸	
讲话方式	连续成句	常有中断	单字	不能讲话
精神状态	尚安静	有时焦虑或烦躁	焦虑	嗜睡、意识模糊
出汗	无	有	大汗淋漓	
呼吸频率	轻度增加	增加	>30 次/分	
辅助肌活动	无	有	常有	胸腹矛盾运动
哮鸣音	散在,呼气末	响亮、弥漫	响亮、弥漫	减弱或无
脉率	<100 次/分	100~120 次/分	>120 次/分	>120 次/分或脉率变慢或不规则
奇脉	无	可有	常有	
PEF 占预计值*	>70%	50%~70%	<50%	
PaO_2(吸空气)	正常	60~80mmHg	<60mmHg	
$PaCO_2$	<40mmHg	≤45mmHg	>45mmHg	
SaO_2(吸空气)	>95%	90%~95%	≤90%	
PH			降低	

注:* 使用 β_2 受体激动剂后或平素最高值

(4)支气管哮喘的分期:GINA 将哮喘分为急性发作期和慢性持续期,我国哮喘防治指南中增加了临床缓解期。

1)急性发作期:咳嗽、气喘和呼吸困难症状明显,其持续时间和严重程度不一,多数需要应用平喘药物治疗。

2)慢性持续期:是指每周均不同频度和(或)不同程度地出现症状。

3)临床缓解期:系指经过治疗或未经治疗症状、体征消失,肺功能恢复到急性发作前水平,并维持 3 个月以上。

五、病因学诊断

为了指导临床防治工作,应尽可能查明与该患者哮喘发病有关的病因。下列方法有助于哮喘的病因学诊断。

1.详细询问病史应了解患者哮喘发作与周围环境的关系,必要应做现场调查。

2.变应原检测试验有助于查明致喘原的种类。

六、鉴别诊断

应除外其他各种可能引起气喘或呼吸困难的疾病,方可作出哮喘的诊断(表4-9)。

表 4-9　其他可能引起哮喘的疾病

常见病	少见病
急性细支气管炎	肿块阻塞气道
异物吸入	外压：中央型胸内肿瘤、上腔静脉压迫综合征、胸腺瘤
支气管狭窄	气道内：原发性肺癌、转移性乳腺癌
慢性支气管炎	类癌综合征
心力衰竭	支气管内结节
肺嗜酸性粒细胞浸润症	肺栓塞
	囊性纤维化
	全身性血管炎

1. 心源性哮喘　常见于左心衰竭，发作时的症状与哮喘相似，但心源性哮喘多有高血压、冠状动脉粥样硬化性心脏病、风湿性心脏病等病史和体征。常咳出粉红色泡沫痰，两肺可闻及广泛的湿啰音和哮鸣音，心界向左下扩大，心率增快，心尖部可闻及奔马律。胸部 X 线检查时，可见心脏增大、肺淤血征，有助于鉴别。若一时难以鉴别，可静脉注射氨茶碱缓解症状后进一步检查，忌用肾上腺素或吗啡，以免造成危险。

2. 喘息型慢性支气管炎　多见于中老年人，有慢性咳嗽、咳痰史，喘息长年存在，冬春季加重。有肺气肿体征，两肺可闻及湿啰音。

3. 支气管肺癌　中央型肺癌可导致支气管狭窄，伴发感染时可出现喘鸣音或哮喘样呼吸困难、肺部可闻及哮鸣音。但肺癌的呼吸困难及喘鸣症状进行性加重，常无诱因，咳嗽可有血痰，痰中可找到癌细胞，胸部 X 线摄片、CT、MRI、支气管镜检查常可明确诊断。

4. 嗜酸性粒细胞肺浸润症　包括热带性嗜酸性粒细胞增多症、肺嗜酸性粒细胞增多性浸润、外源性变态反应性肺泡炎等。致病原为寄生虫、原虫、花粉、化学药品、职业粉尘等，多有接触史，症状较轻，患者常有发热，胸部 X 线检查可见多发性、此起彼伏的淡薄斑片浸润阴影，可自行消失或再发。肺组织活检有助于鉴别。

七、治疗

目的是控制症状，减少发作，提高生活质量，而不是根治。包括：①达到并维持症状的控制；②维持正常活动，包括运动能力；③维持肺功能水平尽量接近正常；④预防哮喘急性加重；⑤避免因哮喘药物治疗导致的不良反应；⑥预防哮喘导致的死亡。

1. 消除病因　应避免和消除引起哮喘发作的变应原和其他特异性刺激，去除各种诱发因素。

2. 药物治疗　临床上根据药物作用机制将其分为：控制药物和缓解药物两大类。①控制药物是指需要长期每天使用的药物，主要通过抗炎作用使哮喘维持临床控制，其中包括吸入型糖皮质激素（ICS）、全身用糖皮质激素、白三烯调节剂、长效 β_2 受体激动剂（LABA，需与 ICS 联合应用）、缓释茶碱、色甘酸钠、抗 IgE 抗体等。②缓解药物是指按需使用的药物，通过迅速解除支气管痉挛而缓解哮喘症状，其中包括速效吸入 β_2 受体激动剂、全身用糖皮质激素、吸入型抗胆碱能药物、短效口服 β_2 受体激动剂等。

（1）支气管舒张药：此类药物除主要作用为舒张支气管，也具有抗炎等某些作用。

1）β_2 受体激动剂：β_2 受体激动剂主要通过激动呼吸道的 β_2 受体，激活腺苷酸环化酶，使细胞内的环磷腺苷(cAMP)含量增加,游离 Ca^{2+} 减少,从而松弛支气管平滑肌,是控制哮喘急性发作症状的首选药物。这类药物种类和制剂很多,根据平喘作用起效的快慢和作用维持时间的长短可分为 4 类(表 4-10):①短效-速效 β_2 受体激动剂:如沙丁胺醇(salbutamol)、特布他林(terbutaline)气雾剂,适用于哮喘急性发作症状的控制;②短效-迟效 β_2 受体激动剂:如沙丁胺醇片和特布他林片,适用于日间哮喘的治疗;③长效-迟效 β_2 受体激动剂:如沙美特罗(salmaterol)气雾剂,适用于夜间哮喘的防治;④长效-速效 β_2 受体激动剂:如福莫特罗干粉吸入剂,既适用于夜间哮喘的防治,也适用于哮喘急性发作症状的控制。长期应用可引起 β_2 受体功能下调和气道反应性增高,因而多不主张长期单独使用 LABA。近年来推荐联合吸入 ICS 和 LABA 治疗哮喘,两者具有协同的抗炎和平喘作用,可获得相当于(或优于)应用加倍剂量的 ICS 时的疗效,并增加患者的依从性,减少较大剂量 ICS 引起的不良反应,尤其适用于中度至重度持续哮喘患者的长期治疗。

表 4-10　β_2 受体激动剂的分类

起效时间		作用维持时间
	短效	长效
速效	沙丁胺醇吸入剂	福莫特罗吸入剂
	特布他林吸入剂	
	非诺特罗吸入剂	
慢效	沙丁胺醇口服剂	沙美特罗吸入剂
	特布他林口服剂	

β_2 受体激动剂的用药方法可采用手持定量雾化(pMDI)吸入、口服或静脉注射。多用吸入法,常用剂量如沙丁胺醇或特布他林,每次喷 $200\mu g$,每天 3~4 次,每次 1~2 喷。PMDI 和干粉吸入装置吸入速效 β_2 受体激动剂(SABA)不适用重度哮喘急性发作。口服 β_2 受体激动剂如沙丁胺醇或特布他林一般用量 2mg/次,2.5mg/次,每日 3 次,15~30 分钟起效,维持 4~6 小时,但心悸及骨骼肌震颤等副作用较多。静脉注射用药,用于严重哮喘,由于易引起心悸,只在其他疗法无效时使用。

2)茶碱类:茶碱类除能抑制磷酸二酯酶、提高平滑肌细胞内的 cAMP 浓度外,同时具有腺苷受体的拮抗作用;刺激肾上腺分泌肾上腺素,增强呼吸肌的收缩;增强气道纤毛清除功能和抗炎作用。

口服氨茶碱一般剂量每日 6~10mg/kg,控释型茶碱 200~600mg/d。静脉滴注维持量为 0.8~1.0mg/kg,日注射量一般不超过 1.0g。静脉给药主要应用于重、危症哮喘。

茶碱的主要副作用为胃肠道症状(恶心、呕吐),心血管症状(心动过速、心律失常、血压下降),偶可兴奋呼吸中枢,严重者可引起抽搐乃至死亡。由于茶碱的有效血药浓度与中毒血药浓度接近,而且血药浓度受多种因素的影响,用药中应监测其血浆浓度,安全浓度为 6~$15\mu g/ml$。

3)抗胆碱药:这类药物通过阻断节后迷走神经通路,降低迷走神经兴奋性,阻断因吸入刺激物引起的反射性支气管收缩而起舒张支气管作用。常与 β_2 受体激动剂联合吸入治疗,尤其适用于夜间哮喘及多痰的患者。常用药物为异丙托溴铵(ipratropine bromide)吸入,常用剂量为 20~$40\mu g$,每日 3~4 次;经雾化泵吸入溴化异丙托品的常用剂量为 50~$125\mu g$,每日 3~4 次。本品与 β_2 受体激动剂联合应用具有协同、互补作用。对有吸烟史的老年哮喘患者较为适宜,但对妊娠早期妇女和患有青光眼或前列腺肥大的患者慎用。

（2）抗炎药

1）糖皮质激素:糖皮质激素是当前防治哮喘最有效的药物。主要作用机制是抑制炎症细胞的迁移和活化;抑制细胞因子的生成;抑制炎症介质的释放;增强平滑肌细胞 β_2 受体的反应性。可分为吸入、口服和静脉用药。①吸入:吸入剂有 3 种,倍氯米松（beclomethasone）、布地奈德（budesonide）和丙酸氟替卡松（fluticasone propionate）。通常需连续规律吸入 1 周方能生效。吸入治疗药物作用于呼吸道局部,所用剂量较小,药物进入血液循环后在肝脏迅速灭活,全身副作用少。少数患者可引起口咽念珠菌感染、声音嘶哑或呼吸道不适,喷药后用清水漱口可减轻局部反应和胃肠吸收。吸入剂是目前推荐长期抗炎治疗哮喘的最常用药。一般认为剂量＞1mg/d 长期使用可引起骨质疏松等全身副作用。为减少副作用,可小剂量糖皮质激素与长效 β_2 受体激动剂或控释茶碱联合使用。常用吸入型糖皮质激素的给药剂量及互换关系见表 4—11。②口服剂:有泼尼松（强的松）、泼尼松龙（强的松龙）。用于吸入糖皮质激素无效或需要短期加强的患者。可用大剂量,短疗程,30～40mg/d,症状缓解后逐渐减量至≤10mg/d,然后逐渐停用或改用吸入剂。③静脉用药:重度、严重哮喘发作时应及早应用琥珀酸氢化可的松或甲泼尼龙静脉注射作为紧急处理,常用剂量为首次琥珀酸氢化可的松 200mg 静注,并继续给予维持剂量,最初 24 小时可达 400～800mg,甲泼尼龙剂量一般为 1～2mg/kg,亦可用地塞米松 10～30mg/d。系用大剂量短疗程方式给药起效快,不良反应少,大多数在 3～5 日逐渐缓解,病情缓解后可改口服和加用吸入皮质激素,以免因药物骤停而引起病情的严重复发,以后根据疾病的程度进行规范化治疗。

表 4—11　成人每日常用吸入激素剂量及互换关系

常用激素	低剂量(g)	中剂量(g)	高剂量(g)
二丙酸倍氯米松	200～500	500～1000	＞1000～2000
布地奈德	200～400	400～800	＞800～1600
丙酸氟替卡松	100～250	250～500	＞500～1000

2）白三烯调节剂:白三烯（LTs）是哮喘发病过程中重要的炎症介质,LTs 可诱发支气管收缩,使气道微血管通透性增加,气道黏膜水肿,黏液分泌增加。通过对细胞表面的白三烯受体的拮抗可阻断上述过程,起到抗炎作用。用于哮喘的预防和长期治疗,但不适用于解除急性发作的支气管痉挛,常用药物如扎鲁司特（zafirlukast）20mg,每日 2 次,或孟鲁司特（montelukast）10mg,每日 1 次。

3）色甘酸钠:是一种非糖皮质激素抗炎药物。可部分抑制 IgE 介导的肥大细胞释放介质,对其他炎症细胞释放介质亦有选择性抑制作用。能预防变应原引起的速发和迟发反应,以及运动和过度通气引起的气道收缩。色甘酸钠对部分哮喘患者有效,不良反应很少。雾化吸入 3.5～7mg 或干粉吸入 20mg,每日 3～4 次,可控制或预防哮喘发作。

（3）其他药物

1）抗组胺药物:口服第二代抗组胺药物（H_1 受体拮抗剂）如酮替酚（ketotifen）、阿司咪唑、曲尼斯特、氯雷他定等具有抗变态反应作用,在哮喘治疗中作用较弱,可用于伴有变应性鼻炎哮喘患者的治疗。这类药物的不良反应主要是嗜睡。

2）抗 IgE 治疗:抗 IgE 单克隆抗体（omalizumab）可用于血清 IgE 水平增高的哮喘患者。目前主要用于经过 ICS 和 LABA 联合治疗后症状仍未控制的严重哮喘患者。但因该药物使用时间尚短,远期疗效与安全性有待于进一步观察。

3)变应原特异性免疫疗法(SIT):通过皮下给予常见吸入变应原提取液(如尘螨、猫毛、豚草等),可减轻哮喘症状和降低气道高反应性,适用于过敏原明确但难以避免的患者。但其远期疗效和安全性有待于进一步评价。

3. 急性发作期的治疗 治疗目的是尽快缓解症状,解除气流受限和改善低氧血症,同时还需要制订长期治疗方案以预防再次急性发作。常根据病情的分度进行综合性治疗。对于具有哮喘相关死亡高危因素的患者,需要给予高度重视,这些患者应尽早到医疗机构就诊。高危患者包括:①曾经有过气管插管和机械通气的濒于致死性哮喘的病史;②在过去一年中因哮喘而住院或看急诊;③正在使用或最近刚刚停用口服激素;④目前未使用吸入激素;⑤过分依赖速效受体激动剂,特别是每月使用沙丁胺醇超过 1 支的患者;⑥有心理疾病或社会心理问题,包括使用镇静剂;⑦有对治疗计划不依从的历史。

(1)轻、中度:轻度和部分中度急性发作可以在家庭或社区中治疗。家庭或社区中的治疗措施主要为重复吸入速效 β_2 受体激动剂,如沙丁胺醇、特布他林。在第一小时每 20 分钟吸入 2~4 喷。通过 MDI 或干粉剂吸入(200~400μg)后,通常 5~10 分钟即可见效,疗效维持 4~6 小时,可间断吸入。中度发作时可规律吸入或口服长效 β_2 受体激动剂,效果不佳时可加口服小量茶碱控释片或静脉应用茶碱,夜间哮喘可以吸入或口服长效 β_2 受体激动剂。轻、中度发作均需每日吸入糖皮质激素或加用抗胆碱药及白三烯受体拮抗剂。

(2)重度、危重度:①氧疗;②支气管舒张剂,如雾化吸入受体激动剂、抗胆碱药或静脉应用茶碱;③糖皮质激素,应尽快应用如琥珀酸氢化可的松、甲泼尼龙、地塞米松等静脉注射,待病情得到控制和缓解后,再逐渐减量,改为口服给药;④维持水、电解质平衡,纠正酸碱平衡紊乱;⑤缺氧不能纠正时,进行机械通气治疗;⑥预防下呼吸道感染;⑦治疗并发症。

4. 长期治疗方案的确定 哮喘的治疗应以患者病情严重程度为基础,根据其控制水平选择适当的治疗方案。要为每个初诊患者制订哮喘防治计划,定期随访、监测,改善患者的依从性,并根据患者病情变化及时修订治疗方案。哮喘患者长期治疗方案分为 5 级(表4-12)。

表4-12 根据哮喘病情控制分级制订治疗方案

治疗级别第 1 级	第 2 级	第 3 级	第 4 级	第 5 级
哮喘教育、环境控制 短效 β_2 受体激动剂	按需使用短效 β_2 受体激动剂			
控制性药物	选用 1 种	选用 1 种	加用 1 种或以上	加用 1 种或 2 种
	低剂量的 ICS	低剂量的 ICS 加 LABA	中高剂量的 ICS 加 LABA	口服最小剂量的糖皮质激素
	白三烯调节剂	中高剂量的 ICS 低剂量的 ICS 加白三烯调节剂 低剂量的 ICS 加缓释茶碱	白三烯调节剂缓释茶碱	抗 IgE 治疗

对以往未经规范治疗的初诊患者一般可选择第 2 级治疗方案;症状明显者,则可直接选择第 3 级治疗方案。从第 2 级到第 5 级的治疗方案中都有不同的控制药物可供选择,而在每一级中都应按需使用缓解药物,以迅速缓解症状。以上方案为基本原则,但必须个体化,联合应用,以最小量、最简单的联合,副作用最少,达到最佳控制症状为原则。当哮喘控制并维持至少 3 个月后,可考虑降级治疗。可采用以下减量方案:①单独使用中剂量至高剂量吸入激

素的患者,将吸入激素剂量减少50%。②单独使用低剂量吸入激素的患者,可改为每天1次用药。③联合吸入 ICS 和 LABA 的患者,将吸入激素的剂量减少约50%,仍继续使用 LABA 联合治疗。当达到低剂量联合治疗时,可选择改为每天1次联合用药或停用 LABA,单用 ICS 治疗。若哮喘患者使用最低剂量控制药物达到哮喘控制1年并哮喘症状不再发作,可考虑停用药物治疗。以上减量方案需进一步验证。一般情况下,初诊患者2～4周回访,以后1～3个月随访1次,每3～6个月对病情进行一次评估,然后再根据病情进行调整治疗方案,或升级或降级治疗。出现哮喘发作时应随时就诊,发作后两周至1个月进行回访。

八、哮喘的教育与管理

哮喘患者的教育与管理是哮喘防治工作中的重要组成部分,可以显著提高哮喘患者对于疾病的认识,更好地配合治疗和预防,达到减少哮喘发作,持续长期稳定,提高生活质量的目的。可以根据不同的对象和具体情况,采用适当的、灵活多样的、为患者及其家属乐意接受的方式,对患者及家属进行系统教育,并采取一切必要措施对患者进行长期系统管理。

1. 教育 内容包括:

(1)通过长期规范治疗能够有效控制哮喘;

(2)避免触发、诱发因素的方法;

(3)哮喘的本质、发病机制;

(4)哮喘长期治疗方法;

(5)药物吸入装置及使用方法;

(6)自我监测:哮喘日记、症状评分、PEF、ACT 变化;

(7)哮喘先兆、发作征象和自我处理方法、如何与何时就医;

(8)哮喘防治药物知识;

(9)如何根据自我监测结果,判定控制水平、选择治疗。

2. 确定并减少危险因素接触。

3. 评估、治疗和监测 哮喘治疗的目标是达到并维持哮喘控制。起始治疗及调整是以患者的哮喘控制水平为依据,包括评估哮喘控制、治疗以达到控制,以及监测以维持控制的持续循环过程。哮喘控制测试(asthma control test,ACT)、哮喘控制问卷(ACQ)、哮喘治疗评估问卷(ATAQ)等是近年来哮喘控制评估的常用工具,其简单方便,既适用于医师也适用于患者自我评价哮喘控制。例如 ACT 仅通过回答有关哮喘症状和生活质量的5个问题的评分(表4-13)进行综合判定,25分为控制,20～24分为部分控制,19分以下为未控制。

表4—13 哮喘控制测试（ACT）

问题1	在过去4周内,在工作、学习或家中,有多少时候哮喘妨碍您进行日常活动				
	所有时间 1	大多数时间 2	有些时候 3	很少时候 4	没有 5
问题2	在过去4周内,您有多少次呼吸困难				
	每天不止1次 1	每天1次 2	每周3~6次 3	每周1~2次 4	完全没有 5
问题3	在过去4周内,因为哮喘症状(喘息、咳嗽、呼吸困难、胸闷及疼痛),您有多少次在夜间醒来或早上比平时早醒?				
	每周4晚或更多 1	每周2~3晚 2	每周1次 3	1次 4	没有 5
问题4	在过去4周内,您有多少次使用急救药物治疗(如沙丁胺醇)				
	每天3次以上 1	每天1~2次 2	每周2~3次 3	每周1次或更少 4	没有 5
问题5	您如何评价过去4周内,您的哮喘控制情况				
	没有控制 1	控制很差 2	有所控制 3	控制很好 4	完全控制 5

九、预防

本病的预防分为3级:

1.一级预防 旨在通过去除周围环境中的各种致喘因子,而达到预防哮喘的目的。

2.二级预防 在哮喘患者无临床症状时给予早期诊断和治疗,防止其病情的发展。

3.三级预防 积极控制哮喘症状,防止其病情恶化,减少并发症,改善哮喘患者的预后。

十、预后

哮喘的转归和预后因人而异,与正确的治疗方案关系密切。患者通过合理使用现有的防治哮喘药物,可以控制哮喘症状,避免急性发作。未经合理治疗的哮喘患者,反复发作,病情逐渐加重,可并发肺气肿、肺源性心脏病,预后不良。

(汤凤莲)

第八节　支气管扩张症

支气管扩张症(bronchiectasis)是指由支气管及其周围肺组织慢性炎症所导致的支气管壁组织破坏,管腔形成不可逆性扩张、变形。本病多数为获得性,患者多有童年麻疹、百日咳或支气管肺炎等病史。临床主要表现为慢性咳嗽,咳大量脓痰和(或)反复咯血。

一、病因

多种原因多可以引起支气管扩张。由支气管－肺感染所致的支气管扩张和由支气管－

肺结核所致的支气管扩张病例数已明显减少,但仍然是各种原因中最多见的。由其他原因引起的支气管扩张虽然少见,但也不应忽视,如宿主防御功能缺失、一些系统性疾病等。

二、发病机制

支气管扩张发病机制的关键环节为支气管感染和支气管阻塞,两者相互影响,形成恶性循环,最终导致支气管扩张的发生和发展。此外,支气管外部的牵拉作用、支气管先天性发育缺损和遗传因素也可引起支气管扩张。

1. 支气管-肺组织感染和支气管器质性阻塞　感染使支气管管腔黏膜充血、水肿,分泌物阻塞使管腔狭小,导致引流不畅而加重感染,两者相互影响,促使支气管扩张的发生和发展。幼儿百日咳、麻疹、支气管肺炎是支气管-肺组织感染所致支气管扩张最常见的原因。由于儿童支气管管腔细,管壁薄弱,易阻塞,反复感染破坏支气管壁各层组织,使弹性减退,或细支气管周围肺组织纤维化,牵拉管壁,致使支气管变形扩张。此外,肿瘤、异物吸入或管外肿大的淋巴结压迫,也可导致远端支气管-肺组织感染而致支气管扩张。

2. 支气管外部的牵拉作用　肺组织的慢性感染或结核病灶愈合后的纤维组织牵拉,也可形成支气管扩张。

3. 支气管先天性发育缺损和遗传因素

(1)支气管先天性发育障碍,如巨大气管-支气管症,可能是先天性结缔组织异常、管壁薄弱所致的扩张。

(2)因软骨发育不全或弹性纤维不足,导致局部管壁薄弱或弹性较差,常伴有鼻窦炎及内脏转位(右位心),被称为 Kartagener 综合征,常伴支气管扩张。

(3)与遗传因素有关的肺囊性纤维化,支气管黏液腺分泌大量黏稠黏液,血清内含有抑制支气管柱状上皮细胞纤毛活动物质,致分泌物潴留,引起阻塞、肺不张和感染,诱发支气管扩张。

(4)部分遗传性 α_1 抗胰蛋白酶缺乏症患者也伴有支气管扩张。

4. 机体免疫功能失调　目前已发现类风湿关节炎、Crohn 病、溃疡性结肠炎、系统性红斑狼疮、支气管哮喘和泛细支气管炎等疾病可同时伴有支气管扩张。有些不明原因的支气管扩张患者体液免疫和(或)细胞免疫功能有不同程度的异常,提示支气管扩张可能与机体免疫功能失调有关。

三、病理

1. 好发部位　继发于支气管-肺组织感染性病变的支气管扩张多见于下叶,左下叶较右下叶多见。左下叶支气管细长,与主气管的夹角大,且受心脏血管压迫,引流不畅,易发生感染。左舌叶支气管开口接近下叶背段支气管,易受下叶感染累及,故左下叶与舌叶支气管常同时发生扩张。支气管扩张位于上叶尖、后段少见,多为结核所致。

2. 病理改变　支气管扩张依其形状改变可分为柱状和囊状两种,亦常混合存在。典型的病理改变为支气管壁组织的破坏所致的管腔变形扩大,并可凹陷,腔内含有多量分泌物。黏膜表面常有慢性溃疡,柱状纤毛上皮鳞状化生或萎缩,杯状细胞和黏液腺增生,支气管周围结缔组织常受损或丢失,并有微小脓肿。常伴毛细血管扩张,或支气管动脉和肺动脉的终末支气管扩张张与吻合,形成血管瘤,可出现反复大量咯血。支气管扩张易发生反复感染,炎症可蔓延到邻近肺实质,引起不同程度的肺炎、小脓肿或肺小叶不张,以及伴有慢性支气管炎的病理改变。

四、病理生理

支气管扩张的早期病变轻而且局限,呼吸功能测定可在正常范围。病变范围较大时,表现为轻度阻塞性通气障碍。当病变严重而广泛,且累及胸膜及心包时,则表现为以阻塞性为主的混合性通气功能障碍,吸入气体分布不均匀,而血流很少受限,使通气/血流比值降低,形成肺内动-静脉样分流,以及肺泡弥散功能障碍导致低氧血症。当病变进一步发展,肺泡毛细血管广泛破坏,肺循环阻力增加,以及低氧血症引起肺小动脉痉挛,出现肺动脉高压,右心负荷进一步加重,右心衰竭,并发肺源性心脏病。

五、临床表现

病程多呈慢性经过,发病多在小儿或青年。多数患者在童年有麻疹、百日咳或支气管肺炎迁延不愈病史,以后常有反复发作的下呼吸道感染。

1.症状 典型的症状为慢性咳嗽、大量脓痰和反复咯血。

(1)慢性咳嗽、大量脓痰:痰量与体位改变有关,常在晨起或夜间卧床转动体位时咳嗽、咳痰量增多。感染急性发作时,黄绿色脓痰明显增多,每日可达数百毫升,如痰有臭味,提示合并有厌氧菌感染。收集痰液于玻璃瓶中可为三层:上层为泡沫,下层为脓性黏液,中层为混浊黏液,底层为坏死组织沉淀物。

(2)反复咯血:反复咯血是支气管扩张的另一典型症状,咯血程度不等,咯血量与病情严重程度、病变范围有时不一致。部分患者以反复咯血为唯一症状,平时无咳嗽、咳脓痰等症状,临床上称为"干性支气管扩张",其支气管扩张多位于引流良好的部位。

(3)反复肺部感染:其特点是同一肺段反复发生肺炎并迁延不愈。常由上呼吸道感染向下蔓延,支气管感染加重、引流不畅时,炎症扩展至病变支气管周围的肺组织所致。感染重时,出现发热、咳嗽加剧、痰量增多、胸闷、胸痛等症状。

(4)慢性感染中毒症状:反复继发感染可有全身中毒症状,如发热、乏力、食欲减退、消瘦、贫血等,严重者可出现气促与发绀。

2.体征 早期或干性支气管扩张可无明显体征,病情严重或继发感染时病侧下胸部、背部常可闻及固定持久的湿啰音,有时可闻及哮鸣音,若合并有肺炎时,则可有叩诊浊音和呼吸音减弱等肺炎体征。随着并发症如支气管肺炎、肺纤维化、胸膜肥厚与肺气肿等的发生,可出现相应体征。病程较长的患者可有发绀、杵状指(趾)等体征。

六、辅助检查

所有患者都要进行主要检查,当患者存在可能导致支气管扩张症的特殊病因时应进一步检查(表4-14)。

表4—14　气管扩张症的辅助检查

项目	影像学检查	实验室检查	其他检查
主要检查	胸部X线检查、胸部高分辨率CT扫描	血炎性标志物、免疫球蛋白(IgG、IgA、IgM)和蛋白电泳、微生物学检查、血气分析	肺功能检查
次要检查	鼻窦CT检查	血IgE、烟曲霉皮试、烟曲霉沉淀素、类风湿因子、抗核抗体、抗中性粒细胞胞质抗体、二线免疫功能检查、囊性纤维化相关检查、纤毛功能检查	支气管镜检查

1. 影像学检查　由于支气管扩张的本质特征是其不可逆的解剖学改变,故影像学检查对于诊断具有决定性作用。

(1)后前位胸部平片:诊断的特异性好,但敏感性不高。早期轻症患者一侧或双侧下肺纹理局部增多及增粗,典型的X线表现为粗乱肺纹理中有多个不规则的蜂窝状透亮阴影或沿支气管的卷发状阴影,感染时阴影内出现液平面;

(2)胸部高分辨CT检查:对于支气管扩张具有确诊价值,可明确支气管扩张累及的部位、范围和病变性质,初次诊断为支气管扩张的患者,如条件允许,均应进行本项检查。柱状扩张管壁增厚,并延伸至肺的周边;囊状扩张表现为支气管显著扩张,成串或成簇的囊样改变,可含气液面;扩张的支气管与伴行的支气管动脉在横截面上表现为印戒征;常见肺不张或肺容积缩小的表现。以往支气管碘油造影是确诊支气管扩张的金标准,但现在由于CT技术的不断发展,其成像时间短,能够薄层扫描,具有很高的空间分辨率和密度分辨率,对支气管扩张的诊断准确率很高;使用方便,没有支气管造影的不良反应,因此目前已基本取代了支气管造影检查。

2. 纤维支气管镜检查　可发现出血、扩张或阻塞部位,还可进行局部灌洗做涂片、细菌学、细胞学检查,也可经纤维支气管镜做选择性支气管造影。

3. 肺功能检查　支气管扩张的肺功能改变与病变的范围和性质有密切关系。病变局限者,肺功能一般无明显变化。病变严重者肺功能的损害表现为阻塞性通气功能障碍。随着病情进展,出现通气与血流比例失调及弥散功能障碍等,可导致动脉血氧分压降低和动脉血氧饱和度下降。病变严重时,可并发肺源性心脏病、呼吸衰竭、右心衰竭。

4. 血液检查　白细胞总数和分类一般在正常范围,急性感染时白细胞及中性粒细胞增高。

5. 微生物检查　痰涂片革兰染色、细菌培养及药物敏感试验有助于病原菌诊断及指导治疗。

6. 其他　对怀疑由少见病因引起支气管扩张者应进行相应检查,如怀疑有免疫功能缺陷者应对体液免疫与细胞免疫功能进行检查;怀疑有纤毛功能障碍者,应取呼吸道黏膜活检标本进行电镜检查;怀疑囊性纤维化者应测定汗液中的钠浓度,并可进行基因检测。

七、诊断

根据典型的临床症状和体征,结合幼年有诱发支气管扩张的呼吸道感染病史,一般临床表现可作出初步诊断。依据胸部CT尤其是高分辨CT扫描结果可作出诊断。对于明确诊断支气管扩张者还要注意基础疾病。

八、鉴别诊断

支气管扩张应与下列疾病鉴别：

1.慢性支气管炎　多发生于中老年吸烟患者，多为白色黏液痰，很少或仅在急性发作时才出现脓性痰，反复咯血少见，两肺底有部位不固定的啰音。

2.肺脓肿　起病急，有高热、咳嗽、大量脓臭痰，X线检查可见密度增高的阴影，其中有空腔伴液平面。经有效抗生素治疗后炎症可完全消退。

3.肺结核　常有低热、盗汗等结核性全身中毒症状，干湿啰音多位于上肺局部，X线胸片和痰结核菌检查可作出诊断。

4.支气管肺癌　多发生于40岁以上男性吸烟患者，可有咳嗽、咳痰、咯血等表现，行胸部X线检查、纤维支气管镜检查、痰细胞学检查等可作出鉴别。

5.先天性支气管囊肿　X线检查肺部可见多个边界纤细的圆形或椭圆形阴影，壁较薄，周围组织无炎症浸润，胸部CT检查和支气管造影可助诊断。

九、治疗

支气管扩张症的内科治疗主要是控制感染和促进痰液引流；必要时应考虑外科手术切除。

1.内科治疗

（1）一般治疗：根据病情轻重，合理安排休息。应避免受凉，劝导戒烟，预防呼吸道感染。

（2）控制感染：控制感染是支气管扩张症急性感染期的主要治疗措施。根据病情，参考细菌培养及药物敏感试验结果选用抗菌药物。轻症者可选用口服氨苄西林或阿莫西林0.5g，每日4次，或第一、二代头孢菌素；氟喹诺酮类药物如环丙沙星0.5g，每日3次；左旋氧氟沙星0.2g，每日3次；重症患者，常需静脉联合用药。如有厌氧菌混合感染，加用甲硝唑（灭滴灵）或替硝唑。

（3）去除痰液：包括稀释脓性痰和体位引流。

1）稀释脓性痰，以利痰排出：①祛痰剂：可口服氯化铵0.3～0.6g，或溴己新8～16mg，每日3次；②生理盐水、超声雾化吸入可稀释痰液；③出现支气管痉挛，影响痰液排出时，在不咯血情况下，可应用支气管舒张药，如口服氨茶碱0.1g，每日3～4次或其他缓释茶碱制剂。必要时可加用支气管舒张药喷雾吸入。

2）体位引流：根据病变的部位采取不同的体位，原则上应使患肺处于高位，引流支气管开口朝下，以利于痰液流入大支气管和气管排出。每日2～4次，每次15～30分钟；体位引流时，间歇作深呼吸后用力咳痰，轻拍患部；痰液黏稠不易引流者，可先雾化吸入稀释痰液，易于引流；对痰量较多的患者，要防止痰量过多涌出而发生窒息。

3）纤维支气管镜吸痰：如体位引流痰液仍难排出，可经纤维支气管镜吸痰，及用生理盐水冲洗稀释痰液，也可局部滴入抗生素。

2.外科治疗　反复感染或大咯血患者，其病变范围比较局限，在一叶或一侧肺组织，经药物治疗不易控制，全身情况良好，可根据病变范围作肺段或肺叶切除术。如病变较轻，且症状不明显，或病变较广泛累及双侧肺，或伴有严重呼吸功能损害者，则不宜手术治疗。

十、预防

防治麻疹、百日咳、支气管肺炎及肺结核等急慢性呼吸道感染,对预防支气管扩张症具有重要意义。支气管扩张症患者应积极预防呼吸道感染,坚持体位排痰,增强机体免疫功能以提高机体的抗病能力。

(汤凤莲)

第九节　呼吸衰竭

一、概述

呼吸衰竭(respiratory failure)是由于呼吸道、肺组织、肺血管、胸廓等病变引起的肺通气和(或)换气功能严重障碍,以致静息状态下也不能维持足够的气体交换,导致低氧血症伴(或不伴)高碳酸血症,进而引起一系列病理生理改变和相应临床表现的综合征。临床上主要表现为呼吸困难、发绀、神经精神症状等。诊断主要通过动脉血气分析,表现为在海平面大气压下,静息状况下呼吸室内空气时,动脉血氧分压(PaO_2)低于 8kPa(60mmHg),伴(或不伴)有二氧化碳分压($PaCO_2$)高于 6.52kPa(50mmHg),排除心内解剖分流和原发性心排血量降低等情况,即诊断为呼吸衰竭(简称呼衰)。

(一)病因

呼吸系统任何部分(如气道、肺泡、呼吸肌、胸壁、肺血管、中枢神经系统或周围神经系统)的解剖或功能异常均可引起呼吸衰竭。

1. 气道病变　如呼吸道肿瘤、支气管痉挛、异物、严重的气道炎症等原因阻塞气道,导致通气障碍。

2. 肺组织病变　凡是能引起大面积肺泡或肺间质的病变,如严重肺部感染、肺气肿、肺水肿、急性呼吸窘迫综合征、弥漫性肺纤维化、肺尘埃沉着病等,导致气体交换障碍。

3. 肺血管疾病　肺内异常动静脉分流、动静脉瘘以及大面积肺栓塞等,可使部分静脉血未经氧合直接流入肺静脉,降低动脉血氧分压,引起缺氧。

4. 胸廓与胸膜病变　胸部手术、外伤、严重气胸和胸腔积液等因素限制胸廓活动和肺脏扩张,导致通气减少或吸入气体分布不均,发生呼吸衰竭。

5. 神经肌肉疾病　脑炎、脑血管病变、脑外伤以及药物中毒等中枢神经系统病变,可直接或间接抑制呼吸中枢而引起通气不足。脊髓颈段或高位胸段损伤(肿瘤或外伤)、脊髓灰质炎、多发性神经炎、重症肌无力、有机磷中毒、破伤风以及严重的钾代谢紊乱,均可累及呼吸肌,造成呼吸肌无力、疲劳、麻痹,导致呼吸动力下降而引起肺通气不足。

(二)分类

1. 按动脉血气分析分类

(1)Ⅰ型呼吸衰竭(缺氧性呼吸衰竭):缺氧不伴有 CO_2 潴留,$PaO_2 < 8kPa(60mmHg)$,$PaCO_2$ 正常或轻度降低。Ⅰ型呼吸衰竭主要是由于通气/血流比例失调、弥散功能损害或肺动—静脉样分流导致的换气功能障碍所致。

(2)Ⅱ型呼吸衰竭(高碳酸血症性呼吸衰竭):同时存在缺氧和二氧化碳潴留,即 $PaO_2 <$

$8kPa(60mmHg)$，伴有 $PaCO_2 > 6.6kPa(50mmHg)$。Ⅱ型呼吸衰竭主要由于肺泡通气不足所致。

2.按发病机制分类　可分为泵衰竭(pump failure)和肺衰竭(lung failure)。中枢神经系统、外周神经、神经—肌肉接头、呼吸肌以及胸廓共同参与呼吸运动全过程，上述任一部位功能障碍引起的呼吸衰竭称为泵衰竭。泵衰竭主要引起通气功能障碍，表现为Ⅱ型呼吸衰竭。气道阻塞、肺组织和肺血管病变造成的呼吸衰竭，称为肺衰竭，前者主要影响通气功能，形成Ⅱ型呼吸衰竭；肺组织和肺血管病变则主要引起换气功能障碍，通常表现为Ⅰ型呼吸衰竭，如病情非常严重，影响 CO_2 排出时，也可表现为Ⅱ型呼吸衰竭。

3.按发病急缓分类　分为急性和慢性呼吸衰竭。急性呼吸衰竭是指由于突发原因，引起肺通气和(或)换气功能严重损害，在短时间内突然发生呼吸衰竭；慢性呼吸衰竭是指在慢性呼吸系统疾病基础上，呼吸功能损害逐渐加重，形成呼吸衰竭。后者由于机体长期代偿适应，尽管血气分析提示存在低氧和(或)CO_2 潴留，但对患者影响相对较小，患者甚至能保持一定的活动能力。

急性和慢性呼吸衰竭之间并无确切的时间界限，其区别可参考表4—15。

表4—15　急性和慢性呼吸衰竭的临床特征

项目	急性呼吸衰竭	慢性呼吸衰竭
发病时间	数分钟或数小时	数天或更长
红细胞增多症	多无	常有
肺动脉高压	多无	常有
pH	<7.3	>7.3
HCO_3^-	增高不明显	多代偿性增高

(三)发病机制与病理生理

1.发病机制　各种原因导致的肺通气和(或)肺换气功能障碍是引起呼吸衰竭的主要发病机制。

(1)肺通气功能障碍：肺泡通气不足是肺通气功能障碍的主要病理生理机制。健康人在静息状态下呼吸室内空气时，需 $4L/min$ 肺泡通气量(V_A)才能维持机体正常的肺泡氧分压(PaO_2)和肺泡二氧化碳分压($PaCO_2$)。通气过程一般在呼吸中枢(脑干)、传出神经、前角细胞、神经肌肉接头、呼吸肌、肺和胸壁共同作用下完成。上述任一环节的功能异常都可影响呼吸运动，导致肺泡通气量下降，形成以缺氧伴 CO_2 潴留为特征的Ⅱ型呼吸衰竭。

(2)肺换气功能障碍：肺换气是指毛细血管内的二氧化碳扩散到肺泡内，肺泡内的氧气弥散到毛细血管内的过程，其受到通气/血流比例、动—静脉分流、弥散等因素影响。反映该过程的效率指标是肺泡—动脉氧分压差[$P(A-a)O_2$]。$P(A-a)O_2$ 通常<10～15mmHg，增高常表示存在有换气功能障碍。

1)通气/血流比例失调：通气/血流(V/Q)是指每分钟进入肺泡的气体量与肺泡的毛细血管灌注量之比。正常通气/血流的比例为0.8。当通气量减少，血流正常，如肺炎、肺不张及肺水肿时，V/Q<0.8，此时肺动脉血未经充分氧合就进入肺静脉，形成动—静脉样分流；若通气量正常，血供减少，如肺栓塞时，V/Q>0.8，肺泡内气体不能与血液进行有效的交换，形成无效腔样通气。通气/血流比例失调的后果主要是缺氧，严重通气/血流比例失调时也可出现二氧化碳潴留。

2)动－静脉分流:常见于肺动－静脉瘘,肺动脉内的静脉血未经氧合直接流入肺静脉,导致动脉血 PaO_2 降低。分流量越大,低氧血症就越明显;若分流量＞30％,则仅通过提高吸氧浓度的方式对于改善低氧血症效果不理想。

3)弥散障碍:肺泡内气体与肺泡壁毛细血管血液中气体(主要是指氧与二氧化碳)交换是通过弥散进行的。影响弥散的因素较多,如弥散面积、呼吸膜厚度和通透性、气体弥散系数、气体和血液接触的时间、气体分压差、血红蛋白含量等。由于二氧化碳通过呼吸膜的弥散速率约为氧的 20 倍,故弥散障碍时,二氧化碳几乎不受影响,主要影响氧的交换,形成Ⅰ型呼吸衰竭。提高肺泡氧分压可增加肺泡与肺泡壁毛细血管血液间的氧分压差,促进氧气向血液弥散,因此提高吸氧浓度,能够改善弥散障碍所致的低氧血症。

(3)氧耗量增加:发热、寒战、抽搐、剧烈呼吸运动以及体力活动等均明显增加机体的氧耗量。正常人出现上述情况时,组织氧耗量增加,肺泡氧分压随之下降,可通过提高呼吸频率、增加潮气量等方式以保证肺泡和血液的氧分压水平;对于已经存在通气和(或)换气功能障碍的患者,则可加重低氧及二氧化碳潴留。

2.缺氧和二氧化碳潴留对机体的影响

(1)缺氧对机体的影响:缺氧对机体的危害程度不仅与缺氧程度有关,还与其发生速度、持续时间长短有关。

1)缺氧对细胞代谢、电解质平衡的影响:缺氧时组织细胞无法充分氧化葡萄糖产生的能量,而主要通过葡萄糖的无氧酵解供能,相应大量乳酸代谢产物堆积,导致代谢性酸中毒。代谢性酸中毒导致的血 pH 下降同时,通过 H^+-K^+ 交换,导致血钾增高,另一方面,因能量供应不足导致钠泵功能失调,无法泵入 K^+ 及泵出 Na^+、H^+,进一步促进高钾血症及细胞内酸中毒形成。

2)缺氧对神经系统的影响:中枢神经系统对缺氧十分敏感,缺氧程度及发生的速度不同,其影响也不同。通常而言,短时间(4～5 分钟)停止供氧,脑组织会发生不可逆损伤。大脑皮质对缺氧最为敏感,缺氧可导致脑细胞功能障碍、毛细血管通透性增加、脑水肿,甚至脑细胞死亡。轻度缺氧表现为注意力不集中,记忆力减退,定向力差,严重缺氧则可出现烦躁不安、意识模糊、昏迷、抽搐等。缺氧引起的脑水肿与能量供应不足、钠泵功能失调及细胞内酸中毒、多种酶的功能丧失有关。

3)缺氧对循环系统的影响:急性缺氧早期通过化学感受器兴奋交感神经,可出现心率增快,血压升高,心排血量增加。慢性缺氧可使肺小动脉收缩,肺动脉压升高导致右心负荷加重,以后可逐渐发展成为慢性肺源性心脏病、右心功能不全。身体不同部位血管对缺氧反应不一,脑动脉与冠状动脉扩张,肺血管、腹腔脏器血管、肾血管收缩,使血流重新分布。缺氧对心律的影响可出现较早,原有心脏病患者在 PaO_2 接近 8kPa(60mmHg)时,即可发生心律不齐。在应用洋地黄及排钾利尿剂时这种心脏传导系统不稳定所致的心律不齐尤其容易出现。

4)缺氧对呼吸系统的影响:缺氧主要通过刺激颈动脉窦和主动脉体的化学感受器,反射性引起呼吸加深加快,增加通气量;但通气过度,二氧化碳排出过多,$PaCO_2$ 下降反而对呼吸有抑制作用,可部分抵消外周感受器的兴奋作用。严重缺氧则影响中枢神经系统细胞能量代谢,直接抑制呼吸中枢,形成不规则呼吸或潮式呼吸。

5)缺氧对血液系统的影响:慢性缺氧可刺激骨髓造血功能,增加了红细胞体积及数量,也增高了血液黏滞度,使血流阻力增加,加重心脏负担。

6)缺氧对肾的影响：缺氧可使肾血管收缩,肾血流量减少,如再伴有低血压、DIC 等,极易产生肾功能不全,严重时可引起肾小管变性、坏死,甚至引起急性肾衰竭。

7)缺氧对消化系统的影响：缺氧可引起肝细胞水肿、变性,甚至坏死,也可引起消化道应激性溃疡。

(2)高碳酸血症对机体的影响：高碳酸血症对机体的影响来自二氧化碳本身的直接作用及氢离子浓度升高两个方面。$PaCO_2$ 升高对机体的危害不仅与 $PaCO_2$ 增高的程度有关,与其增高的速度更为密切。

1)对神经系统影响：$PaCO_2$ 升高可引起脑血管扩张,使脑血流量增加,脑血流过度增加可产生头痛、颅内压升高。在高碳酸血症时,二氧化碳容易通过血脑屏障,脑脊液 pH 值下降,与二氧化碳本身作用一起共同刺激呼吸中枢,通气量增加。重度二氧化碳潴留则可抑制呼吸中枢,出现"二氧化碳麻醉",患者可出现嗜睡、昏迷,也可表现为扑翼样震颤、抽搐等。

2)对循环系统影响：$PaCO_2$ 升高可直接刺激中枢神经系统,使交感神经兴奋,增强心肌收缩力、心排血量增加,血压轻微升高;心、脑、皮肤血管扩张,血流量增加;肺、肾、腹腔脏器血管收缩,血流量减少。

3)对呼吸系统影响：二氧化碳是强有力的呼吸兴奋剂,$PaCO_2$ 增高兴奋呼吸中枢增加通气量。吸入 15% 以下二氧化碳时,$PaCO_2$ 每增高 0.133kPa（1mmHg）,每分通气量可增加 2L。COPD 患者长期二氧化碳潴留,呼吸中枢对二氧化碳刺激逐渐适应。当 $PaCO_2 > 80$mmHg 时,会对呼吸中枢产生抑制和麻醉效应,此时呼吸运动主要靠 PaO_2 降低对外周化学感受器的刺激作用得以维持。因此对这种患者进行氧疗时,如吸入高浓度氧,由于解除了低氧对呼吸的刺激作用,反而造成呼吸抑制,故应采用持续低流量给氧。

4)对肾脏的影响：轻度高碳酸血症对肾小球滤过率影响不大,当 $PaCO_2$ 大于 60mmHg（8kPa）,pH 明显下降时,肾血流量可减少,引起少尿或肾功能不全。

二、慢性呼吸衰竭

(一)病因

慢性呼吸衰竭最常见于由慢性支气管－肺疾患引起的疾病,如慢性阻塞性肺疾病、肺间质纤维化、严重肺结核等。此外,慢性神经、肌肉及胸廓病变,如胸廓畸形、广泛胸膜增厚等也均可导致慢性呼吸衰竭。

(二)临床表现

除原发疾病的症状体征外,主要表现是缺氧和二氧化碳潴留所致的多脏器功能紊乱。

1.呼吸困难　呼吸困难是临床上最早出现的症状。主要表现为呼吸频率、节律和幅度的改变。中枢性呼吸衰竭以节律和频率改变为著,呈潮式呼吸或者比奥呼吸（Biot respiration）,周围性呼吸衰竭,由于呼吸肌疲劳,辅助呼吸肌参与呼吸活动,可表现为"三凹征"。

2.发绀　当动脉血氧饱和度低于 90% 时,口唇、口腔黏膜、甲床甚至肢体的远端部位发绀。值得指出的是,发绀的程度还与还原血红蛋白的含量、局部血流情况、皮肤色素及心功能等状况密切相关,如贫血患者的发绀不明显;严重休克等原因引起末梢循环障碍的患者,即使动脉血氧分压正常,也可出现发绀表现,称为外周性发绀;动脉血氧饱和度降低引起的发绀则称为中央性发绀。

3.精神神经症状　缺氧时可出现头痛、眩晕、烦躁、记忆力和判断力障碍;严重时有神志恍惚、无意识动作、谵妄，甚至抽搐、昏迷以致死亡。二氧化碳潴留早期可有兴奋表现，如头痛、失眠、烦躁、精神错乱等，此时切忌用镇静或安眠药，以免抑制呼吸中枢，加重二氧化碳潴留。若 $PaCO_2$ 继续升高则可使大脑皮质处于抑制状态，表现为神志淡漠、肌肉震颤、间歇抽搐、昏睡、甚至昏迷等。

4. 血液循环系统症状　轻度缺氧和二氧化碳潴留可出现心率加快、心排血量增加，血压上升等机体代偿的表现；严重缺氧、二氧化碳潴留和酸中毒可引起心肌损害，出现周围循环衰竭、血压下降、心律失常、心室颤动或心跳停搏等。长期慢性缺氧可导致心肌纤维化、心肌硬化。缺氧还能引起肺小动脉收缩而增加肺循环阻力，长期肺动脉高压将诱发右心衰竭，出现体循环淤血表现。

二氧化碳潴留可使外周血管扩张，故外周浅静脉充盈，皮肤温暖、红润、潮湿多汗，脑血管扩张时出现搏动性头痛。

5. 消化和泌尿系统症状　缺氧可直接或间接损害肝细胞引起丙氨酸氨基转移酶升高，缺氧可引起肾血流量减少，肾小球滤过率、尿量和钠排出量减少，出现尿素氮升高、蛋白尿、尿中出现红细胞和管型。部分患者可出现胃肠道黏膜屏障功能损害、黏膜充血水肿、糜烂甚至应激性溃疡，可有腹痛、腹胀、腹泻及消化道出血。上述表现均可随缺氧和二氧化碳潴留的纠正而消失。

（三）辅助检查

1. 血气分析　动脉血气分析对呼吸衰竭具有确诊价值，不仅能反映其性质和程度，而且对指导临床氧疗、纠正酸碱紊乱和电解质紊乱、调节机械通气各种参数等具有重要价值。常用血气指标及其正常值如下：

（1）pH 值：为血液中氢离子浓度的负对数值，正常值为 7.35～7.45。小于 7.35 提示酸血症（acidaemia），主要有组织缺氧，乳酸等酸性代谢产物积聚导致的代谢性酸中毒和二氧化碳潴留引起的呼吸性酸中毒；大于 7.45 提示碱血症（alkalemia），通常见于利尿剂过度使用所致的代谢性碱中毒和急性通气过度所致的呼吸性碱中毒。7.35～7.45 提示无酸碱失衡，也可能存在异常的酸碱状态但处于代偿阶段。

（2）动脉血二氧化碳分压（$PaCO_2$）：指血液中物理溶解的二氧化碳分子所产生的压力。正常值为 35～45mmHg。>45mmHg 表示通气不足，提示呼吸性酸中毒。<35mmHg 表示通气过度，提示呼吸性碱中毒或代谢性酸中毒的呼吸代偿。

（3）碳酸氢盐（HCO_3^-）：碳酸氢盐是反映机体酸碱代谢状况的指标，包括标准碳酸氢盐（SB）和实际碳酸氢盐（AB）。AB 是患者血浆中实际碳酸氢根的含量，SB 是体温 37℃、$PaCO_2$ 为 40mmHg，血红蛋白 100% 氧饱和的条件下，所测的碳酸氢根的含量，也就是排除了呼吸因素的影响。正常值 22～27mmol/L，平均 24mmol/L。HCO_3^- <22mmol/L 提示代谢性酸中毒或呼吸性碱中毒的肾脏代偿。HCO_3^- >27mmol/L 提示代谢性碱中毒或呼吸性酸中毒的肾脏代偿。SB 不受呼吸因素影响，为血液碱储备，受肾调节，能准确反映代谢性酸碱平衡。AB 则受呼吸性和代谢性双重因素影响，AB 升高可能是代谢性碱中毒或呼吸性酸中毒时肾脏代偿调节的反映。AB 与 SB 的差值反映了呼吸因素对 HCO_3^- 的影响。AB>SB 提示存在呼吸性酸中毒，AB<SB 提示存在呼吸性碱中毒，AB=SB<正常值提示存在代谢性酸中毒，AB=SB>正常值提示存在代谢性碱中毒。

（4）动脉血氧分压（PaO_2）：指物理溶解于血液中氧分子所产生的压力。正常值受大气压和年龄的影响。在海平面预计值：$PaO_2 = 100mmHg - 年龄 \times 0.33$。若降低但 $>60mmHg$ 为轻度低氧血症、$45 \sim 59mmHg$ 为中度低氧血症、低于 $45mmHg$ 为重度低氧血症。

(5)动脉血氧饱和度（SaO_2）：是单位血红蛋白的含氧百分数。正常值为 $95\% \sim 98\%$。SaO_2 与 PaO_2 密切相关，两者的关系可用氧合血红蛋白解离曲线来表示。氧离曲线呈 S 形，分为平坦段和陡直段两个部分。陡峭部分是 PaO_2 在 $20 \sim 60mmHg$。与平坦部分相比，在这个区域小的 PaO_2 增加对 SaO_2 的提高非常明显。

(6)动脉血氧含量（CaO_2）：指 100ml 血液的含氧毫升数。$CaO_2 = 1.34 \times SaO_2 \times Hb + 0.003 \times PaO_2$，参考值为 20%。

(7)剩余碱（BE）：在 37℃、二氧化碳分压为 40mmHg、血氧饱和度 100% 的条件下，将血液滴定至 pH7.4 所需要的酸碱量。正常值（0 ± 2.3）mmol/L，正值增大系代谢性碱中毒，负值增大系代谢性酸中毒。

(8)缓冲碱（BB）：系血液中各种缓冲碱的总含量，正常值为 45mmol/L。

(9)二氧化碳结合力（CO_2CP）：代表体内的主要碱储备，正常值为 $22 \sim 29mmol/L$。

2.血液常规及生化检查　有助于评估机体的各脏器功能。慢性呼吸衰竭常伴有继发性红细胞增多。肝、肾功能检查有助于了解脏器受损状况。血电解质有助于酸碱平衡的判断（如阴离子间隙），血钾、磷、镁的异常会使呼吸衰竭趋于恶化。检测肌酸激酶和同工酶及肌钙蛋白有助于排除新近出现的心肌梗死。肌酸激酶异常但肌钙蛋白正常应注意排除肌炎等疾病。

3.胸部影像学检查　有助于分析呼吸衰竭的病因。

4.超声心动图检查　并非适合所有呼吸衰竭患者，但疑为心脏疾患时则是非常重要的检查项目。

5.心电图检查　可了解是否存在心脏节律或心率的异常。

6.肺功能检查　床旁肺功能检查有助于评价呼吸衰竭患者的肺功能状况。

(四)诊断

呼吸衰竭的诊断主要根据：

1.慢性呼吸系统疾病或其他导致呼吸功能障碍的病史。

2.低氧及高碳酸血症引起全身多脏器功能紊乱的临床表现。

3.血气分析提示低氧和（或）伴高碳酸血症及酸碱平衡的紊乱等即可诊断。

(五)治疗

呼吸衰竭的处理原则：通畅气道、改善通气和氧合功能，纠正缺氧和二氧化碳潴留以及代谢功能紊乱，防治多器官功能损害。

1.病因治疗　病因治疗是纠正呼吸衰竭的关键环节，应采取积极措施治疗引起呼吸衰竭的基础疾病。呼吸道感染是慢性呼衰急性加重最为常见的诱因，积极控制感染是缓解呼衰的重要措施。

2.保持气道的通畅　是改善通气功能的重要措施。具体措施有：①清除呼吸道异物、口咽分泌物或胃内反流物，预防误吸。痰多不易咳出者，可采用变换体位、拍背等物理方法协助患者排痰，意识不清者可经气管导管定期吸痰；②扩张气道，主要适用于慢性气道疾病如慢性阻塞性肺病、重症哮喘等引起的呼吸衰竭。可通过局部用药的方式，如采用压力定量吸入装置（pMDI）、干粉吸入装置以及雾化治疗，常用药物包括抗胆碱能药物（如异丙托溴铵、噻托溴铵等)、β_2 受体激动剂(如沙丁胺醇、特布他林、沙美特罗及福莫特罗等)等,也可采用静脉或者口服茶碱类(茶碱、多索茶碱等)以及糖皮质激素等;③祛痰,常用祛痰剂如盐酸溴己新片、氨溴索或强力稀化黏素等;④重症患者可建立人工气道,如气管插管或气管切开等。

3.氧疗　氧疗可以提高肺泡内氧分压,增加氧气向血液内弥散,提高动脉血氧分压和血氧饱和度。合理的氧疗有利于减轻呼吸作功、降低肺动脉压、减轻右心负荷。

(1)缺氧不伴二氧化碳潴留(Ⅰ型呼吸衰竭):可给予吸入较高浓度的氧,提高肺泡内氧分压,改善动脉血氧分压和血氧饱和度。

对肺内动静脉分流性缺氧,氧疗并不能增加分流静脉血的氧合,如分流量小于20%,吸入高浓度氧($FiO_2>50\%$)可纠正缺氧;若超过30%,其疗效差。

(2)缺氧伴二氧化碳潴留(Ⅱ型呼吸衰竭):原则上应给予低浓度(<35%)持续给氧,主要是因为呼吸中枢对二氧化碳刺激的敏感性降低,其兴奋主要依靠缺氧对外周化学感受器的作用,吸入氧浓度过高可消除缺氧对呼吸中枢的刺激作用,反而抑制呼吸,加重二氧化碳潴留。

(3)氧疗的方法:可用鼻塞或鼻导管给氧、面罩给氧等。鼻塞或鼻导管给氧流量一般小于6L/min,以免损伤鼻部黏膜。吸入氧浓度与吸入氧流量大致呈如下关系:吸入氧浓度(%)=21+4×吸入氧流量(L/min),吸入氧浓度还与潮气量、呼吸频率、每分通气量和吸呼比等有关。

4.增加通气量、减少二氧化碳的潴留　可适当使用呼吸兴奋剂,如尼可刹米、洛贝林、多沙普仑、阿米三嗪等,通过兴奋呼吸中枢,使呼吸幅度及频率增加,改善通气,促进二氧化碳排出。该类药物主要适用于中枢抑制为主、通气量不足引起的呼吸衰竭。应用该类药物时,注意保持呼吸道通畅,否则会增加氧耗量,加重呼吸肌疲劳,促进二氧化碳潴留。

5.机械通气　对于严重的呼吸衰竭患者,机械通气是抢救患者生命的重要措施。通过机械通气维持合适的通气量,改善肺的氧合功能,促进二氧化碳排出;同时减少呼吸肌作功,使呼吸肌得到充分休息。

凡是出现下列情况者,应尽早建立人工气道、进行机械通气:①意识障碍,呼吸不规则;②气道分泌物多、排痰障碍;③呕吐误吸可能性大,如延髓麻痹或腹胀呕吐者;④全身状况较差、极度疲乏者;⑤严重低氧血症和(或)二氧化碳潴留达危及生命的程度。

对于 pH<7.35 的 Ⅱ型呼吸衰竭患者以及急性肺水肿患者可采用无创正压通气治疗,其相关内容可参考呼吸支持技术。

6.水电解质酸碱失衡的处理及支持治疗　在呼吸衰竭的发生、发展过程中,容易发生水、电解质、酸碱平衡的紊乱,常见的有呼吸性酸中毒、呼吸性酸中毒合并代谢性酸中毒、呼吸性酸中毒合并代谢性碱中毒等。呼吸性酸中毒主要由二氧化碳潴留引起,应以改善通气、排出二氧化碳治疗为主,一般采用"宁酸勿碱"的原则,不宜应用碱性药物,只在严重酸血症、pH<7.20时才考虑少量给予碳酸氢钠;呼酸伴代酸时,pH下降显著者宜使用适当碱性药物给予纠正,如补充5%碳酸氢钠等,用量可按下述公式计算:5%碳酸氢钠(ml 数)=[正常 HCO_3^-(mmol/L)－实测 HCO_3^-(mmol/L)]×0.5×体重(kg),或先一次给予 5%碳酸氢钠 100～150ml 静脉点滴。

此外,慢性呼吸衰竭患者往往存在摄入不足、消耗过多,因此给予补充营养支持非常重要,首选鼻饲高蛋白、高脂肪、低碳水化合物以及适量多种维生素,必要时予静脉营养治疗。

7.处理合并症　预防并尽早处理有关合并症,如慢性肺源性心脏病、右心功能不全。急性加重期可能会合并消化道出血、休克、全身多脏器功能衰竭等,应积极预防并及时治疗。

（六）预后

原有疾病相对较轻、诱因易消除者,经采用上述方法积极治疗,呼吸衰竭多能缓解;若原有基础疾病严重、或反复发生呼吸衰竭、或合并有多种严重并发症者往往预后不良。

（七）预防

加强原发病的防治,适当康复训练,提高机体抗病能力,预防感冒和呼吸道感染,阻止其向呼吸衰竭的发展。

三、急性呼吸衰竭

（一）病因

各种原因引起突发肺通气和（或）换气功能严重损害导致呼吸衰竭,如气道阻塞或窒息、重症哮喘发作、严重呼吸系统感染、急性肺栓塞、急性肺水肿、胸部外伤、急性颅脑和神经肌肉病变、药物中毒等。

（二）治疗

急性呼吸衰竭的治疗以改善通气、纠正缺氧、防止重要脏器功能的损害为主。

1. 改善通气 急性呼吸衰竭大多突然发生,进展较快,故应及时采取抢救措施,防止和缓解严重缺氧、二氧化碳潴留和酸中毒,注意保护心、脑、肾等重要系统和脏器的功能。纠正缺氧的主要方法是改善通气,迅速清理口腔分泌物,保持呼吸道通畅。必要时可采用人工呼吸、经面罩或气管插管连接简易人工呼吸器或者辅助机械通气进行呼吸支持,如发生心脏骤停,还应采取体外心脏按压等心肺复苏的抢救措施。

2. 及时充分给氧 对于急性呼吸衰竭的患者,必须及时给氧,尽快缓解机体缺氧状态,是急救能否成功的关键,必要时可给予高浓度氧,但要注意吸氧浓度和持续时间,以避免长时间、高浓度给氧引起氧中毒。

3. 其他治疗 去除急性呼吸衰竭的相关病因,纠正水电解质、酸碱失衡,预防及处理并发症等。

（汤凤莲）

第十节　急性呼吸窘迫综合征

急性呼吸窘迫综合征（acute respiratory distress syndrome,ARDS）是指由各种心源性以外的多种肺内外致病因素导致的急性、进行性呼吸衰竭。主要病理生理特征是肺毛细血管通透性增高,大量富含蛋白质的渗出液积聚于肺泡,导致肺水肿及透明膜形成,可有肺间质纤维化形成,主要引起肺内分流增加、通气/血流比例失调及肺顺应性降低。临床上表现为呼吸窘迫和顽固性低氧血症。急性肺损伤（acute lung injury,ALI）是 ARDS 的早期阶段,半数患者可进展为 ARDS。

一、病因与发病机制

与之相关的疾病（或危险因素）有严重感染与脓毒血症、休克、创伤、弥散性血管内凝血（DIC）、反流误吸、急性胰腺炎、有害气体吸入（高浓度氧等）、长期酒精滥用、肺部真菌及寄生虫感染、药物过量(如麻醉药)、溺水、多次大量输血、心肺复苏时大量输液等。多种疾病(或危险因素)合并存在有增加 ARDS 发生率的倾向。

ARDS 最常见的病因为间接性肺损伤,如脓毒血症、创伤及输血等,这些因素触发系统性炎症反应,成为 ALI/ARDS 的重要起始环节。在致病因子作用下,血液循环中中性粒细胞、巨噬细胞、血小板等炎症细胞活化,释放大量细胞因子、氧自由基、蛋白酶等,介导了肺部炎症反应,肺泡毛细血管通透性增高,富含蛋白质的水肿液进入肺泡,形成广泛肺间质及肺泡水肿和肺泡塌陷,最终引起肺泡膜损伤、毛细血管通透性增加和微血栓形成,导致肺氧合功能障碍,出现顽固性低氧血症。

近来研究表明,ARDS 的发生也与遗传因素有关,美国非洲裔黑种人比白种人有更高的患病率,其基因特征与患者易感性及严重程度密切相关。

二、病理

ARDS 主要病理改变是肺组织广泛性充血性水肿和肺泡内透明膜形成。病理过程可分为渗出期、增生期和纤维化期,这三个阶段常重叠存在。解剖可见肺呈暗红色肝样变、水肿、出血,重量明显增加。镜下可见肺微血管充血、出血、微血栓,肺间质和肺泡内有蛋白质水肿液及炎细胞浸润。约经 72 小时后,由凝结的血浆蛋白、细胞碎片、纤维素及残余肺表面活性物质混合形成透明膜,伴灶性或大片肺泡萎陷。经 1～3 周以上,Ⅱ型肺泡上皮和成纤维细胞增生,胶原沉积,部分透明膜纤维化。

三、临床表现

除原发病症状和体征外,其临床特点主要表现为:①突发性,常在诱因激发后 12～48 小时发病;②进行性呼吸窘迫、气促,呼吸频率可达 25～50 次/分,伴有发绀,难以用通常的氧疗方法改善,亦不能用其他原发心肺疾病(如气胸、肺气肿、肺不张、肺炎、心力衰竭等)解释;③患者往往表现为咳嗽、咳痰、烦躁、焦虑、出汗等;④早期体征可无异常,后可闻及双肺细湿啰音、干啰音和捻发音。

四、辅助检查

1. 血气分析　ALI 和 ARDS 轻症早期动脉血气分析表现为 PaO_2 降低,$PaCO_2$ 降低,pH 升高,如病变改善,则 $PaCO_2$ 和 pH 逐渐恢复正常,如病情进展,则可出现 $PaCO_2$ 增高和 pH 下降。根据动脉血气分析和吸入氧浓度可计算肺氧合功能指标,如肺泡－动脉氧分压差[$P(A-a)O_2$]、肺内静动脉血分流(Qs/QT)、呼吸指数($P(A-a)O_2/PaO_2$)、氧合指数(动脉血氧分压(mmHg)与吸入氧浓度的比值 PaO_2/FiO_2)等指标,目前以氧合指数最为常用。氧合指数降低是 ARDS 诊断的必要条件。正常值为 400～500mmHg,急性肺损伤(ALI)时＜300mmHg,ARDS 时＜200mmHg。上述指标对 ARDS 的诊断、严重性分级和疗效评价等均有重要的意义。

2. 影像学检查　X 线检查早期可无异常,或呈轻度间质改变,随着病情的发展可出现两肺斑片状,以至融合成大片浸润阴影,伴有气管充气相,可形成"白肺"。1～2 周后,肺泡渗出可逐渐吸收,后期可出现肺间质纤维化的改变。

3. 肺毛细血管楔压(PCWP)测定　往往用于与左心衰竭鉴别,这是反映左心房压的较可靠的指标。ARDS 患者 PCWP 一般 $<12cmH_2O$,左心衰竭时 PCWP$>16cmH_2O$。

五、诊断

中华医学会呼吸病学分会 1999 年制定的诊断标准如下:①有 ALI/ARDS 的高危因素;②急性起病、呼吸频数和(或)呼吸窘迫;③低氧血症:ALI 时动脉血氧分压(PaO_2)/吸入氧分数值(FiO_2)$\leqslant300mmHg$,ARDS 时 $PaO_2/FiO_2\leqslant200mmHg$;④胸部 X 线检查显示两肺浸润阴影;⑤PAWP$\leqslant18mmHg$,或临床上能除外心源性肺水肿。同时符合以上 5 项条件者,可以诊断 ALI 或 ARDS。

六、治疗

ARDS 治疗的目标包括:改善肺氧合功能,纠正缺氧,保护器官功能,以及并发症和基础病的治疗。

1.加强监护　应对 ARDS 患者进行特别监护。动态监测生命体征的变化,包括呼吸、血压、脉搏、体温以及神志改变等。

2.氧疗　氧疗是有效纠正缺氧的重要措施。一般采取高浓度面罩给氧,使患者 $PaO_2>60mmHg$ 或 $SaO_2>90\%$。

3.机械通气　目前主张对 ARDS 患者应尽早应用机械通气治疗。当病情允许时可先采取无创正压通气的方法,病情严重或无创通气无效时可考虑气管插管或气管切开机械通气。机械通气一般采取肺保护性通气策略以避免发生气压伤。其他的呼吸支持技术如反比通气、高频振荡通气、气管内吹气技术、俯卧位通气、液体通气、肺外气体交换技术等,对 ARDS 可能会有一定的临床应用价值。近来临床研究证实保护性低潮气量、低气道压力通气能有效降低 ARDS 患者死亡率。

4.控制输入液体　肺水肿是 ARDS 的重要病理变化,液体管理是 ARDS 治疗的重要环节。有效血容量不足会加重低血压和休克,但过多的液体又会加重肺水肿。目前主张在血压稳定的前提下,出入液体量宜轻度负平衡(每天－500ml 左右)。为防止胶体渗到肺间质,在 ARDS 早期不宜输入胶体液体。在血流动力学稳定的情况下,可酌情使用利尿剂以减轻肺水肿。

5.积极治疗原发病　尽早除去导致 ARDS 的原发病或诱因是 ARDS 治疗的重要措施,如抗感染治疗、休克的纠正、创伤的修复、弥散性血管内凝血(DIC)、反流误吸、溺水的及时抢救等。

6.支持治疗　ARDS 患者处于高代谢状态,能量消耗大,必须补充必要的热量。通常成人每日供应热量 $20\sim40kcal/kg$,其中蛋白 $1.5\sim2.5/kg$,脂肪热量占总热量的 $20\%\sim30\%$。补充支链氨基酸可刺激呼吸中枢和改善肺功能。急性呼吸窘迫综合征患者静脉注射脂肪乳时,可能会引起氧合指数、肺的顺应性降低,肺血管阻力增高。ARDS 患者宜尽早采取胃肠道补充营养。

7.ARDS 的药物治疗

(1)肾上腺皮质激素及肝素的应用:由于肾上腺皮质激素有广泛的抗炎、抗休克、抗毒素及减少毛细血管渗出等作用,早期应用激素有助于改善心肺功能、减少呼吸机使用天数,但应用激素并不能改善 ARDS 的住院病死率,相反,若应用激素>14 天则增加了死亡风险。激素治疗比较肯定的适应证有：①脂肪栓塞；②卡氏肺孢子虫肺炎；③BAL 或血液嗜酸性粒细胞增多。相等剂量时，甲泼尼龙在肺组织中的浓度较其他糖皮质激素高，滞留时间也较长，故常是治疗的首选药物。用法：甲泼尼龙 2～4mg/kg，1～2 次/日，3～5 日后逐渐减量停用。治疗疗程一般为 1～2 周。

（2）针对发病机制的药物：针对 ARDS 的发病机制可使用某些药物，其疗效还有待于进一步观察：①外源性表面活性物质；②抑制中性粒细胞活化药物如己酮可可碱；③清除氧自由基和抑制其生成的药物；④抑制诱导型一氧化氮合酶（iNOS）的功能或合成的药物如氨基胍；⑤抗内毒素和细胞因子抑制剂等。

8.其他 一氧化氮吸入治疗（INO）及亚低温疗法在 ARDS 治疗中进行了一定的尝试，可能取得了一定的效果。

七、预后

ARDS 的预后与其严重程度及原发病有密切关系。一般来讲 ARDS 的死亡率在 50% 左右，且多数死于其原发病、多器官功能衰竭和顽固性低氧血症。部分患者恢复较好，可残留肺纤维化。

（汤凤莲）

第十一节 肺炎

肺炎（pneumonia）是指包括终末气道、肺泡腔及肺间质等在内的肺实质炎症，可由病原微生物、理化因素、免疫损伤、过敏因素及药物等引起。病原微生物为最常见的致病因素，细菌性肺炎是最常见的肺炎，也是常见的感染性疾病，值得注意的是病毒性肺炎的发病率近年来有增高的趋势，已引起了人们高度重视。肺炎可按解剖、病因或患病环境分类。由于病原学检查阳性率较低，培养结果滞后，病因分类在临床上应用有一定的困难；还由于肺炎感染途径或感染获得方式的不同、不同宿主的肺炎在病原学、危险因素和治疗上均存在很大的不同，临床上常依照肺炎的获得环境分为社区获得性肺炎（CAP）和医院获得性肺炎（HAP），也可细分为 CAP、HAP、卫生保健相关肺炎（HCAP）、呼吸机相关肺炎（VAP）等，以利于指导临床经验治疗。

一、社区获得性肺炎

社区获得性肺炎（community acquired pneumonia，CAP）是指在医院外罹患的感染性肺实质（含肺泡壁，即广义上的肺间质）炎症，包括具有明确潜伏期的病原体感染而在入院后潜伏期内发病的肺炎。CAP 病原谱和耐药谱在不同国家、不同地区之间存在着明显差异，随着时间的推移而不断变迁。由于社会人口的老龄化、HIV 和非 HIV 免疫损害宿主增加、病原体变迁和抗生素耐药率上升等原因，使 CAP 的诊治成为临床上重要的医学问题。戒烟、避免酗酒有助于预防肺炎的发生。预防接种肺炎链球菌疫苗和（或）流感疫苗可减少某些特定人群罹患肺炎的机会。

（一）病原学

在广泛应用抗生素前的时代，大多数 CAP 主要由肺炎链球菌感染引起。据流行病学调查结果,CAP 主要由肺炎链球菌、流感嗜血杆菌、肺炎支原体、嗜肺军团菌及呼吸道病毒所引起,其他导致 CAP 的病原体有葡萄球菌、肺炎衣原体、阴性杆菌及真菌等。尽管进行了培养、血清学及尿抗原的检查,有 30%～60%CAP 病因未明,CAP 的病原学诊断依然是目前诊断的难题。

(二)诊断与病原学检查

1.诊断　CAP 的临床诊断可参考表 4－16,临床诊断除了有新出现的浸润性阴影外,还应有次要标准中的两项并除外肺结核、肺部肿瘤、非感染性肺间质性疾病、肺水肿、肺不张、肺梗死或栓塞、异物、肺嗜酸性粒细胞浸润症及肺血管炎等疾病后,方可建立临床诊断。

表 4－16　CAP 的诊断标准

主要标准	次要标准
胸片新出现浸润影	T>38.5℃ 或 T<36.5℃
	WBC>10×10^9/L 或 <4×10^9/L
	脓痰
	肺炎的典型体征
	病原学诊断的依据

2.重症肺炎的诊断　出现下列征象中 1 项或以上者可诊断为重症肺炎:①意识障碍;②呼吸频率≥30 次/分;③PaO$_2$<60mmHg,PaO$_2$/FiO$_2$<300,需行机械通气治疗;④动脉收缩压<90mmHg;⑤并发脓毒性休克;⑥X 线胸片显示双侧或多肺叶受累,或入医院 48 小时内病变扩大≥50%;⑦少尿:尿量<20ml/h,或<80ml/4h,或并发急性肾衰竭需要透析治疗。

3.病原学检查　门诊 CAP 并非需要常规进行病原学检查,但住院患者应争取获取病原学诊断。

(1)痰病原学检查:自然咳痰法是收集呼吸道标本最简单实用的方法,应尽量在抗生素治疗前采集标本。由于痰易被口咽部细菌污染,送痰病原学检查前应确定痰标本是否合格,合格的痰标本可送病原学检查,否则应重新留取标本。

1)采集:咳痰前应嘱患者用 3%过氧化氢溶液(双氧水)或无菌生理盐水漱口,指导或辅助其深咳嗽,用力咳出气管支气管深部痰液置于无菌容器中立即送检。无痰患者检查分枝杆菌或肺孢子菌可用高渗盐水雾化吸入导痰。

2)送检:应尽快送检,痰标本存放不得超过 2 小时。延迟送检或待处理标本应置于 4℃保存(疑为肺炎链球菌感染不在此列),保存的标本应在 24 小时内处理。

3)实验室处理:痰标本需进行初步筛选以了解是否为合格的痰标本,挑取脓性部分涂片做革兰染色,镜检显示白细胞<10 个/低倍视野,鳞状上皮细胞>25 个/低倍视野,则不宜做痰培养而应重新留取标本;若鳞状上皮细胞<10 个/低倍视野,多核白细胞>25 个/低倍视野,或两者比例<1:2.5,则为合格标本。以合格标本接种于血琼脂平板和巧克力平板两种培养基,必要时加用选择性培养基或其他培养基。用标准 4 区划线法接种做半定量培养。

4)判断:已确认来自于下呼吸道标本时,可通过观察细菌形态、染色特征作出初步病原学诊断。如涂片油镜检查见到典型形态肺炎链球菌或流感嗜血杆菌有诊断价值。抗酸染色应是检查分枝杆菌最简单而又有价值的检查。军团菌属染色有 80%～90%的灵敏度和 100%的特异性,应引起微生物学人员的注意。

合格痰标本培养优势菌中度以上生长(≥+++);或合格痰标本细菌少量生长,但与涂片镜检结果一致(肺炎链球菌、流感嗜血杆菌、卡他莫拉菌);或 3 日内多次培养到相同细菌则对 CAP 病原学诊断有较大的参考意义。

若痰培养有上呼吸道正常菌群的细菌(如草绿色链球菌、表皮葡萄球菌、非致病奈瑟菌、类白喉杆菌等)或痰培养为多种病原菌少量(<+++)生长均提示无临床意义。

(2)血、尿及胸水病原学检查

1)培养:少数 CAP 患者在未用药前血培养是阳性,其中 2/3 是肺炎链球菌。不同时间、不同部位获取的血或胸水标本培养出同一病原体,以及胸水和血培养出相同的病原体对 CAP 的病原学诊断有确诊价值。呼吸道标本培养出肺炎支原体、肺炎衣原体、嗜肺军团菌均有较大的病原学诊断价值。

2)血清学:采集间隔 2～4 周急性期及恢复期的双份血清标本,检测非典型病原体或呼吸道病毒特异性抗体的滴度有助于相对应的病原学诊断。抗体滴度增加呈 4 倍或以上改变时提示近期感染。

3)尿:嗜肺军团菌 I 型尿抗原检测(酶联免疫测定法)阳性及肺炎链球菌尿抗原检测(免疫层析法)阳性(儿童除外)对 CAP 的病原学诊断有较大的参考价值。

(3)纤维支气管镜检或经皮肺穿刺肺活检:凡诊断为肺炎的住院患者应立即送痰培养。门诊治疗的轻、中度患者不必普遍进行病原学检查,只有当初始经验性治疗无效时才需进行病原学检查。经气管插管或气管切开者可经人工气道采集下呼吸道标本。必要时可经纤维支气管镜采集下呼吸道分泌物,防污染标本毛刷经纤维支气管镜采样是获得下呼吸道标本比较好的方法。有指征时也可采用经皮肺穿刺活检技术以明确病原学或病因诊断。下列情况是采取这些诊断技术适应证:①经验性治疗无效或病情仍然进展者,特别是已经更换抗菌药物 1 次以上仍无效时;②怀疑特殊病原体感染,而采用常规方法获得的呼吸道标本无法明确致病原时;③免疫抑制宿主罹患 CAP 经抗菌药物治疗无效时;④需要与非感染性肺部浸润性病变鉴别诊断者。

经纤维支气管镜或人工气道吸引的标本培养的病原菌浓度$\geqslant 10^5$CFU/ml(半定量培养++),BALF 标本$\geqslant 10^4$CFU/ml(+～++),防污染毛刷或防污染 BALF 标本$\geqslant 10^3$CFU/ml(+)对 CAP 的病原学诊断有较高的特异度和敏感度。

(三)辅助检查

1. 实验室检查　CAP 患者基本的实验室检查包括血常规、肝肾功能、血清电解质、血糖和动脉血气分析。这些非特异性检查有助于判断肺炎的严重程度和监测肺外组织器官的功能紊乱情况(表 4-17)。白细胞计数或分类、C 反应蛋白(CRP)、降钙素原(PCT)等有助于感染性疾病的判断和对治疗反应的监测。血清谷丙转氨酶、谷草转氨酶、磷酸肌酸激酶、乳酸脱氢酶等酶学显著异常提示可能存在严重的免疫异常或为感染因子导致的全身免疫反应;结缔组织疾病相关检查如类风湿因子、抗核抗体、抗双链 DNA 抗体以及抗中性粒细胞抗体或肿瘤标志物等在必要时可考虑进行相关检查,肺浸润影合并肾或皮肤等其他脏器损害时或疑为系统性疾病时是送检上述检查的强烈指征;动脉血气分析或脉冲血氧测定可了解是否需要吸氧以及判别患者是否有呼吸衰竭。

表 4—17　增加 CAP 死亡率和并发症的危险因素

既往因素	体格检查
年龄大于 65 岁	体温大于 38.3℃
可疑误吸	呼吸频率大于 30 次/分
心衰	收缩压小于 90mmHg
COPD	存在肺外感染灶
糖尿病	实验室检查
慢性酗酒	WBC>30×10^9/L 或<4×10^9/L
慢性肾衰竭	血细胞比容<30
慢性肝炎	呼吸空气时 PaO_2<60mmHg,或 $PaCO_2$>50mmHg
脾切除术后	BUN 或 Cr 增高
近 1 年住院史	胸片病变累及多个肺叶或病灶迅速进展
精神状态异常	

2.CAP 影像学评估　对疑为 CAP 的患者胸片检查是最基本的检查,常规的放射学检查对于明确肺部浸润影的病因学诊断价值有限,但有助于发现新出现的肺部病灶和监测治疗反应。若临床症状持续或病情恶化,应及时进行胸片复查。若病情改善明显,一般不建议短期内多次复查胸部 X 线检查。当病情进展或肺部浸润影吸收不理想或需要排除其他疾病时应考虑胸部 CT 检查。

(四)CAP 的抗感染药物治疗

诊断肺炎后如何选择抗感染药物? 在用药前应依据病情需要决定是否采样进行病原学检查,根据当地肺炎的病原谱和药敏结果、借鉴 CAP 指南和抗感染指导原则制订用药方案。用药 48~72 小时后应进行临床评价,无效应认真分析原因,并采取适当的处理方法;有效则可维持原治疗方案,并完成相应的疗程。

1.初始治疗

(1)青壮年、无基础疾病或无危险因素 CAP:肺炎链球菌、流感嗜血杆菌和非典型病原体为这类 CAP 患者常见的病原菌,可选用青霉素类、多西环素(强力霉素)、大环内酯类、第一代或第二代头孢菌素、呼吸喹诺酮类(如左旋氧氟沙星、莫西沙星)等。当有实验室检查能明确排除非典型病原体感染时可单独使用青霉素或头孢菌素,若无有力证据排除非典型病原体感染且病情较重时建议头孢菌素或青霉素联合大环内酯类药物治疗 CAP,也可单独使用呼吸喹诺酮类如莫西沙星。

(2)有基础疾病或有危险因素 CAP

1)无铜绿假单胞菌感染危险因素:与无基础疾病或有危险因素 CAP 患者比较,有基础疾病或有危险因素 CAP 的需氧革兰阴性杆菌感染或概率增高,也易出现金黄色葡萄球菌的感染。β—内酰胺类联合大环内酯、或应用呼吸氟喹诺酮药物均是临床上常用的治疗方案。

2)有铜绿假单胞菌感染危险因素:当有铜绿假单胞菌感染危险因素时(如结构性支气管异常),可选用抗铜绿假单胞菌的药物,如抗铜绿假单胞菌 β—内酰胺(如头孢吡肟,头孢他啶)、碳青霉烯类、β—内酰胺/β—内酰胺酶抑制剂(如哌拉西林钠/他唑巴坦,头孢哌酮/舒巴坦)等药物联合环丙沙星或联合氨基糖苷,也可联合呼吸氟喹诺酮或大环内酯等作为这类患者的初始治疗方案。

3)重症 CAP 的起始抗感染药物的选择:对于危及生命的重症肺炎,建议早期采用广谱强效的抗菌药物治疗,待病情稳定后可根据病原学进行针对性治疗,或降阶梯治疗。抗生素治疗要尽早开始,首剂抗生素治疗争取在诊断 CAP 后 4 小时内使用,以提高疗效,降低病死率,缩短住院时间。

2.初始治疗无应答的应对策略

(1)概念:经过 48~72 小时经验治疗后无反应或临床恶化,需要调整抗生素治疗,或需要进一步检查的 CAP 称之为 CAP 治疗无效。治疗无效的肺炎有 2 种情况:①无反应性肺炎,对 CAP 经验治疗 72 小时后仍发热(T>38℃)或临床症状(不适、咳嗽、咳痰)持续存在;②进展性肺炎,对 CAP 经验治疗经 24 小时治疗后临床症状恶化伴影像学病灶进展>50% 或 72 小时后出现临床恶化,病灶进展,发展为急性呼吸衰竭需要通气支持或出现脓毒休克,某些进展性肺炎发生急性呼吸衰竭的时间可能超过了 72 小时,进展性肺炎的预后往往较差,需要进入 ICU 进行治疗。

(2)CAP 治疗无效原因:抗菌药物治疗 48~72 小时应对治疗的效果给予评价,治疗无效或病情恶化时应分析治疗无效的原因。CAP 治疗无效的原因可能有:①宿主因素;②病原体因素;③非感染因素。

1)宿主因素:高龄和基础病是影响 CAP 疗效的非常重要的原因。高龄患者可能由于无效咳嗽增加,肺弹性下降,膈肌扁平,功能残气量增加,纤毛清除功能降低,以及 IL-1、IL-2、IgM 水平下降影响肺炎吸收。在老年人肺炎球菌感染有很高的死亡率;有基础病者(如心衰、糖尿病、慢性阻塞性肺疾病、肾衰竭、脑血管疾病、肝脏疾病、急慢性酒精中毒、接受皮质醇激素治疗、免疫受损者、恶性疾病等)与 CAP 的死亡率密切相关。其他如吸烟、反复感染等均使纤毛清除功能降低而影响肺炎吸收,导致 CAP 治疗无效。

2)病原体因:细菌耐药、不常见病原体感染和混合感染是 CAP 治疗无效和病原体相关因素的主要原因。是否存在细菌耐药的重要依据取决于病原学流行病学资料和细菌培养结果。不常见的病原体可能有结核分枝杆菌、新型隐球菌、组织胞浆菌、放线菌、卡氏肺孢子菌等。通常在治疗无效后往往会考虑到是否有不常见的病原体感染。对于 HIV 或非 HIV 免疫受损宿主,当初始治疗无效时更应考虑是否有不常见病原体感染。

3)非感染性因素:诊断错误是 CAP 治疗失败的另一原因。某些累及肺实质与 CAP 相似的疾病因伴有发热、咳嗽而被误诊为 CAP,如肿瘤、肺出血、肺栓塞、隐源性肺纤维化(COP)、坏死性肉芽肿性血管炎(Wegener 肉芽肿)、过敏性肺泡炎、急性白血病、急或慢性嗜酸性粒细胞肺炎、狼疮性肺炎、急性间质性肺炎、药物引起的肺浸润、职业因素引起的肺疾病(吸入有机或无机粉尘)等。

抗生素剂量不足,吸收不良以及药物间的相互作用也常是 CAP 治疗失败的原因。

3.应对策略

1)治疗基础疾病:肺部感染性疾病的发生往往与机体抵抗力降低有着密切的关系,积极治疗基础疾病有助于提高机体抗感染的效能,如积极治疗心功能不全,改善慢性阻塞性肺病患者的肺功能,减少免疫抑制剂或激素的使用等均有助于改善肺部感染患者的预后。适当的使用免疫增强药物是否能有效改善 CAP 患者的预后,尚有待于更多循证医学的证据。

2)明确病因:对于中重度 CAP 患者,尤其是重度 CAP 患者、老年 CAP 患者或有基础疾病的 CAP 患者,在起始抗感染治疗前应进行痰和血的病原学检测,强调多学科(如临床、放射、微生物检验、病理等科室)的协作,争取早期获得较为明确的病原学诊断,以利于获得适当的有针对性的药物治疗。

除了注意感染性疾病的诊断外,还应注意某些非感染性的鉴别。临床上若无非感染性疾病的依据,常规抗感染无效,应注意是否为特异性的肺部感染,如结核病、真菌、诺卡菌、卡氏肺孢子菌肺炎等,当常规检查未能获得病因学诊断时,可考虑有选择性的采取侵袭性的检查,如纤维支气管镜检查,经皮肺穿刺检查,或开胸肺活检等取材送检以明确肺部浸润影的诊断(图4—2)。

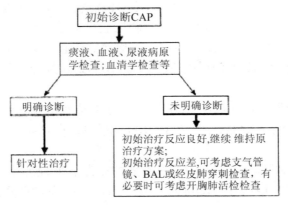

图4—2 CAP诊疗程序

3)调整抗感染药物:当 CAP 初始治疗无效时,可依据患者的临床特征,选择起始治疗对某些病原菌未能覆盖的药物,如初始治疗选择头孢菌素或青霉素类药物,更换药物时应选择兼顾能治疗非典型病原体感染的药物(如氟喹诺酮或大环类酯类抗感染药物)。避免在同一类药物中更换,如用头孢克洛无效,换用头孢呋辛等。

若有病原学诊断结果,还应结合其结果选择适当的药物。另外,还应评价所选择药物的用法、用量、给药间隔时间等是否合理,所选择的药物是否有较为理想的局部浓度,是否存在引流不通畅等因素影响抗感染药物的效果。

总之,CAP疗效不理想时,应及时重新评价诊断和治疗等相关问题,及时处理,争取准确选择适当的抗感染药物,以提高 CAP 的诊治水平。

二、医院获得性肺炎

医院获得性肺炎(hospital acquired pneumonia,HAP)指的是入院时不存在、也不处于感染潜伏期,而于入院 48 小时后在医院(包括老年护理院、康复院)内发生的肺炎,若在气管插管 48～72 小时后发生的肺炎称之为通气机相关肺炎(ventilator—associated pneumonia,VAP)。小于或等于 4 天为早发 VAP,大于或等于 5 天则为迟发 VAP。2005 年美国《医院获得性肺炎治疗指南》提出了医疗保健相关性肺炎(healthcare—associated pneumonia,HCAP)的概念,HCAP 包括以下肺炎患者:最近 90 日内曾因急性病入院 2 日以上者;在护理院或长期在护理机构中生活者;最近 30 日内接受过静脉抗生素治疗、化学治疗或伤口处理者;在医院或门诊接受血液透析治疗者。HCAP 的处理同 HAP。HAP 是重要的院内感染,居院内感染的第二位。HAP 的病死率为 30%～70%。菌血症(尤其是由铜绿假单胞菌或不动杆菌属细菌引起的菌血症),合并其他内科疾病,不适当的抗菌药物治疗以及多重耐药(multidrug—

resistant,MDR)病原菌感染等因素均与 HAP 病死率有关。HAP 与 CAP 的病原谱有非常大的差异,口咽部细菌定值和含菌分泌物的吸入是引起 HAP 的主要发病机制,因此,HAP 的病原谱与患者口咽微生物病原谱密切相关。

(一)病原微生物学

1. HAP 常见病原体　铜绿假单胞菌、大肠杆菌、肺炎克雷伯菌、不动杆菌属、葡萄球菌属尤其是耐甲氧西林金葡菌(MRSA)是 HAP 的常见病原体。当无 MDR 危险因子时应注意肺炎链球菌、流感嗜血杆菌、甲氧西林敏感金黄色葡萄球菌、抗生素敏感的肠道阴性杆菌等也可成为 HAP 的病原菌。

2. HAP 的 MDR 病原菌　铜绿假单胞菌、不动杆菌属、肺炎克雷伯菌、MRSA 是常见的MDR 病原菌,MDR 病原菌是 HAP 治疗的难点。引起 MDR 病原菌的危险因素有:①既往曾应用抗感染药物,如发病前 90 日内应用抗生素;②迟发 VAP;③入住 ICU 或长期住院(如住院大于 5 日);④所在社区或病房高频率的出现耐药菌;⑤免疫抑制患者或应用免疫抑制剂等。尤其是这些 MDR 病原菌在亚洲地区具有较高的发病率,应引起亚洲地区医务人员的高度重视。

军团菌、真菌(如曲霉菌、念珠菌)和病毒(如单纯疱疹病毒、巨细胞病毒)感染也有可能成为 HAP 重要的医疗问题。

(二)危险因素

1. HAP 的危险因素　引起 HAP 的危险因素有:气管插管和(或)机械通气(入住 ICU 者HAP 的发病增加了 5～10 倍,而进行机械通气治疗的 HAP 则增加了 6～20 倍)、胸腹部手术、昏迷(尤其是闭合性颅脑损伤者)、患有 COPD 及高龄者(年龄＞70 岁)、呼吸机管道更换不及时、秋冬季节、应激性溃疡出血、预防性制酸剂、滥用抗生素、仰卧、留置胃管、严重创伤、近期内纤维支气管镜检查等。

2. 减少 HAP 危险因素的措施

(1)一般措施:①加强医务人员防控院内感染的教育,强调手消毒,避免交叉感染;②半卧位与勤翻身;③优先肠内营养以减少中心静脉导管相关的并发症,预防小肠黏膜绒毛萎缩,减少细菌定植转移;④尽量减少镇静剂等药物的使用,加速脱机等均有助于减少 HAP 的发生。

(2)插管与机械通气:①应尽可能避免插管及反复插管,必须机械通气时,尽量选择无创通气治疗;②经口插管优于经鼻插管,以避免鼻窦感染分泌物的吸入;③气管内插管的水囊压力应保持在 20cmH$_2$O 以上或采用声门下分泌物持续吸引技术,以防止水囊周围的病原菌漏入下呼吸道;④及时清除呼吸机循环中污染的冷凝剂。

(3)选择性消化道去污染:①加强口腔护理,采用口咽消毒脱污技术(如用氯己定)调节细菌定值;②口服胃肠不能吸收的抗菌药(如多黏菌素、妥布霉素、两性霉素、制霉菌素)以进行肠道脱污,能减少 ICU 患者 HAP 的发生,帮助抑制 MDR 病原菌的爆发,但不推荐常规使用,尤其是有 MDR 病原菌定植者。

(三)诊断

HAP 的诊断依据与 CPA 相同,起病时间、地点符合院内感染再结合肺炎的临床表现,实验室检查和影像学所见作出初步判断。痰液、气管吸出物半定量培养操作简便,有助于筛查病原体和最初的抗病原微生物药物的选择,但敏感性和特异性均相对不足。支气管肺泡灌洗、防污染毛刷采样可提高培养的敏感性和特异性,必要时可采用。疑为军团菌、支原体、衣原体感染、病毒或真菌等感染时应做相对应的检查,以尽快明确病原学诊断。通过上述方法均未获得病原学结果,初始的抗病原学微生物治疗也未显示出良好的疗效,应对初始诊断进行重新评估,仔细进行鉴别诊断,选择适当的治疗方案。

(四)抗感染药物治疗

由于 HAP 病情严重,初始抗病原微生物的药物选择对患者的预后影响极大。早期、适当、广谱和足量的使用抗感染药物是改善 HAP 预后的关键环节。初始药物选择适当,有助于改善患者的预后;初选药物不正确,即使以后根据药敏结果选用敏感的药物也不一定能改善患者的预后。有无引起 MDR 的危险因子以及 HAP 病原学和耐药谱等流行病学资料是选择抗感染药物的基础。

1. 无 MDR 危险因子　无 MDR 危险因子的轻中度 HAP 可选择头孢曲松、第三至四代氟喹诺酮或 β—内酰胺/β—内酰胺酶复方制剂等药物。

2. 有 MDR 危险因子或重度 HAP

(1)药物选择:有 MDR 危险因子或重度 HAP 则应选择抗铜绿假单胞菌内酰胺抗生素(如头孢他啶、头孢吡肟)、哌拉西林钠/他唑巴坦、头孢哌酮/舒巴坦、碳青霉烯类,也可考虑使用 β—内酰胺/β—内酰胺酶抑制剂加抗铜绿假单胞菌氟喹诺酮药物(如环丙沙星),疑为 MRSA 感染时可应用利奈唑胺或万古霉素。如肺炎克雷伯菌或不动杆菌属疑为产 ESBLs 菌株,可考虑选用碳青霉烯类;如疑为嗜肺军团菌,联合用药方案中应包括大环内酯类,或氟喹诺酮类。

(2)药物剂量:成年人在肝肾功能正常的情况下,应使用适当的剂量以能达到最佳治疗效果。如头孢吡肟,1~2g,每 8~12 小时 1 次;亚胺培南,0.5g,每 6 小时 1 次或 1g,每 8 小时 1 次;美罗培南,1g,每 8 小时 1 次;哌拉西林钠/他唑巴坦,4.5g,每 6 小时 1 次等。

(3)降阶梯治疗:对初始治疗有良好的疗效反应和病原学诊断结果是进行降阶梯治疗的基础。在此基础上可将广谱抗病原微生物药物换成窄谱药物,效果非常显著者还可将静脉用药改成口服用药。

(4)疗程:至于抗感染药物的疗程,应取决于病原体、病情严重程度、原有基础疾病和治疗反应等因素,即疗程应个体化。对初始治疗反应良好的无并发症的非发酵菌的感染可考虑短疗程(7~8 日)抗病原微生物治疗,而对 MRSA 或非发酵菌感染的抗菌药物的疗程应适当延长。

三、常见病原微生物肺炎

(一)肺炎球菌肺炎

肺炎球菌肺炎(pneumococcal pneumonia)由肺炎球菌引起的肺实质的急性炎症,是 CAP 重要的病原微生物。肺炎球菌为上呼吸道正常寄居菌群,只有当免疫力降低时才能侵入机体。由于肺炎球菌不产生毒素,故不会导致原发性组织坏死形成空洞。依据肺炎球菌荚膜多糖体的特异抗原特性,将该菌分为 86 个亚型,成人致病菌多属 1~9、12 型,其中第三型毒力最强,儿童以 6、14、19、及 23 型多见。本病好发于冬、春两季。青壮年、老年人和婴幼儿患病率较高,男性发病率约为女性 2 倍。

1. 临床表现

(1)症状:有些患者有受凉、疲劳、醉酒或病毒感染史,半数有上呼吸道感染的先驱症状。

常起病急骤、多数伴寒战,高热,体温可达 39~40℃,呈稽留热,可有全身肌肉酸痛不适、头痛、食欲缺乏等。发病后数小时内出现咳嗽、咳痰、胸痛、呼吸困难。部分患者为血痰或"铁锈色"痰,少数呈黏液脓性。胸部刺痛多局限于病变部位,深呼吸或咳嗽时明显,有时可引起上腹部疼痛,或放射到肩部,有时因伴恶心、呕吐、腹痛或腹泻,易被误诊为急腹症。

(2)体征:体检可见急性病容,口角和鼻周可出现单纯性疱疹,呼吸浅快,发绀,脉搏增快、脉压增大,心率快,有时心律不齐。体检早期肺部无明显异常,仅有胸廓运动幅度减小,轻度叩浊,异常支气管呼吸音和听觉语音的增强。实变期则可出现典型的肺实变体征,消散期可闻及湿啰音。

(3)其他:重症可伴肠胀气。并发心肌炎时心动过速,也可出现心律失常,如期前收缩、阵发性心动过速或心房纤颤。并发胸膜炎时,胸液为浆液纤维蛋白性渗出液。有败血症时可出现皮肤黏膜出血点,巩膜黄染,肝脾大;严重感染可伴发休克、弥散性血管内凝血、ARDS 和神经精神症状,须严密观察,积极救治。

2.实验室及影像学检查

(1)血液常规:白细胞计数多数在(10~30)×10⁹/L,中性粒细胞多在 80% 以上,年老体弱、免疫低下者白细胞计数常不增高,但中性粒细胞百分比仍高。

(2)病原学检测:血培养 20% 可呈阳性。部分患者痰涂片有大量中性粒细胞和革兰阳性成对或短链状球菌,在细胞内者有助于病原学诊断。应用聚合酶链反应技术或荧光标记抗体检测有助于提高病原学诊断阳性率。

(3)X 线检查:早期肺纹理增粗或模糊。实变期可见大片均匀致密阴影,典型的呈段、叶分布,可见支气管气道征。消散期阴影密度逐渐减低,多数在起病 3~4 周后才完全消散,少数可演变为机化性肺炎,X 线征象为外形不整齐,内容不均匀的致密阴影。部分患者可伴有胸腔积液的征象。

3.诊断和鉴别诊断

(1)诊断:依据诱因、典型症状、体征,再经胸部 X 线检查,可获得初步诊断,确诊需要获得病原学的依据。

(2)鉴别诊断:老年患者,或继发于其他疾病者,或呈灶性肺炎改变者,其临床表现往往不典型,应与下列疾病进行鉴别:如干酪性肺炎、其他病原体引起的肺炎、病毒性肺炎、急性肺脓肿、肺癌、肺梗死或渗出性胸膜炎等疾病,有腹部症状时应与膈下脓肿、胆囊炎、胰腺炎等进行鉴别。

4.治疗

(1)抗菌药物治疗:一经诊断应尽快进行抗感染治疗。对青霉素敏感株,首选青霉素 G 或阿莫西林,亦可用第一代或第二代头孢菌素。对青霉素过敏者可用林可霉素、大环内酯或氟喹诺酮类抗感染药物。注意头孢菌素有时与青霉素有交叉过敏。肺炎链球菌对青霉素耐药株若为中介水平(MIC 0.1~1.0mg/L),仍可选择青霉素,但需提高剂量,如青霉素 G 240 万U 静脉滴注,每 4~6 小时 1 次。高耐药株或存在耐药高危因素时应选择头孢曲松、头孢噻肟、厄他培南、呼吸喹诺酮类或万古霉素。由于我国肺炎链球菌对大环内酯类耐药率普遍在 60% 以上,且多呈高水平耐药,因此,疑为肺炎链球菌所致 CAP 时不宜单独应用大环内酯类,尤其是有基础疾病者因肺炎球菌对大环内酯类耐药有可能导致侵袭性肺炎球菌感染。

抗菌药物疗程一般为 5~7 天,或在退热后 3 天停药或由静脉用药改为口服,维持数日。

（2）支持疗法：患者应卧床休息，摄入足够的蛋白质、热量和维生素等，胸痛明显时可给少量止痛剂，如可待因 15mg 可缓解。不用阿司匹林或其他退热剂，以免患者大量出汗、脱水，且干扰热型。鼓励多饮水，确有失水者可输液。若 $PaO_2 < 8.0kPa(60mmHg)$ 或有发绀时应吸氧；气道不畅或病情进行性加重时可考虑气管插管、气管切开及机械呼吸。腹胀可用热敷或肛管排气。烦躁、失眠者可用地西泮或水合氯醛，禁用含有呼吸抑制作用的镇静药物。

（3）并发症的处理：经及时、有效的抗感染治疗，高热一般可在 24 小时内消退或呈逐渐下降趋势。若体温不降或降低后再升，应考虑肺外感染、脓胸、心包炎、关节炎或混合细菌感染等存在的可能。10%～20% 的肺炎球菌肺炎伴发胸腔积液，不做胸部 X 线检查易被忽略，应抽出胸液做常规检查以明确其性质。慢性包裹性脓胸应考虑外科肋间切开水封瓶闭式引流。

（4）感染性休克的治疗：严重的肺部感染患者有时可出现感染性休克，治疗时应注意以下几个方面：

1）补充血容量：一般先输给低分子右旋糖酐或平衡盐以维持有效血容量，减低血液黏稠度，防止 DIC 的发生。酸中毒明显时，可适当加用 5% 碳酸氢钠。出现下列情况表明血容量已补足：神志清楚，口唇红润，肢端温暖，尿量 $>20ml/h$，收缩压 $>11.97kPa(90mmHg)$，脉压 $>3.989kPa(30mmHg)$，脉率 <100 次/分，血红蛋白和血细胞比容恢复正常。

2）应用血管活性药物：血容量得到适当补充后，血管活性药物的作用才能有效地发挥。适量加入血管活性药物如多巴胺、异丙肾上腺素、间羟胺等，可使收缩压维持在 $12～13kPa$（90～100mmHg）左右，然后根据病情逐渐减量。血管扩张药能改善微循环，使肢端变暖、口唇红润、脉压增宽，故也可适当使用。出现肾衰竭、少尿时，可用利尿剂；心衰时可酌用强心剂。

3）加强抗感染：加大抗生素用量，如青霉素 G 800 万～1600 万 U/d 静脉滴注；也可用广谱头孢菌素（如头孢哌酮钠/舒巴坦等），或联用 2～3 种广谱抗生素，如联合应用氨基糖苷类抗生素等，待药敏结果出来后再适当调整。

4）糖皮质激素的应用：对病情严重、中毒症状明显，经上述治疗病情仍不能控制时，可短期应用糖皮质激素，如静滴氢化可的松 100～200mg 或地塞米松 10～20mg。

5）纠正水、电解质和酸碱紊乱：随时监测和纠正钾、钠和氯紊乱以及酸、碱中毒。注意输液速度不能过快，否则容易导致心力衰竭及肺水肿的发生，若血容量已补足而 24 小时尿量仍 $<400ml$，比重 <1.018 时，应考虑合并急性肾衰竭。

（二）葡萄球菌肺炎

葡萄球菌主要有凝固酶阳性葡萄球菌和凝固酶阴性葡萄球菌。凝固酶阳性葡萄球菌以金黄色葡萄球菌最为常见，是引起肺化脓性感染的主要病原体。凝固酶阴性葡萄球菌如表皮葡萄球菌和腐生葡萄球菌，凝固酶阴性者是医院获得性肺炎的重要病原体之一。葡萄球菌可产生溶血毒素、杀白细胞毒素、肠毒素。葡萄球菌的致病力可用血浆凝固酶测定，阳性者致病力强，如金葡菌，是化脓性感染的主要原因。临床上常依据对甲氧西林是否耐药区分为耐甲氧西林葡萄球菌（MRS）或甲氧西林敏感葡萄球菌（MSS），如耐甲氧西林金葡菌（MRSA）或甲氧西林敏感金葡菌（MSSA）等，由于 MRS 具有多重耐药的特点，构成了临床治疗的难题。

葡萄球菌肺炎可有吸入和血源感染两种类型，吸入者常呈大叶性分布或广泛融合性的支气管肺炎，可形成肺气囊肿或脓胸。血源感染常因皮肤疖痈、毛囊炎、骨髓炎和伤口等感染灶的葡萄球菌经血液循环到达肺部所引起的肺化脓性感染，常表现为两肺多发性肺脓肿。

1.临床表现

(1)基础疾病或诱因:发病前常有急性上呼吸道感染或基础疾病、不适当应用抗生素、创伤性诊疗操作等病史。血源性葡萄球菌感染常有皮肤感染,中心静脉导管置入或静脉吸毒史。

(2)临床特征:起病急,进展迅速,常有寒战、高热,呈稽留热;咳嗽、咳黄色黏稠痰,随后转为脓性或脓血性痰;胸痛、呼吸困难、发绀、全身中毒症状或并发循环衰竭。两肺可闻及散在湿啰音,病变融合出现肺实变体征;脓胸或脓气胸可出现相应的体征。血源性者应注意肺外病灶,静脉吸毒者应注意有无心瓣膜赘生物。

2.实验室及其他检查

(1)血液常规:血白细胞计数增高,常大于 15×10^9/L,中性粒细胞比例增加,核左移并有中毒颗粒。

(2)X线检查:胸部 X 线常可表现为小片状肺浸润,广泛融合的支气管肺炎或大叶性肺炎改变,并伴有空腔性改变或肺气囊肿的形成。肺部 X 线的易变性是金葡菌肺炎的重要特征,即在短期内(数小时或数天)不同部位的病灶可发生显著的变化,表现为一处炎性浸润消失而在另一处出现新的病灶,或很小的单一病灶发展为大片状阴影。因此,短期 X 线胸片随访对本病的诊断有重要价值。血源性肺脓肿早期在两肺周边出现大小不等斑片或团块状阴影,边缘清楚,直径 1~3cm,病灶周围出现肺气囊肿,并可发展为肺脓肿。

(3)病原学检查:痰涂片可见大量脓细胞、革兰阳性球菌。胸液、下呼吸道深部取痰、肺穿刺标本和血培养分离到葡萄球菌有助于病原学诊断。

3.诊断 根据上述症状、体征及血象检查,X 线显示片状阴影伴有空洞和液平可初步诊断,确诊有赖于细菌培养。

4.治疗 在引流、清除原发病灶的同时选用敏感抗菌药物进行治疗。

(1)MSSA:首选耐酶青霉素如苯唑西林或氟氯西林或萘呋西林等。第一代头孢菌素、氨苄西林/舒巴坦、克林霉素、万古霉素、替考拉林则可作为次选药物。

(2)MRSA:静脉滴注糖肽类抗生素如万古霉素或去甲万古霉素治疗或每日 2 次口服/静脉滴注利奈唑胺 600mg,均是可以考虑的选择。糖肽类存在潜在性耳肾毒性,疗程中应定期复查肾功能并注意平衡功能和听力监测。2011 美国耐甲氧西林金黄色葡萄球菌感染治疗临床治疗指南建议,对于 MRSA 引起的严重感染,如菌血症、感染性心内膜炎、骨髓炎、脑膜炎、肺炎以及严重的皮肤和软组织感染(例如坏死性筋膜炎),万古霉素的最低血药浓度需要为 15 ~2μg/ml。不建议监测万古霉素峰浓度。其他可选择的药物有奎奴普丁/达福普汀、达托霉素等。

(三)克雷伯杆菌肺炎

克雷伯杆菌肺炎(klebsiella pneumonia)是由肺炎克雷伯杆菌引起的肺部急性炎症。肺炎克雷伯杆菌常存在于人体上呼吸道和肠道,系革兰阴性杆菌。当机体抵抗力降低时,便经呼吸道进入肺内而引起大叶或小叶融合性实变,病变以上叶较为多见。病变部位渗出液黏稠而重,致使肺间隙下坠。并可引起组织坏死、液化,形成单个或多发性脓肿。是 HAP 重要的病原菌。

1.临床表现 本病多见于中老年人,男性多于女性,起病急,有寒战、高热、咳嗽、咳痰、痰量较多,呈黏稠脓性、有时带血、灰绿色或砖红胶冻状,但此典型的痰液临床并不多见。患者可有胸痛、发绀、心悸、并可出现休克。

胸部 X 线检查呈多样性改变，以右肺上叶、两肺下叶多见，可出现肺叶或小叶实变，叶间隙下坠，可形成蜂窝状肺脓肿。

2. 诊断　若中老年患者有急性肺部感染、中毒性症状明显，痰为血性胶冻状者须考虑本病，确诊有待于细菌学检查，并应与其他革兰阴性细菌肺炎、金葡菌肺炎等进行鉴别。

3. 治疗　选择敏感的抗生素是治愈克雷伯杆菌肺炎的关键，第二、第三代头孢菌素联合氨基苷类抗生素是较为常用的方案，头孢菌素如头孢孟多（cefamandole）、头孢西丁（cefoxitin）、头孢噻肟（cefotaxime）等，氨基苷类抗生素如奈替米星、阿米卡星，卡那霉素，妥布霉素、庆大霉素等。部分病例使用氯霉素、SMZ－TMP 亦有效果，必要时可联合应用有关药物。对产超广谱 β－内酰胺酶（extended－spectrum lactamases，ESBLs）的细菌株，可选择碳青霉烯类、头孢哌酮/舒巴坦、哌拉西林/三唑巴坦等药物。碳青霉烯类耐药肺炎克雷伯菌（carbapenem－resistant Klebsiella pneumoniae，CRKP）是近年来备受关注的耐药菌株，CRKP 对碳青霉烯类、青霉素类、广谱头孢菌素及单环类等抗生素的耐药性，构成了极为严峻的临床问题，应引起足够重视。

（四）军团菌肺炎

军团菌病（legionnaires disease）是由革兰阴性的嗜肺军团杆菌引起的一种以肺炎为主的全身性疾病。军团菌存在于水和土壤中，在含有 L－半胱氨酸亚铁盐酵母浸膏及活性酵母浸液琼脂培养基上才能生长，其菌株分有 42 个种、64 个血清型，军团菌属中与人类疾病关系最密切的为嗜肺军团菌。污染的水和土壤以气溶胶形式被人体吸入可能是感染的主要途径，直接吸入或饮入被污染的水也可能为感染途径。流行病学调查发现军团病暴发与冷却塔、热水系统、温泉浴等水装置或花盆肥料有关。

1. 临床表现　易感人群为年老体弱、患有慢性疾病者，如糖尿病、血液病、恶性肿瘤、艾滋病或接受免疫抑制剂者。军团菌肺炎的典型患者常为亚急性起病，全身乏困无力、肌肉疼痛、发热等。部分患者有 2～10 日的潜伏期，此后起病急骤，寒战、高热、胸痛、咳嗽，痰中带少量血丝或血痰。患者可伴有消化道症状，如腹痛、腹泻与呕吐，水样便，一般无脓血便。可有心动过缓或头痛。少数患者也可表现为：①浅表淋巴结普遍肿大伴肝、脾增大；②皮疹、关节肿痛、球蛋白升高及类风湿因子阳性；③哮喘持续状态；④焦虑不安或反应迟钝或步态异常、共济失调、口齿不清及精神错乱等神经精神症状。病情严重者可发生呼吸衰竭。个别患者可同时患有大肠埃希菌、铜绿假单胞菌、念珠菌等混合感染，形成"难治性肺炎"。

2. 实验室及胸部 X 线检查　患者白细胞总数和中性粒细胞增高。实验室检查还可见：①血尿；②低钠血症、低磷血症；③肝功能异常；④血清乳酸脱氢酶升高。

多变性、多形性、多发性是军团菌的 X 线特征。病变部位多见于下叶，单侧或双侧，可表现为大片状实变影、斑片状模糊阴影、纱网状阴影、边界清楚的小结节样增殖影、条索状阴影、肺纹理增多、紊乱、模糊等。在肺炎基础上可伴发胸水、胸膜增厚及肺脓肿。肺部阴影多变的情况下伴有胸水形成应高度怀疑军团菌感染的可能。胸水均较一般的结核性胸膜炎吸收迅速，胸膜增厚亦能恢复正常。少数患者有空洞形成，空洞具有形成快、闭合慢的特点。

3. 诊断　痰液或胸水涂片做 Giemsa 染色可见细胞内的军团杆菌。军团菌培养阳性率甚低，应用 PCR 技术扩增杆菌基因片段，能快速诊断。间接免疫荧光抗体检测、血清试管沉集试验及血清微量凝集试验时，前后两次抗体滴度呈 4 倍增长，分别达 1∶128、1∶160 或更高者,均有诊断意义。尿液 ELISA 法检测嗜肺军团菌Ⅰ型尿抗原阳性亦具有较强特异性。应用核酸探针方法检测与鉴定军团菌,具有简捷、特异等优点,并可克服军团菌生长缓慢以及抗原多态性等问题。

4.治疗　军团菌为细胞内寄生菌,治疗本病应采用既有良好抗菌力又能进入细胞内的抗生素。大环内酯类(红霉素、阿奇霉素)和氟喹诺酮类药物(左氧氟沙星、莫西沙星)均有效。由于氟喹诺酮类药物不影响排斥反应抑制剂的疗效,故在器官移植后的军团病患者可作为首选药。疗程 2~3 周。肺炎急性期尤其是重症者主张静脉用药,在重症、严重免疫抑制患者或单用大环内酯类治疗无效的病例可加用利福平。利福平不宜单独使用,一般仅用 3~5 日。

氨基糖苷类及青霉素、头孢菌素类抗生素对本病无效。

5.预防　应加强医院、工地、矿区的环境及水源的监控,对上述区域肺部感染的老年患者、免疫力低下的患者等易感人群,应注意本病发生的可能,及时进行有关检查。

(五)肺炎支原体肺炎

肺炎支原体肺炎(mycoplasmal pneumonia)是由肺炎支原体引起的急性肺部感染,可同时伴有咽炎、支气管炎。秋、冬季节发病较多,其发病率近年有所增加,是 CAP 重要的病原微生物之一。主要通过呼吸道传播,可引起散发呼吸道感染或小流行。支原体肺炎以儿童及青年人居多,发病前 2~3 天直至病愈数周,皆可在呼吸道分泌物中发现肺炎支原体。

1.临床表现　本病潜伏期 2~3 周,起病缓慢,可有乏力、发热、咽痛、咳嗽、食欲缺乏、肌肉疼痛等表现。发热可持续 2~3 周。咳嗽多为阵发性刺激性呛咳,少量黏液。一般无呼吸困难。

在呼吸道症状出现 10 日后,可出现胃肠炎、溶血性贫血、关节炎和周围神经炎、脑膜炎等神经系统等肺外症状 3 儿童偶可并发中耳炎。

体格检查咽部充血,颈淋巴结肿大,结节红斑、多形红斑等。胸部体格检查与肺部病变程度不相称,可无明显体征,或少量干湿啰音,少有实变体征。

2.实验室检查和其他检查　白细胞总数正常,少数增高。约 2/3 的患者起病 2 周后冷凝集试验阳性,效价大于 1∶32,特别是滴度逐步升高更有助于诊断。血清肺炎支原体抗体滴度呈 4 倍或 4 倍以上变化,同时肺炎支原体抗体滴度(补体结合试验)≥1∶64,对确诊有重要的价值。培养分离出肺炎支原体对诊断有决定性意义,但其检出率较低,技术条件要求高,所需时间长。

X 线检查多样化,无特异性。早期呈间质性肺炎改变,纹理增多及网格阴影。也可见多种形态的浸润影,呈节段性分布,以两肺下野为多见。3~4 周后病变可自行消散。早期治疗可减轻症状及缩短病程。

3.诊断　综合临床表现、X 线特征及血清学结果作出初步诊断。应与病毒性肺炎、军团菌肺炎、肺嗜酸性粒细胞浸润症等进行鉴别。

4.治疗　首选大环内酯类抗生素,如红霉素,或用罗红霉素、阿奇霉素。青霉素或头孢菌素类抗生素无效。喹诺酮类药物如左氧氟沙星、莫西沙星对支原体也有一定的效果。若继发细菌感染,可根据痰病原学检查结果,选用敏感的抗生素治疗。

(六)病毒性肺炎

病毒性肺炎(viral pneumonia)是由上呼吸道病毒感染,向下蔓延引起肺组织炎症。本病多发生于冬春季节,可暴发或散发流行。引起成人常见病毒有甲、乙型流感病毒、腺病毒、副流感病毒、呼吸道合胞病毒、冠状病毒、SARS冠状病毒及高致病性禽流感病毒等。病毒性肺炎可发生在免疫功能正常或受抑制的儿童和成人,但骨髓移植或器官移植受者易患疱疹病毒和巨细胞病毒肺炎。

1. 流行病学 过去认为病毒性肺炎约占住院CAP的8%,近年来的流行病学调查显示病毒性肺炎的发病有增高的趋势,有13%~50%是引起CAP的原因,其中8%~27%为病毒细菌混合感染。流感病毒是引起成人病毒性CAP最主要的病原体,甲型H1N1和甲型H3N2流感亚型是目前人间传播的重要流感病毒,每年有300万~500万严重病例,25万~50万死亡病例。流感病毒可引起世界性大流行,加强国家级别的流感防控是应对流感大流行的重要策略。

2. 临床表现及实验室检查

(1)临床表现:病毒性肺炎好发于流行季节,往往急性起病,发热、头痛、全身酸痛、肌痛和乏力的症状一般比较突出,可伴有呼吸道症状和(或)消化道症状,老年人和儿童容易发生重症病毒性肺炎,甚至出现急性呼吸衰竭和多器官功能衰竭。

(2)实验室检查:白细胞总数正常,或稍高或减少,常有淋巴细胞减少。部分病例可有血小板减少。病毒感染常伴有酶学异常,如人感染高致病性禽流感常伴有明显的酶学异常,如CK、LDH、AST、ALT等均明显增高。

(3)胸部X线检查:病毒性肺炎的胸部X线检查可见片状间质性和(或)肺泡性浸润影,可累及双侧肺野或多叶;其他的表现可有支气管周围增厚、肺实变、胸水等。

(4)病原学检测:尽管病毒培养是病原学诊断的金标准,但获取结果时间较长,对快速诊断的价值有限;利用免疫荧光或酶联免疫方法检测呼吸道分泌物中的病毒抗原因敏感度和特异度均较低,限制了该检测方法的广泛应用;核酸扩增技术具有快速、高敏感性和高特异性的特点,逐渐成为呼吸道病毒检测的标准方法,但易受到污染则是该检测方法的不足;血清学检查急性期和缓解期病毒的特异性抗体呈4倍或以上的增高对病因诊断有重要的意义,但其意义仅在于回顾性诊断。因此,如何快速、准确获取病原学依据还需要进一步研究。

3. 治疗

(1)对症支持治疗:密切监护、休息、退热、氧疗、营养支持是病毒性肺炎的基础治疗。氧疗和机械通气是生命支持的重要手段,需机械通气者应按照急性呼吸窘迫综合征(ARDS)的治疗原则,可采取低潮气量(6ml/kg)、压力限制并加用适当呼气末正压(PEEP)的肺保护性通气策略。同时加强呼吸道管理,防止机械通气的相关合并症。

(2)抗病毒治疗:各型病毒性肺炎的病因治疗价值非常有限,即使是使用有效的针对性治疗药物也因难以获得早期诊断也失去了最佳治疗时间。在流感流行季节,对高龄、肥胖、有基础疾病或妊娠等高危人群,在有发热等流感样症状时即可给予达菲治疗而无需等待病原学诊断结果,对减少重症病例的发生可能有一定的益处。

(3)抗菌治疗:理论上病毒性肺炎无需给予抗生素治疗,但病毒性肺炎常常合并有细菌感染且病毒性肺炎与细菌性肺炎难以鉴别,故可参考CAP指南选择抗感染药物。

(七)真菌性肺炎

真菌性肺炎是由地方流行或机会性真菌所致的肺部感染性疾病。夹膜组织胞浆菌、粗球孢子菌、皮炎芽生菌、巴西副球孢子菌等具有地方流行特点的真菌性肺炎既可发生于免疫功能正常宿主,也发生于免疫受损宿主。机会性真菌病原体如念珠菌、曲霉菌、毛霉菌、新型隐球菌及肺孢子菌等主要发生于免疫受损宿主,也见于先天性免疫功能不全的患者。目前侵袭性肺真菌病(invasive pulmonary fungal disease,IPFD)的发病率明显上升,IPFD 日益成为导致器官移植受者、恶性血液病和恶性肿瘤患者以及其他危重病患者的死亡原因之一。基础疾病的严重程度和结局以及免疫受损状况是否能逆转是影响真菌性肺炎重要的预后因子。

1. 临床表现

(1)念珠菌:可有畏寒、发热、咳嗽、咳痰、胸痛及咯血等呼吸道症状,其临床表现与支气管炎、肺炎或肺结核相似,并无特异性。胶冻状痰,痰液有酵母样臭味可能是考虑念珠菌感染的线索。严重时也可引起机体各系统念珠菌感染(如肝、脾、肾、肌肉、眼念珠菌病等)。

(2)曲霉菌:曲霉菌可引起变应性支气管肺曲霉病(ABPA)、曲霉肿、侵袭性肺曲霉病等临床类型。ABPA 常由烟曲霉所致,低热、呼吸困难、喘鸣和咳嗽是常见症状,可咳出褐色黏痰。曲霉肿常在肺内已形成的空洞里增殖,主要症状是咯血,甚至是危及生命的咯血。侵袭性肺曲霉病常见于免疫受损宿主或中性粒细胞减少者,死亡率高。常见发热、咳嗽、胸痛、呼吸困难和缺氧,也可引起中枢神经系统感染或鼻窦炎的临床表现。

(3)其他:新型隐球菌除可引起肺部感染外,也可同时伴发真菌性脑膜炎的改变;毛霉菌也可引起真菌性脑脓肿、鼻道或鼻窦的病变。

2. 胸部影像学检查　可见斑片状或结节样阴影、实变、空洞、胸水、粟粒状浸润影等多种 X 线改变,其表现尽管有一定的特征,但诊断价值有限。若出现典型的下述动态变化则有助于侵袭性肺曲霉病的诊断,早期出现胸膜下密度增高的结节实变影,数天后病灶周围可出现晕轮征,10～15 日后肺实变区液化、坏死,出现空腔阴影或新月征。肺孢子菌肺炎多表现为两肺毛玻璃样肺间质病变,常伴有低氧血症。

3. 病原学检查

(1)真菌培养:合格的呼吸道分泌物标本的微生物学检查应该是临床诊断真菌性肺炎的重要依据之一。但临床最常用的痰液真菌培养阳性并不能区分真菌污染、定植和感染,所以不能作为确诊的依据,但多次培养阳性结合临床资料也有一定的参考价值。合格痰液或支气管肺泡灌洗液直接镜检,或培养新生隐球菌阳性,或发现肺孢子菌包囊、滋养体及囊内小体则有临床意义,因为在气道内很少有隐球菌和肺孢子菌的定植。正常无菌腔液(如血液、胸腔积液、肺穿刺抽吸液等)真菌培养阳性则是确诊 IPFD 的重要依据。

(2)组织学检查:肺组织活检的病理学检查,有真菌侵袭和相应炎症反应与肺损害的证据(如 HE、PAS、嗜银染色等)也是确诊 IPFD 的重要依据。

(3)其他:与真菌病原学检测相关的其他检查有真菌抗原检测和 DNA 检测,为间接真菌检测。真菌抗原检测如半乳甘露聚糖(GM 试验)、(1,3)－3－D－葡聚糖抗原(G 试验)和隐球菌抗原检测。血清 GM 试验和 G 试验已公认为肺真菌感染的微生物学依据,尤其是 GM 试验对血液恶性肿瘤和造血干细胞移植患者的肺曲霉病的诊断价值非常大,但对非粒细胞缺乏患者的诊断价值有限,尚需要获得更多的循证医学证据,当检测结果阴性时并不能作为排除诊断的标准。G 试验的特点是具有筛查真菌感染的价值,其阳性提示为除了隐球菌和结合菌之外所有真菌感染皆有可能;血液或是脑脊液中的隐球菌抗原对隐球菌感染均有非常好的诊断特异性。应用 PCR 方法检测各种真菌特异性 DNA,具有较高的敏感性和特异性,但易污染,且缺乏标准化,其临床诊断价值还有待进一步研究。

4. 诊断　真菌性肺炎的诊断有相当大的难度,微生物学检查或组织病理学检查对真菌性肺炎的诊断有确诊意义,诊断时应结合宿主免疫状况和临床特点综合判断。应注意排除引起肺浸润影的其他疾病,还应注意真菌和其他病原体所致的肺炎同时存在。

5.治疗　白念珠菌感染可应用氟康唑、亦可选择伊曲康唑、两性霉素 B(或含脂制剂)。非白念珠菌属感染则依据培养结果可选择两性霉素 B、伏立康唑、伊曲康唑、卡泊芬净等。

侵袭性肺曲霉病可选用伊曲康唑、两性霉素 B、伏立康唑或卡泊芬净,必要时可联合两种不同类型的抗真菌药物治疗。

肺隐球菌病可用两性霉素 B 或氟康唑,播散型肺隐球菌病或病变虽然局限但宿主存在免疫损害时,推荐两性霉素 B 联合氟胞嘧啶或氟康唑治疗。

肺毛霉病可用两性霉素 B 联合氟胞嘧啶治疗。

四、抗微生物化学治疗的一般原则和合理应用

抗微生物药物的应用涉及感染性疾病的各个领域,如细菌、真菌、结核分枝杆菌、非结核分枝杆菌、支原体、衣原体、螺旋体、立克次体及部分原虫等病原微生物所致的感染。正确合理应用抗微生物药物是提高疗效、降低不良反应发生率以及减少或减缓病原微生物产生耐药性发生的关键。2004 年我国颁布了《抗菌药物临床应用指导原则》,2008 年为进一步加强外科围术期的抗菌药物预防应用和氟喹诺酮类等药物的管理,逐步建立抗菌药物临床应用预警机制,卫生部(现为:国家卫生和计划生育委员会)颁布进一步加强抗菌药物临床应用的管理的通知,2012 年颁布了抗菌药物临床应用管理办法第 84 号令。通过一系列的干预措施和行政管理手段,规范抗菌药物临床应用行为,促进临床合理应用抗菌药物,控制细菌耐药,保障医疗质量和医疗安全,以达到抗菌药物合理应用的目的,提高医疗机构抗菌药物临床应用管理的水平。

在临床实践过程中,当选择抗感染药物时,应考虑诊断是否正确、治疗是否规范、医疗过程是否完善。抗微生物药物临床应用是否正确、合理,主要基于以下两方面:①有无指征应用抗菌药物;②选用的品种及给药方案是否正确、合理。

(一)抗感染药物临床应用的基本原则

1.抗菌药物治疗性应用的基本原则

(1)诊断为细菌性感染者,方有指征应用抗菌药物:抗菌药物主要用于细菌、真菌、结核分枝杆菌、非结核分枝杆菌、支原体、衣原体感染,螺旋体、立克次体及部分原虫等病原微生物所致的感染。如缺乏细菌及上述病原微生物感染的证据及病毒性感染者,均无应用抗菌药物的指征。无指征应用抗生素是目前滥用抗感染药物的主要问题,滥用抗感染药物不仅导致药物浪费,还可导致细菌耐药的产生,严重影响感染性疾病的治疗效果,因此,一定要有明确的指征方可使用抗感染药物,坚决杜绝无指征使用抗生素。

(2)尽早查明感染病原,根据病原种类及细菌药物敏感试验结果选用抗菌药物:应用抗微生物化学药物治疗感染性疾病的目的是清除病原微生物,治愈患者,避免病原微生物耐药的产生和扩散,为此,应尽早查明感染病原,根据病原种类及细菌药物敏感试验结果选用抗菌药物。因此,在应用抗微生物药物治疗前,先留取相应标本,立即送细菌培养,以尽早明确病原体和药敏结果。

(3)按照药物的抗菌作用特点及其体内过程特点选择用药:各种抗菌药物的药效学和人体药代动力学均有各自不同的特点,不仅要掌握抗菌药物适应证,抗菌活性,后效性、还应掌

握药物的吸收、分布、排泄和半衰期及生物利用度以及药动学参数和微生物参数之间的定量关系等基本知识,以提高抗菌药物的应用水平。

(4)机体生理、病理及免疫状态与合理应用抗病原微生物药物:在选择抗病原微生物药物时,应对患者的病理生理和机体基础状况进行适当的评估,经验治疗前应尽快判断感染性质、病情的严重程度,结合肝、肾功能和免疫功能状况选择的抗菌药物和治疗方案;还应动态监测肝、肾功能及机体免疫功能变化适当调整抗菌药物的给药方案。

1)肾功能:对有肾功能减退的感染患者应尽量选用无肾毒性或肾毒性低的敏感的抗菌药物;避免使用肾毒性抗病原微生物药物,确有应用指征时,应按照肾功能减退程度(以内生肌酐清除率为准)减量给药,有条件时应进行血药浓度监测,以调整给药方案,达到个体化给药;在疗程中需严密监测患者肾功能。

2)肝功能:肝功能减退患者应避免氯霉素、利福平、红霉素酯化物等药物,慎用红霉素等大环内酯类(不包括酯化物)、林可霉素、克林霉素等药物。

3)妊娠及哺乳:妊娠期使用抗菌药物应考虑药物对胎儿的影响,应注意避免不必要的用药,选择其风险/效果之比最小的药物。哺乳期妇女使用抗菌药物应使用最安全的药物,调整用药与哺乳时间,如哺乳结束后立即用药,或在婴儿较长睡眠前用药,将婴儿可能接触药物的量降至最低。哺乳期妇女禁忌使用的药物有氯霉素、异烟肼、呋喃妥因、甲硝唑、替硝唑、氟喹诺酮类等。

4)老年人:老年人肾功能呈生理性减退,使用抗菌药物时应尽量使用毒性低并具有杀菌效果的抗菌药物(如青霉素类、头孢菌素等),必要时可依据肾功能(肾清除率)调整用药剂量及给药间隔时间,避免选择肾毒性大的药物,如氨基糖苷类、万古霉素、两性霉素 B 等,有明确应用指征时应严密监测肾功能的变化,有条件时应检测血药浓度的变化,以调整药物的剂量、给药间期,使给药个体化,达到用药有效、安全的目的。

2.抗菌药物预防性应用的基本原则

(1)内科及儿科预防用药:通过预防性用药以达到预防某种感染的目的尚缺乏足够的循证依据的支撑。但用于预防一种或两种特定病原菌入侵体内引起的感染,可能有效;预防在一段时间内发生的感染可能有效;患者原发疾病可以治愈或缓解者,预防用药可能有效。

(2)外科手术预防用药:外科手术预防用药目的在于预防手术后切口感染,以及清洁—污染或污染手术后手术部位感染及术后可能发生的全身性感染。应根据手术野有否污染或污染可能,决定是否预防用抗菌药物。

(二)抗感染药物的经验性应用

1.感染性疾病的诊疗程序 对于临床诊断为细菌性感染的患者,在未获知病原体及药敏结果前,或无法取材获取培养标本者,可根据患者的感染部位、发病情况、发病场所、原发病灶、基础疾病及先前抗菌药物的应用情况及治疗反应等推断最可能的病原体,并结合当地细菌耐药状况先针对该类病原体给予抗菌药物经验治疗,获知细菌培养及药敏结果后,对疗效不佳的患者调整给药方案,对治疗反应良好者则可维持原治疗方案或依据病情降阶梯治疗。抗微生物化学治疗的起始治疗往往是经验性的,其诊疗程序见图 4—3。

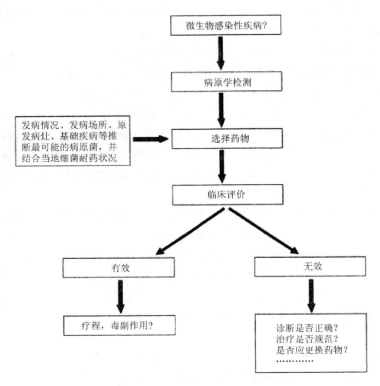

图 4-3 感染性疾病的诊疗程序

2.在未获知病原体及药敏结果前感染性疾病病原学的推断　如何根据患者的发病情况、发病场所、原发病灶、基础疾病等推断最可能的病原体,本节以呼吸道感染为例简要说明。在未获知病原体及药敏结果前呼吸道感染病原学可以通过临床特点、影像学特征、呼吸道感染病原谱和耐药谱流行病学变化等推测可能的病原体感染并选择相对应的药物。

(1)临床特点与呼吸道感染的病原学:依据临床特点,初步推断肺部感染可能的病原学,见表 4-18。

表 4-18　病史特点与可能的病原学

病史	可能的病原学	病史	可能的病原学
青年人	肺炎球菌	吸入	需氧菌和厌氧菌混合感染
	流感嗜血杆菌	肺结构破坏者(如支气管扩张)	铜绿假单胞细菌
	非典型病原体		金葡菌
	金葡菌	静脉滥用者	金葡菌
COPD	肺炎球菌		厌氧菌
	流感嗜血杆菌		结核菌
	卡他摩拉克菌		肺炎球菌
	嗜肺军团菌	监禁	结核菌
	阴性杆菌	中性粒细胞减少症	细菌
病毒感染后	肺炎球菌		曲菌
	金葡菌	脾切除者	肺炎球菌
	化脓链球菌		流感嗜血杆菌
	流感嗜血杆菌		

（2）X线特征与病原学：肺部感染的影像学改变并无非常显著的特点，炎症、结核、肿瘤性疾病在胸片的改变上常有异病同像，同病异像的情况，尽管如此，从影像学的特征，结合临床表现，往往也可初步推断肺部感染可能的病原学，见表4-19。

表4-19 胸片X线特征与可能的病原学

X线特征	可能的病原学	X线特征	可能的病原学
局部渗出伴随大量胸水	细菌	进展迅速或多叶改变	军团菌
空洞性病变	肺脓肿		肺炎球菌
	结核		金葡菌
	真菌	间质性改变	病毒
	诺卡菌		支原体
粟粒性病变	结核		衣原体
	真菌		肺囊虫

（3）肺部感染病原学的流行病学动态监测：成功的经验性用药有赖于病原谱和耐药性的动态监测，因此，应建立感染性疾病的病原学和耐药性的监测网络。临床医师应随时了解本专业感染性疾病病原学的动态变化以及耐药谱的变化，尤其要熟悉本地区、本单位尤其是本科室感染性疾病病原学的动态变化，以利于尽最大的可能准确选择抗感染药物。

简言之，在未获取病原学资料前，可以通过临床特点、胸片影像学特征，以及肺部感染病原学的动态改变，再结合实验室检查，综合分析，初步推断可能的病原学及选择相对应的抗感染药物。在进行药物治疗之前应及时送检痰培养和血培养，当初次治疗效果不明显时，可依据临床资料进行评价和根据病原种类及细菌药物敏感试验结果选用抗菌药物。

提高病原学诊断的关键是思想重视，正确、规范、准确获取标本并及时送检是获得病原学诊断的关键环节，临床科室、检验科、病理科的通力合作是获得疑难感染患者病原学诊断的重要措施。

3. 制订抗菌药物治疗方案 抗菌药物治疗方案应综合患者病情、病原体种类及抗菌药物特点制订。依据临床特征明确感染的部位和推断可能的病原菌后，结合感染严重程度和患者的生理、病理情况是制订抗菌药物治疗方案的前提。抗菌药物治疗方案设计以下若干方面，如抗菌药物的品种、剂量、给药次数、给药途径、疗程及联合用药等。

（1）品种选择：根据病原菌种类及药敏结果选用抗菌药物。

（2）给药剂量：剂量过小疗效不佳，且可诱发细菌耐药。剂量过大不仅增加毒副作用，且造成药物浪费。若能根据药物敏感试验测得的最低抑菌浓度（MIC）和药代动力学及其组织的分布，以获得合适的剂量实行个体化用药则是理想的用药方式。抗菌药物剂量的建议参考说明书，依据抗菌药物的治疗剂量范围给药。

（3）给药途径：轻症感染可接受口服给药者，应选用口服吸收完全的抗菌药物。重症感染、全身性感染患者初始治疗应予静脉给药，以确保药效；病情好转能口服时应及早转为口服给药。

（4）给药次数：应根据药代动力学/药效学参数制订给药次数，以保证药物在体内能最大地发挥药效，杀灭感染灶病原菌。可参考抗病原微生物药物PK/PD参数与临床合理用药。

（5）疗程：抗菌药物疗程因感染不同而异。

（6）抗菌药物的联合应用：抗菌药物的联合应用要有明确指征：单一药物可有效治疗的感

染,不需联合用药,仅在下列情况时有指征联合用药:①病原菌尚未查明的严重感染,包括免疫缺陷者的严重感染;②单一抗菌药物不能控制的需氧菌及厌氧菌混合感染,两种或两种以上病原菌感染;③单一抗菌药物不能有效控制的感染性心内膜炎或败血症等重症感染;④需长程治疗,但病原菌易对某些抗菌药物产生耐药性的感染,如结核病、深部真菌病;⑤由于药物协同抗菌作用,联合用药时应将毒性大的抗菌药物剂量减少,如两性霉素 B 与氟胞嘧啶联合治疗隐球菌脑膜炎时,前者的剂量可适当减少,从而减少其毒性反应。联合用药时宜选用具有协同或相加抗菌作用的药物联合,如青霉素类、头孢菌素类等其他 β—内酰胺类与氨基糖苷类联合,两性霉素 B 与氟胞嘧啶联合。联合用药通常采用两种药物联合,3 种及 3 种以上药物联合仅适用于个别情况,如结核病的治疗。此外,必须注意联合用药后药物不良反应将增多。

(三)抗病原微生物药物 PK/PD 参数与临床合理用药

1. 基本概念

(1)药物代谢动力学(pharmacokinetic,PK):PK 是定量研究药物在生物体内吸收、分布、代谢和排泄规律,并运用数学原理和方法阐述血药浓度随时间变化的规律的一门学科。抗菌药物的药代学参数主要有:①生物利用度;②血药峰浓度(Cmax);③达峰血药浓度时间(Tmax);④分布容积(Vd);⑤药时曲线下面积(AUC);⑥消除半衰期($t_{1/2}$)等。

(2)药效动力学(pharmacodynamics,PD):PD 是研究药物对机体的作用原理与规律的科学,包括药物作用的基本规律、药物的量效关系和药物的作用机制。抗菌药物的药效学参数主要有:①最低抑菌浓度和最低杀菌浓度(MIC,MBC);②抗菌药物后效应(PAE);③亚抑菌浓度下的抗菌药物后效应(PASME);④抗菌药物后白细胞活性增强效应(PALE);⑤杀菌曲线(Time. kill curves);⑥防耐药突变浓度(MPC)和突变选择窗(MSW)。

(3)PK/PD 参数:药动学和药效学参数之间的定量关系称为 PK/PD 参数。抗菌药物的 PK/PD 主要参数有 T>MIC、Cmax/MIC、AUIC(指 AUC 图中 MIC 以上的 AUC 部分,一般以 24 小时 AUC 与 MIC 比值表示)。

2. 抗菌药物的 PK/PD 分类

(1)浓度依赖性抗菌药物:浓度依赖性抗菌药物的作用决定于药物的峰浓度,峰浓度和 MIC 的比值越大,药物的抗菌作用越强。持续后效应、AUIC、Cmax/MIC 是与疗效相关的主要参数。因此,使用浓度依赖性抗感染药物时,药物浓度越高,杀菌率及杀菌范围也越大,但不能超过最低毒性剂量。由于其持续性后效应及浓度依赖性的特性,在临床上应用该药物时应高剂量每天 1 次给药。如氨基糖苷类、氟喹诺酮类、酮内酯类和两性霉素 B 等。

(2)时间依赖性 PAE 较短抗菌药物:时间依赖性抗菌药物的作用决定于血药浓度超过 MIC 时间(T>MIC),其作用依赖于血清浓度超过 MIC 的时间,超过 MIC 的时间越长,抗菌作用越好。T>MIC 是时间依赖性抗菌药物与临床疗效相关的主要参数,血药浓度在 MIC 4～5 倍时杀菌率即处于饱和,如 β—内酰胺类抗生素或克林霉素等。使用这类药物时,每天应有规律的间隔一定时间用药。

(3)时间依赖性 PAE 较长抗菌药物:这类药物的主要评价指标是 AUIC,如阿奇霉素。这类药物呈时间依赖性,但 PAE 较长,因此给药间隔可适当延长。

(汤凤莲)

临床内科诊治精要

（下）

汤凤莲等◎主编

吉林科学技术出版社

第五章　消化内科疾病

第一节　胃食管反流病

胃食管反流病（gastroesophageal reflux disease，GERD）是指胃十二指肠内容物反流入食管，引起的胃灼热、胸痛、反酸等症状。广义的胃食管反流病包括食管黏膜破损或无破损两种状态，即内镜阳性胃食管反流病和内镜阴性胃食管反流病。根据是否导致食管黏膜糜烂、溃疡，分为反流性食管炎（reflux esophagitis，RE）及非糜烂性反流病（nonerosive reflux disease，NERD）。胃食管反流病也可引起咽喉、气道等食管临近组织的损害，出现食管外症状。

胃食管反流病是一种常见病，在西方国家十分常见，认为它是一种普遍存在的病症，发病率随年龄的增加而增加，中国人群中胃食管反流病病情较美国等西方国家轻，而非糜烂性反流病较多见。

一、病因和发病机制

1. 抗反流屏障结构与功能异常　LES、膈肌、膈食管韧带、食管与胃之间的角度构成抗反流屏障，其中以 LES 张力最为重要。胃食管反流病患者 LES 张力低下，经常处于松弛状态，因此引起反复、持久且多量胃食管反流。食管及贲门手术后、食管裂孔疝、腹腔内压增高，包括妊娠、肥胖、腹水、呕吐等，及长期胃内压增高，如胃扩张、胃排空延迟等，均可以使 LES 结构受损；某些激素如胆囊收缩素、胰高血糖素，或者服用 CCB、地西泮等药物、摄入大量脂肪和巧克力等均可引起 LES 功能障碍或一过性 LES 压力下降，诱发胃食管反流。

2. 反流物对食管黏膜的损害　胃酸与胃蛋白酶是反流物中损害食管黏膜的主要成分，当胃液 pH<4 时能使胃蛋白酶具有水解活性，引起食管炎。也可因十二指肠液反流而致食管黏膜破损，又称为碱性反流性食管炎，反流物中含胆汁和胰液，其中胆盐与胰蛋白酶能损伤食管黏膜，尤其胰液中的卵磷脂，可经磷脂酶 A 作用而形成溶血卵磷脂，对食管黏膜更为有害，故老年人虽有胃酸分泌减少或缺乏，出现胃食管反流时，食管炎并不少见。

3. 食管对反流物清除能力削弱　正常情况下，食管廓清能力是依靠食管的推动性蠕动、唾液的中和作用及食团的重力等多种因素发挥对反流物的清除作用的。干燥综合征时，可以导致食管蠕动和唾液分泌异常。食管裂孔疝时，部分胃可经膈食管裂孔进入胸腔，除了改变 LES 结构，同时也削弱了食管对反流物的清除作用，导致胃食管反流病。

二、病理

病变主要在食管下段，部分患者可涉及食管中段。胃镜下可见食管黏膜的弥漫或区域性充血水肿，血管网模糊不清，并可覆盖白色或灰黄色渗出物，病变严重时，可出现糜烂或溃疡。组织病理学改变可有：①复层鳞状上皮增生；②固有层内中性粒细胞浸润；③食管下段鳞状上皮被化生的柱状上皮替代，称之为 Barrett 食管，这种情况因可发生癌变而被重视。

三、临床表现

1. 食管症状

(1)胃灼热与反流:是本病最常见、最典型的症状。胃灼热是指胸骨后或剑突下的烧灼感,常由胸骨下段向上延伸,是过多的胃、十二指肠内容物反流入食管引起的反酸、胃灼热。胃灼热和反流常在餐后 1h 内出现,卧位、弯腰和腹压增高时可加重,部分患者胃灼热和反流症状可在夜间入睡时发生。

(2)胸痛:由反流物刺激食管引起,发生在胸骨后,是一种常与心绞痛相混淆的症状,患者可能主诉为一种压榨性或压迫性胸骨后疼痛,它可放射至颈、下颌或肩,有时候可达双上臂。可伴或不伴有胃灼热和反流,硝酸盐类药物对缓解食管痉挛与冠状动脉痉挛性疼痛同样有效,往往因此而误诊。

(3)吞咽疼痛与吞咽困难:胃食管反流病在食管炎加重、食管痉挛或并发食管溃疡、食管狭窄时,可以出现吞咽困难,多在摄入酸性或过烫食物后。

2. 食管外症状

(1)咳嗽:常由反流物刺激或损伤呼吸道引起,因此,对于久治不愈的咳嗽患者,在排除了其他病因的前提条件下,要注意是否存在胃食管反流病。胃食管反流病引起的咳嗽可以考虑进行抗反流治疗。

(2)支气管哮喘:胃食管反流与哮喘有明显的相关性。大量证据显示,胃食管反流是哮喘的病因或促发因素,并可使哮喘加重。

(3)咽喉炎:表现为咽喉痛、咽部不适或异物感、声音嘶哑等。

(4)肺部并发症:肺部并发症或许为胃食管反流病的症状之一,包括支气管炎、支气管扩张、吸入性肺炎、慢性哮喘、肺脓肿等。其产生的机制可能为吸入的胃内容物对肺产生损伤并继发感染。

(5)窒息:有研究表明,窒息、婴儿猝死或呼吸窘迫等可能与胃食管反流病有关。

3. 并发症

(1)上消化道出血:食管黏膜炎症、糜烂及溃疡可以导致上消化道出血,临床表现可以有呕血和(或)黑便,并伴有不同程度的缺血性贫血。

(2)食管狭窄:食管炎反复发作致使纤维组织增生,最终导致瘢痕狭窄。

(3)Barren 食管:Barrett 食管尤其是伴有特殊肠上皮化生者是食管腺癌的主要癌前病变。

四、实验室及其他检查

1. 胃镜　可了解食管黏膜破损情况,可准确判断反流性食管炎的严重程度、有无 Barrett 食管及其他并发症。是诊断反流性食管炎最主要、最准确的方法。

反流性食管炎的洛杉矶分级如下。

A 级:一个或多个黏膜破损,长径小于 5mm。

B 级:一个或以上黏膜破损,长径大于 5mm,但没有融合性病变。

C 级:黏膜破损有融合,但小于 75% 的食管周径。

D 级:黏膜破损融合,至少达到 75% 的食管周径。

2.24h 食管 pH 监测 pH 电极置入食管下段,24h 持续监测酸的反流,将信号储存于微电脑内,提供食管是否存在过度酸反流的客观证据,是诊断胃食管反流病的重要方法,曾称之为诊断胃食管反流病的"金标准",但对胃酸分泌正常或胃食管碱性反流患者没有诊断价值。

3. 食管测压检查 可以测定 LES 压力、显示频繁的一过性 LES 松弛以及评价食管体部的功能。LES 基础压小于等于 1.3kPa(10mmHg)提示有胃食管反流。

4. 食管 X 线钡餐 是了解有无胃食管反流病的简易方法。但诊断敏感性不高,轻型患者常无阳性发现,在食管炎患者可见食管下段黏膜粗乱、食管蠕动减弱、运动不协调,重症或晚期患者可有食管龛影或管腔狭窄。另外,X 线检查还可有助于排除食管裂孔疝、贲门失弛缓症及食管癌。

5. 质子泵抑制剂(PPI)试验 奥美拉唑 20mg 每日 2 次,共 7 日,患者症状消失或显著好转,提示为明显的酸相关性疾病,在排除消化性溃疡等疾病后,考虑胃食管反流病的诊断。

五、诊断

有反流症状、胃镜下发现反流性食管炎、食管过度酸反流的客观证据,可作出胃食管反流病的初步临床诊断。确定是否存在异常反流,建议选用上消化道钡餐造影和食管 pH 监测;确定是否有食管黏膜损害,建议选用上消化道钡剂双重对比造影和内镜检查;确定症状是否由反流引起,可选用 24h 食管 pH 监测和 PPI 试验。

六、鉴别诊断

1. 功能性消化不良 患者可有上腹部烧灼感而非胸骨后烧灼感,常伴餐后饱胀或早饱等症状,并排除器质性病变。

2. 功能性胃灼热 患者有胃灼热、胸骨后疼痛等症状,但无胃食管反流的客观证据,服用抑酸药或中和胆汁的药物无效,多与患者的情绪及精神状况有关。

3. 心源性胸痛 患者除胸痛外,常同时伴有胸闷、气短等表现,心肌酶谱、心电图及超声心动图等相关检查有助于确诊。

七、治疗

治疗的目的在于减轻或消除症状,治愈食管炎,减少复发和防治并发症。

1. 一般治疗

(1)改变生活方式:包括抬高床头、戒烟、禁酒;避免咖啡、巧克力及饱食;低糖及低脂饮食,睡前 2h 内避免进食。

(2)注意减少引起腹压增高的因素:如肥胖、便秘及紧缩腰带等。

(3)避免应用降低 LES 压的药物及引起胃排空延迟的药物:如硝酸甘油、CCB 及抗胆碱能药物等。

2. 抑酸药

(1)PPI:如奥美拉唑 20mg,每日 1~2 次,疗程 4~8 周,可以有效降低损伤因素的作用,是目前治疗本病的主要措施,对初次接受治疗的患者或有症状重、或有严重食管炎的患者,宜以 PPI 治疗,以迅速控制症状,治愈食管炎。

(2)H_2 受体拮抗剂:如雷尼替丁和法莫替丁等,但此类药对白天餐后酸抑制的作用有限,对重度胃食管反流病疗效有限,无助于改善动力紊乱。

3.黏膜保护剂　硫糖铝、铝碳酸镁或铋剂能保护食管黏膜,使食管黏膜免遭胃酸侵袭。

4.促动力药物　可增加 LES 压力,改善食管蠕动功能,促进胃排空,如多潘立酮、莫沙必利、伊托必利等。

5.维持治疗　胃食管反流病是一种慢性且极易复发的疾病,应长期治疗,维持治疗是控制胃食管反流病的关键,以 PPI 标准剂量维持治疗;按需治疗是间歇治疗的一种,即只在症状出现时服用药物,持续使用至症状缓解。

6.手术治疗　抗反流手术,如内镜下贲门缝合术、外科胃底折叠术等,目的是阻止胃内容物反流入食管。

(赵伟平)

第二节　急性胃炎

急性胃炎是由多种不同病因引起的急性胃黏膜炎症,亦称为糜烂性胃炎、出血性胃炎或急性胃黏膜病变。

一、病因

1.药物　各种非甾体类抗炎药物(NSAIDs),包括阿司匹林、吲哚美辛及糖皮质激素、某些抗生素等均可导致胃黏膜损伤。

2.乙醇　大量酗酒可以导致急性胃黏膜糜烂甚或出血。

3.应激　多种严重疾病如创伤、烧伤或大手术、颅脑病变、多脏器功能衰竭等,可致胃黏膜微循环障碍,导致胃黏膜缺血缺氧性损伤。由中枢性病变引起的胃十二指肠急性溃疡称为 Cushing 溃疡,而大面积烧伤所致溃疡称为 Curling 溃疡。

4.局部血供缺乏　胃动脉治疗性栓塞后的局部区域,可有胃黏膜供血不足,缺血糜烂或溃疡出血。肝硬化门脉高压,胃黏膜淤血,容易并发糜烂及溃疡出血,称为门脉高压性胃病。

5.创伤和物理因素　胃内异物、放置鼻胃管可以损伤胃黏膜,胃镜下各种微创治疗及放射治疗等也可以导致胃黏膜损伤。

二、临床表现

患者常可有上腹痛、腹胀、恶心、呕吐及食欲缺乏等,重症患者可有呕血和(或)黑便,甚至失血性休克,体格检查上腹部有轻压痛。

三、实验室检查

急性糜烂出血性胃炎的确诊有赖于急诊胃镜检查,胃镜下可见胃黏膜的多发糜烂、溃疡及出血灶。

四、诊断

主要由病史和症状做出拟诊,经胃镜检查得以确诊,因胃黏膜修复较快,所以一般应在出血 24~48h 内进行。

五、治疗

针对病因治疗,包括戒酒、停止使用非甾体类消炎药、积极治疗原发疾病和创伤,使用抑制胃酸分泌的药物,如 H_2 受体拮抗剂和 PPI,还可同时使用胃黏膜保护药物,促进胃黏膜修复和止血,对于较大量的出血则应采取综合措施抢救。

六、预后

病因去除后,急性胃炎多在短期内恢复正常。

(赵伟平)

第三节　慢性胃炎

慢性胃炎是指由多种病因引起的胃黏膜慢性炎症,临床上很常见。在接受胃镜检查的患者中,绝大多数有慢性胃炎的改变,根据新悉尼胃炎系统和我国 2012 年颁布的《中国慢性胃炎共识意见》标准,由内镜及病理组织学变化,将慢性胃炎分为非萎缩性胃炎及萎缩性胃炎两大基本类型和一些特殊类型胃炎,幽门螺杆菌(helicobacter pylori,Hp)和自身免疫是慢性胃炎的常见原因。

一、病因和发病机制

1. Hp 感染　研究表明,80%~95% 的慢性非萎缩性活动性胃炎患者胃黏膜中有 Hp 感染,Hp 经口腔进入胃内,部分可以被胃酸杀灭,部分则附着于胃窦部黏液层,依靠其鞭毛穿过黏液层,定居于黏液层与胃窦黏膜上皮表面。Hp 产生的尿素酶可分解尿素,产生的氨可中和反渗入黏液内的胃酸,形成有利于定居和繁殖的局部微环境,使感染慢性化。此外,Hp 还可以凭借其产生的氨及空泡毒素导致细胞损伤,使炎症反应迁延或加重。Hp 相关胃炎者,Hp 胃内分布与炎症分布一致,根除 Hp 可使胃黏膜炎症消退。

2. 十二指肠—胃反流　胃肠慢性炎症、消化不良及动力异常、幽门括约肌功能不全时,含胆汁和胰液的十二指肠液反流入胃,可削弱胃黏膜屏障功能,使胃黏膜遭受消化液侵蚀作用,长期反流,可以导致胃黏膜糜烂、出血和上皮化生等病变。

3. 自身免疫　胃体腺壁细胞除分泌盐酸外,还分泌一种黏蛋白,称为内因子。它能与食物中的维生素 B_{12} 结合形成复合物,使之不被酶消化,到达回肠后,维生素 B_{12} 得以吸收。当体内出现针对壁细胞或内因子的自身抗体时,作为靶细胞的壁细胞总数减少,胃酸分泌降低,内因子不能发挥正常功能,导致维生素 B_{12} 吸收不良,出现巨幼红细胞性贫血,称之为恶性贫血。

4. 其他　酗酒、服用非甾体类消炎药等药物、某些刺激性食物等均可反复损伤胃黏膜,这类因素均可各自或与 Hp 感染协同作用而引起或加重胃黏膜慢性炎症。

二、临床表现

慢性胃炎的临床表现与一般慢性胃病相似,缺乏特异性,以上腹部不适或上腹痛为主要症状。部分患者表现为腹胀、早饱、嗳气、恶心、食欲缺乏等非特异性消化不良症状。胃黏膜糜烂可引起出血,长期的出血可引起贫血;胃体胃炎患者常有明显贫血,同时因为胃酸明显缺如,胃蛋白酶的激活受到影响,所以患者常常表现为较为严重的消化不良症状,常规的抑酸治疗不能改善症状,甚或加重症状。内镜检查和胃黏膜组织学检查结果与慢性胃炎症状的相关性分析表明,患者的症状缺乏特异性,且症状的有无及严重程度与内镜所见及组织学分级并无明确的相关性。

体格检查多无阳性发现,或者部分患者有上腹部轻度压痛,如果为胃体胃炎患者,可伴有舌炎和贫血的体征。

三、辅助检查

1. 胃镜检查　是慢性胃炎的主要诊断方法,包括内镜下直视观察和活检,并应常规做 Hp 检查。内镜下慢性非萎缩性胃炎可见点状或片状红斑、黏膜充血水肿糜烂甚至出血及黏膜附着性黏液等改变。萎缩性胃炎的病变为局灶性或范围较广,但非弥漫性,黏膜色泽白、不同程度的皱襞变平坦或消失,黏膜变薄,以至于黏膜下血管模糊或暴露,可见明显血管分支。

2. 病理组织学检查　慢性非萎缩性胃炎,组织学改变可见黏膜水肿及淋巴细胞、浆细胞浸润及少数嗜中性粒白细胞浸润,黏膜上皮变平,形态不规则,可有糜烂,无腺体萎缩。慢性萎缩性胃炎的确诊依赖于病理组织学检查。胃黏膜层不同程度变薄,固有腺体萎缩,肠上皮化生及间质炎性细胞浸润。萎缩性胃炎的肉眼观察和病理诊断的符合率仅为 38%～78%,这与萎缩或肠化甚至 Hp 的分布都是非均匀性的有关。

除了炎症和萎缩以外,还可以发生化生和异型增生,化生是由于长期慢性炎症使胃黏膜表层上皮和腺上皮被杯状细胞和幽门腺细胞所取代,其分布范围越广,发生胃癌的危险性越高。异型增生又称不典型增生,是细胞在再生过程中过度增生和分化缺失引起,异型增生是胃癌的癌前病变,应密切观察。

3. X 线钡餐检查　主要是能很好地显示胃黏膜相的气钡双重造影。对于萎缩性胃炎,常常可见胃黏膜皱襞的平坦和减少。

4. Hp 检测

(1)非侵入性方法:常用 ^{13}C 或 ^{14}C 尿素呼气试验(Hp－UBT),该检查不依赖内镜检查,患者依从性好,准确性较高,可定量检测,为 Hp 检测的"金标准"之一,目前被广泛用于各医院。另外,还有血清抗体检查,但不能区分既往感染还是现症感染,此外,还有粪便抗原实验。

(2)侵入性检查:主要包括快速尿素酶试验、胃黏膜组织切片染色检查(如银染色、改良 Giemsa 染色、甲苯胺蓝染色还有免疫组化染色等)及细菌培养等,其中黏膜组织切片染色是冲检测的"金标准"方法之一,细菌培养多用于科研。

5. 其他

(1)胃酸分泌功能测定:非萎缩性胃炎胃酸分泌常正常,有时也可增高。萎缩性胃炎,病变局限于胃窦时,胃酸可正常或减低,低酸是由于泌酸细胞数量减少和 H^+ 向胃壁反弥散所致。

(2)胃蛋白酶原(PG)测定:胃体黏膜萎缩时血清 PGI 水平及 PGⅠ/Ⅱ比例下降。

(3)血清胃泌素测定:慢性萎缩性胃炎以胃体为主者,因壁细胞分泌胃酸缺乏,反馈性的 G 细胞分泌胃泌素增多,致胃泌素水平升高。当伴有恶性贫血时,该值会更高。

(4)自身抗体:血清壁细胞抗体和内因子抗体阳性对诊断慢性胃体萎缩性胃炎有帮助,尽管血清内因子抗体阳性率较低,但胃液中内因子抗体的阳性,则十分有助于恶性贫血的诊断。

四、诊断

鉴于多数慢性胃炎患者无任何症状，或即使有症状，也缺乏特异性，且无特异性体征，因此，有时候根据症状和体征，很难做出慢性胃炎的诊断。临床症状程度和慢性胃炎组织学之间没有明确联系，因此，胃镜及组织学检查是诊断慢性胃炎的主要手段。病因诊断除通过了解病史外，可进行 Hp 检测及血清壁细胞抗体、内因子抗体等测定。

按照悉尼胃炎标准要求，完整的诊断应包括病因、部位和形态学三个方面，对于自身免疫性胃炎的诊断，要予以足够的重视。因为胃体活检者甚少，或者很少开展壁细胞抗体和内因子抗体的检测，诊断该病甚少。为此，如果遇到以全身衰弱和贫血为主要表现，而上消化道症状往往不明显者，应做血清胃泌素测定或胃液分析，异常者进一步做维生素 B_{12} 吸收试验或血清维生素 B_{12} 水平检测，可获确诊。注意不能仅凭组织活检诊断本病，特别标本数少时，这是因为 Hp 感染性胃炎后期，胃窦肠化上移，胃体炎症变得显著，可与自身免疫性胃炎表现相重叠。

五、鉴别诊断

1. 功能性消化不良　一方面，慢性胃炎患者可有消化不良的各种症状，另一方面，一部分有消化不良症状的患者如果胃镜和病理检查无明显阳性发现，可能仅仅为功能性消化不良。但一般来说，消化不良症状的有无及严重程度与慢性胃炎的内镜所见和组织学分级并无明显相关性。

2. 早期胃癌　症状表现有时候与慢性胃炎类似，均表现为慢性上腹痛或消化不良，鉴别诊断的方法主要是胃镜和活组织检查。尤其是对于慢性胃炎的患者，经过积极的制酸、保护胃黏膜和促动力等治疗，效果不佳时，要及时进行内镜检查，内镜检查过程中如发现黏膜糜烂，尤其是隆起性糜烂，要多点活检，必要时短时间多次复查胃镜和活组织检查。

3. 慢性胆囊炎和胆囊结石　临床表现与慢性胃炎相似，两者并存也较多，在诊断时，需要详细询问病史，必要时行腹部 B 超检查，以便了解胆囊情况。

六、治疗

1. 一般治疗　改变生活方式，精神乐观，规律生活。戒烟、戒酒，避免辛辣食物，避免对胃黏膜有刺激的药物，饮食多样化，避免偏食，多食新鲜食物。

2. 针对病因的治疗

(1)根除 Hp：对有消化不良症状的 Hp 阳性的慢性非萎缩性胃炎，以及伴有胃糜烂的 Hp 阳性患者，都应根除 Hp 治疗。大量的研究结果表明，根除 Hp 可使胃黏膜组织得到改善，对预防消化性溃疡和胃癌等的发生有重要意义，对改善或消除消化不良的症状具有费用一疗效比优势。常用的联合方案有两种：1 种 PPI＋2 种抗生素或 1 种 PPI＋1 种铋剂＋2 种抗生素，疗程 7～14 日。由于各地抗生素耐药情况不同，抗生素及疗程的选择应视当地耐药情况而定。PPI 包括埃索美拉唑镁、奥美拉唑、兰索拉唑、泮托拉唑以及雷贝拉唑，抗生素包括克拉霉素、阿莫西林、甲硝唑、替硝唑、喹诺酮类抗生素、呋喃唑酮还有四环素，铋剂包括柠檬酸铋钾、果胶铋还有碱式碳酸铋。

(2)抑制胆汁反流：促动力药如多潘立酮可防止或减少胆汁反流；胃黏膜保护药，特别是有结合胆酸作用的铝碳酸镁制剂,可增强胃黏膜屏障、结合吸附胆酸,从而减轻或消除胆汁反流所致的胃黏膜损害。

(3)保护胃黏膜:具有保护和增强胃黏膜防御功能或者防止胃黏膜屏障功能受到损害的一类药物,包括铝碳酸镁、硫糖铝、胶体铋剂、地诺前列酮等。

3.对症处理

(1)以腹痛、反酸为主要症状者,可选用抗酸药、H_2 受体拮抗剂或 pH。

(2)以腹胀、恶心、呕吐等为主要表现者,可以选择用促动力药物多潘立酮、莫沙必利等。

(3)对于伴有明显精神因素的慢性胃炎患者,在给予耐心解释等心理治疗的同时,可考虑抗抑郁药或抗焦虑药。

(4)若为缺铁性贫血,可考虑补充铁剂,大细胞性贫血者,应根据维生素 B_{12} 或叶酸缺乏分别给予补充。

4.癌前状态处理 环氧化酶 2(COX-2)与炎症及肿瘤的发生、发展有密切的关系,所以口服选择性 COX-2 抑制剂塞来昔布对胃黏膜重度炎症、肠化、萎缩及异型增生的逆转有一定益处,对药物不能逆转的局灶性中、重度不典型增生(高级别内瘤变),在确定没有淋巴结转移时,可在胃镜下行黏膜剥离术,并应视病情定期随访,对药物不能逆转的局灶性重度不典型增生伴有局部淋巴结肿大时,应考虑手术治疗。

七、预后

慢性非萎缩性胃炎预后良好,部分患者萎缩可以改善或逆转,不典型增生虽也可以逆转,但重度者易转化为癌。对有胃癌家族史、食物营养单一的患者,需要警惕肠上皮化生、萎缩及不典型增生向胃癌进展。

(赵伟平)

第四节　消化性溃疡

消化性溃疡(peptic ulcer,PU)是最常见的消化疾病之一,主要包括胃溃疡(gastric ulcer,GU)和十二指肠溃疡(duodenal ulcer,DU),此外亦可发生于食管下段、胃-空肠吻合口以及异位胃黏膜。溃疡的黏膜缺损超过黏膜肌层,与糜烂不同。

一、流行病学

消化性溃疡是全球性疾病,通常认为大约 10% 的个体一生中曾患消化性溃疡。本病好发于男性,十二指肠溃疡较胃溃疡常见。消化性溃疡可发生于任何年龄段,但十二指肠溃疡多见于青壮年,而胃溃疡多见于中老年,溃疡病发作有季节性,秋冬和冬春之交为高发季节。

二、病因和发病机制

消化性溃疡的发生机制是由于对胃、十二指肠黏膜有损害作用的侵袭因素和黏膜自身防御、修复因素之间的失衡,从而导致胃酸对胃黏膜的自身消化。在某一个例中,具体可表现为前者增强,或后者减弱,或兼而有之。十二指肠溃疡与胃溃疡在发病机制上存在不同,表现为前者主要是幽门螺杆菌(helicobacter pylori,Hp)感染、胃酸、药物等侵袭因素增强,后者主要是黏膜防御、修复因素减弱所致。

1. Hp 感染 大量研究证明,Hp 感染是消化性溃疡的重要病因,十二指肠球部溃疡患者的 Hp 感染率高达 90%～100%,而胃溃疡患者的 Hp 感染率也超过 80%。在 Hp 感染阳性的个体中,消化性溃疡的发病率显著升高,清除感染能加速溃疡的愈合,并能显著降低溃疡的复发。

2. 胃酸和胃蛋白酶 消化性溃疡是胃液中的胃酸和胃蛋白酶对胃壁的自身消化所致。虽然 Hp 感染和非甾体类消炎药(NSAIDs)在溃疡的发病中至关重要,但其最终仍然是通过自我消化的途径引起溃疡。抑酸药物能够促进溃疡的愈合,难治性溃疡经过抑酸治愈后,一旦停药,常常很快复发,这些事实提示,胃酸的存在是溃疡发生的重要因素。

3. 药物因素 一些药物对消化道黏膜有损伤作用,主要是非甾体类消炎药,其他药物包括肾上腺皮质激素、双磷酸盐、氯吡格雷、氟尿嘧啶等化疗药物等均有类似作用。研究表明,服用非甾体类消炎药的患者,Hp 感染将使其溃疡的发生风险增加 3.53 倍,目前非甾体类消炎药和 Hp 感染已经被公认为是独立的消化性溃疡的危险因素。

4. 胃、十二指肠运动异常 主要包括胃排空延缓和十二指肠液反流,它们可以持续刺激胃窦 G 细胞不断分泌胃泌素,反流的胆汁和胰液可对胃黏膜产生损伤,从而在胃溃疡的发病机制中起重要作用。

5. 遗传易感性 部分消化性溃疡患者有该病的家族史,提示可能存在家族易感性。

6. 精神心理因素 部分消化性溃疡患者,表现为精神紧张、焦虑,失眠,从而导致患者的迷走神经张力提高,胃酸和胃蛋白酶分泌增加,促进消化性溃疡的发生。

三、胃镜及组织病理

胃镜下胃溃疡多发生于胃角及胃窦,一般为单发,也可为多发,形状为圆形或类圆形,胃溃疡的直径一般<2.5cm,溃疡边缘光整,底部由肉芽组织构成,覆盖灰黄色渗出物,周围黏膜充血水肿明显,溃疡也可呈线状或不规则形状。浅的溃疡仅超过黏膜肌层,深者可贯穿肌层甚至浆膜层,引起穿孔。溃疡累及血管时,可引起出血。十二指肠球部溃疡好发于球部的前壁和后壁,球部溃疡的直径一般<1cm,十二指肠球部可因为反复发生的溃疡形成瘢痕收缩而产生假性憩室。

四、临床表现

1. 症状 本病临床表现不一,部分患者可以无症状,或以出血、穿孔为首发症状。慢性、周期性、节律性上腹痛是典型消化性溃疡的主要症状,性质可有钝痛、胀痛、烧灼样痛或饥饿样不适。部分患者有与进餐相关的节律性上腹痛,如饥饿痛或餐后痛,腹痛可被抑酸或抗酸药物缓解,疼痛原因可能与胃酸刺激溃疡壁的神经末梢有关。其他症状如嗳气、反酸、上腹饱胀、恶心、呕吐等可以单独或伴随上腹痛出现。

2. 体征 消化性溃疡缺乏特异性体征,发作时剑突下可有局限性压痛,缓解期无明显体征。

3. 特殊类型的消化性溃疡

(1)巨大溃疡:指直径>2cm 的溃疡,巨大十二指肠球部溃疡容易发生在后壁,疼痛剧烈而顽固,多放射至背部,易发展为穿透性,或并发大出血。巨大胃溃疡并不一定都是恶性的,随着抗溃疡药物的研发深入,巨大溃疡的预后已经大大好转。

(2)复合性溃疡:指胃和十二指肠同时存在的溃疡,大多先发生十二指肠溃疡,然后发生胃溃疡,男性多见,疼痛缺乏节律性,出血和幽门梗阻的发生率较高。

(3)幽门管溃疡:指溃疡位于胃窦远端、十二指肠球部前端幽门管处的溃疡,餐后很快发生疼痛,疼痛剧烈,无节律性,早期出现呕吐,易发生幽门痉挛、梗阻、出血和穿孔。

(4)球后溃疡:指发生在十二指肠降部、水平部的溃疡,多发生在十二指肠降部后内侧壁、乳头远端,可以穿透入胰腺,疼痛较重而持久,夜间疼痛明显,易伴有出血和穿孔等并发症,漏诊率较高,药物疗效欠佳。

(5)无症状性溃疡:亦称沉默型溃疡,这些患者无腹痛或消化不良症状,常以上消化道出血、穿孔等并发症为首发症状,以长期服用非甾体类消炎药患者及老年人多见。

(6)难治性溃疡:经正规抗溃疡治疗而溃疡仍然未愈合者。可能的因素有:①病因未去除,如 Hp 感染未根除,继续服用非甾体类消炎药等致溃疡的药物;②穿透性溃疡;③特殊病因,如克罗恩病、胃泌素瘤;④某些疾病或药物影响抗溃疡药物的吸收或效价降低;⑤误诊,如胃或十二指肠恶性肿瘤等;⑥不良诱因存在,包括吸烟、酗酒及精神应激等。难治性溃疡的处理关键在于找准原因。

五、并发症

1. 出血　消化性溃疡是上消化道出血最常见的原因,约占所有病因的 50%,十二指肠球部溃疡较胃溃疡更容易发生。当消化性溃疡侵蚀周围或深处的血管,可发生不同程度的出血,轻者表现为黑便,重者可伴有呕血,有慢性腹痛的患者,出血后腹痛可减轻。

2. 穿孔　当溃疡向深处发展,穿透胃、十二指肠壁,可有三种后果。①溃破入腹腔引起弥漫性腹膜炎呈突发剧烈腹痛,先出现于上腹部,随即延及全腹。体征有腹壁板样强直,压痛,反跳痛,肝浊音界消失,部分患者可出现休克。②溃破穿孔并受阻于毗邻实质性器官,如肝、脾等(穿透性溃疡)发生较慢,改变了腹痛规律,变得顽固而持续。如穿透至胰腺,腹痛放射至背部,血淀粉酶可升高。③穿入空腔脏器形成瘘管,十二指肠球部溃疡可以穿破胆总管,胃溃疡可以穿破入十二指肠或横结肠,可通过钡餐或 CT 检查确定。

3. 幽门梗阻　多由十二指肠球部溃疡及幽门管溃疡引起。炎性水肿和幽门平滑肌痉挛暂时梗阻可因药物治疗、溃疡愈合而消失;瘢痕收缩或与周围组织粘连而阻塞胃流出道,则呈持续性梗阻,需要手术治疗。临床症状常有:明显上腹痛,餐后加重,呕吐后腹痛可以缓解,呕吐物为宿食,严重呕吐可致失水、低氯、低钾性碱中毒;体重下降、营养不良。体检可见胃蠕动波及震水音。

4. 癌变　溃疡由良性演变为恶性的概率很低,估计<1% 胃溃疡有癌变,十二指肠球部溃疡发生癌变的概率极低。

六、辅助检查

1. 胃镜及黏膜活检　电子胃镜不仅可直接观察胃、十二指肠黏膜变化及溃疡数量、大小、形态及周围变化,还可以直视下钳取活组织做病理检查,对良恶性溃疡做出鉴别诊断。此外,还能明确出血的部位、出血速度和病因,观察药物治疗的效果。

2. 上消化道 X 线检查　上消化道气钡双重对比造影是诊断消化性溃疡的重要方法。溃疡的直接征象为龛影,间接征象为胃大弯痉挛性切迹,十二指肠球部激惹等。尽管气钡双重造影能较好地显示胃肠黏膜形态,但对小病灶辨别能力不理想,仅仅适用于胃镜禁忌者、不愿接受胃镜检查者或为了了解胃的运动情况。

3.Hp检测　Hp感染状态对分析消化性溃疡的病因、治疗方案的选择具有意义。有消化性溃疡的患者,无论溃疡是否处于活动期,均应检测Hp。

4.粪便隐血　了解溃疡有无并发出血。

七、鉴别诊断

1.胃癌　典型表现者鉴别不难。典型胃癌形态多不规则,常>2cm,边缘呈结节状,底部凹凸不平,底苔污秽。胃溃疡活检部位常规选在溃疡边缘,可提高诊断的准确性。中老年患者胃溃疡迁延不愈时,应多点活检,并在正规治疗6～8周后复查胃镜,直到溃疡完全愈合。

2.胃泌素瘤(Zollinger－Ellison综合征)　是一种胃肠胰神经内分泌肿瘤,肿瘤分泌大量促胃液素,导致胃酸过度分泌而致消化性溃疡,其溃疡特点为多发性、不易治愈、反复发作,并常伴有腹泻。溃疡多发生于十二指肠或胃窦小弯,出血、穿孔等并发症发生率高,按难治性溃疡行手术治疗后易复发。由于胃泌素对胃黏膜有营养作用,患者胃黏膜过度肥大。

3.功能性消化不良　部分患者症状酷似消化性溃疡,但不伴有出血等改变,内镜检查可以鉴别。

八、治疗

溃疡治疗的目的是为了缓解症状,促进溃疡持久愈合,防止复发和减少并发症,提高生活质量。

1.一般治疗　做好宣教,生活上避免过度紧张与劳累,缓解精神压力,保持愉快地心态,禁烟酒、慎用非甾体类消炎药、肾上腺皮质激素等损伤胃黏膜的药物。

2.Hp感染的治疗　根除Hp可有效治疗消化性溃疡,防止复发,阻止胃黏膜持续损伤及其引起的一系列萎缩、化生性改变,从而降低胃癌发生的风险。消化性溃疡不论活动与否,都是根除冲的指征之一。由于耐药菌株的出现、抗菌药物的不良反应、患者依从性差等,部分患者胃内的冲难以根除,所以为了提高冲的根除率,基本选择一种质子泵抑制剂(PPI)、铋剂与两种抗生素的四联组合,疗程由7日延长至10～14日。

3.抑制胃酸分泌

(1)H_2受体拮抗剂:是治疗消化性溃疡的主要药物之一,疗效好,用药方便,价格便宜,长期使用不良反应少。

(2)PPI:使$H^+－K^+－ATP$酶失去活性,抑酸效果很强,可使胃内达到无酸水平,其溃疡愈合率略高于H_2受体拮抗剂,且PPI可增强抗Hp的杀菌作用。

4.保护胃黏膜　胃黏膜保护药可保护和增强胃黏膜的防御功能,部分药物尚能促进内源性前列腺素合成,增加胃黏膜血流等,从而加速胃黏膜的自身修复,如米索前列醇、铋剂、硫糖铝、铝碳酸镁等。

5.治疗消化性溃疡的方案及疗程　为提高消化性溃疡的愈合率,抑酸药物的疗程通常为4～6周,胃溃疡患者需要6～8周。

6.维持治疗　消化性溃疡愈合后,大多数患者可以停药。但对于反复溃疡复发、Hp阴性及已经去除其他危险因素的患者,可给予维持治疗,即较长时间服用维持剂量的 H_2 受体拮抗剂或 PPI,疗程因人而异。

7.外科手术　大多数消化性溃疡不需要外科手术治疗。手术治疗本身的并发症可能降低患者的生活质量,也无助于预防溃疡的复发。但在下列情况时,可以考虑手术治疗:①大量出血经药物、内镜及血管介入治疗无效时;②急性穿孔、慢性穿透性溃疡;③瘢痕性幽门梗阻;④胃溃疡癌变。

外科手术不只是单纯切除溃疡病灶,而是通过手术永久的减少胃酸和胃蛋白酶分泌的能力。胃大部切除术和迷走神经切断术是治疗消化性溃疡最常用的两种手术方式。胃大部切除术后消化道重建主要有三种方式:①Billroth－Ⅰ式吻合,即残胃直接与十二指肠吻合;②Billroth－Ⅱ式吻合,将残胃和近端空肠吻合,十二指肠残端缝合;③胃空肠 Roux－en－Y 吻合术。术后并发症有:术后胃出血、十二指肠残端破裂、胃肠吻合口破裂或瘘、术后梗阻、倾倒综合征、胆汁反流性胃炎、吻合口溃疡、缺铁性贫血等。

九、预后

有效的药物治疗可使溃疡愈合率达到 95%,青壮年患者消化性溃疡死亡率接近零,老年患者主要死于严重的并发症,尤其是大出血和急性穿孔,病死率<1%。

(赵伟平)

第五节　克罗恩病

克罗恩病(crohn's disease,CD)是一种胃肠道慢性炎症性肉芽肿性疾病,病因尚不十分清楚。病变可累及胃肠道的任何部位,但以末端回肠和结肠最多见,呈节段性或跳跃性分布,有纵行裂隙状溃疡、非干酪坏死性肉芽肿形成。主要表现为腹痛、腹泻、腹块、瘘管形成、肠梗阻及发热、营养障碍等,部分患者有关节、眼、皮肤、肝等肠外表现。发病多为青中年,男女患病率相近,本病终身复发倾向,重者迁延不愈,预后不良。欧美发病率较高,近年来我国发病率也明显提高,已非少见病。

一、病理

克罗恩病可累及从口腔到肛门的任何消化道部位。30%～40%仅有小肠病变,40%～50%同时有小肠和结肠病变,15%～25%仅有结肠病变。小肠病变者 90%累及回肠末端,结肠病变以右半结肠多见,与溃疡性结肠炎不同,克罗恩病很少侵犯直肠,病变累及口腔、食管、胃及十二指肠者亦很少见。

克罗恩病的大体形态特点有:①病变呈节段性分布,无连续性,与正常肠段之间分界比较清楚;②黏膜水肿,呈铺路石状隆起,在正常黏膜间有与长轴平行的匐行纵行裂隙状溃疡;③病变累及结肠全层,常有瘘管形成,一端与肠壁溃疡相通,另一端溃破入腹腔其他器官或腹壁;④肠壁变厚、变窄、变僵,肠腔狭窄,亦可形成假息肉。

克罗恩病的组织学特点有:①早期肠壁各层炎症,黏膜下层淋巴管扩张、内皮细胞增生、炎性细胞浸润,裂隙样溃疡形成,可深达黏膜下层甚至肌层;②晚期病变部位形成非干酪坏死性肉芽肿,由类上皮细胞、多核巨细胞及单核细胞组成,并有不同程度纤维化,但有些病例无肉芽肿形成。

克罗恩病穿壁的病损可导致肠粘连、局部脓肿及内外瘘形成等,受累肠段因纤维化及息肉样增生而狭窄,严重者可出现肠梗阻。

二、临床表现

本病大多起病隐匿,开始症状轻微,少数呈急性起病。早期常有缓解期,随后呈进行性发展。临床表现随病变部位、病期、严重程度及有无并发症而异。

1.消化系统表现

(1)腹痛:为最常见症状,多位于右下腹或脐周,呈间歇性发作,腹痛与肠壁炎症、痉挛、狭窄有关。轻者仅有腹部不适、肠鸣音亢进,严重者可表现为阵发性绞痛,排便或肛门排气后腹痛可有缓解。当出现肠梗阻时出现持续性腹痛和腹部压痛,发生急性肠穿孔时有腹部剧痛、腹肌紧张和反跳痛。

(2)腹泻:大多数患者出现腹泻,因病变肠段炎症渗出、吸收不良及肠蠕动增加所致。开始每日 2～3 次,可自行缓解,重症或晚期患者腹泻次数增多,持续存在。多数患者为糊状稀便,无脓血,病变累及下段结肠或肛门者有里急后重和脓血便。

(3)腹块:仅 10%～20% 可出现腹块,是因肠粘连、肠壁增厚、肠系膜淋巴结肿大、内瘘或脓肿形成所致。以右下腹或脐周多见。肿块中等硬度、较固定、有压痛。

(4)瘘管:约见于半数病例,因病变穿透肠壁而形成。病变穿透致腹腔其他脏器可形成内瘘。例如,肠与肠、膀胱、输尿管及阴道等之间的瘘管;经腹壁及肛门周围直肠可形成外瘘,也可在肠系膜、腹膜后等处形成窦道或脓肿。肠与肠之间的内瘘加重腹泻和营养不良,其他内瘘易继发感染。通向膀胱、阴道的内瘘可见粪便与气体排出。

(5)肛门直肠周围病变:约见于半数病例,局部可见脓肿、窦道及瘘管。

2.全身表现

(1)发热:是常见症状之一,与肠道炎症活动程度有关,轻症患者可不发热。中、重度患者常有发热,以低热或中度发热常见,少数可见弛张高热并伴有毒血症状。部分患者早期以发热为主要表现,较长时间后才出现消化道症状。

(2)营养障碍:表现为贫血、消瘦、低蛋白血症、多种维生素缺乏,青春期前患者可造成生长发育迟滞。

(3)其他:可有游走性关节疼痛、杵状指、结节性红斑、皮肤溃疡、坏疽性脓皮病、口腔黏膜溃疡、虹膜睫状体炎、葡萄膜炎、硬化性胆管炎、小胆管周围炎、慢性活动性肝炎等。

三、并发症

1.肠梗阻　疾病早期因肠壁水肿和痉挛可致间断性肠梗阻,常常餐后症状加重。晚期由于病变肠壁的纤维性狭窄而致。

2.腹腔脓肿　因病变穿透肠壁而致,局部可出现压痛、腹块等体征。

3.消化道出血　以隐匿性慢性出血多见,少数患者可出现大量便血。

4.肠穿孔　仅见于少数患者,表现为急性腹痛,有腹肌紧张、压痛、反跳痛等腹膜刺激征。

5.癌变　直肠、结肠克罗恩病可发生癌变,但癌变率不如溃疡性结肠炎高,有报告克罗恩病患者癌变率约 3%。

6.其他 胆石症、尿路结石、脂肪肝等。

四、实验室和其他检查

1. 实验室检查

(1)血液检查:贫血常见,白细胞常增高,血沉加快,C一反应蛋白升高,血清白蛋白降低。

(2)粪便检查:病原体检查阴性,大便隐血常阳性。

(3)自身抗体检查:抗酿酒酵母菌抗体(anti—saccharomyces cerevisiae antibody,ASCA)在克罗恩病阳性率为 60%～70%,而溃疡性结肠炎和正常人群阳性率分别为 10%～15% 和 5%。因此,ASCA 对克罗恩病诊断有一定帮助。

2. 结肠镜、小肠镜及胶囊内镜检查 结肠镜可观察全结肠和回肠末端的改变,克罗恩病变呈节段性分布,内镜下病变黏膜充血、水肿、脆性增加,有沟槽状纵行溃疡,黏膜呈鹅卵石样,可见肠腔狭窄、炎性息肉等。病变肠段之间黏膜正常。病变部位活检可发现非干酪样坏死性肉芽肿。由于结肠镜只能观察至回肠末端,对于小肠克罗恩病需借助于小肠镜和胶囊内镜检查,胶囊内镜检查前最好作消化道造影除外肠道狭窄,以免发生胶囊滞留于肠腔。

3. X线检查 胃肠 X 线钡餐和结肠钡剂灌肠检查可见节段性肠壁受累,常以回肠末端为主。可见病变黏膜皱襞紊乱,多呈鹅卵石样隆起,黏膜纵行性溃疡或裂沟,肠腔狭窄,假性息肉、瘘管形成等。病变部肠段钡剂不能充盈,两端健康肠段充盈良好,呈现钡剂跳跃征象。

五、诊断和鉴别诊断

1. 诊断 本病的诊断主要根据临床表现(中青年患者出现慢性复发性右下腹或脐周腹痛、腹泻、腹块、发热等)和 X 线、结肠镜所见(节段性结肠病变、鹅卵石征、瘘管形成、肠腔狭窄、假性息肉等),病理发现非干酪坏死性肉芽肿则更支持本病诊断。诊断需排除肠道感染性或非感染性炎性疾病及肠道肿瘤。

2. 鉴别诊断

(1)溃疡性结肠炎:见溃疡性结肠炎。

(2)肠结核:好发年龄及病变部位相似,都表现为右下腹痛、腹泻及贫血、血沉增快等症状,尤其是增生性肠结核临床上很容易与克罗恩病相互误诊。鉴别要点:肠结核多继发于开放性肺结核,肠道病变不呈节段性分布,瘘管少见,结核菌素试验呈强阳性。对鉴别困难者可予抗结核诊断性治疗,有时需手术探查,病变肠段及肠系膜淋巴结发现干酪坏死性肉芽肿可确诊。

(3)小肠恶性淋巴瘤:两者都可有腹痛、腹泻、腹块等相似的临床表现。一般而言,淋巴瘤一般状况较克罗恩病差,侵犯的肠段较广泛,进展较快,腹腔淋巴结肿大,而克罗恩病多有裂隙样溃疡,鹅卵石征及瘘管形成。手术探查可获病理确诊。

(4)其他:如慢性细菌性痢疾、阿米巴痢疾、血吸虫病、其他感染性肠炎、结肠癌、缺血性肠炎、放射性肠炎、急性阑尾炎等,在鉴别诊断时均应予考虑。

六、治疗

本病尚无特效疗法,治疗目的是减缓病情活动和发作,以及防治并发症。

1. 一般治疗 包括休息和营养补充。一般给予富于营养的流质或软食,应富含维生素、叶酸及微量元素。重症者需禁食,给予完全胃肠外营养,注意维持水电解质平衡,必要时静脉滴注白蛋白、血浆及鲜血等。

2.药物治疗

(1)氨基水杨酸制剂:常用水杨酸柳氮磺胺吡啶(SASP),有一定疗效,尤其对病变局限于结肠者疗效较好。近年来上市的5—氨基水杨酸(5—ASA)不含磺胺吡啶,不良反应大为减少,对急性期的病情活动控制和维持缓解均有作用。详细用法同溃疡性结肠炎。

(2)糖皮质激素:对控制病情活动疗效较好,是病情活动较强时的首选药物,初始剂量要足,症状控制后逐渐减量并停用。一般初始剂量成人为泼尼松30~40mg/d,重者可达60mg/d。也可静脉滴注氢化可的松300mg/d或甲泼尼龙30~60mg/d。糖皮质激素对维持期治疗无效,并不能减少复发,一旦获得临床缓解就应根据病程逐渐减量,减量速度泼尼松一般每周不超过5mg,通常在4~5周减至20mg/d,但共需几个月时间才能完全停药。对于部分糖皮质激素依赖性的患者,可加用免疫抑制剂,然后逐步过渡到用免疫抑制剂或氨基水杨酸制剂维持治疗。病变局限于左半结肠者可采用糖皮质激素保留灌肠。

(3)免疫抑制剂:硫唑嘌呤或6—巯基嘌呤最为常见。主要用于对糖皮质激素治疗效果不佳或对糖皮质激素依赖的患者。常用剂量为硫唑嘌呤2mg/(kg·d),6—巯基嘌呤1.5mg/(kg·d),该类药物起效缓慢,需3~6个月,维持用药一般1~2年。需注意骨髓抑制等不良反应。

(4)抗菌药物:常用药物为甲硝唑和喹诺酮类药物,多与其他药物联合使用,用于活动期病情的控制。因长期应用不良反应大,较少用于维持治疗。

(5)抗肿瘤坏死因子(TNF)抗体:TNF是肠道炎症中关键的炎性介质和细胞因子。Inflaximab是一种小鼠和人嵌合性的TNF单克隆抗体,可阻断血清和细胞表面的TNF,并可使产生TNF的巨噬细胞和T细胞溶解。临床试验证明Inflaximab对传统治疗无效的活动性克罗恩病及顽固性肛周病变和肠皮肤瘘的患者有效率为65%左右。

3.手术治疗　因本病手术切除病变肠段后复发率高,故手术适应证主要针对并发症。当出现以下情况可考虑手术治疗:①自发性肠穿孔;②急性大量出血,内科治疗无效者;③完全性机械性肠梗阻,注意需排除炎症活动引起的功能性痉挛;④瘘管、窦道、腹腔脓肿久治不愈者。手术治疗后仍需予以服药维持治疗。

七、预后

本病目前尚无根治手段,常反复发作,迁延不愈。出现严重并发症者常需手术治疗,本病容易复发,预后欠佳。

(赵伟平)

第六节　功能性消化不良

功能性消化不良(functional dyspepsia,FD)是指由胃和十二指肠功能紊乱引起的症状,而无器质性疾病的一组临床综合征。FD是最常见的一种功能性胃肠病。在欧美国家,FD发病率为20%~40%,我国某省的流行病学调查显示,城镇居民FD的发病率为18.9%。

一、病因和发病机制

随着人类对疾病谱认识的不断深入,FD 的发病机制研究已从单一的生物模式转变为生物—心理—社会模式,FD 的病因和发病机制至今尚未清楚,可能与多种生理、病理改变密切相关。

1. 遗传因素　可能有多种遗传因素在功能性胃肠病的发病过程中起作用,pri－miR－325 与 SLC6A4 多态性与 FD 患者的高敏感有关。

2. 动力异常　FD 患者存在胃电节律异常和胃底容受性调节受损及胃排空延迟。

3. 内脏高敏　FD 患者胃肠道存在一个或多个部位对机械或化学刺激的敏感性增高,主要表现为:①较小的刺激即产生明显的感觉;②对刺激的高敏感性,即对感觉刺激产生过度反应;③内脏—躯体牵涉痛的异常放大。

4. 精神及社会因素　约半数患者存在焦虑、抑郁状态。

二、临床表现

主要症状包括上腹痛、上腹灼热感、餐后饱胀、早饱,可同时存在上腹胀、嗳气、反酸、恶心、呕吐、食欲缺乏等。常以某一个或某一组症状为主。起病缓慢,病程可长达数年,呈持续性或反复发作,许多患者有饮食、精神等诱发因素。

上腹痛为常见症状,常与进食有关,表现为餐后痛,亦可表现为饥饿痛,也可无规律性。

餐后饱胀、早饱为另一类常见症状,可伴有程度不等的上腹痛,也可无上腹痛,症状的发生与进食明显相关。

患者可同时伴有失眠、多梦、焦虑、抑郁、注意力不集中等精神症状。

三、诊断和鉴别诊断

1. 诊断标准　①有上腹痛、上腹灼热感、餐后饱胀、早饱症状之一或多种,呈持续或反复发作的慢性过程,病程超过半年,近 3 月来症状持续;②上诉症状排便后不能缓解(排除症状由肠易激综合征所致);③排除可解释症状的器质性疾病。

根据临床特点,本病可分为两个临床亚型:①上腹痛综合征:上腹痛和(或)上腹灼热感;②餐后不适综合征:餐后饱胀和(或)早饱。两型可有重叠。

2. 诊断程序　在全面病史询问和体格检查的基础上,先判断患者有无下列提示器质性疾病的"报警症状和体征":45 岁以上,近期出现消化不良症状;有消瘦、贫血、呕血、便血、吞咽困难、腹部肿块、黄疸等;消化不良症状进行性加重。对于有上述"报警症状和体征"者,必须进行全面检查直至找到病因;对年龄在 45 岁以下且无"报警症状和体征"者,可选择基本的实验室检查和胃镜检查,亦可先予经验性治疗 2～4 周观察疗效,对诊断可疑或治疗无效者需有针对性地进一步检查。

需要鉴别的疾病包括:食管、胃和十二指肠的各种器质性疾病如消化性溃疡、胃癌等;各种肝胆胰疾病;由全身性或其他系统疾病引起的上消化道症状如糖尿病、肾病、精神病;药物引起的上消化道症状;其他功能性胃肠病和动力障碍性疾病如胃食管反流病、肠易激综合征等。不少 FD 患者常同时有胃食管反流病、肠易激综合征及其他功能性胃肠病并存,临床上称之为症状重叠。

四、治疗

治疗目的主要为缓解症状、提高生活质量。应遵循综合治疗和个体化治疗的原则。

1. 饮食及行为规范 详细询问病史,发现促发因素并设法予以去除,避免个人生活经历中会诱发症状的食物,培养良好的生活习惯,建立和恢复患者对治疗疾病的信心。

2. 药物治疗 目前尚无特效药,主要是根据发病机制及患者症状给予经验性治疗。

(1)促动力药:常用药物为多潘立酮(10mg/次,3次/日)、莫沙比利(5mg/次,3次/日)、伊托必利(50mg/次,3次/日),主要适用于以上腹胀早饱、嗳气为主要症状的患者。

(2)抑制胃酸分泌药物:包括 H_2 受体拮抗剂或 PPI,主要用于存在胃酸分泌增加、以上腹痛为主要症状的患者。

3. 心理治疗 少数与心理疾病共病或症状顽固的患者,需制订复杂的心理治疗方案,如认知行为疗法、动力心理治疗、催眠疗法和松弛疗法等。必要时可选用抗抑郁和抗焦虑药物如三环类抗抑郁药丙咪嗪、多塞平及 5-HT 再摄取抑制剂氟西汀、帕罗西汀、氟伏沙明、舍曲林和西酞普兰。宜从小剂量开始,注意药物的不良反应。

(赵伟平)

第七节 非酒精性脂肪性肝病

NAFLD 是指除外乙醇和其他明确的肝损害因素所致的,以弥漫性肝细胞大泡性脂肪变为主要特征的临床病理综合征,与胰岛素抵抗和遗传易感性密切相关,包括单纯性脂肪肝、非酒精性脂肪性肝炎(non-alcoholic steato-hepatitis,NASH)及其相关肝硬化。随着肥胖及其相关代谢综合征全球化的流行趋势,NAFLD 现已成为欧美等发达国家和我国富裕地区常见的慢性肝病之一。

一、病因及发病机制

NAFLD 的发生可能是由环境、遗传、饮食和代谢等因素相互作用的结果,肝是机体脂质代谢的中心器官,肝内脂肪主要来源于食物和外周脂肪组织。肝细胞内脂质特别是甘油三酯沉积是形成 NAFLD 的先决条件,其组织病理学改变可能是由于多种机制所致,包括脂肪酸堆积、线粒体功能障碍、自由基的产生、氧应激、脂质过氧化和内毒素介导的细胞因子释放等。目前认为,NAFLD 最常见的易感因素为肥胖、高脂血症和 2 型糖尿病,与高血压、动脉粥样硬化、冠心病等均属于代谢综合征的范畴,其"共同土壤"就是胰岛素抵抗(insidin-resistance,IR)。胰岛素抵抗是指胰岛素作用的靶器官对胰岛素作用的敏感性下降,即正常剂量的胰岛素产生低于正常生物学效应的一种状态。现代研究提出的有关 NAFLD 发病机制的"二次打击"或"多重打击"理论认为,胰岛素抵抗导致肝的脂肪沉积变性,成为 NAFLD 发病中的首次打击;而在此基础上发生的氧化应激和脂质过氧化损伤,是疾病进展的关键,成为 NAFLD 发病中的第二次打击,从而导致肝细胞气球样变性、炎症、坏死,从而形成进展性纤维化和肝硬化。

二、病理

按病理改变程度分类及病变肝组织是否伴有炎症反应和纤维化，NAFLD 的病理改变主要分为三个病理阶段，即单纯性脂肪肝、脂肪性肝炎和脂肪性肝硬化。

1. 单纯性脂肪肝　肝小叶内＞30％的肝细胞发生脂肪变，以大泡性脂肪变性为主，而不伴有肝细胞变性坏死、炎症及纤维化。细胞脂肪变常弥漫累及整个肝，根据肝脂肪含量占肝湿重的比例或肝活检组织病理切片脂肪染色镜检，可将脂肪肝分为轻度、中度、重度三种类型。肝小叶内仅少数肝细胞内有脂滴存在，但不够脂肪肝诊断标准者仅称为肝细胞脂肪变。

2. NASH　指在肝细胞大泡性脂肪变或以大泡性脂肪变为主的混合性脂肪变的基础上，出现肝小叶内或门管区中性粒细胞及淋巴细胞等浸润，以及包括气球样变在内的不同程度的肝细胞变性、坏死，可伴有或无 Mallory 小体、嗜酸性小体，以及腺泡 3 区窦周纤维化和静脉周围纤维化。Mallory 小体和活动性炎症为 NASH 病情严重的标志。

3. NASH 相关肝硬化　脂肪性肝硬化为继发于脂肪性肝炎和肝纤维化的肝小叶结构改建、假小叶和再生结节形成，根据纤维间隔有否界面性肝炎，分为活动性和静止性。

三、临床表现

NAFLD 好发于中老年人，男女均可发病，临床起病隐匿，发病缓慢，多呈良性经过，症状轻微且无特异性，多在评估其他疾病或健康体检作血液及影像学检查时偶然发现。少数患者可有肝区隐痛、腹胀、疲乏无力、纳差、不适等症状。发展至肝硬化失代偿期则其临床表现与其他原因所致肝硬化相似。患者常并存肥胖症、糖尿病、高脂血症、高血压、痛风及动脉粥样硬化性心脑血管等代谢综合征相关症状。

四、实验室及其他检查

1. 血清学检查　血清丙氨酸氨基转移酶（ALT）和 γ－谷氨酰转肽酶可有轻、中度升高，部分患者胆红素升高。但这些变化均为非特异性。

2. 影像学检查　肝超声检查可见脂肪肝患者有肝大和肝内弥漫性或局灶性辉度/密度改变，可大致判断肝内脂肪浸润的有无及其在肝内的分布类型；CT 扫描弥漫性肝密度降低，肝/脾 CT 值＜1.0 可明确脂肪性肝病的诊断。

3. 病理学检查　肝穿刺活组织胞检查是确诊 NAFLD 最客观、最可靠的检查方法，尤其对局限性脂肪肝、肝肿瘤等病变影像学诊断有困难时，可在 B 超引导下进行穿刺活检，具有独特的、难以比拟的优越性。

五、诊断与鉴别诊断

NAFLD 需除外酒精性肝病、慢性病毒性肝炎、自身免疫性肝病、肝豆状核变性等可导致脂肪肝的特定疾病；并需除外药物（他莫昔芬、胺碘酮、甲胺蝶呤、糖皮质激素）、全胃肠外营养、甲状腺功能减退症、库欣综合征及与先天性胰岛素抵抗综合征等相关的脂肪肝。凡具备下列第 1～5 项和第 6 或第 7 项中任何一项者即可诊断为 NAFLD。

1. 无饮酒史或饮酒折合乙醇量男性每周＜140g，女性每周＜70g。

2. 除外病毒性肝炎、药物性肝病、全胃肠外营养、肝豆状核变性等可导致脂肪肝的特定疾病。

3.除原发疾病临床表现外,可有乏力、消化不良、肝区隐痛、肝脾肿大等非特异性症状及体征。

4.可有体重超重和(或)内脏性肥胖、空腹血糖增高、血脂紊乱、高血压等代谢综合征相关组分。

5.血清转氨酶和 γ—谷氨酰转肽酶水平可有轻至中度增高(小于 5 倍正常值上限),通常以丙氨酸氨基转移酶增高为主。

6.肝影像学表现符合弥漫性脂肪肝的影像学诊断标准。

7.肝活体组织检查组织学改变符合脂肪性肝病的病理学诊断标准。

六、治疗

1.病因治疗　针对原发病及危险因素治疗,控制导致 NAFLD 的病因,单纯性脂肪性肝病和脂肪性肝炎可以逆转乃至完全恢复,是治疗 NAFLD 的最重要措施。制订合理的能量摄入及饮食结构调整、中等量有氧运动、纠正不良生活方式和行为,减肥和运动可改善胰岛素抵抗,是治疗肥胖相关 NAFLD 的最佳措施。

2.药物治疗　目前临床用于治疗 NAFLD 的药物,疗效不肯定。多烯磷脂酰胆碱、S—腺苷甲硫氨酸、维生素 E 等用于脂肪性肝炎治疗;NAFLD 合并 2 型糖尿病、糖耐量损害、空腹血糖增高及内脏性肥胖者,可考虑应用二甲双胍和噻唑烷二酮类药物,以期改善胰岛素抵抗和控制血糖;降脂药的使用应慎重,因其常会导致肝细胞的进一步损害,一般认为降脂药只用于血脂升高明显者,用药过程中应密切监测肝功能情况。

七、预后

绝大多数 NAFLD 预后良好,肝组织学进展缓慢甚至呈静止状态,一旦发展为肝硬化则其预后与病毒性肝炎肝硬化、酒精性肝硬化相似。

（赵伟平）

第八节　酒精性肝病

酒精性肝病(Alcoholic liver disease,ALD)是由于长期大量饮酒导致的肝疾病。初期通常表现为脂肪肝,进而可发展成酒精性肝炎、肝纤维化和肝硬化。本病在欧美等国多见,也是我国常见的肝疾病之一,严重危害人民健康。其主要临床特征是恶心、呕吐、黄疸、可有肝大和压痛,严重酗酒时可诱发广泛肝细胞坏死,甚至肝功能衰竭。

一、病因及发病机制

酒精性肝病的发病机制相当复杂,涉及乙醇及其代谢产物对肝的直接和间接损伤,同时酒精性肝病的发生和进展还与营养状态及遗传易感性密切相关。ALD 主要是乙醇及其衍生物的代谢过程中直接或间接诱导的炎症反应,氧化应激、肠源性内毒素、炎性介质和营养失衡等多种因素相互作用的结果。乙醇在肝代谢过程可使 2 分子的 NAD^+(氧化型辅酶Ⅰ)转变为 NADH(还原型辅酶Ⅰ),于是 $NADH/NAD^+$ 的值明显改变,使细胞的氧化还原状态改变,对葡萄糖合成、脂质代谢及蛋白质的分泌有广泛的影响。乙醇的中间代谢物乙醛是高度反应活性分子,其对肝的毒性作用更大,能与蛋白质结合形成乙醛－蛋白复合物,后者不但对肝细胞有直接损伤作用,而且可以作为新抗原诱导细胞及体液免疫反应,引起肝细胞受免疫反应的攻击,导致包括蛋白酶在内的重要蛋白质及 DNA 的损伤。

影响酒精性肝损伤进展或加重的因素较多,目前国内外研究已经发现的危险因素主要包括:饮酒量、饮酒年限、乙醇饮料品种、饮酒方式、肥胖、性别、肝炎病毒感染、营养状况等。一般而言,平均每日摄入乙醇 80g 达 10 年以上会发展为酒精性肝硬化,但短期反复大量饮酒可发生酒精性肝炎;同样乙醇摄入量女性比男性易患酒精性肝病;合并慢性病毒性肝病可加速肝病的发生和发展。此外,种族、遗传及个体差异也是酒精性肝病的重要危险因素,汉族人群的酒精性肝病易感基因乙醇脱氢酶(ADH)2、ADH3 和乙醛脱氢酶(ALDH)2 的等位基因频率及基因型分布不同于西方国家,可能是中国嗜酒人群和酒精性肝病的发病率低于西方国家的原因之一。

二、病理

依据病变肝组织是否伴有炎症反应和纤维化,可分为酒精性脂肪肝、酒精性肝炎、酒精性肝纤维化和酒精性肝硬化。

酒精性脂肪肝是酒精性肝病最早出现的组织学改变,以肝细胞脂肪变性为特征,受累的肝细胞为胞质内单个大脂肪滴沉积而膨大,胞核被挤到一边,即所谓大泡性脂肪变。初始脂肪变局限于小叶中心带的肝细胞,随着病程延长或纤维化进展,脂肪变性可弥漫遍及整个小叶。

酒精性肝炎组织学特点是:肝细胞显著肿胀呈气球样变;汇管区和小叶内中性粒细胞浸润;小叶中央区肝细胞内 Mallory 小体出现频率高,严重者出现融合性坏死和(或)桥接坏死;窦周/细胞周纤维化和中央静脉周围纤维化,有时可见局灶性或广泛的桥接样坏死,小叶构造塌陷。

酒精性肝硬化肝小叶结构完全毁损,代之以假小叶形成和广泛纤维化,假小叶纤维隔一般细窄,结节直径小于 3mm,大小较均匀,为小结节性肝硬化。

三、临床表现

临床症状为非特异性,可无症状,或有右上腹胀痛、食欲缺乏、乏力、营养不良、体重减轻等,可有发热(一般为低热),常有黄疸,肝大并有触痛,严重者可并发急性肝衰竭;症状一般与饮酒的量和酗酒的时间长短有关,随着病情加重,可有神经精神症状和蜘蛛痣、肝掌等表现。

四、实验室及其他检查

1. 实验室检查　血清谷氨酸氨基转移酶(AST)、丙氨酸氨基转移酶(ALT)、γ－谷氨酰转肽酶(GGT)、平均红细胞容积(MCV)等指标升高,其中 AST/ALT＞2、GGT 升高为酒精性肝病的特点,但 AST 和 ALT 值很少大于 500U/L,缺糖转铁蛋白(CDT)测定特异性较高但临床未常规开展。

2. 影像学检查　彩色多普勒检查可见肝实质脂肪浸润的改变,多伴有肝体积增大。CT 平扫检查可准确显示肝形态改变及分辨密度变化。重度脂肪肝密度明显降低,肝与脾的 CT

值之比小于 1，诊断准确率高。

3. 病理学检查 肝活组织检查是确定酒精性肝病及分期分级的可靠方法，可以判断其疾病的严重程度和预后，但很难与其他病因引起的肝损害鉴别。

五、诊断与鉴别诊断

饮酒史是诊断酒精性肝病的必备依据，应详细询问患者饮酒的种类、每日摄入量、持续饮酒时间和饮酒方式等。目前乙醇摄入的安全阈值尚有争议，我国标准为：有长期饮酒史，一般超过 5 年，折合乙醇量男性≥40g/d，女性≥20g/d；或 2 周内有大量饮酒史，折合乙醇量＞80g/d。乙醇量换算公式为：乙醇量(g)＝饮酒量(ml)×乙醇含量(%)×0.8。

本病应与 NAFLD、慢性病毒性肝病、药物性肝损害、自身免疫性肝病等其他原因引起的肝病进行鉴别。可根据饮酒史、临床表现及有关实验室及其他检查进行分析。必要时肝穿刺活组织检查可确定诊断。

六、治疗

酒精性肝病的治疗原则是：戒酒和营养支持，减轻酒精性肝病的严重程度，改善已存在的继发性营养不良和对症治疗酒精性肝硬化及其并发症。

1. 戒酒 是治疗酒精性肝病的关键，戒酒 4～6 周后单纯酒精性脂肪肝可停止进展，最终可恢复正常。长期戒酒可有效改善轻、中度的酒精性肝炎临床症状、血清转氨酶升高乃至病理学表现，并显著提高酒精性肝炎、纤维化及肝硬化患者的预后，戒酒过程中应注意防治戒断综合征。

2. 营养支持 酒精性肝病患者由于长期饮酒，蛋白质和维生素摄入不足而引起营养不良，故需要良好的营养支持，应在戒酒的基础上提供高蛋白，低脂饮食，并注意补充叶酸、维生素 B、维生素 C、维生素 K 及叶酸。

3. 药物治疗 S－腺苷蛋氨酸、秋水仙碱、丙硫氧嘧啶、多烯磷脂酰胆碱、抗氧化剂、降脂药、抗内毒素剂和中医中药等有不同程度的抗氧化、抗炎、保护肝细胞膜及细胞器等作用，对于降低脂质过氧化，减轻肝细胞脂肪变性及其以伴随的炎症和纤维化有一定效果；美他多辛有助于改善乙醇中毒。糖皮质激素用于治疗酒精性肝病尚有争论，可能仅适用于少数不伴有肝硬化的重型病例。

4. 肝移植 重度酒精性肝病患者，尤其是终末期肝硬化，若符合严格的筛选标准，可考虑肝移植，但要求患者肝移植前戒酒 3～6 个月，并且无严重的其他脏器的酒精性损害。与非酒精性肝病患者肝移植相比，酒精性肝病患者手术后有较高的生存率。

七、预后

酒精性脂肪肝一般预后良好，戒酒后可完全恢复。酒精性肝炎如能及时戒酒和治疗，大多可恢复，若长期大量酗酒，酒精性脂肪肝可直接或经酒精性肝炎阶段发展为酒精性肝硬化。除饮酒是影响酒精性肝病预后的重要因素外，性别对酒精性肝病的预后也有影响，女性较男性对乙醇敏感。

（赵伟平）

第九节　自身免疫性肝病

自身免疫性肝炎(autoimmune hepatitis,AIH)是一种以肝实质损伤为主要表现的自身免疫性疾病,Waldenstrom 于 1950 年首先描述此病。临床表现多样,以血清转氨酶持续升高、高 γ—球蛋白血症、多种自身抗体阳性、肝组织学特征性改变(界板性肝炎、汇管区淋巴浆细胞浸润和玫瑰花结样变)及对免疫抑制治疗应答为特点。若不采取治疗常进展至肝硬化、肝衰竭甚至死亡。本病多发于女性,男女之比为 1∶4,可见于各年龄段,发病高峰为 14～60 岁。在世界范围内,AIH 占慢性肝炎的 10%～20%。在我国其确切发病率和患病率尚不清楚,但国内文献报道的病例数呈明显上升趋势。

一、病因及发病机制

AIH 的发病原因尚未完全阐明,可能是诱发因素、自身抗原、遗传易感性和免疫调节等复杂因素相互作用的结果。遗传易感性被认为是主要因素,而其他因素可能是在遗传易感性基础上引起机体免疫耐受机制破坏,产生针对肝自身抗原的免疫反应,从而破坏肝细胞导致肝炎症坏死,并可进展为肝纤维化、肝硬化。

AIH 是一种多基因紊乱性疾病,其中主要组织相容性复合体(MHC)较重要。由于 T 细胞依赖的免疫反应受 MHC 限制,提示 T 细胞介导的机制参与了 AIH 发病。HLA—B8,HLA—DR3 和 DR52a,以及 HLA—DR4 是 AIH 的危险因子。采用 DNA 分型技术的研究结果表明,AIH 与 HLA—DR 区域的特殊位点有关。据国外报告,有 HLA—DRB10301,DRB10401,DRB30101 和 CW0701 等位基因者更具有对 AIH 的易感性。在免疫发病机制方面,T 细胞起着至关重要的作用,且 CD4+ 和 CD8+ T 细胞均参与了由 NK 细胞及 T 细胞介导的免疫反应。人们提出了分子模拟学说,该学说认为病毒或外源性物质的抗原表位与特异性肝细胞表面抗原存在交叉反应。感染了腺病毒的小鼠可表达 P4502D6,后者是 2 型 AIH 的一种自身抗原,该小鼠可发展为永久性 AIH,并进展为与 P4502D6 自身抗体相关的肝纤维化。Th17 细胞是新近发现的辅助性 T 细胞的一个亚群,以可分泌 IL—17、IL—22、TNF—α 及重组入巨噬细胞炎性蛋白(CCL20)为特征,Th17 免疫反应也参与人类多种自身免疫性疾病。调节性 T(Treg)细胞以表达转录因子 FoxP3 为特征,其对 Treg 细胞的功能至关重要,Treg 细胞可表达多种共刺激分子,包括细胞毒性 T 淋巴细胞抗原(CTLA),是免疫反应的一种负调节分子。FoxP3 基因的多态性与 1 型 AIH 有关,在 AIH 患者中,Treg 细胞的数目下降、功能减弱表明了 Treg 细胞的缺乏是 AIH 发病基础。

二、病理

AIH 具有慢性活动性肝炎的一般改变,首先是汇管区大量浆细胞浸润,并向周围肝实质侵入形成界板炎症,常伴门静脉周围肝细胞气球样变和玫瑰花结形成,随着肝细胞的持续坏死,刺激胶原结缔组织的增生及肝细胞再生结节形成,肝发生纤维化(出现桥状纤维化),最终发展为结节性再生,即肝硬化期。急性重型 AIH 肝小叶炎症坏死较明显,急性暴发性 AIH 可见典型大面积全小叶坏死。

三、临床表现

AIH70％以上为女性,各年龄段、各种族均可发病,多呈慢性迁延性病程,长期疲劳、乏力、低热、厌食、厌油腻等类似病毒性肝炎的症状较为普遍;部分患者无任何症状,仅因体检发现肝功异常而就诊;急性 AIH 的临床表现为黄疸、关节疼痛、食欲缺乏和乏力,其血清转氨酶和胆红素水平较高,肝组织活检可能是急性肝炎的表现,也可为纤维化或肝硬化等慢性肝病的表现。AIH 也可能隐匿起病,仅进展到失代偿期肝硬化后才有临床表现,因呕血和(或)黑便等表现而就诊,常见于老年人。体格检查黄疸,肝掌、蜘蛛痣、肝脾肿大等体征较普遍,后期进展为肝硬化时出现巨脾、腹腔积液、腹壁浅表静脉曲张等。

AIH 患者常伴有肝外的临床表现,这是与慢性病毒性肝炎的不同之处,如关节疼痛、皮损、贫血、白细胞和血小板减少等,30％～50％的患者还合并其他自身免疫性疾病,常见的有类风湿关节炎、甲状腺炎、溃疡性结肠炎、1 型糖尿病、干燥综合征、自身免疫性溶血性贫血等。

四、实验室检查

AIH 患者血清转氨酶丙氨酸氨基转移酶(ALT)、谷氨酸氨基转移酶(AST)水平明显升高,而血清 γ－谷氨酸转肽酶(γ－GT)与碱性磷酸酶(ALP)正常或仅轻度升高,血清 γ 球蛋白也明显增高,病毒性肝炎标志物阴性。自身抗体检测对 AIH 的诊断具有重要价值,自身抗体的滴度反应自身免疫的强度,监测某些抗体的动态水平变化有助于病情评价和指导治疗。

1.抗核抗体(ANA)和(或)抗平滑肌抗体(SMA)　ANA 是慢性肝病中第一个被测出的自身抗体,SMA 的主要靶抗原为 F－肌动蛋白,与肝细胞质膜有密切的关系,ANA 和(或)SMA 阳性是 1 型 AIH 的特征性表现。ANA 对 AIH 的特异性不高,它也常可以出现于其他自身免疫性肝病(原发性胆汁性肝硬化)和其他结缔组织病(如系统性红斑狼疮),ANA 的滴度的高低往往与血中的 γ 球蛋白水平成正比。大约 70％的原发性胆汁性肝硬化、少数传染性单核细胞增多症及部分风湿性疾病患者亦可以出现低滴度的 SMA。

2.抗肝肾微粒体抗体(anti－LKM)　anti－LKM 是 2 型 AIH 的标志性抗体,一般不与 ANA 及 SMA 同时出现,在诊断及其鉴别诊断中起着非常重要的作用。LKM 抗体有三型,anti－LKM1:靶抗原是细胞色素 P4502D6,是一种药物代谢酶,可代谢 25 种常用的药物,包括阻断剂、抗心律失常药、抗忧郁药、抗高血压药物等等,约 5％的丙型肝炎患者血清中也可出现 anti－LKM1。anti－LKM2:靶抗原是细胞色素 P4502C9,也是药物代谢酶,可见于替尼酸诱发的药物性肝病患者。Anti－LKM3:靶抗原可能是 UDP－葡萄糖醛酸基转移酶,6％～10％的慢性丁型肝炎患者血清中 anti－LKM3 阳性。

3.抗中性粒细胞胞质抗体(pANCA)　ANCM 组对中性粒细胞和单核细胞胞质成分所产生的自身抗体,pANCA 主要见于 ANA 及 SMA 阳性的 1 型 AIH 型患者,PANCA 对 AIH 并不特异,除 AIH 外,在韦格纳肉芽肿、原发性硬化胆管炎、溃疡性结肠炎等患者的血清中也可以检出 pANCA。

4.抗可溶性肝抗原抗体(anti－SLA)/抗肝胰抗体(anti－LP)　在肝胰组织匀浆上清液中,可以检测出 anti－LP 的靶抗原,这种抗原是一种可溶性蛋白,其分子量为 52kD 或 48kD。有些 AIH 患者血清中,可含有 anti－SLA。随后有研究发现 anti－LP 与 anti－SLA 相同的靶抗原起反应,两者可能是同一种抗体,因此现在常合并称之为 anti－SLA/anti－LP。anti－SLA/anti－LP 是 AIH 中高度特异性的自身抗体,仅见于 3 型 AIH。

5.抗 1 型肝细胞溶质蛋白抗体(anti－LC1) 肝溶质蛋白存在于肝细胞胞质内,其分子量为 240～290kD。在间接免疫荧光法检测时,anti－LC1 只显示于门脉周围的肝细胞胞质中,表明不是所有肝细胞均含有这种靶抗原。近年来,已知这种靶抗原分子是亚胺甲基转移酶环脱氨酶,anti－LC1 被认为是 2 型 AIH 的另一种标记性自身抗体,此抗体的滴度与病情的活动性有一定的关系,经糖皮质激素和免疫抑制剂治疗使病情缓解后,此抗体滴度可以明显下降,甚至消失。丙型肝炎病毒感染与 anti－LKM1 有一定关系,但与 anti－LC1 无关。

6.其他 除上述抗体外,AIH 患者血清中还可出现其他自身抗体,如抗肝细胞膜脂蛋白特异性抗体、抗去唾液酸糖蛋白抗体、抗肌动蛋白抗体、抗细胞骨架蛋白抗体等。前两种抗体也是 AIH 的特异性抗体,并且与 AIH 发病密切相关,但是检测技术较复杂,目前临床实验室尚未广泛开展。

五、诊断

AIH 缺乏特异性的临床表现。除了自身抗体外,肝功能试验和其他实验室检查项目也并不特异,即使肝活检病理检查亦与病毒性慢性活动性肝炎非常相似。所以,AIH 的诊断基于其相应临床症状与体征、实验室生化、免疫指标异常(血清 AST 或 ALT,免疫球蛋白 IgG 或 γ－球蛋白升高)、血清自身抗体阳性(ANA、SMA、anti－LKM1 或 anti－LC1)及肝组织学(界面性肝炎)等依据,在多方面综合分析的基础上才能作出确切的诊断,此外诊断 AIH 前需排除其他可导致慢性肝炎的病因,如病毒性、遗传性、代谢性、胆汁淤积性及药物损伤性等。

根据临床表现、生化及免疫学检查和肝组织活检可诊断 AIH。为了制定统一的诊断标准,国际 AIH 小组设计了 AIH 诊断标准,制定了一个包括临床表现、血清学和组织学的评分系统。该评分系统于 1993 年制定,1999 年修订。根据修订的评分系统,总评分在治疗前＞15 分、治疗后＞17 分者确诊为 AIH;治疗前 10～15 分、治疗后 12～17 分者疑诊 AIH(表 5－1)。

表 5－1　IAIHG1999 年修正的 AIH 诊断积分系统

项目	因素	评分	项目	因素	评分
性别	女性	＋2	HLA	DH3 或 DR4	＋1
ALP/AST(或 ALT)的值	＞3	－2	其他自身免疫病	任何其他非肝免疫病	＋2
	＜1.5	＋2	其他自身抗体	anit－SLA/LP、anil－LC1	＋2
	＞2.0	＋3		pANCA	
γ－球蛋白或 IgG(大于正常值的倍数)	1.5～2.0	＋2		界面性炎症	＋3
				浆细胞浸润	＋1
	1.0～1.5	＋1	肝组织学检查	玫瑰花结样改变	＋1
	＜1.0	0		无以上情况	－5
ANA、SMA 或 anit－LKM1 滴度	＞1:80	＋3		胆管改变	－3
	1:80	＋2		非典型特征	－3
	1:40	＋1	对治疗的反应	完全缓解	＋2
	＜1:40	0		缓解后复发	＋3
AMA	阳性	－4			
肝炎病毒标志物	阳性	－3	治疗前		
	阴性	＋3		确定 AIH	＞15
肝损药物史	有	－4		可疑 AIH	10～15
	无	＋1	治疗后		
平均酒精摄入量	＜25g/d	＋2		确定 AIH	＞17
	＞60g/d	－2		可疑 AIH	12～17

六、鉴别诊断

首先,应与慢性病毒性肝炎,尤其是乙型和丙型肝炎区别开来,检测各种肝炎病毒指标是重要的鉴别依据。其次,AIH 常与其他自身免疫性疾病合并存在,有些自身免疫性疾病如系统性红斑狼疮、干燥综合征、原发性胆汁性肝硬化、原发性硬化性胆管炎也可以出现 ANA、SMA 等自身抗体,所以应该注意鉴别。

七、临床分型

1. AIH1 型 特点是血清中的自身抗体主要为:ANA 和(或)SMA,同时可能伴有 pANCA 和抗肌动蛋白抗体(anti—actin antibody)。此型在 AIH 中最为多见,约占全部 AIH 的 80%左右。此型患者中,女性占 70%,常伴有其他与自身免疫有一定关系的疾病,如自身免疫性甲状腺炎、滑膜炎、溃疡性结肠炎等,对免疫抑制剂治疗反应较好。

2. AIH2 型 anti—LKM1 阳性是 2 型 AIH 的特异标志,此型比较少见,起病年龄较小,多见于 10 岁左右的儿童。病情发展较快,暴发性肝炎比较多见,容易发展为肝硬化,免疫抑制剂治疗缓解率较低,且易复发。

3. AIH3 型 该型的特征是血清中 anti—SLA/anti—LP 阳性,患者的临床表现及对糖皮质激素治疗的反应状况均与 1 型 AIH 有类似之处,也主要见于女性患者。

八、治疗

AIH 治疗的主要目的是缓解症状,改善肝功能及病理组织异常,减慢向肝纤维化的进展。单独应用糖皮质激素或联合硫唑嘌呤治疗是目前 AIH 的标准治疗方案。

1. 一般治疗 适当限制体力活动和休息。忌酒,吃低脂、高蛋白和含维生素丰富的膳食,避免使用对肝有损害的药物。

2. 免疫抑制剂 主要是肾上腺糖皮质激素和免疫抑制剂。AIH 对免疫抑制治疗反应好,是唯一的可通过药物治疗明显提高生存率的慢性肝病。大部分 AIH 患者需长期应用糖皮质激素和(或)硫唑嘌呤治疗,不论糖皮质激素或其他免疫抑制剂只能缓解病情,停药后或在治疗过程中,病情可能复发。

(1)AIH 免疫抑制治疗指征包括:①血清 AST 或 ALT 水平>10 倍正常上限(ULN);②AST 或 ALT 至少>5ULN 且 γ—球蛋白至少>2ULN;③肝组织学存在桥接样坏死或多小叶坏死表现。对于无症状、实验室和组织学轻度异常的成人 AIH 患者,研究显示部分患者仍可有病情进展,可考虑行免疫抑制治疗,但治疗方案应个体化并权衡潜在的治疗风险。

(2)治疗方案:①泼尼松单用。初始剂量为 40～60mg/d,此后每周减量 10mg,于 4 周内逐渐减量至 20mg/d 维持至病情缓解。单药治疗适用于合并血细胞减少、妊娠、恶性肿瘤的 AIH 患者。②泼尼松联合硫唑嘌呤治疗。泼尼松初始剂量为 30mg/d,并于 4 周内逐渐减量至 10mg/d;硫唑嘌呤为 50mg/d。联合治疗方案特别适用于同时存在下述情况的 AIH 患者:绝经后妇女、骨质疏松、脆性糖尿病、肥胖、痤疮、情绪不稳及高血压患者。

(3)缓解和复发:病情缓解是指临床症状消失、血清转氨酶和 γ—球蛋白恢复正常和组织学无明显活动性炎症。80%的患者经泼尼松龙和硫唑嘌呤治疗后可缓解。90%患者开始治疗 2 周内血清转氨酶、胆红素和 γ—球蛋白水平即有改善,但组织学改善滞后 3～6 个月,所以通常需要治疗 12 个月以上才可能达到完全缓解。复发一般在停药后的 2 年内发生,对首次复发者可重新选用初治方案,但复发至少 2 次者则需调整治疗方案,原则是采用更低剂量以及更长时间的维持治疗,以缓解症状并使转氨酶控制在正常值 5 倍以下。

(4)治疗失败后处理:常规方案治疗失败的成人 AIH 患者可考虑应用其他药物作为替代方案。如环孢素 A、他克莫司、布地奈德等可能对糖皮质激素抵抗的成人患者有效,对不能耐受硫唑嘌呤者可试用 6—巯基嘌呤或吗替麦考酚酯。

3.肝移植　AIH 所致的终末期肝病是肝移植的指征,移植后 5 年和 10 年生存率可达 75%,但 20%AIH 患者有术后复发,所以必须继续应用免疫抑制剂治疗,以降低 AIH 的复发率。

九、预后

AIH 的预后差异较大,血清转氨酶、γ—球蛋白持续升高者、急性病程者、迅速进展为肝硬化者预后较差,免疫抑制剂和肝移植可明显改善 AIH 患者的预后。

(赵伟平)

第十节　药物性肝病

药物性肝病(drug induced liver disease,DILI)是指由于药物和(或)其代谢产物引起的不同程度的肝损害,可以发生在以往没有肝病史的健康者或原来就有严重疾病的患者,在使用某种药物后发生程度不同的肝损害。目前至少有数百种药物可引起药物性肝病,其表现与人类各种肝病的表现类似,可以表现为肝细胞坏死、胆汁淤积、细胞内微脂滴沉积或慢性肝炎、肝硬化等。随着新药的不断增多和中草药疗法的广泛应用,药物性肝病的发生日趋增多。根据 2004 年报道我国药物性肝炎所占的比例约占急性肝炎住院患者的 10%。

一、病因及发病机制

大多数药物性肝损害系不可预测,其危险性受到许多获得和遗传性因素影响,在诊断时应予以考虑。获得性因素包括年龄、性别、营养状态(肥胖促进氟烷引起的肝毒性)、怀孕(大多数四环素诱导的严重肝炎出现在静脉使用四环素的孕妇)、慢性酒精滥用、药物相互作用、肝外疾病。遗传性因素包括细胞色素 P450 酶的缺陷乙酰化作用和磺化氧化作用异常、谷胱甘肽合成酶缺陷、谷胱甘肽 S—转移酶缺陷、免疫系统遗传变异等。

1.药物代谢异常相关的肝损害机制　药物在肝内进行代谢,通过肝细胞光面内质网上的微粒体内一系列的药物代谢酶,最重要的是细胞色素 P450(CYP450)及胞质中的辅酶Ⅱ(还原型 NADPH),经过氧化或还原或水解形成相应的中间代谢产物(第Ⅰ相反应),再与葡萄糖醛酸或其他氨基酸结合(第Ⅱ相反应,即药物的生物转化),形成水溶性的最终产物,排出体外。由于种种原因导致 CYP450 酶活性降低或消失,导致原药在体内过量蓄积形成中毒,药物本身对药物代谢酶的抑制是产生这类中毒的最常见因素;CYP450 酶激活产生的亲电子和自由基代谢物,对细胞膜和其他细胞组分有化学毒性。当还原型谷胱甘肽、普通糖醛酸等绝对或相对不足时都会影响药物毒性代谢产物的生物转化,产生肝毒性。

2.药物性肝损害的免疫机制　药物或者药物的活性代谢产物,与内源性蛋白质共价结合形成免疫复合物,从而引起机体的细胞免疫或体液免疫,导致肝的免疫病理损害。肝的 NK 细胞、巨噬细胞、CD4$^+$ 和 CD8$^+$ T 细胞均与此过程有关。近来研究表明,免疫细胞在活化过程中释放的细胞因子如 IFN、IL－6、IL－10、TNF－α 等也与肝的变态反应和肝细胞的损害有关。与药物的直接毒性肝损害相比,免疫机制介导的肝损害有以下特点:①不可预测性;②仅发生在某些人或人群(特异体质),或有家族集聚现象;③与用药剂量和疗程无关;④在实验动物模型上常无法复制;⑤具有免疫异常的指征;⑥可有肝外组织器官损害的表现。

3. 人体对药物反应的个体差异　由于遗传因素导致个体对药物的特异敏感性在药物性肝病中起着重要的作用,其中以 CYP450 酶的基因遗传变异最为重要,CYP450 酶系是由众多 P450 酶组成的代谢酶系统,该系统中的不同酶由不同的基因编码。药物代谢 CYP450 酶基因的遗传多态性具有明显的种族和地域差异,不同个体某一个酶的变异可产生酶活性的明显差异或缺失。

二、病理

药物对肝组织损害的病理表现复杂多样,可呈现如下病理改变。

1. 肝细胞变性、坏死　肝细胞损害是药物性肝病的主要表现,急性肝炎样损伤病变广泛,以肝细胞坏死伴某种程度的小叶内或汇管区炎症为特征。轻者存在散在的嗜酸性小体和肝细胞坏死灶,伴轻度炎细胞浸润;重者可见肝细胞气球样变和灶性坏死。慢性肝炎样损伤的组织学表现多与慢性活动性肝炎相似,以汇管区或汇管区周围单核细胞浸润伴与汇管区周围肝细胞不规则破坏性炎症(碎屑样坏死)为特征。

2. 肝细胞脂肪变性　可以表现为大泡性脂肪变性和(或)小泡性脂肪变性。小泡性脂肪变性意义更大,具有相对特异性。小泡性脂肪变性的肝细胞膜下见无数细小张力型空泡,整个肝细胞形如泡沫状,故称之泡沫细胞。婴幼儿因水杨酸制剂引起的 Reye 综合征和四环素引起的药物性肝病可导致肝细胞呈泡沫状。

3. 胆汁淤积　胆汁淤积改变是药物性肝损伤中最具代表的类型,包括如下几种。①淤胆性肝炎:有胆汁淤积、汇管区炎症明显、肝小叶病变轻,可有不同程度的肝细胞坏死,炎症以单核细胞浸润为主。②单纯性胆汁淤胆:以毛细胆管胆汁淤积为主要形态学表现。毛细胆管内胆栓常见于小叶中央区,可伴轻度肝细胞损伤,小叶或汇管区炎症缺如或轻微。③慢性淤胆:主要病变是胆管受侵阻塞而致淤胆。按受侵胆管大小分为两型:一型为胆小管和(或)肝小叶间的胆管受损而出现类似于原发性胆汁性肝硬化的临床表现;另一型为肝内或肝外大胆管受侵,类似于硬化性胆管炎的临床表现。

4. 肉芽肿　药物引起的肉芽肿常为非干酪性肉芽肿,因巨噬细胞聚集而使肉芽肿边界明显,类似结节病样。肉芽肿多出现在汇管区,也可见于小叶内,往往伴嗜酸粒细胞浸润。淋巴细胞和浆细胞也可见于一些较典型的病例。肉芽肿可能为唯一组织学变化,也可伴有脂肪变性的非特异性反应。肉芽肿可以由别嘌呤醇、奎尼丁、磺胺类药物引起,肝组织呈肉芽肿病变可伴有肝坏死和瘀胆。

5. 肝纤维化及肝硬化　肝纤维化是药物性肝损伤可能的共同病变,如汇管区周围纤维化在慢性药物性肝炎和慢性药物性胆汁淤积中均可发生,并可进展为纤维化和肝硬化。

此外,某些药物引起的小叶中央型纤维化可导致肝静脉闭塞性疾病,可继发于严重的融合性坏死。中央静脉周围性、肝细胞周围性及汇管区周围性分布的各种程度纤维化也可见于乙醇和药物性的脂肪性肝炎。

三、分型

按病程特征药物性肝损伤分为急性药物性肝病(肝炎症在 6 月内消退)及慢性药物性肝病(＞6 月或再次肝损伤)。

急性药物性肝病按照临床表现特征,根据国际医学科学理事会的标准,又分为肝细胞性药物性肝病(ALT/ALP＞5)、胆汁淤积性药物性肝病(ALT/ALP＜2)及混合性药物性肝病(5＞ALT/ALP＞2)。

慢性药物性肝病分为慢性肝实质损伤(包括慢性肝炎及肝脂肪变性、肝磷脂沉积症等)及慢性胆汁淤积、胆管硬化、血管病变(包括肝静脉血栓、肝小静脉闭塞症、紫癜性肝病、非肝硬化性门脉高压)。

临床上还可见亚临床性肝损伤,仅表现为血清转氨酶和(或)ALP 水平轻微升高,一般不超过正常范围上限的 3 倍,常常自行恢复,但如为特异质或过敏体质,继续用药有可能发生严重致命的不良反应,需引起注意。

四、临床表现

药物诱发的多种肝病理损伤可引起不同的临床表现,与损肝药物的种类及引起肝病的机制不同有关,其中大多数患者以急性肝损伤为主。

1. 急性药物性肝病 以肝细胞坏死为主时,与病毒性肝炎的临床表现相似,可由多种药物所致,如四氯化碳、氯唑西林、氟烷、异烟肼等。患者常有发热、乏力、纳差、黄疸和血清转氨酶升高,ALP 和白蛋白受影响较小,高胆红素血症和凝血酶原时间延长与肝损严重度相关。病情较轻者,停药后短期能恢复(数周至数月),重者发生肝衰竭,出现进行性黄疸、出血倾向和肝性脑病,常发生死亡。以变态反应为主的急性药物性肝病,常有发热、皮疹、黄疸、淋巴结肿大,伴血清转氨酶、胆红素和 ALP 中度升高,药物接触史常较短(4 周以内)。

2. 急性胆汁淤积样表现 临床可分为单纯性胆汁淤积和胆汁瘀积性肝炎。

单纯胆汁瘀积的主要表现是黄疸和瘙痒,血清结合胆红素、ALP、γ－GT 增高,ALT 正常或轻度升高。能引起该型损伤的药物不多,以雌激素类药物为主,中止用药后病情可完全恢复。

药物相关的急性胆汁淤积性肝炎可表现为发热、黄疸、上腹痛、瘙痒、右上腹压痛及肝大伴血清转氨酶轻度升高、ALP 明显升高,ALT/ALP 值在 2～5 之间,结合胆红素明显升高(34～500μmol/L),胆盐、脂蛋白 X、γ－GT 及胆固醇升高,而抗线粒体抗体阴性。一般于停药后 3 个月～3 年恢复,少数出现胆管消失伴慢性进展性过程。偶尔胆管损害为不可逆,进展为肝硬化。

3. 脂肪肝样表现 药物性脂肪肝主要是大泡性脂肪肝,组织学所见为肝细胞内含单个、大的脂滴,将胞核挤向周边,肝细胞的外观如同脂肪细胞样,如糖皮质激素、甲氨蝶呤等药物引起的脂肪肝则具有上述特征。其病理改变与乙醇、糖尿病、肥胖等因素所致脂肪肝相似,发病机制主要是与肝释放脂质的功能障碍有关,临床表现类似慢性肝炎,少数继续用药者可进展为肝硬化,但病情演变过程缓慢。此外,尚有一种组织学类型是小泡性脂肪变者,脂肪以小滴状分散在整个细胞中,胞核仍位于细胞中央,细胞本身仍保持肝细胞的形态。此型常见于四环素、阿米庚酸、丙戊酸和苯基丙酸等所致的肝炎。

4. 慢性药物性肝病 可以有慢性活动性肝炎或脂肪性肝病、胆汁淤积性肝病等表现,药物引起的慢性肝炎与自身免疫慢性肝炎的临床表现相似,可以轻到无症状,而重到发生伴肝性脑病的肝衰竭。生化表现与慢性病毒性肝炎相同,有血清转氨酶、γ-GT 的升高,进展型导致肝硬化伴低蛋白血症及凝血功能障碍。如为血管病变(包括肝静脉血栓、肝小静脉闭塞症、非肝硬化性门脉高压等),临床上主要为门脉高压的表现。如出现腹腔积液、肝大、腹部膨隆及黄疸等,肝小静脉闭塞症患者可出现肝衰竭,表现为血清胆红素迅速升高、体重明显增加,其病情严重,病死率近 100%。

五、诊断与鉴别诊断

药物性肝病的诊断可根据服药史、临床症状、肝功能试验、肝活检及停药的效应作出综合诊断。诊断药物性肝病前应了解如下内容。①用药史:任何一例肝病患者均必须询问发病前 3 个月内服过的药物,包括剂量、用药途径、持续时间及同时使用的其他药物;②原来有无肝病,有无病毒性肝炎和其他原因肝病的证据;③原发病是否有可能累及肝;④以往有无药物过敏史或过敏性疾病史,除用药史外,发现任何有关的变态反应如皮疹和嗜酸粒细胞增多对诊断药肝是十分重要的。

药物性肝病诊断是排除性诊断。由于缺乏公认的金标准,现有诊断量表仅用于评估因果关系,药物性肝病诊断的结论用非常可能、很可能、可能、不大可能、无关等表述,而没有确诊的诊断。1993 年,由 Danan 等提出了急性药物性肝病因果关系评价标准表(RUCAM 评分表),在此基础上 2004 年 DDW 日本会议提出新的诊断标准(表 5-2)。

表 5-2 RUCAM 评分系统

	肝细胞型		胆汁淤积或混合型		评价
1. 服药至发病时间					
不相关	反应前已开始服药或停药超过 15 日		反应前已开始服药或停药超过 30 日		无相关性
未知	无法计算服药至发病时间				无法评价
	初次治疗	随后的治疗	初次治疗	随后的治疗	评分
从服药开始					
提示	5~90	1~15	5~90	1~90	+2
可疑	<5 或>90	>15	<5 或>90	>90	+1
从停药开始					
可疑	≤15	≤15	≤30	≤30	+1
2. 病程					
停药后	ALT 峰值与 ALT 正常上限间差值		ALP(或 TB)峰值与 ALT 正常上限间差值		
高度提示	8 日内下降≥50%		不适用		+3
提示	30 日内下降≥50%		<180 日内下降≥50%		+2
可疑	在 30 日后不适用		<180 日内下降<50%		+1
无结论	没有相关资料或在 30 日后下降≥50%		不变、上升或没有资料		0
与药物作用相反	30 日后下降<50%或再升高		不适用		-2

（续表）

	肝细胞型	胆汁淤积或混合型	评价
如果药物仍在使用			
无结论	所有情况	所有情况	0
3.危险因子	乙醇	乙醇或怀孕	
有			+1
无			0
年龄≥55岁			+1
年龄<55岁			0
4.伴随用药			
无或伴随用药至发病时间不合适			0
伴随用药至发病时间合适或提示			−1
伴随用药已知有肝毒性且发病时间合适或提示			−2
有证据提示伴随用药致肝损（再用药反应或有价值检测）			−3
5.除外其他原因			
①期有 HAV 感染（抗 HAV−IgM）、HBV 感染（抗 HBc−IgM）或 HCV 感染（抗 HCV），有非甲非乙肝炎感染背景的依据；胆道梗阻（B超）；酗酒（AST/ALT≥2），近期有急性低血压或休克（特别是严重的心脏病）	所有原因，包括①和②完全排除		+2
	①中 5 个原因排除		+1
	①中 4～5 个原因排除		0
	①中少于 4 个原因排除		−2
②严重疾病并发症；临床和（或）实验室提示 CMV、EBV 或疱疹病毒感染	非药物原因高度可能性		−3
6.药物既往肝损的报告			
药物反应在产品介绍中已标明			+2
曾有报道但未标明			+1
未报道过有反应			0
7.再用药反应			
阳性	单用该药 ALT 升高≥2ULN	单用该药 ALP（或 TB 升高）≥2ULN	+3
可疑	再用同样药 ALT 升高≥2ULN	再用同样药 ALP（或 TB）升高≥2ULN	+1
阴性	再用同样药 ALT 升高仍在正常范围	再用同样药 ALP（或 TB）升高仍在正常范围	−2
未做或不可判断	其他情况	其他情况	0

注：最后判断：>8,高度可能；6～8,可能性大；3～5,可能；1～2,不大可能；≤0,可除外

该标准从发病与服药时间关系、发病后 ALT 变化情况、药物反应时相评价、危险因素、伴随用药、其他因素排除、可疑药物既往肝损害情况、再用药反应等方面进行综合判断。该量表提供了一个全球性诊断的依据，不受患者年龄、性别和种族的影响，在特异性的药物性肝病病例评估中结果一致性较好，因此不仅可用于研究，而且可指导常规临床实践。

诊断药物性肝病时应与以下疾病作鉴别诊断：病毒性肝炎、AIH、全身性细菌感染、NAFLD、胆管梗阻、充血性心力衰竭、慢性肝病肝功能恶化。

六、治疗

最重要的是停用和防止重新给予导致药物性肝病或有可能引起药物性肝病的药物、属于同一生化家族的药物,避免同时使用多种药物,特别是应谨慎使用那些因对药物代谢酶有诱导或抑制作用而具有相互作用的药物,如 CYP450 抑制剂西咪替丁、酮康唑和诱导剂利福平、巴比妥酸盐、苯妥英、地塞米松、奥美拉唑等。对营养不良和对药物解毒能力下降的患者和嗜酒的患者应控制给药。适当休息,加强营养,支持疗法,给予高蛋白、高糖低脂饮食,补充维生素 B、C 和 E,应用还原型谷胱甘肽以补充肝内巯基,有利于药物的生物转化,尽快促进药物的排泄。

1.S—腺苷蛋氨酸 在肝中由腺苷蛋氨酸合成酶催化蛋氨酸和 ATP 合成,在肝细胞代谢中具关键性作用,参与重要的代谢通路转甲基化作用和转硫基作用。通过转甲基化作用,增加膜磷脂的生物合成,由于磷脂/胆固醇比例增加,使膜流动性增加并增加 $K^+ - Na^+$ ATP 酶活性,加快胆酸的转动;同时通过转硫基作用,增加生成细胞内主要解毒剂谷胱谷胱甘肽和半胱氨酸,增加肝细胞细胞的解毒作用和对自由基的保护作用。

2.还原性谷胱甘肽 是含活性巯基的三肽,由谷氨酸、半胱氨酸和甘氨酸残基组成,具有转硫基作用,在药物代谢的 Ⅱ 相反应中起重要作用,可抑制肝细胞线粒体脂质体过氧化物的形成,消除体内氧自由基和超氧阴离子,有助于恢复肝细胞膜的流动性,保护肝细胞膜,减少对肝细胞的第 2 次打击,能有效维护肝的合成和解毒作用,防止肝细胞变性、坏死及肝纤维化的发生。

3.甘草酸 最主要的活性成分是甘草酸在体内经 β—葡萄糖醛酸酶作用而生成的甘草次酸,通过阻断花生四烯酸在起始阶段的代谢水平,选择性抑制花生四烯酸反应代谢酶(磷脂酶 A)的活性,保护肝细胞膜;通过抑制磷脂酶 A、脂加氧酶的活性,使前列腺素、白三烯等炎性介质无法产生以及抑制补体经典激活而具有抗炎及免疫调节作用。长期或大量用药需注意低血钾、高血压、水钠潴留、水肿、体重增加等假性醛固酮样作用。

4.熊去氧胆酸(UDCA) UDCA 是一种二羟基胆酸,能显著减轻疏水胆酸诱发的肝细胞溶解,减少肝细胞由毒性胆酸诱发的细胞凋亡;防止胆酸诱发的线粒体膜渗透性改变,通过膜稳定作用来防止毒性胆酸诱发的线粒体膜、基膜和胆管膜损害;抑制毒性胆酸引起的库普弗细胞激活,增加肝细胞谷胱甘肽和含硫醇蛋白的水平,防止肝细胞的氧化损伤;通过降低疏水胆酸的刺激作用间接抑制,并通过激活糖皮质激素受体直接抑制组织相容性复合体(MHC)Ⅰ类和Ⅱ类基因的表达。

5.糖皮质激素 具有很强的抗炎、免疫抑制及抗过敏作用,对有明显肝细胞损伤及胆汁淤积表现者可短期小剂量使用,尤其是对有发热、皮疹、黄疸、关节疼痛等症状的药物过敏者适用。但也有部分学者认为,单就血清转氨酶等指标下降方面,糖皮质激素有较好的疗效,但也可能因加重感染、影响水电解质平衡等不良反应不利于患者的预后。

6.肝衰竭的治疗 包括内科支持治疗,还可以采用血液透析、血液滤过、血浆置换、血液灌流、分子吸附再循环系统等人工肝支持疗法。对病情严重,进展较快者,肝移植可能是唯一有效的治疗措施。

七、预防

药物性肝病重在预防,临床医师应熟悉所用药物的性能和毒副作用,尽量少用或不用对肝有毒性作用的药物,既往有药物过敏史或过敏体质的患者,用药时更应谨慎。肝、肾功能不良及婴幼儿、老年人因机体对药物代谢能力降低会使药物毒性增加。

八、预后

绝大多数患者停药后可恢复,发生临床和组织学的改善,快的仅需几周,慢的需几年。少数发生严重和广泛的肝损伤,引起暴发性肝衰竭或进展为肝硬化,如不进行肝移植,将发生死亡。

(赵伟平)

第十一节　肝硬化

肝硬化(hepatic cirrhosis)是一种常见的慢性肝病,可由一种或多种原因引起肝损害,肝呈进行性、弥漫性、纤维性病变。具体表现为肝细胞弥漫性变性坏死,继而出现纤维组织增生和肝细胞结节状再生,导致肝小叶结构和血液循环途径逐渐被改变,使肝变形、硬化。病变逐渐进展,临床上早期可无症状,后期可出现肝衰竭和门静脉高压等表现,最终可出现上消化道出血、肝性脑病等严重并发症,死亡率高。根据世界卫生组织(WHO)提供的数字,肝硬化人群平均发病率约 17.1/10 万,本病发病年龄以 35～50 岁多见。

一、病因及发病机制

1. 病因

(1)病毒性肝炎:主要为乙型、丙型和丁型肝炎病毒感染,占 60%～80%,我国的肝硬化患者有一半以上由乙肝病毒引起。

(2)慢性酒精中毒:在欧美国家慢性酒精中毒是肝硬化最常见的原因(占 60%～70%);在我国约占 15%,近年来有上升趋势。长期大量饮酒(一般为每日摄入乙醇 80g 达 10 年以上),乙醇及其代谢产物(乙醛)的毒性作用,引起酒精性肝炎,继而可发展为肝硬化。

(3)血吸虫病:虫卵沉积于汇管区,引起纤维组织增生,导致窦前性门静脉高压。但由于再生结节不明显,故严格来说应称为之为血吸虫性肝纤维化。

(4)非酒精性脂肪性肝炎(Nonalcoholic steato—hepatitis,NASH):随着世界范围肥胖的流行,非酒精性脂肪性肝炎合并 2 型糖尿病易发展为肝硬化,其起病也与个体的遗传易感性相关。

(5)胆汁淤积:持续肝内淤胆或肝外胆管阻塞时,高浓度胆酸和胆红素可损伤肝细胞,导致肝细胞的变性、坏死、纤维化,进而引起肝硬化。

(6)肝血液循环障碍:慢性充血性心力衰竭、缩窄性心包炎、肝静脉阻塞综合征(布一加综合征)、肝小静脉闭塞病等引起肝长期淤血缺氧,导致肝细胞坏死、纤维化,演变为肝硬化。

(7)遗传代谢性疾病:先天性酶缺陷疾病,致使某些物质不能被正常代谢而沉积在肝,如铜代谢障碍所致的肝豆状核变性(Wilson病)、铁代谢障碍引起的血色病、α一抗胰蛋白酶缺乏症及肝糖原累积症等都可引起肝硬化。

(8)自身免疫性肝炎:最终可演变为肝硬化。

(9)工业毒物或药物:长期接触四氯化碳、磷、砷等或服用双醋酚汀、甲基多巴、异烟肼等可引起中毒性或药物性肝炎而演变为肝硬化;长期服用甲氨蝶呤(MTX)可引起肝纤维化而发展为肝硬化。

（10）隐源性肝硬化：病因仍不明者占 5%～10%。

2.发病机制　以上各种因素导致肝细胞损伤,发生变性坏死,进而肝细胞再生和纤维结缔组织增生,肝纤维化形成,最终发展为肝硬化。其病理演变过程包括以下 4 个方面:①致病因素的作用使肝细胞广泛的变性、坏死、肝小叶的纤维支架塌陷;②残存的肝细胞不沿原支架排列再生,形成不规则结节状的再生结节;③肝星形细胞(hepatic satellite cell,HSC)激活,各种细胞因子生成增加,细胞外间质(extracellular matrix,ECM)合成增加,促进纤维化的产生,自汇管区—汇管区或自汇管区—肝小叶中央静脉延伸扩展,形成纤维间隔;④增生的纤维组织使汇管区—汇管区或汇管区—肝小叶中央静脉之间纤维间隔相互连接,包绕再生结节或将残留肝小叶重新分割,改建成为假小叶,形成肝硬化典型形态改变。

二、病理及病理生理

1.病理　大体形态上,肝早期肿大、晚期明显缩小,质地变硬,外观呈棕黄色或灰褐色,表面有弥漫性大小不等的结节和塌陷区。根据结节形态,1994 年国际肝病信息小组将肝硬化分为 4 型。①小结节性肝硬化:肉眼可见肝包膜增厚,表面高低不平,呈弥漫颗粒状,结节大小相仿、直径小于 3mm,结节间有纤细的灰白色结缔组织间隔。酒精性和淤血性肝硬化常属于此类型。②大结节性肝硬化:是在肝实质大量坏死基础上形成的,慢性乙型肝炎及丙型肝炎基础上的肝硬化、Wilson 病、血色病多数此型。肉眼常可见肝表面大小不等的结节及深浅不同塌陷区,结节大小不等,一般平均大于 3mm,最大结节直径可达 5cm 以上。③大小结节混合性肝硬化:肝内同时存在大、小结节两种病理形态。α—抗胰蛋白酶缺乏症导致的肝硬化属此类型。④再生结节不明显性肝硬化:其特点为多数肝小叶被纤维隔包绕形成结节,纤维隔可向肝小叶内延伸,但不完全分隔肝小叶,再生结节不显著,此型病因在我国为血吸虫病。

肝硬化时脾因长期淤血而肿大,镜检可见脾窦扩张,窦内的网状细胞增生及吞噬红细胞现象。食管、胃肠道黏膜下层的静脉曲张、淤血,常可破裂而大量出血;胃黏膜充血、水肿、糜烂,呈马赛克或蛇皮样改变时称门脉高压性胃病。

2.病理生理　肝功能减退和门静脉高压是肝硬化发展的两大后果,临床上表现为多系统、多器官受累所产生的症状和体征,进一步发展可产生一系列并发症(表 5—3)。

表 5—3　肝硬化病理生理基础与相关临床表现

肝功能减退	门静脉高压
全身症状:乏力、疲倦、体重下降、肌肉萎缩、水肿等	门体侧支循环开放:食管胃底静脉曲张、痔核、腹壁静脉扩张、异位静脉曲张
消化系统表现:恶心呕吐、食欲减退、腹胀、腹泻、腹痛等	脾大及脾功能亢进:白血病、红细胞、血小板减少,凝血因子合成减少,出血倾向及贫血
出血倾向:鼻衄、牙龈出血、鼻腔出血、皮肤黏膜淤点淤斑、紫癜等	腹腔积液:腹胀,移动性浊音阳性
内分泌紊乱相关表现:肝病面容和皮肤色素沉着(黑色素生成增加);蜘蛛痣、肝掌、性功能减退、男性乳房发育、闭经、不孕(肝对雌激素灭活减少);糖尿病患病率增加(肝对胰岛素灭活减少);易发生低血糖(肝糖原储备减少)等	
皮肤黏膜、巩膜黄疸,尿色黄	

(1)门静脉高压(portal hypertension)指门静脉压力持续升高大于10mmHg,门静脉压力主要取决于门静脉血流量及门静脉阻力。

1)门静脉阻力增加:各种致病因素的长期作用下,肝实质及其毛细血管网遭到全面破坏与改建。再生肝结节可压迫其周围的门静脉和肝静脉分支,使血管狭窄、中断或闭塞;胶原纤维大量增生致使肝窦毛细血管化,也是门脉系统阻力增加的重要因素。门脉分支血流进入肝窦时发生淤滞,窦后肝静脉流出道亦同样受阻,逐渐形成门静脉高压。

2)门静脉血流量增加:肝硬化时因肝功能减退及各种因素导致多种血管活性因子失调,肝对去甲肾上腺素等物质清除能力降低及交感神经兴奋,使心脏收缩增加,同时内脏小动脉扩张,形成心输出量增加、低外周血管阻力的内脏高动力循环,是维持和加重门静脉高压的重要因素。

门静脉高压的后果如下。

A.侧支循环形成:门静脉高压时形成侧支循环来降低门脉压力,在门静脉与腔静脉之间形成许多交通支,交通支逐渐扩张开放,形成侧支循环,部分门静脉血流经交通支进入腔静脉,回流入右心(图5-1)。

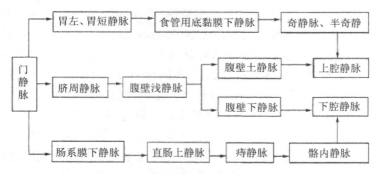

图5-1　门静脉高压时侧支形成情况

主要的侧支循环有如下。

①食管下段和胃底静脉曲张:为门静脉系的胃左、胃短静脉与腔静脉系的奇静脉之间胃底和食管黏膜下静脉开放。门静脉高压导致食管胃底静脉曲张和(或)门脉高压性胃病,是肝硬化合并上消化道出血的重要原因。②腹壁静脉显露和曲张:门静脉高压时脐静脉重新开放,通过腹壁静脉回流进入腔静脉,形成脐周和腹壁静脉曲张。③直肠下端静脉丛:为门静脉系的直肠上静脉与下腔静脉系的直肠中、下静脉交通,形成肛管直肠黏膜下静脉曲张,易破裂产生便血。

B.脾大:肝硬化时由于门静脉压力的增高导致脾血液回流受阻,脾淤血肿大,表现为脾大,血中一种或数种血细胞成分减少而骨髓造血细胞相应增加,临床常出现外周血白细胞、血小板和红细胞减少,称为脾功能亢进。

C.腹腔积液形成(详见下文)。

(2)腹腔积液形成的机制:见图5-2。

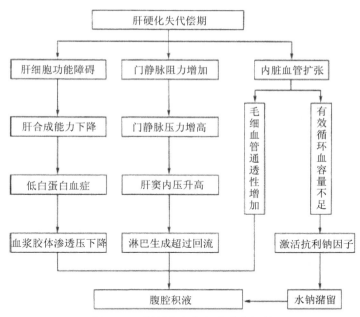

图 5-2　肝硬化腹腔积液形成机制

肝硬化腹腔积液形成是门静脉高压和肝功能减退共同作用的结果,为肝硬化肝功能失代偿时最突出的临床表现,涉及多种因素,主要有以下几种。

1)门静脉压力增高:肝硬化时门静脉高压时肝窦压升高,大量液体进入 Disse 间隙,造成肝淋巴液生成增加,每日可达 7～11L,可达正常状态的 20 倍,当超过胸导管引流能力时,淋巴液从肝包膜直接漏入腹腔而形成腹腔积液。

2)血浆胶体渗透压下降:肝硬化患者摄食量下降、肠道淤血致消化吸收障碍、肝贮备功能减退,肝合成白蛋白能力下降而发生低蛋白血症,血浆胶体渗透压下降,血管内液体进入组织间隙,在腹腔可形成腹腔积液。

3)有效血容量不足:肝硬化时机体呈高心输出量、低外周阻力的高动力循环状态,大量血液滞留于扩张的血管内,导致有效循环血容量下降,动脉压下降,从而激活交感神经系统、肾素－血管紧张素－醛固酮系统、增加抗利尿激素释放等,导致肾动脉收缩,肾小球滤过率下降及水钠重吸收增加,发生水钠潴留。

4)其他因素:如抗利尿素分泌增加;继发性醛固酮增多,增加水钠的重吸收;前列腺素、心钠素活性降低,而致肾血流量、排钠和排尿量减少。

三、临床表现

起病隐匿,病程发展缓慢,可隐伏数年至 10 年以上,但少数因短期大片肝坏死,可在数月后发展为肝硬化。代偿期肝硬化症状轻且无特异性,可有乏力、食欲减退、腹胀不适等,患者营养状况一般,可触及肿大的肝,质偏硬,脾可肿大,肝功能检查正常或仅有轻度酶学异常,常在体检或手术中被偶然发现。当出现腹腔积液或并发症时,临床上称之为失代偿期肝硬化。

1.症状

(1)全身症状:乏力为早期症状,其程度可自轻度疲倦至严重乏力。体重下降往往随病情进展而逐渐明显。少数患者有不规则低热,与肝细胞坏死有关,但注意与合并感染、肝癌鉴别。

(2)消化道症状：食欲缺乏为常见症状，可有恶心、呕吐等。腹胀亦常见，与胃肠积气、腹腔积液和肝脾肿大等有关，腹腔积液量多时，腹胀成为患者最难忍受的症状。腹泻往往表现为对脂肪和蛋白质耐受差，油腻进食后即易发生腹泻。

(3)出血倾向：可有牙龈、鼻腔出血、皮肤紫癜，女性月经过多等，主要与肝合成凝血因子减少及脾功能亢进所致血小板减少有关。

(4)内分泌紊乱：男性可有性功能减退、男性乳房发育，女性可发生闭经、不孕。肝硬化患者糖尿病发病率增加，严重肝衰竭患者常发生低血糖。

(5)门静脉高压症状：如食管胃底静脉曲张破裂而致上消化道出血时，表现为呕血及黑便；脾功能亢进可致血细胞减少，因贫血而出现皮肤黏膜苍白等；发生腹腔积液时腹胀更为突出。

2.体征　呈肝病病容，面色黝黑而无光泽，可见毛细血管扩张等。晚期患者消瘦、肌肉萎缩。皮肤可见蜘蛛痣、肝掌、男性乳房发育。黄疸呈持续性或进行性加深提示预后不良。腹壁静脉以脐为中心显露，严重者脐周静脉突起呈水母状并可听见静脉杂音。肝早期肿大可触及，质硬而边缘纯；后期坚硬缩小，肋下常触不到。半数患者可触及肿大的脾，常为中度，少数重度。腹腔积液是失代偿期肝硬化最常见表现，部分患者可伴胸腔积液，以右侧多见。

3.并发症相关的症状

(1)食管胃底静脉曲张破裂出血(esophageal and gastric variceal bleeding,EVB)，为最常见并发症，急性出血死亡率可达 30%，变现为呕血和(或)黑便，常为大量出血，引起出血性休克，可诱发肝性脑病，急诊内镜检查可以确诊。

(2)肝性脑病(hepatic encephalopathy,HE)是本病最严重的并发症，亦是最常见的死亡原因，主要临床表现为性格行为失常、意识障碍、扑翼样震颤等。

(3)自发性细菌性腹膜炎(spontaneous bacterial peritonitis,SBP)在住院患者中发生率为20%～30%,自发性细菌性腹膜炎是指在无任何邻近组织炎症的情况下发生的腹膜和(或)腹腔积液的细菌性感染，是肝硬化常见的一种严重并发症，病原菌多为来自肠道的革兰阴性菌。临床表现为发热、腹痛、短期内腹腔积液迅速增加，体检发现轻重不等的全腹压痛和腹膜刺激征。

(4)原发性肝细胞癌(hepatocellular carcinoma,HCC)：肝硬化特别是病毒性肝炎肝硬化发生肝细胞癌的危险性明显增高。当患者出现肝区疼痛、进行性肝大、质地坚硬、表面结节状、血性腹腔积液、无法解释的发热时要考虑此病。

(5)肝肾综合征(hepatorenal syndrome,HRS)：是指发生在严重肝病基础上的肾衰竭，发病机制主要是由于内脏血管床扩张，心输出量相对不足和有效血容量不足，RAAS 和交感神经系统被激活，最导致肾皮质血管强烈收缩、肾小球滤过率下降。肝肾综合征临床表现为顽固性腹腔积液基础上出现自发性少尿或无尿，氮质血症和血肌酐升高，稀释性低钠血症，低尿钠。

四、实验室及辅助检查

1.实验室检查

(1)血常规：初期多正常，失代偿期以后由于失血、营养不良等可有轻重不等的贫血。有感染时白细胞升高,但因合并脾功能亢进,需要与自身过去白细胞水平相比较。脾功能亢进时白细胞、红细胞和血小板计数减少。

(2)尿常规:一般在正常范围,胆汁淤积引起的黄疸尿胆红素阳性,尿胆原阴性;肝细胞性黄疸时可出现胆红素,并有尿胆原增加。

(3)粪常规:消化道出血时出现肉眼可见的黑便,出血量大时可为暗红色血便;门脉高压性胃病胃黏膜损害导致的慢性出血,粪隐血试验阳性。

(4)肝功能试验:肝功能代偿期大多正常或仅有轻度的酶学异常,失代偿期发生普遍的异常,且其异常程度往往与肝的储备功能减退程度相关。

1)血清酶学:血清丙氨酸氨基转移酶(ALT)、谷氨酸氨基转移酶(AST)升高与肝细胞的炎症、坏死密切相关,一般为轻至中度升高,以 ALT 升高较明显,肝细胞严重坏死或酒精性肝硬化时则 AST 升高更明显。

2)蛋白质代谢:肝是合成白蛋白的唯一场所,血清白蛋白通常反映肝的储备功能。肝功能显著减退时,白蛋白合成下降,血清白蛋白下降,球蛋白升高,白球比例倒置,血清蛋白电泳显示以 γ 球蛋白增加为主,β 球蛋白轻度增高。

3)凝血酶原时间(PT):是反映肝储备功能的重要指标,与患者的预后密切相关,肝硬化失代偿期患者凝血酶原时间不同程度延长,且不能为注射维生素 K 纠正。

4)胆红素代谢:肝细胞炎症坏死表现为结合胆红素及非结合胆红素均升高,仍以结合胆红素升高为主。胆红素进行性增高常常提示肝病预后不良。

5)反映肝纤维化的血清学指标:包括Ⅲ型前胶原氨基末端肽(PⅢP)、Ⅳ型胶原、透明质酸、层粘连蛋白等,上述指标升高及其程度可反映肝纤维化存在及其程度,但要注意这些指标会受肝炎症、坏死等因素影响,尚不能作为确诊肝纤维化的指标,联合检测有一定的临床价值。

(5)血清免疫学检查

1)病毒性肝炎血清标记物:乙、丙、丁病毒性肝炎血清标记物有助于分析肝硬化病因。

2)自身免疫抗体:常见如血清抗线粒体抗体在原发性胆汁性肝硬化患者中阳性率可达 90% 以上,抗核抗体、抗平滑肌抗体阳性往往提示自身免疫性肝炎。

3)甲胎蛋白(AFP):肝硬化活动时 AFP 可轻度增高,但 AFP 明显升高提示合并原发性肝细胞癌。但注意肝细胞严重坏死时 AFP 亦可升高,但往往伴有转氨酶明显升高,且随转氨酶下降而下降。

2.影像学检查

(1)多普勒超声:肝硬化的临床检查中,超声检查是不可缺少的,常表现为肝表面凹凸不平,呈锯齿状,小结节状;肝包膜失去光滑的纤维亮线,回声增强,厚薄不均,肝边缘角变钝或不规则;肝内血管粗细不均匀,扭曲、紊乱;肝实质变化表现肝实质内回声致密,回声弥漫性增强、增粗,结节样光带、光团改变。

(2)计算机 X 线断层扫描(CT)和磁共振成像(MRI):早期肝可能表现正常或增大,中晚期肝硬化可出现肝叶增大和萎缩,表现为尾状叶、左外叶增大,右叶及左内叶萎缩,肝裂增宽;肝边缘凹凸不平;肝密度高低不均;脾大;门静脉扩张,脾门、胃底、食管下段静脉血管增粗扭曲;腹腔积液。磁共振血管造影(MRA)能清晰地显示门静脉及其属支的开放情况,对门静脉高压病变的病因鉴别及门静脉血管病变的评估有重要意义。

（3）上消化道造影检查：食管静脉曲张时行食管吞钡 X 线检查显示虫蚀样或蚯蚓状充盈缺损，纵行黏膜皱襞增宽（图 5－3），胃底静脉曲张时可见菊花瓣样充盈缺损。

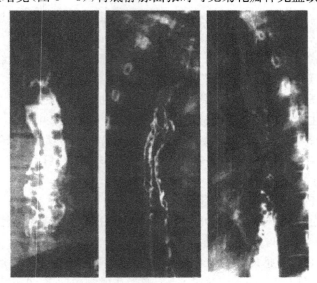

图 5－3　食道静脉曲张 X 线下表现

（4）血管造影：选择性肝动脉造影术可反映肝硬化的程度，范围和类型，对与原发性肝癌的鉴别有一定意义。

3.特殊检查

（1）肝穿刺活组织检查：运用负压吸引一秒钟穿刺技术，在 B 超、CT 的定位和引导下经皮肤穿刺，穿刺获取肝标本一般为 20～30mg，经过处理后作病理组织学、免疫组化等染色，能够了解肝病变的程度和活动性，诊断代偿期的肝硬化，在确定肝纤维化严重程度上是国际公认的金标准。

（2）胃镜：可确定有无食管胃底静脉曲张，阳性率较钡餐 X 线检查为高，同时了解静脉曲张的程度，并对其出血的风险性进行评估。食管胃底静脉曲张是诊断门静脉高压的最可靠指标（图 5－4）。

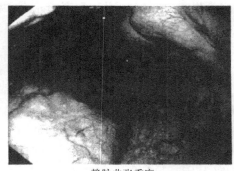
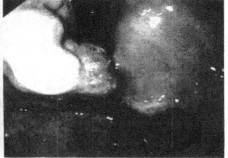

静脉曲张重度　　　　　　　　　　　　　　胃底静脉曲张

图 5－4　左图为重度食道静脉曲张，右图为胃底静脉曲张

4.腹腔积液检查　新近出现腹腔积液者、较前迅速增加原因未明者及疑似合并 SBP 的患者应做腹腔穿刺，抽腹腔积液作常规检查、腹腔积液白蛋白测定、胆固醇测定、腺苷脱氨酶（ADA）测定、细菌培养及细胞学检查等。腹腔积液检查是区分漏出液和渗出液的主要检测指

标,如果怀疑有腹腔积液感染,为提高培养阳性率,腹腔积液培养应在床边进行,使用血培养瓶,分别作需氧和厌氧菌培养。腹腔积液呈血性应高度怀疑癌变,细胞学检查有助诊断。

5.腹腔镜检查 诊断肝硬化的可靠方法之一,可直接观察肝外形,表面、色泽、边缘及脾等改变,典型者可见肝表面高低不平,呈结节状,腹膜静脉曲张及脾大,还可以在直视下行肝穿刺取活组织检查,对于临床不能确诊的病例经此项检查可确诊,并可以发现早期病变。结合腹腔镜下表现取病变明显处活检对肝硬化的诊断价值高于影像学检查手段或常规肝活检。

6.门静脉测压 经颈静脉插管测定肝静脉楔入压与游离压,两者之差为肝静脉压力梯度(HVPG),反映门静脉压力。正常多小于 5mmHg,大于 10mmHg 则为门脉高压症。门静脉压力的测定是评价降门脉压力药物疗效的金标准。

五、诊断与鉴别诊断

1.肝硬化的诊断 肝硬化依据以下可作出诊断。①病史:有病毒性肝炎、长期大量饮酒、药物使用史、家族遗传性疾病史等可导致肝硬化的病因;②临床症状与体征:有肝功能减退和门静脉高压的临床表现;③实验室检查血清白蛋白下降、血清胆红素升高及凝血酶原时间延长等指标提示肝功能失代偿;④B超或 CT 提示肝硬化及胃镜发现食管胃底静脉曲张。肝活组织检查见假小叶形成是诊断本病的金标准。

代偿期肝硬化的临床诊断常有困难,对慢性病毒性肝炎、长期大量饮酒者应长期密切随访,注意肝脾情况及肝功能试验的变化,如发现脾大、肝功能异常变化、B超显示肝实质回声不均等变化,应注意代偿期肝硬化,必要时肝穿刺活检可获确诊。完整的诊断应包括病因、病理和并发症。同时,对肝储备功能的评估不但有助预后估计,且对治疗方案的选择具有重要意义,临床常用 Child—Pugh 分级来评估(表 5—4)。根据评分的总和将肝储备功能分为 A、B、C 三级,预示着三种不同严重程度的肝损害(分数越高,肝储备功能越差)。

表 5—4 肝硬化患者 Child—Pugh 分级标准

临床及生化指标	分数		
	1	2	3
肝性脑病(级)	无	1～2	3～4
腹腔积液	无	轻度	中度以上
血清胆红素(μmol/L)	<34	34～51	>51
血清白蛋白(g/L)	>35	28～35	<28
凝血酶原时间(INR)	<1.3	1.3～1.5	>1.5
或凝血酶原时间较正常延长(S)	1—3	4～6	>6

Child—Pugh 分级:A 级≤6 分,B 级 7～9 分,C 级为≥10 分

2.肝硬化的鉴别诊断

(1)肝脾肿大的鉴别诊断:需与血液病、代谢性疾病、感染性疾病引起的肝脾肿大相鉴别,如疟疾、白血病、霍奇金病、血吸虫及黑热病等。

(2)腹腔积液的鉴别诊断:肝硬化腹腔积液为漏出液,合并 SBP 时呈渗出液,腹腔积液中性粒细胞增多。肝硬化腹腔积液需与结核性腹膜炎、缩窄性心包炎、慢性肾小球肾炎等相鉴别。

3.肝硬化并发症的诊断与鉴别诊断

(1)上消化道出血：常为食管胃底静脉曲张破裂出血，表现为呕血及黑便，需注意与消化性溃疡、肿瘤等相鉴别，胃镜为最简便而有效的检查方法。国外学者认为早期胃镜检查85%～97%病例可明确诊断。国内经验认为，除休克患者、严重心肺疾病患者和极度衰竭的患者外，一般都能安全的接受胃镜检查。目前主张在出血24h内进行胃镜检查以判断出血病灶的部位和性质。

(2)原发性肝癌：半数以上患者肝区疼痛为首发症状，多为持续性钝痛、刺痛或胀痛，主要是由于肿瘤迅速生长，使肝包膜张力增加所致，当肝癌结节发生坏死、破裂，可引起腹腔内出血，出现腹膜刺激征等急腹症表现；血清AFP明显增高伴有影像学检查提示肝占位性病变时常可确诊。

(3)肝肾综合征：是一种特殊的，常并发于肝硬化及暴发性肝衰竭（较少见）的肾衰竭。主要诊断标准包括：发展至门脉高压的肝疾病；肾衰竭；休克的出现；感染；近期肾毒性药物治疗史；体液丧失；经过1500ml生理盐水补液后肾功能仍然没有持续的改善；无蛋白尿；B超下未见泌尿系统梗阻。次要诊断标准包括：低尿量（小于500ml/24h）；低尿钠；尿渗透压大于血浆渗透压，尿中无红细胞，血清钠浓度低于130mmol/L。

(4)自发性细菌性腹膜炎（SBP）：肝硬化腹腔积液并发SBP的诊断参考标准如下：肝硬化患者短期内腹腔积液明显增加，出现发热、腹痛及腹部压痛、反跳痛等腹膜刺激征；腹腔积液白细胞大于500×10^6/L，中性粒细胞大于250×10^6/L，腹腔积液培养有致病菌生长或涂片阳性者，可确诊断为SBP。SBP主要需与继发性腹膜炎相鉴别，继发性腹膜炎常发于外科急腹症或腹部外科手术后，起病急骤，常伴有明显的脓毒症表现，多为混合性细菌感染；X线片在空腔脏器穿孔时可见膈下游离气体。必要时行内镜、腹腔镜检查，或行剖腹探查术。

六、治疗

本病目前无特效治疗，关键在于早期诊断，针对病因给予相应处理，阻止肝硬化进一步发展，酒精性肝硬化患者必须戒酒，病毒性肝炎且复制活跃患者可行抗病毒治疗，后期积极防治并发症，至终末期则只能有赖于肝移植。

1.一般治疗

(1)代偿期患者宜适当减少活动、避免劳累、保证休息，失代偿期尤其当出现并发症时患者需卧床休息。

(2)肝硬化是一种慢性消耗性疾病，饮食以高热量、高蛋白（肝性脑病时饮食限制蛋白质）和维生素丰富而易消化的食物为原则。盐（1～2g/d）和水（<1000ml）的摄入视病情调整。禁酒，忌用对肝有损害药物。有食管静脉曲张者避免进食粗糙、坚硬食物。对于病情重、进食少、营养状况差的患者，可通过静脉纠正水电解质平衡，适当补充营养，视情况输注白蛋白或血浆。

2.药物治疗　目前尚无肯定有效的逆转肝硬化治疗药物，治疗原发病以防止起始病因所致的肝炎症坏死，即可一定程度上起到防止肝纤维化发展的作用。对病毒复制活跃的病毒性肝炎肝硬化患者可予抗病毒治疗。

(1)HBV相关肝硬化的抗病毒治疗：肝硬化抗病毒治疗的首要目标是阻止或延缓肝功能失代偿，降低或延缓肝硬化并发症和肝癌的发生，减少或延缓肝移植的需求。决定代偿期肝硬化是否开始抗病毒治疗的唯一因素是HBV-DNA水平，与ALT水平无关，中国"慢性乙型肝炎防治指南(2010年版)"对 HBeAg 状况进行了区分,HBeAg 阳性者和阴性者的治疗指征分别为 HBV DNA≥104 拷贝/ml 和≥103 拷贝/ml;失代偿期肝硬化患者只要 HBV DNA 可检出,应尽早开始抗病毒治疗。

目前的抗病毒药物包括干扰素 α(IFN-α)和核苷(酸)类似物两类,抗病毒治疗药物的选择,应综合考虑可能的获益、安全性风险、耐药风险和经济状况等。肝硬化患者慎用 IFN,应仅限用于代偿良好、既往无任何失代偿史、无门静脉高压、无禁忌证的年轻肝硬化患者,干扰素治疗应十分谨慎,宜从小剂量开始,并根据患者情况逐渐增加到预定治疗剂量,IFN-α 禁用于失代偿期肝硬化患者。核苷(酸)类似物包括拉米夫定(lamivudine,LAM)、阿德福韦酯(aciefovir,ADV)、恩替卡韦(entecavir,ETV)、替比夫定(telbivudine,LdT)和替诺福韦酯(tenofovir,TDF)。对 HBV 相关肝硬化患者,只要条件允许,尽可能选择高效低耐药药物如 ETV、TDF 的单药长期治疗。

(2)HCV 相关肝硬化的抗病毒治疗:肝功能代偿的肝硬化(Child-Pugh A 级)患者,在无治疗禁忌证的情况下,可进行标准的抗病毒治疗方案,但应密切观察药物不良反应,尤其对那些合并脾功能亢进、门静脉高压者,必要时可采用生长因子对抗不良反应。常用治疗方案:①PEG-IFNα 联合利巴韦林治疗方案:PEG-IFNα180μg,每周 1 次皮下注射,联合口服利巴韦林 1000mg/d,至 12 周时检测 HCV-RNA。如 HCVRNA 下降幅度<2 个对数级,则考虑停药。如 HCV-RNA 定性检测为阴转,或低于定量法的最低检测界限,继续治疗至 48 周。如 HCV-RNA 未转阴,但下降≥2 个对数级,则继续治疗到 24 周。如 24 周时 HCV-RNA 转阴,可继续治疗到 48 周;如果 24 周时仍未转阴,则停药观察;②普通干扰素联合利巴韦林治疗方案:IFN-α 3～5Mu,隔日 1 次肌内或皮下注射,联合口服利巴韦林 1000mg/d,建议治疗 48 周;③不能耐受利巴韦林不良反应者的治疗方案:可单用普通 IFNα、复合 IFN 或 PEG-IFNα。

3.腹腔积液

(1)一般治疗:限制钠和水的摄入钠摄入量限制在 60～90mmol/d(相当于食盐 1.5～2g/d)。限钠饮食和卧床休息是腹腔积液的基础治疗,部分轻、中度腹腔积液患者经此治疗可发生自发性利尿,腹腔积液消退。应用利尿剂时,可适当放宽钠摄入量。有稀释性低钠血症(<130mmol/L)者,应同时限制水摄入,摄入水量在 800～1000ml/d。

(2)利尿剂:对上述基础治疗无效或腹腔积液较大量者应使用利尿剂。临床常用的利尿剂为螺内酯和呋塞米。前者为潴钾利尿剂,单独长期大量使用可发生高钾血症;后者为排钾利尿剂,单独应用应同时补钾。由于肝硬化腹腔积液患者血浆醛固酮浓度增高,在钠的重吸收中起重要作用,故目前利尿剂首选醛固酮拮抗剂-螺内酯。先用螺内酯 40～80mg/d,4～5日后视利尿效果加用呋塞米 20～40mg/d,以后再视利尿效果分别逐步加大两药剂量(最大剂量螺内酯 400mg/d,呋塞米 160mg/d)。目前主张两药合用,既可加强疗效,又可减少不良反应。理想的利尿效果为每日体重减轻 0.3～0.5kg(无水肿者)或 0.8～1kg(有下肢水肿者)。过量使用利尿剂会导致水电解质紊乱,严重者诱发肝性脑病和肝肾综合征。因此,使用利尿剂时应监测体重变化及血生化。如出现肝性脑病、低钠血症(<120mmol/L),肌酐>120mmol/L 时应停用利尿剂。

(3)提高血浆胶体渗透压:对低蛋白血症患者,每周定期输注白蛋白或血浆,可通过提高胶体渗透压促进腹腔积液消退。

(4)腹腔穿刺大量放液(LVP)加输注白蛋白治疗:美国肝病学会实践指南推荐将连续 LVP 加白蛋白作为治疗顽固性腹腔积液的首选治疗。1 次 6L 穿刺放液可除去 10 日的潴留钠(780mmol)。大量穿刺放液(>5L)后建议立即予以静脉内胶体液替代,如每去除 1L 腹腔积液给予白蛋白 6~8g,以减少血管内容量不足、血管紧张素及抗利尿激素系统激活、肾功能损伤。

(5)自身腹腔积液浓缩回输:包括腹腔积液浓缩处理(超滤或透析)回输静脉和回输腹腔,起到清除腹腔积液,保留蛋白,增加有效血容量的作用。不良反应和并发症有发热、寒战、感染、上消化道出血、心力衰竭和肺水肿等,感染性或癌性腹腔积液不能回输。

4.并发症的治疗

(1)食管胃底静脉曲张破裂出血:急性出血死亡率高,急救措施包括防治失血性休克、积极的止血措施预防感染和肝性脑病等。治疗目的是控制急性出血和预防再次出血。治疗手段包括药物治疗、三腔管气囊压迫止血、内镜治疗和外科治疗等。

1)药物治疗:控制急性出血的药物包括血管加压素、生长抑素/奥曲肽和特利加压素等。①血管加压素:有效剂量为 0.4U/min,持续静脉滴注,出血停止后可再减量(0.2U/min)滴注数小时。由于容易发生腹痛、心肌梗死、心律失常等并发症,现常与硝酸甘油同用以减少并发症的发生和提高控制出血的疗效。②特利加压素是加压素的 3-甘氨酰赖氨酸衍生物,半减期 5~10h,其降低门脉压、减少侧支血流及曲张静脉压的作用均十分稳定,不良反应少于血管加压素。特利加压素推荐剂量是起始 2mg q4h,出血停止后可改为 1mg Bid,一般维持 5 日。③生长抑素及其类似物:生长抑素降门脉压作用强于血管加压素,与特利加压素治疗相当,但是生长抑素的不良反应更少更轻。使用方法是在首剂负荷量 250% 快速静脉内滴注后,持续 250μg/h 进行静脉滴注。其半减期非常短,仅 2~5min,静脉注射后 30s 起作用,90s 达到最大反应。奥曲肽是人工合成的生长抑素类似物,由 8 个氨基酸组成,它保留了生长抑素的大多数效应并且半衰期更长,生物半减期为 113min,在肝硬化患者可长达 4h。常用剂量为 50μg 静脉推注,继以 50μg/h 持续静脉滴注 72h,使用 5 日或更长时间。

2)三腔二囊管压迫止血:三腔二囊管压迫可使 80%~90% 病例的出血得到控制,但是复发出血率同样很高,同时应注意吸入性肺炎、气管阻塞等并发症,严重者可引起死亡。

3)内镜下治疗措施:内镜治疗的目的是控制急性食管静脉曲张出血及尽可能使静脉曲张消失或减轻以防止其再出血。内镜治疗包括内镜下曲张静脉套扎术(EVL)、硬化剂(EIS)或组织黏合剂注射治疗。

4)介入治疗:经颈静脉肝内门体分流术(TIPS)在治疗食管胃静脉曲张破裂出血时能在短期内明显降低门静脉压力,具有创伤性小、技术成功率高、并发症发生率低等优点。影响疗效的主要因素是术后分流道狭窄或闭塞,主要发生在术后 6~12 个月。

5)外科手术治疗:采用内科药物、消化内镜及介入治疗措施后,仍有大约 20% 左右的患者出血不能控制或者出血一度停止之后 24h 内复发出血。外科分流手术在降低再出血率方面非常有效,但是增加了肝性脑病的风险,所以与内镜及药物治疗相比生存率并未改善,肝移植是最理想的选择。

(2)自发性细菌性腹膜炎:肝硬化合并 SBP 常迅速加重肝损害,诱发肝肾综合征、肝性脑病等严重并发症,故应立足于早诊、早治。①抗生素治疗:应选择对肠道革兰阴性菌有效、腹腔积液浓度高、肾毒性小的广谱抗生素,以头孢噻肟等第三代头孢菌素为首选,静脉给药,要足量、足疗程。一般于用药 48h 复查腹腔积液常规,如多形核白细胞(PMN)减少一半以上可认为抗生素有效,继续至腹腔积液白细胞恢复正常数日后停药。②静脉输注白蛋白:SBP 最严重的并发症是肝肾综合征,研究证明可降低肝肾综合征发生率及提高生存率,一旦诊断为 SBP 推荐立即给予白蛋白输注 1.5g/(kg·d)、连用 2 日,继 1g/(kg·d)至病情明显改善。③SBP 的预防:急性曲张静脉破裂出血或腹腔积液蛋白低于 10g/L 为发生 SBP 高危因素,宜予喹喏酮类药物口服或静脉用药。

(3)肝肾综合征:治疗原则是增加动脉有效血容量和降低门静脉压力,包括停用任何肾毒性药物,慎用利尿剂;其治疗着重于扩充血浆容量,同时加用血管收缩剂,从而增加肾的灌注,如血管活性药物加输注白蛋白:特利加压素(terlipressin)加输注白蛋白对肝肾综合征的疗效已证实,用法为特利加压素 0.5～1mg/次、每隔 4～6h 一次,无效时可每 2 日加倍量至最大量 12mg/d;白蛋白第 1 日 1g/(kg·d)、继 20～40g/d(若血白蛋白>45g/L 或出现肺水肿时停用)。

5.肝移植　是对晚期肝硬化治疗的最佳选择,我国大多数肝硬化由 HBV 慢性感染引起,为预防复发,移植后应给予乙型肝炎免疫球蛋白,移植前应口服核苷(酸)类似物降低病毒复制。

七、预后

肝硬化的预后与病因、肝功能代偿程度及并发症有关。酒精性肝硬化、肝淤血等引起的肝硬化,病因如能在肝硬化未进展至失代偿期前予以消除,则病变可趋静止,相对于病毒性肝炎肝硬化好。Child-Pugh 分级与预后密切相关,一年估计生存率 A 级>95%,B 级 75%～95%,C 级为 50%～80%。死亡原因常为肝性脑病、肝肾综合征、食管胃底静脉曲张破裂出血等并发症。

(赵伟平)

第十二节　肝性脑病

肝性脑病(hepatic encephalopathy,HE)过去称为肝性昏迷(hepatic coma),是由严重肝病引起的、以代谢紊乱为基础、中枢神经系统功能失调的综合征,其主要临床表现是意识障碍、行为失常和昏迷。对于有严重肝病尚无明显 HE 的临床表现,而用精细的智力测验或电生理检测可发现异常情况者,称之为轻微 HE,是 HE 发病过程中的一个阶段。

一、病因

大部分 HE 是由各型肝硬化(病毒性肝炎肝硬化最多见)和门体分流手术引起,包括如经颈静脉肝内门体分流术(TIPS),小部分 HE 见于重症病毒性肝炎、中毒性肝炎和药物性肝病的急性或暴发性肝功能衰竭阶段,其余见于原发性肝癌、妊娠期急性脂肪肝、严重胆道感染等。

二、诱因

引起 HE 的诱因可归纳为三方面:①增加氨等含氮物质及其他毒物的来源,如进过量的蛋白质、消化道大出血、氮质血症、口服铵盐、尿素、蛋氨酸等；便秘也是不利的因素，使有毒物质排出减慢；②低钾碱中毒时，NH_4^+ 容易变成 NH_3，导致氨中毒，常由于大量利尿或放腹腔积液引起；③加重对肝细胞的损害，使肝功能进一步减退，例如手术、麻醉、镇静剂、某些药物、感染和缺氧等。

三、发病机制

关于 HE 的发病机制的研究经历了相当漫长的探索。其中以氨中毒理论的研究最多。近 30 年来，人们对 HE 认识逐渐深入，1971 年 Fischer 等提出了假性神经递质学说，1975 年 Murno 等提出了血浆胰岛素氨基酸失衡学说，1982 年 Schafer 又提出了氨基丁酸学说。迄今为止 HE 的发病机制仍不甚明了，多数学者认为可能是多种因素综合作用的结果，并提出了多种学说。

1. 氨中毒学说　高血氨与 HE 的关系早已为人们所熟知，所形成的氨学说理论认为肠道产生的氨是 HE 发生机制的关键。血氨主要来自肠道、肾和骨髓肌生成的氨，但胃肠道是氨进入身体的主要门户。正常人胃肠道每日可产氨 4g，大部分是由尿素经肠道细菌的尿素酶分解产生，小部分是食物中的蛋白质被肠道细菌的氨基酸氧化酶分解产生。氨在肠道的吸收主要以非离子型氨（NH_3）弥散进入肠膜，其吸收率比离子型铵（NH_4^+）高得多。游离的 NH_3 有毒性，且能透过血脑屏障；NH_4^+ 呈盐类形式存在，相对无毒，不能透过血脑屏障。NH_3 与 NH_4^+ 的互相转化受 pH 梯度改变的影响。当结肠内 pH＞6 时，NH_3 大量弥散入血；PH＜6 时，则 NH_3 从血液转至肠腔，随粪排泄。肾产氨是通过谷氨酰胺酶分解谷氨酰胺为氨，亦受肾小管液 pH 的影响。此外，骨髓肌和心肌在运动时也能产氨。机体清除血氨的主要途径为：①尿素合成，绝大部分来自肠道的氨在肝中经鸟氨酸循环代谢为尿素；②脑、肝、肾等组织在三磷酸腺苷（ATP）的供能条件下，利用和消耗氨以合成谷氨酸和谷氨酰胺；③肾是排泄氨的主要场所，除排出大量尿素外，在排酸的同时，也以 NH_4^+ 的形式排除大量的氨；④血氨过高时可从肺部少量呼出。血氨增高后易进入脑内，先和 α—酮戊二酸结合成谷氨酸，进而谷氨酸与氨生成谷氨酰胺，这不仅消耗 ATP，且影响柠檬酸循环，减少 ATP 的形成，导致脑内能量代谢的障碍。但单纯的氨中毒并不直接引起昏迷，它产生中枢神经兴奋反应，表现为过度的运动和抽搐前状态，最后才导致昏迷。临床上，动脉血氨浓度和肝性脑病的严重程度并不都平行，血氨过高本身并不出现 HE 时的脑电图表现。

2. 氨基酸代谢异常和假性神经递质形成　肝为芳香族氨基酸代谢的主要部位，肝衰竭时，血内芳香族氨基酸（包括苯丙氨酸、酪氨酸、色氨酸）升高；而支链氨基酸（包括亮氨酸、异亮氨酸和缬氨酸）主要在肌肉组织和脂库内代谢，肝衰竭时，其代谢增快，同时血胰岛素肝内灭活降低也促进了支链氨基酸的降解，故血内支链氨基酸浓度下降。支链氨基酸与芳香族氨基酸由正常的（3～3.5）：1 降到 1：1。酪氨酸、苯丙氨酸等通过血脑屏障，在脑内经 β 羟化酶的作用分别形成鳝胺（β—羟酪胺）和苯乙醇胺，两者的化学结构式与正常兴奋性神经递质去甲肾上腺素相似，通过竞争结合于受体部位，称为假神经递质，但假性神经递质所起的作用仅为真性的 1%。苯丙氨酸和酪氨酸作为酪氨酸羟化酶的底物互相竞争，过多的苯丙氨酸抑制了酪氨酸转变成多巴胺和去甲肾上腺素。脑内过量的色氨酸也增加 5—羟色胺的合成，产生神经抑制作用。

3. γ—氨基丁酸/苯二氮䓬（GABA/BZ）复合体学说　GABA 是哺乳动物大脑的主要抑制

性神经递质,由肠道细菌产生,在门体分流和肝衰竭时,可绕过肝进入体循环。近年在暴发性肝衰竭和 HE 的动物模型中发现 GABA 血浓度增高,血脑屏障的通透性也增高,大脑突触后神经元的 GABA 受体显著增多。这种受体不仅能与 GABA 结合,在受体表面的不同部位也能与巴比妥类和苯二氮䓬(benzodimepines,BZ)类药物结合,故称为 GABA/BZ 复合体。GABA 或上述的其他两种的任何一种与受体结合后,都能促进氯离子进入突触后神经元,并引起神经传导抑制,此时用仪器记录的视觉诱发电位与半乳糖胺造成的脑病动物模型的视觉诱发电位相同。临床上肝衰竭患者对苯二氮䓬类镇静药及巴比妥类安眠药极为敏感,而苯二氮䓬拮抗剂如氟马西尼对部分肝性脑病患者具有苏醒作用,支持这一假说。

4.其他 血中硫醇增多,抑制尿素合成而干扰氨的解毒,抑制线粒体的呼吸过程,抑制脑内钠泵活性;色氨酸在大脑中代谢生成 5-羟色胺及 5-羟吲哚乙酸;锰在大脑中积聚产生毒性等。

四、病理生理

急性肝衰竭所致的 HE 患者的脑部常无明显的解剖异常,主要是继发性脑水肿。慢性肝性脑病患者可能出现 AlzheimerⅡ型星形细胞,病程较长者则大脑皮质变薄,神经元及神经纤维消失,皮质深部有片状坏死,甚至累及小脑和基底部,但这些变化与临床神经-精神表现的关系尚不清楚。

五、临床表现

肝性脑病发生在严重肝病和(或)广泛门体分流的基础上,临床上主要表现为高级神经中枢的功能紊乱(如性格改变、智力下降、行为失常、意识障碍等),以及运动和反射异常(如扑翼样震颤、肌阵挛、反射亢进和病理反射等)。肝性脑病的基础疾病不同,其临床表现也比较复杂、多变,早期症状的变异性是本病的特点。根据意识障碍程度、神经系统体征和脑电图改变,可将肝性脑病的临床过程分为四期,分期有助于早期诊断、预后估计及疗效判断。

Ⅰ期,又称前驱期:有细微的性格和行为异常。例如,有的患者不言不语,有的则多言多语;平时表现非常稳重,突然出现幼稚轻率的动作,或衣帽不整,或随地吐痰,随处大小便,脱衣服等;反应和回答问题尚正确,但有时吐字不清,动作缓慢等。此期一般无神经体征,或仅有轻微的表现。令患者两臂平伸,手指分开,可出现手向外侧偏斜,掌指关节、腕关节,甚至肘、肩关节出现急促的不规则扑击样颤抖,称为扑翼样震颤。此期脑电图检查多数正常。

Ⅱ期,又称昏迷前期:以精神错乱、意识模糊、睡眠障碍、行为失常为主要表现,比前一期症状加重。定向力和理解能力均减低,常有语言不清,书写障碍,举动反常如寻衣摸床、手舞足蹈;时有幻视、幻觉、恐惧狂躁,近似一般精神病的表现。此期患者神经系统体征已出现,如肌张力增高、腱反射亢进,锥体束征阳性、脑电图常出现不正常波形,具有一定的特征性。

Ⅲ期,又称昏睡期:以整日昏睡和严重精神错乱为主,各种神经病理体征陆续出现,并逐渐加重。患者 24h 中大部分时间处在昏睡之中,但呼之能醒,叫醒后数秒钟后又入睡,答话极不准,幻觉,神志不清。扑翼样震颤仍可引出,肌张力增高,四肢被动运动有抵抗,锥体束征常呈阳性,脑电图不正常。

Ⅳ期,又称昏迷期:患者完全丧失神志,进入昏迷状态,呼之不应,不能叫醒。但对疼痛刺激尚有反应,有时出现张目凝视,浅昏迷时膝腱反射亢进,肌张力增高。因查体不能配合,扑翼样震颤不能引出或引出不准确。病情继续发展,则进入深昏迷。此时各种反射消失,肌张力降低,瞳孔散大,呼吸过度换气,阵发性惊厥,各种刺激无反应。

六、实验室及辅助检查

1.血氨 血氨升高是肝性脑病患者常见的实验室异常。正常人空腹静脉血氨为 $40\sim70\mu g/dl$,慢性肝性脑病尤其是门体分流性脑病患者多半有血氨升高,急性肝性脑病血氨可以正常。

2.脑电图 是大脑细胞活动时所发出的电活动,正常人的脑电图呈 α 波,每秒 $8\sim13$ 次。肝性脑病患者的脑电图表现为节律变慢,Ⅱ~Ⅲ期患者表现为 δ 波或三相波,每秒 $4\sim7$ 次;昏迷时表现为高波幅的 δ 波,每秒少于 4 次,脑电图对轻微肝性脑病和Ⅰ期肝性脑病的诊断价值较小。

3.诱发电位 是大脑皮质或皮质下层接受到由各种感觉器官受刺激的信息后所产生的电位,其有别于脑电图所记录的大脑自发性电活动。根据受刺激感觉的不同部位可将诱发电位分为视觉诱发电位(VEP)、脑干听觉诱发电位(BAEP)和躯体感觉诱发电位(SEP),可用于轻微肝性脑病的诊断和研究。

4.心理智能测验 一般将木块图试验、数字连接试验及数字符号试验联合应用,适合于肝性脑病的诊断和轻微肝性脑病的筛选。这些方法简便,无需特殊器材,但受年龄、教育程度的影响。老年人和教育层次比较低者在进行测试时较为迟钝,影响结果。对Ⅱ期以上的肝性脑病不适用。

5.影像学检查 急性肝性脑病患者进行头部 CT 或 MRI 检查时可发现脑水肿,慢性肝性脑病患者则表现为不同程度的脑萎缩。近年来磁共振波谱分析检测慢性肝病患者大脑枕部灰质和顶部皮质可发现某些有机渗透物质如胆碱、谷氨酰胺、肌酸等的含量发生变化。肝性脑病、轻微肝性脑病均有某种程度的改变。此外,MRI 检查还可发现基底神经节有 T_1 加权信号增强,与锰在该处沉积有关。

6.临界视觉闪烁频率 轻度星形细胞肿胀是早期肝性脑病的病理改变,星形胶质细胞轻度肿胀可改变胶质神经元的信号传导。同时,视网膜胶质细胞也有类似变化,故视网膜胶质细胞病变可作为肝性脑病时大脑胶质星形细胞病变的标志,通过测定临界视觉闪烁频率可辅助诊断肝性脑病,用于检测轻微肝性脑病。

七、诊断

诊断肝性脑病的临床表现主要诊断依据为:①严重肝病(或)广泛门体侧支循环;②精神紊乱、昏睡或昏迷;③肝性脑病的诱因;④明显肝功能损害或血氨增高。扑翼样震颤和典型的脑电图改变有重要参考价值。对肝硬化患者进行数字连接试验和心理智能测验可发现轻微肝性脑病。

八、鉴别诊断

有少部分肝性脑病患者肝病病史不明确,以精神症状为突出表现,易被误诊。对于有肝硬化病史的患者肝性脑病首先应与其他因素引起的患者精神状态改变鉴别,尤其是一些常易出现的代谢因素,如低血糖、电解质紊乱等。此外本病应与呼吸衰竭、尿毒症、糖尿病酮症酸中毒引起的代谢性脑病相鉴别,可根据病史、生化检查等明确诊断。对颅内出血、肿瘤、脑炎、脑膜炎、颅内脓肿等可行 CT、MRI 检查、腰穿检查进行鉴别。酒精中毒、药物中毒、重金属中毒等脑病根据病史不难鉴别。此外,肝性脑病还应与多种精神疾病相鉴别。

九、治疗

肝性脑病的治疗是综合性、多环节的。去除肝性脑病发作的诱因、保护肝功能免受进一步损伤、治疗氨中毒及调节神经递质是治疗肝性脑病的主要措施。

1. 及早识别及去除肝性脑病发作的诱因 许多肝性脑病有明确的诱因,这些诱因可增加血氨、其他含氮物质及毒物的水平,促使肝性脑病的发生。因此,控制这些诱因常可有效地制止肝性脑病的发展。例如,上消化道大出血后可诱发肝性脑病,积极止血、纠正贫血、避免输库存血、清除肠道积血等可以预防肝性脑病的发生;低钾性碱中毒是肝硬化患者在进食量减少、利尿过度及大量排放腹腔积液后的内环境紊乱,是诱发或加重肝性脑病的常见原因之一,需及时纠正电解质和酸碱平衡紊乱;合并感染时,肝功能恶化,可促发肝性脑病,一旦发现感染应积极控制感染,选用对肝损害小的广谱抗生素静脉给药;镇静、催眠、镇痛药及麻醉剂可诱发肝性脑病,在肝硬化特别是有严重肝功能减退时应尽量避免使用。当患者发生肝性脑病出现烦躁、抽搐时禁用阿片类、巴比妥类、苯二氮䓬类镇静剂,可试用异丙嗪、氯苯那敏等抗组胺药。

2. 减少肠内氮源性毒物的生成与吸收

(1)降低饮食中蛋白质负荷:高蛋白饮食可诱发肝性脑病,但过于严格的饮食控制可使已存在的蛋白质－热量营养不良情况加剧,目前饮食蛋白控制仅适用于肝性脑病急性发作时。Ⅲ～Ⅳ期患者应禁止从胃肠道补充蛋白质,可鼻饲或静脉注射 25% 的葡萄糖溶液。Ⅰ～Ⅱ期患者应限制蛋白质在 20g/d 之内,如病情好转,每 3～5 日可增加 10g 蛋白质,以逐渐增加患者对蛋白质的耐受性。待患者完全恢复后每日每千克体重可摄入 0.8～1.0g 蛋白质,以维持基本氮平衡。植物蛋白较好,因其含支链氨基酸较多,且所含非吸收性纤维被肠菌酵解产酸有利氨的排出。限制蛋白质饮食的同时应尽量保证热能供应和各种维生素补充。

(2)乳果糖:是一种合成的双糖,口服后在小肠不会被分解,到达结肠后可被乳酸杆菌、粪肠球菌等细菌分解为乳酸、乙酸而降低肠道的 pH,肠道酸化后对产尿酸酶的细菌生长不利,但有利于不产尿酸酶的乳酸杆菌的生长,使肠道细菌所产的氨减少;此外,酸性的肠道环境可减少氨的吸收,并促进血液中的氨渗入肠道排出。乳果糖疗效确切,可用于各期肝性脑病及轻微肝性脑病的治疗,其剂量为每日 30～60g,分 3 次口服,调整至患者每日排出 2～3 次软便。当患者出现腹泻、腹部痉挛或腹胀气时可将乳果糖减量。对住院的严重肝性脑病患者予大剂量乳果糖口服或鼻胃管灌饲。昏迷的肝性脑病患者可予乳果糖保留灌肠,通常 300ml 乳果糖加 700ml 水保留灌肠,必要时 4h 一次。不良反应主要有腹胀、腹痛、恶心、呕吐等,其口感甜腻,使少数患者不能接受。

(3)清洁肠道:特别适用于上消化道出血或便秘患者,清除肠道内积食或积血,减少氨、含氮物质及其他有害物质的来源,是重要的辅助治疗。如无上消化道出血,可口服 50% 硫酸镁 40ml 导泻。肝硬化患者上消化道大出血后合并肝性脑病时,可以用弱酸液或乳果糖灌肠。

(4)抗生素:口服肠道不吸收的抗生素能抑制结肠中分解尿素和蛋白质的细菌的生长,降低结肠中产氨细菌的浓度,目前已较多用于肝性脑病的治疗,由于肠道不吸收或很少吸收,这类药物没有严重的全身反应,常用的有新霉素、甲硝唑等。新霉素的剂量为 $2\sim8g/d$,分 4 次口服,口服新霉素很少吸收,长期使用有可能致耳毒性和肾毒性,不宜超过 1 个月。肠道中厌氧的革兰阴性杆菌如拟杆菌是肠道内主要的产氨菌,甲硝唑具有抗厌氧菌作用,能有效用于肝性脑病的治疗。

(5)生态制剂:肝硬化患者多存在肠道菌群的紊乱,口服某些不产尿素酶的有益菌可抑制有害菌的生长,对减少氨的生成可能有一定作用。目前常用的生态制剂包括嗜酸乳杆菌、双歧杆菌、酪酸菌等。

3.促进体内氨的代谢

(1)L-鸟氨酸-L-门冬氨酸(ornithine-aspartate,OA):是一种鸟氨酸和门冬氨酸的混合制剂,能刺激肝内尿素合成及谷氨酰胺合成而降低血氨水平。OA 在实验性动物和人的慢性肝衰竭中具有降低血氨的作用。临床随机、双盲、对照研究发现 OA 能有效治疗肝性脑病,降低患者血氨水平,改善精神状态。每日静脉注射 20g 的 OA 可降低血氨,改善症状,不良反应为恶心、呕吐。

(2)其他:谷氨酸钠、谷氨酸钾及精氨酸等药物理论上具降血氨作用,以往曾在临床上广泛应用,但至今尚无证据肯定其疗效,且这类药物对水电解质、酸碱平衡有较大影响,故近年临床已很少使用。

4.调节神经递质

(1)GABA/BZ 复合受体拮抗剂:氟马西尼(flumazenil)是一种苯二氮䓬类受体拮抗剂,可以拮抗内源性苯二氮䓬所致的神经抑制。对部分Ⅳ期患者具有促醒作用。静脉注射氟马西尼起效快,往往在数分钟之内,但维持时间很短,通常在 4h 之内。其用量为 $0.5\sim1mg$ 静脉注射,或 1mg/h 持续静脉滴注,但目前该药价格较昂贵,使其应用受到限制。

(2)支链氨基酸:支链氨基酸(BCAA)是一种以亮氨酸、异亮氨酸、缬氨酸等为主的复合氨基酸,可竞争性抑制芳香族氨基酸进入大脑,减少假性神经递质的形成,其疗效尚有争议,但补充支链氨基酸可减少体内蛋白分解,有可能使负氮平衡变为正氮平衡,改善疾病预后。

(3)纳洛酮:国外有学者发现内源性阿片类物质的积聚与肝性脑病的发病有关。纳洛酮为阿片受体拮抗剂,动物实验发现在急性肝衰竭大鼠模型中应用纳洛酮能改善脑病症状。纳洛酮用于肝性脑病患者治疗,清醒率及清醒时间与对照组差异有显著性。

5.人工肝 分子吸附剂再循环系统(molecular absorbent recycling system,MARS)可清除肝性脑病患者血液中部分有毒物质、降低血胆红素浓度及改善凝血酶原时间,对肝性脑病有暂时的、一定程度的疗效,有可能赢取时间为肝移植作准备,尤适用于急性肝功能衰竭患者。

6.肝移植 对于许多目前尚无其他满意治疗方法可以逆转的慢性肝性脑病,肝移植不失为一种有效的治疗方法,故应早期评估患者,尽早列入肝移植名单。

十、预后

该病预后取决于病因。诱因明确并且容易消除者,肝功能较好、分流手术后由于进食高蛋白而引起门体分流性脑病者因诱因明确且容易消除,通常预后较好。有腹腔积液、黄疸、出血倾向的患者多数肝功能很差,其预后也差。暴发性肝衰竭所致的肝性脑病预后最差。肝移植的开展已大大改善难治性肝性脑病的预后。

(赵伟平)

第十三节 病毒性肝炎

一、概述

病毒性肝炎(viral hepatitis)是由 5 型肝炎病毒(hepatitis virus)引起的一组以肝组织炎症和纤维化为主要表现的全身性疾病,可分为甲型(type A)、乙型(type B)、丙型(type C)、丁型(type D)及戊型(type E)。虽然其病原不同,但临床表现基本相似,故统称为病毒性肝炎。其他病毒,如巨细胞病毒(CMV)、EB 病毒、黄热病毒、风疹病毒、单纯疱疹病毒、柯萨奇病毒、埃可(ECHO)病毒等,也可引起肝脏炎症,但各有特点,故不包括在病毒性肝炎之内,而分别称为 CMV 肝炎等。

二、临床表现

潜伏期:各型肝炎病毒引起者不同。甲型肝炎:30(15～45)天;乙型肝炎:70～80(28～160)天;丙型肝炎:40(15～180)天;丁型肝炎:30～140 天;戊型肝炎:36(15～75)天。

(一)急性病毒性肝炎

五型病毒性肝炎所引起的急性肝炎的临床表现基本相同,均可表现为黄疸型或无黄疸型。黄疸型的临床表现可分为 3 期,总病程约 2～4 个月。

1.黄疸前期 主要表现为乏力及消化道症状,如食欲不振、厌油、恶心、呕吐以及尿色加深等。也可有发热,一般不超过 1 周。本期血清丙氨酸氨基转氨酶(ALT)即可明显异常。本期一般持续 1 周左右。

2.黄疸期 自觉症状常好转,发热消退,但尿色加深,巩膜、皮肤出现黄疸,约于 2 周内达高峰。有时可出现大便颜色变浅、皮肤瘙痒等梗阻性黄疸表现。肝常轻度肿大,有压痛,也可有脾大。ALT 常明显增高,可达 1000IU/L 左右。本期持续约 2～6 周。

3.恢复期 症状、体征、化验均逐渐恢复正常。本期约持续 1 个月。

无黄疸型的临床表现除不出现黄疸外,基本与黄疸型相同。五型的临床表现虽类似,但从整体上来看,也有各自特点:①甲型、戊型引起者出现黄疸型较多,特别是戊型的黄疸常更重,持续时间常更长,发生淤胆者也常较多;而乙型、丙型引起者出现无黄疸型较多,特别是丙型,常仅表现为血清 ALT 的并高。②甲型儿童高发,戊型则以青壮年为主,因此如果年龄较大者发生重度黄疸时,应高度怀疑为戊型肝炎。③孕妇罹患戊型时病死率较高,而其他型多不明显。

(二)慢性病毒性肝炎

慢性病毒性肝炎可由急性病毒性肝炎发展而来,但大多数并无急性肝炎的历史,就诊时已发展至慢性肝炎。其症状主要有乏力、食欲不振、腹胀、便溏、肝区痛等;体征主要有肝病面容、肝掌、蜘蛛痣、脾大等;检验主要有血清 ALT 和(或)天冬氨酸氨基转氨酶(AST)异常、血清白蛋白降低、球蛋白升高等。

慢性病毒性肝炎临床表现的轻重可有很大不同。轻者可无任何症状和体征,仅偶被发现肝功能异常。重者则出现明显消化道症状、黄疸、肝病面容、蜘蛛痣、脾大、血清转氨酶升高、血清白蛋白降低、球蛋白升高等。按其轻重不同可分为轻、中、重度。

（三）病毒性肝炎肝衰竭

1.急性肝衰竭（acute liver failure） 急性起病，在出现黄疸2周内出现极度乏力，并有明显厌食、腹胀、恶心、呕吐等严重消化道症状和（或）腹水；短期内黄疸进行性加深（血清总胆红素＞171μmol或每日上升≥17μmol/L）；出血倾向明显，PTA＜40%；表现有不同程度的肝性脑病；肝脏进行性缩小，黄疸急剧加深。随后可迅速出现脑水肿，甚至发生脑疝、明显的出血倾向以及水肿、腹水、肝肾综合征等。

2.亚急性肝衰竭（subacute liver failure） 急性起病，在出现黄疸15日至26周出现以上急性肝衰竭的主要临床表现。

3.慢加急性肝衰竭（acute-on-chronic liver failure） 在慢性肝病基础上，短期内发生急性肝功能失代偿的主要临床表现。

4.慢性肝衰竭（chronic liver failure） 在肝硬化基础上，肝功能进行性减退和失代偿。出现腹水或其他门脉高压表现，肝性脑病，血清总胆红素升高，白蛋白＜30g/L；凝血功能障碍，PTA≤40%。

（四）淤胆性病毒性肝炎

1.急性淤胆性肝炎（acute cholestatic hepatitis） 亦称"胆汁淤积性肝炎"、"毛细胆管性肝炎"。主要表现为较长期（超过3周）的肝内梗阻性黄疸。黄疸常较深，血清胆红素常＞171μmol/L，而自觉症状常相对较轻。血清转氨酶常轻度至中度增高。需与其他肝内、外梗阻性黄疸相鉴别。

2.慢性淤胆性肝炎（chronic cholestatic hepatitis） 在慢性肝炎、特别是较重的慢性肝炎的基础上出现明显的胆汁淤积，表现为完全梗阻性黄疸（complete obstructive jaundice）。

3.FCH 强效免疫抑制剂或其他可导致患者全身免疫抑制的情况下，出现进行性加重的黄疸伴肝肿大；碱性磷酸酶（ALP）和γ谷氨酰转肽酶（γ-GT）显著增高；但ALT和AST仅轻至中度升高，HBV DNA或HCV RNA载量显著增高；迅速发生肝功能衰竭伴凝血功能障碍和肝性脑病，如未及时处理，多在数周至数月内死亡。

三、诊断与鉴别诊断

（一）急性病毒性肝炎的诊断与鉴别诊断

1.诊断 急性病毒性肝炎的诊断应包括两个部分：病原学诊断和临床诊断。

（1）病原学诊断：一般甲型肝炎主要根据抗-HAV IgM（＋）；急性乙型肝炎主要根据HBsAg（＋）和HBV DNA阳性，但应该鉴别慢性感染的急性发作或并发其他急性肝炎（丁型肝炎、戊型肝炎、药物性肝炎等）。肝活检组织学检查有助于鉴别。另外，如急性期HBsAg阳性，恢复期HBsAg转阴、anti-HBs转阳也可诊断为急性乙型肝炎；急性丙型肝炎则根据HCV RNA和抗-HCV阳性；急性丁型肝炎则根据HBsAg（＋），同时HDAg和（或）抗-HD IgM和（或）HDV RNA阳性；急性戊型肝炎则根据anti-HEV或anti-HEV IgM阳性。

（2）临床诊断：病毒性肝炎的临床表现并不特异。急性黄疸型肝炎在黄疸出现后诊断多无困难，在黄疸前期则易误诊为"胃肠炎"、"上感"等，故应特别注意"近期出现的持续数天以上的无其他原因可解释的乏力和胃肠道症状"，并立即检查血清ALT，常可作出早期诊断。无黄疸型肝炎的诊断与黄疸前期的诊断基本一样。

2.鉴别诊断 急性黄疸型肝炎应与其他能引起肝实质性黄疸的疾病相鉴别，如中毒性肝炎(药物或毒物)、传染性单核细胞增多症、钩端螺旋体病、胆石症、巨细胞病毒性(CMV)肝炎、EB病毒性肝炎等。详细询问病史(如用药史、疫水接触史等)、特异性血清学及病原学检测(EBV、CMV、钩端螺旋体等)、B超检查(胆石症等)有助于鉴别。急性无黄疸型肝炎应与其他能引起单项转氨酶升高的疾病相鉴别,如中毒性肝炎、脂肪肝、华支睾吸虫病等。一般只要想到这些可能性,再结合病原学和血清学的检测结果,鉴别并不困难。

(二)慢性病毒性肝炎的诊断与鉴别诊断

慢性病毒性肝炎的诊断应包括三个部分:病原学诊断、病理诊断和临床诊断。

1.病原学诊断　慢性乙型肝炎的诊断主要依靠 HBsAg(+),HBV DNA 阳性超过 6 个月。慢性丙型肝炎的诊断主要依靠 HCV RNA 和 anti－HCV 阳性超过 6 个月。慢性丁型肝炎的诊断主要依靠 anti－HD 和(或)HD Ag 和(或)HDV RNA 和(或)anti－HD IgM 阳性超过 6 个月。

2.临床诊断　凡急性肝炎或 ALT 升高、病程超过 6 个月仍未痊愈者或虽发病日期不明,而诊断时患者已有慢性肝炎的体征(肝病面容、肝掌、蜘蛛痣、脾大)和(或)化验(A/G 倒置、γ球蛋白增高)和(或)影像学检查符合慢性肝炎者,均可诊断为慢性肝炎,再根据分度标准进行轻、中、重分度。根据 2000 年全国第 10 次病毒性肝炎及肝病学术会议制定的慢性肝炎分度诊断标准:①轻度:临床症状、体征轻微或缺如,肝功能指标仅 1～2 项轻度异常者。②中度:病情轻重介于轻度、重度之间者。③重度:有较明显的或持续的肝炎症状,生化指标明显异常,可伴肝病面容、肝掌、蜘蛛痣或脾大而排除其他原因,且无门静脉高压者。同时,白蛋白明显减低(≤32g/L)和(或)血胆红素明显升高(>85.5μmol/L),和(或)凝血酶原活动度明显减低(40%～60%)。

超声波检查对慢性肝炎的诊断也有一定帮助。

本病应与其他原因引起的慢性肝炎或慢性肝病进行鉴别,如慢性酒精性肝炎、慢性血吸虫病、脂肪肝等。

(三)肝衰竭的诊断与鉴别诊断

1.诊断　也应包括临床诊断及病原学诊断。

(1)临床诊断:主要根据临床表现,凡既往无肝炎史,而临床又出现急性或亚急性肝衰竭的表现,凝血酶原活动度<40%者可以诊断。急性或亚急性的区别主要是各种症状发生的顺序,凡起病早期(≤14 日)出现精神和神经症状(肝性脑病)者应考虑为急性肝衰竭。凡起病后15 日～24 周,出现出血倾向、腹腔积液或肝性脑病者,应考虑为亚急性肝衰竭。

既往有慢性肝炎或肝硬化史又表现为亚急性肝衰竭者应考虑为慢加急性肝衰竭。

(2)病原学诊断:基本与急性肝炎相同,应该检测 HBV DNA 或 HCV RNA,以及血清学标志。

2.鉴别诊断　病毒性肝炎肝衰竭应与其他原因引起的肝衰竭进行鉴别,如药物性肝炎、急性妊娠脂肪肝等。

(四)淤胆性肝炎的诊断及鉴别诊断

诊断主要根据患者有肝内胆汁淤积的临床表现以及化验(肝功能及病原学检测等)和 B超等检查结果。FCH 的诊断应了解使用免疫抑制剂的情况以及 HBV DNA 和 HCV RNA。必须与其他原因引起的肝内胆汁淤积及肝外梗阻性黄疸进行鉴别。

四、治疗

(一)急性病毒性肝炎的治疗

应根据不同肝炎病毒引起者区别对待。

1.甲型肝炎和戊型肝炎的治疗 是自限性疾病,预后良好,不会转变为慢性,故治疗主要是对症及支持治疗。卧床休息可促使急性肝炎恢复,防止发生肝衰竭。饮食应以适合患者胃口的清淡饮食为宜。仅在必要时可每日静脉滴注10％葡萄糖500～1000ml,其中可加维生素C 1～2g或者抗氧化剂等。

中药以清热利湿为主,可口服维生素类或对肝及人体代谢有益的药物。肾上腺皮质激素原则上不用,但对恶心、呕吐非常严重和(或)黄疸上升迅速,病情较重,有发展为肝衰竭倾向者,应在权衡利弊后,在疾病早期适量应用。应禁酒、禁用损害肝脏的药物。

孕妇罹患戊型肝炎,特别是妊娠晚期时,极易发展为急性肝衰竭,因此对这种患者应按较重的肝炎处理。应入院观察,绝对卧床休息,高蛋白饮食,症状极为严重者亦可早期短程试用中等剂量的皮质激素。必要时,按肝衰竭处理。

2.急性乙型肝炎的治疗 一般预后良好,成人90％将会自愈,可按照甲型肝炎处理。使用干扰素α可能促使对病毒的清除,但缺乏循证医学证据。但需与慢性乙型肝炎或携带者的急性发作相鉴别,后者在急性发作后,可考虑应用抗病毒治疗。

3.急性丙型肝炎的治疗 观察16周后如未出现HCV清除,则予以单剂干扰素α 3MU,每周3次或Peg IFNα治疗,疗程6个月。

4.急性丁型肝炎的治疗 其诊断较难,如肯定与乙型肝炎同时感染(coinfection)则预后良好,对症治疗即可。如在慢性乙型肝炎基础上重叠感染(superinfection)HDV,则采用Peg IFNα或IFNα治疗。

(二)慢性病毒性肝炎的治疗

慢性病毒性肝炎的治疗应采取以抗病毒为主的综合治疗,包括抗病毒、减轻肝脏炎症、保护肝细胞、防止肝纤维化、防止癌变等综合措施。其中抗病毒治疗是基本治疗和最重要的治疗。

1.抗病毒和调节免疫的治疗(antiviral and immunomodulated therapy)

(1)慢性乙型肝炎的抗病毒及免疫调节治疗

1)干扰素α或聚乙二醇干扰素α治疗:Peg IFα－2a和Peg IFNα－2b在我国已被批准用于治疗慢性乙型肝炎。Peg IFNα－2a的国际多中心随机对照临床试验显示,治疗HBeAg阳性慢性乙型肝炎(87％为亚洲人)48周并停药随访24周,HBeAg血清学转换率为32％;治疗HBeAg阴性慢性乙型肝炎(60％为亚洲人)48周后随访24周,HBV DNA$<2\times10^4$copies/ml的患者为43％,随访48周时为42％。

Peg IFNα或IFNα治疗有可能取得应答的因素包括:治疗前ALT水平>2ULN(正常值上限)、HBV DNA$<2\times10^8$copies/ml,女性、基因B型感染者、病程短、感染在5年内、非母婴传播、纤维化程度轻、对治疗的依从性好等。

Peg IFNα或IFNα治疗前和治疗中应该进行监测和随访病毒相关标志、生物化学指标、血常规和尿常规、甲状腺功能、血糖、自身抗体;对于中年以上患者,应作心电图检查和测血压;对于有肺部疾病的应该排除间质性肺炎;有眼病者,应该做眼底检查以及尿人绒毛膜促性腺激素(HCG)检测以排除妊娠。

应用 Peg IFNα 或 IFNα 抗病毒治疗中常见的不良反应包括：流感样症候群、一过性骨髓抑制、精神异常、自身抗体的产生和自身免疫性疾病等。

2)核苷(酸)类似物治疗

①拉米夫定(lamivudine)：2′,3′－双脱氧,3－硫胞嘧啶核苷。随机对照临床试验表明,每日口服 100mg 拉米夫定可明显抑制 HBV DNA 水平,HBeAg 血清学转换率随治疗时间延长而提高,治疗 1、2、3、4 和 5 年后 HBeAg 血清转换率分别为 16%、17%、23%、28% 和 35%;治疗前 ALT 水平较高者,一般 HBeAg 血清学转换率也较高。长期治疗可以减轻炎症,降低肝纤维化和肝硬化的发生率。此外,随机对照临床试验还显示,拉米夫定可降低肝功能失代偿和 HCC 发生率。在失代偿期肝硬化患者也能改善肝功能,延长生存期。应用拉米夫定治疗的患者,随用药时间的延长患者发生病毒耐药变异的比例增高(第 1、2、3、4 年分别为 14%、38%、49% 和 66%),如未及时处理,部分病例在发生病毒耐药变异后会出现病情加重,少数甚至发生肝功能失代偿。

②阿德福韦酯(adefovir dipivoxil,ADV)：目前临床应用的阿德福韦酯是阿德福韦的前体,在体内水解为阿德福韦发挥抗病毒作用。阿德福韦酯是 5′－单磷酸脱氧阿糖腺苷的无环类似物。随机双盲安慰剂对照的临床试验表明,在 HBeAg 阳性慢性乙型肝炎患者,口服阿德福韦酯可明显抑制 HBV DNA 复制,应用 1、2、3 年时的 HBV DNA 转阴率(<1000 copies/ml)分别为 28%、45% 和 56%,HBeAg 血清学转换率分别为 12%、29% 和 43%;其耐药发生率分别为 0%、1.6% 和 3.1%;治疗 HBeAg 阴性者 1、2、3 年的 HBV DNA 转阴率(<1000 copies/ml)分别为 61%、71% 和 77%,耐药发生率分别为 0%、3.0% 和 5.9%~11%。该药对拉米夫定耐药变异的代偿期和失代偿期肝硬化患者均有效。在较大剂量时有一定肾毒性,主要表现为血清肌酐的升高和血磷的下降,应用阿德福韦酯治疗 1 年以上者,应每 3 个月监测一次血清肌酐和血磷。目前 ADV 主要作为拉米夫定耐药后联合用药。

③恩替卡韦(entecavir,ETV)：环戊酰鸟苷类似物。Ⅱ/Ⅲ 期临床研究表明,成人每日口服 0.5mg 能有效抑制 HBV DNA 复制,疗效优于拉米夫定;Ⅲ 期临床研究表明,对发生 YM-DD 变异者将剂量提高至每日 1mg 也能抑制 HBV DNA 复制,但是,HBV DNA 低于检测水平的患者仅为 19%。在核苷(酸)类似物初治的 HBeAg 阳性慢性乙型肝炎患者中,口服恩替卡韦可明显抑制 HBV DNA 复制,应用 1、2、3 年时的 HBV DNA 转阴率(<1000copies/ml)分别为 67%、80% 和 89%,HBeAg 血清学转换率在 1、2 年分别达到 21% 和 39%;其耐药发生率 1、2、3 年分别为 0%、0% 和 1.2%。对已发生 YMDD 变异患者治疗 1 年时的耐药发生率为 5.8%,5 年时甚至达到 50%。恩替卡韦在临床试验中与对照组拉米夫定的安全性相似。在啮齿动物中给予 3~40 倍人体用量,肺腺癌、脑胶质瘤和肝癌的发生率增高。

④替比夫定(telbivudine,LdT)：胸腺嘧啶核苷类似物,临床试验显示,替比夫定抑制 HBV 复制的作用优于对照组的拉米夫定。在 HBeAg 阳性的慢性乙型肝炎患者中,治疗 1 年、2 年结束时,替比夫定治疗组 HBV DNA 低于检测水平、ALT 复常的人数显著高于拉米夫定治疗组。替比夫定治疗的患者 HBeAg 阴转和转换率也高于拉米夫定组,但统计学上差异无显著性。在 HBeAg 阴性的慢性乙型肝炎患者中,治疗 1 年、2 年结束时,替比夫定治疗组在 HBV DNA 低于检测水平、ALT 复常方面也显著优于拉米夫定治疗组。但是,替比夫定的耐药突变位点和拉米夫定的耐药变异位点有交叉,也位于 YMDD 基元序列,但是,迄今为

止,仅仅发现 M204I 变异而没有 M204V 变异的报道。替比夫定的耐药突变率低于拉米夫定,但随着治疗时间延长仍然逐渐增高,Ⅲ期临床试验显示,HBeAg 阳性的慢性乙型肝炎患者治疗 1 年及 2 年的突变率为 5.0% 和 25.1%,HBeAg 阴性慢性乙型肝炎患者的突变率为 2.3% 和 10.8%,而对照组拉米夫定的突变率分别为 11.0% 和 39.5%,以及 10.7% 和 25.9%。替比夫定耐受性好,安全性与拉米夫定相似。

⑤替诺福韦酯(tenofovir,TDF):Ⅲ期临床试验中,HBeAg 阳性慢性乙型肝炎患者,接受替诺福韦酯 48 周治疗的 HBV DNA 低于检测水平的比率、ALT 复常率、HBeAg 转换率、HBsAg 阴转率以及肝组织学改善率分别为 76%、68%、21%、3% 和 74%,而对照组接受阿德福韦酯治疗,分别为 13%、54%、18%、0% 和 68%;HBeAg 阴性慢性乙型肝炎患者,接受替诺福韦酯 48 周治疗的 HBV DNA 低于检测水平的比率、ALT 复常率以及肝组织学改善率分别为 93%、76% 和 72%,而对照组接受阿德福韦酯治疗,分别为 63%、77% 和 69%,都没发现 HBsAg 阴转的患者。

⑥其他用于慢性乙型肝炎的抗病毒药物和免疫调节剂还包括氧化苦参碱(oxymatrine)、胸腺素(thymosin)α_1 等,均需进一步研究加以证实或否定。

(2)慢性丙型肝炎的抗病毒治疗:目前比较肯定的只有 Peg IFNα 联合 RBV(利巴韦林)或 IFNα 联合 RBV。采用 Peg IFNα 联合 RBV 时,基因 1 型感染者治疗 48 周,基因 2 型感染者治疗 24 周。IFNα 联合 RBV 治疗时,均治疗 48 周,剂量为 3MU,肌注,隔日 1 次,后者 1.0g/d 口服。可能提高干扰素 α 疗效的因素包括以下几项:宿主 IL-28B 优势等位基因、基因 2 型 HCV 感染,血中 HCV RNA 水平较低者、女性、无肝硬化者疗效较好。

(3)慢性丁型肝炎的抗病毒治疗:可以按照慢性乙型肝炎来进行抗病毒治疗。但循证医学证据不多。

2.抗炎保肝治疗 肝脏炎症坏死及其所致的肝纤维化是疾病进展的主要病理学基础,因而如能有效抑制肝组织炎症,有可能减少肝细胞破坏和延缓肝纤维化的发展。甘草酸制剂、水飞蓟宾类等制剂活性成分比较明确,有不同程度的抗炎、抗氧化、保护肝细胞膜及细胞器等作用,临床应用这些制剂可改善肝脏生化指标。联苯双酯和双环醇等也可降低血清氨基转移酶特别是 ALT 水平。抗炎保肝治疗只是综合治疗的一部分,并不能取代抗病毒治疗。对于 ALT 明显升高者或肝组织学明显炎症坏死者,在抗病毒治疗的基础上可适当选用抗炎和保肝药物。不宜同时应用多种抗炎保肝药物,以免加重肝脏负担及因药物间相互作用而引起不良效应。

3.抗纤维化治疗 有研究表明,经 IFNα 或核苷(酸)类似物抗病毒治疗后,肝组织病理学可见纤维化甚至肝硬化有所减轻,因此,抗病毒治疗是抗纤维化治疗的基础。

根据中医学理论和临床经验,肝纤维化和肝硬化属正虚血瘀证范畴,因此,对于慢性乙型和丙型肝炎的肝纤维化及早期肝硬化的治疗,多以益气养阴、活血化瘀为主,兼以养血柔肝或滋补肝肾。还需要符合临床研究管理规范(GCP)的大样本研究证实。

(三)肝衰竭的治疗

强调综合治疗,积极控制病因。保证热量需要。忌酒、忌用损害肝脏的药物和疗法。改善血浆蛋白及氨基酸谱,可用支链氨基酸等。

1.急性肝衰竭的治疗 目前尚缺乏特效疗法,应采取综合治疗。原则是减少肝细胞坏死,促进肝细胞再生,预防和治疗各种并发症,加强监护,维持患者生命以待肝脏恢复。治疗越早效果越好。对于 HBV 引起者,应立即采用强效抗病毒药物。

(1)抗病毒治疗:如为 HBV 感染,应立即予以强效抑制 HBV 复制的核苷(酸)类似物。

(2)抑制炎症,减少肝细胞坏死,促进肝细胞再生:可采用甘草甜素、肝细胞生长刺激因子、前列腺素 E1(PGE1)。急性肝衰竭时是否应用肾上腺皮质激素一直有不同意见。这可能与各学者所应用的剂量、疗程,特别是病期早晚不同有关。如果在病程早期(出现精神症状之前或刚出现时),短期(3～5 日,不超过 5～10 日)应用中等剂量(相当于泼尼松龙 40mg/d)可能有一定好处。至病程晚期则禁用。为减少继发感染,可同时应用胸腺素或胸腺素 α_1。

(3)新鲜血浆(血液)输注疗法有利于肝细胞的恢复及出血的防治。可每日或隔日输入小量(血浆 50～100ml,血液 100～300ml)。

(4)并发症的防治

1)肝性脑病(hepatic encephalopathy):应减少氨和其他毒性物质从肠道吸收及清除血液中的这些毒性物质。可采取下列措施:①禁食或严格限制饮食中的蛋白质,可鼻饲少量糖水、果汁、米汤等,严禁牛奶、鸡蛋等高蛋白饮食,以防经肠道细菌分解后产生氨及其他毒性物质。②鼻饲 β 半乳糖苷果糖(简称乳果糖,lactulose),开始可用 50％乳果糖 30～50ml,每日 3 次,以后根据大便次数及大便 pH 调整剂量,以能每日 2 次糊状便、大便 pH 低于 6 为度。不能鼻饲者亦可灌肠。必要时亦可给予口服新霉素(2～4g/d)或其他非吸收抗生素。③保持大便通畅,至少每天通便 1～2 次。④减少血中毒性物质,可应用人工肝支持系统(artificial liver support system,ALSS)。⑤调整血浆氨基酸谱,可静脉输入支链氨基酸或以支链氨基酸为主的复方氨基酸液 500ml/d。

关于谷氨酸盐及精氨酸,有人认为不但无效还可能有害,但也有人认为如果两药合用,可克服单用谷氨酸钠易诱发碱中毒的缺点,而有一定的降氨效果。尚需进一步研究。

2)脑水肿(cerebral edema):脑水肿是急性肝衰竭常见、重要的并发症,是致死的主要原因之一,必须密切观察、及时发现、及时治疗。治疗主要应用脱水疗法:20％甘露醇(mannitol)或 25％山梨醇(sorbitol),每次 1～2g/kg,每 4～6 小时一次,静脉快速推注,剂量及间隔时间应根据患者的具体情况而定。停止治疗时应逐渐减量,逐渐延长间隔时间,以防反跳。同时应仔细寻找有无导致或加重脑水肿的诱因,如缺氧、低钠、低钾、输液量过多、酸碱平衡失调、低蛋白血症等,应及时纠正。最近有人报道轻度全身降温(32℃)可防止脑水肿。

3)出血:可采取以下措施:①补充凝血物质:可输注凝血酶原复合物,每次 1 瓶,每日 2～3 次,至凝血酶原活动度恢复或接近正常后逐渐减量,亦可同时输注新鲜血浆或血液。同时注射维生素 K 及其他止血药物。②预防胃肠道黏膜糜烂、溃疡引起的大出血,可用质子泵抑制剂奥美拉唑或 H_2 受体拮抗剂,如西咪替丁(cimetidine)、雷尼替丁(ranitidine)等。③预防和治疗 DIC:从治疗开始即应给以低分子右旋糖肝、川芎嗪、丹参注射液等以预防 DIC 的发生,同时应密切观察患者,如已发生 DIC,则应根据凝血状态采取相应治疗措施。

4)肝肾综合征(hepatorenal syndrome):重在预防。消化道大出血、过量利尿、大量放腹水、严重感染、DIC、休克、应用损害肾的药物等易诱发肝肾综合征,应注意避免和及时处理。应避免应用吲哚美辛(消炎痛)、阿司匹林等抑制前列腺素合成的药物。有人认为早期应用改善微循环的药物,如山莨菪碱(躁狂患者改用东莨菪碱)静滴或分次静注,有预防和治疗作用,值得试用。亦可试用 PGE1 脂质体(凯时),一旦出现少尿和无尿,应鉴别是血容量不足还是肾功能不全,如为后者则应鉴别是肾小管坏死还是肝肾综合征。目前对肝肾综合征尚无有效疗法。可试用：①山莨菪碱；②PGE1（包括凯时）；③可口服或静脉给予大量呋塞米（速尿），或腹腔内注射大量呋塞米（240mg）及多巴胺（60mg）；④氯苯唑胺30mg；⑤扩容；⑥血液透析等。

5）预防和治疗继发感染：应加强护理，防止肺炎、泌尿系感染、压疮等。一旦出现感染及时选用相应抗生素。

（5）支持疗法

1）饮食与营养：入量应予限制，以防水钠潴留及脑水肿，可在前一日尿量的基础上加300～600ml（一般每日约1500～2000ml）。每日热量约1200～1500cal，为此，需给一些高渗液体，故最好采用锁骨下静脉插管。

除了补给液体、电解质及热量之外，还应补充足量的蛋白质，可输注新鲜血浆和（或）白蛋白。但禁止口服蛋白质，特别是动物蛋白。如有鼻饲，可多次少量给予糖水、水果汁、米汤等。

2）维持电解质及酸碱平衡：应密切观察，及时发现，及时治疗。肾功能正常时，患者常易发生血钾降低，故应静脉补充氯化钾3g/d左右。

3）加强监护：密切观察病情，及时采取相应措施，常是治疗成功的关键。故患者应进行24小时监护，同时应加强护理，防止压疮及继发感染。有条件的应移入重症监护病房。

（6）肝移植（liver transplantation）：对于以上综合处理未能缓解的患者可以考虑肝移植。

2.亚急性和慢性肝衰竭的治疗　基本上与急性肝衰竭相同。但可试用肾上腺皮质激素3～5日，如无明显好转，立即停用。慢性肝衰竭不用。此外，亚急性和慢性肝衰竭时出现脑水肿者较急性肝衰竭少，而血浆白蛋白减低常更明显，腹水也更常发生，因此常需补充更大量的血浆和（或）白蛋白，并应警惕腹腔感染的发生。利尿时可合用保钾利尿剂与排钾利尿剂，并适量补钾，以防低血钾发生。

（四）淤胆性肝炎的治疗

急性淤胆性肝炎预后良好，虽然黄疸持续时间较长，可达3～6个月，但最终多能自愈，仅个别患者可能发展为胆汁性肝硬化。故治疗不必过于积极，按一般急性黄疸型肝炎的治疗即可。对于黄疸较重、持续时间较长者可采取以下疗法。FCH应该及时停用免疫抑制剂，并尽可能控制病因。

1.中医中药　可以试用菌陈栀子金花汤。

2.苯巴比妥（luminal）　是肝酶的诱导剂，不但能促使间接胆红素（indirect bilirubin）转换为直接胆红素（direct bilirubin），而且也能增加胆汁的排泌，故也有一定疗效。用量为30～60mg，每日2～3次。服药后可有嗜睡等副作用。

3.肾上腺皮质激素　开始可用泼尼松龙（prednisolone）30～40mg/d，黄疸明显减退后可逐渐减量。一般可每5～7天减5mg，至10～15mg/d时可再缓慢减量，以防反跳。用药1周黄疸无下降趋势或反而上升时应停药。肾上腺皮质激素的疗效仅60%左右，且有较大的副作用，故不应作为首选药物，只有在其他疗法无效时应用。

4.血浆置换和胆红素吸附　对于非常严重的淤胆性肝炎其他疗法无效时可以应用。可用血浆置换器，每日或隔日置换1次，共4～8次。

5.其他　可试用川芎嗪、酚妥拉明（phentolamine）、山莨菪碱、门冬氨酸钾镁、低分子右旋糖酐加肝素或考来烯胺（消胆胺）等。另外，由于肠内缺少胆汁，脂肪乳糜化和吸收减少，可引起脂溶性维生素吸收障碍，故饮食中应减少脂肪，同时应注射脂溶性维生素A、D、K等。

（周芳）

第六章 内分泌疾病

第一节 甲状腺炎

甲状腺炎(thyroiditis)是一种常见的甲状腺疾病,女性多见。临床表现多种多样,同一种类型的甲状腺炎在病程的不同时期不仅可以表现为甲状腺功能亢进,还可表现为甲状腺功能减退,可以表现为弥漫性甲状腺病变,还可以表现为甲状腺结节,有时不同类型的甲状腺炎可以互相转换。因此甲状腺炎涉及甲状腺疾病的各个方面,需要和许多甲状腺疾病进行鉴别诊断,了解甲状腺炎的各种类型和临床特点具有重要意义。

甲状腺炎的临床分类多样,按照起病快慢分为急性化脓性甲状腺炎、亚急性甲状腺炎和慢性甲状腺炎。亚急性甲状腺炎又进一步分为亚急性肉芽肿性甲状腺炎(即亚甲炎)和亚急性淋巴细胞性甲状腺炎(无痛性甲状腺炎),后者进一步分为散发性甲状腺炎和产后甲状腺炎。慢性甲状腺炎包括慢性淋巴细胞性甲状腺炎(桥本甲状腺炎)和慢性纤维性甲状腺炎。按照病原学分类,可分为细菌性、病毒性、自身免疫性、辐射后、寄生虫、结核性、梅毒和艾滋病感染等。根据是否具有疼痛或压痛,可以将甲状腺炎分为两大类(表6-1)。临床上最常见的甲状腺炎是慢性淋巴细胞性甲状腺炎,其次是亚急性肉芽肿性甲状腺炎,无痛性甲状腺炎临床上也经常会看到;从病原学角度最常见的是自身免疫性甲状腺炎。

表6-1 根据是否存在甲状腺疼痛或触痛进行甲状腺炎病因分类

疾病	同义词或病因
甲状腺疼痛或压痛	
亚急性甲状腺炎	亚急性肉芽肿性甲状腺炎
	亚急性非化脓性甲状腺炎
	De Quervain's 甲状腺炎
感染性甲状腺炎	急性或慢性甲状腺炎
放射性甲状腺炎	
挤压或外伤性甲状腺炎	
无甲状腺疼痛或压痛	
无痛性甲状腺炎	寂静性甲状腺炎
	甲状腺功能亢进症自发缓解性淋巴细胞性甲状腺炎
	亚急性淋巴细胞性甲状腺炎
产后发生	产后甲状腺炎
药物相关	Alpha 干扰素
	白介素-2
	锂
	酪氨酸激酶抑制药
慢性淋巴细胞性甲状腺炎	Hashimoto's 甲状腺炎
产后加重	产后甲状腺炎
胺碘酮相关性甲状腺炎	
纤维性甲状腺炎	Riedel's 甲状腺炎
	侵袭性甲状腺炎

一、慢性淋巴细胞性甲状腺炎

慢性淋巴细胞性甲状腺炎(chronic lymphocytic thyroiditis,CLT)是一种较常见的甲状腺自身免疫性疾病,又称自身免疫性甲状腺炎。日本外科医师 Hakaru Hashimoto 于 1912 年在德国柏林工作期间首次对该甲状腺炎进行了描述,因此又称桥本甲状腺炎(Hashimoto's thyroiditis,HT)或桥本病。

1. 流行病学　桥本甲状腺炎在人群中的发病率为 5%～10%,日本女性的发生率为 1%～2%,近年有增加趋势。

2. 病因及发病机制　桥本甲状腺炎的病因认为是遗传因素和多种内外环境因素相互作用的结局。经常发现同一家族有几代人发生该病。HLA 基因部分决定遗传易感性,但这种作用并非很强烈,而且不同人群之间有一定差异。甲状腺自身抗体的产生与常染色体显性遗传有关。欧洲和北美国家该病患者中 HLA－B8 及 DR3、DR5 多见,日本人以 B35 多见。感染和膳食中碘化物是桥本甲状腺炎发病的两个环境因素。桥本甲状腺炎患者血清中抗 Yersinia 细菌抗体高于正常对照,表明 Yersinia 菌的小肠和结肠感染与本病有关。流行病学研究发现,碘缺乏和富含区桥本甲状腺炎的发病均高,实验研究也显示碘过量可使具有遗传易感性实验动物发生甲状腺炎。桥本甲状腺炎的发病机制为免疫调节缺陷,可能是器官特异的 T 淋巴细胞数量和质量异常。细胞免疫和体液免疫均参与损伤甲状腺,在甲状腺组织中有大量淋巴和浆细胞浸润,血清和甲状腺组织中发现多种甲状腺自身抗体,如 TGA、TMA 和 TRAb,对甲状腺细胞的损害形式可以是自身抗体对细胞溶解及抗体依赖性淋巴细胞杀伤,还可以是致敏淋巴细胞对靶细胞的直接杀伤作用。有学者将本病又称为自身免疫性甲状腺炎。该病常同时伴有其他自身免疫性疾病如 Addison 病、恶性贫血、干燥综合征、系统性红斑狼疮等。

3. 病理　桥本甲状腺炎可以表现为甲状腺肿大,也可以表现为甲状腺萎缩,有学者认为后者是前者的终末期,但也有学者认为后者为特发性甲状腺功能减低,与桥本甲状腺炎是两种独立的疾病。

肉眼可见甲状腺弥漫对称肿大,包膜完整、增厚、光滑,切面呈灰白色,质韧如橡皮,或有大小不一灰色结节。组织学见甲状腺滤泡变小,胶质减少,有不同程度淋巴细胞、浆细胞浸润及纤维化,形成淋巴滤泡及生发中心,一些上皮细胞增大,形成嗜酸粒细胞(askanazy)。从病理类型上 Doniach 病理分类可分为淋巴细胞型、嗜酸细胞型和纤维型。淋巴细胞型为中度淋巴细胞浸润,显著的胶质吞噬,无嗜酸粒细胞;嗜酸细胞型为致密的淋巴细胞浸润,淋巴样滤泡形成,显著的嗜酸粒细胞,轻度纤维化;纤维型为浆细胞浸润,可有嗜酸性粒细胞,存在显著的纤维化。

局灶性慢性淋巴细胞性甲状腺炎不少见,其特点为在病变周围或病变中有成片正常甲状腺滤泡或正常甲状腺小叶结构。

4. 临床表现　桥本甲状腺炎是甲状腺炎最常见类型,近年有增加趋势,90% 以上为女性,男性发病年龄晚于女性。女性 30～50 岁高发,其他年龄阶段也有发病。发病常有甲状腺疾病家族史,有时合并其他自身免疫性疾病。

本病起病隐袭,常不被察觉。有时查体时偶然发现,或出现甲状腺功能减低症状体征时就诊发现。典型的临床表现:中老年女性,缓慢起病,病程长,甲状腺呈现弥漫性肿大、质地硬韧、无痛或轻压痛、表面光滑、可有结节,局部压迫和全身症状不明显,偶有咽部不适,甲状腺功能正常或异常。从发病到出现甲状腺功能异常经常要经历漫长的时间,可以出现甲状腺功能减退,也可以出现功能亢进,有时还可以出现类似亚急性甲状腺炎症的表现,但最终发展为甲状腺功能减退。桥本病进展为甲状腺功能减低速度与许多因素有关,女性为男性的 5 倍,45 岁后进展快,初始甲状腺抗体高和初始 TSH 升高者进展快。一项随访 20 年的研究显示,抗体阳性者进展为甲状腺功能减低速度为每年 2.6%,随访结束时甲状腺功能减低发生率33%;TSH 升高者进展为甲状腺功能减低速度为每年 2.1%,甲状腺功能减低发生率为 27%。

桥本病除了上述典型的临床表现外,还有一些特殊表现。桥本病出现甲状腺毒症有两种情况:桥本甲状腺功能亢进症(Hashitoxitosis)和桥本假性甲状腺功能亢进症(一过性甲状腺功能亢进症)。桥本甲状腺功能亢进症是指桥本合并甲状腺功能亢进症,或桥本合并毒性弥漫性甲状腺肿。其临床特点为有怕热、多汗、手抖、体重下降等甲状腺功能亢进症高代谢症状;甲状腺肿大、质韧,可有血管杂音;可有浸润性突眼和胫前黏液水肿甲状腺抗体 TMA、TGA 阳性,TRAb 阳性;甲状腺摄碘率高;多处穿刺有桥本病和毒性弥漫性甲状腺肿两者的组织学改变;需要正规的抗甲状腺药物治疗,疗程和通常的毒性弥漫性甲状腺肿相同,但是不宜行手术和^{131}I 治疗,因为相对容易出现甲状腺功能减低症。桥本假性甲状腺功能亢进症(一过性的甲状腺功能亢进症)是由于甲状腺破坏,甲状腺激素释放所致,一般症状较轻,病情也容易控制,甲状腺摄碘率降低,应用抗甲状腺药物后易迅速出现甲状腺功能的迅速下降。

5.实验室及辅助检查

(1)甲状腺功能正常或偏低,甲状腺功能与桥本病发展的不同时期有关。多数甲状腺功能正常,病程长者功能可降低。有时甲状腺功能呈现亢进表现,持续时间不定。

(2)甲状腺球蛋白抗体(TGA)和甲状腺微粒体抗体(TMA)明显增高,可持续较长时间,80%达数年,甚至 10 年以上。两抗体对本病的诊断有特殊意义。对桥本病的诊断 TMA 优于 TGA,50%仅以 TMA 就可做出诊断。

(3)甲状腺摄碘率可正常、升高或降低。核素扫描分布不均,不规则稀疏和浓聚区,边界不清或为冷结节。

(4)甲状腺超声显示弥漫性增大,光点增粗,弥漫性超声低回声,分布不均匀。

(5)甲状腺穿刺活检有淋巴细胞、淋巴滤泡形成,可有嗜酸粒细胞及纤维化。

6.桥本病诊断与鉴别诊断 凡中年女性,缓慢发展的甲状腺肿大,有结节质韧者应怀疑,有典型临床表现,只要 TMA、TGA 阳性可诊断,临床表现不典型时,高滴度 TMA、TGA 才能诊断,即两抗体放免法连续两次>60%,有甲状腺功能亢进症时,高滴度抗体持续 6 个月以上,当临床怀疑,抗体阴性或不高,必要时可穿刺活检,有确诊价值。

典型病例根据临床症状体征和实验室、影像学检查不难做出诊断。但需要与以下疾病进行鉴别诊:桥本病可以出现弥漫性或结节样改变,这时需要和结节甲状腺肿或腺瘤鉴别,但结节性甲状腺肿和腺瘤甲状腺功能正常,抗体滴度较高,不难鉴别。当出现功能亢进时需要鉴别是单纯毒性弥漫性甲状腺肿还是桥本甲状腺功能亢进症,或者是桥本假性甲状腺功能亢进症。毒性弥漫性甲状腺肿时肿大的甲状腺质地软,TGA 和 TMA 滴度低或持续时间短;桥本甲亢兼有桥本病和毒性弥漫性甲状腺肿的特点;桥本假性甲状腺功能亢进症病程短,甲状腺摄碘减少,容易出现甲状腺功能减低症。桥本病偶然出现甲状腺迅速增大、疼痛时需要和亚甲炎鉴别,后者有发热、红细胞沉降率加快、抗体不高等特点。桥本病可伴淋巴癌、乳头状癌等,穿刺活检进行组织病理检查有助于鉴别。

7. 治疗 目前的治疗对消除该病尚无可靠方法,针对甲状腺大小和甲状腺功能异常可做对症处理。如甲状腺功能正常,甲状腺小、无明显压迫症状可随诊观察,若肿大的甲状腺压迫邻近器官或影响外观,有学者提议服甲状腺激素可使甲状腺缩小,而且多数病例最终甲状腺功能减低,早期用药比最终好。桥本病出现甲状腺功能减低者以甲状腺激素替代,$L-T_4$ 好于甲状腺片,小量开始,逐渐加量,直到腺体缩小,敏感 TSH 降至正常。当桥本病出现甲状腺功能亢进时若为一过性可使用 β 受体阻滞药,即使使用抗甲状腺药物也应选择小剂量、短时应用;若为桥本甲亢应按毒性弥漫性甲状腺肿治疗,不需手术和[131]I放射治疗,除非抑制治疗后甲状腺肿大压迫或怀疑恶变才手术。糖皮质激素可以使肿大的甲状腺变小,使抗体滴度下降,停药后可再复发而且药物有潜在不良反应,故不推荐使用。

8. 预后 大多预后良好,自然发展为甲状腺功能减低趋势(76%),以往认为是永久的,但部分有替代后甲状腺功能自发恢复的情况。有些肿大的甲状腺或结节可缩小或消失,由质韧变软;本病有发展为淋巴瘤危险,甲状腺癌发生率高于对照人群。

二、亚急性肉芽肿性甲状腺炎

亚急性肉芽肿性甲状腺炎是一种甲状腺的炎性疾病,最早于 1904 年由 De Quervain 描述,又称 De Quervain 甲状腺炎和巨细胞性甲状腺炎。女性多见,是和病毒感染有关的具有自限性的疾病。

1. 病因及发病机制 病因不明,一般认为起因为病毒感染,起病前 1～3 周常有上呼吸道感染。发病时患者血清中某些病毒的抗体滴度增高,包括腮腺炎病毒、柯萨奇病毒、流感病毒、艾柯病毒(ECHO)、腺病毒等。也有学者认为自身免疫参与该病的发病,HLA－B35 可能决定了患者对病毒的易感性。在部分患者亚急性期发现循环中有针对 TSH－R 的抗体和针对甲状腺抗原的致敏 T 淋巴细胞。

2. 病理生理和病理改变 甲状腺滤泡上皮破坏和滤泡完整性丧失是本病的主要病生结局。造成所合成储存的甲状腺激素和异常碘化物释放入血,引起血液循环中 T_3 和 T_4 增高,出现甲状腺亢进的临床表现,反馈性抑制 TSH 水平。此时被破坏的甲状腺滤泡的摄碘能力低下。所储存的 T_3 和 T_4 释放完后血液循环中 T_3 和 T_4 逐渐下降,以至低于正常,TSH 开始高于正常,促进甲状腺滤泡上皮和滤泡逐渐恢复结构和功能,T_3 和 T_4 逐渐升至正常,之后TSH 逐渐降至正常。

肉眼观甲状腺通常双侧肿大,常不对称,病变有时局限于甲状腺的一部分。切面中有散在灰白色结节病灶,质地较硬。早期受累滤泡有淋巴细胞和多型核白细胞浸润,滤泡细胞破坏,上皮细胞崩解,基底膜碎裂,胶质逐渐减少或消失,病变进一步发展,有多核巨细胞出现和肉芽组织形成,后期出现纤维化,病灶之间可见新生的小滤泡,有的滤泡上皮呈立方型,内含胶质。

3. 临床表现和实验室检查 多见于中年 20～50 岁女性,女性为男性的 3～6 倍,发病有季节性和地区性。发病前 1～3 周有上呼吸道感染前驱症状。典型的临床表现分为甲状腺功能亢进症期、过渡期、甲状腺功能减低症期和恢复期。甲亢期在发病的第 2～6 周,是发病的早期,显著的特点是甲状腺部位逐渐或骤然疼痛,转头吞咽加重,可有颈后、耳后、甚至同侧手臂的放射痛,甲状腺出现明显肿大,质硬、压痛,开始时仅为一侧或一侧的某部分,不久就会累及两侧,可有结节。伴有发热、不适、乏力等全身症状,有时体温可达 39℃ 以上。可出现一过性怕热、心悸、多汗、易激惹等甲状腺功能亢进症症状,一般 50% 高峰出现在 1 周内,持续时间 <2~4 周。检查可有白细胞轻中度增高,红细胞沉降率明显加快,一般 40mm/h 以上,甲状腺功能五项 T_3、T_4 增高,TSH 降低,甲状腺摄碘率降低,出现分离现象。超声显示甲状腺增大,内部低回声区域,局部压痛,边界模糊,低回声内血流稀少,周边血供丰富。同位素扫描可见图像残缺或显影不均,有时一叶残缺。甲状腺穿刺活检有特征性多核巨细胞或肉芽肿样改变。在过渡期和甲状腺功能减低症期(中期)上述异常逐渐减弱,自限性,大多持续数周至数月可缓解,部分不出现甲状腺功能减低症,直接进入恢复期。恢复期(晚期)时患者临床症状好转,甲状腺肿和结节消失,不遗留后遗症。极少数成为永久甲状腺功能减低症。整个病程一般持续 2~4 个月,有的持续 6 个月以上,年复发率 2%。个别患者一侧发生病变接近恢复时期,另外一侧又出现病变,造成临床表现和病变起伏,病程延长。

4. 诊断与鉴别诊断 本病的诊断主要依据临床表现和实验室检查。根据患者甲状腺肿大、疼痛、质硬,伴全身症状,发病前有上呼吸道感染史,红细胞沉降率快,T_3、T_4 高而甲状腺摄碘率降低可做出诊断。若甲状腺穿刺活检有巨细胞和肉芽肿变进一步支持诊断。

本病需与以下疾病相鉴别:甲状腺囊肿或腺瘤样结节急性出血可出现甲状腺增大、疼痛,但不发热,红细胞沉降率不加快,甲状腺功能正常,超声下为液性暗区。桥本病有时疼痛,但无红细胞沉降率加快、发热,TMA 和 TGA 明显增高。甲状腺癌虽然甲状腺结节质地类似亚甲炎,很硬,但无临床症状,无触痛,红细胞沉降率不加快,结节持续存在,不会变软或消失,必要时甲状腺穿刺活检鉴别。无痛性甲状腺炎时无疼痛和甲状腺触痛,无病毒感染史,红细胞沉降率不加快,病理表现为淋巴细胞浸润(表 6-2)。急性化脓性甲状腺炎可出现高热、疼痛,但血象高,局部有波动感,抗生素治疗有效。

表 6-2 无痛性甲状腺炎和亚急性肉芽肿性甲状腺炎的鉴别

项目	无痛性甲状腺炎	亚急性肉芽肿性
临床	甲状腺功能亢进症多见,甲状腺不痛	甲状腺功能亢进症少甲状腺局部痛
前驱	无病毒感染,有妊娠史	病毒感染症状
HLA 单倍型	散发 HLA-DR3,产后 DR3 DR5	HLAB35
病毒抗体	无	44%病毒抗体滴度增
红细胞沉降率	正常或轻度增高	明显加快,40~100ml/h
病理表现	淋巴细胞浸润	肉芽肿变
反复性	10%~15%反复发生	很少反复 2%
预后	可永久甲状腺功能亢进症和甲状腺肿	少见

5. 治疗 治疗主要从两方面进行:对症处理和针对甲状腺功能异常处理。症状较轻的患者不需要特殊处理,仅使用非甾体抗炎药就可缓解,一般服药 2 周左右。对于全身症状较重、持续高热、疼痛明显的患者可酌情使用糖皮质激素,首选泼尼松 20~40mg/d,24h 症状可缓解,1~2 周后开始减量,根据红细胞沉降率指导用药,过快减药易加重病情,疗程 1~2 个月,但部分患者减停药困难或复发。

对于甲状腺功能亢进不需要抗甲状腺药物和碘放射治疗,常用 β 受体阻滞药普萘洛尔对症。出现甲状腺功能减退时,一过性时不一定非要用甲状腺激素替代,若有临床甲状腺功能减低症症状可临时替代,但当发生永久性甲状腺功能减低症时需甲状腺激素终身替代。

6.预防与预后　预后良好,病程有自限性,但可复发。增强抵抗力,避免上呼吸道感染和咽炎有助于预防本病发生。甲状腺功能恢复后,滤泡储存碘功能恢复在临床完全缓解后1年以上,永久甲状腺功能减低症发生率<10%。

三、亚急性淋巴细胞性甲状腺炎

亚急性淋巴细胞性甲状腺炎又称无痛性甲状腺炎(painless thyroiditis,PPT)、寂静型甲状腺炎。本病有两种发病情况:散发性甲状腺炎和产后性甲状腺炎。近年来本病发病有增加趋势,30～40岁女性多见,有报道PPT的发病率为5%～10%,妊娠前3个月抗体阳性的妇女有33%～55%发生PPT。甲状腺疾病家族史、抽烟、高滴度抗体、娩出女婴者发生率高,PPT是产后妇女发生甲状腺功能亢进症的最常见原因,占70%～80%。

病因不明,近年来研究显示与自身免疫有关。相关证据:产后甲状腺炎最为显著的病理学特征是淋巴细胞浸润;患者血清中TMA增高,散发性50%阳性,产后型80%阳性;本病常合并其他自身免疫疾病,如干燥综合征、系统性红斑狼疮、Addison病等;产后型常在产后6周,自身免疫在妊娠期被抑制,产后免疫抑制被解除的反跳阶段,50%有AITD家族史,HLA—DR3、DR4、DR5多见。

1.临床表现、诊断及鉴别诊断　本病近年发病有增加趋势,2/3为30～40岁女性。主要表现为轻中度甲状腺功能亢进症,可有心悸、怕热、多汗、乏力、体重下降等。甲状腺轻度肿大或正常大小,但无内分泌突眼和胫前黏液水肿,缺乏甲状腺血管杂音。甲状腺滤泡破坏,血液循环 T_3、T_4 升高。红细胞沉降率正常或轻度增高。TGA、TMA 在80%产后型和50%散发型中轻中度升高。超声显示弥漫性或局灶性低回声。甲状腺摄碘率下降。甲状腺穿刺活检显示弥漫性或局灶性淋巴细胞浸润对本病有诊断价值。甲状腺功能亢进症持续时间不超过3个月,之后常继发甲状腺功能减低症,少数成为永久性甲状腺功能减低症。

本病与亚急性肉芽肿性甲状腺炎进行鉴别,后者有疼痛和压痛,复发率低,与病毒感染有关,红细胞沉降率明显加快,活检为肉芽肿性改变。与毒性弥漫性甲状腺肿鉴别的重要手段是后者甲状腺吸碘率增加,另外,浸润性突眼、胫前黏液性水肿、持续性甲状腺功能亢进症和甲状腺受体抗体阳性均有助于后者的诊断。桥本甲状腺功能亢进症时甲状腺摄碘增加或正常,病理有嗜酸粒细胞形成。

2.治疗　本病治疗为对症处理。甲状腺功能亢进症症状不明显无需特殊处理,症状显著者可口服β受体阻断药,不需要使用抗甲状腺药物,手术和同位素治疗为禁忌。甲状腺功能减低症期为一过性轻型无需处理,持续性或加重者可采用甲状腺激素替代。

(张谦平)

第二节　钙磷代谢和甲状旁腺功能异常

一、钙磷代谢

(一)钙代谢

钙是构成人体的重要元素之一。体内钙量的99%储存在骨骼里,成年人骨钙总量约为

1180g。血浆中钙只占一小部分,血浆总钙为 300~500mg。

1. 人体钙的需要量 正常儿童钙为正平衡,每天需要量为 240~900mg,每天尿钙排出量约为 100mg。成年后每天钙需要量约为 360mg,要维持钙的平衡,每日钙摄取量应在 500mg以上。妊娠期及哺乳期妇女要多补充一些钙,以维持母、儿钙的需要量,每天入量应在1000mg 左右。在老年人,钙磷代谢逐渐呈负平衡,在绝经期妇女尤为显著。其主要原因:老年人肠上皮吸收钙能力下降,再加上活性维生素 D[1,25(OH)$_2$D$_3$]合成减少,肠道吸收钙减少。骨对甲状旁腺激素(PTH)的敏感性增加,骨吸收加快,钙从尿中排出增多。因此,应适当增加饮食中钙的入量,以减轻负钙平衡。

2. 钙的吸收 体内钙的来源靠胃肠吸收食物中的钙,食物中的钙在消化过程中变成离子钙后才能吸收。钙的吸收是一个主动过程。许多因素可以影响肠道钙的吸收,其中维生素 D对钙的吸收影响最大。

(1)维生素 D:维生素 D 本身并不直接作用在肠道上皮细胞,而是首先在体内变成活性强的代谢物才能发挥作用。先在肝转变成 25(OH)D$_3$,然后在肾进一步转化为 1,25(OH)$_2$D$_3$,它促进肠道吸收钙的能力最强,25(OH)D$_3$ 次之,维生素 D$_3$ 作用最弱。24,25(OH)$_2$D$_3$,促进肠道吸收钙的作用不及 25(OH)D$_3$,但不动员骨钙。双氢速变固醇(AT10)是合成维生素 D$_2$的同分异构体,在肝细胞被羟化成 25-羟基双氢速变固醇,其结构与维生素 D$_3$ 的活性代谢物1,25(OH)$_2$D$_3$ 相似,不需肾脏 1α-羟化作用。1α-羟维生素 D$_3$(la-OHD$_3$)是人工合成的活性维生素 D,口服后可在肝被 25-羟化酶作用下形成 1,25(OH)$_2$D$_3$。

(2)甲状旁腺激素(PTH):PTH 能促进肠钙吸收,但它促进肠钙吸收的作用是间接的,已经证实 PTH 的促肠钙吸收作用必须有维生素 D 存在。甲状旁腺功能亢进的患者,肠道吸收钙是增加的。

(3)降钙素(CT):小剂量 CT 能抑制肠钙吸收,而大剂量 CT 可显著增加肠钙吸收。

3. 肾脏对钙的重吸收和排泄 血总钙中离子钙能从肾小球滤过,与蛋白结合的钙不能在肾小球滤过进入肾小管。肾小球每天滤过近 10000mg,但正常人每天尿中仅排泄 100~200mg,说明 98% 以上的钙被肾小管重吸收,仅 2% 左右的滤过钙从尿中排出。有多种因素影响肾小管重吸收钙。

(1)PTH:PTH 能增加肾小管对钙的重吸收。甲状旁腺激素亢进时肾小管钙重吸收增加,甲状旁腺激素减低时则钙重吸收减少。

(2)CT:CT 的作用正好与 PTH 相反,肾小管重吸收钙减少,增加尿钙排出。

(3)维生素 D:维生素 D 可以增加近曲小管对钙、磷的重吸收。

4. 血钙的稳定性 血钙由 3 部分组成,离子钙占 47%,蛋白结合钙占 40%,还有 13% 与小分子阴离子相结合。只有离子钙具有生理功能。

正常情况下,一天中血钙只在很窄的范围内波动。用血清蛋白系数校正后以离子钙浓度估计血钙,其变化范围更小。正常人在下午及晚饭后血钙离子浓度略有下降,下降为 0.12~0.28mg/dl(0.03~0.07mmol/L),如按正常血钙离子平均为 4.96mg/dl(1.24mmol/L)来算,下降 0.28mg/dl 只改变了 5.6%。血钙波动范围之所以很窄,主要是血钙对维持人体多种生理功能极为重要,因此,血钙有非常精细的调节机制以维持其动态平衡。

5. 血钙的调节 有 3 个环节:①胃肠道对钙的吸收和排泄;②肾小球滤过和肾小管重吸收钙;③骨的矿化和再吸收(图 6—1)。

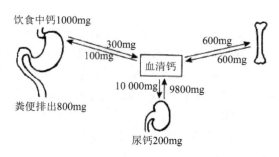

图 6-1 正常成人血钙的调节

（二）磷代谢

磷在人体内的含量比钙少，人体内总磷量约 600g，其中 85% 分布在骨骼和牙齿。

1. 磷的吸收　天然食物中含有丰富的磷，一般情况下，饮食中不缺少磷，正常人每天磷摄入量为 500～2000mg。成年人磷的需要量为 12.6mg/(kg·d)，按体重 60kg 计算需 750mg。磷主要在小肠吸收，磷的吸收可能包括两个过程，即被动弥散过程和主动转运过程。维生素 D 缺乏时肠道吸收磷减少，给予维生素 D 后，可使肠磷吸收恢复正常。

2. 影响磷吸收的因素　影响磷吸收的主要因素有下述 3 种。

（1）维生素 D：磷在肠道中一方面通过被动弥散吸收，另一方面维生素 D 能促进肠磷吸收。给予维生素 D 后肠磷和钙吸收平行增加。

（2）PTH：PTH 对肠磷的吸收有促进作用，甲状旁腺激素亢进时肠磷吸收增加，甲状旁腺激素减低时肠磷吸收显著低于正常人。

（3）CT：CT 是促进还是抑制肠磷的吸收无定论。

3. 肾小球对磷的滤过和肾小管对磷的重吸收　血磷绝大多数以离子形式存在，仅一小部分与蛋白结合，占 10% 左右。血清中的磷绝大部分能从肾小球滤过，滤过后 80%～94% 被肾小管重吸收。影响肾小管重吸收磷的主要因素是 PTH，PTH 抑制肾小管重吸收磷。在甲旁亢时肾小管重吸收磷率下降。

4. 血磷的平衡　血浆中无机磷分两部分，与蛋白结合的磷占 10% 左右，可滤过磷（不与蛋白结合的磷）占 85%～90%。空腹时，正常成人平衡血磷为 3.3mg/dl，进食后可增加到 3.6mg/dl，如摄入大量磷，血磷可较快上升，其波动范围比血钙大（图 6-2）。

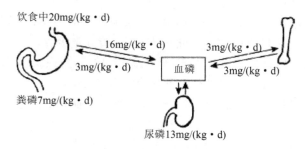

图 6-2 正常人磷代谢

（三）PTH、维生素 D 和 CT 对钙磷骨的作用（图 6-3）

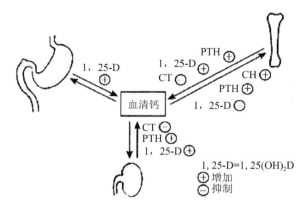

图 6－3 血 PTH、维生素 D 和 CT 对钙的调节作用

1. PTH

(1)PTH 的合成及释放：甲状旁腺细胞质内粗面内质网的核蛋白体合成前 PTH 原(Pre-proPTH)，含有 115 个氨基酸，然后在粗面内质网池间隙经特殊的肽酶裂解，脱去 25 个氨基酸，成为 PTH 原(ProPTH)，含 90 个氨基酸。然后输送到高尔基体裂解，脱去 6 个氨基酸，成为完整的 PTH，完整的 PTH 是一条单链，分子质量为 9425Da，PTH 储存在胞质的分泌颗粒中，在机体需要时，经胞出作用释放入血。前 PTH 原或 PTH 原不分泌入血，在血中也检测不到。

(2)PTH 的生理功能：①加快肾脏排出磷酸盐；②促进骨的转换(turnover)，动员骨钙释出进入血液循环；③加快维生素 D 活化；④间接促进钙吸收和减少尿钙排泄(增加肾小管对钙的重吸收)。

2. 维生素 D 生物活性最强的是 $1,25(OH)_2D_3$。主要生理作用：①促进小肠对钙和磷的重吸收。②对骨的作用，主要是通过增加肠钙磷的吸收，增加骨钙沉积。其次，也能促进骨的吸收。③促进肾小管对钙磷的重吸收。

3. 降钙素(CT) CT 由甲状腺滤泡旁细胞分泌，32 个氨基酸组成。在海鱼(如鲑鱼)对钙的调节起重要作用。主要生理作用：①对骨，能抑制破骨细胞对骨的吸收作用。②对肾，作用不大，超生理剂量，增加尿钙排出。③对胃肠道，作用不明显。

二、甲状旁腺功能减退症

(一)病因

从甲状旁腺激素(PTH)的生物合成，释放入血，以及靶器官受体结合，最终发生生理效应的过程中，任何环节的缺陷均可引起甲状旁腺功能减退(甲旁减)。

1. 甲状旁腺激素合成和分泌不足

(1)特发性甲状旁腺功能减低，为甲状旁腺功能减低中较常见的一种，凡临床上找不到明确原因者均可归入此型。

(2)甲状腺或颈部手术时误切甲状旁腺，较常见。

(3)甲状旁腺腺瘤手术切除后。

(4)甲状旁腺破坏(如癌肿转移、出血等)。

(5)甲状旁腺功能亢进妊娠妇女的新生儿。

（6）甲状旁腺功能亢进[131]I治疗后，多属轻型。

2. 靶组织对 PTH 不起反应（假性甲状旁腺功能减低）

（1）假性特发性甲旁减：PTH 前体转变为活性 PTH 过程发生障碍，血中 PTH 高，其余表现同特发性甲状旁腺功能减低。

（2）假－假性甲状旁腺功能减低（Albright 骨营养不良症）：有体态异常，但无生化改变。

（二）甲状旁腺激素合成和分泌不足的甲旁减

1. 病理生理

（1）PTH 不足造成高血磷、低血钙、尿钙尿磷低。

（2）高血磷携带钙离子向骨及软组织沉积，骨转换减慢，部分患者骨密度增加，皮肤、血管壁和脑可有钙盐沉积。颅内钙盐沉积形成钙化灶，引起神经精神症状、癫痫。

（3）血钙降低时神经肌肉兴奋性增高，可致麻木、肌肉痉挛、手足搐搦。

2. 临床表现

（1）神经肌肉症状：血钙水平轻度降低时，患者仅有感觉异常，四肢发麻刺痛，常不被引起注意。当血钙降低到一定程度时（<8mg/dl），可出现典型的手足搐搦症状。诱因：感染、过劳、寒冷、情绪波动、深呼吸、妇女月经期。发作前有不适感，面、手感觉麻木，肌肉痛等。发作时手足肌肉呈强直性收缩，双侧对称性，拇指内收，其余 4 指并紧，指间关节伸直，掌指关节及腕关节屈曲，呈现所谓"助产士手"。严重者向上发展，引起肘关节屈曲，上臂内收，紧靠胸前。双足呈强直性伸展，足内翻，膝关节及髋关节屈曲。严重病例全身骨骼肌及平滑肌痉挛，可发生喉痉挛、支气管痉挛，出现哮喘、喉鸣、窒息、呼吸暂停等危象。肠痉挛可引起腹痛、腹泻。发作过程中成年人神志始终清醒，小儿可不省人事，症状可持续数分钟至数小时，也可持续几天。

有些患者病情较轻，一般不自行发作，称为隐性手足搐搦。此时可做诱发试验来证明神经。肌肉兴奋性增加方法：①面神经叩击试验（Chvostek 征），以手指叩击耳垂前下方 2cm 处，相当于面神经分支处，或鼻唇沟与耳垂连线的中点，即颧弓的下方，可引起同侧口角、眼角或鼻翼抽搐。②束臂加压试验（Trousseau 征），测血压后将压力维持在收缩压与舒张压之间 3min，造成尺神经缺血，阳性者该手发生搐搦，具有诊断价值。③深呼吸试验，深呼吸 3～5min，过度换气时发生一过性呼吸性碱中毒，血钙离子浓度下降，诱发手足搐搦。

（2）精神症状：长期低血钙导致头痛、焦虑、烦躁、幻觉、性格改变，有时误诊为癔症。较为严重的神经症状为癫痫，可以是大发作型、小发作型，或颞叶癫痫，甚至是患者的首发症状或主要症状。

（3）外胚层器官营养性损害：可能是由于低血钙或血管痉挛局部供血不足引起。其表现有白内障，皮肤粗糙，脱屑，色素沉着，头发粗、干、易脱落，指甲薄脆易裂、有横沟，牙齿易脱落，牙釉质发育障碍。

（4）异位钙化：钙质沉着在皮下、血管壁、肌腱、四肢及关节周围的软组织中，可引起关节僵直疼痛。脑基底节及颅内其他部位发生钙化，诱发癫痫。CT 检查颅内钙化阳性率可达45％以上。

（三）几种特殊甲状旁腺功能减低的类型及主要特点

1. 特发性甲状旁腺功能减低　该名称用于病因不明的甲状旁腺功能减低。近年来其中一些已查明原因，如先天性甲状旁腺不发育、DiGeorge 综合征、多内分泌腺自身免疫综合征等。

2.甲状旁腺激素正常的甲状旁腺功能减低(假－假性甲状旁腺功能减低,PPHP)　又称Albright遗传性骨营养不良(AHO)。本病的特点是体态异常,如身材矮小、圆脸、短指(趾)畸形。但甲状旁腺功能和生化检查均正常,对外源性PTH反应也正常。诊断PPHP应满足下述3条标准:①明确的AHO表型;②一级亲属有PHP;③对PTH有相对正常的尿cAMP反应。

3.甲状旁腺激素增高的甲状旁腺功能减低(假性甲状旁腺功能减低,PHP)　PHP的特点是先天性发育异常,伴有体态异常,血PTH高于正常,基本缺陷是靶器官对PTH不起反应。典型的先天性发育异常有身材矮小、圆脸、斜视、肥胖、短颈、短指(趾)、第4掌骨短,智力低下。临床类型如下。

(1)PHP1a型:本型常呈家族性发病,其遗传基础为鸟嘌呤核苷结合蛋白(Gs)缺乏,Gs活性下降可明显抑制细胞内cAMP的产生,出现PTH抵抗的表现。这一亚型的患者几乎均有体态异常。还常伴有其他内分泌异常,如原发性甲状腺功能减退、性腺功能减退,轻重程度不一,轻者需做激发试验才能确诊。绝大多数患者基础促甲状腺激素(TSH)水平升高,且对TRH呈过强反应,发生甲状腺功能减低的机制可能是TSH有原发性抵抗。

(2)PHP1b型:本型Gs活性正常,大多数患者无AHO表型。除了对PTH有抵抗外,常无其他内分泌试验异常,仅少数例外。

(3)PTH2型:本型的特点是有甲状旁腺功能减低的生化表现,血PTH增高,PTH可使肾脏靶细胞生成cAMP,故尿cAMP正常,但cAMP后不能进一步发挥生理效应,故肾排磷反应低于正常。

(4)PHP伴纤维囊性骨炎:有些生化上有甲状旁腺功能减低但血清PTH升高的患者,同时具有PTH过多的骨骼改变,如纤维囊性骨炎,这可能是一种独立的疾病,为选择性肾缺陷。这些患者尿cAMP对PTH反应异常,其低钙血症是由于尿磷排泄减少,血磷升高;并由于血1,25(OH)$_2$D$_3$水平下降,肠道对钙的吸收减少,且低钙血症尚不能通过动员骨钙来纠正。大多数患者无AHO表现。这一型用维生素D治疗可使血钙恢复正常,并能抑制血PTH升高导致的骨病。

(5)假性特发性甲状旁腺功能减低:主要缺陷是PTH前体转变为活性PTH过程发生障碍,从甲状旁腺释放没有生物活性的PTH前体或片断,测血PTH浓度升高。患者有甲状旁腺功能减低的表现。

(四)实验室检查

1.血液检查　血钙降低,血磷升高,血AKP正常或降低,尿钙、尿磷降低。肾小管重吸收磷率(TRP%)增高,>90%。血PTH降低,而假性甲状旁腺功能减低血PTH高于正常。

2.心电图　呈低钙改变,Q—T间期延长,T波低平而小,传导阻滞。

3.X线检查　可发现骨密度增加,颅骨X线片可见基底节钙化。但阳性率较低。颅脑CT检查容易发现钙化斑,钙化发生的频度依次为苍白球、尾状核、壳核、视丘、额叶、齿状核、小脑皮质及脑干中部。

4.Ellsworth—Howard试验　用于鉴别原发性与假性甲状旁腺功能减低。观察是否有内源性PTH不足或者无活性,是否肾脏对PTH不敏感。方法为静脉注射PTH200U,在注射前2h开始分段每小时留尿并测定尿磷及cAMP含量。正常人注射PTH后,尿磷及cAMP

排出量增多,特发性及手术后所致甲状旁腺功能减低患者反应更明显。假性甲状旁腺功能减低 1 型尿 cAMP 及尿磷排出无明显增加,假性甲状旁腺功能减低 2 型尿 cAMP 增加,但尿磷排出无明显增加。

(五)治疗

甲状旁腺功能减低治疗目的包括中止手足搐搦发作,消除症状,使血清钙正常或接近正常,尿钙排泄不多于 400mg/d。

1. 手足搐搦发作时处理　应立即静脉缓慢注射 10%葡萄糖酸钙 10～20ml,必要时 1～2h 后重复注射。如为术后一过性甲状旁腺功能减低,数日至 2 周内甲状旁腺功能可望恢复。

2. 间歇期治疗

(1)饮食:注意摄入高钙、低磷食物。

(2)补充钙剂:应长期口服钙剂,每日服含钙元素 1～2g 的药物钙(1000g 元素钙需供给乳酸钙 7.7g,葡萄糖酸钙 11g,氯化钙 3.7g,或碳酸钙 2.5g)。少数轻症患者只需长期口服钙剂就可纠正低血钙。维持血钙接近正常水平,以 8～9mg/dl 为宜,可不出现手足搐搦。

(3)补充维生素 D 制剂:单用钙剂效果不佳者,需加用维生素 D 制剂,剂量见表 6－3。用药期间应定期复查血、尿钙水平,及时调整剂量。避免维生素 D 过量中毒,高血钙。

表 6－3　维生素 D 制剂用法及特点

项目	维生素 D	AT$_{10}$	1α－(OH)D$_3$	1.25(OH)$_2$D$_3$
每天常用剂量	3 万～10 万 U	0.25～3mg	1～4μg	0.75～1.5/μg
效力比较(倍数)	1	10	500	1000
作用开始时间	7d	2～3d	10 余小时	几小时
停药后药效消失时间	14d 至 1 年	7～10d	2～4d	1～2d
不良反应	高钙血症	高钙血症	高钙血症	高钙血症

市场上销售的钙尔奇 D 含碳酸钙 1.5g(钙元素 600mg),维生素 D$_3$125U。凯思立 D 含碳酸钙 1.25g(钙元素 500mg),维生素 D$_3$200U。也有不含维生素 D$_3$ 的这两种制剂,可以选用。

(4)其他:维生素 D 和钙剂治疗效果不佳时,应检测血镁,血镁低者补充镁制剂。

三、原发性甲状旁腺功能亢进症

原发性甲状旁腺功能亢进症(原发性甲旁亢)是由于甲状旁腺肿瘤或增生引起甲状旁腺激素(PTH)分泌超过正常引起的。PTH 作用于骨骼和肾脏,并对骨盐代谢产生重要作用。骨钙吸收增加,进入血液,造成血钙升高。甲旁亢时肾脏 1,25(OH)$_2$D$_3$ 合成也增多,促进胃肠道吸收钙,PTH 也增加肾脏重吸收钙,而对磷和碳酸氢盐的重吸收减少。PTH 分泌过多时总的效应是过多的钙进入细胞外液,骨盐溶解。

原发性甲旁亢通常为散发发病,病因不清。仅部分病例与遗传有关,如多发性内分泌腺瘤病。近年来认为幼年时颈部放射治疗会增加发生甲旁亢的可能性。过去认为原发性甲旁亢为一少见病,近年来国外的普查中发现为一相对常见的疾病。

原发性甲旁亢的临床症状轻重不一,轻者只有血钙和 PTH 增高,无其他临床表现;重者骨骼变形、骨折、发生肾结石、肾功能减退等。本病如能早期诊断,及时治疗,可以避免许多严重失能改变,已发生的某些病变也可以恢复正常。

（一）患病率及发病率

原发性甲旁亢原来认为少见,且大部分患者是有了骨骼病变和(或)肾结石才就诊而明确诊断。在20世纪70年代以后,在筛选普查中对一些人群进行血钙测定,发现了许多无症状或症状很轻的甲旁亢患者,他们占全部甲旁亢的80%左右。国外资料显示甲旁亢的发病年龄高峰在51～60岁。美国报道1965—1974年甲旁亢年发病率为7.8/10万。但有的地区(如苏格兰)甲旁亢发病率仍较低,为2.2/10万,是否为地理差异造成的还不清楚。在我国,有关甲旁亢的患病率及发病率尚无统计学资料。

（二）病理学

1.甲状旁腺　甲状旁腺由主细胞、嗜酸细胞和透明细胞组成,主细胞数量最多,为分泌PTH细胞。甲旁亢病因中90%为甲状旁腺腺瘤,10%为甲状旁腺增生,甲状旁腺癌很少见。腺瘤绝大多数为单发,也可多发,最多可有3个腺瘤。瘤体常很小,一般重0.5～3g,呈现紫红色或黄褐色。

2.骨病变　PTH正常或轻度增高时,成骨和溶骨的速度基本平行,有利骨的更新与转换。PTH明显增多时,骨形成加快还是骨吸收加快,除了与PTH量的多少有关外,还与其他激素有关。有利于骨形成和矿化的因素有血液中高浓度的磷酸盐或钙离子,生长激素,降钙素,足够量的活化维生素D;促进骨吸收加快的因素有钙离子不足,皮质醇分泌过多,卧床,身体活动减少。钙、蛋白质、维生素D、日光照射充足,可以长期没有明显骨病变。

典型的甲旁亢骨病是纤维囊性骨炎。各种骨细胞功能活跃,骨吸收多于骨形成,成骨细胞增多,破骨细胞的改变更为明显,它们聚集在骨膜下,侵蚀骨基质,使骨皮质变薄,骨小梁稀疏变细以致消失,成骨细胞和成纤维细胞增多,形成的新骨钙化不良,形成纤维性骨炎。有的在长骨干骺端或下颌骨处由破坏的旧骨与膨大的新骨形成囊肿状改变,囊腔中充满纤维细胞、钙化不良的新骨及大量毛细血管,巨大多核的破骨细胞衬在囊壁。较大的囊肿常有陈旧性出血呈现棕黄色,称为棕色瘤。

部分病例可同时出现骨质疏松或骨质软化改变。原先有骨质疏松者使骨病变更为复杂。

3.肾病变　大量钙盐从肾脏排泄,易沉积在肾小管,破坏肾小管上皮细胞及间质。后期出现1α-羟化酶不足,活性维生素D减少,影响肠道吸收钙,加重负钙平衡。钙盐排泄增多,易形成肾结石,堵塞尿路,引起肾绞痛,常可伴发泌尿系统感染。有的患者最后可出现肾功能不全。

（三）临床表现

甲旁亢患者的症状复杂多变,主要与病情轻重,病程长短有关,主要临床表现如下。

1.生化改变引起的症状　高血钙、高尿钙可引起多饮、多尿、夜尿多。神经肌肉症状主要有近端无力。部分患者有精神症状,大多数较轻,有注意力不能集中、疲劳、嗜睡、淡漠、轻度抑郁等。

2.肾病变　肾结石曾经是甲旁亢的一个主要表现,在1966年以前见于56.9%～90%的患者,而现在只见于少数患者。肾结石的临床表现个体差别也很大,可以是单个结石,且无症状,而有的患者可以为双侧多发结石,偶见海绵肾。形成肾结石的确切机制不清楚,但主要认为与血液循环$1,25(OH)_2D_3$浓度增高和高尿钙有关。

肾脏的功能异常比肾结石常见。肾小管重吸收碳酸氢盐减少而表现为高氯性酸中毒(肾小管酸中毒)。集合管对抗利尿激素反应减弱引起尿浓缩机制缺陷,这种缺陷一般较轻,只有个别患者主诉多饮多尿。个别患者可因长期患间质性肾炎而发生慢性肾功能不全。

3. 骨病变 纤维囊性骨炎为原发性甲旁亢患者的典型骨骼病变，常发生在肋骨、四肢等长骨。患者主诉骨痛、触痛、关节疼痛、活动受限，严重者不能起床，可因较小的外力发生病理性骨折。指骨骨膜下骨皮质吸收为原发性甲旁亢的另一特征性骨骼病变。骨皮质呈虫蛀状，严重者末节指骨远端也被吸收。少数患者可发生骨质疏松或骨质软化。体检可见患者身高变矮、鸡胸、驼背、"O"形或"X"形腿等。

骨关节症状还有骨关节疼痛、肿胀、慢性关节软骨钙化(chondrocalcinosis)、关节腔积液，伴有焦磷酸钙结晶沉积(假性痛风)。甲旁亢患者痛风和钙化性关节周围炎的发生率比一般人群高。

绝经期妇女原发性甲旁亢和骨质疏松的发生率均较高，有一部分患者同时存在两种疾病，需仔细检查以明确诊断。

4. 消化系统的症状 有食欲缺乏、腹胀、便秘、恶心、呕吐、上腹痛。有的患者发生胰腺炎。原发性甲旁亢患者合并消化性溃疡的机会也较多，其机制不太清楚，可能与高钙血症有关，高浓度钙离子能刺激胃泌素分泌，胃壁细胞分泌胃酸增加。如果患者出现反复性溃疡病，胃酸浓度很高，需排除胃泌素瘤。如果同时合并胃泌素瘤，则要考虑为多发性内分泌腺瘤病Ⅰ型。

5. 高血压 甲旁亢患者发生高血压的频率比常人高，但是否与甲旁亢本身有关还不清楚。常为轻度高血压。血压与血钙水平或血肌酐浓度无一定关系，甲旁亢治愈后高血压通常不恢复到正常。但是当甲旁亢合并高血压时，应考虑是否为嗜铬细胞瘤的表现，如为嗜铬细胞瘤则可能为多发性内分泌腺瘤病Ⅱa型。

6. 甲旁亢高血钙危象 甲旁亢一般呈慢性发展，在某些因素促发下可发生高血钙危象，如脱水、服用过量维生素 D 或钙剂、手术、外伤、精神刺激等。血钙水平<11.5mg/dl 时，一般无症状，11.5～13mg/dl 时可有轻度症状，当血钙≥13mg/dl 时大部分患者有症状，当血钙≥15mg/dl 时即可发生危象。临床症状的严重程度与血钙水平呈正相关，与脱水的程度也密切相关。主要症状有恶心、呕吐、腹痛、脱水、嗜睡或烦躁，逐渐神志不清、昏迷，脱水严重者出现氮质血症，可死于循环衰竭或心律失常。如不及时抢救，死亡率可达 60%。

上述症状体征是甲旁亢患者的典型表现，但现在甲旁亢患者的临床表现典型症状的发生率已发生了很大变化。本病原来认为较为罕见，确诊者常常伴有并发症。而现在据国外资料，甲旁亢为一常见病，而伴有典型并发症(主要是肾和骨合并症)者已较少见。

在我国，综合分析 77 例甲旁亢患者，发病年龄为 10～53 岁，41 岁以后发病的只有 15 例(19.5%)，肾病变(肾结石和钙化)发生率为 49%，骨病变发生率为 93%，均较高。但这些病例均是因有临床症状就诊检出的，关于无症状患者的比例占多少无统计资料。

(四)实验室检查

1. 生化检查

(1)血钙:高钙血症是甲旁亢的一个主要生化改变，几乎所有的甲旁亢都有高钙血症。正常人血钙波动在一个很窄的范围内，男女两性无差别，在正常水平和空腹状态下血钙浓度为 9.6±0.3mg/dl,高于正常均值 2 个标准差可以确定为高钙血症,10.2mg/dl 为正常高限，一般医院实验室把血钙≥10.5mg/dl 定为高钙血症。有些患者，高血钙可以是间歇性的，因此，至少应测 2 次血钙才能检出高钙血症。

血钙约 50% 不与蛋白结合,称为离子钙,离子钙具有生物活性,其浓度密切地受 PTH 和维生素 D 的调控。测离子钙对甲旁亢的诊断价值更大。在血钙呈现间歇性或轻度增高时(<11.0mg/dl)帮助很大。但测离子钙需特殊的仪器,一般实验室不易做到。血浆蛋白浓度对血钙有影响,尤其在老年人,他们的血浆蛋白正常情况下会降低,可以用一个矫正的公式来计算。

血钙(矫正)=总血钙-0.8[白蛋白(g/dl)-4.0]。这是一个粗略的估计,当高钙血症模棱两可时,测定离子钙为首选。

慢性肾衰竭时,$1,25(OH)_2D_3$ 合成减少,血磷升高,血离子钙会下降,血浆白蛋白浓度低,结合钙也下降,总钙降低。因此,当一个甲旁亢患者发生肾功能不全时,血钙可能"正常"或轻度降低,但血钙水平与肾衰竭程度相比已属于高血钙了。

血液浓缩或严重低血容量,以及在某些球蛋白增高的患者,血清总钙水平也会升高,为假性高耗血症。

(2)血磷:甲旁亢患者血磷多数低于 3.0mg/dl,其诊断意义不如高血钙。在有肾功能不全时磷排泄障碍,血磷不低。

(3)血 AKP:血 AKP 的水平与骨病变有关。无症状或仅有肾结石者 AKP 可在正常范围。有骨病变者血 AKP 几乎均升高。

(4)血氯与 pH:PTH 作用于肾小管可产生代偿性酸中毒,血氯升高,而非甲亢旁引起的高钙血症血氯浓度不高,而且甲旁亢时血磷浓度下降,因此,甲旁亢时 Cl/PO_4^{2-} 比值增高。有学者提出,血 Cl/PO_4^{2-} 比值>33 作为一个诊断条件。例如,有学者报道 87 例甲旁亢患者中 99% 血 Cl/PO_4^{2-} 比值>33,但特异性稍差,非甲旁亢患者中也有 29% 血 Cl/PO_4^{2-} 比值>33。

(5)尿羟脯氯酸:在轻度甲旁亢患者尿羟脯氨酸排出量可以正常,有骨病变者排泄量增高。

(6)尿 cAMP 排出量:甲旁亢时尿 cAMP 排出量可升高,但阳性率不高,一组报道阳性率为 58%。

(7)24h 尿钙排出量:正常人在低钙饮食时(钙入量<150mg/d)24h 尿钙排出量为 $125\pm50mg$,甲旁亢时尿钙排出量增加,一般在 200mg 以上。

(8)肾小管回吸收磷试验(TRP):正常人 TRP% 约为 85%,为 75%~95%,甲旁亢时降低,为 76%~83%,平均 80% 以下。

(9)血 PTH 浓度:血 PTH 浓度测定对甲旁亢的诊断帮助很大,测定 PTH 的方法为放射免疫法。血液循环中 PTH 主要有 3 种形式:①完整 PTH,占 5%~20%,半衰期短,<10min;②N—端 1~34 片断(PTH1~34);③C 端 PTH,约占 80%,半衰期长。完整 PTH 和 PTH1~34 具有生物活性,C 端 PTH 无生物活性。PTH1~34 放免测定方法较常用,灵敏度高,诊断价值大,中段 PTH 放免测定方法也有很大价值,与 PTH1~34 相近。而 C 端 PTH 测定的诊断价值不如前两种,在肾功能受损时升高,但不具有诊断价值。

2.X 线 甲旁亢时 X 线检查发现多种改变,有原发性纤维囊性骨炎,普遍性骨质疏松,局限性骨吸收,囊性改变,骨皮质吸收,以及由于骨质疏松引起的病理性骨折和畸形。此外,也可见到佝偻病或软骨病样改变。其中指骨的骨膜下吸收具有诊断意义,出现得也较早。囊性变可被误认为骨巨细胞瘤或囊肿而行不必要的手术治疗。

(五)诊断

确定高钙血症是诊断原发性甲旁亢的主要条件,需做多次血钙测定,对间歇性或轻度高钙血症更应多次检测。血离子钙测定更具诊断价值。低血磷、高尿钙有诊断意义。有骨病变者血清 AKP 活性增高。血清 PTH 水平升高。尿 CAMP 和羟脯氨酸排出量高于正常，TPR％大多低于 80％。血 Cl/PO_4^{2-} 比值＞33。少数患者有高氯性酸中毒、低镁血症。伴有肾功能不全时磷排泄障碍，血磷升高，血钙水平可降到正常。X 线检查显示的纤维囊性骨炎和指骨骨膜下骨质吸收是典型的甲旁亢表现。

在确定甲旁亢之后，为了正确有效的治疗，需对甲状旁腺病变进行定位检查。

（六）甲状旁腺功能亢进的定位诊断

正常甲状旁腺大小平均为 1mm×3mm×5mm，重 35～40mg。甲状旁腺腺瘤一般较小，大小多在 0.5～3cm，约 50％腺瘤重量不到 500mg。极少数患者可在颈部摸到肿块。在过去，由于甲状旁腺病变定位诊断的正确率不高，不少有经验的外科医师对甲旁亢患者直接进行手术探查手术成功率也较高。而现在已有多项技术可用于术前甲状旁腺病变定位，使手术的成功率进一步得到提高，并可减少合并症。对第一次手术探查失败者及异位甲状旁腺腺瘤的患者更具有重要意义。

1. 非侵入性方法

（1）超声检查：费用低，无创伤性，对甲状旁腺位置正常的患者有价值。但检查者的操作水平对定位的正确性影响很大。

（2）CT 检查：价值较大，对诊断的敏感性可达 70％，特异性为 92％。

（3）磁共振成像：诊断价值不如 CT 检查，其敏感性为 56％，特异性为 85％。

（4）核素检查：铊—锝减影扫描效果较好。氯化[201]铊能在血流量丰富的组织中蓄积，如正常甲状腺、甲状旁腺结节、正常甲状旁腺、甲状旁腺腺瘤。而[99]锝只在甲状腺蓄积。每种核素能各自显像，[99]锝扫描的图像能从铊图像中去除，只留下铊在甲状旁腺中蓄积的图像。其分辨率为 5mm，腺瘤大小为 300～400mg 或直径 7～8mm 者，容易检出。位于浅表者比深部更易分辨。其敏感性为 69％，特异位为 94％。如同时做 CT 检查，敏感性可增加到 88％。

2. 侵入性方法　尽管非创伤性显像方法有很大进展，但对异位甲状旁腺组织最敏感和最特异性定位方法是高度选择性动脉造影（highly selectively arterography）和静脉取血采样。敏感性可达 91％～95％，假阳性率很低，能为外科医师提供细的解剖定位和肿大的甲状旁腺的血液供应情况。这些技术一般被用于既往手术失败者。

（1）动脉造影：造影剂选择性地注射到甲状腺上或下动脉，或内乳动脉。因为增大的甲状旁腺富含血管，可在 X 线片上显示，甚至 4～5mm 大小的肿瘤也能发现。注射的造影剂到异常的组织要较长时间，结果腺瘤或增生的腺体延时显像，甲状旁腺肿瘤很少是少血管的，但淋巴结和肌内组织血管相对较少，不会显影。也能发现异位甲状旁腺肿瘤，包括纵隔、颈上部、颈下部，解剖关系清晰可见。假阴性、假阳性均很少见。

（2）静脉导管采血取样测 PTH：能够确定甲状旁腺的功能状态，确定甲状旁腺大小与功能的关系，能分辨增生或腺瘤。所以对多发性内分泌腺瘤病的诊断有很大意义。

（七）鉴别诊断

原发性甲旁亢需与多种疾病相鉴别。首先要除外各种原因引起的继发性甲旁亢。维生素 D 不足引起的佝偻病或软骨病，常常有日光照射不足、维生素 D 吸收障碍等病史，血钙低或正常，不会出现高血钙，尿钙排出量也很低。肾小管酸中毒、Fanconi 综合征、抗维生素 D 佝偻病或软骨病血磷可能偏低，但钙不会高于正常，可以鉴别。

引起高钙血症的原因很多,原发性甲旁亢是高钙血症最常见的原因,除此之外,许多其他疾病也可发生高钙血症(表6—4)。

表6—4 高钙血症的原因

原发性甲旁亢	甲状腺功能亢进症
恶性肿瘤	肾上腺危象
肉芽肿性疾病	嗜铬细胞瘤
药物	肾衰竭
维生素D中毒	肾移植后/透析治疗
乳—碱综合征	铝中毒
噻嗪类药物	急性肾衰竭多尿期
乳腺癌激素治疗	制动
家族性低尿钙性高钙血症	其他少见病因
其他内分泌疾病	

除甲旁亢外,恶性肿瘤是高钙血症第二位最常见的原因。多为实体肿瘤,其中乳腺癌占50%,其他肿瘤有肺癌、肾癌、宫颈癌、多发性骨髓瘤、淋巴瘤、白血病等。除了高钙血症外,还常伴有肿瘤本身所致的症状和体征。肿瘤引起高钙血症的机制:①肿瘤转移直接破坏骨质,骨盐溶解,过多的钙进入血液循环;②有些肿瘤(特别是淋巴瘤和多发性骨髓瘤)可以产生类似PTH的物质。最近有学者从有些肿瘤组织中分离出PTH相关蛋白(PTH—related—protein),能有力地促进骨吸收和增加肾小管对钙的重吸收。

假性甲状旁腺功能亢进症(pseudo—hyperparathyroidism):并非由于甲状旁腺本身的病变。病变主要由全身器官特别是肺、肾、肝和胰的恶性肿瘤引起血钙过高,伴或不伴骨质破坏。肿瘤可分泌前列腺素E_2,刺激骨腺苷环化酶和骨质吸收,或分泌破骨细胞激活因子(如在骨髓瘤),使骨质吸收血钙升高。少数肿瘤则可分泌甲状旁腺素样多肽,引起血钙过高。假性甲状旁腺功能亢进症由于临床表现和生化改变酷似原发性甲状旁腺功能亢进症,故对短期内体重明显下降、无肾结石史、血钙升高(>14mg/dl)者应仔细做临床和X线检查,以便搜寻恶性肿瘤,并除外原发性甲状旁腺功能亢进症。在本病中,血清iPTH不增高。假性甲状旁腺功能亢进症由前列腺素增高引起的高钙血症可用吲哚美辛和阿司匹林。主要治疗措施为早期切除肿瘤,则血钙可以恢复正常。

高钙血症第三位常见的原因为肉芽肿性疾病,主要有结节病和结核病。估计10%～20%的结节病伴有高钙血症。肉芽肿性疾病引起的高钙血症的机制是维生素D代谢异常,肾外合成$1,25(OH)_2D_3$,结节病患者的肺泡巨噬细胞能把$25(OH)D_3$合成为$1,25(OH)_2D_3$,进而肠道吸收钙增多,血钙升高,伴高尿钙。

遗传性良性高钙血症,或称低尿钙性高钙血症,是钙镁代谢的显性遗传疾病,其特点是终身高钙血症及程度不一的高镁血症,无任何症状体征,不影响健康,血清PTH正常,中度低磷血症,尿钙排出量<100mg/d,类似于轻型原发性甲旁亢。确诊需做家系调查,不需治疗。

(八)治疗

1.非手术治疗 前面提到,一些年龄较大,在普查或偶然发现的原发性甲旁亢患者常常无症状,或只有一些轻微的症状,无肾病变或骨病变。血钙水平多在11.5mg/dl以下,对这些人是否进行手术治疗存在争议。一些学者认为,如果患者年龄>60岁,无症状,或只有一些无力、嗜睡等症状,无肾病变或骨病变,血钙水平<11.5mg/dl,可以非手术治疗。开头一年,每6个月随诊1次,以后每年随诊1次,每次随诊时询问病史,测血压,检验血钙、磷、AKP、血清肌酐,摄腹部X线平片,测骨密度。只要患者情况良好,检测数据无明显改变,可继续保守治疗,在平时,饮食上应减少钙盐的摄入。对绝经期后甲旁亢妇女,用雌激素或孕激素治疗,可以抑制PTH对骨的吸收作用,降低血钙,尿钙排出量也减少。

2.甲旁亢高血钙危象的治疗

(1)扩容、纠正脱水、恢复血容量:输注NS4000～6000ml/d,增加尿量,促进肾脏排钙,这是首要的治疗,可使血钙快速下降2～3mg/dl。

(2)利尿药。在水化的同时短期应用钠利尿药,排钠的同时尿钙排泄也增加。如呋塞米20～40mg,每2h1次,一天排钙可达1～2g,血钙下降2～4mg/dl。注意电解质平衡,尤其是钾和镁。心力衰竭者补液要慎重。

(3)中性磷溶液,口服,每6h1次,每次20～30ml,可使血钙下降。

(4)帕米膦酸钠(博宁):30～90mg/d。

(5)降钙素:密盖息5～10U/kg(6h),益钙宁40U,每日2次。

(6)透析:血液透析或腹膜透析,用无钙透析液,每天排钙可达11g。

(7)其他:激素(如氢化可的松200mg/d)。

(张谦平)

第三节　皮质醇增多症

皮质醇增多症(hypercortisonism)是指任何原因引起以皮质醇分泌增多为主的肾上腺皮质功能亢进症,亦称库欣综合征(Cushing's syndrone)。临床是以向心性肥胖、满月脸、多血质面容、皮肤紫纹、痤疮、高血压、低血钾、糖尿病、骨质疏松等表现为特征的一组综合征。因是美国外科医师Cushing Haivey(1869—1939年)首先提出(1932年),故称之为库欣(Cushing)综合征。

一、病因及分类

按照皮质醇分泌过多是否依赖于ACTH的作用可将库欣综合征分为两大类。

1.ACTH依赖性皮质醇增多症

(1)下丘脑垂体性皮质醇增多症:亦称为库欣病。此型为皮质醇增多症中最常见的一种,据不同资料报道,占60%～70%,最高达78.1%,主要是因垂体促肾上腺皮质激素(ACTH)分泌过多,从而引起肾上腺皮质增生,分泌过多皮质醇(F)。尸检和手术证实,其中约90%存在垂体腺瘤,除少数为大腺瘤外,绝大多数(80%～90%)为<10mm的微腺瘤。另有小部分为垂体嗜碱细胞增生,目前研究认为,与下丘脑促肾上腺皮质激素释放激素(CRH)分泌过多有关。

(2)异源性ACTH综合征:占皮质醇增多症的10%～15%。因垂体、肾上腺以外的肿瘤产生具有ACTH活性的物质(极少数为CRH活性的物质),促使肾上腺皮质增生所致。肺燕麦细胞癌是异源性ACTH综合征中最常见的病因,约占50%或以上,其次为胸腺瘤(15%),胰岛细胞瘤(15%),类癌(肺、肠、胰腺、卵巢等),甲状腺髓样癌,嗜铬细胞瘤,恶性黑色素结肠癌,肝癌和卵巢无性母细胞癌,甲状旁腺癌,肾母细胞癌及鼻咽癌等。这类肿瘤细胞多来自胚胎神经脊 APUD 系统分化的组织。

2.非 ACTH 依赖性皮质醇增多症

(1)肾上腺皮脂腺瘤:占皮质醇增多症的 10%～15%,多为单侧、孤立性腺瘤,极少双侧、多个腺瘤(图 6－4)。

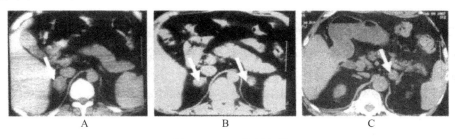

图 6－4　CT 腹部扫描
A. 右侧肾上腺腺瘤;B. 双侧肾上腺腺瘤;C. 左侧肾上腺腺瘤(箭头所示)

(2)肾上腺结节样增生:少见,多为双侧多结节(图 6－5A)。

(3)肾上腺皮脂腺癌:发病率报道不一,约占库欣综合征的 10%,常为单侧病变(图 6－5B)。

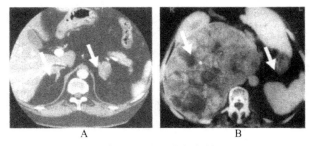

图 6－5　CT 腹部扫描
A. 双侧肾上腺大节结增生;B. 双侧肾上腺皮质癌(箭头所示)

(4)医源性皮质醇增多症:见于长期应用糖皮质激素治疗的患者,肾上腺多萎缩呈条索状。

二、病理学

1.肾上腺皮质病理学

(1)皮质增生:多为双侧性,极少数为单侧,对侧可缩小。肾上腺重量可较正常(8～12g)增大 2～3 倍,尤以异源性 ACTH 综合征为甚,可达 24～50g。表现为弥漫性增生和结节性增生两种形式,前者多见,增生的肾上腺厚实、饱满、表面光滑、切面可见黄色斑点,镜下皮质束状带细胞肥大,胞核小、圆形、染色中等,胞质内充满伊红颗粒,脂质很少,与网状带细胞不易区别。少部分患者为束状带和网状带细胞同时增生。双侧结节性增生约占皮质增生的 20%,肉眼可见肾上腺皮质内有许多黄色结节,镜下结节内为分类正常的束状带细胞,内含脂质多,清亮透明;结节外为增生的束状带细胞,胞核致密。球状带常不受影响。

(2)皮质腺瘤:均有完整包膜,直径 1～6cm,多为 3～4cm,呈圆形、椭圆或异形,重量 10～70g,切面呈淡黄色或粉红色,质地致密。镜下多数细胞质内有伊红色颗粒,部分细胞呈空泡状。肿瘤周围及肿瘤对侧的肾上腺皮质萎缩变薄,包膜增厚。

(3)皮脂腺癌:多>100g,重量可达数千克,多数肿瘤有包膜,少数包膜不完整,肿瘤切面为粉红色或软鱼肉状组织,血管丰富,常有坏死、出血、囊性变或部分钙化。镜下癌细胞可类似良性肿瘤或呈多形性,排列成片状或巢状,胞核深染,胞质成伊红色颗粒或空泡状。瘤细胞可浸润包膜、血管或周围脏器,也可转移至肝、淋巴结、肺等处。

2.垂体病理

(1)垂体腺瘤:80%～90%的腺瘤为微腺瘤,直径<10mm,以单个腺瘤为多数,蝶鞍常不扩大;只有约10%的腺瘤直径>10mm,可使蝶鞍扩大,甚至扩展到鞍外。腺瘤位于垂体前叶,没有包膜,腺瘤周围是被压迫的正常垂体前叶细胞。常规组织学染色可见微腺瘤多由嗜碱细胞组成,大腺瘤则多为嫌色细胞瘤,亦有嫌色细胞和嗜碱细胞组成的混合性腺瘤。电镜下可见细胞内有直径为200～700nm的分泌颗粒,免疫细胞化学检查显示细胞的分泌颗粒内富含ACTH等肽类物质。

(2)ACTH细胞增生:极少数库欣病患者表现为垂体嗜碱细胞增生,增生的细胞内富含ACTH及其他有关多肽的分泌颗粒。

(3)Crooke变性:无论是何种原因引起的皮质醇增多症患者,垂体分泌ACTH的细胞瘤(群)中细胞和周围的透明变性处会由平均直径为7mm的微丝状物质组成。电镜检查显示这些腺瘤中均可见到继发于过多皮质醇分泌所引起的细胞透明变性(Crooke变性),即细胞核周围的透明变性。

三、病理生理和临床表现

1.脂肪代谢紊乱 皮质醇分泌过多对脂肪代谢的影响是促进脂肪动员(三酰甘油分解为甘油及脂肪酸)和抑制脂肪合成(阻碍葡萄糖进入脂肪细胞);但皮质醇的升糖作用则刺激胰岛素(INS)分泌增多,从而促进脂肪的合成。故在库欣综合征者,脂肪的分解和合成都被促进,其中合成代谢相对旺盛,至体脂总量增加。由于体内各部分脂肪组织对皮质醇的敏感性不同,引起脂肪的重新分布,主要表现为四肢脂肪移向躯干部,形成特征性的向心性肥胖。患者面、颈、躯干部皮下及腹腔内网膜组织脂肪过多沉淀,出现满月脸、水牛背、锁骨上窝脂肪垫和悬垂腹等典型症状。

2.糖代谢紊乱 过量皮质醇促进肝糖原异生,拮抗INS对糖代谢的作用,减少葡萄糖被肌肉及脂肪组织的利用,引起不同程度的血糖升高。60%～90%的患者为IGT,10%～30%的患者出现类固醇性糖尿病,该类糖尿病患者很少出现酮症或酮症酸中毒。

3.蛋白质代谢紊乱 大量皮质醇不仅抑制肝外组织摄取氨基酸合成蛋白质,也促进这些组织的蛋白质分解引起负氮平衡,从而影响皮肤、肌肉、骨骼等组织的生长和修复。表现为:

(1)皮肤菲薄,易损伤发生瘀斑,腹部、臀部、腹股沟、腘窝、腋下甚至四肢皮肤宽大紫纹,毛细血管扩张,多血质面容。

(2)全身肌肉萎缩,尤以四肢为著,肌无力。

(3)久病常影响骨骼,骨基质的蛋白质分解,引起骨质疏松,皮质醇对维生素D的拮抗作用可引起骨钙的丢失;临床表现为腰痛、胸肋骨痛,可发生脊柱压缩性骨折及楔状畸形,身高缩短,胸骨隆起,肋骨等多处病理性骨折。

(4)儿童患者骨骺生长发育障碍。

4.电解质代谢紊乱　除皮质醇分泌过多外,11-去氧皮质酮和皮质酮分泌也增加,可引起体内水、钠潴留,钾氯排出增多,严重者发生低钾低氯性碱中毒。以肾上腺严重增生,癌肿或异位 ACTH 综合征患者为常见,可伴有夜尿增多。

5.高血压　由于过多皮质醇和盐皮质激素引起的水、钠潴留及皮质醇加强了去钾肾上腺素和血管紧张素的升压作用,90%的患者中有中等程度以上的高血压,一般高于 150/100mmHg(20/14kPa),多数为持续性,常有动脉硬化。患者主诉头痛、头晕、胸闷等,长期高血压可并发左心室肥大、心律失常,心力衰竭、脑血管意外和肾衰竭。

6.性腺功能障碍　皮质醇增多将影响下丘脑及垂体功能(抑制 LH 分泌),生殖年龄的女性患者多有月经减少或闭经、不孕,只有少数(<25%)病情轻者月经可正常且能生育。男性患者多有性欲减退或阳痿,睾丸小而软。肾上腺增生累及网状带分泌较多脱氢表雄酮、雄烯二酮等活性较低的雄激素,在男性不足以补偿睾酮的减少,但可引起毳毛增多、痤疮、皮脂腺分泌旺盛;女性亦可出现痤疮、多毛,如出现乳房萎缩,眉毛、阴毛增多,阴蒂肥大,应警惕肾上腺皮质腺癌。

7.皮肤色素沉着　ACTH 依赖性皮质醇增多症患者可有不同程度的皮肤色素沉着,常为均一性,以齿龈、舌系带、指掌纹、甲床及乳晕等非暴露部位色素沉着为特征性改变,尤以异位 ACTH 分泌及行双侧肾上腺切除术治疗后的患者为主。主因 ACTH 及 β 促素(β-MSH)分泌过多所致。亦有少数同类患者无色素沉着,所谓的"白库欣"。可能与皮肤色素细胞自身功能(对 ACTH 和 β-MSH 的敏感性)的个体差异有关。

8.其他

(1)过多皮质醇对骨髓的刺激作用,导致细胞增多,中性粒细胞及血小板也增多,嗜酸粒细胞和淋巴细胞则常减少。

(2)皮质醇对大脑皮质的兴奋作用致使本病者常有不同程度的精神、神经异常,轻者可有失眠、欣快感、情绪不稳定、易躁易怒;重者可引起精神分裂症或忧郁症。

(3)长期高皮质醇血症抑制机体的免疫功能,降低对感染的抵抗能力,患者常易患皮肤、呼吸道、泌尿系统等处感染,且不易控制,迁延不愈,尤以皮肤(指甲)真菌感染最常见。

(4)腺瘤和腺癌所致者常可有肿瘤局部压迫的症状,如垂体大腺瘤可伴有蝶鞍扩大,压迫视神经则出现视野缺损,亦可影响其他脑神经。

(5)肾上腺皮脂腺癌癌肿多很大,常因发现腹部包块就诊,异位 ACTH 综合征的原发病灶及转移灶可有其相应的临床改变。

四、实验室检查

1.常规检查

(1)血常规:部分患者红细胞计数及血红蛋白在正常高限或略高于正常,血细胞比容多正常。白细胞总数常轻度增高,中性粒细胞比例增加,嗜酸粒细胞则显著减少。

(2)电解质:皮质醇分泌过多者可有低血钾、低血氯性碱中毒,血钠含量多正常。血钙正常,血磷在正常低限或稍降低,约 40%的患者尿钙增多。

(3)血糖:约 70%的患者有不同程度的葡萄糖耐量异常,仅 10%～15%的患者有空腹高血糖。糖耐量异常者可伴有高胰岛素血症。

2.激素水平测定

(1)血皮质醇(F)及尿游离皮质醇(UFC)测定:正常人血 ACTH 及 F 水平以上午 8～9 时最高,午夜 0～1 时最低(正常值参照本地检验常规),具有明显的昼夜节律。库欣综合征患者,8 时及 0 时 F 水平均可升高,尤以 0 时水平升高最为显著,可与 8 时水平持平,甚至高于 8 时水平,失去昼夜节律,有诊断特异性(表 6－5)。UFC 水平的升高程度不一,以肾上腺瘤、异位 ACTH 综合征患者升高更明显。尿 17－羟皮质类固醇(17－OH)、17－生酮皮质类固醇(17－KGS)作为皮质醇的代谢产物排出量也相应升高。

表 6－5 121 例库欣综合征 ACTH 和皮质醇测定水平分布

临床分型	检测分类	血清 ACTH		血清皮质醇		尿游离皮质醇
		8AM	0AM	8AM	0AM	
库欣病	检测例数	86	74	86	74	82
	正常(%)	34.9	5.4	30.2	1.4	1.2
	升高(%)	65.1	94.6	69.8	98.6	98.8
肾上腺皮脂腺瘤或皮质大节结增生	检测例数	35	28	35	27	35
	正常(%)	62.9	100	11.4	0	0
	降低(%)	37.1	0	0	0	0
	升高(%)	0	0	88.6	100	100

(2)血浆 ACTH 测定:ACTH 依赖性库欣综合征患者血浆 ACTH 水平轻度升高,或在正常高限,失去昼夜节律,其中 0 时的 ACTH 水平变化更有特异性(表 6－5),ACTH 依赖型库欣病约 95% 均高于正常,而肾上腺来源的腺瘤或结节样增生则均在正常范围。N－POMC 作为 ACTH 的前体物,其血中含量变化与 ACTH 平衡相关,肾上腺腺瘤和癌因肾上腺皮质激素的自主高分泌,抑制垂体 ACTH 及下丘脑 CRH 的分泌,血中 ACTH 和 N－POMC 水平降至正常低限或低于正常水平。

(3)其他垂体激素:少数垂体大腺瘤患者因肿瘤压迫垂体柄,减少泌乳素抑制因子(PIF)对泌乳素(PRL)的抑制作用,使血中 PRL 轻中度升高;血黄体生成素(LH)、卵泡刺激素(FSH)有不同程度下降,促甲状腺激素(TSH)及生长激素(GH)多正常。

3.特殊试验

(1)午夜一次法地塞米松抑制试验:主要作为库欣综合征的筛选试验,方法为午夜 12 时口服地塞米松 0.75～2mg(可参考体重,多采用 1～1.5mg),于服药后晨 8 时抽血测定皮质醇,正常人服药后血皮质醇应抑制到低于正常值以下水平,如达不到此水平,提示有皮质醇自主分泌。此试验有一定假阳性。

(2)小剂量地塞米松抑制试验:为是否库欣综合征的定性试验。方法:口服地塞米松 0.5mg,每 6h 1 次×2d,分别于服药前一天及服药 2d 后(第 3 天晨)8AM 抽血测定皮质醇,并留取服药前一天及服药第 2 天的全天尿液测定 UFC。正常人服药后血 F(8AM)和 UFC 应降至正常低值以下水平,如不能则提示皮质醇有自主性高分泌。美国库欣综合征临床指南中将小剂量地塞米松抑制后血 F 值定为低于 50nmol/L(1.8μg/dl),诊断敏感性可达 98%～100%,假阳性率较低。我院邹效漫等总结 285 例库欣综合征的小剂量地塞米松抑制试验结果,抑制后血 F 的 ROC 曲线的最佳切点是 146.5nmol/L,假阳性率低 1.1%,假阴性率 3%。如按美国指标抑制后血 F 50nmol/L 的标准,假阴性率 0.4%,假阳性率 11%。

(3)大剂量地塞米松抑制试验:用于库欣综合征的定位、定性试验。方法:口服地塞米松

2mg 每 6h 1 次×2d,分别于服药前一天及服药 2d 后(第 3 天晨)8AM 抽血测定血 F,并留取服药前一天及服药第 2 天的全天尿测定 UFC。绝大多数库欣综合征服药后血 F 或 UFC 可降至服药前水平的 50% 以下(抑制前水平－抑制后水平/抑制前水平＝抑制率,<50%),而原发肾上腺的皮质腺瘤或癌则往往在 50% 以上。

(4)氨基导眠能和甲吡酮试验:主要用于鉴别库欣综合征的病因,氨基导眠能和甲吡酮均能在不同环节抑制胆固醇向皮质醇的转变,从而减少皮质醇合成,使皮质醇对 ACTH 的反馈抑制减弱,ACTH 分泌增多,又促进 F 的合成。故正常人服用氨基导眠能或甲吡酮后不仅 ACTH 升高,血 F 及 UFC 均升高。方法:氨基导眠能试验,口服氨基导眠能 0.25mg,每 6h 1 次×2d,分别于服药前及 2d 后 8AM 测定血 ACTH 和 F,并留取服药前后和服药后第 2 天 24h 尿测定 UFC,正常人服氨基导眠能后血 ACTH 升高可达对照值的 3～4 倍,血 F 和 UFC 也有不同程度的增加。垂体 ACTH 腺瘤患者服药后血 F、UFC 轻度下降,血 ACTH 轻度升高,远低于正常人升高幅度。肾上腺腺瘤和癌及异位 ACTH 分泌肿瘤服药后反应更低于垂体腺瘤患者。甲吡酮试验:口服甲吡酮(我国目前无此药)0.75mg,每 6h 1 次×2d,留尿及抽血时间和检测项目同氨基导眠能试验,结果评价亦相似。

五、定位检查

随着计算机在医疗仪器方面的广泛应用,库欣综合征定位检查的手段也有很大改观,以往的气脑造影,腹膜后充气造影均已淘汰,代之以超声、CT、MRI 等无创而先进的诊查方法,一次检查定位率明显提高,必要时还可使用传统的静脉分段取血测定激素水平。在检查方法及检查部位的选择上应注意以下问题。

1. 应结合临床表现及生化结果选择检查部位及方法(表 6－6)。

表 6－6　库欣综合征临床表现与定位检查选择

临床表现	生化	大剂量*	可能诊断	选择方式	选择部位
病程较长,库欣综合征显著,皮肤色素沉着,高血压,低血钾	ACTH 正常或略高 UFC,F↑	可抑制>50%	垂体 ACTH 腺瘤或增生	CT、MRI(选择一种)鞍区冠状、矢状位超薄或动态扫描	垂体(鞍区)
病程较长,库欣综合征显著,无皮肤色素沉着,高血压	ACTH↓↓低血钾,UFC↑、F↑	不被抑制<50%	肾上腺皮质腺瘤	超声、CT、MRI(选择一种)、DSA 水平位,必要时超薄扫描	双肾上腺区
病程短,库欣综合征中度,无皮肤色素沉着	ACTH↓↓低血钾,UFC,F↑	不被抑制<50%	肾上腺腺癌	超声、CT、MRI(选择一种)CT 首选	双肾上腺区
病程短,库欣综合征轻,皮肤色素沉着,高血压明显,异位肿瘤征象	ACTH↑↑低血钾,UFC、F↑	不被抑制<50%	异位 ACTH 分泌的肿瘤	超声、CT、MRI(选择一种)DSA,岩上窦静脉分段取血测定 ACTH	双肾上腺区、垂体(鞍区)、肺、纵隔、腹部等

* 大剂量地塞米松抑制试验

2. 由于垂体 ACTH 腺瘤多<10mm,故需选择有冠状位或矢状位重建功能的 CT 扫描机型,扫描范围局限在鞍区,必要时做动态扫描。全脑水平位 CT 扫描对垂体 ACTH 腺瘤无诊断价值。当前,增强垂体 MRI 检查是垂体病变首选的影像学检查方法,如需行垂体微腺瘤 γ 刀(χ 刀、质子刀)治疗者需行 CT 扫描定位。

3. 如肾上腺发现单个或多个结节、肿瘤征象,但其余部分肾上腺不萎缩,且为增生饱满状,应高度怀疑病变主要为垂体 ACTH 分泌过多。少数大结节样肾上腺皮质增生,亦需除外依赖于 ACTH 分泌的因素。

六、诊断

1. 典型临床表现,结合病史、实验室检查,影像检查结果,确诊并不困难。常规的检查步骤,见图 6—6。

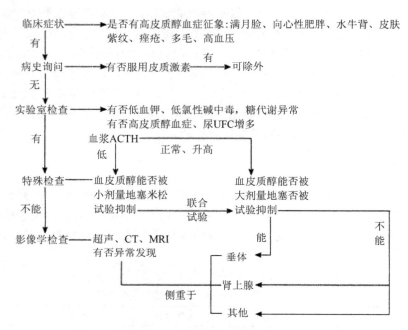

图 6—6　库欣综合征常规的检查步骤

2. 除常见皮质醇增多症临床检查外,诊断时尚需注意以下几点。

(1)库欣病:因垂体 ACTH 腺瘤多较小,在未能检测血浆 ACTH 或 N—POMC 的医院,定位诊断常较困难,如存在皮肤色素沉着、影像学显示双侧肾上腺饱满,仍支持病灶位于垂体,治疗以去除垂体病灶为妥,勿急于行肾上腺切除术,以免 Nelson 综合征或病变反复。

(2)周期性库欣综合征:已有病例报道,库欣病呈周期发作。临床症状为间断发生的向心性肥胖、紫纹、痤疮等库欣征象,可自行缓解,间隔一段时间后再发。症状出现时多无高血压、低钾血症,血 ACTH 多正常,F 和 UFC 高于正常,不能被小剂量地塞米松试验所抑制。症状缓解期则均恢复正常人水平,影像学检查无异常。我院曾遇到 1 例类似病例,未行治疗,仅临床随诊。

(3)库欣综合征合并类固醇结合球蛋白(CBG)缺乏:F 在血中的运输常有 CBG 伴行,故平时检测血中 F 的总值中约 75% 是与 CBG 结合形成,15% 与白蛋白结合,仅 10% 为游离有活性的 F,UFC 则反映游离 F 的水平。血中 CBG 的含量对 F 的测定值影响较大。日本已报道 2 例 CBG 缺乏合并库欣综合征的病例,特点为临床明显"库欣"征象,血 F 不高(因血中 CBG 浓度低于正常人 1/2 以下),尿 UFC 高,易误诊,如遇类似病例,需注意鉴别。

(4)亚临床库欣综合征(subclinical Cushing's syndrome):随着影像学研究的进展,肾上腺偶发瘤的检出率增高,对肾上腺偶发瘤的研究发现,约有 10% 的腺瘤存在糖皮质激素的异常分泌,这些人多伴有高血压、糖耐量异常和腹型肥胖,但无库欣综合征的临床表现。血浆 ACTH、F 节律及 UFC 可正常,亦可轻度升高,主要是 2mg 地塞米松抑制试验 F(8AM)不能被抑制到正常值以下。如能发现肾上腺占位,则需行手术切除。

(5)葡萄糖依赖性胰岛素样多肽(glucose—dependent insulinotropic polypeptide,GIP)依赖性库欣综合征:临床多无典型的库欣综合征体征,可有多毛,常因影像学检查发现肾上腺单侧或双侧巨结节性增生而就诊。实验室检查的特点:雄激素水平增高;空腹血浆皮质醇正常或降低,ACTH 明显降低或测不到,CRH 可兴奋 ACTH 升高;尿 UFC 排出增加;进餐或 OGTT 糖负荷后血浆皮质醇升高,不能被大剂量地塞米松抑制,但能被奥曲肽抑制。病理检查显示肾上腺网状带多发腺瘤样结节。符合上述条件可确诊,治疗主要是异常肾上腺的手术切除,预后较好。

七、治疗

1. 垂体 ACTH 瘤的治疗

(1)垂体放射治疗:适用于垂体手术治疗未能治愈者或有手术禁忌证者,随着放疗仪器的研究发展,照射剂量率高,均匀性好,时间短且稳定,照射野集中,半影小,治疗反映轻的新型仪器逐渐应运而生,目前我国大省市医院已较多地采用了加速器代替了^{60}Co 照射,还由计算机控制的立体定向放射治疗(χ 刀、γ 刀、质子刀),为提高放射治疗的疗效减少不良反应提供了有利条件。一个疗程的照射量为 45～50Gy,放疗起效时间 6 个月至 1 年,在起效前可辅以药物治疗。

(2)药物治疗:目前用于抑制垂体 ACTH 分泌的药物有两种。①赛庚啶(cyproheptadine)为 5—羟色胺拮抗药,剂量为 24mg/d 口服;②溴隐亭(bromocriptine),为多巴胺能增效剂,剂量 10～15mg/d 口服。据目前临床观察,两种药单用的疗效均不稳定,需合用抑制肾上腺皮质功能的药物。多用于放疗后初期或术前准备。

2. 肾上腺瘤或腺癌的治疗

(1)放射治疗:仅用于肾上腺腺癌,可采取术中或术后癌床局部照射,不能耐受或失去手术机会的腺癌患者需联合药物治疗。

(2)药物治疗:适用于手术前准备及腺癌患者。作用于肾上腺水平的药物:①氨基导眠能(amiogluthimide),主要抑制胆固醇转变为孕烯醇酮,治疗剂量为 0.75～1.5g/d,口服,其抑制皮质醇分泌的作用出现快,一般在 1～2 周可出现肾上腺皮质功能低下,故服药 1 周内即应加用地塞米松 0.75mg/d,一方面补充皮质醇分泌不足,另则抑制 ACTH 分泌;部分患者服药后可出现雄激素分泌增多的临床表现,与该药对 11—羟化酶有一定抑制作用有关。因服药并非为长期治疗,故多不做特殊处置,停药后症状自然缓解。②甲吡酮(mytyrapone),主要抑制 11—β 羟化酶的活性,治疗剂量为 0.75～1g/d,口服,服药治疗注意事项同氨基导眠能。③密妥坦(OP—DDD),作用于皮质醇合成的多个环节,且对肾上腺皮质束状带、网状代肿瘤细胞有杀伤作用,毒性较大,用于皮质腺瘤,可致瘤细胞坏死,初始剂量为 2～6g/d,口服,疗效不显著者可在 1 个月后增至 8～10g/d,亦需伍用地塞米松。④曲洛司坦(trilostane,WIN24540),为 3β 羟—类固醇脱氢酶的竞争性抑制药,可抑制皮质醇、醛固酮和雄烯二酮的生物合成,治疗剂量为 150～200mg/d,口服。

3.异源性 ACTH 综合征的治疗

(1)异源性 ACTH 分泌灶的治疗。依据定位检查结果及肿瘤性质选择手术或放疗、化疗的方法。

(2)如难以查明病灶或未能清除病灶则采用抑制皮质醇合成的药物治疗。

（张谦平）

第四节　原发性醛固酮增多症

原发性醛固酮增多症(简称原醛)是指由于肾上腺皮质分泌过多的醛固酮,而引起潴钠排钾,血容量增多而抑制了肾素活性的一种病症,临床表现为高血压和低血钾综合征。与正常及高血浆肾素活性的高血压患者相比,原醛症曾被认为是伴有较低的血管并发症发生率的一种相对良性的高血压,但近年来先后有报道,在原醛症患者中,心血管并发症的发生率可高达 14％～35％;蛋白尿的发生在原醛症患者中也多于原发性高血压患者,国内文献报道,分别有 22.3％～40.1％和 2.7％～9.2％的醛固酮瘤患者发生蛋白尿和慢性肾功能不全。既往认为,原醛发生率占同期高血压患者的 1％～2％,但近年报道采用敏感的血浆醛固酮与肾素活性比值(aldosterone/renin activity ratio,ARR)筛查,原醛在高血压患者中的比例可高达 5％～13％。

一、醛固酮分泌的调节

肾素－血管紧张素系统是醛固酮分泌的主要调节因素,当有效血容量减少,血压下降。钠离子浓度减低等刺激时,肾小球旁细胞释放肾素增加,进而刺激血管紧张素Ⅱ增加,血管紧张素Ⅱ可刺激醛固酮的合成和分泌。钾离子是调节醛固酮分泌的另一重要因素,高钾刺激醛固酮分泌,低钾则抑制醛固酮分泌。ACTH 亦能调节醛固酮的合成和释放,但对长期维持醛固酮的释放并非主要因素。

二、病因及病理亚型

原醛最常见的两种类型包括肾上腺皮质分泌醛固酮的腺瘤(醛固酮瘤,aldosterone producing adenoma,APA)及双侧(极少数可为单侧)肾上腺皮质增生(特发性醛固酮增多症,IHA)。其他少见的类型包括糖皮质激素可抑制型醛固酮增多症(glucocorticoid－remediable aldosteronism,GRA)、原发性肾上腺皮质增生(PAH)、产生醛固酮的肾上腺癌或异位肿瘤等。既往临床上醛固酮瘤为原醛的主要亚型,但近年来随着采用敏感的 ARR 比值筛查,多数早期及较轻的原醛得以获得诊断,这些患者多数是 IHA。各种亚型在原醛中所占的比例,见表 6－7。

表6－7　原发性醛固酮增多症的亚型

肾上腺醛固酮瘤(APA)	35％
特发性醛固酮增多症(IHA)	60％
原发性(单侧)肾上腺皮质增生(PAH)	2％
糖皮质激素可抑制性醛固酮增多症(GRA)	<1％
产生醛固酮的肾上腺癌	<1％
产生醛固酮的异位肿瘤或癌	0.1％

1.肾上腺醛固酮瘤(APA)　又称 Conn 综合征,女性多见,占原醛的 35% 左右。以单一腺瘤最为常见,双侧或多发性腺瘤仅占 10%,个别患者可为一侧腺瘤,另一侧增生。醛固酮瘤体积一般较小,直径多<2.0cm,边界清楚,切面呈金黄色。

醛固酮瘤患者生化异常及临床症状较其他类型明显,其血醛固酮浓度与 ACTH 的昼夜节律相平行。

2.特发性醛固酮增多症(IHA)　特醛症在成年人原醛中比例约占原醛总数的 60% 左右,居第 1 位,病理特征为双侧肾上腺球状带增生(弥漫性或局灶性)。有学者认为,特醛症的发生可能是由于一种异常的醛固酮刺激因子所致或由于肾上腺对血管紧张Ⅱ的敏感性作用增强所致,其升高的醛固酮水平可被 ACEI 及血清素拮抗药抑制。

3.原发性肾上腺增生　原发性肾上腺增生是原醛症中的一种特殊类型,其病理改变类似特醛症患者,可为双侧或单侧肾上腺结节样增生,但其临床及生化表现与醛固酮瘤相似,高血压及生化异常较特醛症更重,一般对螺内酯治疗有良好反应,单侧病变者需要手术治疗。

4.糖皮质激素可抑制性醛固酮增多症(GRA)　多见于儿童,明显家族发病倾向,属常染色体显性遗传,正常情况下,球状带有醛固酮合成酶,束状带分泌 11β-羟化酶;醛固酮合成酶和 11β-羟化酶基因同在第 8 号染色体。DNA 编码区有 95% 相同。GRA 患者上述同源染色体之间遗传物质发生不对等交换。醛固酮合成酶基因与 11β-羟化酶基因 5′端调控序列(均在 8 号染色体)的编码序列融合形成嵌合体。其基因产物具有醛固酮合成酶活性,在束状带表达且受 ACTH 控制。该类患者血醛固酮水平轻度升高,血钾常正常,血醛固酮分泌受 ACTH 调节,可被小剂量地塞米松抑制,因此 GRA 可采用小剂量糖皮质激素治疗。

5.肾上腺皮质癌　多见于中年人,无显著性别差异,常因腹部占位或转移性病变就诊而被发现。除醛固酮外,常同时分泌糖皮质激素及性激素,血、尿醛固酮升高明显,低血钾明显,肿瘤常>5cm。病理学检查有时也难以明确诊断,如患者有肿瘤局部侵犯和远处转移表现可确诊。

6.产生醛固酮的异位肿瘤或癌　非常少见。

三、临床表现

1.高血压　高血压是原醛患者主要和早期的表现。随着病程进展,血压可逐渐增高,呈中度及重度高血压,且对一般降压药物治疗抵抗。据上海瑞金医院一组 201 例原醛患者统计,普食条件下平均血压在 164±18/104±11mmHg。美国 Mayo 临床中心对 1957—1986 年期间诊断的 262 例原醛患者统计,血压最高为 260/155mmHg;平均值(±SD)为 184/112±28/16mmHg,醛固酮瘤患者血压较特醛症者更高。

高血压的发病原理与醛固酮分泌增多引起水钠潴留和血管壁对去甲肾上腺素反应性增高有关。但长期的高醛固酮作用有"盐皮质激素逃逸"现象,因此原醛患者血钠并不会明显升高,多在正常或正常高限水平,多无水肿发生。在高血压病程较长的晚期病例,由于有肾小动脉及外周动脉硬化等因素加入,致使醛固酮肿瘤摘除后血压仍不易完全恢复正常。高血压病史久者常引起心脏扩大甚至心力衰竭。

2.低血钾　部分病例由于大量醛固酮的作用导致尿中钾排出增加,造成血钾降低。早期患者血钾可正常或在正常低限,仅在使用利尿药、呕吐、腹泻等情况时出现低血钾。随着疾病进展可表现出持续低血钾,常在 3.0mmol/L 以下。并出现低血钾相关症状。

（1）神经肌肉功能障碍：可表现为肌肉软弱无力或典型的周期性麻痹，常见于下肢，可累及四肢，重者可有呼吸困难。有周期性麻痹者在西方白种人中非常少见，但在亚裔中并不少见。阵发性手足搐搦及肌肉痉挛可见于约 1/3 的患者，伴有束臂加压征（Trousseau 征）及面神经叩击征（Chvostek 征）阳性。该症状与失钾、失氯使细胞外液及血循环中氢离子减低（碱中毒）后钙离子浓度降低、镁负平衡有关。严重低钾血症时，神经肌肉应激性降低，手足搐搦不明显，补钾后反而可加重。

（2）肾脏表现：慢性失钾可导致肾小管上皮细胞空泡变性，肾脏浓缩功能下降，表现为多尿、夜尿增加，在男性，有时易与前列腺炎导致的症状所混淆。

（3）心脏表现：伴有低血钾的原醛患者可有如下心脏改变。

①心电图为低血钾表现：QT 延长、T 波增宽、减低、倒置、U 波明显。

②心律失常：可见期前收缩（室性期前收缩多见）、室上性心动过速。

（4）糖代谢异常：低血钾可致胰岛 B 细胞释放胰岛素减少，引起糖耐量减低，这种异常可通过补钾得到纠正。

3. 碱血症　部分原醛患者由于醛固酮的保钠排钾作用，在肾小管内钠－氢离子交换加强，氢离子丢失增多，导致代谢性碱中毒，血 pH、剩余碱和 CO_2 为正常高限或高于正常，尿液 pH 为中性或偏碱性。

四、诊断

原醛诊断步骤分 3 步：①在有原醛高危因素的高血压患者中筛查可能的原醛患者；②进行原醛的确诊试验；③进行原醛的亚型分型及定位诊断。

1. 病例筛查试验　原醛的诊断应具备高血压、血和尿醛固酮增高且不被抑制，血浆肾素活性降低且不被兴奋等条件。既往将低血钾作为原醛症的诊断条件之一，但近年研究发现仅有 9%～37% 的原醛患者有低血钾，因此，低血钾可能只存在于较严重的病例中；只有 50% 的腺瘤和 17% 的增生患者血钾 < 3.5mmol/L，因此，低血钾作为诊断原醛症的敏感性、特异性和诊断阳性率均很低。

目前由欧洲内分泌学会及高血压学会、国际内分泌学会及高血压学会共同制定的"原发性醛固酮增多症患者诊断治疗指南"推荐应用 ARR 筛查高血压患者中可疑的原醛症患者，包括：①对药物抵抗性高血压；②高血压伴有持续性或利尿药引起的低血钾；③高血压伴肾上腺意外瘤；④早发高血压或 40 岁前发生脑血管意外家族史的高血压患者；⑤原醛症患者一级亲属的所有高血压患者。但目前 ARR 上升至何水平（切点）可以诊断为原醛尚有争议，况且临床检验相关激素受影响因素较多，其仅可作为一项筛查指标。目前各家报道关于 ARR 的切点多在 20～50。比值大于该数值应怀疑原醛症，应行进一步检查。

由于许多药物和激素可影响肾素－血管紧张素系统的调节，进行检查时尽可能停用所有药物，特别是螺内酯、血管转化酶抑制药（ACEI）、血管紧张素受体拮抗药（ARB）类降压药及雌激素，应停用 4～6 周或以上，利尿药、β 受体阻滞药、钙拮抗药等停用 2 周。药物对醛固酮及 ARR 的影响见表 6－8。如血压过高，为确保患者安全，可选用 α 受体阻滞药如盐酸哌唑嗪、多沙唑嗪、特拉唑嗪或非二氢吡啶类钙离子拮抗药如维拉帕米缓释药等。

表 6-8　药物对醛固酮及 ARR 的可能影响

药物	对醛固酮的影响	对肾素的影响	对 ARR 的影响
β受体阻滞药	↓↑→	↓↓	(假阳性)↑
排钾利尿药	→↑	↑↑	(假阴性)↓
保钾利尿药	↑	↑↑	(假阴性)↓
ACEIs	↓	↑↑	(假阴性)↓
ARBs	↓	↑↑	(假阴性)↓
钙离子阻滞药(DHPs)	→↓	↑	(假阴性)↓
肾素抑制药	↓	↑	(假阴性)↓
NSAIDs	↓	↓↓	(假阳性)↑

2.证实原醛的存在　影响血浆醛固酮的因素很多,基础醛固酮水平测定的意义有限。当醛固酮水平升高时,ARR 比值升高仅仅是筛查出高度怀疑原醛的患者,确诊尚需要行醛固酮抑制试验以证实醛固酮不适当分泌增多。目前常用的确诊试验包括盐水负荷试验、高钠负荷试验、氟氢可的松抑制试验和卡托普利抑制试验。

(1)盐水负荷试验:盐水负荷试验是确诊原醛症的常用检查方法之一(图 6-7)。生理情况下细胞外液容量扩张或肾小管腔内钠离子浓度升高时,肾素分泌受抑制,醛固酮分泌减少,肾脏排钠增多,从而使高钠及高容量状况得以纠正,体内代谢维持平衡;原醛症患者醛固酮分泌呈自主性,不受高钠摄入的抑制。该试验广泛应用于临床原醛的诊断,试验方法为患者取卧位,给予静脉滴注生理盐水 2000ml,4h 内输完,输注前后测定血浆醛固酮。结果显示正常人血浆醛固酮水平下降至 138pmol/L(5ng/dl)以下,原醛症者不被抑制。试验的敏感性和特异性均为 88% 左右。该试验可加重生化异常,严重低血钾,高血压及充血性心力衰竭患者不宜进行。

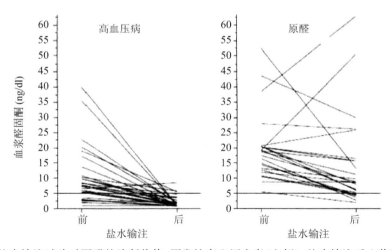

图 6-7　盐水输注试验对原醛的诊断价值,原发性高血压患者(左侧),盐水输注后血浆醛固酮水平绝大部分可被抑制至 5ng/dl(133pmol/L)以下,而原醛患者(右侧)多数不被抑制

(2)高钠试验:在高血压及低血钾得到控制后,每日摄入高钠饮食,钠 218mmol/d(≈NaCl 12.8g),连续 3d,在高钠饮食的第 3 天留取 24h 尿测定醛固酮、钠及肌酐,24h 尿钠>200mmol/L 说明钠摄入充足,24h 醛固酮>12mg/24h 应考虑自主性醛固酮分泌。该试验的

敏感性和特异性分别为 96% 和 93%。严重高血压患者进行该试验时应仔细评估其风险,该项试验进行过程中可增加尿钾排泄,导致低血钾加重,因此试验过程中应加强补钾,并密切监测血钾水平。

(3)氟氢可的松抑制试验:患者口服 0.1mg 氟氢可的松,每 6h 1 次,共 4d,同时应用 kCl 缓释片进行补充(每 6h 1 次,使血钾保持接近 4.0mmol/L),应用缓释 NaCl(30mmol,每日 3 次与餐同服),以及保持足够的食物盐摄取,以保证尿钠排泄率至少为 3mmol/kg 体重。第 4 天上午 10 时取血醛固酮和 PRA,患者应取坐位,血浆皮质醇应测上午 7 时和 10 时值。第 4 天晨 10 时立位血浆醛固酮>6ng/dl 同时 PRA<1ng/(ml·h),血浆皮质醇在 10 时的值小于 7 时的值(排除 ACTH 混杂的影响)则可确诊原醛。该试验目前在临床已较少使用。

(4)卡托普利试验:卡托普利为 ACE 抑制药,可降低肾素调节的醛固酮分泌。方法:清晨卧位抽血测醛固酮及 PRA,给予卡托普利(巯甲丙脯酸)50mg 口服,2h 后予坐位抽血测醛固酮和 PRA。正常人服卡托普利后血醛固酮水平降低,通常降低>30%,或<416pmol/L(15ng/dl),而 PRA 增加,原醛症患者无明显变化。该试验敏感性为 90%~100%,特异性为 50%~80%。

血钾<3mmol/L 时可抑制醛固酮水平(1/3 原醛症患者醛固酮正常),因此,应补充血钾至 3mmol/L 以上再行上述试验较为可靠。

3. 原醛病理亚型的确定　原醛亚型主要包括 APA 和 IHA 及其他少见类型,亚型鉴别的主要意义在于根据分型可确定不同的治疗方案。

(1)卧、立位试验:正常人血浆醛固酮受体位及 ACTH 昼夜节律调节。卧位醛固酮为 50~250pmol/L,至 12AM 醛固酮下降;与皮质醇水平波动一致。立位(4h)可刺激肾素-血管紧张素系统,使血管紧张素 II 增加,醛固酮上升。为增加刺激强度也可加用呋塞米,方法为肌内注射呋塞米 0.70mg/kg,总量<40mg,立位时间可缩短至 2h。试验前后测定血浆肾素活性、血管紧张素 II 及醛固酮。

结果:正常人立位或加呋塞米刺激后 PRA 和醛固酮水平明显升高。原醛患者卧位时 PRA 受抑制,醛固酮升高,立位时醛固酮瘤者醛固酮水平大多无明显升高甚至反而下降,而特醛症者醛固酮水平上升明显,并超过正常人。

(2)地塞米松抑制醛固酮试验:原醛症者如发病年龄小,有高血压、低血钾家族史,体位试验中立位醛固酮无升高或反常性下降,肾上腺 CT、MRI 阴性应考虑 GRA,可行该试验。目前有条件的单位对怀疑 GRA 的患者可做相关嵌合基因检测以证实。

方法:每日口服地塞米松 2mg,共 3~4 周,GRA 者血醛固酮在服药后可被抑制 80% 以上。特醛症和 APA 者服药后不受抑制或可呈一过性抑制(2 周后复又升高)。

(3)影像学检查:可协助鉴别肾上腺腺瘤与增生并确定腺瘤部位及影像特征。

超声检查:可显示直径>1.3cm 腺瘤,超声检查对于肾上腺较小病变不敏感,仅作为临床常规筛查。

肾上腺 CT 和磁共振显像(MRI):高分辨 CT 及 MRI 可显示直径>0.5cm 的腺瘤,IHA 扫描时可表现为正常或双侧肾上腺弥漫性增大或结节状增生。醛固酮瘤患者 CT 检查常表现为圆形低密度影,直径多<2cm,切除后大体病理检查呈金黄色。肾上腺皮质癌 CT 多表现为密度不均质占位,直径多>4cm。近年来,随着 ARR 筛查的应用,更多早期、较轻的原醛症患者被诊断,这些患者中 CT 检查区别 APA 和 IHA 并不准确,如在一个研究中发现,瘤体较小(<1cm)的 APA 患者 CT 检出率不到 25%,不典型 APA 单从影像学特点判断可能被诊断为结节状增生(IHA),此时需结合其他功能试验综合判断。

磁共振(MRI)对肾上腺病变的诊断作用相对较差,因为大部分腺瘤直径不超过 1cm,MRI 只用于对 CT 造影剂敏感患者。

放射性碘化胆固醇肾上腺扫描照相:可发现直径在 1.3cm 以上的腺瘤,可靠性更差,结果常常含糊不清,目前多不采用。

(4)双侧肾上腺静脉取血(AVS):近年国内外广泛采用双侧肾上腺静脉分段取血测定醛固酮,以判断体内高醛固酮的来源。操作前 30min 开始及在整个采血过程中需连续输入 ACTH(5U/h 或 50mg/h),以减少因应激诱发的 ACTH 释放。插管成功后分别从双侧肾上腺静脉及下腔静脉(IVC)取血,同时测定醛固酮及皮质醇,肾上腺静脉与 IVC 血标本皮质醇比值>10∶1 提示操作成功。如一侧肾上腺静脉醛固酮/皮质醇比值大于对侧 4 倍以上有意义,证明醛固酮为单侧肾上腺(醛固酮/皮质醇比值高的一侧)来源,考虑为醛固酮瘤或 PAH。若双侧均高,两侧相差<3 倍,考虑醛固酮为双侧肾上腺来源。该检查的敏感性 95%,特异性 100%。

肾上腺静脉取血为有创检查手段,应由有经验的医生进行,常见并发症为腹股沟血肿,肾上腺出血及肾上腺静脉损伤等。

五、鉴别诊断

1. 先天性肾上腺皮质增生(11β,17α-羟化酶缺乏等)　临床上由于酶缺陷,肾上腺皮质激素合成途径受阻,导致大量具有盐皮质激素效应的中间代谢产物增加,引起高血压、低血钾等。两种酶系缺陷均有双侧肾上腺增生。该类患者常有男性性早熟,女性假两性畸形或性不发育、ACTH 升高等特征性表现,易与原醛症鉴别。

2. Liddle 综合征　又称假性醛固酮增多症,为常染色体显性遗传性疾病。有家族聚集发病现象,人群中发病呈散发性。肾单位远端上皮细胞钠通道(ENa$^+$C)处于异常激活状态,钠重吸收过多、容量扩张,血压升高。远端小管 Na$^+$-K$^+$ 交换增加,K$^+$ 排出过多,H$^+$ 进入细胞内,造成低钾血症、代谢性碱中毒。低钾与低镁常同时存在。容量扩张抑制肾小球旁器合成和释放肾素。血浆肾素水平降低、低钾血症使醛固酮分泌减少。ENa$^+$C 对阿米洛利(amiloride)敏感。阿米洛利可以特异性阻断 ENa$^+$C,使 Na$^+$ 的重吸收减少,过高血容量和血压下降。低钾血症得以纠正。

3. 伴高血压、低血钾的继发性醛固酮增多症

(1)分泌肾素的肿瘤:①肾小球旁细胞瘤;②肾外肿瘤 Wilms 瘤、卵巢肿瘤等。

(2)继发性肾素增高所致继发性醛固酮增多:①恶性高血压;②肾动脉狭窄;③一侧肾萎缩、结缔组织病等。

继发性醛固酮增多症者血浆肾素均升高,易与原醛鉴别。

六、治疗

1. IHA　可选用螺内酯治疗,螺内酯为醛固酮拮抗药,可与肾小管细胞质及核内受体结合。用法:120~240mg/d,服药后血钾多于 1~2 周、血压 4~8 周恢复正常。螺内酯在降低原醛患者血压的同时,还能改善由于高醛固酮血症对心肌和血管的毒性,降低心力衰竭和心肌

梗死发生率,此作用是独立于降压作用之外;螺内酯治疗有一定的不良反应,主要是由于对孕酮和雄激素受体的部分拮抗作用,临床上可表现为男性乳房发育、阳痿、性欲减退,女性月经紊乱;部分患者难以长期坚持使用。近年来国外应用高选择性的醛固酮受体拮抗药依普利酮(eplerenone)治疗,剂量为 25～50mg,每日 2 次,避免了上述不良反应。其他药物可选用阿米洛利或氨苯蝶啶、钙离子阻滞药、ACEI 及 ARB 等,可用于原醛症患者血压的控制,但无明显拮抗高醛固酮的作用。

2.GRA　生理剂量的糖皮质激素可使 GRA 患者血压、血钾恢复正常。对于儿童患者,治疗过程中要考虑到糖皮质激素对其生长发育的影响,应选择短效制剂,采用最低有效剂量[如氢化可的松 10～12mg/(m^2·d)]。也可使用盐皮质激素受体拮抗药治疗 GRA,疗效与糖皮质激素相当,并可避免糖皮质激素导致下丘脑—垂体—肾上腺轴的抑制和医源性不良反应。

3.肾上腺醛固酮癌　发现时多已有转移,失去手术时机,可行化疗,用米托坦、氨基导眠能、顺铂等治疗。

(张谦平)

第五节　嗜铬细胞瘤

嗜铬细胞瘤是来源于肾上腺髓质和肾上腺外嗜铬组织的肿瘤,是内分泌性高血压的重要原因。嗜铬细胞瘤在高血压人群中的患病率约为 1.9%。由于嗜铬细胞瘤患者的临床表现错综复杂,多数患者表现为难治性高血压,并可以导致心、脑、肾血管系统的严重并发症,而造成巨大的社会经济负担。因此,早期发现及正确诊断、治疗嗜铬细胞瘤患者具有重要的意义。

一、病因、病理和发病机制

嗜铬细胞瘤作为一种神经内分泌肿瘤,其发病机制还知之甚少。它和家族性副神经节瘤都起源于胚胎神经嵴,为自主神经系统肿瘤,目前已经发现嗜铬细胞瘤患者存在多种遗传基因的异常。

85%～95%的嗜铬细胞瘤定位于肾上腺髓质。异位的嗜铬细胞瘤主要分布在腹膜后腹主动脉前、左右腰椎旁间隙、肠系膜下动脉开口处主动脉旁的嗜铬体。肿瘤的大小不一,直径由 1～2cm 至 20～25cm,肿瘤的重量变异较大,可从 2g 至 3kg,一般多为 20～100g。形状多为圆形或者椭圆形。肿瘤较大时瘤体内常有局灶性或者大片状出血、坏死、囊性变和(或)钙化。电子显微镜下可见肿瘤细胞内富含肾上腺素和去甲肾上腺素的分泌颗粒。恶性者细胞排列不规则,有细胞分裂象,包膜,肾上腺静脉中有瘤细胞浸润,有时有瘤栓,附近脏器组织也可有瘤细胞浸润。

这种起源于肾上腺髓质、交感神经节、旁交感神经节或其他部位的嗜铬组织的肿瘤。由于瘤组织可以阵发性或持续性地分泌多量去甲肾上腺素和肾上腺素,以及微量多巴胺,儿茶酚胺通过肾上腺素能受体对心血管系、平滑肌、神经内分泌系起广泛的生理作用,从而引起高儿茶酚胺血症的症候群。

二、临床表现

1. 高血压症候群 肾上腺素作用于心肌,心排血量增加,收缩压升高;去甲肾上腺素作用于周围血管引起其收缩,促使收缩压和舒张压均升高,此为本病的主要症候群。临床上根据血压发作方式,可分为阵发性和持续性两型。阵发性高血压的诱因包括精神刺激、弯腰、排尿、排便、触摸和肿瘤手术检查等血压骤然升高,收缩压最高可达到 300mmHg,舒张压可相应升高达 180mmHg。持续时间一般为数分钟,大多少于 15min,但是长者可达 16～24h。患者如果不及时诊治,随着病情的发展,发作会越来越频繁,晚期动脉发生器质性病变,血压呈现持续性升高,但是仍可阵发性加剧。

嗜铬细胞瘤又有其特殊的临床症状,如高血压及同时有头痛、心悸、多汗三联症,此时嗜铬细胞瘤的诊断敏感性为 89％～91％,但特异性却为 67％～94％。头痛剧烈,呈炸裂样,心悸常伴胸闷、憋气、胸部压榨感,发作时常常大汗淋漓、面色苍白、四肢发凉等。

2. 代谢紊乱 儿茶酚胺升高可以使机体的代谢率升高,发作时体温升高、多汗、体重减轻主要是由于脂肪分解增加所导致。血糖升高,糖原分解增加,胰岛素作用拮抗等,患者表现为糖尿病病或者糖耐量低减。

3. 其他特殊临床表现

(1)低血压及休克:少数患者表现为发作性低血压甚至休克。原因包括:①肿瘤组织坏死出血,导致儿茶酚胺释放减少。②大量儿茶酚胺引起心肌炎症,心肌坏死,诱发心律失常,心力衰竭或心肌梗死,诱发心源性休克。③肿瘤分泌大量肾上腺素,引起周围血管扩张。④部分肿瘤分泌多量多巴胺,抵消了去甲肾上腺素的升压作用。⑤大量儿茶酚胺引起血管强烈收缩,微血管壁缺血缺氧,通透性增高,血浆渗出,有效血容量减少。

(2)腹部肿块:绝大多数情况下,肿瘤很难通过腹部触诊扪及。但是嗜铬细胞瘤体积很大时,可以在腹部触诊时扪及,但是有可能会诱发高血压发作。

(3)消化道症状:儿茶酚胺可以引起肠蠕动及张力减弱,可以引起便秘、腹胀、腹痛等。

(4)泌尿系症状:膀胱内肿瘤是异位嗜铬细胞瘤中发生率较高的一种。患者在憋尿、排尿或者排尿后刺激瘤体释放儿茶酚胺可以引起高血压发作。

4. 特殊类型嗜铬细胞瘤 特殊类型嗜铬细胞瘤症状不典型,表现复杂,涉及普外、儿科、妇科等相关科室,容易延误诊治,致残率和致死率较高。

(1)静止性嗜铬细胞瘤:静止型嗜铬细胞瘤是指平时未表现出高血压等征象,但在严重外伤、感染、手术等应激条件下血压可急骤上升的嗜铬细胞瘤。静止型嗜铬细胞瘤不产生临床症状,可能是:①瘤体不具有分泌功能或分泌功能低下。②大部分去甲肾上腺素分泌后储存在肿瘤内部,很少进入血液循环中。③肿瘤分泌较多的多巴及多巴胺抢占了受体,由于多巴具有降压作用,对抗了肾上腺素和去甲肾上腺素的作用而不发生高血压。④大的肿瘤虽然含有大量的儿茶酚胺类物质,但大多在肿瘤的内部代谢对于怀疑静止型嗜铬细胞瘤的患者,胰高血糖素刺激试验可以发现一些隐匿功能的嗜铬细胞瘤。

(2)复发性嗜铬细胞瘤:嗜铬细胞瘤的复发率为 4.6％～10％。肾上腺外、儿童、多发嗜铬细胞瘤复发率较高。复发性嗜铬细胞瘤容易恶变。复发性嗜铬细胞瘤根据病史、内分泌和影像学检查不难作出诊断。

(3)多发性嗜铬细胞瘤:多发性嗜铬细胞瘤占嗜铬细胞瘤的 10％左右。多发有两种形式:

①肾上腺多发嗜铬细胞瘤,可以表现为双侧肾上腺肿瘤和一侧肾上腺多个肿瘤。②肾上腺外多发嗜铬细胞瘤,肿瘤都位于肾上腺外的嗜铬体中。儿童和肾上腺外嗜铬细胞瘤多发常见。术中切除肿瘤之后,血压下降不明显的情况下,应考虑到多发性嗜铬细胞瘤的可能,应该进行探查。

三、实验室和其他检查

1.基础生化检查　包括 24h 尿儿茶酚胺及其代谢产物。从诊断的敏感性和特异性角度来讲,最为可靠的是测定血和尿中的儿茶酚胺。

(1)24h 尿儿茶酚胺测定:血浆中的儿茶酚胺 2％～5％经尿排出,其中 80％为去甲肾上腺素,20％为肾上腺素。有时症状发作时间短,尿 CA 排出量短暂性升高,如果仍留 24h 尿则会被稀释,可以留取发作后 4h 的尿测定 CA,并与其他不发作的时候的同时间段的尿 CA 进行比较。如果明显升高可做出确诊。

(2)24h 尿 3－甲氧基－4－羟基苦杏仁酸(VMA):VMA 为去甲肾上腺素和肾上腺素的最终代谢产物,能够反映体内儿茶酚胺的生成情况。发作后 4h 和 24h 的尿标本测定阳性率更高。

(3)血浆 CA 的测定:血浆儿茶酚胺包括肾上腺素、去甲肾上腺素和儿茶酚胺的总称。必须在清晨空腹状态安静状态下测定。在测定儿茶酚胺时候,尽量停用降压药物,避免饮茶、咖啡、可乐、水果等含有色素的物质,以免干扰化验结果。

2.激发试验　激发试验常用于血压正常或者较低而高度怀疑嗜铬细胞瘤的患者。如果血压超过 170/110mmHg 则不宜采用。实验前先做冷水加压试验作对照。目前主要采用胰高血糖素试验:胰高血糖素可以刺激瘤体分泌儿茶酚胺。一次注射剂量为 0.5～1mg,采血测定刺激后 0min 和 3min 的儿茶酚胺。注射后血浆儿茶酚胺浓度为注射前的 3 倍以上,或者注射后浓度高于 2000pg/ml 可确诊。试验前应当准备酚妥拉明,血压升高过高的时候,需要静脉输注以控制血压。

3.抑制试验　适用于血压持续升高,阵发性高血压的发作期。血压高于 170/110mmHg 的时候可以应用。目前主要采用酚妥拉明试验:酚妥拉明是一种短效的 α 肾上腺素能受体阻滞药,可以阻断 CA 在组织中的作用,因此可以鉴别高血压是会否因儿茶酚胺分泌过多所致。方法是酚妥拉明 5mg 缓慢静脉注射,然后观察血压的变化,如果注射 2min 后血压迅速下降、幅度超过 35/25mmHg 并且持续 3～5min,可判断为阳性。如果血压下降幅度过大,出现低血压休克时,应当迅速输液,尽快增加血容量,必要时应用去甲肾上腺素或者肾上腺素静脉滴注治疗。

激发试验和抑制试验都具有一定的风险,尤其是对于病史较长且已经出现动脉硬化等表现者,应当慎重进行。

四、诊断和鉴别诊断

1.诊断　嗜铬细胞瘤常规诊断程序是以临床表现及体征为主导,先进行生化检查定性,然后进行影像学检查进行定位诊断。

(1)定性诊断:嗜铬细胞瘤有良性与恶性,其数有单发与多发,其部位有单侧与双侧、肾上腺内与肾上腺外,其血压类型有阵发性、持续性;其病史有家族性、非家族性;有合并内分泌腺瘤病（MEN）或非 MEN 等。因此，在临床上诊断嗜铬细胞瘤较困难。但嗜铬细胞瘤又有特殊的临床症状，如高血压及同时有头痛、心悸、多汗三联症。如果患者有高血压、同时有直立性低血压和头痛、心悸、多汗三联症，特异性则可高达 95％。在发生上述症状的同时测定血、尿儿茶酚胺及尿 VMA 等，如有明显升高可以确诊。对于高血压发作时可以进行酚妥拉明试验等抑制试验，对于血压不高者，可以进行激发试验来明确诊断。一般来讲，通过上述检查，可以做出定性诊断。

（2）定位诊断

①常规定位检查方法：传统的定位方法主要有超声、CT、MRI 等。超声简易无创，对肾上腺内嗜铬细胞瘤的筛查有很大实用价值，但准确性不高。CT 和 MRI 虽然提供了良好的形态学影像，且在嗜铬细胞瘤的定位诊断中具有较高的敏感性，但两者的特异性均不佳。

②核素扫描：核素成像方法的优点是能执行全身影像扫描，具有较高的敏感性和特异性，有助于发现 CT 和（或）MRI 未发现的微小病灶或者异位病灶。

a. ^{131}I－间碘苄胍扫描（MIBG）：MIBG 是一种肾上腺素能神经阻滞药，因为其结构与去甲肾上腺素类似，因此被瘤子组织的小囊泡摄取并储存。用放射性碘标记后，静脉注射，可以使嗜铬细胞瘤显像，尤其适用于肾上腺外、多发和恶性转移的定位。检查前 1 周应当停用影响有关的药物，并服用碘溶液阻断甲状腺对碘的摄取。

b. 正电子断层显像（PET）：PET 为正电子发射型电子计算机断层摄影。最常用的 PET 放射性示踪剂是 18F－FDG。研究显示，采用 F－FDG－PET 扫描法的特异性和敏感性较高，适用于 MI－BG 结果阴性者，可以作为探查的二线方法之一。

c. 生长抑素（SMS）受体（SSR）显像：内分泌肿瘤细胞的表面，都有生长抑素受体的高表达。奥曲肽是人工合成的 SMS 类似物，它保留了对 SSR 高亲和力结合活性部分，而体内半衰期明显延长，因此核素标记后，广泛应用于 SSR 显像中，常规使用奥曲肽进行受体显像。有助于嗜铬细胞瘤显像。

2. 鉴别诊断

（1）甲状腺功能亢进症：甲状腺功能亢进症的患者有明显的高代谢症候群，并且也可以合并高血压，但是血压的升高幅度不大，并且以收缩压升高为主，舒张压升高不明显。多数甲亢患者还有许多特征性的表现，如突眼、颈粗、多汗、手抖等。嗜铬细胞瘤的患者血压波动性升高，并且幅度较高。检验血甲状腺功能水平可以鉴别。

（2）冠心病：冠心病患者心绞痛发作时，血压可以突然急剧升高，可伴有心悸、心动过速、大汗淋漓等交感神经兴奋症状。心电图可见特征性改变。含服硝酸甘油后数分钟内可以缓解，有助于两者的鉴别。

（3）围绝经期综合征：围绝经期综合征的女性会出现心悸、多汗、发作性潮热、血压波动等类似嗜铬细胞瘤的症状，但是血压波动幅度一般不大，可自行缓解。发作时无剧烈头痛等。仔细询问病史，特别是月经史，血压升高时化验血尿 CA 等可以进行鉴别。

五、治疗

嗜铬细胞瘤一经诊断即应进行药物治疗，待血压和临床症状控制后手术切除肿瘤。充分术前准备可使手术死亡率低于 1％，即使在一些紧急情况如肿瘤破裂或出血坏死引发休克时做出诊断者，也应做充分术前准备择期手术。

1. 内科治疗和术前准备　嗜铬细胞瘤手术死亡率高的主要原因是由于在麻醉诱导或挤压肿瘤时发生严重的高血压危象、心力衰竭甚至发生脑出血;在切除肿瘤后,发生难以控制的低血压,甚至休克。因此,近年来,术前采用 α 受体阻滞药阻断儿茶酚胺的外周血管收缩效应,降低血压,使微循环血管床扩张,血容量减少的病理生理变化得到调整与补充,在肿瘤切除后,血压平稳维持,避免难治性低血压性休克的发生。

(1)α 受体阻滞药:酚苄明为非竞争性 α 受体阻滞药,阻断 α_1 受体作用为 α_2 的作用的 100 倍。半衰期较长。不良反应为直立性低血压、鼻塞、心悸等。初始剂量 10mg,每日 1 次,渐渐增量至血压降至接近正常。一般要求血压控制在 120/80mmHg 左右。哌唑嗪为 α_1 受体选择性阻滞药,半衰期较短。初始剂量 1mg,每日 1 次,渐渐增加到 6～8mg/d。不良反应主要有直立性低血压、心动过速和鼻塞等。

(2)β 受体阻滞药:美托洛尔在 α 受体阻滞药用后出现心悸、心动过速的时应用。与 α 受体阻滞药的应用顺序不能颠倒,否则易诱发严重肺水肿。术前心率应当控制在 80/min 左右。

2. 手术　早期手术切除肿瘤是临床根治的唯一途径,常规手术方式是开腹手术,术中及时调节酚妥拉明静脉滴注速度,以便调整血压和血容量。

3. 恶性嗜铬细胞瘤治疗　恶性嗜铬细胞瘤转移快,术后复发率高,5 年生存率低于 40%。对于局部复发性嗜铬细胞瘤,仍可手术切除包括切除淋巴结转移灶。如果不能完整的切除病灶,一般采用 α 和 β 受体阻滞药治疗。大剂量 [131]I－M IBG 治疗恶性嗜铬细胞瘤是近几年发展起来的治疗方法,它可被嗜铬细胞选择性吸收,储存在癌细胞儿茶酚胺颗粒中,发出 β 射线作用于肿瘤细胞而达到治疗作用。抗肿瘤药物联合化疗:临床上常用 CVD 方案(环磷酰胺＋达卡巴嗪＋长春新碱),可使已转移的恶性嗜铬细胞瘤转移灶体积缩小。

六、高血压危象的处理

嗜铬细胞瘤患者术前发生高血压危象的诱因有情绪紧张、肿瘤区域受到不良刺激,如碰撞、挤压、体位不当、药物剂量不足,以及不恰当的护理操作,避免不良的机械刺激。高血压危象处理:①吸氧;②缓慢静脉注射酚妥拉明 1～5mg,同时密切观察血压,心率等,然后继续给予酚妥拉明缓慢静脉滴注维持;③及时处理其他心脑并发症。

(张谦平)

第六节　慢性肾上腺皮质功能减退

一、病因病理

1. 特发性肾上腺皮质功能减退　是艾迪生病中最常见的一类,占 70%～80%,为肾上腺皮质的自身免疫性病变。主要损及皮质束状带细胞,可不同程度累及球状带、网状带细胞。病理特点为肾上腺皮质细胞退行性变,皮质纤维化,并有淋巴细胞浸润,致肾上腺皮质萎缩、变薄,包膜增厚。肾上腺髓质不被累及。约 60% 的患者血清中可查见肾上腺皮质细胞抗体,主要是抗肾上腺 P450 酶抗原的自身抗体,包括 21－羟化酶抗体(21OH－A)、17α－羟化抗体(17OH－A)及侧链裂解酶抗体(SCC－A)。约 45% 的患者合并有其他内分泌腺体或组织脏器的自身免疫性疾病。常见的有:①甲状腺自身免疫性疾病,主要是桥本甲状腺炎,可有不同的临床甲状腺功能改变,包括甲状腺功能减退(约占 9%),亚临床甲状腺功能减退(单纯 TSH 升高),甲状腺功能正常,甲状腺功能亢进(约占 7%),少数为突眼性毒性弥漫性甲状腺肿。发生的频率报道不一,受检测频率或其他因素影响,如约 80%的特发性肾上腺皮质功能减退者的甲状腺有淋巴细胞浸润,约 45%的患者血中可查见有抗甲状腺抗体,但仅约 16%的患者诊断伴有甲状腺疾病。②性腺衰竭,男性患者合并性功能减退者较常见,约占女性特发性肾上腺皮质功能减退的 1/4。主要表现为继发闭经(卵巢早衰),少数有原发性闭经者可伴有甲状旁腺功能减退。③胰岛 B 细胞衰竭,约 12%的患者合并有胰岛素依赖型糖尿病(T1DM),这部分患者血清多能查见胰岛细胞抗体。④甲状旁腺功能减退,约 6%的患者合并有甲状旁腺功能减退,多见于青、幼年女性患者。⑤非内分泌腺免疫异常性疾病,较多见为恶性贫血(4%)、皮肤白斑(9%)和秃发。少见有报道合并系统性红斑狼疮,类风湿关节炎、皮肌炎、肝炎。本症引起肾上腺皮质萎缩的原因还不十分清楚,据以往研究结果提示,涉及遗传因素及病原菌感染引起自身免疫异常。遗传因素:①该病有家族发病倾向,多为常染色体隐性遗传,个别男性家族发病表现为性连锁遗传。②一些研究提示,与 HLA-DR3、HLA-B8 分布频率过高有关。病原菌感染主要见于病毒感染诱导形成自身抗原,引起抗原抗体反应,破坏相应的内分泌腺体。

根据受损内分泌腺体及其他脏器异常的不同组合,分为下列综合征。①Whitaker 综合征或 Blizzard 综合征:艾迪生病合并甲状旁腺功能减低和皮肤念珠菌病。②Schmidt 综合征:艾迪生病合并甲状腺自身免疫性疾病。③Carpenter 综合征:艾迪生病合并甲状腺免疫性疾病和 T1DM。

2. 炎症性艾迪生病　肾上腺位于腹膜后,肾包膜内,炎症性病原菌多为其他病灶感染经血液或淋巴结播散所致。

(1)肉芽肿样病变:主要是结核病变,少有报道为结节病累及肾上腺。肾上腺结核多继发于其他部位结核血行播散,病变逐渐发生,可侵及整个肾上腺呈现肉芽肿样干酪性坏死,可伴多灶性钙化,体积明显增大,肾上腺皮质、髓质功能均丧失。肾上腺结核在经济不发达国家为艾迪生病的主要原因,可占 70%～80%,随着经济发展,生活及医疗水平提高,则逐渐减少,我国 20 世纪 50 年代以前为 70%,50 年代为 59%,60 年代为 37%,70 年代为 21%,近 20 年来临床观察结核性肾上腺皮质功能减退有增长趋势,但缺乏大人群的详细资料。

(2)真菌、原虫感染:较少见,以真菌感染略多。随着艾滋病的传播,艾滋患者合并肾上腺真菌、原虫感染导致肾上腺衰竭也多有报道,常见于组织胞浆菌病、芽子菌病、球孢子菌病(sporidiosis)、念珠菌病、隐球菌病、卡氏肺囊虫(pneumocystis carinil)感染等,其中以小孢子菌感染(microsporidial infection)和卡氏肺囊虫感染多见。

(3)病毒感染:较少见,在自体免疫功能受损的艾滋病患者中可见因病毒感染直接造成肾上腺皮髓质多灶性坏死,多见于巨细胞病毒(cytomegalovirus)和疱疹病毒,可同时伴有真菌、原虫感染(小孢子菌、卡氏肺囊虫等),除肾上腺外,常累及全身多脏器,病变进展较快。

3. 遗传代谢异常性艾迪生病

(1)淀粉样变性:少见,原发性淀粉样变性(家族性和非家族性两类)或继发性淀粉样变性均可累及肾上腺,引起皮质功能低下。

(2)Wolman 病:罕见,病因不明,为遗传代谢性疾病,常为常染色体隐性遗传,推测可能是一种因酸性脂酶活性完全性缺陷导致多数器官有胆固醇和三酰甘油沉积,引起肾上腺功能不全,可伴有肾上腺退化,均在发生后 6 个月内死亡。

(3)Addison—Schilder 综合征:艾迪生病合并弥散性脑硬化或痉挛性瘫痪,分为两型:a. 肾上腺脑白质病,常见于 2～12 岁男孩,伴性连锁隐性遗传,多先患有艾迪生病,以后出现脑白质退行性变,多于该病发生后数月或数年死亡。b. 肾上腺脊髓神经病,儿童期出现艾迪生病,成年后出现痉挛性瘫痪。

4. 糖皮质激素合成障碍　先天性对 ACTH 无反应综合征,罕见,从生后不久到幼儿期发病,血浆 ACTH 增加,皮质醇低,给予外源 ACTH 后亦不增加,醛固酮、11－脱氧皮质酮的分泌量正常。推测存在肾上腺皮质细胞 ACTH 受体或受体后缺陷。

5. 物理、化学等因素(少见)　放射治疗,肿瘤侵犯可致双侧肾上腺受损,一些对肾上腺皮质功能有抑制作用的药物,如密妥坦(OP－DDD)、甲吡酮(metyrapone)和氨基导眠能(氨鲁米特)等,后两种药物主要抑制氢化可的松的合成,密妥坦还可使产生氢化可的松的组织受到永久性的损害。

二、临床症状及体征

病程长短不一,受多种因素影响,可长达 10 余年才被发现。

临床表现受病变损害程度轻重的影响,各有不同,主要源于因糖皮质激素缺乏引起的钠、水丢失及糖类和蛋白质代谢异常。现按照发生比例多少列举如下。

1. 虚弱,疲乏无力,纳差,体重下降(100％)。

2. 皮肤色素沉着(＞90％),多见于暴露、摩擦部位、甲床、乳晕、肛周、唇齿龈处皮肤色素沉着为特征性改变。

3. 低血压(90％),多在 90/60mmHg,可合并有直立性低血压,体检心界小而心音弱。

4. 低血糖,儿童多见(＞90％),与成年人(血糖＜50mg/dl 发生低血糖症状)不同,可在血糖 50～80mg/dl 时发生。进食稍晚即出现头晕、心悸、冷汗等症状,劳累或感染可诱发。严重者出现精神障碍(约 70％)、智力减退、冷漠无情、定向力障碍、激动、违拗症、胡言乱语等,重症者可导致昏迷。

5. 胃肠症状,食欲缺乏(80％),厌食、恶心、呕吐(50％),常为危象的前兆,腹泻较少见(10％)。嗜咸食(15％～20％)。

6. 儿童多数青春期发育正常,仅少部分重症者可有青春期发育延迟。女性因肾上腺雄激素不足可有阴毛、腋毛脱落;重症者男性可有阳痿,女性继发性闭经。

三、实验室检查

1. 血常规　可有正色素正细胞性贫血,中性粒细胞减少,嗜酸粒细胞、淋巴细胞增多。

2. 血液生化　低血钠、低血氯、低血钙、低血糖,行口服葡萄糖耐量试验血糖值呈低平曲线。高血钾(少见)提示有醛固酮缺乏。脱水明显时可有 BUN 升高。

3. 激素水平

(1)血 F↓,UFC↓,17－OH,17－KS 和 KGS↑。

(2)血 Ald↓,尿－Ald↓,ACTH↑↑(完全性,临床期)。

(3)Ald Nor,尿－Ald Nor,17－KS Nor,F↓,UFC↓,17－KGS↓,ACTH↑↑(单纯糖皮质激素缺乏,临床期)。

（4）F、UFC、17－OH、17－KGS 均正常，Ald 正常 ACTH↑（亚临床期）。

4.抗体测定　①抗肾上腺（球、束、网）状带细胞抗体阳性 50％～70％。②抗甲状腺球蛋白抗体（TG）、抗微粒体抗体（TM）阳性 45％。③抗胃壁细胞抗体阳性 30％。④抗甲状旁腺细胞抗体阳性 26％。⑤抗胰岛细胞抗体阳性 8％。⑥抗内因子抗体阳性 7％。

5.特殊试验　以下试验是在缺乏检测血中 ACTH 和皮质醇时所用的辅助试验。

（1）ACTH 兴奋实验（三日法通过连续 3d 给予肾上腺皮质最大兴奋剂量的外源性 ACTH（25U/d），了解肾上腺皮质的储备功能及对外源性 ACTH 的反应，以判断肾上腺皮质功能的损伤程度和除外对内源性 ACTH 的不敏感，区分原发性或继发性肾上腺皮质功能低下。

方法：25U ACTH 加入 5％葡萄糖液 500ml 中均匀静脉滴注 8h（8：00～16：00），连续 3d，试验前一天（对照）及输入 ACTH 的每天（共 4d）留取 24h 尿测定 UFC。

正常值：ACTH 静脉滴注后 UFC 比对照值升高 3 倍以上，提示肾上腺皮质本身功能正常。

临床意义：艾迪生病患者 ACTH 输入后，UFC 与对照日变化不大，继发性肾上腺皮质功能减退患者输入 ACTH 后第 1 天 UFC 反应低值，第 2、3 天逐渐增高至正常或接近正常。

（2）水负荷试验：氢化可的松生理功能之一为提高肾小球的滤过率，如缺乏可使肾水清除功能减低。本试验通过饮一定负荷量的清水，观察给予可的松对肾脏水清除功能的影响，间接了解是否存在肾上腺糖皮质功能低下。

方法：按照每千克体重 20ml 计算饮水量，空腹饮水，30mm 内饮完，测定饮水后 2h、3h、4h 排尿量，如 4h＜50％第 2 天与水同时口服氢化可的松 50mg，计算排尿量公式如下。

$$排尿量＝\frac{每小时尿排量}{总饮水量}$$

正常值：正常人 2h 排尿量＞50％，4h＞80％。

注意：血清钠离子含量＜130mmol/L，不宜做此试验。

6.其他　ECG 显示 T 波低平或倒置，各导联低电压，补充可的松后可恢复。肾上腺结核者腹部 X 线片或 CT 可见肾上腺增大伴钙化（图 6－8）。

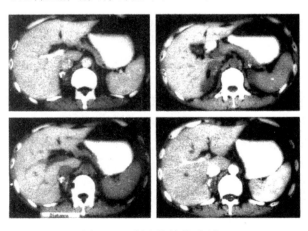

图 6－8　肾上腺结核（钙化）

四、诊断步骤

1.有无肾上腺皮质功能低下　临床症状、体征、血液生化检查、激素水平测定,需除外药物因素。

2.病因学检查　有无抗体,相关内分泌腺功能;ACTH兴奋试验,明确原发性、继发性或其他原因。

五、肾上腺皮质危象

1.病因及病理生理　肾上腺皮质危象是指肾上腺皮质功能低下的危急状态。可见于以下几种情况。

(1)在慢性肾上腺皮质功能低下的基础上,因某些因素诱发可出现更严重肾上腺皮质功能低下的急性状态。常见的诱发因素有感染、创伤、手术、过度劳累等,在上述情况下未能及时增加糖皮质激素用量,尤其是在尚未能得到及时诊断或治疗者。亦可见于已长期服用糖皮质激素替代治疗但又不适当骤然停用者,在治疗条件好的情况下,发生率很低。

(2)双侧肾上腺的急性损害,可见于产伤(新生儿),体内凝血机制异常(弥散性血管内凝血,过量抗凝药物应用)、肾上腺静脉栓塞、高血压血管硬化等情况时发生的肾上腺大出血(华佛综合征);继发于败血症、菌血症引起的肾上腺感染、脓肿。

(3)糖皮质激素撤退综合征:a.原较大剂量服用泼尼松治疗非肾上腺疾病,突然停药;b.原有功能性肾上腺皮质腺瘤,腺瘤外肾上腺组织萎缩,切除腺瘤后;c.高ACTH血症(垂体来源)和异位ACTH分泌的肿瘤,经手术切除垂体腺瘤和异位分泌ACTH肿瘤后,垂体、肾上腺皮质轴功能不能很快转入正常调节;d.有上述病史已经处于恢复状态1年内者,遇感染、外伤等情况,由于肾上腺皮质储备功能尚未完全恢复,也可诱发肾上腺皮质现象。

(4)肾上腺皮质危象的主要病理生理改变是因缺乏糖皮质激素导致的尿中钠、氯离子大量丢失,水分随之丢失,引起低血容量性休克,临床表现为升压药难以纠正的低血压(但对Cortisol反应好)。危象发生之前原有乏力症状加重,可出现重度厌食、恶心、体重下降,呕吐及腹泻严重者病情发展更快。初期可有高热,危重时体温可下降,皮肤出现脱水征象,常可伴有低血糖。严重者低血压休克,低血糖可引起意识障碍,嗜睡、谵妄、木僵甚至昏迷及抽搐。实验室检查可见重症低血钠、低血氯、低血糖、低血钾等。

2.诊断要点　①有或无肾上腺皮质功能低下的病史。②有或无皮肤色素沉着。③有或无高血钾。④有或无ACTH异常升高。⑤支持点有感染、创伤、停用药物等诱因。⑥有明显恶心、呕吐、低血压症状和体征。⑦有低血钠、低血氯及脱水(循环血容量不足)的实验室指标。⑧有血、尿皮质醇低值(给予糖皮质激素治疗效果好)。

3.治疗　肾上腺皮质激素替代治疗。

(1)常规治疗:单纯糖皮质激素缺乏,选择下列1种药物,需终身服用。

醋酸可的松　　25～37.5mg/d(每片25mg)

氢化可的松　　20～30mg/d(每片20mg)

泼尼松　　　　5～7.5mg/d(每片5mg)

泼尼松龙　　　5～7.5mg/d(每片5mg)

服法:1片量,每早顿服,＞1片量,分早、下午2次服。

合并高血钾,有醛固酮分泌不足,可加用 9α—氟氢可的松,0.05～0.2mg/d。

合并性激素(网状带)分泌不足,女性加用少量雌激素,男性酌情补充睾酮制剂。

(2)应激情况治疗:正常人体在应激情况下糖皮质激素分泌增加 2～3 倍,艾迪生病患者处于应激状态异常时,增加糖皮质激素用量,主要是短效或静脉给药,在原有替代治疗的基础上加用氢化可的松 200～400mg/d 或地塞米松 10mg/d,可分 2 次给予。轻症者(一般感染等)可增加口服糖皮质激素到原每日用量的 2～3 倍,应激情况解除后及时撤回至原用量。注意引起应激的原因治疗。

(3)危象时用药:补充足量糖皮质激素,尽早缓解危重状况。

首剂:氢化可的松 100～200mg 加入葡萄糖盐水中静脉滴注。

第一天:氢化可的松 50～100mg 静脉滴注,每 6 小时 1 次;或醋酸可的松 50～100mg 肌内注射,每 6 小时 1 次,最大用量:氢化可的松 400mg/d,地塞米松 80mg/d,醋酸可的松 400mg/d。

维持此治疗 24～48h,病情平稳后减半量,维持 4～5d,改为原维持量,必要时加用 9α—氟氢可的松。

(4)肾上腺移植:同种异体移植,取胎儿肾上腺(包括供养血管),带血管移植于股内侧,成功率及可行性均较低。

(5)病因治疗:合并活动性结核者抗结核治疗;检出高抗肾上腺抗体血症者(早期)可采用免疫抑制药治疗。

(6)注意点

①治疗量要因人而异,体积大者量可增加(有剂量/体重关系,氢化可的松 0.35mg/kg)。

②合并糖尿病、溃疡病、肥胖者用量可减少 1/4～1/3。

③用药后出现高血压者要停用糖皮质激素。

④儿童用量计算按氢化可的松 10～15mg/(m² · d),不会妨碍人体的生长发育,切勿过量。

⑤个别患者有形成 ACTH 腺瘤倾向,可在晚上增加地塞米松 0.25mg。

⑥合并用药注意相互影响。

⑦合并甲状腺功能减低者,先补充糖皮质激素后再补充甲状腺激素。

⑧同时抗结核治疗,服用利福平者增加氢化可的松的量约 1/3。利福平为肝微粒体酶类的强诱导剂,促进氢化可的松在肝内的氧化代谢、排出,重者可诱发肾上腺危象。

⑨做好患者的教育及随访。

4.预后 慢性肾上腺皮质功能减退的病理改变是不可逆转的;需终身服用糖皮质激素替代治疗。如能得到正确的治疗,可以正常生活,不影响寿命。如不能得到及早诊断和正确治疗,可在未确诊前发生肾上腺危象而威胁生命。

六、急性肾上腺皮质功能低下(waterhouse—friederichsen syndrome,华佛综合征)

本病是指因肾上腺急性广泛性出血引起的急性肾上腺皮质功能低下,亦称急性肾上腺皮质危象(acute adrenal crisis)和肾上腺卒中(suprarenal apoplexy)。因由 Waterhouse(1911年)与 Friderichsen(1918 年)两者提出而得名。

该病多见于重症感染引起败血症,脓毒血症及弥散性血管内凝血(DIC),致两侧肾上腺皮、髓质广泛性出血,破坏了肾上腺的内分泌功能,造成在急性感染的应激情况下糖皮质激素和醛固酮的分泌急剧减少,出现机体抵抗力、免疫能力下降,水盐代谢紊乱,血压下降,很快陷入休克状态。病程进展快,Waterhouse 首例报道 1 例 8 岁男孩,病后 11h 即死亡。

该病亦可见于新生儿产伤引起的肾上腺出血,外伤性肾上腺出血,抗凝药物应用不当,重症高血压动脉硬化引起的肾上腺出血及全身免疫功能低下(艾滋病)合并多菌种(病毒、真菌、原虫等)对肾上腺的直接侵犯。病理表现为肾上腺皮髓质广泛出血或广泛性细胞破坏,多发区域坏死灶。

1.临床表现 主要是由突然发生的胃肠道症状,恶心、呕吐、腹痛、腹泻,肾上腺出血引起的双肋、腹背部疼痛,水钠丢失引起的心悸、乏力、血压下降,可有高热、意识障碍、抽搐、昏迷。也可伴有全身出血、感染征象。

2.实验室检查 可有白细胞增高,血糖偏低,BUN 增高,低血钠,低血、尿皮质醇。

3.诊断要点 在重症感染时,突然发生出血倾向,伴腹痛、双肋或腹背部疼痛即严重休克和进行性发展的意识障碍,对大剂量糖皮质激素治疗反应好。

4.治疗原则 ①积极治疗原发病(强有力的抗生素、产伤、外伤处置等)。②大剂量糖皮质激素,多次重复应用。氢化可的松 $500\sim2000mg/d$,地塞米松 $20\sim80mg/d$,泼尼松 $100\sim1000mg/d$。③合并 DIC 者,用肝素抗凝治疗。④静脉补充足够水量,纠正血容量不足。

5.预后 重症或救治不及时,病死率高。如能渡过急性期,肾上腺皮质功能多能恢复正常,不遗留慢性肾上腺皮质功能不全。仅需在危象缓解后,用小剂量糖皮质激素维持治疗 1 个月左右,不需长期替代治疗。

(张谦平)

第七节 先天性肾上腺皮质增生症

先天性肾上腺皮质增生症(congenital adrenal hyperplasia,CAH),是由基因缺陷所致的肾上腺皮质多种类固醇类激素合成酶先天性活性缺乏引起的一组常染色体隐性遗传性疾病。由于肾上腺皮质激素合成有关酶缺陷,皮质醇合成部分或完全受阻,使下丘脑—垂体的 CRH—ACTH 代偿分泌增加,导致肾上腺皮质增生。本病新生儿发病率在欧美地区为 $1:16000\sim1:15000$,我国缺乏全国性的筛查,上海无锡等地的筛查结果显示分别为 $1:15321$ 和 $1:16866$。

先天性肾上腺皮质增生最常见的酶缺陷是 21—经化酶缺陷(21—OHD),约占 90% 以上,其余依次为 11—β 羟化酶缺陷症(11β—OHD),3β 类固醇脱氢酶(3β—HSD)缺陷症,17α—羟化酶缺陷症(17α—OHD)及 StAR 缺陷症。不同类型酶缺陷产生不同生化改变和临床表现。早期诊断、治疗甚为重要,特别是 21—羟化酶和 11—β 羟化酶缺乏,如诊治始于胚胎早期,可阻止雄性化出现,获得正常发育婴儿,如出生时未能识别,常导致后来发育异常,严重病例则夭折于婴儿期。

本节先简要介绍各种类型 CAH 发病机制和临床特点,然后着重介绍 CAH 最常见类型 21—OHD 及近期诊治进展。

一、病因和发病机制

本病是常染色体隐性遗传病,双亲是杂合子,患者则为纯合子,部分患者具有生育能力,子代出现纯合子患者的概率更高,近亲婚配也增加子女出现纯合子患者的概率。

肾上腺中从胆固醇合成肾上腺皮质激素的过程需要多种酶的参与,各种酶在肾上腺皮质束状带、球状带、网状带中的定位,决定了皮质激素合成的方向和空间分布。束状带主要合成皮质醇,参与合成的酶依次是胆固醇 20、22 裂链酶、17α-经化酶、3β-HSD、21α-羟化酶、11β-羟化酶。这些酶缺陷造成临床上不同类型的 CAH。21α-羟化酶和 11β-羟化酶缺陷可以阻断皮质醇和 ALD 的合成、增加雄激素,故可在临床上引起男性假性性早熟或女性男性化;严重的 21-OHD 可以出现盐皮质激素的缺乏而导致"失盐"和低血压;而严重的 11β-OHD 由于具有盐皮质激素作用的脱氧皮质酮(DOC)和 11-脱氧皮质醇蓄积,产生高血压和低血钾。3β-HSD 缺陷可导致肾上腺皮质 3 种激素及其作用的缺乏。17α-羟化酶阻断皮质醇和性激素途径,增加球状带盐皮质激素途径的流量,但实际醛固酮水平并不高,同样具有盐皮质激素作用的 DOC 升高引起高血压、低血钾,性激素途径被阻断致男性完全假两性畸形和女性不发育。不论是何种酶缺陷均可导致垂体 ACTH 代偿性分泌增加,使双侧肾上腺皮质增生、肤色、皮肤皱褶和掌纹色深。

二、各型 CAH 的临床特点、临床诊断和鉴别

胆固醇代谢的中间产物和终产物的增减都会对临床表现产生影响,除 ACTH 刺激下的肾上腺增生外,各型 CAH 的表现还具有自身的特点,主要表现的症状有失盐症候群、雄激素过多症候群(女性男性化和男性性早熟)、高血压伴有低血钾、男性女性化等。

1. 21-OHD 患者由于 21-羟化酶缺乏或活性降低,孕酮和 17-羟孕酮不能转化为脱氧皮质酮(DOC)和 11-脱氢皮质醇,皮质醇合成减少,ACTH 反馈性增加,刺激肾上腺束状带增生,孕酮和 17-羟孕酮等中间代谢产物增加,部分进入雄激素合成途径导致雄激素增加,严重者也可有盐皮质激素不足,引起失盐症候群。本症根据表现可分为单纯男性化型、失盐型和非经典型。主要表现为不同程度的肾上腺皮质功能减退症状、性分化发育异常。由于疾病谱很广,出现症状的年龄和程度很不相同。严重者(经典型)在出生时即可发现女性男性化/失盐症候群,如女性外生殖器的男性化(女性假两性畸形)及厌食、恶心、呕吐、低血糖、低血钠、高血钾、代谢性酸中毒。新生儿出现假两性畸形、失盐症候群及低血压,应主要考虑 21-OHD 缺陷症。较轻的患者仅表现不同程度雄激素增高症候群,即女性男性化,男性性早熟。随着年龄的增长,雄激素过多症状和体征逐渐明显而较易被诊断。生长发育期女性患者可有阴、腋毛早现、痤疮、生长轻度加速、阴蒂轻度肥大;男性患儿可出现生长加速,假性性早熟(肌肉发达,骨龄提前,阴茎增大,但睾丸很小);青春期或成年期女性患者可有多毛症、痤疮、月经紊乱和不育等。少数患者无任何高雄激素血症表现,仅因家系调查或体检偶然发现(隐匿性非经典型)。此外,ACTH 增高,有不同程度色素沉着,类似艾迪生病表现,全身皮肤黑,皮肤皱褶处,如手指关节伸面、腋窝、腹股沟、乳晕周围尤为明显。实验室检查血浆 17-OHP 增高;尿 17-KS 或 17-OHP 增高也有助于诊断。非经典 21-OHD 患者可仅表现睾酮轻度升高,ACTH 的升高和皮质醇降低均不明显,血清 17-OHP 也多在正常范围。清晨测定 17-OHP 常有所升高,可以用于筛查;快速 ACTH 兴奋实验在临床上诊断非经典型 21

—OHD 有重要意义。

2. 11β—羟化酶缺陷 患者 DOC 和 11—去氧皮质醇进一步合成 ALD 和皮质醇的途径被阻断,皮质醇醛固酮合成减少,ACTH 增加,阻断部位的前体物质 DOC、11—去氧皮质醇等增加,部分进入性激素合成途径。患者雄激素合成增强引起不同程度的雄性化表现;具有盐皮质激素作用的 DOC 堆积导致高血压和(或)低血钾,同时肾素活性(PRA)受到抑制。11β—OHD 典型表现为高血压(少数伴有低血钾)和女性男性化,可分为重型和迟发型。因酶缺陷的严重程度不同,患者可以有正常血压到严重高血压、低血钾的不同表现。女性男性化与 21—OHD 类似,女性患者出生时也可出现外生殖器辨识不清,但程度往往不如后者明显。迟发型患者往往在青春期发病,表现为多毛、痤疮、月经紊乱、不育,可有阴蒂肥大(无大阴唇融合),高血压可有可无,男性患儿往往难以诊断,唯一诊断线索是快速生长和阴毛早现。实验室检查可发现皮质醇合成不足,血浆 DOC 基础值和 ACTH 兴奋后增高,ALD 水平很低,PRA 通常被抑制。血浆肾上腺雄激素(雄烯二酮、DHEAS)基础值水平增高,肾上腺雄激素代谢产物如 17—KS 增高。经典型患者血浆与尿四氢—11—去氧皮质醇增高。测定羊水四氢—11—去氧皮质醇可于产前做出 CYP11β 缺陷症诊断。

3. 3β—HSD 缺陷症 患者肾上腺和性腺中 3β—HSD 酶活性均下降,△^{5}—孕烯醇酮不能转化为孕酮,17α—羟孕烯醇酮不能转化为△^{5}—雄烯二酮及孕酮,以至皮质醇、ALD 及雄激素合成均受阻,而去氢异雄酮(DHEA)可增加,尿中 17—KS 排出量增多。临床表现主要有:①ALD 分泌不足引起的失盐表现;②雄激素合成受阻,但肾上腺雄激素(DHEA)增加,对于男性和女性而言均不能发挥正常作用,常导致男性患者男性化不足,女性患者假两性畸形和不同程度的男性化。经典型症状较为显著,可有假两性畸形(不论男女),出生时外生殖器辨识不清。男性在青春期多有男性乳房发育,女性可有多毛、痤疮和月经稀发。该缺陷者可能是多囊卵巢综合征主要的原因之一。实验室检查血浆孕烯醇酮、17α—羟孕烯醇酮和 DHEA 升高,血浆或尿中△^{5}/△^{4}—类固醇比值升高。ACTH 兴奋试验对于轻型病例有诊断价值。ACTH 兴奋后,17—羟孕烯醇酮、DHEA 明显增加,17—羟孕烯醇酮/17 羟孕酮,17—羟孕烯醇酮/皮质醇比值高于正常,可确诊。据此也可与 21—羟化酶缺乏进行鉴别。

4. 17α—羟化酶缺陷症 因酶缺陷,阻断了皮质醇和性激素合成通路,ACTH 分泌增多,盐皮质激素途径活性增强,皮质酮和 DOC 合成显著增加(可为正常的 30～60 倍),ALD 通常降低。主要表现:①性发育障碍。患者常因原发性闭经或青春期延迟而就诊。女性至青春期乳房不发育,无腋毛、阴毛,无月经,外阴幼女式、体型瘦高、肤色黝黑。男性由于胚胎期无睾酮,外生殖器似女性或部分男性化,往往作为女性培养。但无子宫、输卵管,睾丸可位于腹股沟或腹腔内。②低肾素性高血压、低血钾:患者往往有不同程度高血压。有的 7～8 岁即出现高血压,个别有严重高血压,一般抗高血压药难以奏效。低血钾多见,患者常伴有无力、疲劳、夜尿,甚至麻痹、骨骺融合延迟。③通常不表现肾上腺皮质功能减退。皮质酮具有部分糖皮质激素活性,极高水平的皮质酮可以代偿皮质醇作用。实验室检查可有低血钾、低 ALD,低肾素活性(受 DOC 等抑制),血孕酮、皮质酮、DOC 增高,尿 17—KS、17—OHCS 排泄减低。

5. StAR 缺陷症 极罕见,对有皮质功能不足症候群的新生儿、假两性畸形的男性(46,XY),出生后不久出现肾上腺功能减低危象,均应考虑 StAR 缺陷症。若实验室检查发现所有的肾上腺或性腺激素均减低或不可检出,即可确诊。

各型 CAH 的鉴别诊断见表 6—9。

表6-9 各类型CAH的特征

特征	21-OHD	11β-OHD	17α-OHD	3β-HSD缺陷症	类脂质增生	醛固酮合成酶缺陷症
缺陷基因	CYP21	CYPUB1	CYP17	HSD3B2	StAR	CYP11B2
染色体定位	6p21.3	8q24.3	10q24.3	1p13.1	8p11.2	8q24.3
外生殖器辨识不清	+(女性)	+(女性)	+(男性)	+(男性)	+(男性)	无
			无青春期发育	轻度	少见无青春期发育	
			(女性)	(女性)	(女性)	
急性肾上腺功能不全	+	少见	无	+	++	仅失盐型
发生率	1:15000	1:100000	罕见	罕见	罕见	罕见
激素水平糖皮质激素	降低	降低	降低	降低	降低	正常
盐皮质激素	降低	增加	降低	增加	降低	降低
雄激素	增加	增加	降低	降低(男性)	降低	正常
				增加(女性)		
中间代谢产物增加	17-羟孕酮	DOC,11-脱氧皮质醇	皮质酮,DOC	DHEA,17△5-孕烯醇酮	无	皮质酮,18-OH皮质酮
血压,钠平衡	降低	降低	降低	增加	降低	降低
血钾	增加	增加	增加	降低	增加	增加

三、CAH的治疗

1.糖皮质激素替代治疗 GC为各种类型CAH的主要治疗手段,主要作用是抑制ACTH,减少21-OHD,11β-OHD和3β-HSD缺陷症的雄激素水平,降低11β-OHD和17α-OHD的脱氧皮质醇(DOC)水平,进而改善这些患者的骨龄、终身高或高血压,增强患者应激能力。对所有类型的CAH,临床上选用氢化可的松口服最为理想,它属于生理性糖皮质激素,本身具有一定的潴钠作用,更加适合于儿童患者应用。剂量原则上先大后小,维持量一般为氢化可的松20~40mg/d,分2次口服。泼尼松或地塞米松这些制剂作用更强、作用时间持续更久,但对生长的抑制作用大,故在处于生长发育期的儿童中不用。应激如外伤、手术、发热时,需要酌情增加GC量。严重应激可静脉应用氢化可的松,稍后迅速减量。

2.盐皮质激素替代治疗 盐皮质激素主要用于治疗失盐型21-OHD、3β-HSD缺陷症和StAR缺陷症患者,但大多数盐皮质激素缺乏的患儿(失盐型尤其是21-OHD)"失盐"表现可以随年龄增长而缓解,盐皮质激素治疗也可随之停止。常用的盐皮质激素为9α-氟氢可的松,剂量通常0.05~0.2mg/d,治疗期间应对血压,电解质,卧、立位肾素活性进行检测以评估治疗反应。对于严重失盐型患者,有严重脱水或休克时,需要静脉补液及静脉应用皮质醇,经上述治疗使血压升高,尿钠排泄增多后,给予醋酸去氧皮质酮1~5mg/d。急性危象纠正后,可改用氢化可的松和氟氢可的松口服。单纯男性化型CAH也可给予盐皮质激素治疗,能减少氢化可的松用量,改善患者线性生长,抑制PRA。另外需要注意的是,在进行盐皮质激素治疗的同时应适当增加每日食盐摄入量。

CAH常规治疗见表6-10。

表 6—10 CAH 常规治疗

项目	药物	治疗(每日用量)			
		严重失盐型	严重女性男性化型	轻度型	严重应激
婴儿、	氢化可的松	$8\sim25mg/m^2$	$8\sim20mg/m^2$	$8\sim15mg/m^2$	剂量增大 2～5 倍
儿童、		剂量分配:	剂量分配同失盐型	剂量分配:	
青春早期		早晨:2/4、2/3、1/3、1/2		早晨:2/3、1/3	
		下午:1/4、1/3、1/3		下午:1/3、1/2	
		睡前:1/4、1/3、1/3、1/2			
	氟氢可的松	0.05～0.15mg	无	无	
		剂量根据血压和 PRA 确定	或最大 0.05mg		若出现腹泻或呕吐,则加服 1 次
	氯化钠(仅婴儿和儿童)	1.0g,静脉滴注	无	无	
青春	泼尼松	10mg	7.5～10mg	5～7.5mg	每次剂量增大
后期、		早晨:5mg	早晨:5mg	早晨:5mg	2～5 倍
成年人		下午:5mg	下午:2.5mg	下午:2.5mg	
	氟氢可的松	0.05～0.2mg,每日 1 次	无	无	若出现腹泻或呕吐,则加服 1 次

3.性分化和发育异常的治疗 对于性分化异常的 CAH 患者,应确定患者的染色体性别、性腺性别,评价外生殖器分化发育情况,尽早诊断、及时治疗可以部分消除后续的影响。21—OHD、11β—OHD 和 3β—HSD 缺陷症可以出现女性假两性畸形。无论其外生殖器男性化的严重程度如何,她们在新生儿期都应尽量按女性进行抚养。外生殖器严重畸形者需行外科矫形手术,宜在 3 岁前进行,使性别及早得到确认,病儿能在正常的方式下成长。手术首选保留血管神经的阴蒂成形术和外阴成形术,对于误作男孩抚养的女性假两性畸形儿,不愿改变性别者,宜在补充皮质激素治疗后,切除卵巢及子宫,同时补充睾酮或其他类似的雄性激素。对于仅表现阴蒂增大的女性患儿,早期药物治疗改善体内性激素的水平,可以使阴蒂有所回缩,有些可避免手术。正确而早期开始的治疗可使这种患者获得正常的青春发育和生育能力。

4.治疗过程中的监测 CAH 的治疗为终身,如果治疗及时且适当,效果较好,可获得正常的生长、发育和生育能力。治疗过程中的监测非常重要,一般建议:①每 3 个月监测血 17α—OHP、DHEA、睾酮、PRA,24h 尿中 17—KS、17—OHS、孕三醇,可以用于所有类型 CAH 的治疗调整;②生长期患儿应定期检测身高增长速度,每 2 年测 1 次骨龄;③睾酮值应抑制在相应性别、年龄的正常范围内。一些文献认为 17—OHP 易受疼痛、昼夜节律等因素影响,24h 内波动可相差达 10 倍,故推荐 17—OHP 代谢产物—尿孕三醇为监测指标。

四、21—羟化酶缺陷症的诊治

(一)流行病学

21—OHD 是 CAH 的最常见类型,约占全部 CAH 的 90%。新生儿发病率有明显的种族差异,一般为 1∶15000～1∶5000,在一些相对封闭的族群如阿拉斯加的因纽特人则高达 1∶

300。非经典型 21-OHD 的发病率远较经典型 21-OHD 高,非犹太白种人群中为 1:2000 ~1:1000。因非经典型诊断率不高,根据对北美经典型患儿和携带者的筛查进行计算和估计,其发病率有可能高达 1:100,使之有可能成为最常见的常染色体隐性遗传疾病。

（二）21-OHD 的分子遗传学

21-OHD 是常染色隐性遗传疾病,由 CYP21 基因缺陷引起。典型家系中父母均为杂合子,无临床表现,但其子代中出现纯合子(大多为复合杂合子)CYP21 基因缺陷,表现为 CAH。

21-OHD 的基因缺陷发生在 CYP21 基因,但人类同时存在一个无活性的假基因 CYP21P。两者高度同源,外显子序列同源性高达 98%,内含子为 96%,共同定位于第 6 号染色体短臂(6p21.3),与组织相容性抗原 HLA-B、DR 紧密连锁,并与补体 C4A 和 C4B 相邻,这种定位有双重意义,一方面,该区域多数基因表达参与免疫调节,因此有着很高的重组频率,这是 CYP21 高突变率的基础;另一方面,可以利用与 HLA-B、DR 的紧密连锁,可用 HLA 分型对 CYP21 缺陷症患者进行基因分型。由于 CYP21 基因结构和位置的特殊性,常因与 CYP21P 之间发生的基因重组或转换,使 CYP21 基因比较容易发生突变,而突变大多来源于 CYP21P。另外,CYP21P 和 CYP21 可以在减数分裂中进行非对称交换,导致子代染色体中出现 3 个 CYP21 基因和 1 个无功能(重组)的 CYP21 基因,无功能 CYP21 基因进入子代可导致 21-OHD。

CYP21 基因突变和临床表型间存在着良好的相关性。基因突变的位点和性质很大程度决定了临床表现的严重程度,相同的突变常具有相似的临床表型。失盐型(SW)患者大多(56%)存在第 3 外显子 5 端上游第 13 个碱基(位于第 2 内含子内)有点突变(a→g)(图 16-20C),这种点突变可以导致 RNA 剪接异常,临床表型介于失盐型和单纯男性化型之间;32% 有等位基因大片段缺失或基因易位,这种突变如 G110△8m、F306+1nt、Q318X,由于酶活性几乎全部丧失,因此临床表现更为严重(图 16-20C)。单纯男性化型以 I172N 突变最为常见,其次是第 2 内含子的点突变。第 7 外显子 V281L 突变患者表现为非经典 21-OHD(图 16-20C),该突变也第一个被报道的非经典型突变位点,也是白种人非经典型 21-OHD 最常见(60%)的突变位点。目前的报道亚洲人中以 P30L 突变最为常见(图 16-20C);这些突变仅导致轻度的酶活性下降,其临床表现差异很大,出生时外生殖器畸形较少见。女性以多毛、痤疮、月经紊乱、不孕等一系列雄激素增多症状为主要表现。男性症状不典型,部分患者可完全无临床表现,临床上易漏诊或误诊。

（三）生化机制和临床表现

21-羟化酶的作用是在肾上腺皮质网状带及束状带,分别催化孕酮转化为脱氧皮质酮(DOC),以及 17-羟孕酮(17-OHP)转化为 11-脱氧皮质醇,这两种物质分别是肾上腺合成醛固酮及皮质醇必需的前体物质。21-羟化酶缺乏或失活,皮质醇合成减少,解除了对 ACTH 的抑制,ACTH 代偿性分泌增多,促进双侧肾上腺皮质增生,21-羟化酶酶促反应的前体物质孕酮及 17-OHP 堆积,并且向雄激素合成途径转化,皮质醇和 ALD 减少,雄烯二酮、睾酮等增多,导致肾上腺皮质功能减退、性分化发育异常(男性性早熟和女性男性化)的临床表现。在非经典型 21-OHD 中,上述病理过程常不明显,而皮质醇合成的前体物质 17-OHP 仍可一定程度的堆积,肾上腺源性的雄激素产生过量,并进一步生成高生物学活性的雄激素睾酮和二氢睾酮,临床出现一系列高雄激素血症的症状和体征。

21－OHD 主要表现为肾上腺皮质功能减退症状、性分化发育异常。其他非特异的改变包括性格改变、好动、注意力不集中、学习成绩差,可能与雄激素过高有关。根据其临床表现分为经典型及非经典型。其中经典型又包括单纯男性化型和失盐型。

单纯男性化型 21－OHD:妊娠期胎儿起病,出生后女性新生儿患者外生殖器男性化。无失盐表现,但可出现轻度 PRA 增高。女性外生殖器因胎儿期不同的雄性化程度而表现不同程度的畸形。性腺和内生殖器发育正常,无睾丸,较轻的患儿予以适当的 GC 替代治疗和外生殖器修复术仍可生育。女性男性化严重者在出生后经常被误认为是男婴。男性患儿在出生时外生殖器一般无异常,少数可仅在会阴部有轻度色素沉着及阴茎稍大,其内生殖器发育正常。男性患者和非失盐型患者的女性男性化不易引起注意,其后进一步出现阴茎过大、阴蒂肥大、生长过快和性毛早现才被诊断。出生后,女性患者外生殖器的男性化程度进一步加重,而男性患者则可出现男性假性性早熟,表现为阴毛提早出现,阴茎、前列腺增大,可有勃起,显示发育过度,但睾丸很小;儿童早期生长加速,肌肉发达,肩距宽,皮肤粗糙,比同龄人高大,又由于雄激素的作用使骨骺提前融合(11～12 岁已完全融合),最终身高又低于同龄人,体形粗矮丑陋,最终长成矮小宽肩的小"大力士"体型;未经治疗成年男性,其间质细胞功能、精子生成大多正常,少数患者没有正常青春期,睾丸体积小,无精子、不育。女性患者还可表现月经稀发、不规则或闭经,多数患者不育,肌肉亦较发达,嗓音变粗,出现痤疮、喉结、多毛甚至胡须,阴、腋毛提早出现。

失盐型(salt－wasting,SW)21－羟化酶缺陷症:约占本病诊断患者的 1/3,由皮质醇、ALD 缺乏和雄激素分泌过多所致。除上述男性化表现外,患儿出生后表现拒食、不安、昏睡,常有反复呕吐、腹泻和体重迅速下降,肾小管潴钠和排钾功能丧失可出现低钠血症、高钾血症、代谢性酸中毒,一些患儿由于皮质醇缺乏可出现低血糖症,甚至肾上腺皮质功能减退危象。如不及时治疗,可以因循环衰竭而死亡。由于 ACTH 增高,有不同程度色素沉着,类似艾迪生病表现,全身皮肤黑,皮肤皱褶处,如手指关节伸面、腋窝、腹股沟、乳晕周围尤为明显。

大部分失盐型患者从 1～4 周可逐渐发展为肾上腺危象。ALD 缺乏也可随年龄的增长而逐渐好转,肾脏保钠能力增强,血钠逐渐升高,但仍低于正常。未经治疗的失盐型 CYP21 缺陷症,血清 ALD 低于正常(＜50～250ng/dl),伴血浆肾素活性增高。

非经典型 21－OHD:21－羟化酶质或量的部分丧失,临床表现较轻,一般出生后无失盐症候群,女性无外生殖器异常。青春期前少数患者可有性毛早现、痤疮、阴蒂轻度肥大及儿童期的生长速度加快;在发热或其他应激状态下,也可不出现肾上腺皮质功能不全的表现。女性青春期或成年期可有多毛症、囊性痤疮、月经紊乱和不育等。少数患者无雄激素过多症状(隐匿性非经典型)。男性患者可无症状或症状较轻,可出现青春发育提前、性毛早现、痤疮、生长轻度加速,但成年后身材较矮。雄激素过多分泌可引起垂体促性腺激素释放抑制而致生精障碍和生育能力下降。

(四)21－OHD 的实验室检查和诊断

除高危人群进行产前诊断和新生儿筛查外,新生儿出现外生殖器辨识不清、失盐、低血压和低血糖均应考虑到本病。失盐型患者可有低血钠、高血钾和血浆肾素活性增高。随着年龄增长,一些患者可以表现为性早熟或 PCOS 及肾上腺雄激素(DHEAS 和雄烯二酮)的增高。ACTH 兴奋试验可以用于这类患者的鉴别诊断。

1. 产前诊断 产前诊断的目的:①对胎儿进行产前治疗阻止外生殖器男性化,避免手术治疗;②鉴定性别,防止女性男性化患者性别认同错误;③中止男性胎儿与非 CAH 女性胎儿的不必要产前治疗,并对产后提供适当的治疗。准确的 CAH 产前预测要求正确的基因分型(包括父母)和正确的临床表型估计。方法:①羊水激素检测。1975 年 Fraiser 等首次报道羊水 $17\alpha-$羟孕酮监测用于失盐型患儿产前诊断。羊水 $17\alpha-$羟孕酮、$\triangle^4$ 雄烯二酮增高均有诊断意义。但该方法仅能在妊娠中期以后对有明显异常的失盐型患儿进行诊断,并且对于长期服用地塞米松的孕母需停药 $5\sim7d$,因此具有一定的局限性。②胎儿 HLA 分型。CAH 与人类白细胞抗原连锁是该病诊断的重要进展之一,$21-$羟化酶基因 CYP21 位于 HLA 基因内部,如果羊膜穿刺培养胎儿细胞的 HLA 血清学分型与家族 CAH 先证者一致,则高度怀疑 CAH。③基因诊断。绒毛活检术(chorionic villi sampling,CVS)结合基因诊断技术可用于胎儿早期(妊娠 $10\sim12$ 周)诊断。通过 CVS 或羊膜穿刺获得的胎儿 DNA,采用 PCR 扩增和直接测序技术可以检测绝大多数 CAH 基因突变患儿。④胎儿性别也作为产前诊断的重要内容,有研究通过孕妇外周血提取胎儿 DNA 标记 SRY 基因可将预测胎儿性别的时间提前至妊娠第 6 周,可以有效地地指导临床宫内治疗。⑤超声检查可以在妊娠中晚期发现 CAH 胎儿肾上腺增大(>第 95 百分位),肾上腺可呈脑回状表现。

2. 新生儿筛查 $21-$OHD 新生儿筛查的主要目标是辨认有发生危及生命的肾上腺危象的婴儿及避免外生殖器不明确的女性婴儿被误认为男性。对于初始表现即为肾上腺危象的男孩尤为重要。另外,早期辨认可以对受累婴儿及儿童进行监测及治疗,以避免产后暴露于大量雄激素及伴随的临床表现,美国内分泌协会建议用双重筛查方法,先用免疫法进行 $17-$OHP 检测,并根据出生孕周数(选择孕周数要优于出生体重)确定诊断切点。免疫法具有较高的假阳性率,因而作为第一步筛查。而液相色谱法/串联质谱法(MS/MS)可增加 CAH 筛查的阳性预测值,使假阳性率减至最低。新生儿 $21-$OHD 筛查的参考途径:先进行新生儿毛细血管血 $17-$OHP 的筛查,如结果超过第 $95\sim98$ 百分位数值(出生体重或孕周数校正后),应进行第二重检测(MS/MS 法)或直接进行 DNA 检测。如第二重检测仍>第 $95\sim98$ 百分位数值或 DNA 检测到突变位点,则进一步行 ACTH 兴奋试验。ACTH 兴奋试验方法:静脉推注 ACTH(1~24 肽)0.25mg,注射前(基础值 0min)注射后 60min 取血测 $17-$OHP。若兴奋后 $17-$OHP<1500ng/dl,可能为 21 羟化酶杂合突变,无需进一步治疗,但应随访;$17-$OHP>10000ng/dl 多为经典型 CAH,需要糖、盐皮质激素治疗,并根据治疗反应调整药物;$17-$OHP 在 $1500\sim10000$ng/dl 多为非经典型 CAH,如有症状,应进行氢化可的松治疗;无症状者需密切随访。

3. 单纯男性化型 CAH 的诊断 女性在诊断过程需与以下疾病进行鉴别:①男性假两性畸形(XY)和 XO/XY 嵌合型,虽然外生殖器有类似表现,但本病单纯男性化型患者核型是 XX 而予鉴别。②真两性畸形,外生殖器类似,核型可以是 XX,但血雄激素,尿 $17-$酮正常。③分泌雄激素的肿瘤:本病男性患儿需与儿童期雄性化肿瘤和阴毛早现相鉴别。胎儿期发病者鉴别诊断不难,若血睾酮水平低于 6mmol/L(170mg/dl)可除外分泌雄激素的肿瘤。对于晚发型患者中剂量地塞米松抑制试验对鉴别有帮助。中剂量 DXM 抑制试验常用两种方法：五日法和一日法。五日法：口服地塞米松 0.75mg，每 6h 1 次×5d，于服药前和服药后第 2 天，第 6 天测定血浆 17－OHP 及睾酮。一日法：服地塞米松 0.75mg，每 6h 1 次×1d，同样测定对照日和服药后第 2 天血浆 17－OHP 和睾酮。该实验主要目的帮助鉴别 CAH 与肾上腺雄性化肿瘤。服用地塞米松后，CAH 患者的 ACTH 分泌受到抑制，其 17－OHD 和睾酮分泌减少至正常或近于正常；如果不被抑制为肾上腺肿瘤。据北京协和医院的资料总结，一日法与五日法具有相同的诊断价值，但更简便、时间短。肾上腺肿瘤患者对地塞米松抑制试验无反应。④非肾上腺源雄激素过多所致女性假两性畸形，此外还有一些原因不明女性假两性畸形，往往伴有尿道生殖道畸形，如双输尿管、膀胱－肠道瘘，先天性肛门闭锁和其他畸形。

单纯男性患儿应与真性性成熟相鉴别：后者有睾丸发育，17－KS 或睾酮排出量高到青春期水平，但尿孕三醇或 17－OHP 不增加。单纯型男性化肾上腺皮质增生患儿，睾丸都不发育，除了 17－酮类固醇明显增加之外，17 羟孕酮及其代谢产物尿孕三醇也增多。

4.非经典型 21－OHD 的诊断 阴毛早现可作为重要的提示症状，阴毛早现儿童 8%～30%诊断为非经典型 21－OHD。非经典 21－OHD 是青春期或成年女性高雄激素血症的一个重要原因，可有多毛、痤疮、脂溢性皮炎、秃顶等，常常难于与其他引起高雄激素血症的原因如多囊卵巢综合征（PCOS）进行鉴别。而 40%的非经典型 21－OHD 患者 B 超可有多囊卵巢改变。部分患者主诉月经紊乱或不孕症。同多囊卵巢综合征类似，非经典型 21－OHD 也因慢性的高雄激素血症合并有代谢异常。而且与高胰岛素血症互相加重，形成恶性循环。患者胰岛素敏感性有显著下降，并具有显著增高的空腹胰岛素和稳态模式胰岛素抵抗指数（HOMA－IR），动脉中膜厚度较健康对照组也有显著增厚。部分患者无任何高雄激素血症表现，仅因家系调查或体检偶然发现，称之为"隐匿性"21－OHD。

实验室检查中，非经典型 21－OHD 患者睾酮和雄烯二酮、脱氢表雄酮可以有所升高，但低于经典型。轻度升高的睾酮常成为唯一线索，但不能作为诊断依据。与经典型不同，血 ACTH 的升高及皮质醇的降低均不明显。其特异性诊断指标血清 17－OHP 浓度随机测定时也多数在正常范围，仅清晨测定有所升高。单次血清 17－OHP 浓度主要用于临床筛查，筛查的异常人群应行 ACTH 兴奋试验进一步诊断。如以基础 17－OHP 浓度 6.0nmol/L（2.0μg/L）为筛查切点，有 10%～15%的患者高于此切点最终被诊断为 21－OHD，而低于此切点的所有患者均被除外该症。患者 ACTH 兴奋实验后 60min 的 17－OHP 浓度大多在 30.3～60.6nmol/L（10～20μg/L），一般认为达到 45.5nmol/L（15μg/L）以上即可诊断。对于 ACTH 兴奋实验后 60min 的 17－OHP 浓度在 30.3～45.5nmol/L 的患者，可行基因型检测以进一步明确。部分患者影像学检查可以发现肾上腺增生，有研究报道其发生率可达 45%。

（五）21－OHD 的治疗

21－OHD 药物治疗主要是根据需要补充外源性糖皮质激素和盐皮质激素，具体应用原则和治疗监测见前述 CAH 的治疗。在疾病的各个时期，治疗目的和治疗手段均有所差异。

1.胚胎期的治疗 胚胎期的治疗：肾上腺是在胚胎发育第 4 周由中胚层上皮分化而来，胚胎 6～7 周开始分泌类固醇，此时 CAH 胎儿的高雄激素使女性胎儿外生殖器向男性化发育，而由于米勒管存在并不影响女胎内生殖器的发育。因此，患者内生殖器仍表现女性型。

胚胎早期即补充皮质激素可有效遏制女胎男性化发育,提高患儿的生活质量。这是胎儿宫内治疗的基础。宫内治疗选择标准:①先证者为同胞或一级亲属,且经 DNA 分析证实存在可导致经典型 CAH 的突变;②孕母了解 CAH 及宫内治疗风险,愿意继续妊娠并接受治疗。治疗应在妊娠 3～6 周开始。地塞米松容易通过胎盘,并且不会被胎盘 11βHSD2 酶解失活,剂量每日 20μg/kg,分 2～3 次口服,最大剂量不宜超过 1.5mg/d(1～1.5mg/d),直至妊娠末期。治疗的主要目的是有效抑制肾上腺雄激素的过量分泌,阻止女性胎儿雄性化,降低女性生殖器男性化的发生,避免手术和男性化所造成的心理障碍(推测可能与宫内大脑发育过多暴露于雄激素有关)。21－OHD 是第一种应用产前治疗的疾病,通常方法:DXM 1～2mg/d,母亲每天分 1～4 次服用。妊娠早期即开始 DXM 治疗的患者大部分在出生后不需手术治疗。如果产前治疗在妊娠中期中断或妊娠期 10 周后开始,新生儿将有严重的男性化外生殖器。母亲在妊娠期第 1 周服用 DXM 0.5mg,每个月 3 次,疗效最佳,但应注意其不良反应的发生与防治。胎儿性别确定是本病产前诊断的重要部分,当确定胎儿为女性 CAH 患儿后治疗需持续至妊娠足月,如为男性胎儿或非患病胎儿即可中止治疗。尽管目前利用母血 DNA 技术早在妊娠 6 周即可预测胎儿性别,仍有 3/8 的胎儿被过度治疗。然而绝大多数研究者仍认为宫内治疗利远大于弊。另外需要注意的是,胚胎期治疗不能阻断患者出生后的疾病进程,仍需终身激素替代治疗以及监测。到目前为止最大的一项研究,收集了 532 CAH 胎儿病例,其中281 例在胎儿期就开始治疗。105 例经典型 CAH(61 例女性,44 例男性),至今尚未发现对胎儿有不良影响,也无畸形和其他危险。

2. 出生后的治疗　对筛查出的 CAH 患儿不管是否有肾上腺危象症状和体征,都应立即开始治疗,并监测 17－OHP、雄激素和皮质素变化。若失盐表现重与性分化异常,应立即静脉滴注 5％葡萄糖盐水,内加氢化可的松或醋酸可的松(初始剂量为 25mg),其后几天为 25～30mg/d。21－羟化酶缺陷症诊断必须根据严格的实验室检查证实。即血清 17－OHP 明显增高达 20～60ng/ml(正常值为 1～3ng/ml)。对患者家属进行遗传学教育。

胎儿期诊断的 21－OHD 在出生后应继续治疗,而出生后新诊断患儿也应立刻开始治疗,治疗目的是纠正新生儿急性肾上腺皮质功能不足,抑制过高 ACTH,使中间代谢产物减少,如17－羟孕酮、21－去氧皮质醇,继而使雄激素减少,阻止雄性化,使生长速率减慢,骨骺融合接近正常年龄,尽可能达到正常身高。对女性患者恢复正常排卵和生育能力;对男性患者治疗的目的是阻止假性性早熟和恢复生育能力。由于儿童生长期长达 10 多年,在治疗过程中要根据患儿身高增长速度,血睾酮、17－羟孕酮和 ACTH 浓度等,定期调整皮质醇激素治疗剂量。处于生长发育期的患者,需要平稳良好地控制雄激素分泌及尽量获得正常身高。21－OHD 患者的最终身高往往低于正常水平。一项荟萃分析对 18 项研究结果进行了总结,发现21－OHD 患者的平均终身高标准差与目标终身高标准差计分之差平均为－1.03(－4.21～2.32)。主要原因可能有:①高水平雄激素对骨骼的直接作用,导致骨骺提前融合;②高水平雄激素导致骨龄提前,当骨龄达到 11～12 岁或以上时,可能引发下丘脑－垂体－性腺轴激活,导致中枢性性早熟,即在假性性早熟基础上发生中枢性性早熟,会进一步加快骨骺闭合;③接受外源性肾上腺皮质激素治疗,尤其是在超生理量的皮质激素治疗下,干扰内源性 hGH分泌、减弱类胰岛素生长因子(IGF)的生物活性、影响骨和胶原蛋白的形成等。初治年龄、治疗方案都会对最终身高产生影响。尽早诊断、尽早治疗可以有效改善身高预后。早期有效的皮质醇激素替代治疗能抑制骨龄过快增长;对于已发生中枢性性早熟的患儿,可在肾上腺皮质激素替代治疗基础上给予 hGH,GnRHa 等药物治疗以获得正常身高。

3.妊娠期间的治疗　妊娠期间的治疗:部分及时正规治疗的经典型 21-OHD 患者可以成功妊娠。妊娠期间应适当增加糖皮质激素剂量,并平均 $1\sim2$ 周测血清 17α-OHP,女性胎儿则更要密切随诊。待胎儿安全分娩后再逐渐减量,Lo 报道 3 例失盐型、1 例经典型 21-羟化酶缺乏症孕妇,经密切激素水平检测,调整泼尼松用量,均成功分娩了外生殖器正常的女性新生儿。

4.非经典 21-OHP 的治疗　非经典型 21-OHP 的治疗:治疗原则同经典型 21-OHD类似,以糖皮质激素替代为主,抑制 ACTH 分泌及垂体-肾上腺轴的不良反馈,进一步达到纠正肾上腺源性雄激素合成紊乱的目的。对于儿童或青少年患者,仍建议使用对生长发育影响较小的短效糖皮质激素,如氢化可的松等。

(张谦平)

第七章　风湿免疫性疾病

第一节　系统性红斑狼疮

系统性红斑狼疮(systemic lupus erythematosis,SLE)是一种常见的自身免疫性疾病,以多系统受累及血清中出现多种自身抗体为特点。以育龄女性多见,儿童和老人也可发病。其基本病理改变是免疫复合物介导的血管炎。遗传、感染、环境、性激素、药物等综合因素所致的免疫紊乱导致了该病的发生。

一、诊断标准

(一)临床表现

1.多数隐匿起病,临床表现复杂多样,病情迁延反复。

2.可出现发热和乏力等全身症状。

3.蝶形红斑和盘状红斑是 SLE 特征性的皮疹,其他皮肤损害还包括手足掌面和甲周红斑、冻疮样皮疹、脂膜炎、网状青斑以及光过敏、脱发、雷诺现象等。

4.关节肌肉　多为对称性多关节炎,骨质破坏少见。可出现肌痛和肌无力,少数可有肌酶谱的升高。

5.肾脏是 SLE 主要的受累器官,肾脏损害又称狼疮性肾炎(lupus nephritis,LN),表现为蛋白尿、血尿、管型尿,乃至肾功能衰竭。LN 的病理分型对于评价预后和指导治疗有积极的意义。

6.神经精神狼疮(neuropsychiatric SLE,NP-SLE)　以中枢神经系统受累多见,也可以影响周围神经系统。诊断 NP-SLE 应首先除外感染、药物、代谢性疾病等继发因素。

7.血液系统　三系均可受累,表现为贫血、白细胞减少、血小板减少。贫血的原因可以是慢性病贫血、自身免疫性溶血或肾性贫血。

8.SLE 可以累及胸膜、肺实质、肺间质及肺血管,表现为胸腔积液、肺炎、肺动脉高压、肺间质病变等,还可出现肺萎缩综合征(shrinking-lung syndrome),表现为肺容积减少、膈肌上抬、盘状肺不张和呼吸肌功能障碍。

9.心包、心肌、心脏传导系统、瓣膜及冠状动脉等均可受累。SLE 引起的疣状心内膜炎又叫 Libman-Sacks 心内膜炎,常见于二尖瓣后叶的心室侧,并不引起心脏杂音。

10.胃肠道受累,表现为恶心、呕吐、腹痛、腹泻、便秘等症状;也可以引起肠系膜血管炎,出现急腹症类似表现;SLE 还可以影响肝脏和胰腺。

11.眼部表现,包括结膜炎、葡萄膜炎、眼底改变和视神经病变等,还可以继发干燥综合征,出现口干、眼干症状。

(二)临床分型

1.轻型 SLE　SLE 诊断明确或高度怀疑,病情稳定,受累的靶器官功能正常或稳定。

2.重型 SLE　重要脏器受累并影响其功能。

3.狼疮危象(lupus crisis)　危及生命的急重型 SLE。

还可以根据 SLEDAI(Systemic Lupus Erythematosus Disease Activity Index)评分来评价患者的疾病活动度。

（三）实验室检查

1. 常规检查　血常规中出现一系或多系减少，SLE 引起的白细胞下降多以淋巴细胞为主；尿蛋白、红细胞、白细胞以及管型尿都是临床肾脏损害的指标；炎性指标中红细胞沉降率在活动期增高，但 C 反应蛋白通常不高，合并感染者可增高；NP－SLE 的脑脊液并无特征性表现，可出现脑脊液压力升高、白细胞增多以及蛋白增多等。

2. 免疫学检查　SLE 可以出现高 γ 球蛋白血症；血清补体 C3、C4 水平降低，与疾病活动有关；自身抗体的检测在 SLE 诊断中具有重要的意义，抗核抗体（ANA）99％阳性，其效价与疾病活动度多不相关；抗双链 DNA(ds－DNA)抗体具有诊断特异性，其效价随病情缓解而下降；抗 Sm 抗体为 SLE 标记性抗体，阳性率 20％～30％，与病情活动性无关。其他抗体包括抗 RNP 抗体、抗 SSA 抗体、抗 SSB 抗体和类风湿因子在 SLE 患者中常见，但是特异性较低，可见于其他自身免疫性疾病中；此外，抗磷脂抗体、抗红细胞抗体、抗血小板抗体、抗神经元抗体与相应症状相关。

（四）病理学检查

国际肾脏病学会、肾脏病理学会（ISN/RPS）将 LN 分为以下病理类型：Ⅰ型轻微系膜性 LN、Ⅱ型系膜增殖性 LN、Ⅲ型局灶增殖性 LN、Ⅳ型弥漫增殖性 LN、Ⅴ型膜性 LN、Ⅵ型硬化性 LN。

（五）美国风湿病学会诊断分类标准

目前普遍采用美国风湿病学会 1997 年修订的 SLE 分类标准，其中的 11 项中符合 4 项或 4 项以上者可以诊断为 SLE(表 7－1)。

表 7－1　SLE 分类标准(美国风湿病学会 1997 年修订)

标准	定义
1. 颊部红斑	固定红斑，扁平或隆起，在两颧突出部位
2. 盘状红斑	片状隆起于皮肤的红斑，黏附有角质脱屑和毛囊栓；陈旧病变可发生萎缩性瘢痕
3. 光过敏	对日光有明显反应，引起皮疹，从病史中得知或医生观察到
4. 口腔溃疡	经医生观察到的口腔或鼻咽部溃疡
5. 关节炎	非侵蚀性关节炎，累及 2 个或更多的外周关节，有压痛、肿胀或积液
6. 浆膜炎	胸膜炎或心包炎
7. 肾脏病变	尿蛋白＞0.5g/24h 或＋＋＋，或管型(红细胞、血红蛋白、颗粒或混合管型)
8. 神经病变	癫痫发作或精神病，除外药物或已知的代谢紊乱
9. 血液学疾病	溶血性贫血，或白细胞减少，或淋巴细胞减少，或血小板减少
10. 免疫学异常	抗 ds－DNA 抗体阳性，或抗 Sm 抗体阳性，或抗磷脂抗体阳性(包括抗心磷脂抗体或狼疮抗凝物阳性，或至少持续 6 个月的梅毒血清试验假阳性的三者中具备一项阳性)
11. 抗核抗体	在任何时候和未用药物诱发"药物性狼疮"的情况下，ANA 滴度异常

二、治疗原则

（一）患者宣教

鼓励患者要有战胜疾病的信心，树立长期治疗的准备。防日晒和紫外线照射，不要随意用药,生育期女性应避免妊娠,避孕药宜选用只含孕激素或雌激素低的药物,最好使用避孕工具,如需妊娠一定要在疾病完全缓解后并经专科医师允许。

（二）药物治疗

药物治疗是治疗 SLE 最重要的方法,主要药物有五大类。

1. 非甾体抗炎药　对发热及关节痛有效,应注意消化性溃疡、出血及肝、肾功能损害的副作用。

2. 抗疟药　常用于控制皮疹、关节炎和减轻光过敏,是 SLE 治疗的基础用药,配合激素使用可提高疗效并减少激素用量,并可以预防疾病复发。常用硫酸羟氯喹 0.2～0.4g/d,分 2 次服用。副作用主要是过敏反应及视网膜病变,应每 6～12 个月检查眼底。

3. 糖皮质激素　是中重度 SLE 的首选药物,根据病情不同剂量不同,一般采用泼尼松 (0.5～1)mg/(kg·d),用药 4～6 周或疾病活动控制后 10～15 天开始逐步减量,至 5～15mg/d 维持。对于重症患者,一般剂量激素效果不佳者,特别是狼疮危象的患者,可采用甲泼尼龙 1.0g/d 冲击治疗,连续 3 天,必要时可重复使用,停止冲击后应恢复常规药量,切勿不分病情变化长期大量使用激素或者减量速度过快导致 SLE 复发。激素可能的副作用包括:库欣综合征、继发感染、高血压、高血糖、电解质紊乱、精神异常、胃肠道出血,长期使用易导致骨质疏松及股骨头无菌性坏死等。

4. 免疫抑制剂　对重症 SLE,特别是重要器官受累的患者应与激素联合应用,以提高疗效,帮助激素减量。

（1）环磷酰胺:适用于狼疮性肾炎、神经精神狼疮及严重的血管炎等。具体用法为 2mg/(kg·d),国内常用 100mg/d 口服或 200mg 静脉注射,隔日 1 次或 400mg 静脉注射,每周 1 次;也可采用环磷酰胺冲击疗法,(0.5～1.0)g/m² 体表面积静脉滴注,每 3～4 周 1 次,持续 6～12 个月,病情缓解后改为 3 个月 1 次。环磷酰胺的副作用主要是骨髓抑制、胃肠道反应、肝功能损害、脱发、性腺抑制、出血性膀胱炎,此外还可增加恶性肿瘤的发生率。

（2）硫唑嘌呤:有助于控制 SLE 的活动性。用法(1.5～2.5)mg/(kg·d),常用剂量为 100mg/d。除无出血性膀胱炎外,副作用与环磷酰胺类似。

（3）甲氨蝶呤:主要用于关节炎、肌炎、浆膜炎和皮肤损害为主的 SLE。剂量 10～15mg,每周 1 次。副作用包括胃肠道反应、口腔溃疡、肝功能损害及骨髓抑制等。应用甲氨蝶呤的第二天可加用 5～10mg 叶酸,以减轻副作用。

（4）霉酚酸酯:对有明显血管炎表现的狼疮性肾炎有效,可以有效地控制Ⅳ型狼疮性肾炎活动。用量为 1.5～2g/d,分 2 次口服。该药的副作用相对少,尤其在骨髓抑制、性腺抑制及肝、肾毒性方面较环磷酰胺有一定的优势,一些患者可以出现胃肠道反应。

（5）环孢素:是治疗狼疮性肾炎的二线用药,适用于上述药物无效的患者。每日剂量 3～5mg/kg,分 2 次口服。环孢素的优点是无骨髓抑制作用,但是可以导致高血压、血肌酐升高,长期使用会出现震颤、多毛和齿龈增生,用药期间需要密切监测。

（6）来氟米特:有助于 LN 的治疗。剂量为 10～30mg/d。不良反应包括感染、胃肠道不适、高血压等。

5. 生物制剂　单克隆抗体(如抗 CD20 抗体、抗 CD22 抗体、抗 CTLA－4 抗体和抗 BLyS 抗体等)在Ⅱ、Ⅲ期 SLE 临床试验中显示出了一定的治疗前景。

（三）非药物治疗

1. 血浆置换　可以清除血循环中的自身抗体和免疫复合物,减轻病情并争取治疗时间,但此法非常规治疗,仅为短期应急过渡措施。

2.造血干细胞移植 近年来采用造血干细胞移植治疗重症 SLE 取得了一定的疗效,但费用昂贵,远期疗效及如何选择干细胞供体方案有待进一步实验研究和大量临床实践来验证。

(四)狼疮危象

治疗目的在于挽救生命、保护受累脏器、防止后遗症。

1.急进性肾小球肾炎

(1)为判断肾损害的急慢性程度,明确病理类型,应抓住时机肾穿。对明显活动、非不可逆性病变为主的患者,应积极使用大剂量激素治疗,必要时给予冲击治疗,同时应用环磷酰胺冲击治疗。

(2)如环磷酰胺疗效不佳可改用霉酚酸酯或环孢素,或两种以上免疫抑制剂合用。

(3)对于肾功能不全的患者免疫抑制剂应减量应用,避免药物过量。根据病情选择透析或肾移植治疗。

2.弥漫性神经精神狼疮

(1)诊断必须除外中枢神经系统感染,一旦诊断明确,无禁忌证的情况下应采用激素冲击治疗;还可给予地塞米松 10mg 鞘内注射,每周 1 次,共 2~3 次。

(2)在控制 SLE 药物的基础上强调对症治疗,必要时加用抗癫痫药物。

(3)对于抗心磷脂抗体相关的神经精神狼疮应加用抗凝剂及抗血小板药物治疗。

3.重症血小板减少性紫癜

(1)血小板 $<20\times10^9/L$,有自发出血倾向,常规激素治疗无效,就应加大激素用量至 $2mg/(kg\cdot d)$ 或冲击治疗。

(2)应用长春新碱 1~2mg,每周 1 次静脉注射,共 2~4 次。

(3)静脉大剂量应用人免疫球蛋白(intravenous immunoglobulin,IVIG)对重症血小板减少性紫癜有效,$0.4g/(kg\cdot d)$ 静脉滴注,连续 3~5 天为 1 个疗程。IVIG 还具有非特异性抗感染作用。

(4)内科治疗无效可行脾脏切除术。

4.弥漫性出血性肺泡炎

(1)支气管镜有助于明确诊断,常同时伴有大量蛋白尿,预后极差。

(2)治疗包括氧疗、必要时机械通气、控制感染及支持治疗,可试用激素冲击治疗、IVIG 和血浆置换。

5.严重的肠系膜血管炎

(1)常需 $2mg/(kg\cdot d)$ 以上的激素才能控制病情。

(2)应加强肠外营养支持,一旦发生肠坏死、穿孔、中毒性肠麻痹应及时手术治疗。

(五)妊娠

1.SLE 患者可以妊娠的条件包括 病情稳定至少 1 年,仅应用小量激素(泼尼松 $\leqslant$10mg/d)、停用细胞毒药物(环磷酰胺、甲氨蝶呤、霉酚酸酯停用半年,来氟米特停用 2 年)。

2.妊娠后激素仅能使用泼尼松或泼尼松龙。如妊娠 3 个月内病情明显活动,应终止妊娠。妊娠 3 个月后疾病活动时可加大剂量。

3.羟氯喹无明显致畸作用,在病情需要的情况下可维持应用以稳定病情,避免复发。

4.习惯性流产病史和抗磷脂抗体阳性的孕妇应在发现妊娠后及时开始抗凝治疗,或联合抗血小板治疗。

(徐雪峰)

第二节　干燥综合征

干燥综合征(Sjogren syndrome)是一个主要累及外分泌腺体的慢性炎症性自身免疫病。临床除有唾液腺和泪腺受损功能下降而出现口干、眼干外,尚有其他外分泌腺及腺体外其他器官受累而出现多系统损害的症状。本病分为原发性和继发性两类,前者指不具另一诊断明确的结缔组织病的干燥综合征,后者指发生于另一诊断明确的结缔组织病,如系统性红斑狼疮、类风湿关节炎等的干燥综合征。女性多见,男女比为 1：(9～20),发病年龄多在 40～50岁,也见于儿童。

一、诊断标准

(一)临床表现

本病多起病隐匿,临床表现多样,病情轻重差异较大。

1.局部表现

(1)口干燥症:因涎腺病变,使涎液黏蛋白缺少而引起下述常见症状。

①有 70％～80％患者诉有口干,但不一定都是首症或主诉,严重者因口腔黏膜、牙齿和舌发黏以致在讲话时需频频饮水,进固体食物时必须伴水或流食送下,有时夜间需起床饮水等。

②猖獗性龋齿是本病的特征之一。约 50％的患者出现多个难以控制发展的龋齿,表现为牙齿逐渐变黑,继而小片脱落,最终只留残根。

③腮腺炎,50％患者表现有间歇性交替性腮腺肿痛,累及单侧或双侧。大部分在 10 天左右可以自行消退,但有时持续性肿大。少数有颌下腺肿大,舌下腺肿大较少。有的伴有发热。对部分有腮腺持续性肿大者应警惕有恶性淋巴瘤的可能。

④舌部表现为舌痛。舌面干、裂,舌乳头萎缩而光滑。

⑤口腔黏膜出现溃疡或继发感染。

(2)干燥性角结膜炎:因泪腺分泌的黏蛋白减少而出现眼干涩、异物感、泪少等症状,严重者痛哭无泪。部分患者有眼睑缘反复化脓性感染、结膜炎、角膜炎等。

(3)其他浅表部位:如鼻、硬腭、气管及其分支、消化道黏膜、阴道黏膜的外分泌腺体均可受累,使其分泌较少而出现相应症状。

2.系统表现　除口、眼干燥表现外,患者还可出现全身症状,如乏力、发热等。约有 2/3患者出现系统损害。

(1)皮肤:皮肤病变的病理基础为局部血管炎,有下列表现。

①过敏性紫癜样皮疹,多见于下肢,为米粒大小边界清楚的红丘疹,压之不褪色,分批出现。每批持续时间约为 10 天,可自行消退而遗有褐色色素沉着。

②结节红斑较为少见。

③雷诺现象,多不严重,不引起指端溃疡或相应组织萎缩。

(2)骨骼肌肉:关节痛较为常见。仅小部分表现有关节肿胀,但多不严重,且呈一过性。

关节结构的破坏非本病的特点。肌炎见于约 5% 的患者。

(3)肾脏：国内报道有 30%～50% 患者有肾脏损害，主要累及远端肾小管，表现为因 I 型肾小管酸中毒而引起的低血钾性肌肉麻痹，严重者出现肾钙化、肾结石及软骨病。表现为多饮、多尿的肾性尿崩亦常出现于肾小管酸中毒患者。通过氯化铵负荷试验可以看到约 50% 患者有亚临床型肾小管酸中毒。近端肾小管损害较少见。对肾小管酸中毒的患者在有条件的情况下最好做肾脏病理检查，以了解肾脏病变，包括肾小管和肾小球受损的程度，是以细胞浸润为主还是以纤维化硬化为主，通过对病理的了解可以正确地指导治疗。在这些患者中，小部分出现较明显的肾小球损害，临床表现为大量蛋白尿、低白蛋白血症甚至肾功能不全。

(4)肺脏：大部分患者无呼吸道症状。轻度受累者出现干咳，重者出现气短。肺部的主要病理为间质性病变，部分出现弥漫性肺间质纤维化。少数患者可因此导致呼吸功能衰竭而死亡。早期肺间质病变在肺 X 线片上并不明显，只有高分辨率肺 CT 方能发现。另有小部分患者出现肺动脉高压。有肺纤维化及重度肺动脉高压者预后不佳。

(5)消化系统：胃肠道可以因其黏膜层的外分泌腺体病变而出现萎缩性胃炎、胃酸减少、消化不良等非特异性症状。约 20% 患者有肝脏损害，特别是部分患者合并自身免疫性肝炎或原发性胆汁性肝硬化。慢性胰腺炎亦非罕见。

(6)神经系统：累及神经系统的发生率约为 5%。以周围神经损害为多见，不论是中枢或周围神经损害均与血管炎有关。

(7)血液系统：本病可出现白细胞减少或(和)血小板减少，血小板低下严重者可伴出血现象。本病淋巴肿瘤的发生率约为健康人群的 44 倍。国内已有原发性干燥综合征患者出现血管免疫母细胞性淋巴结病(伴巨球蛋白血症)、非霍奇金淋巴瘤、多发性骨髓瘤等报道。

(二)实验室检查

1.眼部

(1)Schirmer(滤纸)试验阳性：即 ≤5mm/5min(健康人为 >5mm/5min)。

(2)角膜染色阳性：双眼各自的染点 >10 个。

(3)泪膜破碎时间阳性：即 ≤10 秒(健康人 >10 秒)。

2.口腔

(1)唾液流率阳性：即 15 分钟内收集到自然流出涎液 ≤1.5ml(健康人 >1.5ml)。

(2)腮腺造影阳性：即可见末端腺体造影剂外溢呈点状、球状的阴影。

(3)唾液腺核素检查阳性：即涎腺吸收、浓聚、排出核素功能差。

(4)唇腺活检组织学检查：即在 4mm² 组织内有淋巴细胞灶 ≥1 者(有 50 个淋巴细胞聚集则称为 1 个灶)为阳性。

3.尿　尿 pH 多次 >6 则有必要进一步检查肾小管酸中毒相关指标。

4.血常规　可见血小板减少，偶见溶血性贫血。

5.血清免疫学检查

(1)抗 SSA 抗体：是本病中最常见的自身抗体，约见于 70% 的患者。

(2)抗 SSB 抗体：约见于 45% 的患者。

(3)类风湿因子：见于 70%～80% 的患者，且滴度较高，常伴有高免疫球蛋白血症。

(4)高免疫球蛋白血症：均为多克隆性，约见于 90% 患者。

(5)其他：常存在抗核抗体及抗 α 胞衬蛋白抗体等。

（三）辅助检查

肺影像学及肝、肾功能测定可以发现有相应系统损害的患者。

（四）国际诊断分类标准

2002年干燥综合征国际分类（诊断）标准见表7-2，表7-3。

表7-2 干燥综合征分类标准的项目

Ⅰ.口腔症状:3项中有1项或1项以上

（1）每日感口干持续3个月以上

（2）成年后腮腺反复或持续肿大

（3）吞咽干性食物时需用水帮助

Ⅱ.眼部症状:3项中有1项或1项以上

（1）每日感到不能忍受的眼干持续3个月以上

（2）有反复的砂子进眼或砂磨感觉

（3）每日需用人工泪液3次或3次以上

Ⅲ.眼部体征:下述检查任1项或1项以上阳性

（1）SchirmerⅠ试验（＋）（≤5mm/5min）

（2）角膜染色（＋）（≥4 van Bijsterveld 计分法）

Ⅳ.组织学检查:下唇腺病理示淋巴细胞灶≥1（指4mm²组织内至少有50个淋巴细胞聚集于唇腺间质者为1灶）

Ⅴ.唾液腺受损:下述检查任1项或1项以上阳性

（1）唾液流率（＋）（≤1.5ml/15min）

（2）腮腺造影（＋）

（3）唾液腺放射性核素检查（＋）

Ⅵ.自身抗体:抗SSA抗体或抗SSB抗体（＋）（双扩散法）

表7-3 干燥综合征分类标准项目的具体分类

1.原发性干燥综合征:无任何潜在疾病的情况下,有下述2条则可诊断

（1）符合表2-1中4条或4条以上,但必须含有条目Ⅳ（组织学检查）和（或）条目Ⅵ（自身抗体）

（2）表2-1中条目Ⅲ、Ⅳ、Ⅴ、Ⅵ4条中任3条阳性

2.继发性干燥综合征:患者有潜在的疾病（如任一结缔组织病）,而符合表2-1的Ⅰ和Ⅱ中任1条,同时符合条目Ⅲ、Ⅳ、Ⅴ中任2条

3.必须除外:颈、头、面部放疗史,丙型肝炎病毒感染,艾滋病（AIDS）,淋巴瘤,结节病,移植物抗宿主（GVH）病,抗乙酰胆碱药的应用（如阿托品、莨菪碱、溴丙胺太林、颠茄等）

（五）鉴别诊断

1.系统性红斑狼疮 原发性干燥综合征多见于中老年妇女,发热,尤其是高热者少见,无颧部皮疹,口、眼干明显,肾小管酸中毒为其常见,而主要的肾损害,高免疫球蛋白血症明显,低补体血症少见,预后良好。

2.类风湿关节炎 原发性干燥综合征的关节炎症状远不如类风湿关节炎明显和严重,极少有关节骨破坏、畸形和功能受限。类风湿关节炎很少出现抗SSA抗体和抗SSB抗体。

3.非自身免疫病的口干 如老年性外分泌腺体功能下降、糖尿病性或药物性口干则有赖于病史及各个病的自身特点以鉴别。

4.米库利兹病（Mikuliez disease） 是一种非痛性的泪腺和唾液腺肿胀。诊断主要依据

如下。

(1)持续性的泪腺和唾液腺的肿胀(>3个月)。

(2)泪腺和唾液腺病理主要为单核细胞的浸润。

(3)排除其他原因引起的泪腺和唾液腺的肿胀。

二、治疗原则及预后

目前对原发性干燥综合征的治疗目的主要是缓解患者症状,阻止疾病的发展和延长患者的生存期,尚无可以根治疾病的方法。对干燥综合征的理想治疗不但是要缓解患者口、眼干燥的症状,更重要的是终止或抑制患者体内发生的异常免疫反应,保护患者脏器功能,并减少淋巴瘤的发生。原发性干燥综合征的治疗包括3个层次:①唾液和泪液的替代治疗,以改善症状;②增强外分泌腺的残余功能,刺激唾液和泪液分泌;③系统用药改变干燥综合征的免疫病理过程,最终保护患者的外分泌腺体和脏器功能。

(一)治疗原则

1.对症治疗

(1)口干燥症:减轻口干较为困难,人工涎液的效果很不理想,实用的措施是保持口腔清洁,勤漱口,减少龋齿和口腔继发感染的可能,并且停止吸烟、饮酒及避免服用引起口干的药物,如阿托品等。人工唾液有多种制剂,含羧甲基纤维素、黏液素(mucin)、聚丙烯酸(poly-acrylil acid)、黄胶原(xanthan)或亚麻仁聚多糖(linseed polysacchride)等成分。另外,患者还可以使用含氟的漱口液漱口,以减少龋齿的发生。

(2)干燥性角结膜炎:予人工泪液滴眼可以减轻眼干症状,预防角膜损伤,减少眼部并发症。人工泪液,有多种非处方制剂,黏度不同,应鼓励患者根据自己的情况使用,最大限度地缓解症状。另外,在夜间患者还可以使用含甲基纤维素的润滑眼膏,以保护角、结膜。国外有人以自体的血清经处理后滴眼。含有皮质激素的眼药水对眼干疗效不佳且能引起角结膜上皮细胞的变性和穿孔,故不宜应用。某些药物如利尿剂、抗高血压药、雷公藤可以加重口、眼干燥,应尽量避免使用。

(3)肾小管酸中毒合并低钾血症:钾盐的替代疗法用于肾小管酸中毒合并有低钾血症者,有低血钾性瘫痪者宜静脉补钾,缓解期可口服枸橼酸钾或缓释钾片,大部分患者需终身服用。多数患者低血钾纠正后尚可正常生活和工作。

(4)肌肉、关节痛:可用非甾体抗炎药,如布洛芬、吲哚美辛等治疗,由于侵蚀性关节病变罕见,所以没有必要常规使用改善疾病的抗风湿药物,但羟氯喹(6～7)mg/(kg·d),每日最大剂量≤400mg,可用于缓解疲劳、关节痛和肌痛等症状,在少见的情况下,可能需要短程使用小剂量糖皮质激素(例如泼尼松5～10mg/d)以缓解关节剧痛等症状。

2.改善外分泌腺体功能的治疗　当使用涎液或泪液替代治疗效果不满意时,可使用毒蕈碱胆碱能受体激动剂刺激外分泌腺分泌。目前常用的药物有毛果芸香碱(匹罗卡品,Pilocar-pine)和西维美林(Cevimeline)。毛果芸香碱是乙酰胆碱类似物,可刺激胆碱能受体,对 M_3 受体作用较强。毛果芸香碱 5mg,每日 3 次(每日剂量 10～20mg)可以增加涎液流率。不良反应包括出汗、频繁排尿、肠激惹,对消化道溃疡、哮喘和闭角性青光眼的患者禁用。在临床使用的剂量范围内,患者的不良反应并不多,耐受性良好。西维美林较毛果芸香碱更特异地作用于外分泌腺体中的 M_3 受体,20～30mg,每日 3 次,治疗口、眼干燥症效果良好,不良反应与毛果芸香碱相似。此外,环戊硫酮、溴己新和盐酸氨溴索等也可以增加外分泌腺的分泌功能。

3. 免疫抑制和免疫调节治疗　系统损害者应根据受损器官及严重程度进行相应治疗。对于有重要脏器受累的患者,应使用糖皮质激素治疗,对于病情进展迅速者可合用免疫抑制剂如环磷酰胺、硫唑嘌呤等。出现恶性淋巴瘤者宜积极、及时地进行联合化疗。原发性干燥综合征早期以 B 细胞增生为主,因此高免疫球蛋白血症是其免疫学异常的一个重要特点,常提示疾病可能处在活动进展期,但尚未出现系统损伤的患者是否需予积极的免疫抑制治疗,仍有争议。

(1)糖皮质激素:对合并有神经系统、肾小球肾炎、肺间质性病变、肝脏损害、血细胞减少尤其是血小板减低、肌炎等要给予糖皮质激素治疗,糖皮质激素剂量应根据病情轻重决定。剂量与其他结缔组织病治疗用法相同。肾小管酸中毒的患者主要是替代疗法,但是如果是新发病例,或者是肾脏病理显示为肾小管及其周围以炎性病变为主的,也可以考虑激素或联合其他免疫抑制剂的治疗,泼尼松剂量为 0.5～1mg/(kg·d)。

(2)羟氯喹:200～400mg/d,可以降低干燥综合征患者免疫球蛋白水平,也可能会改善涎腺功能。

(3)其他免疫抑制剂和免疫调节剂:对合并有重要脏器损害者,宜在应用糖皮质激素的同时加用免疫抑制剂,常用的免疫抑制剂包括甲氨蝶呤 1 周 0.2～0.3mg/kg,硫唑嘌呤 1～2mg/(kg·d),环孢素 2.5～5mg/(kg·d),环磷酰胺 1～2mg/(kg·d)或 4 周 0.5～1g/m²,其中环磷酰胺最常用。对于出现神经系统受累或血小板减少的患者可静脉应用大剂量免疫球蛋白 0.4g/(kg·d),连用 3～5 日,必要时可以重复使用。若出现中枢神经系统病变,可考虑采用大剂量糖皮质激素静脉冲击治疗,同时应用环磷酰胺。对于合并原发性胆汁性肝硬化的患者应使用熊去氧胆酸治疗。

(4)生物制剂:自身反应性 B 细胞的异常激活是干燥综合征发病的重要因素之一,使用抗 CD20 抗体和抗 CD22 抗体进行 B 细胞清除治疗可能会改善病情。利妥昔单抗(Rituximab,抗 CD20 单克隆抗体)最早被用于 B 细胞淋巴瘤的治疗,后在自身免疫病治疗中也取得了一定的疗效。它对原发性干燥综合征常规治疗效果不佳的患者,且有严重的关节炎、严重的血细胞减少、周围神经病变以及相关的淋巴瘤均有较好的疗效。干燥综合征患者使用利妥昔单抗发生血清病样不良反应的概率较高,同时使用较大剂量的糖皮质激素有可能减少这种不良反应的发生。

(二)预后

本病无内脏受累者预后较好,有内脏损害者治疗后大多可以控制病情达到缓解,但停止治疗又可能复发。内脏损害中出现进行性肺纤维化、中枢神经病变、肾小球受损伴肾功能不全、恶性淋巴瘤者预后较差。

(徐雪峰)

第三节　多发性肌炎及皮肌炎

多发性肌炎(polymyositis,PM)和皮肌炎(dermatomyositis,DM)均为累及横纹肌的特发性炎症性肌病。临床上以对称性四肢近端肌无力为主要表现,DM 尚有特征性皮疹。通常隐袭起病,在数周、数月、数年内缓慢进展。极少数患者急性起病,在数日内出现严重肌无力,甚或横纹肌溶解、肌球蛋白尿和肾功能衰竭。作为系统性疾病,PM/DM 常累及多脏器,伴发肿瘤和其他结缔组织病。本病的确切病因尚不清楚,一般认为与遗传和病毒感染有关。发病的年龄分布呈双峰型,10～15 岁形成一个小峰,45～60 岁形成一个大峰,男女发病率之比为 1：2.5。

一、诊断标准

(一)临床表现

1.肌肉病变 通常四肢近端肌肉、肢带肌、颈前屈肌最先受累。表现为对称性肌肉肿胀、疼痛、触痛,进行性肌无力,以致上肢抬举、下蹲、起立、平卧位抬头、翻身、正坐困难。晚期出现肌萎缩。食管、咽、喉及胸肌受累时,可产生声嘶、吞咽甚至呼吸困难。

2.皮肤改变 皮疹好发于面部,以眼睑为中心的水肿性红斑,上眼睑有淡紫色的红斑(Heliotrope 征),为本病特征性改变,此外肩背部、颈、胸部 V 字区弥漫性红斑,分别称为"披肩"征和"V"字征。四肢、肘、膝尤其掌指关节和指间关节伸面出现紫红色丘疹、斑疹,以后变萎缩,有毛细血管扩张、色素减退和上覆细小鳞屑,偶见溃破,称 Gottron 征,亦为特征性改变。指垫皮肤角化、增厚、皲裂,呈"技工手"样变。

3.其他症状 部分患者可表现不规则发热、多关节痛、雷诺现象、肺弥漫性纤维化,少部分患者可有心、肾受累,心脏受累一般都较轻微,很少有临床症状,最常见的是心律紊乱,要特别注意伴发恶性肿瘤或其他结缔组织病。

(二)临床分类

1.原发性 PM。

2.原发性 DM。

3.合并恶性肿瘤的 PM/DM。

4.与血管炎有关的儿童型 PM/DM。

5.合并其他结缔组织病(重叠综合征)。

(三)实验室检查

1.血清肌酶升高 肌酸磷酸激酶及其同工酶升高常与病情活动相关,天冬氨酸氨基转移酶、乳酸脱氢酶、醛缩酶等升高有助诊断。

2.尿肌酸 24 小时排出量明显增高。

3.血清自身抗体 可有抗核抗体、抗 Jo－1 抗体、抗 PL－7 抗体、抗 PL－12 抗体、抗 SRP 抗体、抗 Mi－2 抗体、抗 Ku 抗体、抗 PM－Scl 抗体等阳性,而肌炎特异性抗体包括抗合成酶抗体谱(其中包括抗 Jo－1 抗体、抗 PL－7 抗体、抗 PL－12 抗体等),抗 SRP 抗体,抗 Mi－2 抗体。

(四)辅助检查

1.肌电图 典型改变包括三联征:插入电位活动增强、纤颤电位和正锐波;自发奇异高频放电;低波幅、短时限、多相运动单位电位。

2.肌肉活检 主要病理改变是肌细胞受损、坏死和炎症,以及由此而继发的肌细胞萎缩、再生、肥大、肌肉组织被纤维化和脂肪所代替。

3.除外可能并发恶性肿瘤的相关检查。

(五)Bohan 和 Peter 诊断标准

1.肢带肌(肩胛带、骨盆带)四肢近端肌肉和颈前屈肌呈对称性无力,可伴有吞咽困难和呼吸肌无力。

2.肌肉活检显示有横纹肌纤维变性、坏死、被吞噬、再生以及单个核细胞浸润。

3.血清肌酶谱升高。

4.肌电图呈肌源性损害。

5.皮肤特征性皮疹。

判定标准:符合前(1)～(4)项为 PM,同时伴第(5)项表现,确诊为 DM。

(六)鉴别诊断

1.风湿性多肌痛　多发于 50 岁以上,主要表现为肩胛带及骨盆带等近端肌群或躯干部位疼痛,可伴晨僵及关节疼痛。化验检查可出现红细胞沉降率快,C 反应蛋白升高。但患者肌酶谱和肌电图正常,肌活检示肌纤维正常。

2.包涵体肌炎　本病属于炎性肌病,多发生于中年以上人群,男性多见。起病隐袭,进展缓慢。肌无力表现可累及四肢近端和远端肌肉,可呈不对称性,无肌痛,肌酸磷酸激酶常正常或呈低水平升高。少见肺、关节受累。肌电图表现为肌源性损害或合并神经源性损害。病理特征为光镜下肌浆内和(或)核内可见包涵体。对激素及免疫抑制剂治疗反应性低。

3.恶性肿瘤相关 DM/PM　DM/PM 易合并肿瘤,DM 较 PM 更易与肿瘤相关。肿瘤可于 DM/PM 之前、同时或之后发生。当肌炎呈不典型性时,需结合年龄、性别及其他临床表现和危险因素,积极除外合并肿瘤之可能。

4.神经系统疾患　运动神经元病表现为缓慢进展的肌肉无力、萎缩,但其受累肌肉的模式与 PM 不同,多从远端向近端延伸,常伴肌束颤动,肌萎缩较早出现,肌电图呈明显的神经源性损害。重症肌无力主要表现为受累骨骼肌极易疲劳,活动后加重,休息后可部分恢复,抗胆碱酯酶药物治疗有效,以眼外肌受累最常见,血清学检查可见抗乙酰胆碱受体抗体增高,而肌酶、肌电图、肌活检无明显异常。

二、治疗原则

(一)一般治疗

急性期应卧床休息,高蛋白、高热量饮食,积极防治感染。合并恶性肿瘤患者应及时治疗恶性肿瘤。

(二)药物治疗

1.首选治疗　糖皮质激素加甲氨蝶呤是首选治疗方案。

(1)糖皮质激素:泼尼松开始剂量每日 1～2mg/kg。待皮疹减退,肌力增加,病情基本控制,肌酶降至正常水平后缓慢减药,但不应少于 4～6 周,一般每隔 2～4 周减 5mg,避免减量过快导致复发,并以每日 5～10mg 维持病情,维持治疗不应少于 2 年。长期应用糖皮质激素会有一定不良反应,如骨质疏松、糖尿病、抗感染能力下降、肥胖、多毛、电解质紊乱、高脂血症等,宜注意。

(2)甲氨蝶呤:开始时每周 7.5～15mg,口服或静脉注射,如无不良反应,可逐渐增加剂量至每周 25mg。主要不良反应有肝酶升高、口腔炎、胃炎、腹泻、骨髓抑制、脱发、皮炎、药物性间质性肺炎等。因此,用药初期每 1～2 周 1 次,以后每月 1 次监测血常规及肝功能变化。补充叶酸可减轻或预防甲氨蝶呤的黏膜损伤、胃肠道反应和全血细胞减少等不良反应。

2.次选治疗 单纯糖皮质激素治疗或加用其他免疫抑制剂,这些药物联合泼尼松治疗,可减少泼尼松用量,并提高疗效。

(1)硫唑嘌呤:每日 1~2mg/kg。主要不良反应有骨髓抑制、感染,胃肠道反应和肝酶升高等。用药前 4 周,应每 2 周检查血常规和肝功能,如正常,以后每月检查 1 次。如白细胞计数<3.0×10⁹/L,需考虑停药。

(2)环磷酰胺:每平方体表面积 0.5~1g、每 4 周 1 次,或 0.2g 隔日 1 次,静脉注射;也可口服每日 100mg。主要不良反应有胃肠道反应、骨髓抑制、出血性膀胱炎、性腺抑制、肿瘤等。用药期间应每 1~2 周查血常规及尿常规,每月检测肝功能。

(3)环孢素:每日 3~5mg/kg。主要不良反应有肾损害、胃肠道反应、高血压、肝损害及风疹等,突出优点是骨髓抑制作用较小。

(4)来氟米特:每日 20mg。主要不良反应有腹泻、瘙痒、皮疹、一过性氨基转移酶升高和白细胞下降、可逆性脱发等。一般为轻度和中度,严重的不良反应少见。

(三)随访

病情活动的治疗期间,应密切观察皮损、肌力改变、肌酶水平变化,强调规则用药。病情稳定后,应遵照医嘱,勿任意减量停药。

(时建卫)

第四节　系统性硬化症

系统性硬化症(systemic sclerosis,SSc)是一种慢性结缔组织疾病,是硬皮病的一个亚类,它不仅侵犯皮肤、关节肌肉,还侵犯包括肺、肾、心脏、胃肠道等在内的内脏器官。系统性硬化症皮肤早期的病理特点是血管周围炎症细胞浸润和诸如毛细血管扩张及其后毛细血管分叉的微血管改变,晚期细胞外基质过度积聚造成组织纤维化。组织纤维化破坏正常生理组织的结构,从而导致受累器官的功能障碍。

系统性硬化症又分为局限性皮肤型系统性硬化症、弥漫性皮肤型系统性硬化症、无皮肤硬化的系统性硬化症(systemic sclerosis sine scleroderma)、重叠综合征。CREST 综合征(CREST syndrome)包括在局限性皮肤型系统性硬化症中,它表现为钙质沉着(C,calcinosis)、雷诺现象(R,raynaud phenomenon)、食管功能障碍(E,esophageal dysfuction)、指端硬化(S,sclerodactyly)和毛细血管扩张(T,telangiectasis)。重叠综合征指患者能诊断系统性硬化症,同时还能诊断其他结缔组织疾病,即具备两种结缔组织疾病的特点。无皮肤硬化的系统性硬化症无皮肤增厚的表现,但可有雷诺现象、系统性硬化症特征性的内脏表现和血清学异常,此型在临床中较罕见,是系统性硬化症的特殊类型。局限性皮肤型系统性硬化症和弥漫性皮肤型系统性硬化症的鉴别主要为患者病程中皮肤的受累是否超过肘(膝)关节及躯干是否受累;弥漫性皮肤型系统性硬化症的皮肤病变超过肘(膝)关节,并可有躯干的受累。

系统性硬化症发病机制尚不清楚,可能是在遗传、环境因素、雌激素、细胞及体液免疫异常等因素作用下,成纤维细胞合成胶原增加、局部胶原分解减少,胶原、糖蛋白、纤维蛋白等沉着在皮肤间质和血管壁,导致皮肤和内脏纤维化,血管内皮细胞肿胀、增生、管腔变狭和组织缺血。发病高峰年龄为 30~50 岁,男女比例为 1:(3~5)。

一、诊断标准

（一）临床表现

1. 雷诺现象 80%的患者以雷诺现象（Raynaud phenomenon, RP）为首发症状，可伴有双手麻木，对称性手指肿胀或僵硬，指腹变薄或凹陷，甚至引起溃疡。雷诺现象可在其他症状出现之前几月甚至几年发生。典型的雷诺现象是因寒冷或情绪波动等诱因诱发手指、脚趾甚至如唇、耳等身体部位皮肤出现可恢复的皮肤颜色变化：白—紫—红，它是由于微血管的舒缩功能障碍引起，可见于其他疾病（其他的结缔组织疾病、雷诺病等）。

2. 皮肤表现 系统性硬化症典型的皮肤病变一般要经过 3 个阶段：水肿期、硬化期和萎缩期。水肿期皮肤多为无痛性非凹陷性水肿，有绷紧感，手指常呈腊肠样，伴晨僵，可有关节痛，并可出现腕管综合征。从临床角度，患者停留在此期愈长，长久的预后更好。硬化期为皮肤增厚变硬如皮革，紧贴于皮下组织，不能提起，呈蜡样光泽。萎缩期为皮肤光滑而细薄，紧贴于皮下骨面，皮纹消失，毛发脱落，硬化部位常有色素沉着，间以脱色白斑，有毛细血管扩张及皮下组织钙化。面颈部皮肤受累时，可形成面具脸，其特征为鼻尖似鹰嘴、口唇变薄并收缩呈放射状伴有张口困难，晚期皮肤可以逐渐变软如正常皮肤。弥漫性 SSc 的患者在发病 2～3 年内疾病的程度和严重性都会加重，但以后可能自发性好转；CREST 综合征的特点就是缓慢持续性加重。

3. 胃肠道表现 胃肠道表现为从口到肛门的任何胃肠系统均可受累，因此，SSc 患者的症状和体征可包括：吞咽困难、呛咳、烧心、腹胀、便秘和腹泻交替、假性肠梗阻、小肠细菌过度生长、吸收不良、大便失禁等。舌肌萎缩变薄，舌活动可因系带硬化挛缩而受限，使舌不能伸出口外。早期即可出现食管受累，为 SSc 患者最常见的内脏损害，食管下段功能受损引起咽下困难，括约肌受损发生反流性食管炎，久之引起狭窄。慢性胃食管反流和反复吸入可造成肺间质病变。胃、十二指肠和空肠受累少见，多见于病情严重的患者，可有胃扩张及十二指肠蠕动消失。空肠损害则出现吸收不良综合征。胃窦血管扩张症较常见，内镜表现为扩张的血管呈红色条纹状沿黏膜皱襞顶部向幽门集中，因其外观类似西瓜皮上的条纹，故也称西瓜胃（watermelon stomach），可引起慢性胃肠道出血和贫血。

4. 肾脏表现 系统性硬化症的肾脏受累的主要类型包括：硬皮病肾危象、慢性肾疾病和炎症性肾损害。硬皮病肾危象是风湿性疾病的一个急症，需要早期诊断和积极治疗来保护肾功能。10%～15%的弥漫性系统性硬化症的患者和 1%～2%的局限性系统性硬化症的患者发生肾危象。典型肾危象为突然出现高血压和急进性肾损害，主要与高水平的肾素有关。在罕见情况下，恶性高血压可以是系统性硬化症的最初表现。然而，肾危象时并不都有高血压，有 11%硬皮病肾危象患者血压正常，通常预后更差。肾危象的其他临床特点包括头痛、高血压性视网膜病变、高血压脑病、卒中、心包炎、心肌炎和心律失常、心力衰竭等。微血管性溶血性贫血常见（约 60%左右），但弥散性血管内凝血少见。神经系统改变、溶血、血小板减少提示血栓性血小板减少性紫癜。尿检查通常发现非肾病范围的蛋白尿和血尿，在显微镜下常见颗粒管型。肾功能衰竭是典型的，但通常发生是以周计算，而不是以天计算。少尿是不祥的征兆。肾危象好发于早期的弥漫性系统性硬化症；局限性系统性硬化症患者发生硬皮病肾危象典型的一般发生于病程的晚期。肾危象的危险因素包括：大剂量激素的使用、症状发生时间小于 4 年、皮肤硬化的迅速进展、皮肤评分较高、环孢素的使用、大关节的挛缩、肌腱摩擦声、新出现的贫血、新出现的心血管系统事件(心包渗液、充血性心力衰竭)、抗 RNA 聚合酶抗体阳性等。对有高危因素的患者应至少每月监测一次血压,如果有高血压的症状时,应每天监测血压。肾危象时肾活检的病理改变对诊断和预后非常有用。典型的病变是肾脏主要累及小叶间动脉和弓动脉的血管改变,表现为血管内膜和中膜的增生,内弹力板分裂成多层,呈"葱皮"样改变,纤维素性坏死、血栓形成、管腔变窄。有研究发现,血管的改变(葱皮样内膜增厚和血栓形成)与预后差相关。系统性硬化症患者出现肾损害可能由疾病本身、重叠疾病、药物等因素所致。在疾病本身中,可以有肾危象、炎症性改变、慢性损害。当短期内出现肾功能不全原因不清时可行肾穿检查,它可鉴别肾危象、抗中性粒细胞胞浆抗体(ANCA)相关血管炎及其他原因,并能帮助判断预后。

5.肺部病变　肺部病变是 SSc 最常见的表现之一,主要是肺间质纤维化、肺动脉高压导致通气功能和换气功能障碍,它是 SSc 患者发生死亡的重要原因之一。少数患者有胸膜炎。本病合并肺癌的发生率较高,是普通人群的 5 倍;局限性皮肤型系统性硬化症和弥漫性皮肤型系统性硬化症合并肺癌的发病率相似。

6.心脏表现　心脏纤维化是引起心脏受累的主要原因,也是 SSc 患者发生死亡的重要原因之一。心包、心肌、传导系统均可受累,表现为心脏扩大、心力衰竭、心律失常、心包纤维化、心包积液,严重者发生心包填塞。

7.骨骼肌肉　横纹肌常受侵犯,多见于四肢及肩胛肌肉,表现为肌痛、肌无力及肌萎缩,部分合并多发性肌炎。SSc 患者的关节症状较多见,早期多为对称性关节痛,无畸形。晚期发生挛缩使关节固定在畸形位置。手、腕和肘关节是最常受累的关节。可出现关节间隙狭窄,关节面硬化,骨质疏松,指(趾)骨溶解。

8.神经系统　少数患者可合并神经受累,以三叉神经痛较为多见。SSc 最常见的压迫性神经病变是腕管综合征,常发生于疾病的皮肤水肿期。

9.合并症　SSc 患者可合并干燥综合征、甲状腺炎、原发性胆汁性肝硬化等疾病。

(二)美国风湿病学会诊断分类标准

目前诊断系统性硬化症还是根据 1980 年美国风湿病学会(ACR)提出的系统性硬化症分类标准。

1.主要条件　近端皮肤硬化即手指及掌指(跖趾)关节近端皮肤增厚、紧绷、肿胀。这种改变可累及肢体、面部、颈部和躯干(胸、腹部)。

2.次要条件

(1)指硬化上述皮肤改变仅限手指。

(2)指尖凹陷性瘢痕或指垫消失由于缺血导致指尖凹陷性瘢痕或指垫消失。

(3)双肺基底部纤维化要除外其他疾病所引起的这种改变。

具有主要条件或 2 个以上次要条件者,可诊为系统性硬化症。设立这个标准的目的是分类,而不是诊断。此标准没有将近 30 年的科学发展如抗体检测和甲褶毛细血管显微镜检查等包括在内。一些被专家确诊的系统性硬化症患者按此标准来诊断则不符合。在加拿大硬皮病研究组中 20% 的局限性系统性硬化症的患者不符合此标准。研究表明该标准用于无脏器损伤的早期系统性硬化症患者的诊断敏感性仅为 34%,难以满足临床早期诊断和早期干预的需求。

3.甲褶毛细血管显微镜检查　甲褶毛细血管显微镜检查是一种无创的检查,它能发现微血管的改变,能预测潜在的结缔组织疾病,并能帮助早期发现系统性硬化症,并与疾病类型和严重程度相关。目前,常规将系统性硬化症的甲褶毛细血管表现归纳为 3 种主要的类型:早期、活动期和晚期。

(1)早期:少量的增粗、巨大毛细血管,少量毛细血管出血,没有毛细血管丢失证据。

(2)活动期:大量巨大毛细血管和出血,中度的毛细血管的丢失,没有或轻度的血管分叉。

(3)晚期:少量或没有巨大毛细血管和出血,毛细血管的大量缺失和大量无血管区域,毛细血管排列混乱,毛细血管呈分叉状或树杈状。

4.抗体检测　采用敏感方法检测抗核抗体几乎 100% 的系统性硬化症患者阳性,免疫荧光法有 50%～90% 的患者阳性,多为斑点型或核仁型,后者更具诊断意义。抗着丝点抗体(ACA)是与 SSc 相关的抗体,80% 的 CREST 综合征患者阳性,此抗体阳性的患者常伴皮肤毛细血管扩张和皮下钙质沉积,相对预后较好,但发生肺动脉高压、原发性胆汁性肝硬化、严重指端缺血的危险增加。抗 Scl−70 抗体是与 SSc 相关性较强的抗体,约 30% 的患者阳性,患者肺间质纤维化危险性增加。抗 RNA 聚合酶抗体阳性患者发生硬皮病肾危象的危险性增加。

(三)鉴别诊断

本病需与其他如硬肿病、嗜酸性筋膜炎、局灶性硬皮病、POEMS 综合征、硬化黏液性水肿、肾源性系统纤维化等疾病相鉴别。

二、治疗原则及预后

系统性硬化症的治疗一直都是困难且令人失望的。系统性硬化症以前死亡的最主要原因是硬皮病肾危象,随着人们对硬皮病肾危象的发病机制的认识和综合治疗,现在肺部受累(肺动脉高压和肺间质纤维化)已经成为死亡的最主要原因(约 70%)。

1.一般治疗　对患者进行健康教育非常重要;保暖是针对雷诺现象的重要措施;避免患者紧张、激动;戒烟也非常重要。

2.糖皮质激素　对控制病情进展作用有限,但对关节炎、肌炎、心包炎、心肌损害和肺间质病变炎症期有一定疗效。因大剂量糖皮质激素应用是硬皮病肾危象的危险因素,故使用糖皮质激素相对慎重。

3.免疫抑制剂　甲氨蝶呤可用于早期的弥漫性系统性硬化症的皮肤病变;环磷酰胺在随机双盲对照试验中证明对皮肤病变有效;霉酚酸酯、硫唑嘌呤、环孢素等也可用于皮肤病变,但效果尚未确证。

4.雷诺现象的治疗　硝苯地平类钙通道阻断剂可作为系统性硬化症雷诺现象的一线治疗;静脉依洛前列醇及同类药物可用于严重的系统性硬化症雷诺现象治疗;静脉注射前列腺素类(尤其是伊洛前列腺素)可使患者指趾端溃疡愈合,故对活动性指趾溃疡应选静脉用前列腺素类。波生坦对活动性指端溃疡无效,但可预防新溃疡的形成。

5.肺动脉高压的治疗　系统性硬化症患者肺动脉高压的主要治疗原则是降低肺动脉压、吸氧、抗凝和利尿,心功能不全者可给予强心治疗。目前用于降低肺动脉压的药物主要有钙离子拮抗剂、合成的前列环素及其类似物(依前列醇、贝前列环素钠、伊洛前列素等)、内皮素受体拮抗剂(波生坦、西他生坦、安博森坦)、5−磷酸二酯酶抑制剂(西地那非)等。手术治疗包括房间隔切开术、肺移植等。临床医生需要根据患者的具体情况,联合治疗。

6.胃肠道的对症治疗　质子泵抑制剂可预防硬皮病相关的胃食管反流、食管溃疡和狭窄;胃肠动力药可用于硬皮病症状性运动障碍;对硬皮病相关细菌过度生长和吸收不良,可经验应用广谱抗生素。

7.硬皮病肾危象的治疗　应用血管紧张素转化酶抑制剂药物治疗硬皮病肾危象是必需的,它能明显地改善肾危象患者的生存率。抗高血压治疗的目标是每 24 小时使收缩压下降10～20mmHg,直到血压在正常范围。卡托普利是一个短效药物,早期调节血压最容易,6.25～12.5mg/8h,可每 12 小时增加剂量,直到血压控制满意。长效的血管紧张素转化酶抑制剂对长期应用更方便。静脉使用前列环素已有报道能增加肾灌注,对血压正常化有帮助。一旦血管紧张素转化酶抑制剂用到足量时,血压控制仍不好,血管紧张素Ⅱ受体拮抗剂、α受体阻断剂或钙通道阻断剂可以合用。在严重的微血管性溶血性贫血,血浆置换也可应用。2/3 的患者需要血液透析的肾脏支持,其中一半的患者能最终康复而不用再透析。

(时建卫)

第五节　类风湿关节炎

类风湿关节炎(rheumatoid arthritis,RA)是一种以侵蚀性关节炎为主要表现的全身性自身免疫病。本病表现为以双手、腕、膝、距小腿和足关节等小关节受累为主的对称性、持续性多关节炎。此外,患者尚可有发热、贫血、皮下结节及淋巴结肿大等关节外表现。血清中可出现类风湿因子(rheumatoid factor,RF)及抗环瓜氨酸多肽(anticyclic citrullinated peptides,CCP)抗体等多种自身抗体。病理表现为关节滑膜的慢性炎症、血管翳形成。未经正确治疗的 RA 可迁延不愈,出现关节的软骨和骨破坏,最终可导致关节畸形和功能丧失。

一、临床表现

关节病变是 RA 最常见和最主要的临床症状表现。亦可表现为血管炎,侵犯周身各脏器组织,形成系统性疾病。

RA 的起病方式有不同的分类方法。按起病的急缓分为隐匿型(约占 50％)、亚急型(占35％～40％)、突发型(占 10％～25％)三类。按发病部位分为:多关节型、少关节型、单关节型及关节外型。最常以缓慢而隐匿方式起病,在出现明显关节症状前有数周的低热、乏力、全身不适、体重下降等症状,以后逐渐出现典型关节症状。少数则有较急剧的起病,在数天内出现多个关节症状。

RA 的病程一般分为以下 3 种类型。①进展型(progressive disease):占患者总数的 65％～70％,急性或慢性起病,没有明显的自发缓解期,适当治疗后病情可暂时好转,但停药后或遇有外界诱发因素时可导致复发。②间歇性病程(intermittent course):占患者总数的 15％～20％。起病较缓和,通常少数关节受累,可自行缓解,整个病程中病情缓解期往往长于活动期。③长期临床缓解(long clinical remissions):占患者总数 10％左右,较少见,多呈急性起病,并伴有显著关节痛及炎症。

1.关节表现

(1)疼痛与压痛:关节疼痛(pain)和压痛(tenderness)往往是最早的关节症状。最常出现的部位为双手近端指间关节(PIP)、掌指关节(MCP)、腕关节,其次是足趾、膝、距小腿、肘、肩等关节,胸锁关节、颈椎、颞颌关节等也可受累。多呈对称性、持续性。

(2)关节肿胀(swelling):多因关节腔积液、滑膜增生及关节周围组织水肿所致。以双手近端指间关节、掌指关节、腕关节最常受累,尤其手指近端指间关节多呈梭形肿胀膨大。膝关节肿胀,有浮髌现象。其他关节也可发生。

(3)晨僵(morning stiffness):是指病变关节在静止不动后出现关节发紧、僵硬、活动不灵或受限,尤以清晨起来时最明显。其持续时间长短可作为衡量本病活动程度的指标之一。95%以上的 RA 患者有晨僵。其他病因的关节炎也可出现晨僵,但不如本病明显。

(4)关节畸形(joint deformity):多见于较晚期患者。因滑膜炎的血管翳破坏了软骨和软骨下的骨质,造成关节纤维强直或骨性强直。又因关节周围的肌腱、韧带受损使关节不能保持在正常位置,出现关节的半脱位,如手指可出现尺侧偏斜、天鹅颈样畸形等。关节周围肌肉的萎缩、痉挛则使畸形更为严重。

(5)关节功能障碍:关节肿痛和畸形造成了关节的活动障碍。美国风湿病学会将因本病而影响生活能力的程度分为 4 级,即关节功能分级。

Ⅰ级 能照常进行日常生活和各项工作。

Ⅱ级 可进行一般的日常生活和某些职业工作,但其他项目的活动受限。

Ⅲ级 可进行一般的日常生活,但对参与某种职业工作或其他项目活动受限。

Ⅳ级 日常生活的自理和参加工作的能力均受限。

2.关节外表现 关节外表现是类风湿关节炎临床表现的重要组成部分,反应出 RA 是一个系统性疾病,而不仅局限于关节。

(1)类风湿结节:是本病较特异的皮肤表现。确诊 RA 的患者 15%~25%有类风湿结节,这些患者的 RF 常为阳性。多位于关节伸面、关节隆突及受压部位的皮下,如前臂伸面、肘鹰嘴突附近、枕部、跟腱等处,可单发或多发,质地较硬,通常无压痛。类风湿皮下结节的出现多见于 RA 高度活动期,并常提示有全身表现。

(2)类风湿血管炎:发生率约为 25%,可累及大、中、小血管,导致多种临床表现。皮肤是小血管炎最常累及的部位,查体能观察到的有指甲下或指端出现的小血管炎,少数引起局部组织的缺血性坏死,严重者可见单发或多发的指端坏疽。在眼部造成巩膜炎,严重者因巩膜软化而影响视力。

(3)胸膜和肺:10%~30%的类风湿关节炎患者可出现这些损害,常见的胸膜和肺损害包括胸膜炎、间质性肺炎、肺间质纤维化、肺类风湿结节、肺血管炎和肺动脉高压。其中,肺间质纤维化和胸膜炎最为常见。

(4)心脏:心包炎是最常见心脏受累的表现。通过超声心动图检查约 30%出现少量心包积液,多见于关节炎活动和 RF 阳性的患者,一般不引起临床症状。其他可见心瓣膜受累、心肌损害等。20%的患者有不同程度的冠状动脉受累。

(5)胃肠道:患者可有上腹不适、胃痛、恶心、纳差、甚至黑粪,但均与服用抗风湿药物,尤其是非甾体抗炎药有关。很少由 RA 本身引起。

(6)肾:本病的血管炎很少累及肾。若出现尿的异常则要考虑因抗风湿药物引起的肾损害。也可因长期的类风湿关节炎而并发淀粉样变。

(7)神经系统:患者可伴发感觉型周围神经病、混合型周围神经病、多发性单神经炎、颈脊髓神经病、嵌压性周围神经病及硬膜外结节引起的脊髓受压等。脊髓受压多由 RA 累及颈椎导致,表现为渐起的双手感觉异常和力量减弱,腱反射多亢进,病理反射阳性。周围神经多因滑膜炎受压导致,如正中神经在腕关节处受压而出现腕管综合征。多发性单神经炎则因小血管炎的缺血性病变造成。

(8)血液系统:本病可出现小细胞低色素性贫血,贫血因病变本身所致或因服用非甾体抗炎药而造成胃肠道长期少量出血所致。血小板增多常见,程度与关节炎和关节外表现相关。淋巴结肿大常见于活动性 RA,在腋窝、滑车上均可触及肿大淋巴结。Felty 综合征是指类风湿关节炎者伴有脾大、中性粒细胞减少,有的甚至有贫血和血小板减少。

(9)干燥综合征:30%～40%本病患者出现此综合征。口干、眼干的症状多不明显,必须通过各项检验方证实有干燥性角结膜炎和口干燥征。

二、辅助检查

1.血象 有轻至中度贫血。活动期患者血小板增高。白细胞及分类多正常。

2.细胞沉降率 是 RA 中最常用于监测炎症或病情活动的指标。本身无特异性,且受多种因素的影响,在临床上应综合分析。

3.C 反应蛋白 是炎症过程中在细胞因子刺激下由肝产生的急性期蛋白,它的增高说明本病的活动性,是目前评价 RA 活动性最有效的实验室指标之一。

4.自身抗体

(1)类风湿因子(rheumatoid factor,RF):是抗人或动物 IgG Fc 片段上抗原决定簇的特异性抗体,可分为 IgM,IgG,IgA 等型。在常规临床工作中测得的为 IgM 型 RF,它见于约70%的患者血清。通常,RF 阳性的患者病情较重,高滴度 RF 是预后不良指标之一。但 RF 也出现在系统性红斑狼疮、原发性干燥综合征、系统性硬化、亚急性细菌性心内膜炎、慢性肺结核、高球蛋白血症等其他疾病,甚至在 5%的正常人也可以出现低滴度 RF。因此,RF 阳性者必须结合临床表现,才能诊断本病。

(2)抗环瓜氨酸多肽抗体(anti-CCP antibody):瓜氨酸是 RA 血清抗聚角蛋白微丝蛋白相关抗体识别的主要组成型抗原决定簇成分,抗 CCP 抗体为人工合成抗体。最初研究显示,RA 中 CCP 抗体的特异性高达 90%以上,至少 60%～70%的 RA 患者存在该抗体。与 RF 联合检测可提高 RA 诊断的特异性。抗 CCP 抗体阳性患者放射学破坏的程度较抗体阴性者严重,是预后不良因素之一。其他 ACPA 抗体还包括:抗角蛋白抗体(AKA)、抗核周因子(APF),近几年的研究发现,抗突变型瓜氨酸在波形蛋白(MCV)、PAD4 抗体等也与 RA 相关。

5.免疫复合物和补体 70%患者血清中出现各种类型的免疫复合物,尤其是活动期和 RF 阳性患者。在急性期和活动期,患者血清补体均有升高,只有在少数有血管炎患者出现低补体血症。

6.关节滑液 正常人的关节腔内的滑液不超过 3.5ml。在关节有炎症时滑液就增多,滑液中的白细胞计数明显增多,达 2000～75000/L,且中性粒细胞占优势。其黏度差,含糖量低于血糖。

7.影像学检查 目前常用的方法包括 X 线平片、CT,MRI,B 型超声和核素扫描。

X 线平片是最普及的方法,对本病的诊断、关节病变的分期、监测病变的演变均很重要,其中以手指及腕关节的 X 线片最有价值,但对早期病变不能明确显示。X 线片中可以见到关节周围软组织的肿胀阴影，关节端的骨质疏松（Ⅰ期）；关节间隙因软骨破坏而变得狭窄（Ⅱ期）；关节面出现虫蚀样破坏性改变（Ⅲ期）；晚期则出现关节半脱位和关节破坏后的纤维性和骨性强直（Ⅳ期）。

CT 检查目前也比较普及，优点是相对廉价、图像清晰，主要用于发现骨质病变，对软组织及滑膜效果不佳。MRI 是目前最有效的影像学方法，对早期病变敏感，尤其是观察关节腔内的变化非常有效，但其费用较高、耗时较长、扫描关节数目有限等因素阻碍了其广泛应用。B超检查相对廉价，经适当培训后的风湿病医师进行操作，可用于常规临床工作，在确定和量化滑膜炎方面价值明确，但超声检测的滑膜炎程度对将来出现骨侵袭的预测价值有待进一步研究。

三、诊断

1. 诊断标准　RA 的诊断主要依靠病史及临床表现，结合实验室检查及影像学检查。

典型病例按 1987 年美国风湿病学会（ACR）的分类标准（表 7－4）诊断并不困难，但对于不典型及早期 RA 易出现误诊或漏诊。对这些患者，除 RF 和抗 CCP 抗体等检查外，还可考虑 MRI 及超声检查，以利于早期诊断。对可疑 RA 的患者要定期复查和随访。

表 7－4　1987 年美国风湿病学会类风湿关节炎分类标准

定义	注释
晨僵	关节及其周围僵硬感至少持续 1h（病程≥6 周）
3 个或 3 个区域以上关节部位的关节炎	医生观察到下列 14 个区域（左侧或右侧的近端指间关节、掌指关节、腕、肘、膝、距小腿及跖趾关节）中累及 3 个，且同时软组织肿胀或积液（不是单纯骨隆起）（病程≥6 周）
手关节炎	腕、掌指或近端指间关节炎中，至少有一个关节肿胀（病程≥6 周）
对称性关节炎	两侧关节同时受累（双侧近端指间关节、掌指关节及跖趾关节受累时，不一定绝对对称）（病程≥6 周）
类风湿结节	医生观察到在骨突部位，伸肌表面或关节周围有皮下结节
类风湿因子阳性	任何检测方法证明血清类风湿因子含量异常，而该方法在正常人群中的阳性率＜5%
放射学改变	在手和腕的后前位相上有典型的类风湿关节炎放射学改变：必须包括骨质侵蚀或受累关节及其邻近部位有明确的骨质脱钙

注：以上 7 条满足 4 条或 4 条以上并排除其他关节炎即可诊断类风湿关节炎

2009 年 ACR 和欧洲抗风湿病联盟（EULAR）提出了新的 RA 分类标准和评分系统，即：至少 1 个关节肿痛，并有滑膜炎的证据（临床或超声或 MRI）；同时排除了其他疾病引起的关节炎，并有典型的常规放射学 RA 骨破坏的改变，可诊断为 RA。另外，该标准对关节受累情况、血清学指标、滑膜炎持续时间和急性时相反应物 4 个部分进行评分，总得分 6 分以上也可诊断 RA（表 7－5）。

表 7-5 ACR/EULAR 2009 年 RA 分类标准和评分系统

关节受累情况		得分(0～5 分)
受累关节情况	受累关节数	
中大关节	1	0
	2～10	1
小关节	1～3	2
	4～10	3
至少 1 个为小关节	＞10	5
血清学		得分(0～3 分)
RF 或抗 CCP 抗体均阴性		0
RF 或抗 CCP 抗体至少 1 项低滴度阳性		2
RF 或抗 CCP 抗体至少 1 项高滴度(＞正常上限 3 倍)阳性		3
滑膜炎持续时间		得分(0～1 分)
＜6 周		0
＞6 周		1
急性时相反应物		得分(0～1 分)
CRP 或 ESR 均正常		0
CRP 或 ESR 增高		1

2.病情的判断　判断 RA 活动性的指标包括疲劳的程度、晨僵持续的时间、关节疼痛和肿胀的数目和程度以及炎性指标(如 ESR,CRP)等。临床上可采用 DAS28 等标准判断病情活动程度。此外,RA 患者就诊时应对影响其预后的因素进行分析,这些因素包括病程、躯体功能障碍(如 HAQ 评分)、关节外表现、血清中自身抗体和 HLA-DR1/DR4 是否阳性,以及早期出现 X 线提示的骨破坏等。

3.缓解标准　RA 临床缓解标准:①晨僵时间低于 15min;②无疲劳感;③无关节痛;④活动时无关节痛或关节无压痛;⑤无关节或腱鞘肿胀;⑥血细胞沉降率(魏氏法):女性＜30mm/h,男性＜20mm/h。

符合 5 条或 5 条以上并至少连续 2 个月者考虑为临床缓解;有活动性血管炎、心包炎、胸膜炎、肌炎和近期无原因的体重下降或发热,则不能认为缓解。

四、鉴别诊断

在 RA 的诊断中,应注意与骨关节炎、痛风性关节炎、血清阴性脊柱关节病(uSPA)、系统性红斑狼疮(SLE)、干燥综合征(SS)及硬皮病等其他结缔组织病所致的关节炎鉴别。

1.骨关节炎　该病在中老年人多发,主要累及膝、髋等负重关节。活动时关节痛加重,可有关节肿胀和积液。部分患者的远端指间关节出现特征性赫伯登(Heberden)结节,而在近端指关节可出现布夏得(Bouchard)结节。骨关节炎患者很少出现对称性近端指间关节、腕关节受累,无类风湿结节,晨僵时间短或无晨僵。此外,骨关节炎患者的 ESR 多为轻度增快,而RF 阴性。X 线显示关节边缘增生或骨赘形成,晚期可由于软骨破坏出现关节间隙狭窄。

2.痛风性关节炎　该病多见于中年男性,常表现为关节炎反复急性发作。好发部位为第一跖趾关节或跗关节,也可侵犯膝、距小腿、肘、腕及手关节。本病患者血清自身抗体阴性,而血尿酸水平大多增高。慢性重症者可在关节周围和耳郭等部位出现痛风石。

3. 银屑病关节炎 该病以手指或足趾远端关节受累更为常见,发病前或病程中出现银屑病的皮肤或指甲病变,可有关节畸形,但对称性指间关节炎较少,RF 阴性。

4. 强直性脊柱炎 本病以青年男性多发,主要侵犯骶髂关节及脊柱,部分患者可出现以膝、距小腿、髋关节为主的非对称性下肢大关节肿痛。该病常伴有肌腱端炎,HLA－B27 阳性而 RF 阴性。骶髂关节炎及脊柱的 X 线改变对诊断有重要意义。

5. 其他疾病所致的关节炎 SS 及 SLE 等其他风湿病均可有关节受累。但是这些疾病多有相应的临床表现和特征性自身抗体,一般无骨侵蚀。不典型的 RA 还需要与感染性关节炎、反应性关节炎和风湿热等鉴别。

五、治疗

1. 治疗原则 RA 的治疗目的包括:①缓解疼痛;②减轻炎症;③保护关节结构;④维持功能;⑤控制系统受累。

2. 一般治疗 强调患者教育及整体和规范治疗的理念。适当的休息、理疗、体疗、外用药、正确的关节活动和肌肉锻炼等对于缓解症状、改善关节功能具有重要的作用。

3. 药物治疗 治疗 RA 的常用药物包括非甾类抗炎药(NSAIDs)、改善病情的抗风湿药(DMARDs)、生物制剂、糖皮质激素和植物药。

(1)非甾体抗炎药:非甾体抗炎药(non－steroidal anti－inflammatory drugs,NSAIDs)是在类风湿关节炎中最常使用并且可能最为有效的辅助治疗,可以起到止痛和抗炎的双重作用。这类药物主要通过抑制环氧化酶活性,减少前列腺素、前列环素、血栓素的产生而具有抗炎、止痛、退热及减轻关节肿胀的作用,是临床最常用的 RA 治疗药物。近年来的研究发现,环氧化酶有两种同功异构体,即环氧化酶－1(COX－1)和环氧化酶－2(COX－2)。选择性COX－2 抑制药(如昔布类)与非选择性的传统 NSAIDs 相比,能明显减少严重胃肠道不良反应。

目前常用的非甾体类抗炎药很多,大致可分为以下几种。

①水杨酸类:最常用的是乙酰水杨酸,即阿司匹林,它的疗效肯定,但不良反应也十分明显。阿司匹林的制剂目前多为肠溶片,用于治疗时要密切注意其不良反应。

②芳基烷酸类:是一大类药物,通常分为芳基乙酸和芳基丙酸两类,已上市的常见品种有:布洛芬、芬必得、萘普生等。芬必得是布洛芬的缓释剂,该类药物不良反应较少,患者易于接受。

③吲哚乙酸类:有吲哚美辛、舒林酸等。此类药物抗炎效果突出,解热镇痛作用与阿司匹林相类似。本类药中,以吲哚美辛抗炎作用最强,舒林酸的肾毒性最小,老年人及肾功能不良者应列为首选。

④灭酸类:有甲灭酸、氯灭酸、双氯灭酸和氟灭酸等。临床上多用氟灭酸。

⑤苯乙酸类:主要是双氯芬酸钠,抗炎、镇痛和解热作用都很强。它不仅有口服制剂,还有可以在局部应用的乳胶剂以及缓释剂,可以减轻胃肠道不良反应。

⑥昔康类:有炎痛昔康等,因其不良反应很大,近来已很少使用。

⑦吡唑酮类:有保泰松、羟布宗等。本药因毒性大已不用。

⑧昔布类:有塞来昔布、帕瑞昔布等。此类药物为选择性COX-2抑制药,可以明显降低胃肠道的不良反应。

NSAIDs对缓解患者的关节肿痛,改善全身症状有重要作用。2008年ACR发表了关于NSAIDs使用的白皮书,明确指出选择性和非选择性NSAIDs在风湿病领域仍然是最有用的药物,但是临床医生须重视其存在的胃肠道、心血管、肾等不良反应。实际上,英国国立临床规范研究所(NICE)、欧盟药品评审委员会(EMEA)以及《中国骨关节炎诊治指南》都强调NSAIDs用药的风险评估的重要性。其主要不良反应包括胃肠道症状、肝肾功能损害以及可能增加的心血管不良事件。根据现有的循证医学证据和专家共识,NSAIDs应用原则如下。

第一,药物选择个体化,即如果患者没有胃肠道和心血管风险,则临床医生可以处方任何种类的NSAIDs药物。研究显示,NSAIDs之间镇痛疗效相当。对有消化性溃疡病史者,宜用选择性COX-2抑制药或其他NSAIDs加质子泵抑制药;老年人可选用半衰期短或较小剂量的NSAIDs;心血管高危人群应谨慎选用NSAIDs,如需使用建议选用对乙酰氨基酚或萘普生;肾功能不全者应慎用NSAIDs;用药期间注意血常规和肝肾功能的定期监测。

第二,剂量应用个体化。当患者在接受小剂量NSAIDs治疗效果明显时,就尽可能用最低的有效量、短疗程;若治疗效果不明显时,其治疗策略不是换药,而是增加治疗剂量。如布洛芬(每次300mg,2/d)第1周效果不佳,第2周应增加剂量(如800mg/d),如果剂量加大到1200~2400mg/d,疗效仍无改善,可换用其他药物。

第三,避免联合用药。如患者应用布洛芬疗效不佳,若临床医生再处方NSAIDs药物不但不会增强疗效,反而会加重肾和胃肠道反应的风险。

第四,强调NSAIDs风险评估。2004年亚太地区抗风湿病联盟(APLAR)会议上公布的在中韩进行的关于疼痛及其治疗对亚洲人生活影响的独立调研报告提醒临床医生,疼痛治疗对提高患者生活质量非常重要,但患者对止痛药物的不良反应缺乏认识,且不愿与医生主动沟通。

NSAIDs的外用制剂(如双氯酚酸二乙胺乳胶剂、辣椒碱膏、酮洛芬凝胶、吡罗昔康贴剂等)以及植物药膏剂等对缓解关节肿痛有一定作用,不良反应较少,应提倡在临床上使用。

(2)改善病情的抗风湿药物:改善病情的抗风湿药(disease modifying anti-rheumatic drugs,DMARDs)。该类药物较NSAIDs发挥作用慢,临床症状的明显改善大约需1~6个月,故又称慢作用抗风湿药(slow acting anti-rheumatic drugs,SAARDs)。这些药物不具备明显的止痛和抗炎作用,但可延缓或控制病情的进展。对于RA患者应强调早期应用DMARDs。病情较重、有多关节受累、伴有关节外表现或早期出现关节破坏等预后不良因素者应考虑DMARDs的联合应用。

尽管针对RA的最佳治疗方案仍在探讨和争论中,但经典的治疗RA的方案很多,如下台阶治疗、上台阶治疗(图7-1)。对于早期RA患者,临床医生更倾向于上台阶治疗方案,因为使用下台阶治疗容易产生过度医疗的现象。但也有研究显示,对于早期RA患者应用下台阶方案可以更快更好的控制病情。所以在临床应用中必须在仔细评估患者病情活动度以及坚持个体化用药方案的原则才能选择最适合的治疗方案。

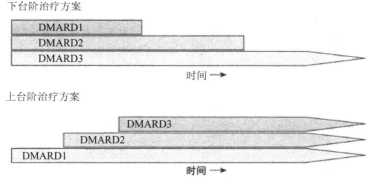

图 7-1 下台阶治疗方案和上台阶治疗方案

常用的 DMARDs 药物有以下几种。

①甲氨蝶呤(methotrexate,MTX):甲氨蝶呤是目前最常使用的 DMARD 药物,多数风湿科医生建议将其作为起始 DMARD 治疗,尤其是对有侵蚀性证据的 RA 患者。口服、肌内注射、关节腔内注射或静脉注射均有效,每周 1 次给药。必要时可与其他 DMARDs 联用。常用剂量为每周 7.5～20mg。常见的不良反应有恶心、口炎、腹泻、脱发、皮疹及肝损害,少数出现骨髓抑制,偶见肺间质病变。是否引起流产、畸胎和影响生育能力尚无定论。服药期间应适当补充叶酸,定期查血常规和肝功能。

②柳氮磺吡啶(sulfasalazine,SSZ):可单用于病程较短及轻症 RA,或与其他 DMARDs 合用治疗病程较长和中度及重症患者。一般服用 4～8 周后起效。从小剂量逐渐加量有助于减少不良反应。可每次口服 $250～500mg^2/d$ 开始,之后渐增至每次 750mg,2/d 及每次 1g,2/d。如疗效不明显可增至 3g/d。主要不良反应有恶心、呕吐、腹痛、腹泻、皮疹、转氨酶增高和精子减少,偶有白细胞、血小板减少,对磺胺过敏者慎用。服药期间应定期查血常规和肝肾功能。

③来氟米特(leflunomide,LEF):来氟米特在 RA 治疗中的地位日渐提高。它作为单药治疗或是 MTX 的替代药物治疗均非常有效,与 MTX 联合应用时也安全有效。该药通过抑制二氢乳清酸脱氢酶从而抑制了嘧啶核苷酸的从头合成。T 细胞和 B 细胞都有少量的二氢乳清酸脱氢酶,没有合成嘧啶核苷酸的补救途径。因此,LEF 对淋巴细胞的作用是有相对特异性的。其剂量为 10～20mg/d,口服。主要用于病程较长、病情重及有预后不良因素的患者。主要不良反应有腹泻、瘙痒、高血压、肝酶增高、皮疹、脱发和白细胞下降等。因有致畸作用,故孕妇禁服。服药期间应定期查血常规和肝功能。

④抗疟药(antimalarials):包括经氯喹和氯喹两种。可单用于病程较短、病情较轻的患者。对于重症或有预后不良因素者应与其他 DMARDs 合用。该类药起效缓慢,服用后 2～3 个月见效。用法为羟氯喹每次 200mg,2/d,氯喹每次 250mg,1/d。前者的不良反应较少,但用药前和治疗期间应每年检查一次眼底,以监测该药可能导致的视网膜损害。氯喹的价格便宜,但眼损害和心脏相关的不良反应(如传导阻滞)较前者常见,应予注意。

⑤青霉胺(D-penicillamine,D-pen):青霉胺用药剂量为 250～500mg/d,见效后可逐渐减至维持量 250mg/d。一般用于病情较轻的患者,或与其他 DMARDs 联合应用于重症 RA。不良反应有恶心、厌食、皮疹、口腔溃疡、嗅觉减退和肝肾损害等。治疗期间应定期查血、尿常规和肝肾功能。但由于本药长期应用的一些不良反应,目前临床使用较少。

⑥金制剂：金制剂包括肌内注射和口服金制剂。肌内注射的金制剂有硫代苹果酸金钠和硫代葡萄糖金钠，目前使用较少，因为它们有严重的毒性（如血细胞减少、蛋白尿），需要仔细监测，治疗和监测费用较高。口服的金制剂是一种三乙膦金化合物，叫金诺芬，于20世纪80年代中期开始使用。金诺芬比肌内注射制剂有着不同且较轻的毒性，但在很多病例中，会出现轻微的小肠结肠炎，产生腹泻而导致治疗失败。其疗效不如 MTX 及肌内注射金制剂、SSZ。初始剂量为 3mg/d，2 周后增至 6mg/d 维持治疗。可用于不同病情程度的 RA，对于重症患者应与其他 DMARDs 联合使用。常见的不良反应有腹泻、瘙痒、口炎、肝肾损伤、白细胞减少，偶见外周神经炎和脑病。应定期查血、尿常规及肝肾功能。

⑦硫唑嘌呤（azathioprine，AZA）：可以单用或者与其他药物联用治疗 RA，常用剂量 $1\sim2mg/(kg \cdot d)$，一般 $100\sim150mg/d$。主要用于病情较重的 RA 患者。不良反应中因骨髓抑制导致中性粒细胞减少是其最常见的并发症，其他还有有恶心、呕吐、脱发、皮疹、肝损害，可能对生殖系统有一定损伤，偶有致畸。服药期间应定期查血常规和肝功能。

⑧环孢素（cyclosporin A，CysA）：与其他免疫抑制药相比，CysA 的主要优点为很少有骨髓抑制，可用于病情较重或病程长及有预后不良因素的 RA 患者。常用剂量 $1\sim3mg/(kg \cdot d)$。主要不良反应有高血压、肝肾毒性、胃肠道反应、齿龈增生及多毛等。不良反应的严重程度、持续时间均与剂量和血药浓度有关。服药期间应查血常规、血肌酐和血压等。

⑨环磷酰胺（cyclophosphamide，CYC）：较少用于 RA。对于重症患者，在多种药物治疗难以缓解时可酌情试用。主要的不良反应有胃肠道反应、脱发、骨髓抑制、肝损害、出血性膀胱炎、性腺抑制等。

⑩雷公藤（tripterygium）：对缓解关节肿痛有效，是否减缓关节破坏尚缺乏相关研究。一般予雷公藤总苷 $30\sim60mg/d$，分 3 次饭后服用。主要不良反应是性腺抑制，导致男性不育和女性闭经。其他不良反应包括皮疹、色素沉着、指甲变软、脱发、头痛、纳差、恶心、呕吐、腹痛、腹泻、骨髓抑制、肝酶升高和血肌酐升高等。

• 白芍总苷（total glucosides of paeony，TGP）：常用剂量为每次 600mg，$2\sim3$/d。对减轻关节肿痛有效。其不良反应较少，主要有腹痛、腹泻、纳差等。

• 青藤碱（sinomenine）：每次 $20\sim60mg$，饭前口服，3/d，可减轻关节肿痛。主要不良反应有皮肤瘙痒、皮疹和白细胞减少等。

（3）糖皮质激素：全身使用糖皮质激素（简称激素）的治疗可有效控制 RA 患者的症状，提倡小剂量（$<7.5m/d$）泼尼松作为控制症状的辅助治疗。而且，近期证据提示小剂量激素治疗可延缓骨质侵蚀的进展。某些患者可能需要每月予大剂量激素冲击治疗，当与一种 DMARD 联合应用时将增加其疗效。

激素可用于以下几种情况：伴有血管炎等关节外表现的重症 RA；不能耐受 NSAIDs 的 RA 患者作为"桥梁"治疗；其他治疗方法效果不佳的 RA 患者；伴局部激素治疗指征（如关节腔内注射）。

激素治疗 RA 的原则是小剂量、短疗程。使用激素必须同时应用 DMARDs。在激素治疗过程中，应补充钙剂和维生素 D 以防止骨质疏松。关节腔注射激素有利于减轻关节炎症状，但过频的关节腔穿刺可能增加感染风险，并可发生类固醇晶体性关节炎。

（4）生物制剂：可治疗 RA 的生物制剂主要包括肿瘤坏死因子（TNF）－α 拮抗药、白介素 1（IL－1）和白介素 6（IL－6）拮抗药、抗 CD20 单抗以及 T 细胞共刺激信号抑制药等。

①TNF－α拮抗药：生物制剂可结合和中和 TNF,已成为 RA 治疗的重要部分。其中一种是融合了 IgG1 的 TNFⅡ型受体依那西普(etanercept);另一种是对 TNF 的人/鼠嵌合的单克隆抗体英夫利昔单抗(infliximab);第 3 种是全人源化的 TNF 抗体阿达木单抗(adalimumab)。国产的还有益赛普和强克,属于可溶性的 TNF 受体融合蛋白。与传统 DMARDs 相比,TNF－α拮抗药的主要特点是起效快、抑制骨破坏的作用明显、患者总体耐受性好。临床试验显示对于 DMARD 治疗失败的 RA 患者,给予任何一种 TNF 中和剂均可非常有效的控制症状和体征,对未经过 DMARD 治疗的患者也可取得相同的效果。无论是否同时合用甲氨蝶呤,重复给予这些药物治疗都是有效的。依那西普的推荐剂量和用法是:每次 25mg,皮下注射,每周 2 次;或每次 50mg,每周 1 次。英夫利昔单抗治疗 RA 的推荐剂量为每次 3mg/kg,第 0,2,6 周各 1 次,之后每 4～8 周 1 次。阿达木单抗治疗 RA 的剂量是每次 40mg,皮下注射,每 2 周 1 次。这类制剂可有注射部位反应或输液反应,可能增加感染和肿瘤的风险,偶有药物诱导的狼疮样综合征以及脱髓鞘病变等。用药前应进行结核筛查,除外活动性感染和肿瘤。

②IL－1 拮抗药:阿那白滞素(anakinra)是一种重组的 IL－1 受体拮抗药,目前唯一被批准用于治疗 RA 的 IL－1 拮抗药。阿那白滞素可改善 RA 的症状和体征,减少致残,减缓影像学相关的关节破坏,可单独用药,或与甲氨蝶呤联用。推荐剂量为 100mg/d,皮下注射。其主要不良反应是与剂量相关的注射部位反应及可能增加感染概率等。

③IL－6 拮抗药(tocilizumab):主要用于中重度 RA,对 TNF－α拮抗药反应欠佳的患者可能有效。推荐的用法是 4～10mg/kg,静脉输注,每 4 周给药 1 次。常见的不良反应是感染、胃肠道症状、皮疹和头痛等。

④抗 CD20 单抗:利妥昔单抗(rituxiamb)是一种与正常和恶性 B 淋巴细胞表面的 CD20 抗原相结合的单克隆抗体,其推荐剂量和用法是:第一疗程可先予静脉输注 500～1000mg,2 周后重复 1 次。根据病情可在 6～12 个月后接受第 2 个疗程。每次注射利妥昔单抗之前的 30min 内先静脉给予适量甲泼尼龙。利妥昔单抗主要用于 TNF－α拮抗药疗效欠佳的活动性 RA。最常见的不良反应是输液反应,静脉给予糖皮质激素可将输液反应的发生率和严重度降低。其他不良反应包括高血压、皮疹、瘙痒、发热、恶心、关节痛等,可能增加感染概率。

⑤CTLA4－Ig:阿巴西普(abatacept)与抗原递呈细胞的 CD80 和 CD86 结合,阻断了 T 细胞 CD28 与抗原递呈细胞的衔接,继而阻断了 T 细胞活性。主要用于治疗病情较重或 TNF－α拮抗药反应欠佳的患者。根据患者体重不同,推荐剂量分别是:500mg(<60kg),750mg(60kg～100kg),1000mg(>100kg),分别在第 0,2,4 周经静脉给药,之后每 4 周注射 1 次。主要的不良反应是头痛、恶心,可能增加感染和肿瘤的发生率。

4. 血浆置换或免疫吸附及其他治疗 除前述的治疗方法外,对于少数经规范用药疗效欠佳、血清中有高滴度自身抗体、免疫球蛋白明显增高者可考虑血浆置换或免疫吸附治疗。但临床上应强调严格掌握适应证以及联用 DMARDs 等治疗原则。当 RA 患者病情严重,但又传统 DMARDs 和新型抗细胞因子药物治疗无效时,可以使用此方法。

此外,自体干细胞移植、T 细胞疫苗以及间充质干细胞治疗对 RA 的缓解可能有效,但仅适用于少数难治性患者,须严格掌握适应证,仍需进一步的临床研究。

(徐雪峰)

第八章　肾内科疾病

第一节　原发性肾病综合征

一、原发性肾病综合征的诊断

(一)肾病综合征的概念及分类

肾病综合征(nephrotic syndrome,NS)系指各种原因导致的大量蛋白尿(>3.5g/d)、低白蛋白血症(<30g/L)、水肿和(或)高脂血症。其中大量蛋白尿和低白蛋白血症是诊断的必备条件,具备这两条再加水肿或(和)高脂血症 NS 诊断即可成立。

NS 可分为原发性、继发性和遗传性三大类(也有学者将遗传性归入继发性 NS)。继发性 NS 很常见,在我国常由糖尿病肾病、狼疮性肾炎、乙肝病毒相关性肾炎、过敏性紫癜性肾炎、恶性肿瘤相关性肾小球病、肾淀粉样变性和汞等重金属中毒引起。遗传性 NS 并不多见,在婴幼儿主要见于先天性 NS(芬兰型及非芬兰型),此外,少数 Alport 综合征患者也能呈现 NS。

(二)原发性肾病综合征的诊断及鉴别诊断

原发性 NS 是原发性肾小球疾病的最常见临床表现。符合 NS 诊断标准,并能排除各种病因的继发性 NS 和遗传性疾病所致 NS,方可诊断原发性 NS。

如下要点能帮助原发性与继发性 NS 鉴别:

1.临床表现　应参考患者的年龄、性别及临床表现特点,有针对性地排除继发性 NS,例如,儿童应重点排除乙肝病毒相关性肾炎及过敏性紫癜肾炎所致 NS;老年患者则应着重排除淀粉样变性肾病、糖尿病肾病及恶性肿瘤相关性肾小球病所致 NS;女性、尤其青中年患者均需排除狼疮性肾炎;对于使用不合格美白或祛斑美容护肤品病理诊断为肾小球微小病(minimal change disease,MCD)或膜性肾病(membranous nephropathy,MN)的年轻女性 NS 患者,应注意排除汞中毒可能。认真进行系统性疾病的有关检查,而且必要时进行肾穿刺病理活检可资鉴别。

2.病理表现　原发性 NS 的主要病理类型为 MN(常见于中老年患者)、MCD(常见于儿童及部分老年患者)及局灶节段性肾小球硬化(focal segmental glomerular sclerosis,FSGS),另外,某些增生性肾小球肾炎如 IgA 肾病、系膜增生性肾炎、膜增生性肾炎、新月体肾炎等也能呈现 NS 表现。各种继发性肾小球疾病的病理表现,在多数情况下与这些原发性肾小球疾病病理表现不同,再结合临床表现进行分析,鉴别并不困难。

近年,利用免疫病理技术鉴别原发性(或称特发性)MN 与继发性 MN(在我国常见于狼疮性 MN、乙肝病毒相关性 MN、恶性肿瘤相关性 MN 及汞中毒相关性 MN 等)已有较大进展。现在认为,原发性 MN 是自身免疫性疾病,其中抗足细胞表面的磷脂酶 A2 受体(phospholipase A2 rreceptor,PLA2R)抗体是重要的自身抗体之一,它主要以 IgG4 形式存在,但是外源性抗原及非肾自身抗原诱发机体免疫反应导致的继发性 MN 却并非如此。基于上述认识,现在已用抗 IgG 亚类(包括 IgG1、IgG2、IgG3 和 IgG4)抗体及抗 PLA2R 抗体对肾组织进行免疫荧光或免疫组化检查,来帮助鉴别原、继发性 MN。

国内外研究显示,原发性 MIV 患者肾小球毛细血管壁上沉积的 IgG 亚类主要是 IgG4,并常伴 PLA2R 沉积;而狼疮性 MN 及乙肝病毒相关性 MN 肾小球毛细血管壁上沉积的 IgG 主要是 IgG1、IgG2 或 IgG3,且不伴 PLA2R 沉积;恶性肿瘤相关性 MN 及汞中毒相关性 MN 毛细血管壁上沉积的 IgG 亚类也非 IgG4 为主,有否 PLA2R 沉积? 目前尚无研究报道。不过,并非所有检测结果都绝对如此,文献报道原发性 MN 患者肾小球毛细血管壁上以 IgG4 亚类沉积为主者占 $81\% \sim 100\%$,有 PLA2R 沉积者占 $69\% \sim 96\%$,所以仍有部分原发性 MN 患者可呈阴性结果,另外阳性结果也与继发性 MN 存在一定交叉。为此 IgG 亚类及 PLA2R 的免疫病理检查结果仍然需要再进行综合分析,才能最后判断它在鉴别原、继发 MN 上的意义。

3. 实验室检查 近年来,研究还发现一些原发性肾小球疾病病理类型的血清标志物,它们在一定程度上对鉴别原发性与继发性 NS 也有帮助。

(1)血清 PLA2R 抗体:美国 Beck 等研究显示 70% 的原发性 MN 患者血清中含有抗 PLA2R 抗体,而狼疮性肾炎、乙肝病毒相关性肾炎等继发性 MN 患者血清无此抗体,显示此抗体对于原发性 MN 具有较高的特异性。此后欧洲及中国的研究显示,原发性 MN 患者血清 PLA2R 抗体滴度还与病情活动度相关,病情缓解后抗体滴度降低或消失,复发时滴度再升高。不过,在原发性 MN 患者中,此血清抗体的阳性率为 $57\% \sim 82\%$,所以阴性结果仍不能除外原发性 MN。

(2)可溶性尿激酶受体(soluble urokinase receptor,suPAR):Wei 等检测了 78 例原发性 FSGS、25 例 MCD、16 例 MN、7 例先兆子痫和 22 例正常人血清中 suPAR 的浓度,结果发现原发性 FSGS 患者血清 suPAR 浓度明显高于正常对照和其他肾小球疾病的患者,提示 suPAR 可能是原发性 FSGS 的血清学标志物。Huang 等的研究基本支持 Wei 的看法,同时发现随着 FSGS 病情缓解,血清 suPAR 水平也明显降低,但是他们的研究结果并不认为此检查能鉴别原发性及继发性 FSGS。为此,今后还需要更多的研究来进一步验证。就目前已发表的资料看,约 2/3 原发性 FSGS 患者血清 suPAR 抗体阳性,但是其检测结果与其他肾小球疾病仍有一定重叠,这些在分析试验结果时应该注意。

二、原发性肾病综合征的治疗原则、进展与展望

(一)治疗原则

原发性 NS 的治疗原则主要有以下内容:

1. 主要治疗 原发性 NS 的主要治疗药物是糖皮质激素(以下简称激素)和(或)免疫抑制剂,但是具体应用时一定要有区别地个体化地制定治疗方案。原发性 NS 的不同病理类型在药物治疗反应、肾损害进展速度及 NS 缓解后的复发上都存在很大差别,所以,首先应根据病理类型及病变程度来有区别地实施治疗;另外,还需要参考患者年龄、体重、有无激素及免疫抑制剂使用禁忌证、是否有生育需求、个人意愿采取不同的用药。有区别地个体化地制定激素和(或)免疫抑制剂的治疗方案,是现代原发性 NS 治疗的重要原则。

2. 对症治疗 水肿(重时伴腹水及胸腔积液)是 NS 患者的常见症状,利尿治疗是主要的对症治疗手段。利尿要适度,以每日体重下降 $0.5 \sim 1.0$ kg 为妥。如果利尿过猛可导致电解质紊乱、血栓栓塞及肾前性急性肾损害(acute kidney injury,AKI)。

3. 防治并发症 加强对感染、血栓栓塞、蛋白质缺乏、脂代谢紊乱及 AKI 等并发症的预

防与治疗。

4.保护肾功能　要努力防治疾病本身及治疗措施不当导致的肾功能恶化。

（二）具体治疗药物及措施

1.免疫抑制治疗

（1）糖皮质激素：对免疫反应多个环节都有抑制作用：能抑制巨噬细胞对抗原的吞噬和处理；抑制淋巴细胞 DNA 合成和有丝分裂，破坏淋巴细胞，使外周淋巴细胞数量减少；抑制辅助性 T 细胞和 B 细胞，使抗体生成减少；抑制细胞因子如 IL-2 等生成，减轻效应期的免疫性炎症反应等。激素于 20 世纪 50 年代初开始应用于原发性 NS 治疗，至今仍是最常用的免疫抑制治疗药物。

我国在原发性 NS 治疗中激素的使用原则是：①起始足量：常用药物为泼尼松（或泼尼松龙）每日 1mg/kg（最高剂量 60mg/d），早晨顿服，口服 8～12 周，必要时可延长至 16 周（主要适用于 FSGS 患者）；②缓慢减药：足量治疗后每 2～3 周减原用量的 10％左右，当减至 20mg/d 左右 NS 易反复，应更缓慢减量；③长期维持：最后以最小有效剂量（10mg/d 左右）再维持半年或更长时间，以后再缓慢减量至停药。这种缓慢减药和维持治疗方法可以巩固疗效、减少 NS 复发，更值得注意的是这种缓慢减药方法是预防肾上腺皮质功能不全或危象的较为有效方法。激素是治疗原发性 NS 的"王牌"，但是副作用也很多包括感染、消化道出血及溃疡穿孔、高血压、水钠潴留、升高血糖、降低血钾、股骨头坏死、骨质疏松、精神兴奋、库欣综合征及肾上腺皮质功能不全等，使用时应密切监测。

（2）环磷酰胺（cyclophosphamide）：此药是烧化剂类免疫抑制剂。破坏 DNA 的结构和功能，抑制细胞分裂和增殖，对 T 细胞和 B 细胞均有细胞毒性作用，由于 B 细胞生长周期长，故对 B 细胞影响大。是临床上治疗原发性 NS 最常用的细胞毒类药物，可以口服使用，也可以静脉注射使用，由于口服与静脉治疗疗效相似，因此治疗原发性 NS 最常使用的方法是口服。具体用法为，每日 2mg/kg（常用 100mg/d），分 2～3 次服用，总量 6～12g。用药时需注意适当多饮水及避免睡前服药，并应对药物的各种副作用进行监测及处理。常见的药物副作用有骨髓抑制、出血性膀胱炎、肝损伤、胃肠道反应、脱发与性腺抑制（可能造成不育）。

（3）环孢素 A（cyclosporine A）：是由真菌代谢产物提取得到的 11 个氨基酸组成环状多肽，可以人工合成。能选择性抑制 T 辅助细胞及 T 细胞毒效应细胞，选择性抑制 T 辅助性细胞合成 IL-2，从而发挥免疫抑制作用。不影响骨髓的正常造血功能，对 B 细胞、粒细胞及巨噬细胞影响小。已作为膜性肾病的一线用药，以及难治性 MCD 和 FSGS 的二线用药。常用量为每日 3～5mg/kg，分两次空腹口服，服药期间需监测药物谷浓度并维持在 100～200ng/ml。近年来，有研究显示用小剂量环孢素 A（每日 1～2mg/kg）治疗同样有效。该药起效较快，在服药 1 个月后可见到病情缓解趋势，3～6 个月后可以缓慢减量，总疗程为 1～2 年，对于某些难治性并对环孢素 A 依赖的病例，可采用小剂量每日 1～1.5mg/kg 维持相当长时间（数年）。若治疗 6 个月仍未见效果，再继续应用患者获得缓解机会不大，建议停用。当环孢素 A 与激素联合应用时，激素起始剂量常减半如泼尼松或泼尼松龙每日 0.5mg/kg。环孢素 A 的常见副作用包括急性及慢性肾损害、肝毒性、高血压、高尿酸血症、多毛及牙龈增生等，其中造成肾损害的原因较多（如肾前性因素所致 AKI、慢性肾间质纤维化所致慢性肾功能不全等），且有时此损害发生比较隐匿需值得关注。当血肌酐（SCr）较基础值增长超过 30％，不管是否已超过正常值，都应减少原药量的 25％～50％或停药。

(4)他克莫司(tacrolimus)：又称FK－506，与红霉素的结构相似，为大环内酯类药物。其对免疫系统作用与环孢素A相似，两者同为钙调神经磷酸酶抑制剂，但其免疫抑制作用强，属高效新型免疫抑制剂。主要抑制IL－2、IL－3和干扰素1等淋巴因子的活化和IL－2受体的表达，对B细胞和巨噬细胞影响较小。主要副作用是糖尿病、肾损害、肝损害、高钾血症、腹泻和手颤。腹泻可以致使本药血药浓度升高，又可以是其一种副作用，需要引起临床医师关注。该药物费用昂贵，是治疗原发性NS的二线用药。常用量为每日0.05～0.1mg/kg，分两次空腹服用。服药物期间需监测药物谷浓度并维持在5～10ng/ml，治疗疗程与环孢素A相似。

(5)吗替麦考酚酯(mycophenolate mofetil)：商品名骁悉(cellcept)。在体内代谢为吗替麦考酚酸，后者为次黄嘌呤单核苷酸脱氢酶抑制剂，抑制鸟嘌呤核苷酸的从头合成途径，选择性抑制T、B淋巴细胞，通过抑制免疫反应而发挥治疗作用。诱导期常用量为1.5～2.0g/d，分2次空腹服用，共用3～6个月，维持期常用量为0.5～1.0g/d，维持6～12个月。该药对部分难治性NS有效，但缺乏随机对照试验(RCT)的研究证据。该药物价格昂贵，由于缺乏RCT证据，现不作为原发性NS的一线药物，仅适用于一线药物无效的难治性病例。主要副作用是胃肠道反应(腹胀、腹泻)、感染、骨髓抑制(白细胞减少及贫血)及肝损害。特别值得注意的是，在免疫功能低下患者应用吗替麦考酚酯，可出现卡氏肺孢子虫肺炎、腺病毒或巨细胞病毒等严重感染，甚至威胁生命。

(6)来氟米特(leflunomide)：商品名爱诺华。是一种有效的治疗类风湿关节炎的免疫抑制剂，在国内其适应证还扩大到治疗系统性红斑狼疮。此药通过抑制二氢乳清酸脱氢酶活性，阻断嘧啶核苷酸的生物合成，从而达到抑制淋巴细胞增殖的目的。国外尚无使用来氟米特治疗原发性NS的报道，国内小样本针对于IgA肾病合并NS的临床观察显示，激素联合来氟米特的疗效与激素联合吗替麦考酚酯的疗效相似，但是，后者本身在IgA肾病治疗中的作用就不肯定，因此，这个研究结果不值得推荐。新近一项使用来氟米特治疗16例难治性成人MCD的研究显示，来氟米特对这部分患者有效，并可以减少激素剂量。由于缺乏RCT研究证据，指南并不推荐用来氟米特治疗原发性NS。治疗类风湿关节炎等病的剂量为10～20mg/d，共用6个月，以后缓慢减量，总疗程为1～1.5年。主要副作用为肝损害、感染和过敏，国外尚有肺间质纤维化的报道。

2.利尿消肿治疗　如果患者存在有效循环血容量不足，则应在适当扩容治疗后再予利尿剂治疗；如果没有有效循环血容量不足，则可直接应用利尿剂。

(1)利尿剂治疗：轻度水肿者可用噻嗪类利尿剂联合保钾利尿剂口服治疗，中、重度水肿伴或不伴体腔积液者，应选用袢利尿剂静脉给药治疗(此时肠道黏膜水肿，会影响口服药吸收)。袢利尿剂宜先从静脉输液小壶滴入一个负荷量(如呋塞米20～40mg，使髓袢的药物浓度迅速达到利尿阈值)，然后再持续泵注维持量(如呋塞米5～10mg/h，以维持髓袢的药物浓度始终在利尿阈值上)，如此才能获得最佳利尿效果。每日呋塞米的使用总量不超过200mg。"弹丸"式给药间期髓袢药物浓度常达不到利尿阈值，此时会出现"利尿后钠潴留"(髓袢对钠重吸收增强，出现"反跳")，致使袢利尿剂的疗效变差。另外，现在还提倡袢利尿剂与作用于远端肾小管及集合管的口服利尿药(前者如氢氯噻嗪，后者如螺内酯及阿米洛利)联合治疗，因为应用袢利尿剂后，远端肾单位对钠的重吸收会代偿增强，使袢利尿剂利尿效果减弱，并用远端肾单位利尿剂即能克服这一缺点。

(2)扩容治疗:对于合并有效血容量不足的患者,可静脉输注胶体液提高血浆胶体渗透压扩容,从而改善肾脏血流灌注,提高利尿剂疗效。临床常静脉输注血浆代用品右旋糖酐来进行扩容治疗,应用时需注意:①用含糖而不用含钠的制剂,以免氯化钠影响利尿疗效;②应用分子量为 20~40kDa 的制剂(即低分子右旋糖酐),以获得扩容及渗透性利尿双重疗效;③用药不宜过频,剂量不宜过大。一般而言,可以一周输注 2 次,每次输注 250ml,短期应用,而且如无利尿效果就应及时停药。盲目过大量、过频繁地用药可能造成肾损害(病理显示近端肾小管严重空泡变性呈"肠管样",化验血清肌酐增高,原来激素治疗敏感者变成激素抵抗,出现利尿剂抵抗);④当尿量少于 400ml/d 时禁用,此时药物易滞留并堵塞肾小管,诱发急性肾衰竭。

由于人血制剂(血浆及白蛋白)来之不易,而且难以完全避免过敏反应及血源性感染,因此在一般情况下不提倡用人血制剂来扩容利尿。只有当患者尿量少于 400ml/d,又必须进行扩容治疗时,才选用血浆或白蛋白。

(3)利尿治疗疗效不好的原因:常见原因如下:①有效血容量不足的患者,没有事先静脉输注胶体液扩容,肾脏处于缺血状态,对袢利尿剂反应差;而另一方面滥用胶体液包括血浆制品及血浆代用品导致严重肾小管损伤(即前述的肾小管呈"肠管样"严重空泡变性)时,肾小管对袢利尿剂可完全失去反应,常需数月时间,待肾小管上皮细胞再生并功能恢复正常后,才能重新获得利尿效果。②呋塞米的血浆蛋白(主要为白蛋白)结合率高达 91%~97%。低白蛋白血症可使其血中游离态浓度升高,肝脏对其降解加速;另外,结合态的呋塞米又能随白蛋白从尿排出体外。因此,低白蛋白血症可使呋塞米的有效血浓度降低及作用时间缩短,故而利尿效果下降。③袢利尿剂没有按前述要求规范用药,尤其值得注意的是:中重度 NS 患者仍旧口服给药,肠黏膜水肿致使药物吸收差;间断静脉"弹丸"式给药,造成给药间期"利尿后钠潴留";不配合服用作用于远端肾单位的利尿药,削弱了袢利尿剂疗效。④NS 患者必须严格限盐(摄取食盐 2~3g/d),而医师及患者忽视限盐的现象在临床十分普遍,不严格限盐上述药物的利尿效果会显著减弱。临床上,对于少数利尿效果极差的难治性重度水肿患者,可采用血液净化技术进行超滤脱水治疗。

3.血管紧张素Ⅱ拮抗剂治疗 大量蛋白尿是 NS 的最核心问题,由它引发 NS 的其他临床表现(低蛋白血症、高脂血症、水肿和体腔积液)和各种并发症。此外,持续性大量蛋白尿本身可导致肾小球高滤过,增加肾小管蛋白重吸收,加速肾小球硬化,加重肾小管损伤及肾间质纤维化,影响疾病预后。因此减少尿蛋白在 NS 治疗中十分重要。

近年来,常用血管紧张素转换酶抑制剂(ACEI)或血管紧张素 ATI 受体阻断剂(ARB)作为 NS 患者减少尿蛋白的辅助治疗。研究证实,ACEI 或 ARB 除具有降压作用外,还有确切的减少尿蛋白排泄(可减少 30%~50%)和延缓肾损害进展的肾脏保护作用。其独立于降压的肾脏保护作用机制包括:①对肾小球血流动力学的调节作用。此类药物既扩张入球小动脉,又扩张出球小动脉,但是后一作用强于前一作用,故能使肾小球内高压、高灌注和高滤过降低,从而减少尿蛋白排泄,保护肾脏;②非血流动力学的肾脏保护效应。此类药能改善肾小球滤过膜选择通透性,改善足细胞功能,减少细胞外基质蓄积,故能减少尿蛋白排泄,延缓肾小球硬化及肾间质纤维化。因此,具有高血压或无高血压的原发性 NS 患者均宜用 ACEI 或ARB 治疗,前者能获得降血压及降压依赖性肾脏保护作用,而后者可以获得非降压依赖性肾脏保护效应。

应用 ACEI 或 ARB 应注意如下事项：①NS 患者在循环容量不足（包括利尿、脱水造成的血容量不足，及肾病综合征本身导致的有效血容量不足）情况下，应避免应用或慎用这类药物，以免诱发 AKI。②肾功能不全或（和）尿量较少的患者服用这类药物，尤其与保钾利尿剂（螺内酯等）联合使用时，要监测血钾浓度，谨防高钾血症发生。③对激素及免疫抑制剂治疗敏感的患者，如 MCD 患者，蛋白尿能很快消失，无必要也不建议服用这类药物。④不推荐 ACEI 和 ARB 联合使用。

（三）不同病理类型的治疗方案

1. 膜性肾病 应争取将 NS 治疗缓解或者部分缓解，无法达到时，则以减轻症状、减少尿蛋白排泄、延缓肾损害进展及防治并发症作为治疗重点。MN 患者尤应注意防治血栓栓塞并发症。

本病不提倡单独使用激素治疗；推荐使用足量激素（如泼尼松或泼尼松龙始量每日 1mg/kg）联合细胞毒类药物（环磷酰胺）治疗，或较小剂量激素（如泼尼松或泼尼松龙始量每日 0.5mg/kg）联合环孢素 A 或他克莫司治疗；激素相对禁忌或不能耐受者，也可以单独使用环孢素 A 或他克莫司治疗。对于使用激素联合环磷酰胺治疗无效的病例可以换用激素联合环孢素 A 或他克莫司治疗，反之亦然；对于治疗缓解后复发病例，可以重新使用原方案治疗。

2012 年 KDIGO 制定的肾小球肾炎临床实践指南，推荐 MN 所致 NS 患者应用激素及免疫抑制剂治疗的适应证如下：①尿蛋白持续超过 4g/d，或是较基线上升超过 50%，经抗高血压和抗蛋白尿治疗 6 个月未见下降（1B 级证据）；②出现严重的、致残的、或威胁生命的 NS 相关症状（1C 级证据）；③诊断 MN 后的 6～12 个月内 SCr 上升≥30%，能除外其他原因引起的肾功能恶化（2C 级证据）。而出现以下情况建议不用激素及免疫抑制剂治疗：①SCr 持续＞3.5mg/dl（＞309μmol/L）或估算肾小球滤过率（eGFR）＜30ml（min·1.73m²）；②超声检查肾脏体积明显缩小（如长径＜8cm）；③合并严重的或潜在致命的感染。上述意见可供国人参考。

2. 微小病变肾病 应力争将 NS 治疗缓解。本病所致 NS 对激素治疗十分敏感，治疗后 NS 常能完全缓解，但是缓解后 NS 较易复发，而且多次复发即可能转型为 FSGS，这必须注意。

初治病例推荐单独使用激素治疗；对于多次复发或激素依赖的病例，可选用激素与环磷酰胺联合治疗；担心环磷酰胺影响生育者或者经激素联合环磷酰胺治疗后无效或仍然复发者，可选用较小剂量激素（如泼尼松或泼尼松龙始量每日 0.5mg/kg）与环孢素 A 或他克莫司联合治疗，或单独使用环孢素 A 或他克莫司治疗；对于环磷酰胺、环孢素 A 或他克莫司等都无效或不能耐受的病例，可改用吗替麦考酚酯治疗。对于激素抵抗型患者需重复肾活检，以排除 FSGS。

3. 局灶节段性肾小球硬化 应争取将 NS 治疗缓解或部分缓解，但是无法获得上述疗效时，则应改变目标将减轻症状、减少尿蛋白排泄、延缓肾损害进展及防治并发症作为治疗重点。既往认为本病治疗效果差，但是，近年来的系列研究显示约有 50% 患者应用激素治疗仍然有效，但显效较慢。其中，顶端型 FSGS 的疗效与 MCD 相似。

目前，推荐使用足量激素治疗，如果 NS 未缓解，可持续足量服用 4 个月，完全缓解后逐渐减量至维持剂量，再服用 0.5～1 年；对于激素抵抗或激素依赖病例可以选用较小剂量激素（如泼尼松或泼尼松龙始量每日 0.5mg/kg）与环孢素 A 或他克莫司联合治疗，有效病例环孢素 A 可在减量至每日 1～1.5mg/kg 后，维持服用 1～2 年。激素相对禁忌或不能耐受者，也可以单独使用环孢素 A 或他克莫司治疗。不过对 SCr 升高及有较明显肾间质的患者，使用环孢素 A 或他克莫司要谨慎。应用细胞毒药物（如环磷酰胺）、吗替麦考酚酯治疗本病目前缺乏循证医学证据。

4. **系膜增生性肾炎** 非 IgA 肾病的系膜增生性肾炎在西方国家较少见，而我国病例远较西方国家多。本病所致 NS 的治疗方案，要据肾小球的系膜病变程度、尤其是系膜基质增多程度来决定。轻度系膜增生性肾炎所致 NS 的治疗目标及方案与 MCD 相同，且疗效及转归与 MCD 也十分相似；而重度系膜增生性肾炎所致 NS 可参考原发性 FSGS 的治疗方案治疗。

5. **膜增生性肾炎** 原发性膜增生性肾炎较少见，疗效很差。目前并无循证医学证据基础上的有效治疗方案可被推荐，临床上可以试用激素加环磷酰胺治疗，无效者还可试用较小量糖皮质激素加吗替麦考酚酯治疗。如果治疗无效，则应停用上述治疗。

6. **IgA 肾病** 约 1/4IgA 肾病患者可出现大量蛋白尿（＞3.5g/d），而他们中仅约一半患者呈现 NS。现在认为，部分呈现 NS 的 IgA 肾病实际为 IgA 肾病与 MCD 的重叠（免疫荧光表现符合 IgA 肾病，而光镜及电镜表现支持 MCD），这部分患者可参照 MCD 的治疗方案进行治疗，而且疗效及转归也与 MCD 十分相似；而另一部分患者是 IgA 肾病本身导致 NS（免疫荧光表现符合 IgA 肾病，光镜及电镜表现为增生性肾小球肾炎或 FSGS），这部分患者似可参照相应的增生性肾小球肾炎及 FSGS 的治疗方案进行治疗。

应当指出的是，上述多数治疗建议是来自于西方国家的临床研究总结，值得从中借鉴，但是是否完全符合中国情况？这还必须通过我们自己的实践来进一步验证及总结，不应该教条地盲目应用。同时还应指出，上述治疗方案是依据疾病普遍性面对群体制订的，而在临床实践中患者情况多种多样，必须具体问题具体分析，个体化地实施治疗。

（四）难治性肾病综合征的治疗

1. **难治性肾病综合征的概念** 目前，尚无难治性 NS 一致公认的定义。一般认为，难治性 NS 包括激素抵抗性、激素依赖性及频繁复发性的原发性 NS。激素抵抗性 NS 系指用激素规范化治疗 8 周（FSGS 病例需 16 周）仍无效者；激素依赖性 NS 系指激素治疗缓解病例，在激素撤减过程中或停药后 14 天内 NS 复发者；频繁复发性 NS 系指经治疗缓解后半年内复发≥2 次，或 1 年内复发≥3 次者。难治性肾病综合征的患者由于病程较长，病情往往比较复杂，临床治疗上十分棘手。

2. **难治性肾病综合征的常见原因** 遇见难治性 NS 时，应仔细寻找原因。可能存在如下原因：

（1）诊断错误：误将一些继发性肾病（如淀粉样变性肾病等）和特殊的原发性肾病（如脂蛋白肾病、纤维样肾小球病等）当成了普通原发性肾小球疾病应用激素治疗，当然不能取得满意疗效。

（2）激素治疗不规范：包括：①重症 NS 患者仍然口服激素治疗，由于肠黏膜水肿药物吸收差，激素血浓度低影响疗效；②未遵守"足量、慢减、长期维持"的用药原则，例如始量不足、"阶梯式"加量、或减药及停药过早过快，都会降低激素疗效。③忽视药物间相互作用，例如卡马西平和利福平等药能使泼尼松龙的体内排泄速度增快，血药浓度降低过快，影响激素治疗效果。

（3）静脉输注胶体液不当：前文已叙，过频输注血浆制品或血浆代用品导致肾小管严重损伤(肾小管呈"肠管样"严重空泡变性)时,患者不但对利尿剂完全失去反应,而且原本激素敏感的病例(如 MCD)也可能变成激素抵抗。

(4)肾脏病理的影响:激素抵抗性 NS 常见于膜增生性肾炎及部分 FSGS 和 MN;频繁复发性 NS 常见于 MCD 及轻度系膜增生性肾炎(包括 IgA 肾病及非 IgA 肾病),而它们多次复发后也容易变成激素依赖性 NS,甚至转换成 FSGS 变为激素抵抗。

(5)并发症的影响:NS 患者存在感染、肾静脉血栓、蛋白营养不良等并发症时,激素疗效均会降低。年轻患者服激素后常起痤疮,痤疮上的"脓头"就能显著影响激素疗效,需要注意。

(6)遗传因素:近十余年研究发现,5%～20% 的激素抵抗性 NS 患者的肾小球足细胞存在某些基因突变,它们包括导致 nephrin 异常的 NPHS1 基因突变、导致 podocin 异常的 NPHS2 基因突变、导致 CD2 相关蛋白异常的 CD2AP 基因突变、导致细胞骨架蛋白 α－辅肌动蛋白 4(α－actinin4)异常的 ACTIN4 基因突变、以及导致 WT－1 蛋白异常的 WT－1 基因突变等。

3. 难治性肾病综合征的治疗对策　难治性 NS 的病因比较复杂,有的病因如基因突变难以克服,但多数病因仍有可能改变,从而改善 NS 难治状态。对难治性 NS 的治疗重点在于明确肾病诊断,寻找可逆因素,合理规范用药。现将相应的治疗措施分述如下:

(1)明确肾病诊断:临床上常见的误诊原因为:①未做肾穿刺病理检查;②进行了肾穿刺活检,但是肾组织未做电镜检查(如纤维样肾小球病等将漏诊)及必要的特殊组化染色(如刚果红染色诊断淀粉样变病)和免疫组化染色检查(如载脂蛋白 ApoE 抗体染色诊断脂蛋白肾病);③病理医师与临床医师沟通不够,没有常规进行临床－病理讨论。所以,凡遇难治性 NS,都应仔细核查有无病理诊断不当或错误的可能,必要时应重复肾活检,进行全面的病理检查及临床－病理讨论,以最终明确疾病诊断。

(2)寻找及纠正可逆因素:某些导致 NS 难治的因素是可逆的,积极寻找及纠正这些可逆因素,就可能改变"难治"状态。它们包括:①规范化应用激素和免疫抑制剂:对于激素使用不当的 MCD 患者,在调整激素用量或(和)改变给药途径后,就能使部分激素"抵抗"患者变为激素有效。MN 应避免单用激素治疗,从开始就应激素联合环磷酰胺或环孢素 A 治疗;多次复发的 MCD 也应激素联合环磷酰胺或环孢素 A 治疗。总之,治疗规范化极重要。②合理输注胶体液:应正确应用血浆代用品或血浆制剂扩容,避免滥用导致严重肾小管损伤,而一旦发生就应及时停用胶体液,等待受损肾小管恢复(常需数月),只有肾小管恢复正常后激素才能重新起效。③纠正 NS 并发症:前文已述,感染、肾静脉血栓、蛋白营养不良等并发症都可能影响激素疗效,应尽力纠正。

(3)治疗无效病例的处置:尽管已采取上述各种措施,仍然有部分难治性 NS 患者病情不能缓解,尤其是肾脏病理类型差(如膜增生性肾炎和部分 MN 及 FSGS)和存在某些基因突变者。这些患者应该停止激素及免疫抑制剂治疗,而采取 ACEI 或 ARB 治疗及中药治疗,以期减少尿蛋白排泄及延缓肾损害进展。大量蛋白尿本身就是肾病进展的危险因素,因此,对这些患者而言,能适量减少尿蛋白就是成功,就可能对延缓肾损害进展有利。而盲目地继续应用激素及免疫抑制剂,不但不能获得疗效,反而可能诱发严重感染等并发症,危及生命。

(五)对现有治疗的评价及展望

综上所述,实施有区别的个体化治疗是治疗原发性 NS 的重要原则及灵魂所在。首先应根据 NS 患者的病理类型及病变程度,其次要考虑患者年龄、体重、有无用药禁忌证、有无生育需求及个人用药意愿,来有区别地个体化地制订治疗方案。现在国内肾穿刺病理检查已逐渐推广,这就为实施有区别的个体化的治疗,提高治疗效果奠定了良好基础。

激素及免疫抑制剂用于原发性 NS 治疗已经 60 余年,积累了丰富经验。新的药物及制剂不断涌现,尤其环磷酰胺、环孢素 A、他克莫司、吗替麦可酚酯等免疫抑制剂的先后问世,也为有区别地进行个体化治疗提供了更多有效手段。

尽管原发性 NS 的治疗取得了很大进展,但是,治疗药物至今仍主要局限于激素及某些免疫抑制剂。用这样的治疗措施,不少病理类型和病变程度较重的患者仍不能获得良好的治疗效果,一些治疗有效的患者也不能克服停药后的疾病复发,而且激素及免疫抑制剂都有着各种副作用,有些副作用甚至可以致残或导致死亡。所以开发新的治疗措施及药物,提高治疗疗效,减少治疗副作用仍是亟待进行的工作,且任重而道远。

继续深入研究阐明不同类型肾小球疾病的发病机制,进而针对机制的不同环节寻求相应干预措施,是开发新药的重要途径。例如,近年已发现肾小球足细胞上的 PLA2R 能参与特发性 MN 发病,而 suPAR 作为血清中的一种通透因子也能参与 FSGS 致病,如果今后针对它们能够发掘出有效的干预方法及治疗药物,即可能显著提高这些疾病的治疗疗效。最近已有使用利妥昔单抗(抗 CD20 分子的单克隆抗体)治疗特发性 MN 成功的报道,经过利妥昔单抗治疗后,患者血清抗 PLA2R 抗体消失,MN 获得缓解,而且副作用少。

治疗措施和药物的疗效及安全性需要高质量的临床 RCT 试验进行验证。但是在治疗原发性 NS 上我国的 RCT 试验很少,所以我国肾病学界应该联手改变这一状态,以自己国家的多中心 RCT 试验资料,来指导医疗实践。

三、原发性肾病综合征的常见并发症

原发性 NS 的常见并发症包括:感染、血栓和栓塞、急性肾损伤、高脂血症及蛋白质代谢紊乱等。所有这些并发症的发生都与 NS 的核心病变—大量蛋白尿和低白蛋白血症具有内在联系。由于这些并发症常使患者的病情复杂化,影响治疗效果,甚至危及生命,因此,对它们的诊断及防治也是原发性 NS 治疗中非常重要的一部分。

(一)感染

感染是原发性 NS 的常见并发症,也是导致患者死亡的重要原因之一。随着医学的进展,现在感染导致患者死亡已显著减少,但在临床实践中它仍是我们需要警惕和面对的重要问题。特别是对应用激素及免疫抑制剂治疗的患者,感染常会影响治疗效果和整体预后,处理不好仍会危及生命。

原发性 NS 患者感染的发生主要与以下因素有关:①大量蛋白尿导致免疫球蛋白及部分补体成分从尿液丢失,如出现非选择性蛋白尿时大量 IgG 及补体 B 因子丢失,导致患者免疫功能受损。②使用激素和(或)免疫抑制剂治疗导致患者免疫功能低下。③长期大量蛋白尿导致机体营养不良,抵抗力降低。④严重皮下水肿乃至破溃,细菌容易侵入引起局部软组织感染;大量腹水容易发生自发性腹膜炎。它们严重时都能诱发败血症。

常见的感染为呼吸道感染、皮肤感染、肠道感染、尿路感染和自发性腹膜炎,病原微生物有细菌(包括结核菌)、真菌、病毒、支原体和卡氏肺孢子虫等。

有关预测原发性 NS 患者发生感染的临床研究还很缺乏。一项儿科临床观察显示,若患儿血浆白蛋白小于 15g/L,其发生感染的相对危险度(relative risk,RR)是高于此值患儿的

9.8倍,因此尽快使 NS 缓解是预防感染发生的关键。一项日本的临床研究表明,成人 NS 患者感染发生率为 19%,其危险因素是:血清 IgG<6g/L(RR=6.7),SCr>176.8μmol/L (2mg/dl)(RR=5.3)。对于血清 IgG<600mg/dl 的患者,每 4 周静脉输注丙种球蛋白 10~15g,可以明显地预防感染发生。

需要注意,正在用激素及免疫抑制剂治疗的患者,其发生感染时临床表现可能不典型,患者可无明显发热,若出现白细胞升高及轻度核左移也容易被误认为是激素引起,因此对这些患者更应提高警惕,应定期主动排查感染,包括一些少见部位的感染如肛周脓肿。

感染的预防措施包括:①注意口腔护理,可以使用抑制细菌及真菌的漱口液定时含漱,这对使用强化免疫抑制治疗(如甲泼尼龙冲击治疗)的患者尤为重要。对于严重皮下水肿致皮褶破溃渗液的患者,需要加强皮肤护理,防治细菌侵入。②使用激素及免疫抑制剂时,要严格规范适应证、药量及疗程,并注意监测外周血淋巴细胞及 CD4$^+$ 淋巴细胞总数的变化,当淋巴细胞计数<600/μl 或(和)CD4$^+$ 淋巴细胞计数<200/μl 时,可以给予复方磺胺甲噁唑(即复方新诺明)预防卡氏肺孢子虫感染,具体用法为每周两次,每次两片(每片含磺胺甲噁唑 400mg 和甲氧苄啶 80mg)。③对于血清 IgG<6g/L 或反复发生感染的患者,可以静脉输注丙种球蛋白来增强体液免疫;对于淋巴细胞计数<600/μl 或(和)CD4$^+$ 淋巴细胞计数<200/μl 的患者,可以肌注或静脉输注胸腺肽来改善细胞免疫。④对于反复发生感染者,还可请中医辨证施治,予中药调理预防感染。虽然在临床实践中,我们发现中药调理能够发挥预防感染的作用,但是,目前还缺乏循证医学证据支持。

需要指出的是,若使用激素及免疫抑制剂患者发生了严重感染,可以将这些药物尽快减量或者暂时停用,因为它们对控制感染不利,而且合并感染时它们治疗 NS 的疗效也不佳。但是,某些重症感染如卡氏肺包虫肺炎却不宜停用激素,因为激素能减轻间质性肺炎,改善缺氧状态,降低病死率。

(二)血栓和栓塞

NS 合并血栓、栓塞的发生率为 10%~42%,常见肾静脉血栓(RVT)、其他部位深静脉血栓和肺栓塞。动脉血栓较为少见。血栓和栓塞的发生率与 NS 的严重程度、肾小球疾病的种类有关,但检测手段的敏感性也影响本病的发现。

1.发病机制 NS 易并发血栓、栓塞主要与血小板活化、凝血及纤溶异常、血液黏稠度增高相关。

临床观察发现:

(1)NS 患者血小板功能常亢进,甚至数量增加,患者血清血栓素(TXA2)及血管假性血友病因子(vWF)增加,可促使血小板聚集、黏附功能增强并被激活。

(2)低白蛋白血症刺激肝脏合成蛋白,导致血中大分子的凝血因子Ⅰ、Ⅱ、Ⅴ、Ⅶ、Ⅷ、Ⅹ浓度升高;而内源性抗凝物质(凝血酶Ⅲ及蛋白 C、S)因分子量小随尿丢失至血浓度降低。

(3)纤溶酶原分子量较小随尿排出,血清浓度降低,而纤溶酶原激活物抑制物 PAI-1 及纤溶酶抑制物 α_2 巨球蛋白血浓度升高。上述变化导致血栓易于形成而不易被溶解。

(4)NS 患者有效血容量不足血液浓缩及出现高脂血症等,致使血液黏稠度增高,也是导致血栓发生的危险因素。此外,不适当地大量利尿以及使用激素治疗也能增加血栓形成的风险。

肾小球疾病的病理类型也与血栓、栓塞并发症有关:MN 的发生率最高,为 29%~60%,

明显高于 MCD 和 FSGS(分别为 24.1%和 18.8%),MN 合并血栓的风险是 IgA 肾病的 10.8 倍,并易发生有临床症状的急性静脉主干血栓如肾静脉、肺血管主干血栓,原因至今未明。

研究认为,能预测 NS 患者血栓、栓塞并发症风险的指标为:①血浆白蛋白<20g/L,新近发现 MN 患者血浆白蛋白<28g/L 血栓栓塞风险即明显升高;②病理类型为 MN;③有效血容量明显不足。

2.临床表现与影像学检查　血栓、栓塞并发症的临床表现可能非常不明显,以肾静脉血栓为例,多数分支小血栓并没有临床症状。因此,要对 NS 患者进行认真细致地观察,必要时及时做影像学检查,以减少漏诊。患者双侧肢体水肿不对称,提示水肿较重的一侧肢体有深静脉血栓可能;腰痛、明显血尿、B 超发现一侧或双侧肾肿大以及不明原因的 AKI,提示肾静脉血栓;胸闷、气短、咯血和胸痛提示肺栓塞。

在肾静脉血栓诊断方面,多普勒超声有助于发现肾静脉主干血栓,具有方便、经济和无损伤的优点,但是敏感性低,而且检查准确性较大程度地依赖操作者技术水平。CT 及磁共振肾静脉成像有较好的诊断价值,而选择性肾静脉造影仍是诊断的"金指标"。在肺栓塞诊断上,核素肺通气/灌注扫描是较为敏感、特异的无创性诊断手段。CT 及磁共振肺血管成像及超声心动图也可为诊断提供帮助,后者可发现肺动脉高压力、右心室和(或)右心房扩大等征象。肺动脉造影是诊断肺栓塞的"金标准",发现栓塞后还可以局部溶栓。上述血管成像检查均需要使用对比剂(包括用于 X 线检查的碘对比剂及用于磁共振检查的钆对比剂),故应谨防对比剂肾损害,尤其是对已有肾损害的患者。

3.预防与治疗　原发性 NS 并发血栓、栓塞的防治至今没有严格的 RCT 临床研究报道,目前的防治方案主要来自小样本的临床观察。

(1)血栓、栓塞并发症的预防:比较公认的观点是,NS 患者均应服用抗血小板药物,而当血浆白蛋白<20g/L 时即开始抗凝治疗。对于 MN 患者抗凝指征应适当放宽一些。Lionaki S 等研究显示,MN 患者血浆白蛋白≤28g/L 深静脉血栓形成的风险是>28g/L 者的 2.5 倍,血浆白蛋白每降低 10g/L,深静脉血栓的风险增加 2 倍,因此,目前有学者建议 MN 患者血浆白蛋白<28g/L 即应予预防性抗凝治疗。抗凝药物常采用肝素或低分子肝素皮下注射或口服华法林。口服华法林时应将凝血酶原时间的国际标准化比率(INR)控制在 1.5～2.0 之间,华法林与多种药物能起相互反应,影响(增强或减弱)抗凝效果,用药时需要注意。

(2)血栓、栓塞并发症的治疗:血栓及栓塞并发症一旦发生即应尽快采用如下治疗:

1)溶栓治疗:引起急性肾衰竭的急性肾静脉主干大血栓,或导致收缩压下降至<11.97kPa(90mmHg)的急性肺栓塞,均应考虑进行溶栓治疗。既往常用尿激酶进行溶栓,最适剂量并未确定,可考虑用 6 万～20 万 U 稀释后缓慢静脉滴注,每日 1 次,10～14 日 1 个疗程;现在也可采用重组人组织型纤溶酶原激活剂治疗,它能选择性地与血栓表面的纤维蛋白结合,纤溶效力强,用量 50mg 或 100mg,开始时在 1～2 分钟内静脉推注 1/10 剂量,剩余的 9/10 剂量稀释后缓慢静脉滴注,2 小时滴完。使用重组人组织型纤溶酶原激活剂要监测血清纤维蛋白原浓度,避免过低引起出血。国内多中心研究结果显示,50mg 及(或)100mg 两种剂量的疗效相似,而前者出血风险明显降低。

2)抗凝治疗:一般而言,原发性 NS 患者出现血栓、栓塞并发症后要持续抗凝治疗半年,若 NS 不缓解且血清白蛋白仍<20g/L 时,还应延长抗凝时间,否则血栓、栓塞并发症容易复发。用口服华法林进行治疗时,由于华法林起效慢,故需在开始服用的头 3～5 天,与肝素或

低分子肝素皮下注射重叠,直至 INR>2.0 后才停用肝素或低分子肝素。在整个服用华法林期间都一定要监测 INR,控制 INR 在 2.0～2.5 范围。若使用重组人组织型纤溶酶原激活进行溶栓治疗,则需等血清纤维蛋白原浓度回复正常后,才开始抗凝治疗。

（三）急性肾损伤

由原发性 NS 引起的 AKI 主要有如下两种:①有效血容量不足导致的肾前性 AKI,常只出现轻、中度氮质血症。②机制尚不清楚的特发性 AKI,常呈现急性肾衰竭（ARF）。至于肾小球疾病本身（如新月体性肾小球肾炎）引起的 AKI、治疗药物诱发的 AKI（如药物过敏所致急性间质肾炎或肾毒性药物所致急性肾小管坏死）,以及 NS 并发症（如急性肾静脉主干血栓）所致 AKI,均不在此讨论。

1.急性肾前性氮质血症　严重的低白蛋白血症导致血浆胶体渗透压下降,水分渗漏至皮下及体腔,致使有效循环容量不足,肾灌注减少,而诱发急性肾前性氮质血症。临床上出现血红蛋白增高、体位性心率及血压变化（体位迅速变动如从卧到坐或从坐到站时,患者心率加快、血压下降,重时出现体位性低血压,乃至虚脱）、化验血尿素氮（BUN）与 SCr 升高,但是 BUN 升高幅度更大（两者均以 mg/dl 作单位时,BUN 与 SCr 之比值>20∶1,这是由于肾脏灌注不足时,原尿少在肾小管中流速慢,其中尿素氮被较多地重吸收入血导致）。急性肾前性氮质血症者应该用胶体液扩容,然后利尿,扩容利尿后肾功能即能很快恢复正常。盲目增加袢利尿剂剂量,不但不能获得利尿效果,反而可能造成肾素-血管紧张素系统及交感神经系统兴奋,进一步损害肾功能。而且,这类患者不能用 ACEI 或 ARB 类药物,它们也会加重肾前性氮质血症。

2.特发性急性肾衰竭　特发性 ARF 最常见于复发性 MCD,也可有时见于其他病理类型,机制不清,某些病例可能与大量尿蛋白形成管型堵塞肾小管和（或）肾间质水肿压迫肾小管相关。患者的临床特点是:年龄较大（有文献报道平均 58 岁）,尿蛋白量大（常多于 10g/d）,血浆白蛋白低（常低于 20g/L）,常在 NS 复发时出现 AKI（经常为少尿性急性肾衰竭）。特发性 ARF 要用除外法进行诊断,即必须一一排除各种病因所致 ARF 后才能诊断。对特发性 ARF 的治疗措施包括:①积极治疗基础肾脏病。由于绝大多数患者的基础肾脏病是 MCD,故应选用甲泼尼龙冲击治疗（每次 0.5～1.0g 稀释后静脉滴注,每日或隔日 1 次,3 次为一个疗程）,以使 MCD 尽快缓解,患者尿液增多冲刷掉肾小管中管型,使肾功能恢复。②进行血液净化治疗。血液净化不但能清除尿毒素、纠正水电解质酸碱平衡紊乱,维持生命赢得治疗时间;而且还能通过超滤脱水,使患者达到干体重,减轻肾间质水肿,促肾功能恢复。③口服或输注碳酸氢钠。可碱化尿液,防止肾小管中蛋白凝固成管型,并可纠正肾衰竭时的代谢性酸中毒。大多数患者经上述有效治疗后肾功能可完全恢复正常,但往往需要较长恢复时间（4～8 周）。必须注意,此 AKI 并非有效血容量不足引起,盲目输注胶体液不但不能使 AKI 改善,反而可能引起急性肺水肿。

（四）脂肪代谢紊乱

高脂血症是 NS 的表现之一。统计表明约有 80% 的患者存在高胆固醇血症、高低密度脂蛋白血症及不同程度的高三酰甘油血症。高脂血症不仅可以进一步损伤肾脏,而且还可使心脑血管并发症增加,因此,合理有效地控制血脂,也是原发性 NS 治疗的重要组成部分。

NS 合并高脂血症的机制尚未完全阐明,已有的研究资料提示:高胆固醇血症发生的主要原因是 NS 时肝脏脂蛋白合成增加（大量蛋白尿致使肝脏合成蛋白增加,合成入血的脂蛋白因分子量大不能从肾滤过排除，导致血浓度增高），而高三酰甘油血症发生的主要原因是体内降解减少（NS 时脂蛋白脂酶从尿中丢失，使其在活性下降，导致三酰甘油的降解减少）。

对于激素治疗反应良好的 NS 病理类型（如 MCD），不要急于应用降脂药，NS 缓解后数月内血脂往往即能自行恢复正常，这样可使患者避免发生不必要的药物副作用及增加医疗花费。若应用激素及免疫抑制剂治疗，NS 不能在短期内缓解甚至无效时（如某些 MN 患者），则应予降脂药物治疗。以高胆固醇血症为主要表现者，应选用羟甲基戊二酰辅酶 A（HMG—CoA）还原酶抑制剂，即他汀类药物，每晚睡前服用，服药期间要注意肝及肌肉损害（严重者可出现横纹肌溶解）副作用。以高三酰甘油血症为主要表现者，应选用纤维酸衍生物类药，即贝特类药物，用药期间注意监测肝功能。另外，所有高脂血症患者均应限制脂肪类食物摄入，高三酰甘油血症患者还应避免糖类摄入过多。

（五）甲状腺功能减退

相当一部分原发性 NS 患者血清甲状腺素水平低下，这是由于与甲状腺素结合的甲状腺结合球蛋白（分子量 60kDa）从尿液中大量丢失而导致。观察表明，约 50% 的患者血中的总 T_3 及总 T_4 下降，但是游离 T_3（FT_3）、游离 T_4（FT_4）及促甲状腺素（TSH）正常。患者处于轻度的低代谢状态，这可能有利于 NS 患者的良性调整，避免过度能量消耗，因此不需要干预。

不过个别患者可出现甲状腺功能减退症的表现，以致使本来激素敏感的病理类型使用激素治疗不能获得预期效果。这时需要仔细监测患者的甲状腺功能，若 FT_3、FT_4 下降，特别是 TSH 升高时，在认真排除其他病因导致的甲状腺功能减退症后，可给予小剂量甲状腺素治疗（左甲状腺素 $25\sim50\mu g/d$），常能改善患者的一般状况及对激素的敏感性。虽然这种治疗方法尚缺乏 RCT 证据，但在临床实践中具有一定效果。这一经验治疗方法还有待于今后进一步的临床试验验证。

（贺利娟）

第二节　IgA 肾病

IgA 肾病是一组以系膜区 IgA 沉积为特征的肾小球肾炎，1968 年由法国病理学家 Berger 和 Hinglais 最先报道，目前已成为全球最常见的原发性肾小球疾病。我国最早于 1984 年由北京协和医院与北京医科大学第一医院联合报道了一组 40 例 IgA 肾病，此后，国内各中心对该病的报道日益增多，研究百花齐放。本章将针对 IgA 肾病的一些重要而值得探索的问题加以讨论。

一、IgA 肾病的流行病学特点与发病机制

（一）流行病学特点

1.广泛性与异质性　IgA 肾病为全世界范围内最常见的原发肾小球疾病。各个年龄段都能发病，但高峰在 20～40 岁。北美和西欧的调查显示男女比例为 2：1，而亚太地区比例为 1：1。IgA 肾病的发病率存在着明显的地域差异，亚洲地区明显高于其他地区。美国的人口调查显示 IgA 肾病年发病率为 1/100000，儿童人群年发病率为 0.5/100000，而这个数字仅为日本的 1/10。中国的一项 13519 例肾活检资料显示，IgA 肾病在原发肾小球疾病中所占比例高达 45%。此外，在无肾病临床表现的人群中，于肾小球系膜区能发现 IgA 沉积者也占 3%

～16%。

以上数据提示了 IgA 肾病的广泛性与异质性特点。首先,IgA 肾病发病的地域性及发患者群的构成存在明显差异。这些差异可能与遗传、环境因素相关,也可能与各地选择肾活检的指征不同有关。日本和新加坡选择尿检异常(如镜下血尿)的患者常规进行肾穿刺病理检查,为此 IgA 肾病发生率即可能偏高;而美国主要选择蛋白尿＞1.0g/d 的患者进行肾穿刺,则其 IgA 肾病发生率即可能偏低。其次,IgA 肾病的发病存在明显的个体差异性。肾脏病理检查发现系膜区 IgA 沉积却无肾炎表现的个体并不少。同样为系膜区 IgA 沉积,有的患者出现肾炎有的患者却无症状,原因并不清楚。欲回答这个问题必须对发病机制有更透彻理解,IgA 于肾小球沉积的过程与免疫复合物造成的肾损伤过程可能是分别独立调控的环节,同时,基因的多态性的研究或许能解释这些表型差异。最后,不同地域患者、不同个体的临床表现及治疗反应的差异势必会影响治疗决策,为此目前国际上尚无统一的治疗指南。2012 年改善全球肾脏病预后组织(Kidney Disease:Improving Global Outcomes,KDIGO)发表了"肾小球肾炎临床实践指南",其中对 IgA 肾病治疗的建议几乎都来自较低级别证据。那么 IgA 肾病高发的亚洲地区及我国是否应对此做出自己贡献?

2.病程迁延,认识过程曲折　早期观点认为 IgA 肾病是一良性过程疾病,预后良好。随着研究深入及随访期延长,现已明确其中相当一部分患者的病程呈进展性,高达 50% 的患者能在 20～25 年内逐渐进入终末期肾脏病(ESRD),这就提示对 IgA 肾病积极进行治疗、控制疾病进展很重要。

(二)发病机制

1.免疫介导炎症的发病机制

(1)黏膜免疫反应与异常 IgA1 产生:大量研究表明 IgA 肾病的启动与血清中出现过量的异常 IgA1(铰链区 O-糖链末端半乳糖缺失,对肾小球系膜组织有特殊亲和力)密切相关。这些异常 IgA1 在循环中蓄积到一定程度,并沉积于肾小球系膜区,才可能引发 IgA 肾病。目前关于致病性 IgA1 的来源主要有两种观点,均与黏膜免疫反应相关。其一,从临床表现来看,肉眼血尿往往发生于黏膜感染(如上呼吸道、胃肠道或泌尿系感染)之后,提示 IgA1 的发生与黏膜免疫相关,推测肾小球系膜区沉积的 IgA1 可能来源于黏膜免疫系统。其二,IgA 肾病患者过多的 IgA1 可能来源于骨髓免疫活性细胞。Julian 等提出"黏膜-骨髓轴"观点,认为血清异常升高的 IgA 并非由黏膜产生,而是由黏膜内抗原特定的淋巴细胞或抗原递呈细胞进入骨髓腔,诱导骨髓 B 细胞增加 IgG1 分泌所致。所以,血中异常 IgA1 的来源目前尚未明确,有可能来源于免疫系统的某一个部位,也可能是整个免疫系统失调的结果。

以上发病机制的认识开阔了治疗思路,即减少黏膜感染,控制黏膜免疫反应,有可能减少 IgA 肾病的发病及复发。对患有慢性扁桃体炎并反复发作的患者,现在认为择机摘除扁桃体有可能减少黏膜免疫反应,降低血中异常 IgA1 和循环免疫复合物水平,从而减少肉眼血尿发作和尿蛋白。

(2)免疫复合物形成与异常 IgA1 的致病性:异常 IgA1 沉积于肾小球系膜区的具体机制尚未完全清楚,可能通过与系膜细胞抗原(包括种植的外源性抗原)或细胞上受体结合而沉积。大量研究证实免疫复合物中的异常 IgA1 与系膜细胞结合后,即能激活系膜细胞,促其增殖、释放细胞因子和合成系膜基质,诱发肾小球肾炎;而非免疫复合物状态的异常 IgA1 并不能触发上述致肾炎反应。上述含异常 IgA1 的免疫复合物形成过程能被多种因素调控,包括补体成分 C3b 及巨噬细胞和中性粒细胞上的 IgA Fc 受体(CD89)的可溶形式。

以上过程说明系膜区的异常 IgA1 沉积与肾炎发病并无必然相关性,其致肾炎作用在一定程度上取决于免疫复合物形成及其后续效应。此观点可能也解释了为何有人系膜区有 IgA 沉积却无肾炎表现的原因。

(3)受体缺陷与异常 IgA1 清除障碍:现在认为肝脏可能是清除异常 IgA 的主要场所。研究发现,与清除异常 IgA1 免疫复合物相关的受体有肝细胞上的去唾液酸糖蛋白受体(ASG-PR)及肝脏 Kupffer 细胞上的 IgA Fc 受体(FcαRI,即 CD89),如果这些受体数量减少或功能异常,就能导致异常 IgA1 免疫复合物清除受阻,这也与 IgA 肾病发病相关。

肝硬化患者能产生一种病理表现与 IgA 肾病十分相似的肾小球疾病,被称为"肝硬化性肾小球疾病",其发病机制之一即可能与异常 IgA1 清除障碍相关。

(4)多种途径级联反应致肾脏损伤:正如前述,含有异常 IgA1 的免疫复合物沉积于系膜,将触发炎症反应致肾脏损害。从系膜细胞活化、增殖,释放前炎症及前纤维化细胞因子,合成及分泌细胞外基质开始,通过多种途径的级联放大反应使肾损害逐渐加重。受累细胞从系膜细胞扩展到足细胞、肾小管上皮细胞、肾间质成纤维细胞等肾脏固有细胞及循环炎症细胞;病变性质从炎症反应逐渐进展成肾小球硬化及肾间质纤维化等不可逆病变,最终患者进入 ESRD。

免疫—炎症损伤的级联反应概念能为治疗理念提出新思路。2013 年 Coppo 等人认为应该对 IgA 肾病早期进行免疫抑制治疗,这可能会改善肾病的长期预后。他们认为 IgAN 治疗存在"遗产效应"(legacyeffect),若在疾病早期阻断一些免疫发病机制的级联放大反应,即可能留下持久记忆,获得长时期疗效。这一观点大大强调了早期免疫抑制治疗的重要性。

综上所述,随着基础研究的逐步深入,IgA 肾病的发病机制已越来越趋清晰,但是遗憾的是,至今仍无基于 IgA 肾病发病机制的特异性治疗问世,当前治疗多在减轻免疫病理损伤的下游环节,今后应力争改变这一现状。

2.基因相关的遗传发病机制　遗传因素一定程度上影响着 IgA 肾病发生。在不同的种族群体中,血清糖基化异常的 IgA1 水平显现出不同的遗传特性。约 75% 的 IgA 肾病患者血清异常 IgA1 水平超过正常对照的第 90 百分位,而其一级亲属中也有 30%～40% 的成员血清异常 IgA1 水平升高,不过,这些亲属多数并不发病,提示还有其他决定发病的关键因素存在。

家族性 IgA 肾病的病例支持发病的遗传机制及基因相关性。多数病例来自美国和欧洲的高加索人群,少数来自日本,中国香港也有相关报道。2004 年北京大学第一医院对 777 例 IgA 肾病患者进行了家族调查,发现 8.1% 患者具有阳性家族史,其中 1.3% 已肯定为家族性 IgA 肾病,而另外 7.4% 为可疑家族性 IgA 肾病,为此作者认为在中国 IgA 肾病也并不少见。

目前对于 IgA 肾病发病的遗传因素的研究主要集中于 HLA 基因多态性、T 细胞受体基因多态性、肾素—血管紧张素系统基因多态性、细胞因子基因多态性及子宫珠蛋白基因多态性。IgA 肾病可能是个复杂的多基因性疾病,遗传因素在其发生发展中起了多大作用,尚有待进一步的研究。

二、IgA 肾病的临床—病理表现与诊断

(一)IgA 肾病的临床表现分类

1.无症状性血尿、伴或不伴轻度蛋白尿　患者表现为无症状性血尿,伴或不伴轻度蛋白

尿(少于 1g/d),肾功能正常。我国一项试验对表现为单纯镜下血尿的 IgA 肾病患者随访 12 年,结果显示 14％的镜下血尿消失,但是约 1/3 患者出现蛋白尿(超过 1g/d)或者肾小球滤过率(GFR)下降。这个结果也提示对表现无症状性血尿伴或不伴轻度蛋白尿的 IgA 肾病患者,一定要长期随访,因为其中部分患者随后可能出现病变进展。

2.反复发作肉眼血尿 多于上呼吸道感染(细菌性扁桃体炎或病毒性上呼吸道感染)后 3 天内发病,出现全程肉眼血尿,儿童和青少年(80％～90％)较成人(30％～40％)多见,多无伴随症状,少数患者有排尿不适或胁腹痛等。一般认为肉眼血尿程度与疾病严重程度无关。患者在肉眼血尿消失后,常遗留下无症状性血尿、伴或不伴轻度蛋白尿。

3.慢性肾炎综合征 常表现为镜下血尿、不同程度的蛋白尿(常＞1.0g/d,但少于大量蛋白尿),而且随病情进展常出现高血压、轻度水肿及肾功能损害。这组 IgA 肾病患者的疾病具有慢性进展性质。

4.肾病综合征 表现为肾病综合征的 IgA 肾病患者并不少见。对这类患者首先要做肾组织的电镜检查,看是否 IgA 肾病合并微小病变病,如果是,则疾病治疗及转归均与微小病变病相似。但是,另一部分肾病综合征患者,常伴高血压和(或)肾功能减退,肾脏病理常为 Lee 氏分级(详见下述)Ⅲ～Ⅴ级,这类 IgA 肾病治疗较困难,预后较差。

5.急性肾损伤 IgA 肾病在如下几种情况下可以出现急性肾损害(AKI):①急进性肾炎:临床呈现血尿、蛋白尿、水肿及高血压等表现,肾功能迅速恶化,很快出现少尿或无尿,肾组织病理检查为新月体肾炎。IgA 肾病导致的急进性肾炎还经常伴随肾病综合征。②急性肾小管损害:这往往由肉眼血尿引起,可能与红细胞管型阻塞肾小管及红细胞破裂释放二价铁离子致氧化应激反应损伤肾小管相关。常为一过性轻度 AKI。③恶性高血压:IgA 肾病患者的高血压控制不佳时,较容易转换成恶性高血压,伴随出现 AKI,严重时出现急性肾衰竭(ARF)。

上述各种类型 IgA 肾病患者的血尿,均为变形红细胞血尿或变形红细胞为主的混合型血尿。

(二)IgA 肾病的病理特点、病理分级及对其评价

1.IgA 肾病的病理特点

(1)免疫荧光(或免疫组化)表现:免疫病理检查可发现明显的 IgA 和 C3 于系膜区或系膜及毛细血管壁沉积,也可合并较弱的 IgG 或(和)IgM 沉积,但 C1q 和 C4 的沉积少见。有时小血管壁可以见到 C3 颗粒沉积,此多见于合并高血压的患者。

(2)光学显微镜表现:光镜下 IgA 肾病最常见的病理改变是局灶或弥漫性系膜细胞增生及系膜基质增多,因此最常见的病理类型是局灶增生性肾炎及系膜增生性肾炎,有时也能见到新月体肾炎或膜增生性肾炎,可以伴或不伴节段性肾小球硬化。肾小球病变重者常伴肾小管间质病变,包括不同程度的肾间质炎症细胞浸润,肾间质纤维化及肾小管萎缩。IgA 肾病的肾脏小动脉壁常增厚(不伴高血压也增厚)。

(3)电子显微镜表现:电镜下可见不同程度的系膜细胞增生和系膜基质增多,常见大块高密度电子致密物于系膜区或系膜区及内皮下沉积。这些电子致密物的沉积部位与免疫荧光下免疫沉积物的沉积部位一致。肾小球基底膜正常。

所以,对于 IgA 肾病诊断来说,免疫荧光(或免疫组化)表现是特征性表现,不做此检查即无法诊断 IgA 肾病;电镜检查若能在系膜区(或系膜区及内皮下)见到大块高密度电子致密

物,对诊断也有提示意义。而光镜检查无特异表现。

2.IgA 肾病的病理分级

(1)Lee 氏和 Hass 氏分级:目前临床常用的 IgA 肾病病理分级为 Lee 氏(表 8-1)和 Hass 氏分级(表 8-2)。这两个分级系统简便实用,对判断疾病预后具有较好作用。

表 8-1　Lee 氏病理学分级系统,1982 年

分级	肾小球病变	肾小管-间质病变
I	多数正常、偶尔轻度系膜增宽(节段)伴/不伴细胞增生	无
II	<50%的肾小球呈现局灶性系膜增生和硬化,罕见小新月体	无
III	弥漫系膜细胞增生和基质增宽(偶尔局灶节段),偶见小新月体和粘连	局灶肾间质水肿,偶见细胞浸润,罕见肾小管萎缩
IV	显著的弥漫系膜细胞增生和硬化,<45%的肾小球出现新月体,常见肾小球硬化	肾小管萎缩,肾间质炎症和纤维化
V	病变性质类似IV级,但更重,肾小球新月体形成>45%	类似IV级病变,但更重

表 8-2　Hass 氏病理学分级系统,1997 年

亚型	肾小球病变
I(轻微病变)	肾小球仅有轻度系膜细胞增加,无节段硬化,无新月体
II(局灶节段肾小球硬化)	肾小球病变类似于原发性局灶节段肾小球硬化,伴肾小球系膜细胞轻度增生,无新月体
III(局灶增殖性肾小球肾炎)	≤50%的肾小球出现细胞增殖,为系膜细胞增生,可伴内皮细胞增生,绝大多数病例为节段性增生。可见新月体
IV(弥漫增殖性肾小球肾炎)	>50%的肾小球出现细胞增殖,为系膜细胞增生,伴或不伴内皮细胞增生,细胞增生可为节段性或球性。可见新月体
V(晚期慢性肾小球肾炎)	≥40%的肾小球球性硬化,其余可表现为上述各种肾小球病变。≥40%的皮质肾小管萎缩或消失

(2)牛津分型:国际 IgA 肾病组织(International IgA Nephropathy Network)与肾脏病理学会(Renal Pathology Society)联合建立的国际协作组织,2009 年提出了一项具有良好重复性和预后预测作用的新型 IgA 肾病病理分型一牛津分型(the Oxford classification of IgA nephropathy)。

牛津分型应用了 4 个能独立影响疾病预后的病理指标,并详细制订了评分标准。这些指标包括:系膜细胞增生(评分 M_0 及 M_1)、节段性硬化或粘连(评分 S_0 及 S_1)、内皮细胞增生(评分 E_0 及 E_1)、及肾小管萎缩/肾间质纤维化(评分 T_0、T_1 及 T_2)。牛津分型的最终病理报告,除需详细给出上述 4 个指标的评分外,还要用附加报告形式给出肾小球个数及一些其他定量病理指标(如细胞及纤维新月体比例、纤维素样坏死比例、肾小球球性硬化比例等),以更好地了解肾脏急性和慢性病变情况。

牛津分型的制定过程比以往任何分级标准都严谨及科学,而且聚集了国际肾脏病学家及病理学家的共同智慧。但是,牛津分型也存在一定的局限性,例如新月体病变对肾病预后的影响分析较少,且其研究设计没有考虑到不同地区治疗方案的差异性,亚洲的治疗总体较积极(用激素及免疫抑制剂治疗者较多),因此牛津分型在亚洲的应用尚待进一步验证。

综上可见,病理分级(或分型)的提出需要兼顾指标全面、可重复性好及临床实用(包括操

作简便、指导治疗及判断预后效力强)多方面因素,任何病理分级(或分型)的可行性都需要经过大量临床实践予以检验。

(三)诊断方法、诊断标准及鉴别诊断

1.肾活检指征及意义 IgA肾病是一种依赖于免疫病理学检查才可确诊的肾小球疾病。但是目前国内外进行肾活检的指征差别很大,欧美国家大多主张对持续性蛋白尿>1.0g/d的患者进行肾活检,而在日本对于尿检异常(包括单纯性镜下血尿)的患者均建议常规做肾活检。笔者认为,掌握肾活检指征太紧有可能漏掉一些需要积极治疗的患者,而且目前肾穿刺活检技术十分成熟,安全性高,故肾活检指征不宜掌握过紧。确有这样一部分IgA肾病患者,临床表现很轻,尿蛋白<1.0g/d,但是病理检查却显示中度以上肾损害(Lee氏分级Ⅲ级以上),通过肾活检及时发现这些患者并给予干预治疗很重要。所以,正确掌握肾活检指征,正确分析和评价肾组织病理检查结果,对指导临床合理治疗具有重要意义。

2.IgA肾病的诊断标准 IgA肾病是一个肾小球疾病的免疫病理诊断。免疫荧光(或免疫组化)检查见IgA或IgA为主的免疫球蛋白伴补体C3呈颗粒状于肾小球系膜区或系膜及毛细血管壁沉积,并能从临床除外过敏性紫癜肾炎、肝硬化性肾小球疾病、强直性脊柱炎肾损害及银屑病肾损害等继发性IgA肾病,诊断即能成立。

3.鉴别诊断 IgA肾病应注意与以下疾病鉴别:

(1)以血尿为主要表现者:需要与薄基底膜肾病及Alport综合征等遗传性肾小球疾病鉴别。前者常呈单纯性镜下血尿,肾功能长期保持正常;后者除血尿及蛋白尿外,肾功能常随年龄增长而逐渐减退直至进入ESRD,而且还常伴眼耳病变。肾活检病理检查是鉴别的关键,薄基底膜肾病及Alport综合征均无IgA肾病的免疫病理表现,而电镜检查却能见到各自特殊的肾小球基底膜病变。

(2)以肾病综合征为主要表现者:需要与非IgA肾病的系膜增生性肾炎鉴别。两者都常见于青少年,肾病综合征表现相似。假若患者血清IgA增高或(和)血尿显著(包括肉眼血尿),则较支持IgA肾病。鉴别的关键是肾活检免疫病理检查,IgA肾病以IgA沉积为主,而非IgA肾病常以IgM或IgG沉积为主,沉积于系膜区或系膜及毛细血管壁。

(3)以急进性肾炎为主要表现者:少数IgA肾病患者临床呈现急进性肾炎综合征,病理呈现新月体性肾炎,他们实为IgA肾病导致的Ⅱ型急进性肾炎。这种急进性肾炎应与抗肾小球基底膜抗体或抗中性白细胞胞浆抗体致成的Ⅰ型或Ⅲ型急进性肾炎鉴别。血清抗体检验及肾组织免疫病理检查是准确进行鉴别的关键。

三、IgA肾病的预后评估及治疗选择

(一)疾病活动性及预后的评估指标及其意义

1.疾病预后评价指标

(1)蛋白尿及血压控制:蛋白尿和高血压的控制好坏会影响肾功能的减退速率及肾病预后。Le等通过多变量分析显示,与肾衰竭关系最密切的因素为时间平均尿蛋白水平(time－average proteinuria,TA－UP)及时间平均动脉压水平(time－average mean arterial blood pressure,TA－MAP)。计算方法为:求6个月内每次随访时的尿蛋白量及血压的算术平均值,再计算整个随访期间所有算术平均值的均值。

(2)肾功能状态:起病或病程中出现的肾功能异常与不良预后相关,表现为GFR下降,血

清肌酐水平上升。日本一项针对 2270 名 IgA 肾病患者 7 年随访的研究发现,起病时血清肌酐水平与达到 ESRD 的比例成正相关。

(3)病理学参数:病理分级的预后评价意义已被许多研究证实。系膜增生、内皮增生、新月体形成、肾小球硬化、肾小管萎缩及间质纤维化的程度与肾功能下降速率及肾脏存活率密切相关。重度病理分级患者预后不良。

(4)其他因素:肥胖 IgA 肾病患者肾脏预后更差,体质指数(BMI)超过 $25kg/m^2$ 的患者,蛋白尿、病理严重度及 ESRD 风险均显著增加。此外,低蛋白血症、高尿酸血症也是肾脏不良结局的独立危险因素。

(二)治疗方案选择的依据

只有对疾病病情及预后进行全面评估才可能制定合理治疗方案。应根据患者年龄、临床表现(如尿蛋白、血压、肾功能及其下降速率)及病理分级来综合评估病情,分析各种治疗的可能疗效及不良反应,最后选定治疗方案。而且,在治疗过程中还应根据疗效及不良反应来实时对治疗进行调整。

(三)治疗方案选择的共识及争议

1.非免疫抑制治疗

(1)拮抗血管紧张素 II 药物:目前血管紧张素转化酶抑制剂(ACEI)或血管紧张素 AT1 受体阻滞剂(ARB)已被用作 IgA 肾病治疗的第一线药物。研究表明,ACEI/ARB 不仅具有降血压作用,而且还有减少蛋白尿及延缓肾损害进展的肾脏保护效应。由于 ACEI/ARB 类药物的肾脏保护效应并不完全依赖于血压降低,因此 ACEI/ARB 类药物也能用于血压正常的 IgA 肾病蛋白尿患者治疗。2012 年 KDIGO 制定的"肾小球肾炎临床实践指南",推荐对尿蛋白>1g/d 的 IgA 肾病患者长期服用 ACEI 或 ARB 治疗(证据强度 1B);并建议对尿蛋白 0.5~1g/d 的 IgA 肾病患者也用 ACEI 或 ARB 治疗(证据强度 2D)。指南还建议,只要患者能耐受,ACEI/ARB 的剂量可逐渐增加,以使尿蛋白降至 1g/d 以下(证据强度 2C)。

ACEI/ARB 类药物用于肾功能不全患者需慎重,应评估患者的药物耐受性并密切监测药物副作用。服用 ACEI/ARB 类药物之初,患者血清肌酐可能出现轻度上升(较基线水平上升<30%~35%),这是由药物扩张出球小动脉引起。长远来看,出球小动脉扩张使肾小球内高压、高灌注及高滤过降低,对肾脏是起保护效应,因此不应停药。但是,用药后如果出现血清肌酐明显上升(超过了基线水平的 30%~35%),则必须马上停药。多数情况下,血清肌酐异常升高是肾脏有效血容量不足引起,故应及时评估患者血容量状态,寻找肾脏有效血容量不足的原因,加以纠正。除急性肾损害外,高钾血症也是 ACEI/ARB 类药物治疗的另一严重副作用,尤易发生在肾功能不全时,需要高度警惕。

这里还需要强调,根据大量随机对照临床试验的观察结果,近年国内外的高血压治疗指南均不提倡 ACEI 和 ARB 两药联合应用。指南明确指出:在治疗高血压方面两药联用不能肯定增强疗效,却能增加严重副作用;而在肾脏保护效应上,也无足够证据支持两药联合治疗。2013 年刚发表的西班牙 PRONEDI 试验及美国 VA NEPHRON-D 试验均显示,ACEI 和 ARB 联用,与单药治疗相比,在减少 2 型糖尿病肾损害患者的尿蛋白排泄及延缓肾功能损害进展上并无任何优势。而在 VA NEPHRON-D 试验中,两药联用组的高钾血症及急性肾损害不良反应却显著增加,以致试验被迫提前终止。

(2)深海鱼油:深海鱼油富含的 n-3(ω-3)多聚不饱和脂肪酸,理论上讲可通过竞争性抑制花生四烯酸,减少前列腺素、血栓素和白三烯的产生,从而减少肾小球和肾间质的炎症反应,发挥肾脏保护作用。几项大型随机对照试验显示,深海鱼油治疗对 IgA 肾病患者具有肾功能保护作用,但是荟萃分析却未获得治疗有益的结论。因此,深海鱼油的肾脏保护效应还需要进一步研究验证。鉴于深海鱼油治疗十分安全,而且对防治心血管疾病肯定有益,所以2012 年 KDIGO 制定的"肾小球肾炎临床实践指南"建议,给尿蛋白持续＞1g/d 的 IgA 肾病患者予深海鱼油治疗(证据强度 2D)。

(3)扁桃体切除:扁桃体是产生异常 IgA1 的主要部位之一。很多 IgA 肾病患者都伴有慢性扁桃体炎,而且扁桃体感染可导致肉眼血尿发作,所以择机进行扁桃体切除就被某些学者推荐作为治疗 IgA 肾病的一个手段,认为可以降低患者血清 IgA 水平和循环免疫复合物水平,使肉眼血尿发作及尿蛋白排泄减少,甚至对肾功能可能具有长期保护作用。

近期日本一项针对肾移植后复发 IgA 肾病患者的小规模研究表明,扁桃体切除术组降低尿蛋白作用显著(从 880mg/d 降到 280mg/d),而未行手术组则无明显变化。日本另外一项针对原发性 IgA 肾病的研究也同样显示,扁桃体切除联合免疫抑制剂治疗,在诱导蛋白尿缓解和(或)血尿减轻上效果均较单用免疫抑制治疗优越。不过上面两个研究均为非随机研究,且样本量较小,因此存在一定局限性。Wang 等人的荟萃分析也认为,扁桃体切除术联合激素和肾素－血管紧张素系统(RAS)阻断治疗,至少对轻中度蛋白尿且肾功能尚佳的 IgA 肾病患者具有肾功能的长远保护效应。

但是,2012 年 KDIGO 制定的"肾小球肾炎临床实践指南"认为,扁桃体切除术常与其他治疗(特别是免疫抑制剂)联合应用,所以疗效中扁桃体切除术的具体作用难以判断,而且也有临床研究并未发现扁桃体切除术对改善 IgA 肾病病情有益。所以,该指南不建议用扁桃体切除术治疗 IgA 肾病(证据强度 2C),认为还需要更多的随机对照试验进行验证。不过,笔者认为如果扁桃体炎与肉眼血尿发作具有明确关系时,仍可考虑择机进行扁桃体切除。

(4)抗血小板药物:抗血小板药物曾被广泛应用于 IgA 肾病治疗,并有小样本临床试验显示双嘧达莫治疗 IgA 肾病有益,但是许多抗血小板治疗都联用了激素和免疫抑制治疗,故其确切作用难以判断。2012 年 KDIGO 制定的"肾小球肾炎临床实践指南"不建议使用抗血小板药物治疗 IgA 肾病(证据强度 2C)。

2.免疫抑制治疗

(1)单用糖皮质激素治疗:2012 年 KDIGO 的"肾小球肾炎临床实践指南"建议,IgA 肾病患者用 ACEI/ARB 充分治疗 3~6 个月,尿蛋白仍未降达 1g/d 以下,而患者肾功能仍相对良好(GFR＞50ml/min)时,应考虑给予 6 个月的激素治疗(证据强度 2C)。多数随机试验证实,6 个月的激素治疗确能减少尿蛋白排泄,及降低肾衰竭风险(表 8－3)。

表 8－3　单用激素治疗方案

试验	Pozzi 等（意大利）	Katafuchi 等（日本）	Hogg 等（美国）	Manno 等（意大利）	Lv 等（中国）
激素用法	静脉甲泼尼龙 1g/d 连续 3 天（于第 1、3、5 月月初使用），后续口服泼尼松隔日 0.5mg/kg，共 6 个月	口服泼尼松龙 20mg/d，18 个月内减量至 5mg/d	口服泼尼松龙隔日 60mg/m² 共 3 个月，后 40mg/m² 共 9 个月，后 30mg/m² 共 12 个月	口服泼尼松龙 6 个月。用法：每日 1mg/kg 共 2 个月，后每月减 0.2mg/（kg・d）	口服泼尼松 6～8 个月。用法：0.8～1.0mg/（kg・d）共 2 个月，后每 2 周减量 5～10mg/d
对照	仅支持治疗	双嘧达莫	安慰剂	仅支持治疗	仅支持治疗
RAS 阻滞剂	基线时 14% 患者应用，随访时可继续使用	基线时 2% 患者应用，随访时可继续使用	高血压患者使用依那普利	所有患者使用雷米普利	所有患者使用西拉普利
主要结果	10 年肾脏存活率：对照组 53%，激素组 97%	蛋白尿水平显著下降，但是 ESRD 比例无显著变化	随访 2 年时，激素组与安慰剂组比较无获益	GFR 对照组下降 6.2ml/min，激素组下降 0.6ml/min	激素组仅 3%，而对照组达 24.1% 的患者 SCr 上升 50%

注：ESRD：终末期肾脏病；RAS：肾素－血管紧张素系统；GFR：肾小球滤过率；SCr：血清肌酐

不过，Hogg 等人进行的试验，是采用非足量激素相对长疗程治疗，随访 2 年，未见获益。另一项 Katafuchi 等人开展的低剂量激素治疗，虽然治疗后患者尿蛋白有所减少，但是最终进入 ESRD 的患者比例并无改善。这两项试验结果均提示中小剂量的激素治疗对 IgA 肾病可能无效。Lv 等进行的文献回顾分析也发现，在肾脏保护效应上，相对大剂量短疗程的激素治疗方案比小剂量长疗程治疗方案效果更优。

在以上研究中，激素相关的不良反应较少，即使是采用激素冲击治疗，3 月内使用甲泼尼龙达到 9g，不良反应报道也较少。但是，既往的骨科文献认为使用甲泼尼龙超过 2g，无菌性骨坏死发生率就会上升；Lv 等进行的文献复习也认为激素治疗会增加不良反应（如糖尿病或糖耐量异常、高血压、消化道出血、Cushing 样体貌、头痛、体重增加、失眠等）发生，因此仍应注意。

（2）激素联合环磷酰胺或硫唑嘌呤治疗：许多回顾性研究和病例总结（多数来自亚洲）报道，给蛋白尿＞0.5～1g/d 或（和）GFR 下降或（和）具有高血压的 IgA 肾病高危患者，采用激素联合环磷酰胺或硫唑嘌呤治疗，病情能明显获益。但是，其中不少研究存在选择病例及观察的偏倚，因此说服力牵强。

近年有几篇联合应用激素及上述免疫抑制剂治疗 IgA 肾病的前瞻随机对照试验结果发表，多数试验都显示此联合治疗有效（表 8－4）。两项来自日本同一组人员的研究，给肾脏病理改变较重或（和）蛋白尿显著而 GFR 正常的 IgA 肾病患儿，进行激素、硫唑嘌呤、抗凝剂及抗血小板制剂的联合治疗，结果均显示此联合治疗能获得较高的蛋白尿缓解率，并且延缓了肾小球硬化进展，因此在改善疾病长期预后上具有优势。2002 年 Ballardie 等人报道的一项小型随机临床试验，用激素联合环磷酰胺续以硫唑嘌呤进行治疗，结果肾脏的 5 年存活率联合治疗组为 72%，而对照组仅为 6%。但是，2010 年 Pozzi 等发表了一项随机对照试验却获得了阴性结果。此试验入组患者为血清肌酐水平低于 176.8μmol/L（2mg/dl）、蛋白尿水平高于 1g/d 的 IgA 肾病病例，分别接受激素或激素联合硫唑嘌呤治疗，经过平均 4.9 年的随访，两组结局无显著性差异。

表 8-4　激素联合免疫抑制剂治疗

试验	Ballardie 等（英国）	Yoshikawa 等（日本）	Yoshikawa 等（日本）	Pozzi 等（意大利）
联合方案	口服泼尼松龙 40mg/d，渐减量至第 2 年末时 10mg/d，联合口服环磷酰胺 1.5mg/(kg·d) 共 3 个月，后口服硫唑嘌呤 1.5mg/(kg·d) 共 2～6 年	口服泼尼松龙 2mg/(kg·d)，最多 80mg/d 共 4 周，渐减量，至第 2 年末时 1mg/kg 隔日服，联合口服硫唑嘌呤 2mg/(kg·d) 共 2 年，并合用抗凝剂（肝素续以华法林）和双嘧达莫	口服泼尼松龙 2mg/(kg·d)，最多 80mg/d 共 4 周，渐减量，至第 2 年末时 1mg/kg 隔日服，联合口服硫唑嘌呤 2mg/(kg·d) 共 2 年，并合用华法林及双嘧达莫	同表 8-3，并口服硫唑嘌呤 1.5mg/(kg·d) 共 6 个月
对照组	仅支持治疗	支持治疗，并合用抗凝剂（方案同上）和双嘧达莫	不用硫唑嘌呤，余方案同上	仅支持治疗
RAS 阻滞剂	不统一	未提到	禁用	基线时 45% 患者应用
主要结果	联合治疗组 5 年肾脏存活率明显改善	联合治疗组蛋白尿及硬化肾小球比例显著降低	联合治疗组蛋白尿完全缓解比例较高	两组无差异
注释		研究对象仅儿童患者	研究对象仅儿童患者	

注:RAS:肾素-血管紧张素系统

　　总的来说,联合治疗组的副作用较单药治疗组高,包括激素副作用及免疫抑制剂的副作用(骨髓抑制等),而且两者联用时更容易出现严重感染(各种微生物感染,包括卡氏肺孢子菌及病毒感染等),这必须高度重视。因此,在治疗 IgA 肾病时,一定要认真评估疗效与风险,权衡利弊后再作出决策。

　　2012 年 KDIGO 制定的"肾小球肾炎临床实践指南"建议,除非 IgA 肾病为新月体肾炎肾功能迅速减退,否则不应用激素联合环磷酰胺或硫唑嘌呤治疗(证据强度 2D);IgA 肾病患者 GFR<30ml/(min·1.73m²)时,若非新月体肾炎肾功能迅速减退,不用免疫抑制剂治疗(证据强度 2C)。表 8-4 中所列的多数试验及其他一些临床试验,激素联合环磷酰胺或硫唑嘌呤治疗的对象均非 IgA 肾病新月体肾炎患者,可是治疗结果对改善病情均有效,所以将此激素联合免疫抑制剂治疗仅限于 IgA 肾病新月体肾炎肾功能迅速减退患者,是否有必要? 很值得研究。

　　(3)其他免疫抑制剂的应用

　　1)吗替麦考酚酯:分别来自中国、比利时以及美国的几项随机对照试验研究了高危 IgA 肾病患者使用吗替麦考酚酯(MMF)治疗的疗效。来自中国的研究指出,在 ACEI 的基础上使用 MMF(2g/d),有明确降低尿蛋白及稳定肾功能的作用。另外一项中文发表的研究也显示 MMF 治疗能够降低尿蛋白,12 个月内尿蛋白量由 1～1.5g/d 降至 0.5～0.75g/d,比大剂量口服泼尼松更有益。与此相反,比利时和美国在白种人群中所做的研究(与前述中国研究设计相似)均认为 MMF 治疗对尿蛋白无效。此外,Xu 等进行的荟萃分析也认为,MMF 在降尿蛋白方面并没有显著效益。所以 MMF 治疗 IgA 肾病的疗效目前仍无定论,造成这种结果差异的原因可能与种族、MMF 剂量或者其他尚未认识到的影响因素相关,基于此,2012 年 KDIGO 制定的"肾小球肾炎临床实践指南"并不建议应用 MMF 治疗 IgA 肾病(证据强度 2C)。认为需要进一步研究观察。

值得注意的是,如果将 MMF 用于肾功能不全的 IgA 肾病患者治疗,必须高度警惕卡氏孢子菌肺炎等严重感染,以前国内已有使用 MMF 治疗 IgA 肾病导致卡氏孢子菌肺炎死亡的案例。

2)雷公藤多苷:雷公藤作为传统中医药曾长期用于治疗自身免疫性疾病,其免疫抑制作用已得到大量临床试验证实。雷公藤多苷(tripterygium wilfordii hook F)是从雷公藤中提取出的有效成分。Chen 等的荟萃分析认为,应用雷公藤多苷治疗 IgA 肾病,其降低尿蛋白作用肯定。但是国内多数临床研究的证据级别都较低,因此推广雷公藤多苷的临床应用受到限制。此外,还需注意此药的毒副作用,如性腺抑制(男性不育及女性月经紊乱、闭经等)、骨髓抑制、肝损害及胃肠道反应。

3)其他药物:环孢素 A 用于 IgA 肾病治疗的相关试验很少,而且它具有较大的肾毒性,有可能加重肾间质纤维化,目前不推荐它在 IgA 肾病治疗中应用。来氟米特能通过抑制酪氨酸激酶和二氢乳清酸脱氢酶而抑制 T 细胞和 B 细胞的活化增殖,发挥免疫抑制作用,临床已用其治疗类风湿关节炎及系统性红斑狼疮。国内也有少数用其治疗 IgA 肾病的报道,但是证据级别均较低,其确切疗效尚待观察。

3. 对 IgA 肾病慢性肾功能不全患者进行免疫抑制治疗的争议　几乎所有的随机对照研究均未纳入 GFR<30ml/min 的患者,GFR 在 30～50ml/min 之间的患者也只有少数入组。对这部分人群来说,免疫抑制治疗是用或者不用? 若用应该何时用? 如何用? 均存在争议。

有观点认为,即使 IgA 肾病已出现慢性肾功能不全,一些依然活跃的免疫或非免疫因素仍可能作为促疾病进展因素发挥不良效应,所以可以应用激素及免疫抑制剂进行干预治疗。一项病例分析报道,对平均 GFR 为 22ml/min 的 IgA 肾病患者,用大剂量环磷酰胺或激素冲击续以 MMF 治疗,患者仍有获益。另外,Takahito 等的研究显示,给 GFR 小于 60ml/min 的 IgA 肾病患者予激素治疗,在改善临床指标上较单纯支持治疗效果好,但是对改善肾病长期预后无效。

对于进展性 IgA 肾病患者,如果血清肌酐水平超过 221～265μmol/L(2.5～3mg/dl)时,至今无足够证据表明免疫抑制治疗仍然有效。有时这种血肌酐阈值被称为"一去不返的拐点",因此选择合适的治疗时机相当关键。但是该拐点的具体范围仍有待进一步研究确证。

综上所述,对于 GFR 在 30～50ml/min 范围的 IgA 肾病患者,是否仍能用免疫抑制治疗? 目前尚无定论;但是对 GFR<30ml/min 的患者,一般认为不宜进行免疫抑制治疗。

(三)关于 IgA 肾病治疗的思考

IgA 肾病的临床过程变异很大,从完全良性过程到快速进展至 ESRD,预后较难预测。国内多数医师根据 IgA 肾病的临床—病理分型来选用不同治疗方案,但是具体的治疗适应证及治疗措施,仍缺乏规范化的推荐或建议。2012 年 KDIGO 制订的"肾小球肾炎临床实践指南"关于 IgA 肾病治疗的推荐或建议证据级别也欠高,存疑较多。正如前述,指南对非新月体肾炎的 IgA 肾病患者,不推荐用激素联合环磷酰胺或硫唑嘌呤治疗,但是临床实践中仍可见不少这类患者用上述治疗后明显获益。另外,对于 ACEI/ARB 充分治疗无效、尿蛋白仍>1g/d 而 GFR 在 30～50ml/min 水平的 IgA 肾病患者,就不能谨慎地应用免疫抑制治疗了吗? 也未必如此。因此,有关 IgA 肾病的治疗,包括治疗适应证、时机及方案还有许多研究工作需要去做。应努力开展多中心、前瞻性、随机对照临床研究,选择过硬的研究终点(如血肌酐倍增、进入 ESRD 和全因死亡等),进行长时间的队列观察(IgA 肾病临床经过漫长,可能需要 10 年以上追踪观察）。只有这样，才能准确地判断治疗疗效，获得高水平的循证证据，以更合理地指导临床实践。

（贺利娟）

第三节 急进性肾小球肾炎

急进性肾小球肾炎，简称急进性肾炎（rapidly progressive glomerulonephritis，RPGN）是一个较少见的肾小球疾病。特征是在血尿、蛋白尿、高血压和水肿等肾炎综合征表现基础上，肾功能迅速下降，数周内进入肾衰竭，伴随出现少尿（尿量<400ml/d）或无尿（尿量<100ml/d）。此病的病理类型为新月体性肾炎。

1914 年德国学者 Frenz 提出的肾炎分类，把血压高、肾功能差和进展快的肾炎称为"亚急性肾炎"（本病雏形）。1942 年英国学者 Ellis 对 600 例肾炎患者的临床和病理进行了回顾性分析，提出了"快速性肾炎"概念（本病基本型）。此后，1962 年发现部分 RPGN 患者抗肾小球基底膜（GBM）抗体阳性，1982 年又发现部分患者抗中性粒细胞胞浆抗体（ANCA）阳性，证实本病是一组病因不同但具有共同临床和病理特征的肾小球疾病。1988 年 Couser 依据免疫病理学特点对 RPGN 进行分型，被称为 Couser 分型（经典分型），本病被分为抗 GBM 抗体型、免疫复合物型及肾小球无抗体沉积型（推测与细胞免疫或小血管炎相关），这是现代 RPGN 的基本分型。这种分型使 RPGN 诊断标准统一，便于临床研究。

国外报道在肾小球疾病肾活检病例中，RPGN 占 2%～5%，国内两个大样本原发性肾小球疾病病理报告，占 1.6%～3.0%。在儿童肾活检病例中，本病所占比例<1%。由于并非所有 RPGN 患者都有机会接受肾活检，而且部分病情危重风险大的患者医师也不愿做肾活检，所以 RPGN 的实际患病率很可能被低估。

一、急进性肾炎的表现、诊断及鉴别诊断

（一）病理表现

确诊 RPGN 必须进行肾活检病理检查，如前所述，只有病理诊断新月体肾炎，RPGN 才能成立。光学显微镜下见到 50% 以上的肾小球具有大新月体（占据肾小囊切面 50% 以上面积），即可诊断新月体肾炎。依据新月体组成成分的不同，又可进一步将其分为细胞新月体、细胞纤维新月体和纤维新月体。细胞新月体是活动性病变，病变具有可逆性，及时进行治疗此新月体有可能消散；而纤维新月体为慢性化病变，已不可逆转。

免疫荧光检查可进一步对 RPGN 进行分型：Ⅰ型（抗 GBM 抗体型）：IgG 和 C3 沿肾小球毛细血管壁呈线状沉积，有时也沿肾小管基底膜沉积。Ⅱ型（免疫复合物型）：免疫球蛋白及 C3 于肾小球系膜区及毛细血管壁呈颗粒状沉积。Ⅲ型（寡免疫复合物型）：免疫球蛋白和补体均阴性，或非特异微弱沉积。

以免疫病理为基础的上述 3 种类型新月体肾炎，在光镜及电镜检查上也各有其自身特点。Ⅰ型 RPGN 多为一次性突然发病，因此光镜下新月体种类（指细胞性、细胞纤维性或纤维性）较均一，疾病早期有时还能见到毛细血管襻节段性纤维素样坏死；电镜下无电子致密物沉积，常见基底膜断裂。Ⅱ型 RPGN 的特点是光镜下肾小球毛细血管内细胞（指系膜细胞及内

皮细胞)增生明显,纤维素样坏死较少见;电镜下可见肾小球内皮下及系膜区电子致密物沉积。Ⅲ型RPGN常反复发作,因此光镜下新月体种类常多样化,细胞性、细胞纤维性及纤维性新月体混合存在,而且疾病早期肾小球毛细血管袢纤维素样坏死常见;电镜下无电子致密物沉积。另外,各型RPGN早期肾间质均呈弥漫性水肿,伴单个核细胞(淋巴及单核细胞)及不同程度的多形核细胞浸润,肾小管上皮细胞空泡及颗粒变性;疾病后期肾间质纤维化伴肾小管萎缩;Ⅲ型RPGN有时还能见到肾脏小动脉壁纤维素样坏死。

曾有学者将血清ANCA检测与上述免疫病理检查结果结合起来对RPGN进行新分型,分为如下5型:新Ⅰ型及Ⅱ型与原Ⅰ型及Ⅱ型相同,新Ⅲ型为原Ⅲ型中血清ANCA阳性者(约占原Ⅲ型病例的80%),Ⅳ型为原Ⅰ型中血清ANCA同时阳性者(约占原Ⅰ型病例的30%),Ⅴ型为原Ⅲ型中血清ANCA阴性者(约占原Ⅲ型病例的20%)。以后临床实践发现原Ⅱ型中也有血清ANCA阳性者,但是它未被纳入新分型。

(二)临床表现

本病的基本临床表现如下:①可发生于各年龄段及不同性别:国内北京大学第一医院资料显示Ⅰ型RPGN(包括合并肺出血的Goodpasture综合征)以男性患者为主,具有青年(20~39岁,占40.3%)及老年(60~79岁,占24.4%)两个发病高峰。而Ⅱ型以青中年和女性多见,Ⅲ型以中老年和男性多见。②起病方式不一,病情急剧恶化:可隐匿起病或急性起病,呈现急性肾炎综合征(镜下血尿或肉眼血尿、蛋白尿、水肿及高血压),但在疾病某一阶段病情会急剧恶化,血清肌酐(SCr)于数周内迅速升高,出现少尿或无尿,进入肾衰竭。而急性肾炎起病急,多在数天内达到疾病顶峰,数周内缓解,可与本病鉴别。③伴或不伴肾病综合征:Ⅰ型很少伴随肾病综合征,Ⅱ型及Ⅲ型肾病综合征常见。随肾功能恶化常出现中度贫血。④疾病复发:Ⅰ型很少复发,Ⅲ型(尤其由ANCA引起者)很易复发。

下列实验室检查有助于RPGN各型鉴别:①血清抗GBM抗体:Ⅰ型RPGN患者全部阳性。②血清ANCA:约80%的Ⅲ型RPGN患者阳性,提示小血管炎致病。③血清免疫复合物增高及补体C3下降:仅见于少数Ⅱ型RPGN患者,诊断意义远不如抗GBM抗体及ANCA。

(三)诊断及鉴别诊断

本病的疗效和预后与能否及时诊断密切相关,而及时诊断依赖于医师对此病的早期识别能力,和实施包括肾活检在内的检查。临床上呈现急性肾炎综合征表现(血尿、蛋白尿、水肿和高血压)的患者,数周内病情未见缓解(急性肾炎在2~3周内就会自发利尿,随之疾病缓解),SCr反而开始升高,就要想到此病可能。不要等肾功能继续恶化至出现少尿或无尿(出现少尿或无尿才开始治疗,疗效将很差),而应在SCr"抬头"之初,就及时给患者进行肾活检病理检查。肾活检是诊断本病最重要的检查手段,因为只有病理诊断新月体肾炎,临床才能确诊RPGN;同时肾活检还能指导制订治疗方案(分型不同,治疗方案不同,将于后述)和判断预后(活动性病变为主预后较好,慢性化病变为主预后差)。无条件做肾活检的医院应尽快将患者转往能做肾活检的上级医院,越快越好。

RPGN确诊后,还应根据是否合并系统性疾病(如系统性红斑狼疮、过敏性紫癜等)来区分原发性RPGN及继发性RPGN;并根据肾组织免疫病理检查及血清相关抗体(抗GBM抗体、ANCA)检验来对原发性RPGN进行分型。

二、急进性肾炎发病机制的研究现状及进展

(一)发病机制概述

对 RPGN 发病机制的研究最早始于动物模型试验。1934 年 Masugi 的抗肾抗体肾炎模型(用异种动物抗肾皮质血清建立的兔、大鼠抗肾抗体肾炎模型)、1962 年 Steblay 的抗 GBM 肾炎模型(用羊自身抗 GBM 抗体建立的羊抗 GBM 肾炎模型)及 1967 年 Lerner 的 Goodpasture 综合征动物模型(用注入异种抗 GBM 抗体的方法在松鼠猴体内制作出的肺出血－肾炎综合征模型)都确立抗 GBM 抗体在本病中的致病作用。随着 Couser 免疫病理分类法在临床的应用,对本病发病机制的研究从Ⅰ型(抗 GBM 型)逐渐扩展至Ⅱ型(免疫复合型)和Ⅲ型(寡免疫沉积物型)。研究水平也由早期的整体、器官水平转向细胞水平(单核巨噬细胞、T、B 淋巴细胞、肾小球固有细胞等),目前更深入到分子水平(生长因子、细胞因子、黏附分子等),但是对本病的确切发病机制仍尚未完全明白。

RPGN 在病因学和病理学上有一个显著的特征,即多病因却拥有一个基本的病理类型。表明本病起始阶段有多种途径致病,最终可能会有一共同的环节导致肾小球内新月体形成。研究表明肾小球毛细血管壁损伤(基底膜断裂)是启动新月体形成的关键环节。基底膜断裂(裂孔)使单核巨噬细胞进入肾小囊囊腔、纤维蛋白于囊腔聚集、刺激囊壁壁层上皮细胞增生,而形成新月体。进入囊腔中的单核巨噬细胞在新月体形成过程中起着主导作用,具有释放多种细胞因子,刺激壁层上皮细胞增生,激活凝血系统和诱导纤维蛋白沉积等多种作用。新月体最初以细胞成分为主(除单核巨噬细胞及壁层上皮细胞外,近年证实脏层上皮细胞,即足细胞,也是细胞新月体的一个组成成分),随之为细胞纤维性新月体,最终变为纤维性新月体。新月体纤维化也与肾小囊囊壁断裂密切相关,囊壁断裂可使肾间质的成纤维细胞进入囊腔,产生Ⅰ型和Ⅲ型胶原(间质胶原),促进新月体纤维化。

肾小球毛细血管壁损伤(GBM 断裂)确切机制仍欠明确,主要有如下解释:

1. 体液免疫　抗 GBM 抗体(IgG)直接攻击 GBM 的Ⅳ胶原蛋白 α_3 链引发的Ⅱ型(细胞毒型)变态反应和循环或原位免疫复合物沉积在肾小球毛细血管壁或系膜区引发的Ⅲ型(免疫复合物型)变态反应,均可激活补体、吸引中性粒细胞及激活巨噬细胞释放蛋白水解酶,造成 GBM 损伤和断裂。20 世纪 60~90 年代体液免疫一直是本病发病机制研究的重点,在Ⅰ型和Ⅱ型 RPGN 也都证实了体液免疫的主导作用。

2. 细胞免疫　体液免疫的特征是免疫复合物的存在。1979 年 Stilmant 和 Couser 等报道了 16 例原发性 RPGN 患者的肾小球并无免疫沉积物,对体液免疫在这些患者中的致病作用提出了质疑。而后,1988 年 Couser 对 RPGN 进行疾病分型时,直接提出第 3 种类型,即"肾小球无抗体沉积型",它的发病机制可能与细胞免疫或小血管炎相关。1999 年 Cunningham 在 15 例Ⅲ型患者肾活检标本的肾小球中,观察到活化的 T 细胞、单核巨噬细胞和组织因子的存在,获得了细胞免疫在本型肾炎发病中起重要作用的证据。由 T 淋巴细胞介导的细胞免疫主要通过细胞毒性 T 细胞($CD4^- CD8^+$)的直接杀伤作用和迟发型超敏反应 T 细胞($CD4^+ CD8^-$)释放各种细胞因子、活化单核巨噬细胞的作用,而导致毛细血管壁损伤。

3. 炎症细胞　中性粒细胞可通过补体系统活性成分($C3a$、$C5a$)的化学趋化作用、Fc 受体及 C3b 受体介导的免疫黏附作用及毛细血管内皮细胞损伤释放的细胞因子(如白细胞黏附因子),而趋化到并聚集于毛细血管壁受损处,释放蛋白溶解酶、活性氧和炎性介质损伤毛细血

管壁。

新月体内有大量的单核巨噬细胞,其浸润与化学趋化因子、黏附因子及骨桥蛋白相关。巨噬细胞既是免疫效应细胞也是炎症效应细胞。它可通过自身杀伤作用破坏毛细血管壁,也可通过产生大量活性氧、蛋白溶解酶及分泌细胞因子而损伤毛细血管壁;它还能刺激壁层上皮细胞增生及纤维蛋白沉积,从而促进新月体形成。

4.炎性介质 在本病中 T 淋巴细胞、单核巨噬细胞、中性粒细胞、肾小球系膜细胞、上皮细胞及内皮细胞均可释放各自的炎性介质,它们在 RPGN 的发病中起着重要作用。已涉及本病的炎症介质包括:补体成分($C3a$、$C5a$、膜攻击复合体 $C5b-9$ 等),白介素($IL-1$,$IL-2$,$IL-4$,$IL-6$,$IL-8$),生长因子(转化生长因子 $TGF\beta$、血小板源生长因子 PDGF、成纤维细胞生长因子 FGF 等),肿瘤坏死因子($TNF\alpha$),干扰素($IFN\beta$,$IFN\gamma$),细胞黏附分子(细胞间黏附分子 ICAM、血管细胞黏附分子 VCAM)及趋化因子,活性氧(超氧阴离子 O_2^-、过氧化氢 H_2O_2、羟自由基 HO^-、次卤酸如次氯酸 HOCl),一氧化氮(NO),花生四烯酸环氧化酶代谢产物(前列腺素 PGE_2、PGF_2、PGI_2 及血栓素 TXA_2)和酯氧化酶代谢产物(白三烯 LTC4、LTD4),血小板活化因子(PAF)等。炎性介质具有网络性、多效性和多源性特点,作用时间短且局限,多通过相应受体发挥致病效应。

综上所述,在 RPGN 发病机制中,致肾小球毛细血管壁损伤(GBM 断裂)的过程,既有免疫机制(包括细胞免疫及体液免疫)也有炎性机制参与。今后继续对各种炎性介质的致病作用进行深入研究,将有助于从分子水平阐明本病发病机制,也能为本病治疗提供新的思路和线索。

(二)发病机制研究的进展

近年,RPGN 发病机制的研究有很大进展,本文将着重对抗 GBM 抗体及 ANCA 致病机制的某些研究进展作一简介。

1.抗肾小球基底膜抗体新月体肾炎

(1)抗原位点:GBM 与肺泡基底膜中的胶原Ⅳ分子,由 α_3、α_4 和 α_5 链构成,呈三股螺旋排列,其终端膨大呈球形非胶原区(NC1 区),两个胶原Ⅳ分子的终端球形非胶原区头对头地相互交联形成六聚体结构。原来已知抗 GBM 抗体的靶抗原为胶原Ⅳ α_3 链的 NC1 区,即 α_3(Ⅳ)NC1,它有两个抗原决定簇,被称为 E_A(氨基酸顺序 17-31)及 E_B(氨基酸顺序 127-141);而近年发现胶原Ⅳ α_5 链的 NC1 区,α_5(Ⅳ)NC1,也是抗 GBM 抗体的靶抗原,同样可以引起抗 GBM 病。

在正常的六聚体结构中,两个头对头交联的 α_3(Ⅳ)NC1 形成双聚体,抗原决定簇隐藏于中不暴露,故不会诱发抗 GBM 抗体。在某些外界因素作用下(如震波碎石,呼吸道吸入烃、有机溶剂或香烟),此双聚体被解离成单体,隐藏的抗原决定簇暴露,即可诱发自身免疫形成抗 GBM 抗体。

(2)抗体滴度与抗体亲和力:抗 GBM 抗体主要为 IgG1 亚型(91%),其次是 IgG4 亚型(73%),IgG4 亚型并不能从经典或旁路途径激活补体,因此在本病中的致病效应尚欠清。北京大学第一医院所进行的研究已显示,抗 GBM 抗体亲和力和滴度与疾病病情及预后密切相关。2005 年他们报道抗 GBM 抗体亲和力与肾小球新月体数量相关,抗体亲和力越高,含新月体的肾小球就越多,肾损害越重。2009 年他们又报道,循环中抗 E_A(和)E_B 抗体滴度与疾病严重度和疾病最终结局相关,抗体滴度高的患者,诊断时的血清肌酐水平及少尿发生率高,最终进入终末肾衰竭或死亡者多。此外,北京大学第一医院还在少数正常人的血清中检测出 GBM 抗体,但此天然抗体的亲和力和滴度均低,且主要为 IgG2 亚型及 IgG4 亚型,这种天然抗体与致病抗体之间的关系值得深入研究。

(3)细胞免疫:动物实验模型研究已显示,在缺乏抗 GBM 抗体的条件下,将致敏的 T 细胞注射到小鼠或大鼠体内,小鼠或大鼠均会出现无免疫球蛋白沉积的新月体肾炎。α_3(Ⅳ) NC1 中的多肽序列－pCol(28－40)多肽,或与 pCol(28－40)多肽序列类似的细菌多肽片段均能使 T 细胞致敏。

动物实验还显示,$CD4^+$ T 细胞,特别是 Th1 和 Th17 细胞,是致新月体肾炎的重要反应细胞;近年,$CD8^+$ T 细胞也被证实为另一个重要反应细胞,给 WKY 大鼠腹腔注射抗 CD8 单克隆抗体能有效地预防和治疗抗 GBM 病,减少肾小球内抗 GBM 抗体沉积及新月体形成。对抗 GBM 病患者的研究还显示,$CD4^+CD25^+$ 调节 T 细胞能在疾病头 3 个月内出现,从而抑制 $CD4^+$ T 细胞及 $CD8^+$ T 细胞的致病效应。

(4)遗传因素:对抗 GBM 病遗传背景的研究已显示,本病与主要组织相容性复合物 (MHC)Ⅱ类分子基因具有很强的正性或负性联系。1997 年 Fisher 等在西方人群中已发现 HLA－DRB1 * 15 及 HIA－DRB1 * 04 基因与抗 GBM 病易感性密切相关,近年日本及中国人群的研究也获得了同样结论。而 HLA－DRB1 * 0701 及 HLA－DRB1 * 0101 却与抗 GBM 病易感性呈负性相关。

2.抗中性白细胞胞浆抗体相关性新月体肾炎

(1)抗体作用:近年对 ANCA 的产生及其致病机制有了较清楚了解。感染释放的肿瘤坏死因子 α(TNF－α)及白介素 1(IL－1)等前炎症细胞因子,能激发中性粒细胞使其胞浆内的髓过氧化物酶(MPO)及蛋白酶 3(PR3)转移至胞膜,刺激 ANCA 产生。ANCA 的(Fab)₂ 段与细胞膜表面表达的上述靶抗原结合,而 Fc 段又与其他中性粒细胞表面的 Fc 受体结合,致使中性粒细胞激活。激活的中性粒细胞能高表达黏附分子,促其黏附于血管内皮细胞,还能释放活性氧及蛋白酶(包括 PR3),损伤内皮细胞,导致血管炎发生。

(2)补体作用:补体系统在本病中的作用,近来才被阐明。现已知中性粒细胞活化过程中释放的某些物质,能促进旁路途径的 C3 转化酶 C3bBb 形成,从而激活补体系统,形成膜攻击复合体 C5b－9,杀伤血管内皮细胞;而且,补体活化产物 C3a 和 C5a 还能趋化更多的中性粒细胞聚集到炎症局部,进一步扩大炎症效应。

(3)遗传因素:对 ANCA 相关小血管炎候选基因的研究很活跃。对 MHCⅡ类分子基因的研究显示,HLA－DPBA * 0401 与肉芽肿多血管炎(原称韦格纳肉芽肿)易感性强相关,而 HLA－DR4 及 HLA－DR6 与各种 ANCA 相关小血管炎的易感性均相关。

此外,还发现不少基因与 ANCA 相关小血管炎易感性相关,这些基因编码的蛋白能参与免疫及炎症反应,如 CTLA4(其编码蛋白能抑制 T 细胞功能),PTPN22(其编码蛋白具有活化 B 细胞功能),IL－2RA(此基因编码高亲和力的白介素－2 受体),等位基因(α－抗胰蛋白酶能抑制 PR3 活性,减轻 PH3 所致内皮损伤。编码 α－抗胰蛋白酶的基因具有高度多态性,其中 AAT Z 等位基因编码的 α－抗胰蛋白酶活性低,抑制 PR3 能力弱)。

总之,对 RPGN 发病机制的研究,尤其在免疫反应及遗传基因方面的研究,进展很快,应该密切关注。

三、急进性肾炎的治疗

（一）治疗现状

随着发病机制研究的深入和治疗手段的进步，RPGN 的短期预后较以往已有明显改善。Ⅰ型 RPGN 患者的 1 年存活率已达 70%～80%，肾脏 1 年存活率达 25%，而出现严重肾功能损害的Ⅲ型 RPGN 患者 1 年缓解率可达 57%，已进行透析治疗的患者 44% 可脱离透析。但要获得长期预后的改善，还需要进行更多研究。

由于本病是免疫介导性炎症疾病，所以主要治疗仍是免疫抑制治疗。临床治疗分为诱导缓解治疗和维持缓解治疗两个阶段，前者又包括强化治疗（如血浆置换治疗、免疫吸附治疗及甲泼尼龙冲击治疗等）及基础治疗（糖皮质激素、环磷酰胺或其他免疫抑制剂治疗）。

（二）各型急进性肾炎的治疗方案

1. 抗肾小球基底膜型（Ⅰ型）急进性肾炎　由于本病相对少见，且发病急、病情重、进展快，因此很难进行前瞻性随机对照临床试验，目前的治疗方法主要来自于小样本的治疗经验总结。此病的主要治疗为：血浆置换（或免疫吸附），糖皮质激素（包括大剂量甲泼尼龙冲击及泼尼松口服治疗）及免疫抑制剂（首选环磷酰胺）治疗，以迅速清除体内致病抗体和炎性介质，并阻止致病抗体再合成。

2012 年 KDIGO 制订的"肾小球疾病临床实践指南"对于抗 GBM 型 RPGN 推荐的治疗意见及建议如下：

推荐：除就诊时已依赖透析及肾活检示 100% 新月体的患者外，所有抗 GBⅢ型 RPGN 患者均应接受血浆置换、环磷酰胺和糖皮质激素治疗（证据强度 1B）。临床资料显示，就诊时已依赖透析及肾活检示 85%～100% 肾小球新月体的患者上述治疗已不可能恢复肾功能，而往往需要长期维持性肾脏替代治疗。

建议　本病一旦确诊就应立即开始治疗。甚至高度怀疑本病在等待确诊期间，即应开始大剂量糖皮质激素及血浆置换治疗（无证据等级）。

推荐　抗 GBM 新月体肾炎不用免疫抑制剂做维持治疗（1C）。

药物及血浆置换的具体应用方案：

糖皮质激素：第 0～2 周：甲泼尼龙 500～1000mg/d 连续 3 天静脉滴注，此后口服泼尼松 1mg/(kg·d)，最大剂量 80mg/d（国内最大剂量常为 60mg/d－笔者注）。第 2～4 周：0.6mg/(kg·d)；第 4～8 周：0.4mg/(kg·d)；第 8～10 周：30mg/d；第 10～11 周：25mg/d；第 11～12 周：20mg/d；第 12～13 周：17.5mg/d；第 13～14 周：15mg/d；第 14～15 周：12.5mg/d；第 15～16 周：10mg/d；第 16 周：标准体重<70kg 者为 7.5mg/d，标准体重>70kg 者为 10mg/d，服用 6 个月后停药。

环磷酰胺：2mg/(kg·d) 口服，3 个月。

血浆置换：每天用 5% 人血白蛋白置换患者血浆 4L，共 14 天，或直至抗 GBM 抗体转阴。对有肺出血或近期进行手术（包括肾活检）的患者，可在置换结束时给予 150～300ml 新鲜冰冻血浆。笔者认为，可根据病情调整血浆置换量（如每次 2L）、置换频度（如隔日 1 次）及置换液（如用较多的新鲜冰冻血浆）。有条件时，还可以应用免疫吸附治疗。此外，国内不少单位应用双重血浆置换，它也能有效清除抗 GBM 抗体，在血浆白蛋白及新鲜冰冻血浆缺乏时也可考虑应用。队列对照研究表明，用血浆置换联合激素及免疫抑制剂治疗能提高患者存活率。

英国(71 例,2001 年报道)和中国(176 例,2011 年报道)两个较大样本的回顾性研究显示,早期确诊、早期治疗是提高疗效的关键。影响预后的因素有抗 GBM 抗体水平、血肌酐水平及是否出现少尿或无尿等。

2.寡免疫复合物型(Ⅲ型)急进性肾炎 近十余年来许多前瞻性多中心的随机对照临床研究已对本病的治疗积累了宝贵经验,本病治疗分为诱导缓解治疗和维持缓解治疗两个阶段。2012 年 KDIGO 制订的"肾小球疾病临床实践指南"对于 ANCA 相关性 RPGN 治疗的推荐意见及建议如下:

(1)诱导期治疗

推荐:用环磷酰胺及糖皮质激素作为初始治疗(证据强度 1A)。

推荐:环磷酰胺禁忌的患者,可改为利妥昔单抗及糖皮质激素治疗(证据强度 1B)。

推荐:对已进行透析或血肌酐上升迅速的患者,需同时进行血浆置换治疗(证据强度 1C)。

建议:对出现弥漫肺泡出血的患者,宜同时进行血浆置换治疗(证据强度 2C)。

建议:ANCA 小血管炎与抗 GBM 肾小球肾炎并存时,宜同时进行血浆置换治疗(证据强度 2D)。

药物及血浆置换的具体应用方案:

环磷酰胺:①静脉滴注方案:$0.75g/m^2$,每 3~4 周静脉滴注 1 次;年龄＞60 岁或肾小球滤过率＜$20ml/(min \cdot 1.73m^2)$的患者,减量为 $0.5g/m^2$。②口服方案:$1.5~2mg(kg \cdot d)$,年龄＞60 岁或肾小球滤过率＜$20ml/(min \cdot 1.73m^2)$的患者,应减少剂量。应用环磷酰胺治疗时,均需维持外周血白细胞＞$3×10^9/L$。

糖皮质激素:甲泼尼龙 500mg/d,连续 3 天静脉滴注;泼尼松 $1mg/(kg \cdot d)$口服,最大剂量 60mg/d,连续服用 4 周。3~4 个月内逐渐减量。

血浆置换:每次置换血浆量为 60ml/kg,两周内置换 7 次;如有弥漫性肺出血则每日置换 1 次,出血停止后改为隔日置换 1 次,总共 7~10 次;如果合并抗 GBM 抗体则每日置换 1 次,共 14 次或至抗 GBM 抗体转阴。

已有几个随机对照临床试验比较了利妥昔单抗与环磷酰胺治疗 ANCA 相关小血管炎的疗效及副作用,两药均与糖皮质激素联合应用,所获结果相似,而利妥昔单抗费用昂贵。

当患者不能耐受环磷酰胺时,吗替麦考酚酯是一个备选的药物。小样本前瞻队列研究(17 例)和随机对照研究(35 例)显示,吗替麦考酚酯在诱导 ANCA 相关小血管炎缓解上与环磷酰胺疗效相近。

(2)维持期治疗:对诱导治疗后病情已缓解的患者,推荐进行维持治疗,建议至少治疗 18 个月;对于已经依赖透析的患者或无肾外疾病表现的患者,不做维持治疗。

维持治疗的药物如下:①推荐硫唑嘌呤 $1~2mg/(kg \cdot d)$口服(证据强度 1B);②对硫唑嘌呤过敏或不耐受的患者,建议改用吗替麦考酚酯口服,剂量用至 1g 每日 2 次(证据强度 2C)(国内常用剂量为 0.5g 每日 2 次—笔者注);③对前两药均不耐受且肾小球滤过率≥$60ml/(min \cdot 1.73m^2)$的患者,建议用甲氨蝶呤治疗,口服剂量每周 0.3mg/kg,最大剂量每周 25mg(证据强度 1C)。④有上呼吸道疾病的患者,建议辅以复方甲噁唑口服治疗(证据强度 2B)。⑤不推荐用依那西普(etanercept,为肿瘤坏死因子 α 拮抗剂)做辅助治疗(证据强度 1A)。

除上述指南推荐及建议的药物外,临床上还有用他克莫司或来氟米特进行维持治疗的报道。

ANCA 小血管炎有较高的复发率,有报道其 1 年复发率为 34％,5 年复发率为 70％。维持期治疗是为了减少疾病的复发,但是目前的维持治疗方案是否确能达到上述目的仍缺乏充足证据,而且长期维持性治疗是否会潜在地增加肿瘤及感染的风险也需要关注。已经启动的为期 4 年的 REMAIN 研究有可能为此提供新的循证证据。

3. 免疫复合物型(Ⅱ型)急进性肾炎　Ⅱ型 RPGN(如 IgA 肾病新月体肾炎)可参照Ⅲ型 RPGN 的治疗方案进行治疗,即用甲泼尼龙冲击做强化治疗,并以口服泼尼松及环磷酰胺做基础治疗。对环磷酰胺不耐受者,也可以考虑换用其他免疫抑制剂。

总之,在治疗 RPGN 时,一定要根据疾病类型及患者具体情况(年龄、体表面积、有无相对禁忌证等)来个体化地制订治疗方案,而且在实施治疗过程中还要据情实时调整方案。另外,一定要熟悉并密切监测各种药物及治疗措施的副作用,尤其要警惕各种病原体导致的严重感染,避免盲目"过度治疗"。最后,对已发生急性肾衰竭的患者,要及时进行血液净化治疗,以维持机体内环境平衡,赢得治疗时间。

(刘延卫)

第四节　狼疮性肾炎

系统性红斑狼疮(systemic lupus erythematosus,SLE)是一累及全身多系统、器官的自身免疫性疾病,患者血清含有以抗核抗体为代表的多种自身抗体。我国 SLE 的患病率为 0.7/1000～1/1000,高于西方国家报道的 0.5/1000。SLE 主要发生于女性,性别比例为 7.0∶1～9.5∶1,育龄期(15～40 岁)女性发病率尤高,此时性别比例可达 11∶1。尽管 80％的 SLE 发生于育龄期妇女,但是儿童、青少年、老年及男性也可发病。

肾脏是 SLE 最易累及的器官,肾活检免疫荧光检查显示,肾受累率几乎为 100％,而有临床表现者占 45％～85％,被称为狼疮性肾炎(lupus nephritis,LN)。LN 的临床表现包括血尿、蛋白尿、肾炎综合征、肾病综合征、急性及慢性肾衰竭等,病理改变也同样多样化。

一、狼疮性肾炎发病机制的研究现状

SLE 是一个自身免疫性疾病,免疫调节异常致使机体自身耐受丧失,而诱发自身免疫反应。此病的发病机制十分复杂,尚未完全阐明,可能涉及环境因素、免疫因素及遗传因素等多个方面,此处仅将近年的某些进展作一简介。

(一)自身抗体与肾脏免疫复合物沉积

SLE 的自身抗体直接针对核抗原,包括 DNA(dsDNA 和 ssDNA)、组蛋白、SSA、SSB 及核糖核蛋白等。其中抗 dsDNA 抗体是 SLE 的标志性抗体,与 LN 发病密切相关。

含抗 dsDNA 的免疫复合物是如何沉积于肾小球进而致病的呢? 现在认为可能有 3 种机制导致其肾小球沉积:①自身抗体与抗原形成循环免疫复合物,而后沉积至肾小球;②自身抗体与肾小球抗原(如层黏连蛋白、膜联蛋白 A2 及硫酸类肝素等)于肾小球原位形成免疫复合物;③循环中 DNA/核小体通过电荷作用沉积于肾小球基底膜,作为抗原刺激抗 dsDNA 产生,然后原为形成免疫复合物。

这些免疫复合物能通过 Fcγ 受体(FcγRs)与胞内体 toll 样受体(TLRs)的复合刺激,或

（和）通过补体系统激活，来进一步放大免疫反应，导致组织损伤。

（二）补体系统激活与抗 C1q 抗体

补体系统活化对 SLE 和 LN 的发病具有极重要作用，它不但导致肾小球疾病，而且参与肾小管损伤。在 SLE 和 LN 发病中，早已认识到补体系统的经典途径激活是补体激活的最主要途径，但是近年也已肯定补体系统的旁路途径激活及甘露糖－凝集素途径激活也起重要作用。

另外，近年还在 30%～80% 的 LN 患者血清中发现了抗 C1q 特异自身抗体，Ⅳ 型 LN 阳性率尤高国内外观察均显示，其抗体滴度与肾脏病变活动指数及患者蛋白尿程度呈正相关。血清抗 C1q 抗体与抗 dsDNA 抗体并存能加速 LN 进展。当 LN 治疗好转时抗 C1q 抗体滴度将降低甚至消失，有报道此抗体滴度的显著下降（≥50%）能预测疾病缓解；而缓解病例复发时此抗体滴度又会升高，有报道抗 C1q 抗体在预测 LN 复发上优于抗 dsDNA 抗体。

（三）遗传因素

SLE 的发病机制涉及环境因素和基因因素两者的相互作用。现已认识到 SLE 是一种多基因疾病，全基因组扫描使 SLE 易感基因的研究取得了重要进展，现已发现约 30 个易感基因。不过，LN 目前还没有得到这样的数据，迄今为止在人群中进行的大多数关联研究所获结果并不一致。

已经证明 SLE 的易感性与 HLA－DRB1 ＊ 1501 和 HLA－DRB1 ＊ 0301 相关，在高加索人群中尤其如此。一些研究发现 HLA－DRB1 ＊ 15 与 LN 相关，有研究提示 DRB1 ＊ 15 和 DQA1 ＊ 01 的相互作用增加了 LN 易感性，然而尚未被独立验证。有趣的是有学者在单变量分析中发现 DRB1 ＊ 0301 等位基因是 LN 的保护性因素，但是在多种族队列的多变量分析中却未能证实。

最近发现 FcγR Ⅰ、Ⅱ 和 Ⅲ 基因与 SLE 的敏感性及严重性密切相关。然而一项近期的荟萃分析表明，仅在亚洲人群中 LN 与 FcγR Ⅲa－V/F158 的 F158 等位基因显著相关，而在欧洲或者非洲裔人群无相关性。另外，已证明 FcγR Ⅱa－R/H131 和 FcγR Ⅲb－NA1/NA2 的基因多态性与 LN 无相关性，关于 FcγR Ⅱb－2327T/I 基因多态性的研究数据有限。

有研究观察了 Ⅰ 型干扰素通路中的多种候选基因与 LN 的可能相关性。其中 STAT4 编码一种转录因子，可以被包括干扰素 α(IFNα)在内的多种生长因子和细胞因子激活。几个人群的全基因组扫描发现 STAT4 是 SLE 的危险因素。欧洲裔患者的两个大型研究中发现单体型与 LN 具有相关性，但是另一个欧洲较小的研究却未发现相关，在日本 SLE 患者及中国汉族人群中也没有检测到相关。提示 STAT4 基因型和 SLE 表现型的相关性可能存在种族差异。

一个最近的中国汉族人群全基因组扫描发现了几个既往在欧洲人群中未发现的 SLE 相关基因，其中 IKZF1 被发现独特地与 LN 相关。这个基因编码 Ikaros 家族的锌指 1 转录因子，能够促进淋巴细胞的分化和增殖，部分是通过调控 T 细胞的 STAT4 起作用。

干扰素调节因子(IRFs)是 TLR 介导的 Ⅰ 型 IFN 表达的关键调节者，随后诱导许多 Ⅰ 型 IFN 调节基因。虽然 IRF5 是 SLE 明确的危险因素，目前还没有发现其与 LN 显著相关。然而在一个中国汉族人群中发现 LN 与 IRF7KIAA1542 区域强烈相关（1 个 IRF7 多态性与 KIAA1542 的 SNP 严重的连锁不平衡）。

二、狼疮性肾炎的病理表现及病理－临床联系

制订 LN 的治疗方案需以肾活检病理表现作基础。因此,在治疗前应进行肾穿刺病理检查。尽管肾活检仍可能存在一定局限性,譬如有时取材不够造成诊断偏倚,但是它仍是非常有用的检查手段:①肾活检能对 LN 进行正确诊断和病理分型。②可对 LN 肾组织的活动性和慢性化程度进行半定量评分,预测肾脏病变的可逆性。③通过重复肾活检,能动态地准确了解 LN 的转归(缓解、转型及慢性化)。上面这一切对于指导 LN 的治疗都非常重要。

(一)狼疮性肾炎的病理表现

1.免疫病理检查　LN 是一种自身免疫性疾病,患者体内有多种自身抗原－抗体形成的免疫复合物,所以其成分及沉积部位也多样化。免疫荧光或免疫组化检查显示,绝大多数 LN 患者的肾组织均有 IgG、IgA、IgM、C3、C1q 和纤维蛋白相关抗原(FRA)沉积,被称为"满堂亮"(full－house)现象。免疫沉积物除能沉积于肾小球系膜区和毛细血管壁外,也可同时沉积于肾小管基底膜和小动脉壁。

2.光学显微镜检查

(1)肾小球基本病变

1)细胞增生及浸润:活动性 LN 都有不同程度的肾小球固有细胞增生及循环炎症细胞(淋巴细胞、单核细胞及中性粒细胞等)浸润。肾小球固有细胞增生以系膜细胞最常见,轻者呈节段性增生,重时呈球性增生,并且伴系膜基质增多。LN 明显活动时,内皮细胞也常伴随系膜细胞增生。足细胞增生有时也可见。

2)新月体形成:早期为细胞新月体,见于 LN 高度活动时,细胞新月体主要由壁层上皮细胞及单核巨噬细胞构成,足细胞也能参与。若不及时治疗,则将迅速进展成细胞纤维新月体及纤维新月体,变成不可逆性病变。

3)纤维素样坏死:常见于 LN 明显活动时,坏死常累及肾小球毛细血管袢的某个节段,该处毛细血管正常结构消失,并有纤维蛋白沉积。

4)毛细血管内透明血栓:透明血栓充填于毛细血管腔中,HE 染色呈红色均质结构。常见于活动性 LN,多与纤维素样坏死并存;也常见于 SLE 伴抗磷脂抗体阳性患者。

5)核碎裂及苏木素小体:可能与抗核抗体作用相关,见于 LN 活动时。

6)嗜复红蛋白沉积:肾小球中多部位出现嗜复红蛋白沉积是 LN 的常见病变。内皮下大块嗜复红蛋白沉积被为白金耳样沉积物,也是 LN 活动的志。

7)肾小球硬化:是 LN 的慢性化病变,可表现为节段性硬化或球性硬化,并常伴球囊粘连。

(2)肾小管及间质基本病变:LN 常见肾间质炎性细胞(淋巴细胞、单核－巨噬细胞及中性粒细胞等)浸润及肾小管上皮细胞变性,慢性化时出现不同程度的肾间质纤维化肾小管萎缩。这可能由肾小球病变继发,但是也可能由免疫反应直接导致,后者的肾小管间质病变严重程度与肾小球病变不平行,常相对较重。

(3)血管病变:活动性狼疮可出现血管炎病变,表现为免疫复合物于血管壁沉积,管壁出现纤维素样坏死,并可伴管腔透明血栓。

3.电子显微镜表现　电镜下可见肾小球内多部位电子致密物沉积,包括内皮下的大块高密度电子致密物(与光镜下白金耳样沉积物一致)。有时还能见到如下特殊结构,对 LN 诊断

也有一定参考价值：

（1）苏木素小体（hematoxylin bodies）：细胞器完好，细胞核染色质浓缩和边集，核膜完整，与凋亡细胞相似；

（2）电子致密物中的指纹状结构（fingerprint configuration）：为含有磷脂成分的结晶产物；

（3）管泡状小体（tubulovesicular bodies）：为一种直径 20nm 的中空的微管状结构，常见于内皮细胞胞浆内，也可见于肾间质的小血管内皮细胞内，属于一种变性的糖蛋白，可能为细胞内质网对病毒性感染的一种反应；

（4）病毒样颗粒：是 LN 常见的现象。

4. LN 的活动性和非活动性病变　　LN 的肾组织病理检查，除明确病理诊断及病理分型外，还必须注意肾脏病变有无活动，以指导临床治疗及判断疾病预后。LN 的活动性与非活动性病变已列入表 8－5。

表 8－5　狼疮性肾炎的活动性和非活动性病变

部位	活动性病变	非活动性病变
肾小球	严重的细胞增生	单纯的基底膜增厚
	中性粒细胞浸润	节段性硬化或球性硬化
	细胞性新月体形成	纤维性新月体
	内皮下嗜复红蛋白沉积	单纯的上皮下嗜复红蛋白沉积
	白金耳样病变	单纯的系膜区嗜复红蛋白沉积
	纤维素样坏死	球囊粘连
	微血栓形成	
	核缩和核碎形成	
	苏木素小体形成	
肾小管	上皮细胞严重变性乃至坏死	萎缩
肾间质	炎症细胞浸润	纤维化
肾血管	纤维素样坏死	硬化

（二）狼疮性肾炎病理分型的演变

LN 的病理分型有一个不断完善的演变过程，历史上重要的病理分型标准包括：1974 年世界卫生组织（WHO）制订的标准，1982 年 WHO 及儿童肾脏病国际研究组织（International Study of Kidney Disease in children，ISKD）制定的标准，1995 年 WHO 制订的标准，及 2003 年国际肾脏病学会（ISN）与肾脏病理学会（RPS）制定的标准。现将 2003 年 ISN/RPS 标准与应用较广的 1982 年 WHO/ISKD 标准的病理分型作一对比（表 8－6），这两种标准都主要依据 LN 的肾小球病变来作分型，不过 ISN/RPS 标准强烈推荐病理报告要描述肾小管间质病变及肾血管病变。

表 8-6　1982 年 WHO/ISKD 标准与 2003 年 ISN/RPS 标准的对比

	WHO/ISKD 标准(1982 年)	ISN/RPS 标准(2003 年)
Ⅰ 型	正常肾小球	轻微系膜性 LN
	A. 所有检查均无异常;B. 光镜检查正常,免疫荧光或电镜检查可见沉积物	光镜检查肾小球正常,但免疫荧光检查可见系膜区免疫沉积物
Ⅱ 型	纯系膜病变	系膜增生性 LN
	A. 系膜区增宽或(和)轻度系膜细胞增生;B. 中度系膜细胞增生	光镜检查见不同程度的纯系膜细胞增生或系膜区增宽,伴系膜区免疫沉积物免疫荧光或电镜可见少量孤立的上皮下或内皮下免疫沉积物,而光镜检查不能发现
Ⅲ 型	局灶节段性肾小球肾炎	局灶性 LN
	A. 伴活动性坏死病变;B. 伴活动性和硬化性病变;C. 伴硬化性病变	活动或非活动性,局灶性,节段性或球性,毛细血管内或毛细血管外肾小球肾炎,累及<50%肾小球。可见局灶性内皮下沉积物Ⅲ(A)活动性病变:局灶增生性 LN;Ⅲ(A/C)活动性和慢性病变:局灶增生和硬化性 LN;Ⅲ(C)慢性非活动性病变伴有肾小球瘢痕:局灶硬化性 LN
Ⅳ 型	弥漫性肾小球肾炎	弥漫性 LN
	严重的系膜、毛细血管内或膜增生肾炎,或(和)广泛的内皮下沉积物。A. 无节段性病变;B. 伴活动坏死性病变;C. 伴活动性和硬化性病变;D. 伴硬化性病变	活动或非活动性,弥漫性,节段性或球性,毛细血管内或毛细血管外肾小球肾炎,累及≥50%肾小球。可见弥漫性内皮下沉积物Ⅳ-S 弥漫节段性 LN;即>50%肾小球有节段性病变(累及<50%肾小球毛细血管袢);Ⅳ-G 弥漫球性 LN;即>50%肾小球有球性病变。几乎无或无细胞增生,但却有弥漫性白金耳样沉积物的 LN 也属于此型
		Ⅳ-S(A)活动性病变:弥漫节段增生性 LN;Ⅳ-G(A)活动性病变:弥漫球性增生性 LN;Ⅳ-S(A/C)活动性和慢性病变:弥漫节段增生和硬化性 LN;Ⅳ-G(A/C)活动性和慢性病变:弥漫球性增生和硬化性 LN;Ⅳ-S(C)慢性非活动性病变伴瘢痕:弥漫节段硬化性 LN;Ⅳ-G(C)慢性非活动性病变伴瘢痕:弥漫球性硬化性 LN
Ⅴ 型	弥漫膜性肾小球肾炎	膜性 LN
	A. 纯膜性肾小球肾炎;b. 合并Ⅱ型病变;C. 合并Ⅲ型病变;D. 合并Ⅳ型病变	球性或节段性上皮下免疫沉积物,或由其引起的光镜、免疫荧光或电镜形态学改变,伴或不伴系膜病变Ⅴ型 LN 可能与Ⅲ型或Ⅳ型并存,此时应做出复合性诊断;Ⅴ型 LN 也可能进展成Ⅵ型
Ⅵ 型	晚期硬化性 LN	晚期硬化性 LN
		≥90%肾小球硬化,已无残留活动病变

注:LN. 狼疮性肾炎

　　2003 年 ISN/RPS 分型更强调了临床和病理的紧密联系,它具有如下特点:①免疫病理、光镜和电镜检查均正常的肾活检标本,不再诊断 LN。②Ⅲ型和Ⅳ型 LN 都强调要区分活动性病变(A)及非活动性(C),Ⅳ型 LN 还强调要区分节段性病变(S)及球性病变(G)。③明确指出Ⅴ型 LN 可与Ⅲ型或Ⅳ型重叠,此时应诊断为Ⅴ+Ⅲ型或Ⅴ+Ⅳ型。④Ⅵ型 LN 的球性硬化肾小球比例必须超过 90%。

　　另外,2003 年 ISN/RPS 分型还明确界定了 LN 的活动性病变和慢性病变。

　　(三)狼疮性肾炎病理类型的转换

　　不但不同病理类型的 LN 可以互相重叠,如Ⅴ+Ⅲ型或Ⅴ+Ⅳ型,而且不同类型的 LN 还可能随疾病活动和治疗缓解而互相转换,例如病变较轻的Ⅱ型,可因疾病活动而转化成病情严重的Ⅳ型;而Ⅳ型弥漫增生型LN,经过治疗随病情缓解又能转换成Ⅱ型或Ⅴ型。LN的慢性化过程可由多次反复发作的急性病变累积而成。所以,LN在病情变化时(活动或缓解),若必要则应进行重复肾活检,以准确掌握肾脏病变变化,制定相应治疗措施。

(四)狼疮性肾炎的病理-临床联系

LN的病理分型与临床表现之间存在一定的联系。Ⅰ型LN常无肾损害临床表现。Ⅱ型LN肾损害表现轻,常仅出现少至中量蛋白尿。Ⅲ型LN患者除呈现蛋白尿及血尿(肾小球源血尿)外,约30%患者有肾病综合征,15%~25%患者肾小球滤过率下降,并可出现高血压。Ⅳ型LN常出现于SLE高度活动的患者,临床上除呈现肾炎综合征表现(血尿、蛋白尿、水肿及高血压)外,还经常伴随出现肾病综合征,且肾功能常急剧坏转。Ⅳ型LN是肾损害最严重的类型,但是如能及时治疗,将SLE活动控制,受损的肾功能也常能显著好转或完全恢复。Ⅴ型LN常呈现大量蛋白尿及肾病综合征,血尿不显著,血压及肾功能也经常正常。另外,此型LN与特发性膜性肾病相似,容易发生血栓栓塞并发症。Ⅵ型LN患者已进入终末肾衰竭,此型并不多见,只有长期存活的LN患者才可能逐渐进入此期。

三、狼疮性肾炎的治疗原则、具体措施、评价及展望

(一)制订狼疮性肾炎治疗方案的原则

LN患者治疗方案的制订主要取决于SLE活动度及LN的活动度,同时要考虑患者的治疗反应及副作用。评价SLE疾病活动性的标准很多,如下3个标准应用最广泛:①SLEDAI(the Systemic Lupus Erythematosus Disease Activity Index,即系统红斑狼疮疾病活动指数);②BILAG(the British Isles Lupus Assessment Group Scale,即英国狼疮评估组评分);③SLAM(the Systemic Lupus Activity Measure,即系统性狼疮活动测定)。SLEDAI标准较简明实用,它采集评分时及评分前10天内的临床及实验室表现进行评分,其中评为8分者包括7个中枢神经系统及1个血管异常表现,4分者包括4个肾脏及两个肌肉骨骼异常表现,2分者包括两个浆膜、3个皮肤黏膜及两个免疫学异常表现,1分者包括发热及两个血液系统异常表现。为此,SLEDAI评分的最高分为105分,详细内容见表8-6、表8-7。

表8-7 SLE疾病活动性的SLEDAI评分

评分	疾病表现
8	癫痫发作,精神异常,器质性脑病综合征,视觉障碍,颅神经受累,狼疮性头痛,脑血管意外,血管炎
4	关节炎,肌炎,血尿,蛋白尿,白细胞尿,管型尿
2	新发皮疹,脱发,黏膜溃疡,胸膜炎,心包炎,低补体血症,抗DNA抗体滴度增高
1	发热,白细胞减少,血小板减少

LN病理组织学检查显示的活动病变及慢性化病变已列入表8-7,在此基础上也有学者制定了病理评分标准。应用较多的有1984年Austin等制定的标准,此标准中LN的活动指标有:肾小球毛细血管内增生,白细胞渗出,核碎裂及纤维素样坏死,细胞新月体,玻璃样沉积物(白金耳病变及血栓)及肾间质炎症。慢性化指标有:肾小球硬化,纤维新月体,肾小管萎缩,肾间质纤维化。每个指标根据病变严重度分别授予1、2、3分,而活动性指标中"核碎裂及纤维素样坏死"及"细胞新月体"这两项所授分数加倍,为此,活动性指标的最高分为24分,慢性化指标为12分。

LN的治疗目的是控制SLE活动及LN活动,从而保护靶器官包括肾脏。因此治疗前一

定要对患者的 SLE 活动及 LN 活动情况认真评估,权衡治疗利弊,才能制订合理有效的治疗方案。

(二)狼疮性肾炎的具体治疗措施

活动性 LN 的治疗,要划分为诱导期及维持期两个治疗阶段。诱导治疗阶段主要是针对 SLE 的急性活动病变治疗,此期要迅速控制免疫介导性炎症反应,减轻器官组织损伤,防止病变慢性化。一般认为 LN 的缓解标准为:血清补体正常,抗 dsDNA 抗体转阴或仅低滴度存在,无 SLE 肾外表现,尿化验蛋白<0.3g/d,红、白细胞和管型转阴,肾功能正常。维持治疗阶段重在稳定 SLE 病情,巩固治疗疗效,防止病情复发。维持治疗期应该多长? 尚无定论,但对于大多数 LN 患者来讲,维持治疗可能需要 3～5 年或更长。

1.糖皮质激素　糖皮质激素通过其强大的抗免疫－炎症效应治疗 SLE 及 LN。激素治疗包括常规口服治疗及大剂量冲击治疗,前者适用于 SLE(包括 LN)疾病一般性活动患者,以泼尼松或泼尼松龙为例,起始剂量为 1mg/(kg・d),以后逐渐减量,直至维持(5～10mg/d);后者适用于重症 SLE 患者,主要包括:IV型 LN 肾功能急剧坏转患者,中枢神经狼疮呈现神经精神症状患者,狼疮性心肌炎严重心律紊乱患者,累及血液系统出现严重血小板减少或(和)白细胞减少或(和)严重贫血患者,冲击治疗能顿挫狼疮活动,使病情迅速缓解,常用甲泼尼龙静脉点滴,每次 0.5～1.0g,每日或隔日 1 次,3 次为 1 个疗程,根据患者病情可用 1～2 个疗程。

糖皮质激素类治疗具有多方面副作用,例如:诱发感染(包括结核),高血压,水钠潴留,消化道溃疡甚至出血穿孔,类固醇糖尿,高脂血症,血钾降低,眼压增高,精神兴奋,股骨头无菌性坏死,骨质脱钙疏松,伤口愈合不良,向心性肥胖及痤疮等。具体应用时应予注意。

2.环磷酰胺(cyclophosphamide,CTX)　CTX 是一种细胞毒药物,具有免疫抑制作用,特别是对 B 细胞的抑制。它与激素合用治疗IV型 LN 疗效很好,缓解率可达 70%～80%。CTX 可常规口服治疗或大剂量静脉滴注治疗。CTX 口服的常用剂量为 2mg/(kg・d),成人常为 100mg/d,一般认为累积剂量达 8～12g 即停药。大剂量 CTX 静脉滴注治疗的方案如下:每次 0.5～0.75g/m²(外周血白细胞大于 4×10^9/L 时,可增量至 1g/m²),以生理盐水稀释后静脉滴注,每月 1 次,共 6 次;6 个月后,每 3 个月再静滴 1 次,又 6 次,总治疗疗程为 24 个月。美国国立卫生研究院(NIH)于 1996 年最早报道此大剂量 CTX 静脉滴注疗法,认为尤适用重症增生性IV型 LN,能改善疾病预后,减少复发。

CTX 的主要副作用有:骨髓抑制(外周血白细胞减少,肾衰竭时更易发生此时用药要减量),中毒性肝炎、胃肠反应、性腺抑制(主要为男性)、脱发及出血性膀胱炎等。另外,用药时间过长、药物累积量过大时还可能诱发肿瘤。

3.吗替麦考酚酯(mycophenolate mofetil,MMF)　MMF 是一种新型免疫抑制剂,口服吸收后它将在肠壁和肝脏代谢为吗替麦考酚酸,后者能抑制次黄嘌呤单核苷酸脱氢酶,从而阻断鸟嘌呤核苷酸的从头合成,抑制 T、B 淋巴细胞增殖而发挥免疫抑制作用。因此 MMF 现已广泛应用于 LN 治疗。对于应用 CTX 治疗疗效欠佳者、或出现毒副作用不能耐受者均可改用 MMF。成人诱导期治疗剂量一般为 1.5～2.0g/d,维持期治疗剂量并未统一,常用 1.0g/d。有条件时可监测药物浓度作治疗参考。一般均与糖皮质激素联合应用。

MMF 的不良反应主要有:①胃肠道反应:腹痛、腹胀、腹泻、呕吐和食欲不振,主要见于治疗初期。此时可以暂时将 MMF 减量,待症状缓解后再逐渐加到全量,患者多能耐受,不影响疗效。②感染：感染是 MMF 治疗中最严重的不良反应。带状疱疹病毒、巨细胞病毒等病毒感染，细菌及霉菌感染较常见，而且已有卡氏肺孢子菌病感染的报道，严重可以致死，这必须注意。③骨髓抑制：比较少见，但还是有个别患者出现白细胞减少、贫血和血小板减少。一般 MMF 减量或停药后骨髓抑制多可以恢复。④肝功能损害：可见血清转氨酶一过性升高。

4. 来氟米特（leflunomide，LEF）　LEF 是异噁唑类化合物，口服吸收后在肠壁和肝脏内通过打开异噁唑环转化成活性代谢物，后者能抑制二氢乳清酸脱氢酶，从而拮抗嘧啶核苷酸的从头合成，抑制激活状态下的淋巴细胞增殖，发挥免疫抑制作用。适合于 SLE（包括 LN）治疗。LEF 治疗 LN 的起始剂量为 1mg/(kg·d)，最大不超过 50mg/d，连续服用 3 天，然后改为 20～30mg/d 继续服用半年。缓解期服用 10～20mg/d 维持治疗。来氟米特一般均与糖皮质激素联合治疗。

LEF 的不良反应主要有消化道症状（恶心、呕吐及腹泻等，症状轻重与剂量相关），肝脏损害（可逆性转氨酶升高），外周血白细胞下降，感染。另外，还可见皮疹及脱发。

5. 环孢素 A（cyclosporin A，CsA）　CsA 为钙调神经磷酸酶抑制剂，能抑制白介素－2（IL－2）产生，从而选择性抑制 T 辅助细胞及 T 细胞毒细胞效应，发挥免疫抑制作用。常用剂量为 3～5mg/(kg·d)，分 2 次口服，服药期间需监测并维持其血浓度谷值为 100～200ng/ml。出现明显疗效后，缓慢减量至维持量 1.0～1.5mg/(kg·d)，必要时可服 1～2 年。CsA 若与糖皮质激素联合治疗，后者的起始剂量应减半，如泼尼松 0.5mg/(kg·d)。

CsA 的主要不良反应有肾毒性、肝毒性、高血压、高尿酸血症、震颤、多毛症和齿龈增生，并偶见高钾血症。CsA 的肾毒性分为急性及慢性两种，前者与 CsA 起始用药剂量过高相关，为肾前性急性肾损害，及时停药多能完全恢复；慢性肾毒性是长期应用 CsA 导致的肾间质纤维化，是不可逆性不良反应，应高度警惕，因此临床应用 CsA 治疗时，需密切监测血清肌酐变化，若血清肌酐较基线升高 30％，即应减量或停药。

6. 他克莫司（tacrolimus）　他克莫司又称为普乐可复（prograf）及 FK506，是一种新型的免疫抑制剂，与 CsA 一样同属于钙调神经磷酸酶抑制剂，其作用机制也与 CsA 相似。临床上他克莫司的起始用量为 0.05～0.1mg/(kg·d)，分 2 次空腹服用。用药期间须每月监测血药浓度，目标谷浓度一般为 4～8ng/ml，如果超过此值或出现明显不良反应时应减量。6 个月后如病情缓解，应逐步减少剂量。同 CsA 一样，若与糖皮质激素联合治疗，后者的起始剂量应减半。

他克莫司的不良反应在某些方面与 CsA 相似，如肾毒性、肝毒性、高血压、震颤、高钾血症等，另外还可以引起血糖升高，但是齿龈增生及多毛症罕见。其毒副作用与药物剂量相关，因此治疗过程中应密切检测血药浓度。

7. 硫唑嘌呤（azathioprine，AZA）　AZA 是具有免疫抑制作用的抗代谢药物，主要抑制 T 淋巴细胞介导的免疫反应，可用于 LN 的维持治疗，剂量为 1～2mg/(kg·d)。不良反应主要是骨髓抑制，肝损害，胃肠道反应等。用药期间一定要密切监测外周血白细胞变化，警惕严重骨髓抑制作用发生。

8. 羟氯喹（hydroxychloroquine，HCQ）　抗疟药羟氯喹能阻断抗原呈递，调节免疫反应，抑制炎性细胞因子产生，减轻炎症反应，故已被应用于 SLE 治疗。2012 年改善全球肾脏病预后组织（KDIGO）制定的肾小球肾炎临床实践指南指出，若无禁忌证，所有类型的 LN 都应该用羟氯喹治疗，指南推荐的最大用量为 6.0～6.5mg/(kg·d)，现在临床上常每日服药 2 次，每次 0.1~0.2g。羟氯喹对血象、肝肾功能影响小，主要副作用为视力减退，服药期间应定期做眼科检查，并建议每服药半年，即停药1月，以减少视力损害。

9. 丙种球蛋白（gamma globulin） 大剂量丙种球蛋白静脉输注治疗 SLE（包括 LN）的作用机制尚未完全清楚，可能与其封闭巨噬细胞及 B 细胞上 Fc 受体，活化 T 抑制细胞 CD8，从而减少自身抗体产生相关。常用剂量为 400mg/(kg·d)，连续5日1个疗程，必要时可重复治疗。一些小型非对照研究结果显示此治疗对活动性 SLE（包括 LN）有效，但是尚缺高质量的循证医学证据。一般认为，此治疗尤适用于合并感染而不能应用糖皮质激素及其他免疫抑制剂治疗的患者。大剂量丙种球蛋白静脉输注的不良反应较少，偶见发热及过敏反应。

10. 其他免疫治疗措施

（1）血浆置换治疗：理论上讲，血浆置换（plasmapheresis）可以清除 SLE 患者的致病自身抗体、循环免疫复合物、凝血因子等，从而对疾病发挥有益效应。但是，临床实践中血浆置换对 LN 的疗效并未肯定。1992 年公布了一项大样本随机对照多中心试验的研究结果，该研究对 46 例严重 LN 患者采用泼尼松和 CTX 治疗，另 40 例采用上述药物联合血浆置换治疗（每周置换3次，共4周），平均随访 136 周，两组结局并无差异，血浆置换并未改善疾病预后。为此，目前国内外指南均不推荐血浆置换作为 LN 的常规治疗。尽管如此，血浆置换对下列 LN 患者仍然可能有益：①LN 合并严重的肺出血、狼疮性脑病、抗磷脂抗体综合征或狼疮相关性血栓性血小板减少性紫癜（TTP）患者；②常规药物治疗无效的重症患者；③骨髓抑制等原因不能应用细胞毒性药物的患者。因此，上述情况仍可考虑应用。

（2）免疫吸附治疗：免疫吸附疗法能选择性地清除患者血液中的内源性致病因子，从而达到净化血液和缓解病情的目的。免疫吸附目前已经广泛用于自身免疫性疾病的治疗。对重症狼疮患者，免疫吸附治疗可能较血浆置换更有效。

（3）造血干细胞移植治疗：对于严重的顽固性 SLE（包括 LN）可以进行造血细胞和免疫系统的深层清除，随后进行造血干细胞移植，有可能缓解甚至治愈 SLE，具有一定的应用前景，目前还在研究和论证之中。

（三）新的治疗策略及在开发的新生物制剂

1. 多靶点疗法 LN 的免疫介导炎症发病机制非常复杂，在这样情况下，单独用一种药物，专攻某一种病变很难全面奏效。2005 年，我国已故肾脏病学家黎磊石院士提出了针对重症 LN 患者的多靶点免疫疗法，即联合应用激素、MMF 及他克莫司进行治疗，利用它们作用于不同疾病环节的协同作用提高疗效，并通过减小药物剂量而减少副作用。

2. 生物制剂治疗

（1）贝利木单抗：2011 年贝利木单抗（belimumab）同时被美国食品与药物管理局（FDA）和欧洲药品审理部门批准用于 SLE 治疗，是近十年来第一个被批准治疗 SLE 的新药。它是一个完全针对人 B 淋巴细胞刺激物（BLyS）的单克隆抗体，BLyS 也被称作 B 细胞活化因子（BAFF），是一种为 B 细胞提供生存信号的细胞因子，在 SLE 患者中过表达。应用贝利木单抗抑制 BLyS 导致循环 CD20$^+$ B 淋巴细胞和短效浆细胞亚型减少，从而发挥免疫抑制作用。

两个应用贝利木单抗联合泼尼松、免疫抑制剂或抗疟药治疗活动性 SLE 患者的Ⅲ期临床试验，已证明它在减少疾病活动性和复发方面有效。这两个临床试验均未纳入严重活动的 LN 患者，但贝利木单抗在纠正抗 dsDNA 抗体和低补体水平上的显著效果，提示它对 LN 也可能有益。

（2）利妥昔单抗和奥瑞珠单抗：利妥昔单抗（rituximab）是抗 CD20 嵌合体的单克隆抗体，能溶解前 B 淋巴细胞体和成熟 B 淋巴细胞，发挥免疫抑制效应。2008 年欧洲风湿病防治联合会（EULAR）制订的"系统性红斑狼疮治疗推荐"总结说，一些小的非对照短期治疗观察已显示，约 50%CTX 治疗抵抗的 SLE 患者改用利妥昔单抗后病情能显著改善。2012 年美国风湿病学会（ACR）公布的"狼疮性肾炎筛查、治疗及管理指南"明确提出，利妥昔单抗可以应用于 MMF 或静脉 CTX 诱导治疗无效的患者。

利妥昔单抗最常见的不良反应是感染，输液反应也较多见（多发生于首次静脉滴注时），而最值得关注的副作用是进行性多灶性脑白质病，2006 年美国 FDA 已为此发出警告。

一项应用完全人化的抗 CD－20 单克隆抗体奥瑞珠单抗（ocrelizumab）与糖皮质激素和 MMF 或 CTX 联合治疗 LN 的Ⅲ期临床试验正在进行中（www.clinicaltrials.gov）。

（3）其他生物制品：例如依帕珠单抗（epratuzumab，抗 CD22 的人源性单克隆抗体），阿巴他塞（abatacept，通过与 CD28 竞争性结合 CD80/86，来阻止 T 细胞活化），阿塞西普（atacicept，是一种重组融合蛋白，能影响 B 细胞发育，减少 B 细胞数量），阿贝莫司（abetimus，为 B 细胞耐受原，可与 B 细胞抗 dsDNA 抗体交联而诱导 B 细胞产生免疫耐受）等，它们都具有免疫抑制作用，那么能否用于 SLE 及 LN 治疗呢？目前尚无研究，还有待今后临床试验观察。而肿瘤坏死因子（TNF）拮抗剂及白介素－1（IL－1）受体拮抗剂目前不建议用于 LN 治疗。

（四）狼疮性肾炎治疗临床实践指南

近年 LN 治疗已有不少进展，许多国家的风湿病或肾脏病学会或组织已纷纷发布了各自的 LN 治疗指南或推荐意见。最新的指南是 2012 年 ACR、欧洲风湿病防治联合会/欧洲肾脏协会－欧洲透析和移植协会（EULAR/ERA－EDTA）及 KDIGO 分别发表的 LN 治疗指南，现将这些指南的主要内容简述如下。

1. Ⅰ型和Ⅱ型狼疮性肾炎　KDIGO 指南建议，Ⅰ型 LN 应根据 SLE 的肾外临床表现来决定治疗；Ⅱ型 LN 尿蛋白<3g/d 的患者也应根据 SLE 的肾外临床表现来决定治疗；对Ⅱ型 LN 尿蛋白>3g/d 的患者，则应使用糖皮质激素或钙调神经磷酸酶抑制剂进行治疗，具体方案与治疗微小病变肾病相同（证据强度 2D）。而 ACR 指南对于Ⅰ型或Ⅱ型 LN 患者的肾脏损害，不建议使用免疫抑制疗法。

2. Ⅲ型和Ⅳ型狼疮性肾炎

（1）Ⅲ/Ⅳ型 LN 的诱导治疗：KDIGO 指南和 ACR 指南均推荐应予以糖皮质激素联合 CTX 或 MMF 进行治疗（证据强度 1A 和 1B）。

ACR 指南推荐先用甲泼尼龙静脉滴注冲击（500～1000mg/d）3 天，然后再予足量激素口服，并认为用上述方案治疗半年无效时，宜将其中 CTX 换成 MMF，或将 MMF 换成 CTX，如果再无效，对某些病例可考虑用利妥昔单抗治疗。而 KDIGO 指南建议，如果经过上述方案治疗 3 个月，患者病情未控制反而恶化（血清肌酐上升，尿蛋白增加）时，则应改变治疗方案，或重复肾活检来指导后续治疗。

（2）Ⅲ/Ⅳ型 LN 的维持缓解治疗：KDIGO 指南及 ACR 指南均推荐用 AZA 或 MMF 联合小剂量糖皮质激素（≤10mg/d）进行维持治疗（证据强度 1B）。

当患者不能耐受上述治疗时，KDIGO 指南建议，可改为钙调神经磷酸酶抑制剂及小剂量糖皮质激素治疗。

3. Ⅴ型狼疮肾炎　对于单纯Ⅴ型 LN 呈现非肾病水平蛋白尿及肾功能正常的患者，KDI-

GO 指南推荐应用抗蛋白尿及抗高血压药物治疗,至于是否需用糖皮质激素和免疫抑制剂?指南认为应根据 SLE 的肾外表现来决定(证据强度 2D),而 ACR 指南对这部分患者未作建议。

对于单纯 Ⅴ 型 LN 并呈现肾病水平蛋白尿的患者,KDIGO 指南建议用糖皮质激素联合免疫抑制剂进行治疗,后者包括 CTX(证据强度 2C),钙调神经磷酸酶抑制剂(证据强度 2C),MMF(证据强度 2D)或 AZA(证据强度 2D);而 ACR 指南推荐用糖皮质激素联合 MMF 或 CTX 治疗。

对于伴增殖性病变的 Ⅴ 型 LN 患者,即 Ⅴ+Ⅲ 或 Ⅴ+Ⅳ 型患者,KDIGO 指南及 ACR 指南均认为治疗方案应与 Ⅲ 型或 Ⅳ 型相同。

4. Ⅵ 型狼疮性肾炎 KDIGO 指南推荐,此型患者需根据 SLE 的肾外表现来决定是否使用糖皮质激素及免疫抑制剂治疗,而 ACR 指南对于这部分患者未作建议。

5. 狼疮性肾炎的辅助治疗 两 KDIGO 指南及 ACR 指南都指出,若无禁忌证,所有类型的 LN 患者均应加用 HQC 作为基础治疗;除此而外,ACR 指南还强调应用肾素-血管紧张素系统拮抗剂、进行降血压及调血脂治疗在 LN 基础治疗中的重要性。

关于复发性 LN、难治性 LN、合并血管病变(血管炎、微血管病等)的 LN、及 LN 孕妇的治疗,KDIGO 指南和 ACR 指南也都给出推荐意见或建议。

除了 KDIGO 及 ACR 指南外,EULAR/ERA-ED-TA 指南也对成人和儿童 LN 的治疗作了如下推荐:①对于 Ⅲ/Ⅳ 型 LN,或 Ⅲ/Ⅳ 型+Ⅴ 型 LN 患者,推荐采用 CTX 或 MMF 联合糖皮质激素进行治疗;②对于单纯 Ⅴ 型 LN 伴大量蛋白尿的患者,也推荐采用 CTX 或 MMF 联合激素治疗;③对于 Ⅱ 型 LN 尿蛋白>1g/d 用肾素-血管紧张素系统拮抗剂治疗无效的患者,推荐用小至中等剂量糖皮质激素如泼尼松 $0.25\sim0.5$ mg/(kg·d)治疗,或用上述剂量激素与 AZA 联合治疗;④对于 Ⅰ 型 LN 合并足细胞病的患者,可考虑用糖皮质激素联合免疫抑制剂治疗。

这 3 部 LN 治疗指南的发布对于规范临床实践具有重要的指导意义,但是任何指南的制定均是基于目前现有的证据,都有其特定的背景,不可避免地具有一定的局限性。因此在应用指南时,一定要结合自己国家国情,特别要结合每例患者的具体病情,来个体化地制定出最合理治疗方案。

(五)狼疮性肾炎的预后和复发

影响 LN 预后的因素颇多。男性、高血压、大量蛋白尿、血清肌酐增高、贫血、白细胞及血小板减少、抗 dsDNA 抗体滴度高及低补体血症,均被认为是影响预后的临床因素;而新月体比例、肾小球硬化及间质纤维化程度、及肾脏血管病变,是影响预后的重要病理指标。研究还发现,诱导治疗 6 个月后重复肾活检,观察病理指标的变化,将有助于判断 5 年内肾功能不全发生的风险。此外,LN 的预后还与治疗因素相关,积极的诱导治疗及其后的长程维持治疗,可以使患者病情持续缓解、不复发。

一般而言,Ⅰ 型和 Ⅱ 型 LN 患者除非转型,一般预后较好。增殖性病变只累及少数肾小球的 Ⅲ 型 LN 患者对药物治疗反应较好,5 年内终末期肾病发生率<5%。而肾小球有坏死性病变或(和)新月体形成的 Ⅲ 型 LN 患者,预后与 Ⅳ(A)型 LN 患者类似。多数研究认为 Ⅳ 型 LN 的预后不佳,Ⅳ-S 型患者的预后较 Ⅳ-G 型更差。Ⅴ 型 LN 患者肾功能减退相对缓慢,5 年、10 年肾存活率分别为 96.1%、1%、92.7%。

　　SLE 复发在临床上较常见,27%～66% 的患者会出现 SLE 复发。肾脏病复发的表现包括出现明显的血尿及无菌性白细胞尿,尿蛋白排泄量增加和血清肌酐水平上升。由于 LN 复发与肾功能减退风险的增加独立相关,因此对治疗缓解的 SLE 患者,一定要定期检验狼疮活动指标(补体 C3 水平及自身抗体滴度等)及肾病状况(尿化验及肾功能检测等)。若有复发,就要尽早重新开始诱导治疗,研究显示,绝大部分的 LN 复发患者,通过再次诱导治疗病情仍能缓解。

　　(六)对狼疮性肾炎治疗的展望

　　近年来,随着遗传学、免疫学、细胞分子生物学的突飞猛进发展,SLE 及 LN 发病机制中的免疫—炎症级联反应环节已被日益了解,这对寻找更具靶向性、更有效及毒性更小的治疗药物提供了前提。实际上,近年已涌现出不少很有希望的新药物(如针对不同把抗原的单克隆抗体及一些新型生物制剂)及新疗法(如免疫系统深层清除后的造血干细胞移植),它们很可能打破传统免疫抑制治疗模式,为 SLE 及 LN 带来新希望。但是,由于这些药物及疗法价格昂贵或(和)需要一定特殊的医疗条件,从而限制了它们的临床应用,更难以组织大规模前瞻随机对照试验对疗效及副作用进行评价,这一局面需要尽力改变。

　　现在能应用于治疗 SLE 及 LN 的免疫抑制剂的确不少,除了糖皮质激素及 CTX 这些已于临床用了几十年的药物外,而且近二十余年又涌现出了一些疗效不错的新药如 MMF 及钙调神经磷酸酶抑制剂等。对于上述药物的应用,指南已提出了一些推荐意见及建议,但是还需要从临床实践中去摸索更多经验,尤其是如何减少它们在治疗中的不良反应。临床医师都知道,在已有不少强效免疫抑制剂可供选用的今天,SLE 患者死于狼疮活动已越来越少,而死于治疗副作用(尤其是严重感染)却越来越多,这是一个必须高度关注的问题。

(徐雪峰)

第五节　肾小管酸中毒

一、肾小管酸中毒的概念、分类及发病机制研究进展

(一)肾小管酸中毒的概念与分类

　　肾小管酸中毒(renal tubular acidosis,RTA)是由于各种病因导致肾小管转运功能障碍所致的一组疾病,其共同特征为远端肾小管分泌氢离子(H^+)或(和)近端肾小管重吸收碳酸氢盐(HCO_3^-)障碍导致的阴离子间隙(anion gap,AG)正常的高血氯性代谢性酸中毒。

　　RTA 有很多分类方法,例如根据病变部位分为近端 RTA 及远端 RTA;根据血钾浓度分为高血钾型 RTA 及低血钾型 RTA;根据病因分为原发性 RTA 和继发性 RTA,原发性 RTA 多与遗传有关,为肾小管先天性功能缺陷,继发性 RTA 多与某些累及肾小管间质的疾病相关。

　　目前临床常用的分类是根据病变部位及发病机制进行的分类,RTA 被分为如下 4 型:低血钾型远端 RTA(Ⅰ型),近端 RTA(Ⅱ型),混合型 RTA(Ⅲ型),高血钾型远端 RTA(Ⅳ型)。部分 RTA 患者虽已有肾小管酸化功能障碍,但是临床尚无酸中毒表现,它们被称为不完全性 RTA。

　　(二)肾小管酸中毒的发病机制研究进展

　　1. 肾小管住维持机体酸碱平衡中的作用　　肾脏主要通过排酸保碱的方式来维持机体内

环境 pH 值的相对恒定。近端肾小管可将大部分滤过的 HCO_3^- 重吸收,而远端肾小管能将 H^+ 分泌到肾小管管腔,由终尿排出。

研究已经明确,远端肾小管的泌 H^+ 功能是由 A 型闰细胞(intercalated cell)完成。在 A 型闰细胞内,CO_2 在碳酸酐酶 Ⅱ 的作用下与 H_2O 结合,生成 H_2CO_3,而后解离成 H^+ 和 HCO_3^-。H^+ 在闰细胞刷状缘膜上的 H^+-ATP 酶作用下由细胞内泵入小管腔,在泌 H^+ 的同时,HCO_3^- 也由 $Cl^--HCO_3^-$ 转运体 AE 1(anion exchanger 1)转运回血液。泌入管腔后的 H^+ 与管腔中的磷酸盐和 NH_3 结合,生成磷酸二氢根($H_2PO_4^-$)和 NH_4^+。此外,皮质集合管细胞的管周侧膜也可以主动摄取 NH_4^+,NH_4^+ 被主动重吸收后解离成为 H^+ 和 NH_3,H^+ 可以作为 H^+-ATP 酶的底物,而 NH_3 弥散进入管腔。在动物实验中也发现了一些在 A 型闰细胞泌酸过程中发挥作用的其他转运因子,如在小鼠 A 型闰细胞的基侧膜发现 K^+-Cl^- 共转运子 KCC4,和通道 CLC-K2,而 Cl^- 的外流对维持 AE 1 的功能是必需的。编码这些蛋白的基因突变可以导致小鼠 RTA,但其在人类的致病作用尚待进一步研究。

正常情况下,近端肾小管能重吸收 80% 肾小球滤过的 $HCO3^-$,剩余的 20% 将通过髓袢、远端肾小管及集合管进一步重吸收。此过程依靠刷状缘膜的 Na^+-H^+ 交换体、基底膜的 $Na^+-HCO_3^-$ 协同转运体和刷状缘膜上及细胞内的碳酸酐酶协同作用来完成。抑制近端小管钠的转运或肾小管液无钠,都能使近端肾小管对 HCO_3^- 的重吸收减少约 80%。

2. 肾小管酸中毒的发病机制及其研究进展

(1)Ⅰ型肾小管酸中毒:又称为低钾性远端 RTA,主要由远端肾小管乃至集合管泌 H^+ 异常减低导致,为此体内 H^+ 含量增加,引起酸中毒。目前研究认为其可能的细胞学机制包括:①肾小管上皮细胞 H^+ 泵衰竭,主动泌 H^+ 入管腔减少(分泌障碍);②肾小管上皮细胞通透性异常,泌入腔内的 H^+ 又被动扩散至管周液(梯度缺陷);③基侧膜上的 $Cl^--HCO_3^-$ 交换障碍;④氢泵工作状态不能达到最佳,泌 H^+ 速率降低(速度障碍)。

近年研究认为在遗传性Ⅰ型 RTA 的发生中存在多种基因突变。其中 SLC4A1 基因定位于 17q21-22,编码 $Cl^--HCO_3^-$ 交换体 AE 1。SLC4A1 基因突变引起的Ⅰ型 RTA 主要表现为常染色体显性遗传,少数为常染色体隐性遗传。已报道的可引起常染色体显性遗传的 SLC4A1 基因突变包括 R589H、R589S、R589C、S613F、R901X 和 G609R。引起常染色体隐性遗传的 SLC4A1 基因突变包括 G701D、A858D 和 S773P。此外,ATP6V1B1 及 ATP6V0A4 的基因突变也能导致Ⅰ型 RTA 发生。

(2)Ⅱ型肾小管酸中毒:又称为近端 RTA,系近端肾小管酸化功能障碍引起,表现为 HCO_3^- 重吸收障碍。主要机制有:①肾小管上皮细胞管腔侧 Na^+-H^+ 交换障碍,从而影响近端肾小管对 HCO_3^- 的重吸收;②肾小管上皮细胞基底侧 $Na^+-HCO_3^-$ 协同转运(从胞内转运入血)障碍;③碳酸酐酶活性异常;④近端小管复合性转运功能缺陷。

研究证实,SLC4A4 基因的纯合点突变(298S、RS01H、Q29X)能引起遗传性Ⅱ型 RTA。对 SLC9A3 基因敲除小鼠的研究提示缺失 NHE3 活性,这些小鼠同时存在肾脏和肠道对 HCO_3^- 重吸收障碍,同时伴随轻度的代谢性酸中毒。但 SLC9A3 基因突变相关的家系研究目前还未见报道。人类基因定位于 6p21,编码 TWIK 相关酸敏感的 2 型 K^+ 通道(TWIK-related acid sensitive K^+ channel 2,TASK2),研究证实 TASK2 基因失活小鼠会出现Ⅱ型 RTA。

(3)Ⅲ型肾小管酸中毒:很少见,是Ⅰ型与Ⅱ型 RTA 的混合型。

（4）Ⅳ型肾小管酸中毒：又称为高钾性远端 RTA，本病发病机制尚未完全清楚。醛固酮分泌减少或远端肾小管对醛固酮反应减弱，可能起重要致病作用，因此肾小管 Na^+ 重吸收及 H^+、K^+ 排泌受损，导致酸中毒及高钾血症。

二、肾小管酸中毒的临床表现和诊断

一般来说，RTA 的主要临床表现是：①AG 正常的高血氯性代谢性酸中毒；②电解质紊乱（低或高钾血症，有或无钙磷代谢紊乱）骨病。

（一）Ⅰ型（低钾性远端）肾小管酸中毒

1. 分类及病因　能引起Ⅰ型 RTA 的病因很多，可分为先天遗传与后天获得两大类。前者与遗传相关，如遗传性椭圆细胞增多症、镰刀细胞贫血、髓质囊性病、肝豆状核变性等；后者常继发于各种肾小管—间质疾病，可见于慢性间质性肾炎（梗阻性肾病、止痛药肾病、慢性马兜铃酸肾病、肾移植排斥反应等）、自身免疫性疾病（干燥综合征、系统性红斑狼疮、自身免疫性甲状腺炎、原发性高丙种球蛋白血症等）、药物（镇痛剂、两性霉素 B、含马兜铃酸中药等）或毒物（甲苯、棉酚等）肾损害，以及与肾钙化有关的疾病（原发性甲状旁腺功能亢进、维生素 D 中毒、特发性尿钙增多症、髓质海绵肾等）。

2. 临床表现及辅助检查　Ⅰ型 RTA 的主要表现为 AC 正常的高血氯性代谢性酸中毒、低钾血症及钙磷代谢紊乱和骨病。

（1）AC 正常的高血氯性代谢性酸中毒：化验尿液可滴定酸或（和）NH_4^+ 减少，即尿净排酸碱少，尿呈碱性，pH＞5.5；血 PH 下降，血清 Cl^- 增高。但是 AG 正常，此与其他代谢性酸中毒不同，可资鉴别。酸中毒早期代偿阶段临床上可无症状，而后出现厌食、恶心、呕吐、心悸、气短等表现，严重时出现深大呼吸及神智改变。婴幼儿生长发育迟缓。

（2）低钾血症：管腔内 H^+ 减少，因而 K^+ 替代 H^+ 与 Na^+ 交换，使 K^+ 从尿中大量丢失（＞20mmol/L），造成低钾血症。临床呈现：①骨骼肌异常：疲乏、软弱、无力，重者肢体软瘫、呼吸肌麻痹；②平滑肌异常：恶心、呕吐、腹胀、便秘，重者吞咽困难、肠麻痹；③心肌异常：心律失常及传导阻滞；④低钾血症肾病：尿浓缩功能差，呈现多尿乃至肾性尿崩症。

（3）钙磷代谢紊乱及骨病：酸中毒能抑制肾小管对钙的重吸收，并使 $1,25(OH)_2D_3$ 生成减少，因此患者可出现高尿钙、低血钙，进而继发甲状旁腺功能亢进，导致高尿磷、低血磷。临床常出现骨病（成人骨软化症或儿童佝偻病，患者有骨痛、骨质疏松及骨畸形）肾结石及肾钙化。

3. 诊断　临床上出现 AC 正常的高血氯性代谢性酸中毒、低钾血症，化验尿中可滴定酸或（和）NH_4^+ 减少，尿 PH＞5.5，Ⅰ型 RTA 诊断即成立。如果出现低血钙、低血磷、骨病、肾结石或肾钙化，则更支持诊断。

对于不完全性Ⅰ型 RTA 患者，应进行进一步检查，如氯化铵负荷试验（有肝病者需用氯化钙代替）、尿及血 PCO_2 测定、硫酸钠负荷试验、呋塞米试验等，其中最常做氯化铵负荷试验，给予氯化铵后患者尿 PH＞5.5 则有诊断价值（详见后叙）。

（二）Ⅱ型（近端）肾小管酸中毒

1. 分类及病因　导致Ⅱ型 RTA 的病因同样能分为先天遗传与后天获得两大类。前者多发生于儿童，常见于高胱氨酸尿症、半乳糖血症、糖原储积病、遗传性果糖耐受不良症、肝豆状核变性（即 Wilson 病）、碳酸酐酶缺乏、脑—眼—肾综合征（即 Lowe 综合征）等遗传性疾病。

后者常见于成人,继发于各种肾小管—间质损害,包括药物肾损害(如乙酰唑胺、过期的四环素、含马兜铃酸中草药等),毒物肾损害(如铅、镉、汞、铜等重金属中毒),自身免疫性疾病肾损害(如干燥综合征、系统性红斑狼疮、自体免疫性肝炎等),及多发性骨髓瘤、维生素 D 缺乏症等病肾损害。

2.临床表现及辅助检查　Ⅱ型 RTA 的主要表现为 AC 正常的高氯性代谢性酸中毒及低钾血症。

(1)AC 正常的高氯性代谢性酸中毒:化验尿液 HCO_3^- 增多,而可滴定酸及 NH_4^+ 正常,由于远端肾小管酸化功能正常,故尿 pH 仍可<5.5。患者血 pH 值下降,血清 Cl^- 增高,而 AC 正常。

(2)低钾血症:由于尿钾大量丢失,故低钾血症常较Ⅰ型 RTA 严重。

(3)钙磷代谢紊乱及骨病:低钙血症及骨病,尿路结石及肾钙化发生率远比Ⅰ型 RTA 低。

Ⅱ型 RTA 可以单独存在,但是更常为近端肾小管复合性转运功能缺陷—范可尼综合征(Fan—coni syndrome)的一个组成,此时将同时出现肾性糖尿、氨基酸尿及磷酸盐尿。

3.诊断　出现 AC 正常的高血氯性代谢性酸中毒、低钾血症,化验尿液 HCO_3^- 增多,可滴定酸和 NH_4^+ 正常,尿 pH 常<5.5,Ⅱ型 RTA 诊断即成立。如果同时出现范可尼综合征(肾性糖尿、氨基酸尿及磷酸盐尿),则更支持诊断。

对不完全性Ⅱ型 RTA 应做碳酸氢盐重吸收试验,给予碳酸氢钠后患者尿 HCO_3^- 排泄分数>15%即可诊断(详见后叙)。

(三)Ⅲ型(混合型)肾小管酸中毒

Ⅲ型 RTA 较少见。它兼有Ⅰ型及Ⅱ型 RTA 的表现,被认为是Ⅰ型及Ⅱ型的混合型,但是也有学者认为它不是一个独立的类型,而是Ⅰ型或Ⅱ型中的一个亚型。ⅠH 型 RTA 的远端肾小管酸化功能障碍比Ⅰ型还重,而且尿排出 HCO_3^- 也多,故其酸中毒程度常比单纯Ⅰ型或Ⅱ型都重,并发症也较多。

(四)Ⅳ型(高钾性远端)肾小管酸中毒

1.分类与病因　Ⅳ型 RTA 的常见病因包括醛固酮分泌减少和肾小管对醛固酮反应减弱两大类。

醛固酮分泌减少可见于:

(1)醛固酮及糖皮质激素皆缺乏:如原发性慢性肾上腺皮质功能减退症(即 Addison 病),双侧肾上腺切除,21—羟化酶缺乏,3β—经类固醇脱氢酶缺乏等;

(2)单纯醛固酮缺乏:如糖尿病肾病或肾小管间质性疾病所致低肾素低醛固酮血症,使用非甾类抗炎药、血管紧张素转化酶抑制剂(ACEI)、血管紧张素 AT1 受体阻滞剂(ARB)、或 β 受体阻滞剂等。肾小管对醛固酮反应减弱可见于假性低醛固酮血症及某些肾小管—间质疾病(如梗阻性肾病、肾移植排异、镰刀细胞贫血肾病、环孢素 A 肾损害等)。

2.临床表现及辅助检查　本型 RTA 多见于某些轻、中度肾功能不全的肾脏病(以糖尿病肾病、梗阻性肾病及慢性间质性肾炎最常见)患者,主要临床表现如下:

(1)AG 正常的高氯性代谢性酸中毒:远端肾小管泌 H^+ 障碍,故尿 NH_4^+ 减少,尿 PH>5.5;血 pH 值下降,血清 Cl^- 增高,AC 正常。

(2)高钾血症:由于醛固酮分泌减少或肾小管对醛固酮反应减弱,故使远端肾小管泌 K^+ 减少,血 K^+ 升高。高钾血症严重时可致心律失常或心肌麻痹,必须警惕。

Ⅳ型 RTA 患者的代谢性酸中毒及高血钾严重程度与肾功能不全严重度不成比例,提示它们并非主要由肾功能不全引起。

(3)血清醛固酮水平减低或正常:醛固酮分泌减少引起的Ⅳ型 RTA 患者血清醛固酮水平将减低,而肾小管对醛固酮反应减弱者血清醛固酮水平可正常。

3.诊断　轻、中度肾功能不全患者出现 AC 正常的高氯性代谢性酸中毒及高钾血症,化验尿 NH_4^+ 减少,尿 PH>5.5,诊断即可成立。患者血清醛固酮水平降低或正常。

三、肾小管酸中毒的常用诊断试验

(一)不完全性Ⅰ型肾小管酸中毒的诊断试验

疑诊不完全性Ⅰ型 RTA 时,应选择进行下述试验帮助确诊。

1.氯化铵负荷试验　氯化铵负荷试验又称为酸负荷试验,是检查不完全性Ⅰ型 RTA 的最常用方法。

试验前两天应停服碱性药,检查方法包括:

(1)三日法:氯化铵 0.1g/(kg·d),分 3 次口服,连续 3 天,第三天服完药后每隔 1 小时收集尿液 1 次,共 5 次,用 PH 测定仪检测尿 pH 值,若尿 pH>5.5 则有诊断价值。

(2)一日法:氯化铵 0.1g/(kg·d)在 3~5 小时内服完,之后每小时收集尿液 1 次,共 5 次,用 PH 测定仪检测尿 pH 值,若>5.5 则阳性。

对有肝病或患者不能耐受氯化铵如出现恶心、呕吐时,可改服氯化钙[1mmol/(kg·d)],试验方法与氯化铵相同。

2.尿及血二氧化碳分压测定

(1)碳酸氢钠负荷试验:试验前 3 天应停服碱性药物。试验时静脉滴注 7.5% 碳酸氢钠,2~3ml/min,并每 15~30 分钟直立排尿 1 次,测尿 pH 及尿二氧化碳分压(PCO_2),当连续 3 次尿 pH>7.8 时,在两次排尿中间抽血测血 PCO_2。正常人尿 PCO_2 会比血 PCO_2 高 2.66~3.99kPa(20~30mmHg),而Ⅰ型 RTA 泌 H^+ 障碍患者此差值小于 2.66kPa(20mmHg)。

碳酸氢钠碱化尿液时,远端肾小管排泌的 H^+ 与管腔中的 HCO_3^- 反应生成 H_2CO_3。由于远端肾小管缺乏碳酸酐酶,不能使 H_2CO_3 脱水形成 CO_2,逸入胞内,H_2CO_3 需随尿流至较远部位特别是到达肾盂后,才能分解成 CO2 及 H_2O,此处 CO_2 不能被细胞吸收,所以尿 PCO_2 会明显升高。Ⅰ型 RTA 患者远端肾小管泌 H^+ 障碍时,管腔内减少,生成的 H_2CO_3 也少,故尿 PCO_2 不升高。

(2)中性磷酸盐负荷试验:试验时先静滴 0.9mol/L 的 $NaHCO_3$,保持尿 pH 值于 6.8 左右。然后以 1~1.5ml/min 的速度静脉滴入 0.2mol/L 中性磷酸盐溶液,持续 1~2 小时。在开始静脉滴注后第 2、3、4 小时分别留取血及尿标本检测 PCO_2。当尿磷酸盐浓度超过 20mmol/L 时,正常人尿 PCO_2 会比血 PCO_2 高 3.33kPa(25mmHg)或更多,而Ⅰ型 RTA 泌 H^+ 障碍者此差值<3.33kPa(25mmHg)。

在中性磷酸盐负荷后,大量 HPO_4^- 到达远端肾小管,与 H^+ 结合生成 $H_2PO_4^-$,后者再与 HCO_3^- 反应生成 CO_2,使尿 PCO_2 升高。Ⅰ型 RTA 患者远端肾小管泌 H^+ 障碍时,$H_2PO_4^-$ 生成少,故尿 PCO_2 不会升高。所以此试验意义与碳酸氢钠负荷试验相似,对确诊泌 H^+ 障碍的不完全性Ⅰ型 RTA 很有意义。

3.硫酸钠试验　试验前 3 天停服碱性药物。传统方法是先予低盐饮食(钠入量 20mmol/

d)数日,以刺激远端小管对钠重吸收。现在的方法是先予氟氢可的松 1mg,提高钠的重吸收能力。12 小时后静脉滴注 4‰硫酸钠 500ml(45~60 分钟内滴完),静脉滴注后每小时分别留尿 1 次,共 4 次,用 pH 测定仪测尿 pH。试验结果:正常人尿 PH<5.5,泌 H⁺ 障碍的 1 型 RTA 患者尿 pH>5.5 甚至 6.0。

注射硫酸钠后,远端肾小管腔中 SO_4^{2-} 浓度增加,提高了原尿的负电位,刺激 H⁺ 排泌,使尿 PH 值下降。Ⅰ型 RTA 患者远端肾小管泌 H⁺ 障碍时,尿 pH 值不下降。

4. 呋塞米试验　肌肉注射呋塞米 20~40mg,留取用药前及后 4 小时内的尿液,用 pH 测定仪测尿 pH 值。正常人尿 pH 应降至 5.5 以下,Ⅰ型 RTA 患者尿 PH>5.5。

袢利尿剂可使到达远端肾小管的 Cl^- 增加,增加管腔负电位,从而刺激 H⁺ 排泌,使尿 PH 下降。与磷酸钠试验相似,Ⅰ型 RTA 远端肾小管泌 H⁺ 障碍时,尿 PH 值不下降。

(二)不完全性Ⅱ型肾小管酸中毒的诊断试验

可做碳酸氢盐重吸收试验,方法如下:①口服法:给酸中毒患者口服 $NaHCO_3$,从 1mmol/(kg·d)开始,逐渐增加剂量,直至 10mmol/(kg·d),当酸中毒被纠正后,同时测血和尿的 HCO_3^- 及肌酐,按公式计算尿 HCO_3^- 排泄分数。②静脉滴入法:给酸中毒患者静脉点滴 500~700mmol/L 浓度的 $NaHCO_3$,速度,每隔 30~60 分钟收集尿标本 1 次,间隔中间收集血标本,而后检测血和尿的 HCO_3^- 及肌酐,计算尿 HCO_3^- 排泄分数。正常者此排泄分数为零;Ⅱ型 RTA>15%。计算公式如下:

$$HCO_3^- \text{ 排泄分数}(\%) = \frac{\text{尿 } HCO_3^- \times \text{血肌酐} \times 100}{\text{血 } HCO_3^- \times \text{尿肌酐}}$$

注:血和尿的 HCO_3^- 单位为 mmol/L,肌酐单位为 $\mu mol/L$

四、肾小管酸中毒的治疗措施

RTA 的致病病因明确并能治疗的话,应该积极治疗,例如应用免疫抑制剂治疗自身免疫性疾病,停用致病药物,驱除体内重金属毒物等。针对各型 RTA 本身应予如下治疗:

(一)Ⅰ型肾小管酸中毒

1. 纠正酸中毒　应补充碱剂,常用枸橼酸合剂(含枸橼酸、枸橼酸钠及枸橼酸钾),此合剂除能补碱外,尚能减少肾结石及钙化形成(肠道酸度降低会增加钙吸收,但形成的枸橼酸钙溶解度高易从尿排出)。为有效纠正酸中毒,有时还需配合服用碳酸氢钠。碱性药要分次服用,尽可能保持昼夜负荷均衡。

2. 补充钾盐　Ⅰ型 RTA 患者存在低钾血症时,需要补钾。给碱性药物纠正酸中毒时,更需要补钾,因为酸中毒矫正后尿钾排泄增加且血钾转入胞内可能加重低钾血症。服用枸橼酸钾补钾,而不用氯化钾,以免加重酸中毒。

3. 防治肾结石、肾钙化及骨病　服枸橼酸合剂后,尿钙将主要以枸橼酸钙形式排出,其溶解度高,可预防肾结石及钙化。对已发生严重骨病而无肾钙化的患者,可小心应用钙剂及骨化三醇治疗,但应警防药物过量引起高钙血症。

(二)Ⅱ型肾小管酸中毒

纠正酸中毒及补充钾盐与治疗Ⅰ型 RTA 相似,但是Ⅱ型 RTA 丢失 HCO_3^- 多,单用枸橼酸合剂很难纠正酸中毒,常需配合服用较大剂量碳酸氢钠(6~12g/d)才能有效。重症病例尚可配合服用小剂量氢氯噻嗪,以增强近端肾小管 HCO_3^- 重吸收,不过需要警惕氢氯噻嗪加重低钾血症可能。

（三）Ⅳ型肾小管酸中毒

此型 RTA 治疗除纠正酸中毒与以上各型相同外，其他治疗存在极大差异。

1. 纠正酸中毒　应服用碳酸氢钠，纠正酸中毒也将有助于降低高血钾。

2. 降低高血钾　应进低钾饮食，口服离子交换树脂聚苯乙烯磺酸钠（sodium styrene sulfonate）促粪钾排泄，并口服袢利尿剂呋塞米促尿钾排泄。一旦出现严重高血钾（＞6.5mol/L）应及时进行透析治疗。

3. 肾上腺盐皮质激素治疗　可口服 9α—氟氢可的松（fludrocortisone），低醛固酮血症患者每日服 0.1mg，而肾小管对醛固酮反应减弱者应每日服 0.3～0.5mg。服用氟氢可的松时，常配合服用呋塞米以减少其水钠潴留副作用。

（刘延卫）

第六节　急性肾小管间质肾炎

对于肾小管间质性肾炎（tubulointerstitial nephritis，TIN）的认识，最早可追溯到 1792 年。当时一名为 Admiral John 的患者死于肾衰竭、高血压，尸体解剖时发现肾间质有明显炎症改变，推测与饮用船上含铅较高的淡水有关。TIN 是由多种病因引起、发病机制各异、以肾小管间质病变为主的一组疾病，按其肾脏病理变化的特点分为：以肾间质水肿、炎性细胞浸润为主的急性肾小管间质性肾炎（acute tubulointerstitial nephritis，ATIN）和以肾间质纤维化、肾小管萎缩为主的慢性肾小管间质性肾炎（chronic tubulointerstitial nephritis，CTIN）。文献报道 10%～15% 的急性肾衰竭和 25% 的慢性肾衰竭是分别由急、慢性 TIN 引起，因此 TIN 已日益受到重视。

本节将着重讨论 ATIN。文献报道，在蛋白尿或（和）血尿肾活检的病例中 ATIN 约占 1%，而在急性肾损伤患者进行肾活检的病例中 ATIN 所占比例为 5%～15%。ATIN 如能早期诊断、及时治疗，肾功能多可完全恢复或显著改善。因此，重视 ATIN 的早期诊断和治疗对提高肾脏疾病的整体防治水平具有重要意义。

一、ATIN 的病因及发病机制研究现状

（一）病因

原发性 ATIN 的病因主要为药物及感染。历史上感染相关性 ATIN 十分常见，近代由于疫苗及大量抗微生物药物问世，许多感染都已能有效预防或（和）迅速控制，所以感染相关性 ATIN 患病率已显著下降；相反，近代由于大量新药上市，药物过敏日益增多，它已成为 ATIN 的首要病因。除此而外，尚有少数病因不明者，被称为"特发性 ATIN"，不过其后某些特发性 ATIN 如肾小管间质性肾炎—色素膜炎综合征（tubulointerstitial nephritis and uveitis syndrome，TINU）病因已基本明确，是自身抗原导致的免疫反应致病。常见病因已列入表 8—8。

表 8-8　引起急性肾小管间质肾炎的病因

病因种类	致病因素
药物：	
抗微生物药物	磺胺类,青霉素类,头孢类,大环内酯类,喹诺酮类,呋喃类,抗结核药等
非甾类抗炎药	各种非甾类抗炎药,包括 COX-2 抑制剂
利尿剂	呋塞米,依他尼酸,噻嗪类,氯噻酮,氨苯蝶啶等
溃疡病治疗药	H_2 受体阻滞药(西咪替丁,雷尼替丁,法莫替丁等),质子泵抑制剂(奥美拉唑、泮托拉唑等)
其他药物	别嘌呤醇,硫唑嘌呤,卡托普利,卡马西平,苯妥英钠,地尔硫䓬,氯贝丁酯等
感染微生物：	
细菌	军团菌属,布氏杆菌属,白喉杆菌,葡萄球菌属,链球菌属等
病毒	EB 病毒,汉坦病毒,登革热病毒,腮腺炎病毒,巨细胞病毒,麻疹病毒,多瘤病毒,SARS 病毒,人免疫缺陷病毒等
其他微生物	螺旋体,疟原虫,弓形虫,立克次体,支原体,衣原体,真菌等
特发性：	
免疫	肾小管间质性肾炎-葡萄膜炎综合征

（二）发病机制的研究现状

1. 药物过敏性 ATIN　药物已成为 ATIN 最常见的病因,免疫反应是其发病的主要机制。大多数研究显示本病主要由细胞免疫引起,但是也有研究在少数病例的肾活检标本中见到抗肾小管基底膜(TBM)抗体沉积,提示体液免疫也可能参与致病。所以不同患者及不同药物的发病机制可能有所不同。

（1）细胞免疫反应：有如下证据提示细胞免疫参与药物所致 ATIN 的发病：①肾间质呈现弥漫性淋巴细胞、单核-巨噬细胞和嗜酸粒细胞浸润；②免疫组化检查显示肾间质浸润细胞是以 T 淋巴细胞为主；③肾间质中出现非干酪性肉芽肿,提示局部存在迟发型超敏反应。

目前认为参与药物过敏性 ATIN 发病的细胞免疫反应主要是 T 细胞直接细胞毒反应及抗原特异性迟发型超敏反应。多数药物过敏性 ATIN 的肾间质浸润细胞是以 $CD4^+$ 细胞为主,$CD4^+/CD8^+>1$,而西米替丁和 NSAID 诱发的 ATIN 却以 $CD8^+$ 为主,$CD4^+/CD8^+<1$。药物(半抗原)与肾小管上皮细胞蛋白(载体)结合形成致病抗原,经肾小管上皮细胞抗原递呈作用,使肾间质浸润 T 细胞(包括 $CD4^+$ 和 $CD8^+$)致敏,当再次遇到此相应抗原时,$CD4^+$ 细胞就可通过 Ⅱ 类主要组织相容性复合物、$CD8^+$ 细胞通过 Ⅰ 类主要组织相容性复合物限制性地识别小管上皮细胞,诱发 T 细胞直接细胞毒反应和迟发型超敏反应($CD8^+$ 细胞主要介导前者,而 $CD4^+$ 细胞主要介导后者),损伤肾小管,导致肾间质炎症(包括非干酪性肉芽肿形成)。

这些活化的 T 细胞还可以合成及释放大量细胞因子,包括 γ 干扰素、白介素-2(IL-2)、白介素-4(IL-4)、肿瘤坏死因子 α(TNF α)参与致病。同时细胞毒 T 细胞所产生的粒酶、穿孔素等物质,也具有细胞毒作用而损伤肾小管。此外,肾间质中激活的单核-巨噬细胞也能释放蛋白溶解酶、活性氧等物质加重肾小管间质损伤,并能分泌转化生长因子-β(TGF-β)活化肾间质成纤维细胞,促进细胞外基质合成,导致肾间质病变慢性化。

非甾体抗炎药(NSAID)在引起 ATIN 同时还可能引起肾小球微小病变病,其发病也与 T 细胞功能紊乱有关。NSAID 抑制环氧化酶,使前列腺素合成受抑制,花生四烯酸转为白三烯增加,后者激活 T 细胞。激活的辅助性 T 细胞通过释放细胞因子而使肾小球基膜通透性增加,引起肾病综合征。

(2)体液免疫反应:药物及其代谢产物可作为半抗原与宿主体内蛋白(即载体,如肾小管上皮细胞蛋白)结合形成致病抗原,然后通过如下体液免疫反应致病:①Ⅰ型超敏反应:部分患者血清 IgE 升高,外周血嗜酸粒细胞增多、出现嗜酸粒细胞尿,病理显示肾间质嗜酸粒细胞浸润,提示Ⅰ型超敏反应致病。②Ⅱ型超敏反应:部分患者血中出现抗 TBM 抗体,免疫病理显示 TBM 上有 IgG 及 C3 呈线样沉积,提示Ⅱ型超敏反应致病。这主要见于甲氧西林(methicillin,又称二甲氧苯青霉素及新青霉素Ⅰ)所致 ATIN,也可见于苯妥英钠、别嘌呤醇、利福平等致病者。目前认为这种抗 TBM 疾病的靶抗原是 3M-1 糖蛋白,由近曲小管分泌粘附于肾小管基底膜的外表面,分子量为 48kDa。正常人对此蛋白具有免疫耐受,但是药物半抗原与其结合形成一种新抗原时,免疫耐受即消失,即能诱发抗 TBM 抗体产生,导致 ATIN。此外,从前报道Ⅲ型超敏反应(循环免疫复合物致病)也可能参与药物过敏性 ATTN 发病,其实基本见不到这种病例。

2.感染相关性 ATIN 广义上的感染相关性 ATIN 也包括病原微生物直接侵袭肾间质导致的 ATIN 如急性肾盂肾炎,但是本章并不包含这一内容。此处所讲感染相关性 ATIN 仅指感染诱发免疫反应导致的 ATIN。

一般认为,感染相关性 ATIN 也主要是由细胞免疫反应致病,理由如下:①肾组织免疫荧光检查阴性,不支持体液免疫致病;②肾间质中有大量淋巴细胞和单核细胞浸润;③免疫组化检查显示肾间质中浸润的淋巴细胞主要是 T 细胞。

3.TINU 综合征 TINU 综合征是一个 ATIN 合并眼色素膜炎的综合征,临床较少见。1975 年首先由 Dinrin 等报道,迄今报道 300 余例。此综合征的病因及发病机制至今尚不完全明确,但与机体免疫功能紊乱及遗传因素影响相关,简述如下:

(1)细胞免疫:目前较公认的发生机制是细胞免疫致病。其主要依据为:①患者的皮肤试验反应能力降低;②外周血中 T 细胞亚群($CD3^+$、$CD4^+$、$CD8^+$)异常,$CD4^+/CD8^+$ 比值降低,$CD56^+$ 的 NK 细胞增高;③肾脏病理检查可见肾间质中有大量 $CD3^+$、$CD4^+$、$CD8^+$ 淋巴细胞浸润,多数报道以 $CD4^+$ 细胞为主,并长期存在。④在部分患者肾间质中可见非干酪性肉芽肿,提示局部存在迟发型超敏反应。

(2)体液免疫:目前有证据表明,TINU 综合征也可存在体液免疫的异常。其依据为:①患者存在多克隆高丙种球蛋白血症,尤以血 IgG 水平升高明显;②在部分 TINU 综合征患儿肾组织中检测出抗肾小管上皮细胞抗体成分。Wakaki 等对 1 例 13 岁女孩肾组织匀浆中的 IgG 纯化后测得 125kDa 抗体成分,证实为抗肾小管上皮细胞抗体,并通过免疫组化法明确该抗体存在于皮质区肾小管上皮细胞的胞浆中。③少数病例血清检测出抗核抗体、类风湿因子、抗肾小管及眼色素膜抗体等自身抗体及循环免疫复合物,提示体液免疫异常在部分 TINU 综合征中起作用,并可能是一种自身免疫性疾病。

(3)遗传因素:有关单卵双生兄弟、同胞姐妹共患 TINU 综合征,以及 TINU 综合征患者母亲患有肉芽肿病的报道,均强烈显示出本症具有遗传倾向。已有报道证实 TINU 综合征与人类白细胞抗原(HLA)系统有着密切关联,主要集中在 HLA-DQA1 和 DQB1 以及 DR6、

DR14 等等位基因。

二、ATIN 的临床及病理表现、诊断与鉴别诊断

（一）临床表现及辅助检查

1. 临床表现

（1）药物过敏性 ATIN：典型表现如下：①用药史：患者发病前均有明确的用药史。20 世纪 80 年代前，青霉素、半合成青霉素、磺胺类等抗菌药物是诱发 ATIN 的主要药物；而 80 年代后，国内外文献报道诱发 ATIN 最多的药物是 NSAID 和头孢菌素类抗生素。②药物过敏表现：常为药物热及药疹（常为小米至豆大斑丘疹或红斑，弥漫对称分布，伴瘙痒）。③肾损害：患者常在用药后 1～数天出现尿化验异常和肾小球及肾小管功能损害（详见下述），少尿性（病情较重者）或非少尿性（病情较轻者）急性肾衰竭十分常见。

但是，NSAID 引起的过敏性 ATIN 常有如下独特表现：①虽然有患者在用药后 1 至数天出现肾损害，但是有的却可在用药后数周至数月才发病；②临床常无药物过敏的全身表现，如药物热及药疹；③在导致 ATIN 的同时，又能引起肾小球微小病变病，临床出现肾病综合征。若不认识它的这些特点，即易导致误漏诊。

（2）感染相关性 ATIN：常首先出现与感染相关的全身表现，而后才呈现尿化验异常、急性肾衰竭及肾小管功能异常。既往此 ATIN 常由细菌感染引起，而现代病毒等微生物引起者更常见。

（3）TINU 综合征：常发生于青少年，女性居多。病前常有乏力、食欲减退、体重下降及发热等非特异症状，而后出现肾损害（尿化验异常、急性肾衰竭及肾小管功能异常）及眼色素膜炎（虹膜睫状体炎或全色素膜炎，常两侧同时发生）。少数患者眼色素膜炎出现在肾损害前，多数同时出现，或眼色素膜炎出现在肾损害后（1～数月）。患者常伴随出现血沉增快、血清 C 反应蛋白及 γ 球蛋白增高。

2. 实验室表现

（1）尿常规化验：常表现为轻度蛋白尿（<1～2g/d，以小分子性蛋白尿为主），镜下血尿（甚至肉眼血尿），无菌性白细胞尿（早期尚能见嗜酸性粒细胞尿），以及管型尿（包括白细胞管型）。

（2）血常规化验：一般无贫血，偶尔出现轻度贫血。30%～60% 的药物过敏性 ATIN 患者外周血嗜酸性粒细胞增多。

（3）肾小管损伤指标及肾小管功能检查：患者尿 N—乙酰—β—氨基葡萄糖苷酶（NAG）、γ—谷氨酰转肽酶（γ—GT）及亮氨酸氨基肽酶（LAP）增多，提示肾小管上皮细胞损伤。尿 β_2 微球蛋白、α_1 微球蛋白、视黄醇结合蛋白及溶菌酶常增多，提示近端肾小管重吸收功能障碍；尿比重和尿渗透压减低，提示远端肾小管浓缩功能减退。患者有时还能出现肾性尿糖，甚至范可尼综合征（Fanconi syndrome，呈现肾性糖尿、氨基酸尿及磷酸盐尿等），以及肾小管酸中毒。

近年，一些能反映早期急性肾损害的尿生物标记物检验已开始应用于临床，这对早期发现及诊断 ATIN 很有帮助，例如尿中性白细胞明胶酶相关脂质运载蛋白（neutrophil gelatinase—associated lipoca—lin，NGAL）检验，尿肾脏损伤分子—1（kidney injury molecule—1，KIM—1）检验，及尿白介素—18（interliukin 18，IL—18）检验等。

（4）肾小球功能检查：患者出现急性肾衰竭时，血肌酐及尿素氮将迅速升高，血清胱抑素 C 水平也升高。

（5）其他检验：对疑及药物诱发抗 TBM 抗体的患者，应进行血清抗 TBM 抗体检测。

3. 影像学表现　超声等影像学检查显示 ATIN 患者的肾脏体积正常或增大，若能除外淀粉样变肾病及糖尿病肾病，肾脏体积增大对提示急性肾衰竭很有意义。

4. 67镓核素扫描　20 世纪 70 年代末即有报道 ATIN 患者肾脏摄取核素67镓（67Ga）明显增多，因此认为67Ga 核素扫描有助 ATIN 诊断。但是，在此后的研究中发现67Ga 核素扫描诊断 ATIN 的敏感性仅 58%～68%，特异性也不高。因此，67Ga 同位素扫描并不是理想的 ATIN 检测指标，临床上很少应用。不过，文献报道急性肾小管坏死患者极少出现67Ga 核素扫描阳性，因此认为此检查对鉴别 ATIN 与急性肾小管坏死仍有一定意义。

（二）病理表现

1. 光学显微镜检查　ATIN 的病理特点主要是肾间质炎细胞浸润及水肿。无论药物过敏性 ATIN、感染相关性 ATIN 或 TINU 综合征，肾间质中弥漫浸润的炎细胞均以淋巴细胞（主要是 T 细胞）及单核细胞为主，常伴不同程度的嗜酸粒细胞（药物过敏性 ATIN 最明显），并偶见中性粒细胞。可见肾小管炎（炎细胞趋化至肾小管周围，并侵入肾小管壁及管腔）。此外，在部分药物过敏性 ATIN 及 TINU 综合征患者的肾间质中，还可见上皮样细胞肉芽肿。肾小管上皮细胞常呈不同程度的退行性变，可见刷状缘脱落，细胞扁平，甚至出现灶状上皮细胞坏死及再生。肾小球及肾血管正常。

2. 电子显微镜检查　无特殊诊断意义。NSAID 引起 ATIN 同时可伴随出现肾小球微小病变病，此时可见肾小球足细胞足突广泛融合。

3. 免疫荧光检查　多呈阴性。但是药物（如甲氧西林）诱发抗 TBM 抗体致病者，能在 TBM 上见到 IgG 及 C3 呈线样沉积。

（三）诊断与鉴别诊断

1. 诊断　原发性 ATIN 确诊需要依靠肾组织病理检查，但是在此基础上还必须结合临床表现才能进行准确分类。

（1）药物过敏性 ATIN：若有明确用药史，典型药物过敏表现（药疹、药物热、血嗜酸粒细胞增多等），尿检验异常（轻度蛋白尿、血尿、无菌性白细胞尿及管型尿），急性肾衰竭及肾小管功能损害（肾性糖尿及低渗透压尿等），一般认为临床即可诊断药物过敏性 ATIN（当然，能进行肾组织病理检查确认更好）。如果上述表现不典型（尤其是无全身药物过敏表现，常见于 NSAID 致病者），则必须进行肾穿刺病理检查才能确诊。

（2）感染相关性 ATIN：若有明确感染史，而后出现 ATIN 肾损害表现（轻度尿检验异常、急性肾衰竭及肾小管功能损害）即应疑及此病，及时进行肾活检病理检查确诊。

（3）TINU 综合征：在出现 ATIN 肾损害表现前后，又出现眼色素膜炎（虹膜睫状体炎或全色素膜炎），即应高度疑及此病，及时做肾活检病理检查确诊。

2. 鉴别诊断　应该与各种能导致急性肾衰竭的疾病鉴别，与肾小球及肾血管疾病鉴别不难，此处不拟讨论。只准备在此讨论如下两个疾病：

（1）药物中毒性急性肾小管坏死：应与药物过敏性 ATIN 鉴别，尤其是无全身药物过敏表现的 ATIN。两者均有用药史，尿常规检验均改变轻微（轻度蛋白尿，少许红、白细胞及管型），都常出现少尿性或非少尿性急性肾衰竭。但是，药物中毒性急性肾小管坏死具有明确的肾毒性药物用药史,发病与用药剂量相关,而无药物过敏表现;尿检验无或仅有少许白细胞,无嗜酸性粒细胞;除某些肾毒性中药(如含马兜铃酸中草药)致病者外,很少出现肾性糖尿等近端肾小管功能损害。上述临床实验室表现可资初步鉴别。此外,正如前述,有学者认为[67]Ga 同位素扫描对两者鉴别也有意义,而肾活检病理检查可以明确将两者区分。

(2)IgG4 相关性 TIN:这是近年才认识的一个自身免疫性疾病。此病能累及多个器官系统,被称为 IgG4 相关性疾病,但是也有约 5% 患者仅表现为 IgG4 相关 TIN,而无全身系统表现。此病仅表现为 TIN 且出现急性肾衰竭时,则需要与本章介绍的原发性 ATIN 鉴别。IgG4 相关 TIN 具有特殊的临床病理表现,例如血清 IgG4 水平增高,补体 C3 水平下降,肾活检病理检查在肾间质中可见大量 IgG4 阳性浆细胞浸润,并伴随轻重不等的席纹样纤维化等。这些表现均与本文介绍的原发性 ATIN 不同,鉴别并不困难。

三、ATIN 的治疗对策、预后及防治展望

(一)去除病因

早期诊断,去除病因是治疗的关键。对药物过敏性 ATIN 患者及时停用致敏药物,对感染相关性 ATIN 患者有效控制感染,都是治疗的关键第一步。许多患者在去除上述病因后病情可自行好转,轻者甚至可以完全恢复。

(二)糖皮质激素治疗

一些较小型的非随机对照临床试验结果显示,糖皮质激素治疗药物过敏性 ATIN 疗效明显,与单纯停用致敏药物比较,ATIN 的完全缓解率更高,缓解时间缩短;但是,另外一些小型临床试验却未获得上述效果,认为与单纯停用致敏药物相比疗效无异。由于缺乏高质量大样本的前瞻随机对照临床试验证据,故目前尚难下确切结论。

根据主张用激素治疗学者的意见,对药物过敏性 ATIN 患者用激素治疗的指征为:①ATIN 病情严重,如肾功能急剧恶化需要透析治疗,或(和)病理检查肾间质炎症严重或肉芽肿形成;②停用致敏药后数日肾功能无明显改善者。若治疗过晚(往往 ATIN 病期已超过 3 周),病理检查已发现肾间质明显纤维化时,激素则不宜应用。

若拟用糖皮质激素进行治疗,那么激素起始剂量应多大?全部疗程应多长?目前也无指南推荐意见或建议。美国经典肾脏病专著《The Kidney》第 9 版认为可用泼尼松 $1mg/(kg \cdot d)$ 作起始剂量口服,3～4 周后逐渐减量,再 3～4 周停药。国内不少单位主张泼尼松起始剂量宜小,30～40mg/d 即可,减停药方法与上基本相同。另外,如果应用糖皮质激素正规治疗 4 周无效时(这常见于治疗过晚病例),也应停用激素。

感染相关性 ATIN 是否也适用糖皮质激素治疗?意见更不统一。不少学者都主张仅给予抗感染治疗,而不应用激素,尤其在感染未被充分控制时。但是,某些感染相关性 ATIN(如汉坦病毒导致的出血热肾综合征)病情极重,感染控制后 ATIN 恢复十分缓慢,很可能遗留下慢性肾功能不全。有学者对这种患者应用了激素治疗,并发现其中部分病例确能有促进疾病缓解和减少慢性化结局的疗效,所以他们认为,在特定条件下,感染相关性 ATIN 在感染控制后仍可考虑激素治疗。

至于 TINU 综合征,由于它是一个自身免疫性疾病,故必须使用糖皮质激素治疗。TINU 综合应用激素治疗的疗效往往很好,对个别疗效较差者或(和)肾间质出现上皮样细胞肉芽肿者,必要时还可加用免疫抑制剂治疗。

（三）免疫抑制剂治疗

药物过敏性 ATIN 一般不需要使用免疫抑制剂治疗。但是，也有报道认为，若激素治疗 2 周无效时，仍可考虑加用免疫抑制剂如环磷酰胺或吗替麦考酚酯。环磷酰胺的常用量为 1～2mg/(kg·d)，一般仅用 4～6 周，不宜过长；而文献报道的吗替麦考酚酯用量为 0.5～1.0g，每日 2 次，应该服用多久，尚无统一意见。

另外，当药物诱发抗 TBM 抗体致病时，除需用激素及免疫抑制剂积极治疗外，必要时还要配合进行血浆置换治疗。不过自从甲氧西林被弃用后，现在抗 TBM 抗体所致 ATIN 已很难遇到。

（四）透析治疗

当 ATIN 患者出现急性肾衰竭达到透析指征时，就应及时进行透析，以清除代谢废物，纠正水电解质及酸碱平衡紊乱，维持生命，赢得治疗时间。

（五）ATIN 的预后

药物过敏性 ATIN 的大系列研究资料显示，约 64.1% 的患者治疗后疾病能完全缓解，23.4% 能部分缓解，而 12.5% 将进入终末肾衰竭需依靠肾脏替代治疗维持生命。另一篇文献统计，约 36% 的药物过敏性 ATIN 将最终转变成慢性肾脏病。

影响疾病预后的因素如下：①治疗是否及时：这是影响疾病预后的关键因素。一般认为发病＞3 周未及时停用致敏药物进行治疗者，往往预后差。②年龄：老年患者预后差。③病理检查：肾间质纤维化（常伴肾小管萎缩及肾小管周毛细血管消失）程度重者、出现上皮样细胞肉芽肿者预后差。但是血清肌酐峰值高低、病理检查肾间质炎细胞浸润轻重及是否存在肾小管炎，与疾病预后无关。

感染相关性 ATIN 的预后与感染是否被及时有效控制及肾损害严重程度密切相关。而 TINU 综合征从总体上讲预后较好，不过疾病（尤其眼色素膜炎）较易复发。

（六）对 ATIN 治疗的思考及期望

正如前述，影响药物过敏性 ATIN 预后的首要因素是有否及时停用致敏药物，停药不及时的患者往往预后差。为此早期识别此病进而及时停用致敏药非常重要。既往在讲述本病临床表现时，很强调发热、皮疹及关节痛"三联征"，这"三联征"的描述最早来自于甲氧西林所致 ATIN 的报道，在甲氧西林被弃用后，近年已很少出现（文献报道仅呈现在约 10% 患者中）。为此在识别药物过敏性 ATIN 时，对"三联征"不宜过度强调，否则必将导致 ATIN 诊断延误。应该说，对所有用药后出现急性肾衰竭及尿检验异常（轻度蛋白尿，伴或不伴血尿及无菌性白细胞尿）的患者，均应及时做肾活检病理检查，看是否药物过敏性 ATIN。这对于临床无全身过敏表现的 ATIN 患者（常见于 NSAID 致病时）尤为重要。

至今，对药物过敏性 ATIN 是否该用糖皮质激素治疗？看法仍未统一；而对某些感染相关性 ATIN 重症病例，在感染控制后能否应用激素去减轻病情、改善预后？争论更大。即使应用激素治疗，治疗方案（药物起始剂量，持续用药时间及停药指征等）应如何制订？也没有一致意见。这主要是由于对上述 ATIN 治疗，一直缺乏高质量的前瞻随机对照临床试验证据。ATIN 的发病率不是很高，正如前述，在血尿或（和）蛋白尿进行肾活检的患者中其所占比例仅 1% 左右，因此欲组织大样本的临床试验去验证某一治疗方案对 ATIN 的疗效，会有一定困难。但是这项工作必须去做，可能需要众多医疗单位参与的多中心研究去完成，我们期望在不久的将来能看到这种高质量的临床试验证据。

（田芬）

第七节　急性尿路感染

尿路感染(urinary tract infection,UTI),简称尿感,是临床最常见的感染性疾病之一。统计资料显示,在门诊感染性疾病中,UTI 的发病率仅次于呼吸系统感染。越基层的医院,门诊急性 UTI 患者越多。中心城市大医院的 UTI 患者,多数都曾在不同医院反复治疗,应用过多种抗生素,但疾病仍旧反复。因此,合理的诊断及治疗 UTI 这一看似简单的疾病,非常重要。

女性较易发生 UTI,约 60%的女性一生中曾有 UTI 病史,而且其中约 30%患者呈现反复感染。UTI 在生育期和妊娠期妇女发生率更高。前瞻性研究表明,青年女性急性 UTI 的发病频度为 0.5~0.7 次/人年;65 岁以上老人急性 UTI 发病率女性为 9.3%;女性菌尿发生率 65~70 岁为 10%~15%,>80 岁为 15%~20%。

在 UTI 的诊断及治疗上误区还很多。不少临床医师常根据患者尿路刺激症(尿频、尿急、尿痛)的主诉就轻易下"膀胱炎"诊断,如果患者同时觉腰痛,则认为感染已波及肾脏而诊断"肾盂肾炎"。这种只根据临床症状做出的诊断很不可靠,事实上仅有不到 50%的这些患者能被证实存在菌尿。因此,对于有尿路刺激症的患者首先检查尿菌,只有存在有意义的菌尿(significant bacteriuria),才能诊断 UTI。严格合理的诊断将有助于防止滥用抗生素,避免更多的细菌耐药菌株产生。

一、尿路感染的定义及分类

尿路感染是病原微生物(包括细菌、真菌、支原体、衣原体、乃至病毒及寄生虫)侵入尿路黏膜,所引起的炎症反应。依据感染上、下尿路、复杂与单纯、急性与慢性进行分类。笔者习惯把这三种分类结合起来,以期对治疗与预后有一个比较好的判断。

（一）上尿路感染和下尿路感染

尿路感染的定位对于指导临床治疗和评估患者预后具有非常重要的价值。上尿路感染指感染累及输尿管、肾盂和肾实质,又称肾盂肾炎;而下尿路感染是指感染仅累及尿道和膀胱。需要注意的是,没有任何可靠的定位方法能精确鉴别上、下尿路感染。急性 UTI 病例,医师常常依据临床表现,即有无明显感染中毒症状(如寒战及高烧)及体征(如脊肋角叩击痛),来帮助判断上、下尿路感染。

（二）复杂性和单纯性尿路感染

尿路感染又可分为复杂性和单纯性两类。若存在尿路解剖异常(如尿路畸形、结石、肿瘤及前列腺肥大等)或功能异常(如膀胱输尿管反流、神经源性膀胱等),或存在导致机体抵抗力低下的基础疾病(如糖尿病及使用免疫抑制剂等),即诊断为复杂性 UTI;上述所有情况均不存在时,即诊断单纯性 UTI。对于复杂性 UTI 患者的治疗,一定要设法(包括手术治疗)矫正其复杂因素,抗菌药物治疗才能起效。

(三)急性和慢性尿路感染

急性 UTI 是指近期病原体侵入尿路引起的急性炎症反应;而慢性 UTI 是指炎症已导致尿路形态(如瘢痕)及功能的永久性损害。急性感染往往需要进行抗病原体治疗,而慢性 UTI 是否需要抗病原体治疗,则需依据患者具体情来做决定。

临床上还有许多分类的方法,譬如,分为有症状性 UTI 和无症状性菌尿,初发 UTI 及再发性感染,社区获得性 UTI 及医院获得性感染等。这些分类方法的多样性正提示了 UTI 问题的复杂性,只有认真考虑到所有情况,才能正确做出疾病诊断及进行治疗。

二、急性尿路感染的病原体及发病机制

(一)病原体

了解急性 UTI 的病原体,即致病微生物,是进行有效治疗的第一步。急性 UTI 的病原体主要是细菌,95%以上 UTI 是细菌感染所致,革兰阴性杆菌为主,其中大肠埃希杆菌约占70%。极少数 UTI 为真菌、衣原体、支原体或病毒等引起。在经验性治疗时,了解你所在地区、医院细菌流行趋势与致病菌对药物的敏感性至关重要。譬如,在欧美国家,大肠埃希杆菌对氟喹诺酮类抗生素的耐药率不超过30%,而在我国绝大多数地区,大肠埃希杆菌对氟喹诺酮类药物的耐药率大于60%。笔者医院近3年抗菌药物耐药率监测数据显示,在2009年,大肠埃希杆菌对氟喹诺酮类药物的耐药率高达70%,经过3年的反复的合理用药宣传教育,2012年大肠埃希杆菌对氟喹诺酮类药物的耐药率降低到60%。为什么耐药率有所下降?这是谨慎用药的效果。为什么不能继续下降?是因为我们大环境抗生素的滥用。这里既包括医师的滥用,更包括与动物饲养相关的滥用:鱼塘撒抗生素,猪牛羊鸡饲料添加抗生素等。所以,我们不但要注意在医疗单位的抗生素滥用,更要注意环境当中的抗生素本底问题。

在单纯性 UTI 中,致病菌主要为大肠埃希杆菌。而复杂性 UTI 虽然也以大肠埃希杆菌为主,但是肠球菌属、葡萄球菌属、克雷伯杆菌属、假单胞菌属、沙雷菌属、肠杆菌属的细菌明显增多,且多为耐药菌株。总结临床经验可以看到临床特征与不同病原体之间存在某些相关性,比如大肠埃希杆菌最常见于无症状菌尿、非复杂性 UTI 或首次发生的 UTI;凝固酶阴性的葡萄球菌感染较常发生于年青女性;而医院获得性 UTI、复杂性 DTI、反复再发的 UTI 和尿路器械检查后发生的 UTI,则多为粪链球菌、变性杆菌、克雷伯杆菌和铜绿假单胞菌等,其中铜绿假单胞菌常见于尿路器械检查后,变性杆菌则多见于伴有尿路结石者;金黄色葡萄球菌 UTI 则常见于败血症等血源性尿感;厌氧菌所致的 UTI 多发生于长期留置导尿管、肾移植以及身体抵抗力极差的患者。95%以上的 UTI 为单一病原菌所致,混合性细菌 UTI 较少见,他们多为长期使用抗生素或免疫抑制剂治疗者、长期留置尿管、反复使用尿路器械检查和治疗者。

其他种类病原体所致急性 UTI 较少见。真菌性 UTI 的致病真菌多为念珠菌,大多数发生于接受广谱抗生素治疗的留置导尿管的患者,特别是合并糖尿病或给予免疫抑制剂治疗

时。沙眼衣原体及支原体所致尿道炎常发生于有不洁性交史的患者。病毒如麻疹病毒、腮腺炎病毒、柯萨奇病毒等也可引起 UTI,但临床上十分罕见。

近年来,随着抗生素和免疫抑制剂的广泛应用及人口老龄化,UTI 的病原体谱发生了明显变化,革兰阳性菌与真菌性 UTI 发病率增高,耐药,甚至多重耐药病原体也呈现明显增加趋势。卫生部全国细菌耐药监测网(Mohnarin)2006—2010 年尿标本细菌耐药监测结果发现,我国 UTI 致病菌仍以大肠埃希杆菌为代表的革兰阴性杆菌为主,但肠球菌属等革兰阳性菌所占比例增加,而多药耐药菌株也呈现增加趋势。在美国大肠埃希菌对环丙沙星的耐药率从 2000 年的 3% 上升到 2010 年的 17.1%。因此根据美国感染病学会(IDSA)的最新指南,氟喹诺酮类抗生素已经不建议作为急性非复杂性膀胱炎的一线治疗药物,以防耐药菌株的进一步增加。

总结以上的情况我们就要思考:①进行有效治疗的基础是什么? ②如何合理地选择抗生素? ③如何避免微生物耐药菌株产生?

(二)急性尿路感染的发病机制

1.病原体的侵入途径及致病力

(1)病原体的侵入途径:急性 UTI 的病原体的主要侵入途径是上行感染,即病原菌由尿道、膀胱、输尿管上行至肾盂引起感染性炎症,该途径占 UTI 的 95%。而继发于败血症或菌血症的血行感染,和由外伤或泌尿系统周围脏器的感染性炎症所引起的直接感染以及经淋巴道感染较少见。

(2)病原体的致病力:细菌可产生一系列促进细菌定植和感染的因子:包括菌毛(fimbria)、铁运载体受体(Iron transporter receptor)和细菌毒素等。

菌毛:大肠埃希杆菌的 I 型菌毛能通过其尖端的黏附素 Fim H 与尿路上皮表面的甘露糖苷受体结合,黏附并侵入上皮细胞;它还能影响其他毒力因子如 P 菌毛的表达,增强细菌致病力。而 P 菌毛能通过其尖端的黏附素 PapG 识别尿路上皮表面的 Gal—Gal 受体,与之结合致病。细菌黏附及侵入尿路上皮是其致病的重要一步,如此可刺激上皮细胞产生前炎症介质,引起炎症。

铁运载体受体:细菌依赖铁运载体与铁运载体受体(如 IreA,IroN 及 Iha)系统,来摄取其重要营养元素铁,增强致病力。此外,Iha 还能促进大肠埃希杆菌与膀胱上皮黏附。

细菌毒素:包括 α 及 β 溶血素及多种细胞毒性坏死因子,它们能降低机体防御能力,延长细菌存活。

2.机体的防御机制及易感因素

(1)防御机制:正常情况下机体对细菌入侵尿路有一系列的防卫机制:①尿道口和外阴分布正常菌群,抑制病原菌的生长。②尿液的冲刷作用,通过排尿可清除大约 99% 侵入尿路的细菌。③膀胱黏膜可分泌有机酸及 IgA,并能通过吞噬细胞的吞饮作用杀灭致病微生物,同时膀胱壁的酸性糖胺聚糖作为一种抗黏附因子,阻止细菌的局部黏附。④尿液的低 pH 值,含高浓度尿素和有机酸,不利于细菌的生长。⑤男性前列腺液具有抗革兰阴性肠道细菌的作用。

另外,在此还将介绍两个具有重要防御功能的蛋白质:①防御素:它是一组阳离子多肽抗生素,存在于尿路上皮细胞、中性粒细胞及单核巨噬细胞中。当尿路暴露于病原体时,产生的阳离子多肽抗生素即可杀灭细菌、真菌和一些有荚膜的病毒防御素与细菌胞壁上的阴离子磷脂结合,破坏胞膜功能,增加细胞渗透性,导致细菌死亡。它还能诱发肥大细胞脱颗粒反应及增加白介素-8(IL-8)产生,来促进中性粒细胞趋化,增强免疫。②Tamm-Horsfall 蛋白:它由肾小管髓袢升支粗段及远曲小管近段分泌,能与细菌Ⅰ型菌毛黏附素 Fim H 结合形成复合物从尿排出,从而抗细菌黏附,发挥防御效应。另外,Tamm-forsfall 蛋白还能通过 Toll 样受体 4(TLR-4)介导机制活化天然免疫效应,并能与中性粒细胞结合加强其嗜菌效力。

(2)易感因素:某些情况下机体的上述防御机制能被破坏,患者即容易出现急性 UTI。常见的易感因素包括:①泌尿道解剖或功能异常:如尿路结石、肿瘤、畸形、膀胱输尿管反流、神经源性膀胱等。据统计,有尿路梗阻者 UTI 的发生率较正常者高 12 倍。②使用尿路器械:任何有创性尿路系统的操作均可增加感染的风险。一次导尿后持续性菌尿的发生率为 1%,而留置导尿管更易发生 UTI,留置导管 1 天,感染率约 50%,3~4 天可达 90% 以上。③妊娠:妊娠早期雌激素和黄体酮水平升高使输尿管平滑肌松弛,可引起膀胱输尿管返流;增大的子宫压迫输尿管,可引起尿路梗阻。另外妊娠期间尿液化学成分改变有利于细菌生长,因此妊娠是 UTI 的重要诱因,约 7% 孕妇有无症状菌尿,如未及时发现和治疗,其中半数发生有症状尿感。④机体抵抗力低下:如老年人、罹患糖尿病、接受免疫抑制剂治疗导致全身抵抗力低下时也易发生 UTI。⑤生殖系统病灶:例如女性存在尿道旁腺炎、外阴炎等妇科炎症时易发生 UTI,而男性的细菌性前列腺炎也是年青男性 UTI 的最常见原因。

随着研究的深入,近年来遗传因素在 UTI 发病中的作用已受到重视,有研究发现再发性 UTI 的女性患者有明显的家族相关性,而先天性免疫应答因子如 TLR-4、IL-8 受体(CXCR1)的基因多形性也与 UTI 发病相关。目前一级女性亲属(指母亲、姐妹及女儿)有 UTI 病史被认为是女性非复杂性 UTI 的易患因素之一。

3. 炎症反应　炎症是机体对病原体的防御反应,但也同时造成组织损伤。有多种因素参与炎症反应,下面仅简单谈谈中性粒细胞及补体系统的作用。

(1)中性粒细胞的作用:中性粒细胞移行至受感染的黏膜是其与黏膜上皮细胞中的一些小分子蛋白相互作用的结果。细菌激活尿路上皮的趋化因子反应,趋化中性粒细胞移行至感染部位,参与灭菌。

(2)补体系统的作用:病原的侵入可通过经典激活途径、旁路激活途径及甘露聚糖结合凝集素途径引起补体级联反应。任一途径的激活都形成 C3 和 C5 转化酶和一些生物有效成分包括过敏毒素、调理素及膜攻击复合物(C5b-9)。过敏毒素 C3a、C5a 可趋化并激活中性粒细胞和巨噬细胞,调理素 C3b、C4b 能增强吞噬细胞的吞噬作用,而膜攻击复合体更能穿透细菌胞壁促其死亡。

可见,UTI 是机体与致病病原体之间复杂作用的结果。在进行抗生素治疗之前,一定要深入了解患者的状态。随着研究的深入,我们会找到更加有效的治疗手段。

三、急性尿路感染的诊断

急性尿路感染的诊断包括:首先应该判断是否是 UTI,其次应对 UTI 进行定位,然后确定有无易感因素。在诊断 UTI 时需要注意并思考以下问题:

(一)判断是否尿路感染

尿路感染需要综合临床症状、尿常规化验及尿微生物学检查来诊断,其中证实尿中存在致病微生物最为重要。下面就诊断中的几个问题作一讨论:

1.尿路刺激症　出现尿路刺激症时需要鉴别是 UTI 还是尿道综合征? 文献报道,约 2/3 为 UTI,而 1/3 为尿道综合征。尿道综合征,又称尿频尿急综合征,患者主诉轻重不一的尿频、尿急及尿痛(或尿道烧灼感),但是反复做尿沉渣镜检正常,尿细菌学检查阴性。尿道综合征病因不明,可能与尿道受外用避孕药刺激、性生活导致损伤等相关,部分患者与焦虑、精神紧张状态相关。

2.尿常规化验　离心后尿沉渣高倍视野镜检白细胞＞5 个即为白细胞尿(或称脓尿),是发现 UTI 的一个简易、敏感检查。反复化验均无白细胞尿应能排除 UTI,但是,出现白细胞尿却不一定都是 UTI,某些肾组织炎症细胞浸润十分明显的疾病如急性或急进性肾小球肾炎、活动性狼疮性肾炎、急性间质性肾炎等也会出现尿白细胞增多。

做此检验必须注意:①女性留尿标本前必须清洁外阴,避免因白带等污染出现假阳性;②尿标本放置温度过高或放置时间过长(2 小时以上),白细胞将被破坏,影响检验结果。

3.尿细菌学检查　包括下列检查:

(1)清洁尿普通涂片找菌:清洁后中段晨尿(尿在膀胱停留 4～6 小时以上),不沉淀涂片行革兰染色镜检,检查 10 个油镜视野,若细菌＞1 个/油镜视野,结合临床尿路刺激症状即可确诊;

(2)清洁后中段尿细菌培养:若菌落数≥10^5/ml 可诊断为真性菌尿;若菌落数在 10^4～10^5/ml 间应复查,复查后结果相同时,则需结合临床表现或做膀胱穿刺尿细菌培养来确诊。某些球菌如肠球菌、粪链球菌等,尿中细菌菌落数达 10^3/ml 也有诊断意义。

(3)做膀胱穿刺尿细菌培养:若阳性,无论菌落数多少即可确诊。

因为尿细菌培养阳性是诊断 UTI 的"金标准",所以,在判读尿细菌培养结果时就要特别注意排除假阳性和假阴性。

什么情况尿细菌培养易出现假阳性结果? 主要是收集尿液标本无菌操作不严格,细菌污染。无论男女,在留取尿标本之前,都要认真清洗外阴,清洗后,使用无刺激性的消毒液如洗必泰等进行消毒。

什么情况尿细菌培养易出现假阴性结果? 主要是:①患者在进行细菌培养前已经使用抗生素;②收集尿液标本时消毒液混入到尿液中;③尿液在膀胱内停留时间过短,会显著降低细菌培养阳性率;④大量饮水,尿液被稀释,也会在一定程度上影响细菌培养阳性率;⑤特殊致病菌如厌氧菌等未做相应特殊培养。

（二）进行尿路感染定位

急性 UTI 的定位诊断对于指导临床治疗和评估患者预后具有非常重要的价值。急性下尿路感染患者常出现明显的尿路刺激症（尿频、尿急及尿痛）和下腹部疼痛，并可伴随出现肉眼血尿，患者无发热或仅有低热（一般不超过 38.5℃），查体耻骨上可有压痛，但无脊肋角叩痛，化验末梢血白细胞正常或轻度增高。急性肾盂肾炎患者尿路刺激症常较轻，而全身感染症状重，患者常出现寒战、高热，体检时常有患肾侧肋脊角叩痛及输尿管走行压痛，末梢血白细胞显著升高，出现核左移。急性上、下尿路感染主要依靠上述临床表现及化验来进行定位诊断及治疗，而不必进行更多检查。

（三）确定有无易感因素

对于反复发作的 UTI、难治性 UTI、50 岁之前的男性 UTI 等，均应积极寻找是否存在易感因素，尤其有无复杂因素，并设法纠正。

（四）尿路感染的并发症

急性 UTI 一般经积极、有效治疗很少出现并发症，但若治疗不当，或存在复杂性 UTI 因素及机体抵抗力低下时，即可能出现并发症。严重并发症有：

1. 肾乳头坏死 肾乳头及其邻近肾髓质的缺血性坏死，常发生于存在糖尿病、尿路梗阻等复杂性 UTI 因素的患者。临床出现寒战、高热、剧烈腰痛和血尿，尿中有坏死组织排出，可阻塞输尿管引起肾绞痛，可并发败血症和急性肾衰竭，静脉肾盂造影可见特征性肾乳头坏死环形征，病理检查显示随尿排出的坏死组织为肾乳头组织。本并发症非常罕见，但是一旦发生，则患者的肾功能乃至生命都会受到威胁。

2. 肾周围脓肿 为急性肾盂肾炎直接扩展至肾周组织引起的化脓性炎症。临床出现持续性高热及明显的患侧腰痛，致腰部活动受限，查体患侧脊肋角明显压痛及叩痛。CT 和超声检查能帮助诊断。

3. 败血症 革兰阴性杆菌败血症常见于复杂性 UTI 患者，特别是并发急性肾乳头坏死时，但也偶见于严重的单纯性肾盂肾炎。临床表现为寒战、高热，甚至感染中毒性休克。血培养阳性。

四、急性尿路感染的治疗

由于 UTI 患病率高，对人群健康构成了实实在在的危害。随着越来越多的细菌耐药菌株产生，对临床医师提出了更高的挑战。美国感染病协会 2010 年的指南强调应根据本地的致病菌、抗生素耐药情况以及患者既往病史等进行个体化治疗，另外也强调在考虑抗生素疗效的同时需要注意其不良反应。

急性 UTI 的治疗在于尽快清除病原体、缓解症状、预防和治疗并发症。应遵循以下普遍原则：①治疗前均应进行晨尿涂片革兰染色镜检或中段尿细菌定量培养，以证实感染存在。②治疗初可凭经验进行抗菌治疗，获得细菌培养及药敏试验结果后，再根据药敏试验选择抗生素。③抗生素应选择肾毒性小、不良反应少、尿液内有较高浓度者；如果为肾盂肾炎，还需要选择肾组织内能达到较高浓度的抗生素。④应根据尿感部位、病情轻重、是否合并复杂因素、及有无并发症而合理确定治疗疗程。⑤尽可能寻找及纠正易感因素。⑥抗生素治疗无效时应注意其他病原体(如结核杆菌、厌氧菌等)感染的可能。

近年来 UTI 的病原体谱发生了明显变化，耐药，甚至多重耐药的病原体比例明显增加。根据日本和新加坡的资料，在亚太地区，大肠埃希杆菌近 50％耐左氧氟沙星或环丙沙星，30％耐第三代头孢菌素(头孢噻肟、头孢曲松、或头孢他啶)和头孢吡肟。总体上，33％的尿大肠埃希杆菌产生了超广谱 β—内酰胺酶的表型。产超广谱 β—内酰胺酶表型大肠杆菌的高发国家和地区还有印度(60％)及中国香港(48％)。目前所有致 UTI 的大肠杆菌对厄他培南和亚胺培南均敏感。我国的情况已如前述。

(一)急性单纯性膀胱炎

急性单纯性膀胱炎的致病菌目前仍以大肠埃希杆菌为主，但是耐药菌株在逐年增加。

治疗急性单纯性膀胱炎是用单剂治疗、短程(3 日)治疗或更长疗程治疗？存在不同意见。美国密执安大学关于 UTI 治疗的研究，把单剂治疗到 7 天、或更长时间(2～6 周)的治疗均列入了治疗方案中。近年大样本的临床试验资料显示，单剂治疗虽能有效清除膀胱内及尿道的致病菌，但与短程治疗相比，阴道和肠道内的致病菌仍不能有效清除，因此治疗后复发率相对较高。而短程(3 日)抗生素治疗与传统的长疗程治疗同样有效，却减少了药物不良反应及治疗花费。为此，现在多提倡实施 3 日短程治疗。

(二)急性单纯性肾盂肾炎

治疗的目的是清除致病菌，防止复发，重症患者还应预防败血症发生。注意在治疗前留尿进行尿细菌定量培养及药敏试验。治疗初应先据经验选择抗生素静脉给药治疗，如果有效，可在热退 72 小时后改口服抗生素继续治疗，完成 14 天治疗疗程。如果经验用药 48～72 小时仍未见效，则应根据药敏试验选择敏感药物治疗。为什么有时候治疗效果不好呢？除了抗生素的选择是否恰当外，是不是按照药物的药代动力学合理规范用药也是一个重要问题。绝大多数 β 内酰胺类抗生素都是时间依赖性药物，需要根据药物的半衰期及最低药物浓度(MIC)，来选择合适的给药时间间隔与剂量，24 小时内应分次给药。氟喹诺酮类药物多数属于浓度依赖性药物，如能达到合适的药—时曲线下面积(AUC)，可能一天给药一次就行。

在疗程结束时及停药后第 2 周、6 周应分别做尿细菌培养，并进行疗效评定。治愈标准：疗程结束时临床症状消失，尿菌阴转，且在停药后 2 周、6 周复查尿细菌培养仍为阴性。治疗失败标准：疗程结束后尿菌仍阳性，或治疗后尿菌转阴，但在第 2、6 周复查时再次出现阳性，且为同一菌株。若治疗失败，应参考药敏结果改用其他有效抗生素，治疗 4～6 周。治疗失败的患者，容易转变成反复再发的 UTI 患者。

(三)无症状性细菌尿

无症状性细菌尿的患者是否需要治疗仍存在争议。但目前认为以下无症状菌尿患者无需治疗：①老年无症状性细菌尿患者，因为治疗与否与死亡率无关，不能降低症状性 UTI 的发生,而且使耐药菌株的比例及抗生素不良反应的发生率增加。②对于尿路有复杂情况的患者,多数会出现无症状性菌尿,一般无需使用抗生素。但是如果出现 UTI 症状,应立即治疗。笔者肾内科的一位女性患者,几十年前做输卵管结扎时,误扎了输尿管,此后尿中白细胞几乎一直满视野,培养大肠埃希杆菌经常阳性。因为没有症状并未治疗。但是,对于妊娠期间发生的无症状菌尿、伴有高危因素(如中性粒细胞减少、肾移植等)的无症状性菌尿、以及进行尿路器械操作前后的无症状性菌尿均需要治疗。

五、特殊类型的急性尿路感染

(一)妊娠期尿路感染

妊娠期容易发生无症状性细菌尿,主要致病菌为大肠埃希杆菌,如果未及时给予治疗,在妊娠晚期约 30％可发生症状性 UTI。因此,在妊娠期如果有真性细菌尿,无论有无症状均应及时治疗,不但有利于防止妊娠后期出现症状性 UTI,而且有助于减少早产等妊娠并发症的发生。但是目前妊娠期 UTI 治疗的疗程尚无统一意见,一般认为应该持续用药治疗 7 天,它较单剂量治疗有更高的治愈率。但是在抗生素的选择上要考虑对胎儿的影响。所有的抗生素,均没有胎儿用药的临床试验。但是,根据经验及国内外的食品药品管理局(FDA)资料,在妊娠早期可选用磺胺类药物、呋喃妥因、氨苄西林和头孢氨苄;在妊娠晚期,应避免使用磺胺类药物,以免诱发新生儿胆红素脑病。而喹诺酮类药物与四环素可影响胎儿软骨发育,也不建议使用。

(二)导尿管相关的尿路感染

导尿管的使用是引起医源性 UTI 的最常见原因。导尿管相关 UTI 最主要的危险因素是留置尿管的时间,其他危险因素还包括糖尿病、女性、肾功能不全等。应采取有效措施预防导尿管相关 UTI,估计 17％~69％的导尿管相关 UTI 能够被预防,其中最有效的方法是限制导尿管使用,且尽可能缩短留置时间。其他预防措施包括:插导尿管时严格执行无菌操作;采用无菌封闭导尿系统;选用避孕套式导尿管;保持尿袋位置在膀胱水平以下,保证尿液引流通畅;长期不能自行排尿时,宜改用耻骨上膀胱造瘘排尿。虽然对于导尿管相关的无症状性菌尿患者目前不主张使用抗生素,但是在拔除导尿管或更换导尿管之前应给予抗生素预防,可有效减少症状性 UTI 发生。另外,一些新型导尿管也正在研发,例如具有抗炎作用的银合金涂层导尿管、抗生素涂层导尿管和可以通过降低摩擦减少尿道损伤的亲水性导尿管等,它们目前还未应用于临床。

因为大多数导尿管相关性无症状菌尿患者并不进展至症状性 UTI,因此目前不主张对他们使用抗菌药物,但是一旦发展成症状性 UTI,仍应按照 UTI 的处理原则给予抗菌药物治疗。

(三)再发性尿路感染

尿路感染的再发在临床较常见,在一项调查中发现大约有 27％的 UTI 患者有 1 次 UTI 再发,而有 3％的患者出现 2 次以上的 UTI 再发。尿感的再发分为复发和重新感染。复发是指经过有效抗生素治疗症状消失、尿菌阴转后,在 6 周内再出现 UTI,且为同一致病菌致病。而重新感染是指有效抗生素治疗症状消失,尿菌阴转后再次出现 UTI,但致病菌不同,或者 6 周以后出现同一致病菌感染。超过 80% 的 UTI 再发是重新感染。

尿路感染再发的易感因素包括更年期、性生活、杀精剂的使用等。同时对于 UTI 再发的患者要注意除外复杂性 UTI。在给予抗生素治疗前,应建议患者采取一些措施预防 UTI 再发,比如减少杀精剂的使用、性交后排尿等。对于已经采取上述预防措施,仍在过去 12 个月内再发 3 次、或半年内再发 2 次以上的患者可考虑抗生素预防,已有研究证实了预防性使用抗生素可有效减少 UTI 再发。低剂量长程抑菌疗法可选用下列药物睡前口服:呋喃妥因 50mg 每日 1 次;或复方磺胺甲噁唑(即复方新诺明,每片含磺胺甲噁唑 400mg 和甲氧苄啶 80mg)每次 1 片,每周 3 次;或喹诺酮类抗生素。但是疗程应该多长时间尚未确定,一般可以持续 6~12 个月。与性生活相关的 UTI 再发女性患者,可于性交后排尿,并预防性口服抗菌药物,如口服复方甲噁唑或环丙沙星。而绝经后妇女的再发 UTI 可考虑阴道内使用雌激素(雌三醇乳膏 0.5mg 每晚 1 次,阴道内使用,连续 2 周,然后每周 2 次连续 8 个月)。

(四)真菌性尿路感染

真菌性 UTI 在健康人及无复杂因素 UTI 中较少见,但是目前在医院内获得性 UTI 中真菌感染的发病率在逐年增加,文献报道现占 10%~15%。致病真菌大多数为念珠菌,而其中白色念珠菌占 50%~70%,光滑念珠菌约占 20%,其次为热带念珠菌、近平滑念珠菌等。大多数真菌性 UTI 发生于接受广谱抗生素治疗的留置导尿管患者,特别是在合并糖尿病或给予糖皮质激素或(和)免疫抑制剂治疗时。真菌性 UTI 可表现为肾盂肾炎或膀胱炎,并可引发输尿管梗阻(由真菌球移行至输尿管引起)或肾乳头坏死,但是仅 2%~4% 的患者具有临床表现,约 96% 的念珠菌 UTI 患者表现为无症状性菌尿。

念珠菌是正常寄生于外阴或尿道的真菌,65% 正常人可以从口腔、肠道、肛门或阴道中分离培养出白色念珠菌。因此念珠菌培养阳性可能仅仅提示污染或者尿路定植,而非真菌 UTI。在诊断念珠菌 UTI 时,必须排除可能来自阴道、尿道口和生殖系统的污染,尤其是女性患者。目前尚无较好的方法能鉴别念珠菌尿是污染、定植还是感染。以下情况可考虑为真菌性 UTI:①未留置导尿管的情况下,连续 2 次尿培养提示念珠菌阳性(念珠菌菌落 $>10^5$/ml);②如果不能排除污染,可行直接导尿留尿标本进行培养,呈念珠菌阳性(念珠菌菌落 $>10^5$/ml);③已放置导尿管者,更换导尿管前后 2 次获得尿液培养提示念珠菌阳性(念珠菌菌落 $>10^5$/ml)。上尿路真菌感染的患者需同时进行真菌血培养。但是,尿念珠菌定量培养的诊断价值存在着争议,因为研究显示,无论是念珠菌 UTI 还是念珠菌尿路定植,它们的菌落计数都存在较大的范围区间。大约 25% 的念珠菌 UTI 患者可同时并存细菌性 UTI。

对于无症状性念珠菌尿患者,不推荐进行常规抗念珠菌治疗,去除诱因常常可以缓解念珠菌尿,包括拔除留置导尿管、解除尿路梗阻、停用抗生素、控制血糖等。Sobel 等的一项前瞻性、多中心、对照研究显示,留置导尿管的无症状性念珠菌尿住院患者,在拔除导尿管后约 41% 患者能自愈,更换导尿管后 20% 患者能自愈。不过更换导尿管常只能短期清除尿中念珠菌,之后复发的可能性很大。对于无症状性念珠菌尿的高危患者(包括中性粒细胞减少症、准备接受泌尿道操作的患者及肾移植患者)及有症状性念珠菌 UTI 患者需给予抗念珠菌治疗。泌尿道操作可能增加念珠菌尿患者发生念珠菌血症的风险,因此在操作前建议给予预防性抗念珠菌治疗。

目前常用的抗真菌药物包括唑类抗真菌药(如氟康唑、伊曲康唑、伏立康唑等)、两性霉素 B、氟胞嘧啶和新型抗真菌药棘白菌素(如卡泊芬净、米卡芬净、阿尼芬净等)。在选择药物时不但要考虑药物的敏感性,还要考虑药物在血和尿中浓度以及药物的不良反应。氟康唑是目前应用最多的药物,推荐剂量为首次 400mg,而后改为 200mg/d,维持 14 天。因氟康唑有很高的生物利用度,因此以口服为主,不能耐受口服者也可静脉给药。氟康唑主要以活性形式通过尿液排泄,因此在尿中有较高浓度,对于大多数念珠菌(光滑念珠菌及克柔念珠菌除外) UTI 均有很好疗效,因此广泛应用于临床,不过肾功能不全患者需要根据肾小球滤过率调整使用剂量。一项研究中显示给予氟康唑 200mg/d 口服治疗 14 天,对于无留置导尿管的患者念珠菌尿清除率可达 78%,而留置导尿管的患者清除率也达 52%,但是这部分患者停药后大多复发。多数光滑念珠菌和克柔念珠菌对氟康唑不敏感,此时可选用两性霉素 B,剂量每日 0.3~0.5mg/kg,需要注意两性霉素 B 的不良反应如肾毒性。同时应注意两性霉素 B 脂质体在治疗念珠菌尿患者中的疗效可能劣于两性霉素 B,因为两性霉素 B 脂质体没有活性形式通过尿液排泄,在尿液中达不到有效浓度。两性霉素 B(50mg/L)持续膀胱冲洗 5 天可治疗唑类耐药株所致膀胱炎,但易复发,而且对上尿路感染无效。氟胞嘧啶(25mg/kg,每日 4 次)可在尿中有较高的浓度,除了克柔念珠菌以外,念珠菌属对氟胞嘧啶均敏感,因此可用于治疗念珠菌性 UTI。不过单独使用氟胞嘧啶较易出现药物抵抗,尤其是用药时间超过 7 天时。而棘白菌素、伏立康唑等药物由于尿液中浓度较低,因此目前不推荐用于治疗念珠菌性 UTI,但是对于侵袭性念珠菌血症导致的念珠菌性 UTI,是否用较高组织浓度的抗真菌药能够有效治疗?目前尚无结论,成功和失败的结果都有报道,还需进一步研究。

六、思索与展望

感染性疾病曾是人类生存面临的第一大挑战。从 1928 年亚历山大·弗莱明(Alexander Fleming)发现青霉素菌产生的青霉素能抑制金黄色葡萄球菌的生长开始,人类逐渐进入了抗生素时代。应用抗生素和合成抗菌药物有效地治愈了各类严重的细菌等微生物感染,就极大地降低了传染病的感染率和病死率。

现在的 UTI 具有临床表现欠典型、病原体复杂、耐药菌株及条件致病菌感染率高等特点,使得 UTI 的有效防治面临严峻挑战。

因此,在治疗 UTI 的时候,不仅要着眼于如何应用抗菌药物,而且要寻找 UTI 的易感因素及诱因,包括:尿路解剖和功能异常,如尿道畸形、尿路结石、膀胱输尿管反流、尿道黏膜分泌性免疫球蛋白缺乏或功能低下等;全身抵抗力及免疫功能低下,如合并糖尿病、慢性肾病肾功能不全、应用免疫抑制剂等。在 UTI 的治疗过程中,尤其是反复发作的感染,寻找及解除危险因素及诱因极为重要，如此才能获得事半功倍的治疗效果。在药物治疗方面，合理应用抗菌药物，掌握好适应证、剂量及疗程，是提高疗效及减少耐药菌株产生的重要环节。

我们应该看见，人类抗感染探索的脚步从未停止。这包括新型抗感染药物的研发及与细菌耐药性斗争。目前，研究者开发一种新型抗生素，从发现到应用于临床一般需要 10 年左右，而一代耐药菌的产生只需要 2 年时间，抗生素的研发速度远远赶不上耐药菌的产生速度。因此，一些科学工作者开始寻找其他的可以替代抗生素的药物，以求有效解决这一问题。例如抗菌肽（antimicrobial peptide）的研发，抗菌肽又称为抗微生物肽、肽抗生素或宿主防御肽，是多种生物体经外界环境诱导、由特定基因编码及核糖体合成、并由一些腺体分泌的参与到生物体固有免疫反应的小分子多肽，抗菌肽不但有抗菌和抑菌功能，同时还兼具抗病毒、免疫调节和调理吞噬等多种生物活性。又如噬菌体（bacteriophage，或译 phage）的研发，它最早由英国科学家爱德华·图尔特（Edward Twort）和加拿大科学家费利克斯·德海莱（Felix D'Herelle）于 1915 年和 1917 年分别发现。噬菌体是一种以细菌、真菌等微生物为宿主的病毒，它能在上述宿主体内迅速生长繁殖，而高效地杀死宿主。所以它的杀菌机制不同于抗生素，是科学家们一直以来寤寐以求的"新型杀菌模式"。现在噬菌体在食品、水产业方面已得到很好的应用，但是应用于临床尚不成熟，需要继续深入研究。

总之，UTI 在临床上十分常见。在面对 UTI 的患者时，要认真思考，全面判断，综合应用治疗手段，以期获得最佳效益。

（万坤）

第八节　慢性肾盂肾炎

一、慢性肾盂肾炎的概念及分类

慢性肾盂肾炎（chronic pyelonephritis）是临床常见病、多发病，其中复杂性慢性肾盂肾炎还可导致慢性肾衰竭。此病起病较隐蔽，病程迁延反复，临床表现复杂多样，因而容易误漏诊。

慢性肾盂肾炎的定义，长期以来一直存在争论。既往将疾病反复发作病程超过半年或 1 年的肾盂肾炎均称为慢性肾盂肾炎。但是实际上部分患者即便感染多次反复发作，也未必会转变成慢性肾盂肾炎。近年认为，诊断慢性肾盂肾炎应具备如下条件：影像学检查发现局灶粗糙的皮质瘢痕，伴肾盂、肾盏变形；有慢性间质性肾炎临床及实验室表现；有尿路感染病史或（和）尿细菌检验阳性。所以要进行综合检查分析才能诊断。

根据基础病因不同，慢性肾盂肾炎被分为如下三类：①伴有膀胱输尿管反流（vesicoureteral reflex，VUR）的慢性肾盂肾炎（反流性肾病），占过去所诊断的慢性肾盂肾炎的绝大多数。②伴有尿路阻塞的慢性肾盂肾炎（慢性梗阻性肾盂肾炎）。③病因不清的特发性慢性肾盂肾炎，这需要经过详细检查排除上面尿路解剖及功能异常后才能诊断，为数甚少。前面两者都为复杂性慢性肾盂肾炎。

鉴于上述三类疾病治疗原则不同，因此临床符合慢性肾盂肾炎表现的患者，不能仅诊断为慢性肾盂肾炎，对于其中伴 VUR、尿路梗阻或原发性尿路解剖学异常的患者，应进一步分别诊断为"反流性肾病"、"慢性梗阻性肾盂肾炎"或"某种尿路解剖学异常并慢性肾盂肾炎"等。

二、病因和发病机制研究现状及思索

（一）病因

慢性肾盂肾炎常见于女性，主要因为女性尿道相对较短，细菌较容易上行。有些患者在儿童时期有急性尿路感染史，经治疗后症状消失，但仍间断有"无症状菌尿"，成人后逐渐进展为慢性肾盂肾炎。有些急性肾盂肾炎治愈后，行尿道器械检查或插导尿管后而再次发生感染。

尿路梗阻（如尿路结石、肿瘤、尿道狭窄、前列腺肥大和女性膀胱颈梗阻等）患者出现尿流不畅，细菌不易排出而大量繁殖，易引起反复尿路感染、肾脏瘢痕形成及肾功能损害。而尿路存在功能缺陷（如 VUR）或畸形（如肾脏发育不全、马蹄肾、多囊肾、髓质囊性病及其他肾、肾盂、输尿管畸形等），都易引起感染。

慢性肾盂肾炎最常见的致病细菌仍为大肠埃希杆菌（E. coli），但耐药性较强，包括对喹诺酮类抗菌药耐药，以及出现产超广谱 β—内酰胺酶的大肠埃希杆菌，对包括第三代头孢菌素类在内的多种抗生素耐药。另外患者的自身基础疾病也易诱发慢性肾盂肾炎，如糖尿病患者尿中的葡萄糖为细菌提供了营养，容易并发慢性肾盂肾炎，甚至发生急性肾乳头坏死。

（二）发病机制

对于慢性肾盂肾炎的发病机制目前尚未完全明了，主要认为与细菌致病能力、机体抵抗力、炎症和免疫反应等方面密切相关。

1. 细菌致病力　致病菌株必须首先侵犯尿道上皮细胞和肾盂黏膜上皮细胞才可继续增殖并入侵肾间质，而细菌或细菌抗原持续存在方可诱导产生典型的慢性肾盂肾炎病变。很明显，并不是所有菌株都可侵犯肾盂，进而导致肾盂肾炎，这主要取决于细菌的致病能力。目前致肾盂肾炎的细菌最主要为大肠埃希杆菌，其他常见的致病菌包括铜绿假单胞菌、变形杆菌和肺炎克雷伯杆菌。这些细菌不仅耐药性强，而且具有较强的变异性，一般抗生素、常规的疗程不容易将其彻底清除，这也是导致尿路感染反复迁延的重要原因之一。

研究表明，细菌表面具有菌毛（fimbria），菌毛尖端存在黏附素（adhesin），能与尿路上皮的特异菌毛受体结合。由 PapG 基因编码的 P 型菌毛黏附素 PapG，能与尿道上皮表面的 Gal—Gal 受体特异结合。目前已报道有三种 PapG 黏附素，其中 PapG Ⅱ 与肾盂肾炎的发病关系可能最密切。此外，由 Fim H 基因编码的 1 型菌毛黏附素 Fim H，能与尿道上皮表面的甘露糖苷受体特异结合。细菌依靠菌毛黏附素与尿路上皮表面的相应受体结合，黏附于上皮，进而侵入上皮细胞繁殖，是一个重要致病机制。

慢性肾盂肾炎发生也可能与L形细菌途径有关。病原微生物由于某些因素的影响,特别是抑制细胞壁合成的抗生素的作用(如青霉素)使得细胞壁部分或全部失去,成为原浆体,即L形细菌,又称细胞壁缺陷型细菌。研究表明变形杆菌较大肠埃希杆菌更易形成L型,该细菌在低渗或等渗环境下不易生长,但可在髓质高渗环境长期成活。当环境条件改变对其有利时,它能重新被覆胞壁恢复致病能力,致肾盂肾炎复发,引起慢性肾损伤。

2.机体抵抗力　某种程度上讲肾盂肾炎也属于黏膜相关疾病,黏膜屏障破坏、黏膜免疫功能紊乱是导致慢性肾盂肾炎反复发病的重要原因。

人体的泌尿系统尤其是尿路黏膜具有一系列抵抗微生物感染的能力。尿路上皮表面的黏多糖-葡胺聚糖层、黏膜上皮分泌的抗菌肽防御素(defen-sin)、尿中的IgG、分泌型IgA和某些低分子寡糖类物质,均可抵抗细菌侵犯尿路上皮。另外,尿中含量丰富的肾小管髓袢及远曲小管分泌的Tamm-Horsfall蛋白也具有重要作用,它能与细菌的1型菌毛黏附素Fim H结合,从而拮抗其与尿路细胞受体结合,防止细菌黏附。而且Tamm-Horsfall蛋白还能通过Toll样受体4介导机制活化天然免疫效应,发挥保护效应。上述各种黏膜防御机制受损,均会促进慢性肾盂肾炎发生。

同时,由于正常尿液流速的冲刷作用,即使有一定量的细菌侵入,也难以停留,更不会出现集聚和繁殖。但是这些能力一旦被削弱,便可能造成感染的反复发生,而且难以控制,迁延不愈,最终会导致肾脏慢性损害。通常把这些能够削弱尿路抵抗力的因素称为复杂因素,其中以VUR和尿路梗阻最为常见。VUR主要是由于输尿管至膀胱的入口处防止排尿时尿液反流的结构异常所致,严重者可发生反流性肾病,实际上也是一种功能性尿路梗阻,而尿路结石则是引起器质性尿路梗阻的最常见病因。

3.炎症反应　浸润到肾间质的炎症细胞,及被微生物活化的尿路上皮细胞,均可能通过释放细胞因子造成肾组织损伤,慢性肾盂肾炎的发生和发展亦可能与此有关。释放的白介素-6(IL-6)能直接参与炎症反应;而白介素-8(IL-8)是一趋化因子,它能招募多形核白细胞及免疫活性细胞到炎症位点,加重炎症。

另外,已有研究发现,炎症过程中浸润到感染部位的多形核白细胞释放活性氧产物,也参与了慢性肾盂肾炎的病变形成。应用抗氧化剂能够有效抑制这种由氧自由基介导的肾小管损伤。

4.免疫反应　现在越来越多研究认为慢性肾盂肾炎的发病可能有免疫机制包括自身免疫的参与。近几年,对慢性肾盂肾炎免疫机制的研究主要集中在以下两方面:①机体针对细菌抗原产生的获得性体液免疫机制在感染转归中的作用。现已明确,获得性体液免疫机制参与了慢性肾盂肾炎的病程,反复尿感患者尿中已鉴定出感染微生物抗体,其中以IgG和IgA为主,循环中淋巴细胞分泌的抗体类型与同时尿液中测得的抗体一致。一方面,针对细菌入侵的体液免疫具有保护作用,有利于清除病原体。另一方面,IgG抗体可能形成抗原抗体复合物,并能固定补体,从而介导肾脏损伤的进展。②细菌感染后诱导自身免疫产生,这种针对肾组织的自身免疫可能是病原微生物清除后肾损伤持续进展的原因之一。部分患者在急性肾盂肾炎期尿培养可发现致病菌,但在随后的慢性进程中,尿培养却再未发现致病菌,而病程仍逐渐发展为慢性肾盂肾炎。推测感染后机体可能产生了抗大肠埃希杆菌的抗体,而肾脏某些组织与这些细菌有共同抗原性,待致病菌消失后,这种抗体继续与肾组织相关抗原发生持续免疫反应,从而引起肾损害。

(三)问题与思索

为何有些患者即使反复尿路感染也无肾脏瘢痕形成,而有些患者几次感染就产生肾脏瘢痕? 既往观点认为,VUR 可使尿路感染反复发生,加之反流压力的作用可导致肾脏瘢痕形成,最终形成慢性肾盂肾炎。根据反流的严重程度分为 5 级,其中 1~2 级反流不伴输尿管、肾盂及肾盏的扩张,而 3~5 级存在扩张性反流。有研究发现,肾脏瘢痕形成与反流程度密切相关,如果反流程度升高 1 级,那么发生肾瘢痕的危险性就升高 3.5 倍,因此认为,反流级数越高,VUR 合并肾脏瘢痕的危险性就越大。但最近研究显示,肾脏瘢痕的形成可发生于无VUR 的尿路感染患者,或无尿路感染的 VUR 患者,同时无论是尿路感染的复发,还是肾脏瘢痕的进展并不会随着 VUR 缓解或者手术治疗而好转,因而肾脏瘢痕形成的发生是否确实与反流的严重程度和反流压力的大小有关仍存在争议。目前 VUR 及其严重程度在肾脏瘢痕形成中的确切机制尚不清楚,但被认为其可能与免疫机制、自由基作用及血管病变等因素相关,阐明慢性肾盂肾炎患者肾脏瘢痕形成的具体机制对临床诊治意义重大。

以往对慢性肾盂肾炎的治疗主要侧重于使用抗生素,目的是杀灭或抑制病原菌,控制感染,但单纯使用抗生素常不能有效控制感染,长期反复使用反而可能导致耐药菌株产生及菌群失调,给治疗带来很多困难。近几年研究表明,机体免疫功能低下或免疫功能失衡是尿路感染反复发作的基础,故研究慢性肾盂肾炎的系统免疫和黏膜免疫机制,提高或调节免疫功能,可能为防治该病提供一条新途径。

三、临床病理表现、诊断及鉴别诊断及应思考的问题

(一)临床表现

慢性肾盂肾炎的起病可以很隐匿,临床表现较为复杂,主要有以下两方面:①尿路感染表现及非特异表现:仅少数患者间歇性出现尿急、尿频、尿痛;多数患者尿路感染的症状并不太明显,仅有轻度尿频、排尿不适、腰痛、无症状细菌尿,或伴乏力、间歇性低热、厌食等非特异症状,给诊断带来难度。②肾小管功能受损表现:这由慢性间质肾炎引起。远端肾小管对水的重吸收功能受损,即尿浓缩功能受损,患者呈现夜尿多、低渗和低比重尿;近端肾小管重吸收功能受损,患者呈现肾性糖尿(血糖正常,肾对葡萄糖重吸收障碍所致的糖尿)和氨基酸尿等;此外,严重肾小管功能损伤还能引起远、近端肾小管酸中毒。虽然上述表现可见于多种肾脏病晚期,但在慢性肾盂肾炎时,肾小管功能损害出现较早且更为突出,通常在血肌酐 $200\sim300\mu mol/L$ 时已出现,可与肾小球功能损害程度不平行。复杂性慢性肾盂肾炎易反复发作,病变迁延不愈,并逐渐进展,直至晚期进入慢性肾衰竭。慢性肾盂肾炎也可导致肾实质性高血压的产生,这可能与患者高肾素血症、血管活性物质异常、血管硬化狭窄等因素相关。另有

少数反流性肾病患者还可出现肾病综合征,对这些病例进行肾活检能发现,他们已并发局灶节段性肾小球硬化。

（二）病理表现

慢性肾盂肾炎的病理特点是肾组织活动性炎症与修复、纤维化及瘢痕形成的综合改变。因病情和病程不同,病变可累及一侧或双侧肾脏,双侧肾脏损伤程度可不相同,病变分布也不均匀,呈不规则灶性、多灶性或片状。

大体解剖可见肾包膜苍白,不易剥脱,肾外表因瘢痕收缩而凹凸不平。肾盂及肾盏扩大,肾盂、肾盏黏膜及输尿管管壁增厚,肾皮质及乳头处瘢痕形成。肾髓质变形,皮质与髓质分界不清,严重者肾实质广泛萎缩。

光镜下肾间质可见淋巴细胞、单核细胞浸润,急性发作期还可见中性粒细胞浸润,伴不同程度肾间质纤维化。大量肾小管萎缩和消失,管腔内充以浓稠蛋白管型,有如"甲状腺滤泡",有时管腔内尚可见白细胞。早期肾小球相对正常或出现球周纤维化及肾小球缺血皱缩,晚期肾小球荒废。

（三）实验室检查

1. 尿常规检查　是最简便而可靠的检测方法。间歇出现白细胞尿（离心后尿沉渣高倍视野镜检发现白细胞＞5个即可诊断）,偶尔出现白细胞管型是慢性肾盂肾炎的尿化验表现。鉴于慢性肾盂肾炎患者的白细胞尿常较轻,且间歇性出现,因此常需反复多次检查新鲜晨尿才能发现。

目前常用干化学法（试纸浸尿呈色,机器判读结果）作尿常规检查,其中白细胞是依靠中性粒细胞酯酶与试纸上吲哚酚酯作用呈色来检测,该方法可检测出 $25 \sim 50$ 个白细胞/ml。此检测法具有快速简便的优点,但是存在一定比例的假阳性及假阴性,因此只能作为筛选检查,其结果还需尿沉渣显微镜检查确认。而且,干化学法无法检出管型,包括白细胞管型。

应留清晨中段尿送检,女性患者留尿前要清洁会阴,避免白带污染导致假性白细胞尿。

2. 尿细菌学检查　尿细菌学检查对慢性肾盂肾炎诊断及治疗具有重要意义,尤其对无临床症状、尿沉渣检查无白细胞或白细胞不多、仅有菌尿症的慢性肾盂肾炎更为重要。可采用普通尿沉渣涂片染色或不染色直接找菌,中段尿定量培养、及膀胱穿刺尿培养等方法检查。

（1）清洁尿普通涂片找菌:涂片染色或不染色检菌方法简便,在设备条件差的医疗单位也可采用,阳性率可高达 92.6%,不但可找到细菌,而且还可确定此细菌是杆菌或球菌,革兰染色还可区分为阳性菌或阴性菌。检菌阳性常提示患者有活动性慢性肾盂肾炎。

（2）清洁中段尿定量培养:其临床意义为:尿细菌量 $\geqslant 10^5$/ml,可诊断为真性细菌尿;$10^4 \sim 10^5$/ml 为可疑,如同时并有明显症状时,仍有诊断价值,但应复查;$< 10^4$/ml 则感染可能很小,$< 10^3$/ml 则常为污染。对繁殖力低的细菌如肠球菌、粪链球菌等,如尿中细菌数达 10^3/ml 也有诊断意义。

需要注意:在抗菌药物治疗期间或停药后不久,或补液导致尿液明显稀释,或尿在膀胱中停留时间过短,或输尿管引流受阻致肾盂尿进入膀胱量过少,或尿液 pH 值过低或过高等因素,均可使细菌定量培养呈假阴性。

(3)膀胱穿刺尿细菌培养:如果连续两次清洁中段尿培养结果可疑,则可以考虑进行膀胱穿刺尿细菌培养。其它适应证还有:①疑为厌氧菌尿路感染;②中段尿培养显示混合感染,高度怀疑结果不可靠时;③临床上高度怀疑尿路感染,但尿液含菌量低;④高度怀疑尿路感染,但无条件作细菌定量培养时。膀胱穿刺尿定性培养阳性即可诊断尿路感染,是诊断的金指标。

3.亚硝酸盐还原试验 本试验简便、迅速,可用于基层医疗单位,或标本筛选及普查之用,但阴性结果不能排除泌尿道感染的存在。本试验对大肠埃希杆菌、肺炎克雷伯杆菌、变形杆菌等导致的尿路感染阳性率高;对葡萄球菌、产气杆菌及铜绿假单胞菌等所致感染阳性率较低;而结核杆菌、链球菌、淋病双球菌、肠杆菌属等导致的感染呈阴性。因此,本试验还可用于肾结核与慢性肾盂肾炎的鉴别诊断。

现在用于尿常规检验的干化学法试纸条上,即同时有检查中性粒细胞酯酶的试纸及做亚硝酸盐还原试验的试纸,两者联用将提高尿路感染筛查阳性率。

4.尿液抗体包裹细菌检查 尿液抗体包裹细菌是上、下尿路感染的一种间接定位检查法。侵入肾脏的细菌能诱发机体产生抗体,此抗体能包裹于细菌表面随尿排出,可用直接免疫荧光法进行检测。因此,尿液抗体包裹细菌阳性能提示肾盂肾炎,检出率高达85%以上,阴性提示为下尿路感染。

需要注意,前列腺炎患者尿液抗体包裹细菌检查也可阳性,需要结合临床资料加以鉴别。

5.尿酶检查 尿酶检查在肾病诊断中的应用越来越得到重视和推广。在肾盂肾炎的定位中应用较多的是水解酶类如 N-乙酰-D-氨基葡萄糖苷酶(NAG)。NAG 是一种高分子量的溶酶体水解酶,广泛分布于肾小管上皮细胞的溶酶体中,其中近端小管上皮细胞含量最高,此外,尿道上皮细胞的溶酶体也含微量 NAG。当各种原因导致肾小管损伤时,它能从胞内释放入尿中。研究证实,尿 NAG 在肾盂肾炎时明显升高,而单纯下尿路感染和正常人不升高。

6.肾功能检查 包括:

(1)肾小球功能检查,如血清肌酐、估算肾小球滤过率(eGFR)、血清胱抑素等;

(2)近端肾小管重吸收功能检查,如尿 α_1-微球蛋白、β_2-微球蛋白、视黄醇结合蛋白等;

(3)远端肾小管浓缩功能检查,如禁水 12 小时尿渗透压等;

(4)尿酸化功能检查,可发现近端或远端肾小管酸中毒。复杂性慢性肾盂肾炎可导致肾功能异常,而且肾小管功能损伤常发生在先,并更为突出。

(四)其他辅助检查

1.X 线检查 静脉肾盂造影能发现肾脏体积变小,外形不规则,肾乳头收缩,肾盏扩张和变钝。皮质瘢痕常位于肾脏的上、下极。排尿性膀胱尿路造影是检查 VUR 的主要手段。

2.核素肾静态显像 目前国内外研究越来越推荐用核素^{99m}Tc-二巯丁二酸(^{99m}Tc-DMSA)肾静态显像来发现肾内病灶及瘢痕,认为其识别瘢痕敏感且可靠。该法的基本原理是使用可被肾实质浓聚且排泄的放射性显像剂,观察它在肾皮质内的分布来识别瘢痕。肾脏瘢痕的特异性表现是肾皮质收缩和楔形缺损。

3.超声检查 常发现双肾大小不等及瘢痕形成,并可发现尿路结石及梗阻等表现。对于超声检查在瘢痕诊断中的作用评价不一,Christian 等研究表明相比于^{99m}Tc-DMSA,单独依靠超声检查大约有 11% 的瘢痕会被漏诊,因此仍推荐将^{99m}TC-DMSA 作为诊断慢性肾盂肾炎瘢痕的"金标准";但是 Farhat 等的研究显示采用可透过微循环的超声造影剂,超声在诊断肾脏瘢痕上的敏感性和特异性能分别达到 90% 和 75%,因而认为不再需要进行放射学检查。

4.膀胱镜检查 可观察输尿管开口位置和形态改变,有助于 VUR 诊断。

5.其他 对极少数与其他肾脏疾病难以区别的病例,可作 X 线计算机断层扫描(CT)、或磁共振成像(MRI)检查,必要时可做肾穿刺活体组织检查以助诊断。

(五)诊断及鉴别诊断

1.诊断 目前慢性肾盂肾炎尚无统一的诊断标准,可以参考下列要点进行:

(1)影像学检查:影像学的异常是诊断慢性肾盂肾炎基本的必要条件,表现为:肾实质变薄及瘢痕形成,肾乳头收缩和肾盏扩张及变钝。因此给患者仔细地进行影像学检查,包括静脉肾盂造影、核素肾静态显像、超声检查,乃至 CT 或 MRI 检查十分重要。

(2)肾功能检查:早期出现远、近端肾小管功能损害是慢性间质性肾炎的重要表现,后期也能导致肾小球功能损伤。

(3)尿路感染病史及尿液细菌检查:详细询问尿路感染病史及进行尿细菌学检查(涂片检菌及细菌培养)对帮助诊断也很重要。

正如前述,要综合上面 3 方面检查资料来诊断慢性肾盂肾炎。而且,仍必须强调:①不能以反复尿路感染的时间长短作为慢性肾盂肾炎的诊断依据;②要注意对不典型慢性肾盂肾炎(如呈现长期低热及菌尿,乃至无症状性菌尿等)的识别;③对慢性肾盂肾炎患者要检查有无复杂尿路感染因素存在(对反复尿路感染者更应检查,特别是婴儿及儿童要注意有无 VUR)。

2.鉴别诊断

(1)急性肾盂肾炎:是由各种病原微生物导致的急性肾盂和肾实质感染,常发生于生育年龄的妇女,临床表现如下:①尿路刺激症及白细胞尿:包括尿频、尿急、尿痛等症状,腰痛及肾区叩击痛,化验尿白细胞增多;②全身症状:出现寒战及高热(常达 38.5℃ 以上),化验外周血白细胞计数升高及核左移。③可能出现肾小管功能损害,但在感染控制后即明显改善或恢复正常。④与慢性肾盂肾炎最具鉴别意义之处是无肾脏影像学改变。

(2)下尿路感染:下尿路感染的尿路刺激症(尿频、尿急及尿痛)常十分明显,化验尿中白细胞显著增多,但无管型尿,尿抗体包裹细菌检查阴性,也无肾功能损害,可资鉴别。诊断困难时可行膀胱冲洗灭菌后留尿培养,若膀胱冲洗灭菌 10 分钟后留取的膀胱尿菌落数极少,则为膀胱炎;如菌落数与灭菌前相似,则为肾盂肾炎。

(3)肾及泌尿道结核:肾及泌尿道结核患者多有肾外(肺、肠、骨、生殖器等)结核病史或病灶存在,尿路刺激症常非常明显,往往有结核中毒的全身症状(如低热及盗汗),尿常规检查有大量白细胞及红细胞(为均一红细胞形态),尿普通细菌培养阴性,晨尿沉渣涂片可找到抗酸杆菌,尿结核菌培养阳性。肾盂造影 X 线检查或 CT 检查可见肾及泌尿道结核的典型表现:肾盏破坏,失去杯口形,边缘不规整呈虫蚀样,甚至肾盏狭窄变形;输尿管僵直,呈虫蚀样边缘,管腔狭窄;有时还可见钙化灶。膀胱镜检查有典型的结核性膀胱炎表现。总之,具有典型尿路感染临床及实验室表现的患者,反复尿细菌培养阴性,抗生素治疗无效时,都应该想到肾及泌尿道结核可能,及时进行相应检查以确诊。

(4)非感染性慢性间质性肾炎:此常有长期小量接触肾毒性物质史,例如长期服用含马兜铃酸成分的中草药,及长期服用镇痛药等;临床呈现轻度蛋白尿、肾小管功能损伤(出现早且突出)及肾小球功能损伤(后期出现),常伴肾性贫血。无尿路感染病史及菌尿证据,无慢性肾盂肾炎的典型影像学征象,可资鉴别。若仍难以鉴别,可考虑行肾穿刺病理检查。

(5)尿道综合征:又称尿频尿急综合征。多见于中年女性,患者主诉轻重不一的尿频、尿急及尿痛(或尿道烧灼感),但是反复尿化验无白细胞,反复做尿培养等病原微生物(包括细菌,厌氧菌、真菌和结核菌等)检查亦阴性,在排除各种病原体导致的尿路感染后才能确定尿道综合征诊断。这类患者常伴失眠等精神焦虑症状,其症状产生可能与此相关。这类患者常被无经验的医师误诊为不典型慢性肾盂肾炎,而长期盲目应用抗菌药物治疗,这十分不当。

(六)问题与思索

影像学检查对于慢性肾盂肾炎的诊断及进一步治疗计划制定具有重要意义。但是各种影像学检查的敏感性及特异性却存在很大差异:

1.静脉肾盂造影可以显示肾盂、肾盏、输尿管及肾脏的轮廓,但是可能无法敏感准确地判断肾实质瘢痕,而且不适用于肾功能重度受损的患者。

2.超声检查可以显示肾脏大小、肾实质瘢痕、肾皮质厚度等,而且能发现尿路结石及梗阻等异常,但是对肾盏显示差。一些新的超声显像技术如组织谐波成像(tissue harmonic imaging)能提高诊断敏感性达到 97%,特异性达到 80%。

3.核素肾静态显像能清晰显示肾内病灶及瘢痕,但不能显示肾脏周围组织病变,对于肾脏病变性质的诊断也缺乏特异性,多需要结合其它影像学检查结果综合进行分析。

4.CT 增强扫描敏感度高,对于病变范围及梗阻等情况显示清楚,但是需要考虑放射线暴露及碘对比剂使用的可能副作用。

5.MRI 也可用于对碘对比剂过敏的患者,但是对于含有气体的感染病灶及钙化灶敏感性欠佳,同时存在费用昂贵和扫描时间长等问题,不作为首选检查。需要综合考虑患者的病情需要及各种影像学检查的优势及不足,来选择合适的影像学检查方法,必要时可做多项检查,然后综合分析。

四、慢性肾盂肾炎的治疗对策及展望

(一)一般治疗

注意个人卫生,增强体质,提高机体防御能力。鼓励多饮水、勤排尿。尿路刺激症明显时可给予碳酸氢钠 1g,每日 3 次,碱化尿液,减轻症状。

(二)纠正尿路感染的复杂因素

尿路解剖或功能异常,如尿路结石、梗阻、畸形、VUR 等,是导致尿路感染反复并难以控制的原因,它能促进肾损害进展,最终进入慢性肾衰竭。对于尿路先天畸形、尿路结石、肿瘤、前列腺肥大等尿路梗阻疾病,应该积极利用手术或其它手段尽早解除梗阻。但是,VUR 应如何治疗意见尚未统一。一般认为,轻、中度 VUR 的小儿并不需要手术,随年龄增长 VUR 常能自发消失,而重度 VUR 并经常引起感染的患儿,仍宜尽早进行手术治疗纠正反流。对于成年 VUR 患者是否应行手术治疗目前也无定论,不少学者认为 50 岁以下且有严重 VUR 的患者,仍应选择外科纠正反流,不过此手术对延缓肾功能减退的远期疗效如何? 尚不清楚。糖尿病也是尿路感染(包括慢性肾盂肾炎)的一个复杂因素,认真治疗糖尿病,控制血糖水平达标也十分重要。

(三)抗感染治疗

急性发作时依据急性肾盂肾炎处理原则治疗。

对于反复发作者,强调治疗前应通过尿细菌培养确定病原菌,以明确是复发或再感染。若治疗菌尿转阴,停药后 6 周内再次出现同一细菌的感染为复发;而再感染是另一新致病菌侵入引起的感染。抗生素的选择可根据病情、尿细菌培养和药物敏感试验结果来选择,宜选择最有效且毒性小者。常用药物有头孢菌素类、半合成青霉素类、喹诺酮类、磺胺类等。可采用两种药物联合使用的方法,疗程至少维持 2～3 周。用药 3～5 日后症状无改善,应考虑换用其它抗生素。也可依据药物敏感试验结果,将数种抗生素分为 2～3 组,轮流使用,每组使用 1 个疗程,停药 1 周,再开始下一组药物治疗。

对于 1 年内反复发作≥3 次的患者,在急性发作被控制后,继续采用长疗程低剂量抑菌治疗。每晚临睡前排尿后口服复方磺胺甲噁唑 1 片(即复方新诺明,每片含磺胺甲噁唑 400mg 和甲氧苄啶 80mg)、或呋喃坦啶 50mg 或低剂量的喹诺酮类药物,常需持续治疗半年或更长时间,以控制复发。约 60% 的患者如此治疗后菌尿可转阴。

对仅表现为无症状性菌尿的慢性肾盂肾炎是否需要治疗? 目前认为一般患者包括糖尿病及老年患者均不需治疗。孕妇的无症状性菌尿要不要治疗尚有争议,但有研究发现,若不治疗 20%～35% 患者可在妊娠期内进展成肾盂肾炎,易诱发早产,分娩低体重婴儿,而应用抗生素治疗后,进展成肾盂肾炎的风险可降至 1%～4%,所以美国感染疾病学会(Infectious Diseases Society of America,IDSA)2005 年制定的指南明确指出,具有无症状性菌尿的孕妇需要抗菌治疗,疗程 3～7 天,治毕继续追踪尿菌变化。另外,IDSA 指南指出,留置尿路导管的无症状性菌尿在留管期间也无需治疗,但是拔管 48 小时后,若菌尿仍持续存在,则可考虑抗菌治疗。

(四)肾功能不全的治疗

复杂性慢性肾盂肾炎患者病程晚期会出现慢性肾功能不全,此时可给予延缓肾损害进展的治疗。而且,在治疗尿路感染时应禁用肾毒性抗微生物药物。

（五）问题与展望

目前临床上仍存在滥用抗菌治疗（如对一般无症状性菌尿，乃至尿道综合征均应用抗菌药物治疗）及过度治疗的情况，这不但容易出现药物副作用，而且更易诱导细菌耐药菌株产生。有资料显示，原本治疗尿路感染疗效很好的喹诺酮类药物，现在细菌对它的耐药率已很高。我国 2006—2007 年度调查，大肠埃希杆菌对左氧氟沙星及环丙沙星的耐药率分别高达 67.2％及 71.3％，所以抗菌药物的合理使用极其重要。患者用药前应做尿培养及药物敏感试验，在培养结果未出来前，可参考本地区本医院病原菌流行病学调查及耐药菌监测结果来选择经验用药药物，然后依据尿培养和药敏试验结果来确定最佳治疗药物。不间断地监测细菌菌谱及其耐药性的变化是临床合理用药的基础及最重要环节。

对确定为多重耐药的革兰阴性菌引起的复杂尿路感染，可选用替莫西林（temocillin）、头孢替坦（cefo－tetan）、哌拉西林（piperacillin）/他唑巴坦（tazobactam）、或头孢吡肟（cefepime）联合阿米卡星（amikacin）治疗，效果差时推荐使用碳青霉烯类抗生素治疗；对碳青霉烯类抗生素耐药者，需使用多黏菌素类抗生素治疗；而全耐药菌株感染，则需使用多黏菌素类抗生素联合碳青霉烯类抗生素或其他抗菌药物治疗。对多重耐药的革兰阳性菌引起的复杂尿路感染，需选用达托霉素（daptomycin）或利奈唑胺（linezolid）治疗；伴全身严重感染者亦可联用奎奴普汀（quinupristin）/达福普汀（dalfopristin）治疗。所以，根据尿液细菌培养及药物敏感试验结果来合理选用抗生素是治疗慢性肾盂肾炎的最重要措施。

（万坤）

第九节　急性肾小球肾炎的护理

急性肾小球肾炎（acute glomerulonephritis，AGN）简称急性肾炎，是以急性肾炎综合征为主要临床表现的一组疾病，起病急，以血尿、蛋白尿、水肿和高血压为主要表现，可伴有一过性氮质血症。本病常有前驱感染，多见于链球菌感染后，其他细菌、病毒和寄生虫感染后也可引起。

一、病因与发病机制

本病常因 β－溶血性链球菌"致肾炎菌株"感染所致，常见于上呼吸道感染（如急性扁桃体炎、咽炎）、猩红热或皮肤感染（脓疱疮）后，感染导致机体产生免疫反应而引起双侧肾脏弥漫性炎症反应。

二、临床表现

本病好发于儿童，男性多见。前驱感染后常有 1～3 周（平均 10 天）的潜伏期，相当于致病抗原初次免疫后诱导机体产生免疫复合物所需的时间，呼吸道感染的潜伏期较皮肤感染者短。本病起病较急，病情轻重不一，轻者呈亚临床型（仅尿常规及血清补体 C3 异常），典型者呈急性肾炎综合征表现，重者可出现急性肾衰竭。本病大多预后良好，常在数月内临床自愈。

1. 血尿　血尿常为患者起病的首发症状和就诊的原因，几乎所有患者均有肾小球源性血尿,约30%出现肉眼血尿。尿液呈洗肉水样,一般于数天内消失,也可持续数周转为镜下血尿。

2. 水肿　80%以上患者可出现水肿,多表现为晨起眼睑水肿,面部肿胀感,呈"肾性面容",可伴有下肢轻度凹陷性水肿,少数严重者出现全身性水肿、胸水、腹水等。

3. 高血压　约80%患者患病初期水、钠潴留时,出现一过性的轻、中度高血压,常为以舒张压升高为主,经利尿后血压可逐渐恢复正常。少数出现严重高血压,甚至高血压脑病。

4. 肾功能异常　大部分患者起病时尿量减少(每天400~700ml),少数为少尿(每天<400ml),可出现一过性的轻度氮质血症。一般于1~2周后尿量逐渐增加,肾功能于利尿后数天恢复正常,极少数出现急性肾衰竭。

三、实验室及其他检查

1. 尿液检查　均有镜下血尿,呈多形性红细胞。尿蛋白多为+~++,<20%可有大量蛋白尿(尿蛋白定性+++~++++,24小时尿蛋白定量>3.5g)。尿沉渣中可有红细胞。早期尿中可见白细胞、上皮细胞增多,并可有红细胞管型、颗粒管型等。

2. 血清检查　C3及总补体发病初期下降,8周内逐渐恢复正常,对本病诊断意义很大。血清抗链球菌溶血素"O"滴度可增高,部分患者起病早期循环免疫复合物(circulating immune complexes,CIC)及血清冷球蛋白呈阳性。

3. 肾功能检查　可有Ccr降低,BUN、Scr升高。

四、诊断要点

链球菌感染1~3周后出现血尿、蛋白尿、水肿、高血压,甚至少尿及氮质血症等急性肾炎综合征表现,伴血清C3降低,发病8周内病情减轻或完全恢复正常,即可临床诊断为急性肾小球肾炎。如肾小球滤过率进行性下降或病情于2月内未见全面好转应及时做肾活检,以明确诊断。

五、治疗要点

以休息、对症处理为主。急性肾衰竭患者应予短期透析,待其自然恢复。本病为自限性疾病,不宜用激素及细胞毒药物。

1. 对症治疗　利尿消肿、降血压、预防心脑合并症如高血压脑病和急性左心衰竭等的发生,通常利尿治疗有效。经休息、低盐饮食和利尿后高血压控制不满意时,可加用降压药物。

2. 控制感染灶　反复发作的慢性扁桃体炎,待肾炎病情稳定后,可做扁桃体摘除术,手术前后两周应注射青霉素或其他抗生素。

3. 透析治疗　少数发生急性肾衰竭有透析指征时,及时予以透析治疗。本病具有自愈倾向,肾功能多可逐渐恢复,一般不需长期维持透析。

4. 中医药治疗　病变发展期有外感表证及水肿、尿少、血尿,治则为祛风利水、清热解毒、凉血止血等。恢复期主要为余邪未尽,正气虽有耗损,但临床表现虚证不明显,治疗仍以祛邪为主。

六、常见护理诊断/问题

1. 体液过多　水肿与肾小球滤过率下降,水、钠潴留有关。

2. 活动无耐力 与疾病处于急性发作期、水肿、高血压有关。

3. 有皮肤完整性受损的危险 与机体抵抗力下降、皮肤水肿有关。

七、护理措施

1. 休息和活动

(1)急性期患者绝对卧床休息 4～6 周,待水肿消退、肉眼血尿消失、血压平稳、尿常规及其他检查基本正常后,方可逐步增加活动量。卧床时宜抬高下肢,增加静脉回流,以减轻水肿,增加肾血流量和尿量,改善肾功能,减少血尿、蛋白尿。

(2)指导患者经常变换体位,协助年幼体弱者翻身,用合适的软垫支撑受压部位,并予以适当按摩和被动运动。阴囊水肿者,可用吊带托起。

(3)病情稳定后逐渐做一些轻体力活动,避免劳累和剧烈活动,坚持 1～2 年,待完全康复后才能恢复正常的体力劳动。

2. 饮食护理

(1)钠盐:急性期有水肿、高血压时严格限制钠盐摄入(每天<3g),特别严重者禁盐,以减轻水肿和心脏负担。当病情好转、血压下降、水肿消退、尿蛋白减轻后,由低盐饮食逐渐过渡到普通饮食,防止长期低钠饮食及应用利尿剂引起水、电解质紊乱或其他并发症。

(2)水和钾:严格记录 24 小时的出入水量。每天入水量为不显性失水量(约 500ml)加上 24 小时尿量,入水量包括饮食、饮水、服药和输液等所含水的总量,注意见尿补钾。

(3)蛋白质:肾功能正常时,给予正常量的蛋白质摄入(每天每千克体重 1g),出现氮质血症时,限制蛋白质的摄入,优质动物蛋白占 50% 以上,如牛奶、鸡蛋、鱼等,以防增加血中含氮代谢产物的潴留。此外,注意饮食热量充足、易于消化和吸收。

3. 皮肤护理

(1)水肿较严重的患者应着宽松、柔软的棉质衣裤、鞋袜。协助患者做好全身皮肤、黏膜的清洁,指导患者注意保护好水肿的皮肤,如清洗时注意水温适当、勿过分用力,平时避免擦伤、撞伤、跌伤、烫伤。

(2)注射时严格无菌操作,采用 5～6 号针头,保证药物准确、及时输入,注射完拔针后,用无菌干棉球按压穿刺部位直至无液体从针口渗漏。严重水肿者尽量避免肌内和皮下注射。

4. 病情观察

(1)定期测量患者体重,观察体重变化和水肿的部位、分布、程度和消长情况,注意有无胸腔、腹腔、心包积液的表现;观察皮肤有无红肿、破损、化脓等情况发生。

(2)监测生命体征,尤其血压的变化,注意有无剧烈头痛、恶心、呕吐、视力模糊,甚至神志不清、抽搐等高血压脑病的表现;测量体温注意有无发热,发现问题及时给予处理。

(3)监测尿量的变化,如经治疗尿量没有恢复正常,反而进一步减少,提示严重的肾实质损害。同时密切监测、追踪尿常规、肾小球滤过率、BUN、Scr、血浆蛋白、血清电解质等变化。

5. 用药护理 遵医嘱使用利尿剂,观察药物的疗效及可能出现的不良反应,如低钾、低氯等电解质紊乱。呋塞米等强效利尿剂有耳鸣、眩晕、听力丧失等暂时性耳毒性,也可发生永久性耳聋。

6. 心理护理 血尿可让患者感到恐惧,限制患者的活动可使其产生焦虑、烦躁、抑郁等心理,鼓励其说出自己的感受和心理压力,使其充分理解急性期卧床休息及恢复期限制运动的重要性。患者卧床期间,护士尽量多关心、巡视,及时询问患者需要并给予解决。

八、健康指导

1.休息与活动　急性期注意休息,限制活动量;平时适当加强体育锻炼,增强体质。

2.预防感染和交叉感染　及时治疗感冒、咽炎、扁桃体炎、皮肤感染,及时添减衣被和清洁皮肤,防止受冻、潮湿和过劳;尽量少去人员集中的公共场所,做好消毒隔离工作。

3.定期随访　急性肾炎临床症状消失后,蛋白尿、血尿等可能仍存在,需 1～2 年方可恢复。

4.戒除烟酒。

(孙敏)

第十节　慢性肾小球肾炎的护理

慢性肾小球肾炎(chronic glomerulonephritis,CGN)简称慢性肾炎,指起病方式各有不同,病情迁延,病变进展缓慢,可有不同程度的肾功能减退,最终将发展成慢性肾衰竭的一组肾小球疾病,主要临床表现为蛋白尿、血尿、水肿、高血压。因不同的病理类型及病程阶段,疾病表现呈多样化。

一、病因与发病机制

仅少数患者由急性肾炎直接迁延或临床痊愈 1 年以上辗转成为慢性肾炎,绝大多数患者与急性肾炎无关,病因不明,起病即属慢性。

本病的病理类型、病因及发病机制不尽相同,但起始因素多为细菌、原虫、病毒等感染后引起免疫复合物介导性炎症,也有非免疫非炎症性因素参与,如肾小球内高压、高灌注、高滤过等因素也可促进肾小球硬化。另外,疾病过程中出现的高脂血症、蛋白尿等也会加重肾脏的损伤。

慢性肾炎的常见病理类型有系膜增生性肾炎、系膜毛细血管性肾炎、膜性肾病及局灶性节段性肾小球硬化等。上述所有类型疾病进展至晚期,肾体积缩小、肾皮质变薄,病理类型均可转化成硬化性肾小球肾炎,临床上进入尿毒症阶段。

二、临床表现

慢性肾炎患者以青中年为主,男性居多,多数起病缓慢、隐袭,临床表现呈多样性,个体差异较大。早期患者可有乏力、疲倦、腰部疼痛、食欲减退;有的患者无明显临床表现。有前驱感染者起病可较急。

1.蛋白尿　本病必有蛋白尿,尿蛋白定量常在每天 1～3g。

2.血尿　多为轻至中度镜下血尿,偶见肉眼血尿。

3.水肿　多为眼睑、面部和(或)下肢轻、中度凹陷性水肿,由水、钠潴留和低蛋白血症引起,一般无体腔积液。严重者也可出现全身性水肿。

4.高血压　肾衰竭时,90%以上患者在肾功能不全时出现高血压;部分病例高血压出现于肾功能正常时;部分患者以高血压为首发症状。多数患者有轻中度高血压,偶见患者血压显著升高。

5.肾功能损害　肾功能损害呈慢性渐进性,病理类型为决定进展速度的重要因素,也与是否合理治疗和认真保养有关。肾功能正常或轻度受损(内生肌酐清除率下降或轻度氮质血症)的情况可持续数年甚至数十年,逐渐恶化进入尿毒症。已有肾功能不全的患者,可因感染、劳累、血压增高、应用肾毒性药物等发生肾功能急剧变化,如及时去除这些诱因,肾功能可在一定程度上恢复,但也可能从此进入不可逆慢性肾衰竭。

6.其他　慢性肾衰竭患者常出现贫血;长期高血压者可出现心脑血管的并发症,可有眼底出血、渗出,甚至视乳头水肿。

三、实验室及其他检查

1.尿液检查　多为轻度尿异常,尿蛋白＋～＋＋＋,24 小时尿蛋白定量常在 1～3g;尿中可有多形性红细胞＋～＋＋、颗粒管型等;发生肾浓缩功能不全时,可出现多尿和夜尿,尿比重降低。

2.血液检查　肾功能不全的患者肾小球滤过率(GFR)下降,BUN、Scr 升高,血细胞及血红蛋白均有不同程度降低。某些患者可有血脂升高,血浆清蛋白降低,血清 C_3 始终正常或持续降低 8 周以上不恢复正常。β_2－微球蛋白明显增高,为肾小球肾炎肾功能损害的早期指征。

3.B 超检查　双肾可有结构紊乱、缩小等改变。

4.肾活组织检查　可确定肾炎的病理类型。

四、诊断要点

尿化验异常(蛋白尿、血尿、管型尿)、水肿、高血压病史 1 年以上,无论有无肾功能损害均应考虑此病,在排除继发性肾炎及遗传性肾炎后,即可诊断为慢性肾炎。

五、治疗要点

以防止或延缓肾功能进行性衰退、改善或缓解临床症状及防治严重并发症为目的,而不以消除尿红细胞或轻微尿蛋白为目标。对症处理为主,积极控制高血压,维持体液平衡,限制蛋白质摄入,并配合其他手段改善症状,防止肾功能急剧恶化和并发症发生,主要治疗如下:

1.降压　高血压是加速肾小球硬化、促使肾功能恶化的重要因素,因此应积极控制高血压。患者应限盐(每天＜3g),有水、钠潴留的容量依赖型高血压首选利尿药,如氢氯噻嗪每天 12.5～50mg,1 次或分次口服。对肾素依赖型高血压首选血管紧张素转换酶抑制剂(ACEI)如贝拉普利、血管紧张素Ⅱ受体拮抗剂如氯沙坦(losartan)或 β－受体阻滞剂如阿替洛尔(atenolol),其他还可选用钙拮抗剂,如氨氯地平。

2.限制饮食　限制食物中蛋白质及磷的入量。氮质血症患者予优质低蛋白、低磷饮食,并辅以 CT 酮酸和肾衰竭氨基酸(含 8 种必需氨基酸和组胺酸),减轻肾小球内高压、高灌注及高滤过状态,延缓肾小球硬化。

3.抗血小板聚集药　大剂量双嘧达莫或小剂量阿司匹林有抗血小板聚集的作用,对系膜毛细血管性肾小球肾炎有一定降尿蛋白作用。

4.避免加重肾损害的因素　如感染、劳累、妊娠、血压增高、应用肾毒性药物(如氨基糖苷类抗生素等)。

六、常见护理诊断/问题

1.体液过多　与肾小球滤过率下降、尿量减少、血浆蛋白丢失、血浆胶体渗透压下降等有关。

2.营养失调:低于机体需要量　与肾功能受损、蛋白丢失过多及摄入不足等有关。

3.潜在并发症　慢性肾衰竭。

七、护理措施

1.休息　疾病活动期增加卧床时间,重视身心休息。卧床休息可增加肾血流量和尿量,减轻水肿,改善肾功能,应为患者创造一个安静、舒适的休息环境。

2.饮食护理　向患者及家属解释饮食的重要性,与其共同制订合适的食谱,尽量色、香、味俱佳,以提高患者食欲。

(1)蛋白质:肾功能不全者给予优质低蛋白(每天每千克体重 0.6g),保证身体所需营养,且减少蛋白质代谢产物,保护肾功能。

(2)水、钠:血压高或水肿者限制钠盐摄入;水肿伴少尿者限制液体入量,按 24 小时液体出入量补充液体。

(3)维生素和热量:高维生素饮食,增加糖的摄入,保证足够热量,减少自体蛋白质分解。

(4)磷:肾功能不全者应限制磷的摄入。

3.病情观察

(1)生命体征:密切观察体温和血压变化,血压突然升高或持续高血压可加重肾功能的恶化;出现心率增快、心律不规则、呼吸困难、烦躁不安等应立即与医师联系。

(2)水肿:一般不重,少数患者可出现肾病综合征表现,观察尿量、测腹围,注意水肿消长情况,是否出现胸、腹腔积液等。

(3)肾功能:监测 Ccr、Scr,BUN,定期检查尿常规和血白细胞计数,监测水、电解质、酸碱平衡有无异常。

4.用药护理　用药期间观察:

(1)利尿药:观察利尿效果,防止低钠、低钾血症及血容量减少等不良反应的发生。

(2)降压药:使长期服用降压药者充分认识降压治疗对保护肾功能的作用,嘱其勿擅自改变药物剂量或停药,以确保满意的疗效。卡托普利对肾功能不全者易引起高钾血症,应定时观察血压,降压不宜过快或过低,以免影响肾灌注。

(3)激素或免疫抑制剂:一般不主张积极应用。慢性肾炎伴肾病综合征者常用,应观察药物可能出现的不良反应。

(4)抗血小板聚集药:观察有无出血倾向,监测出血、凝血时间等。

5.心理护理　此病病程较长,肾功能逐渐恶化,预后不良,因此影响正常的学习、生活和工作,患者容易出现精神紧张、焦虑、抑郁、愤怒等负性情绪和心理反应,可造成肾血流量减少,加速肾功能减退。护士应尽量多巡视患者,与其交流,鼓励患者说出对患病的担忧,讲解疾病过程、合理饮食和治疗方案,以消除疑虑,提高治疗信心,积极配合治疗。及早预防和发现问题并给予心理疏导,必要时求助于心理专家共同解决。

6.避免诱因

(1)避免劳累。

(2)防止感染:加强病房管理,定时消毒,保持室内清洁和空气新鲜、流通;加强个人卫生,注意口腔和皮肤清洁,避免受凉,防止呼吸道和泌尿道感染。

八、健康指导

1.合理饮食　限制钠盐摄入,控制饮水量,注意摄入优质低蛋白、热量充足和富含多种维生素的食物。

2.注意休息,生活规律,保持精神愉快。

3.教会患者与疾病有关的家庭护理知识　如自我监测血压等。避免加重肾损害的因素,注意防寒保暖,避免潮湿、受凉,防治呼吸道感染;注意个人卫生,预防泌尿道感染;避免剧烈运动和过重的体力劳动;育龄妇女注意避孕;避免应用肾毒性药物(如氨基糖苷类抗生素、磺胺类及抗真菌药等)。

4.术前准备　需做肾活组织检查者,应做好解释和术前准备工作。

5.定期复查尿常规和肾功能　如出现水肿或水肿加重、血压增高、少尿、血尿、尿液浑浊、膀胱刺激征和感冒等及时就医。

(孙敏)

第十一节　肾病综合征的护理

肾病综合征(nephrotic syndrome,NS)是由多种肾脏疾病引起的具有以下共同临床表现的一组综合征:①大量蛋白尿(尿蛋白定量每天>3.5g);②低蛋白血症(血浆清蛋白<30g/L);③水肿;④血脂升高。

一、病因与发病机制

肾病综合征可由多种不同病理类型的肾小球疾病引起,分为原发性和继发性两大类。原发性肾病综合征是指原发于肾小球本身的病变;继发性肾病综合征继发于全身系统性疾病或先天遗传性疾病,如系统性红斑狼疮、糖尿病、过敏性紫癜、淀粉样变、多发性骨髓瘤、先天遗传性疾病如 Alport 综合征等。

二、临床表现

原发性肾病综合征有前驱感染者起病较急,部分可隐匿起病,典型临床表现如下:

1.大量蛋白尿和低蛋白血症　当肾小球滤过膜的屏障作用受损时,滤过膜对血浆蛋白(以清蛋白为主)的通透性增高,原尿中蛋白含量超过肾小管的重吸收能力时,出现大量蛋白尿,这是低蛋白血症的主要原因。另外,肝代偿合成血浆蛋白不足、胃黏膜水肿引起蛋白质摄入减少,吸收不良或丢失等因素也加重了低蛋白血症。

除血浆清蛋白降低外,血中的其他蛋白成分如免疫球蛋白、抗凝及纤溶因子、金属结合蛋白等也可减少,因而机体易产生感染、高凝、微量元素缺乏、内分泌紊乱和免疫功能低下等并发症。

2.水肿 为最显著体征。水肿部位可因重心的移动而不同,久卧或清晨以眼睑、头枕部或骶部明显,起床活动后以下肢水肿较为明显,为凹陷性水肿。严重者可波及全身,出现胸腔、腹腔、心包腔积液、阴囊水肿等。低蛋白血症、血浆胶体渗透压下降,水从血管内进入组织间隙,是水肿的主要原因。

3.高脂血症 血中胆固醇、三酰甘油含量升高,低及极低密度脂蛋白浓度也增高,常与低清蛋白血症并存,与低清蛋白血症刺激肝脏合成脂蛋白代偿性增加和脂蛋白分解减弱有关。

4.并发症

(1)感染:是常见的并发症,与蛋白质营养不良、免疫功能紊乱及激素治疗有关。患者可出现全身各系统的感染,常见有呼吸道、泌尿道、皮肤及腹腔(原发性腹膜炎)感染等。感染是肾病综合征复发和疗效不佳的主要原因之一。

(2)血栓、栓塞:多数肾病综合征患者的血液呈高凝状态,加之高脂血症、血液黏稠度增加、强力利尿剂的应用等因素易导致血管内血栓形成和栓塞,以肾静脉血栓最为多见(发生率为 10%~50%,其中 3/4 病例无临床症状)。此外,下肢深静脉血栓、肺血管血栓、栓塞、脑血管血栓、冠状血管血栓也不少见。

(3)急性肾衰竭:低蛋白血症使血浆胶体渗透压下降,水分从血管内进入组织间隙,引起有效循环血容量减少,肾血流量不足,易致肾前性氮质血症,经扩容、利尿可恢复。少数 50 岁以上的患者出现肾实质性肾衰竭,无明显诱因少尿、无尿,扩容、利尿无效,可能与肾间质高度水肿压迫肾小管及大量蛋白管型阻塞肾小管,导致肾小管腔内高压、肾小球滤过率骤然减少有关。

(4)其他:长期大量蛋白尿、低蛋白血症可导致严重的负氮平衡和蛋白质营养不良,引起肌肉萎缩,儿童生长发育障碍。长期高脂血症易引起动脉硬化、冠心病等心血管并发症,增加血液黏稠度,也促进了肾小球系膜细胞增生及肾小球硬化。由于金属结合蛋白及维生素 D 结合蛋白减少,可导致铁、锌、铜缺乏及钙、磷代谢障碍。

三、实验室及其他检查

1.尿液检查 尿蛋白定性一般为＋＋＋～＋＋＋＋,24 小时尿蛋白定量超过 3.5g。尿中可有红细胞、管型等。

2.血液检查 血浆清蛋白低于 30g/L,血中胆固醇、低及极低密度脂蛋白增高,血 IgG 可降低。

3.肾功能检查肾 衰竭时 BUN、Scr 升高。

4.B 超检查 双肾正常或缩小。

5.肾活组织病理检查 可确定肾小球的病理类型,对指导治疗及明确预后具有重要意义。

四、诊断要点

主要根据尿蛋白定量和血浆清蛋白浓度作出诊断,同时参考有无水肿和高脂血症,判定有无并发症。原发性肾病综合征需排除继发性病因和先天遗传性疾病。肾病综合征的病理类型有赖于肾活组织病理检查。

五、治疗要点

（一）对症治疗

1.利尿消肿　不宜过快、过猛，以免造成有效血容量不足，加重血液高黏倾向，诱发血栓、栓塞并发症。

（1）噻嗪类利尿剂和保钾利尿剂：常用做基础治疗，二者并用可提高利尿效果，同时可减少钾代谢紊乱。常用氢氯噻嗪 25mg，每天 3 次；氨苯蝶啶 50mg，每天 3 次。

（2）渗透性利尿剂和袢利尿剂：上述治疗无效时，改用在静脉输注渗透性利尿剂（右旋糖酐—40）后，再加用袢利尿剂，如呋塞米或布美他尼，分次口服或静脉注射，可获良好利尿效果。

（3）血浆或血浆清蛋白：静脉输注血浆或血浆清蛋白可提高胶体渗透压，再加用袢利尿剂亦可起到良好的利尿作用。

2.减少尿蛋白　减少尿蛋白可有效延缓肾功能恶化。应用 ACEI（如贝拉普利或卡托普利）和其他降压药（如氨氯地平），有效控制高血压，可不同程度减少尿蛋白。

（二）抑制免疫与炎症反应

1.糖皮质激素　通过抑制免疫与炎症反应，抑制醛固酮和抗利尿激素的分泌，影响肾小球基底膜通透性而利尿、消除尿蛋白。应用激素时应注意：

（1）起始足量：如泼尼松始量为每天每千克体重 1mg，共服 8～12 周；

（2）缓慢减药、撤药：足量治疗后每 1～2 周减少原用量的 10％，当减至每天 20mg 时疾病易反跳，应更加缓慢减量；

（3）长期维持：最后以最小有效剂量（每天 10mg）作为维持量，再服半年至 1 年或更久。可采用全天量顿服，维持用药期间两天量隔日一次顿服，以减轻激素的不良反应。水肿严重、有肝功能损害或泼尼松疗效不佳时，可更换为泼尼松龙口服或静脉滴注。

肾病综合征患者对激素治疗的反应可分为 3 种类型：①"激素敏感型"：治疗 8～12 周内肾病综合征缓解；②"激素依赖型"：药量减到一定程度即复发；③"激素抵抗型"：对激素治疗无效。

2.细胞毒药物　细胞毒药物常用于"激素依赖型"和"激素抵抗型"肾病综合征，协同激素治疗能提高缓解率。若无激素禁忌，一般不首选或单独使用。目前国内外最常用的为环磷酰胺（cyclophosphamide，CTX）。

3.环孢素　环孢素可选择性抑制 T 辅助细胞及 T 细胞毒效应细胞，近年来已开始用于治疗激素及细胞毒药物无效的难治性肾病综合征，因价格昂贵，不良反应大，停药后病情易复发，限制了其广泛应用。

（三）并发症防治

1.感染　激素治疗时不必预防性使用抗生素，以免诱发真菌二重感染。一旦出现感染，及时选用敏感、强效且无肾毒性的抗生素，尽快去除明确的感染灶。严重感染难控制时，视患者具体情况考虑减少或停用激素。

2.血栓及栓塞　当血液出现高凝状态时（血浆清蛋白＜20g/L）应给予肝素或华法林等预防性抗凝，并辅以抗血小板聚集药。发生血栓或栓塞者，及早（6 小时内效果最佳，但 3 天内可望有效）予尿激酶或链激酶溶栓，并配合使用抗凝药。抗凝及溶栓治疗时均应避免药物过量致出血。

3. 急性肾衰竭 ①袢利尿剂：对其仍有效者予以较大剂量冲刷阻塞的肾小管管型；②血液透析：利尿无效且达到透析指针时；③积极治疗原发病；④碱化尿液：如口服碳酸氢钠以减少管型形成。

六、常见护理诊断/问题

1. 体液过多 与低蛋白血症致血浆胶体渗透压下降有关。

2. 营养失调：低于机体需要量 与大量蛋白质丢失、胃肠黏膜水肿致蛋白质吸收障碍等因素有关。

3. 有感染的危险 与皮肤水肿，大量蛋白质丢失致机体营养不良，激素、细胞毒药物的应用致机体免疫功能低下有关。

七、护理措施

1. 休息与活动 全身严重水肿，合并胸水、腹水，有严重呼吸困难者应绝对卧床休息，取半坐卧位，必要时给予吸氧。卧床期间注意肢体适度活动与被动运动，防止血栓形成。病情缓解后逐渐增加活动量，减少血栓等并发症的发生。高血压患者限制活动量，老年患者改变体位时不可过快以防直立性低血压。

2. 饮食护理 合理饮食能改善患者的营养状况和减轻肾脏负担，蛋白质的摄入是关键。长期高蛋白饮食加重肾小球高灌注、高压力、高滤过，从而加重蛋白尿，加速肾脏病变的进展。肾病综合征患者食物中各种营养成分的构成一般为：①蛋白质：提倡正常量的优质蛋白（富含必需氨基酸的动物蛋白）每天每千克体重 1.0；有氮质血症的水肿患者，应同时限制蛋白质的摄入。②足够热量：低蛋白饮食者需注意提供不少于每天每千克体重 126～147kJ（30～50kcal）的热量，以免导致负氮平衡。③水、钠限制：有明显水肿、高血压或少尿者，严格限制水、钠摄入，勿食腌制等含钠高的食物。④脂肪限制：脂肪占总供能的 30%～40%，饱和脂肪酸和不饱和脂肪酸比例 1：1，为减轻高脂血症，少进富含饱和脂肪酸的食物如动物油脂，而多食富含多不饱和脂肪酸的食物如植物油及鱼油等。⑤注意补充各种维生素及微量元素（如铁、钙）。

3. 病情观察 观察并记录生命体征，尤其是血压的变化。记录 24 小时出入水量，监测患者体重变化和水肿消长情况。监测尿量变化，如经治疗尿量没有恢复正常，反而进一步减少，甚至无尿，提示严重的肾实质损害。定期测量血浆清蛋白、血红蛋白等反应机体营养状态的指标，同时密切监测尿常规、肾小球滤过率、BUN、Scr、血浆蛋白、血清电解质等变化。

4. 用药护理

（1）激素、免疫抑制剂和细胞毒药物：①糖皮质激素：可有水钠潴留、血压升高、动脉粥样硬化、血糖升高、神经兴奋性增高、消化道出血、骨质疏松、继发感染、伤口不易愈合以及类肾上腺皮质功能亢进症的表现，如满月脸、水牛背、多毛、向心性肥胖等，应密切观察患者的情况。大剂量冲击疗法时，患者免疫力及机体防御能力受到很大抑制，应对患者实行保护性隔离，防止继发感染。②环孢素：注意服药期间监测血药浓度，观察有无不良反应，如肝、肾毒性，高血压，高尿酸血症，高血钾，多毛及牙龈增生等。③环磷酰胺：容易引起出血性膀胱炎、骨髓抑制、消化道症状、肝功能损害、脱发等，注意观察是否出现血尿。这类药物对血管和局部组织的刺激性较大。

(2)利尿药:观察治疗效果及有无低钾、低钠、低氯性碱中毒等不良反应,使用大剂量呋塞米时,注意有无恶心、直立性眩晕、口干、心悸等。

(3)中药:如雷公藤制剂,注意其对血液系统、胃肠道、生殖系统等的不良反应。

(4)抗凝药:观察是否有皮肤、黏膜、口腔、胃肠道等的出血倾向,发现问题及时减药并给予对症处理,必要时停药。

5.积极预防和治疗感染

(1)指导患者预防感染:①告知患者及其家属预防感染的重要性,指导其加强营养、注意休息、保持个人卫生,指导或协助患者保持全身皮肤、口腔黏膜的清洁、干燥,避免搔抓等导致的损伤。②避免感染源:尽量减少患者探访人次,限制上呼吸道感染者来访。寒冷季节外出时注意保暖,少去公共场所等人多聚集的地方。防止外界环境中病原微生物的入侵。③保持环境清洁、舒适:定期做好病室的空气消毒,用消毒药水拖地板、湿抹桌椅等。室内保持合适温、湿度,定时开门窗通风换气。

(2)观察感染征象:注意有无体温升高、皮肤感染、咳嗽、咳痰、肺部湿性啰音、尿路刺激征、腹膜刺激征等。出现感染征象后,遵医嘱正确采集患者的血、尿、痰、腹水等标本及时送检,根据药敏试验结果使用有效的抗生素并观察疗效。

八、健康指导

1.注意休息和保暖,避免受凉、感冒,避免劳累和剧烈体育运动;适度活动,避免肢体血栓等并发症。

2.乐观开朗,对疾病治疗与康复充满信心。

3.密切监测肾功能变化,学会自测尿蛋白,了解其动态,此为疾病活动的可靠指标;水肿时注意限制水盐;摄入适当蛋白质。

4.遵医嘱用药,了解和观察药物毒性和不良反应。

5.定期复查,不适时门诊随访。

(孙敏)

第十二节　肾盂肾炎的护理

肾盂肾炎(pyelonephritis)是尿路感染中的一种重要临床类型,是由细菌(极少数为真菌、病毒、原虫等)直接引起的肾盂、肾盏和肾实质的感染性炎症。本病好发于女性,女:男约为 8:1,尤以婚育龄女性、女幼婴和老年妇女患病率更高,临床上分为急性和慢性两期。

一、病因与发病机制

(一)病因

本病为细菌直接引起的感染性肾脏病变,近年也有认为细菌抗原激起的免疫反应可能参与慢性肾盂肾炎的发生和发展过程。致病菌以肠道细菌为最多,大肠埃希菌占 60%～80%以上,其次依次是副大肠埃希菌、变形杆菌、葡萄球菌、粪链球菌、产碱杆菌、铜绿假单胞菌等,偶见厌氧菌、真菌、病毒和原虫感染。有尿路器械检查史或长期留置尿管者可感染铜绿假单胞菌;白色葡萄球菌感染多发生于性生活活跃的女性;变形杆菌多发生于尿路结石的患者;另外,糖尿病和免疫功能低下者可伴发尿路真菌感染。

（二）发病机制

发生与以下几方面的因素有关。

1. 感染途径

（1）上行感染:最常见。正常情况下尿道口周围有细菌寄居（主要来自肠道）,当机体抵抗力下降或尿路黏膜损伤（如尿液高度浓缩、月经期间、性生活后）,或入侵细菌的毒力大、黏附于尿路黏膜并上行传播能力强时,细菌侵入尿道并沿尿路上行到膀胱、输尿管、肾盂及肾实质导致感染。因女性的尿道较男性短而宽,且尿道口离肛门近而常被细菌污染,故感染机会增高。

（2）血行感染:较少见。细菌由体内慢性感染病灶（如慢性扁桃体炎、鼻窦炎、龋齿、皮肤感染等）侵入血流,到达肾脏引起炎症,称为血行感染。

（3）淋巴管感染:更少见。有认为下腹部和盆腔器官的淋巴管与肾周围的淋巴管有多数交通支,在升结肠与右肾之间也有淋巴管沟通,因而当盆腔器官炎症、阑尾炎和结肠炎时,细菌可经淋巴管引起肾盂肾炎。

（4）直接感染:外伤或肾周器官发生感染时,该处细菌偶可直接侵入引起感染。

2. 易感因素　正常情况下,尿道口周围有细菌寄居或侵入肾,但并不引起肾盂肾炎,这与机体的自卫能力有关:①经常性排尿可将细菌冲出体外。②尿道黏膜分泌有机酸、IgG、IgA,有吞噬细胞的作用,男性排泄前列腺液于后尿道有杀菌作用。③尿液 pH 低,含有高浓度尿酸及有机酸;尿液呈低张或高张,不利于细菌生长。④尿道上皮细胞可分泌黏蛋白,涂布于尿路黏膜表面构成防止细菌入侵的保护层。临床上,导致人体自卫功能不良而易发生肾盂肾炎的因素主要有:

（1）尿流不畅和尿路梗阻:是最主要的易感因素,如尿道狭窄、包茎、尿路结石、尿道异物、肿瘤、前列腺肥大、女性膀胱梗阻、神经性膀胱、膀胱憩室、妊娠子宫压迫输尿管、膀胱－输尿管反流、肾下垂等。此外,肾小管和集合管内有结晶（如高尿酸血症）等沉积时,细菌容易在肾内停留、生长、繁殖而感染。

（2）尿路畸形或功能缺陷:肾发育不良,肾、肾盂、输尿管畸形,如多囊肾、马蹄肾、海绵肾和膀胱输尿管反流等,均因肾内防卫功能不良而导致细菌感染。

（3）机体免疫功能低下:慢性全身性疾病患者,如糖尿病、慢性肝病、肾病、肿瘤、贫血、营养不良及长期应用免疫抑制剂者,因机体抵抗力下降而发生感染。

（4）其他:尿道口或尿道口周围的炎症病变,如尿道旁腺炎、阴道炎、前列腺炎、会阴部皮肤感染等,细菌沿尿路上行引起肾盂肾炎;导尿、尿路器械检查也易促发尿路感染。

二、临床表现

（一）急性肾盂肾炎

1. 全身表现　起病急,常有寒战、高热（体温可达 39℃以上）、全身不适、疲乏无力、食欲减退、恶心、呕吐,甚至腹痛或腹泻等。血培养可阳性。如高热持续不退,提示并发尿路梗阻、肾周脓肿或败血症等。

2. 肾脏和尿路局部表现　可有或无尿频、尿急、尿痛、耻骨弓上不适等尿路刺激征,常伴腰痛或肾区不适,肋脊角有压痛和(或)叩击痛,腹部上、中输尿管点和耻骨上膀胱区有压痛。

3.尿液变化　外观浑浊,可见脓尿或血尿。临床上轻症患者全身症状可不明显,仅有尿路局部改变和尿液变化。上行感染发病者多有明显尿路局部症状,而血行感染致病时全身表现较突出。

4.并发症

(1)肾乳头坏死:常发生于严重的肾盂肾炎伴糖尿病或尿路梗阻时,可出现败血症、急性肾衰竭等。临床表现为高热、剧烈腰痛、血尿,可有坏死组织脱落从尿中排出,发生肾绞痛。

(2)肾周围脓肿:常由严重的肾盂肾炎直接扩散而来,多有尿路梗阻等易感因素。患者原有临床表现加重,出现明显单侧腰痛,向健侧弯腰时疼痛加剧。宜选用强效的抗感染治疗,必要时行脓肿切开引流。

(二)慢性肾盂肾炎

慢性肾盂肾炎临床表现多不典型,常复杂多样,重者急性发病时临床表现为典型的急性肾盂肾炎,可有明显全身感染症状,轻者则可无明显全身表现,仅有肾、尿路症状及尿液改变,也有的仅有尿检异常无自觉症状。常见下列5型:

1.复发型　常多次急性发作,发病时可有全身感染症状、尿路局部表现及尿液变化等,类似急性肾盂肾炎;

2.低热型　以长期低热为主要表现,可伴乏力、腰酸、食欲不振、体重减轻等;

3.血尿型　可以血尿为主要表现,呈镜下或肉眼血尿,发病时伴腰痛、腰酸和尿路刺激症状;

4.隐匿型　无任何全身或局部症状,仅有尿液变化,尿菌培养可阳性,又称无症状性菌尿;

5.高血压型　在病程中出现高血压,偶可发展为急进型高血压,可伴贫血,但无明显蛋白尿和水肿等。

除上述类型外,少数病例尚可表现为失钠性肾病、失钾性肾病、肾小管性酸中毒和慢性肾功能不全等。

三、实验变及其他检查

(一)尿液检查

1.尿常规和细胞计数　镜检尿白细胞明显增多,见白细胞管型。红细胞增多,可有肉眼血尿。白细胞计数$\geq 8\times 10^6$/L为白细胞尿(脓尿)。尿蛋白常为阴性或微量,一般每天<2.0g。

2.尿细菌学检查　临床意义为尿含菌量$\geq 10^5$/ml,即为有意义的细菌尿;$<10^4$/ml为污染;$10^4\sim 10^5$/ml为可疑,应结合病情考虑其价值或重新检查。膀胱穿刺尿定性培养有细菌生长也提示菌尿。

3.尿沉渣镜检细菌　清洁中段尿的没有染色的沉渣用高倍镜找细菌,如平均每视野≥ 20个细菌,即为有意义的细菌尿。

(二)血液检查

1.血常规检查　急性肾盂肾炎血白细胞和中性粒细胞增高,并有中性粒细胞核左移;血沉可增快。慢性期红细胞计数和血红蛋白可轻度降低。

2.肾功能检查　急性期无改变。慢性期先出现肾小管功能减退,夜尿增多,呈低比重尿,后期可有肾小球功能损害,出现氮质血症。

（三）影像学检查

急性期不宜行 X 线静脉肾盂造影检查(intravenous pyelography,IVP),可做 B 超检查确定有无结石、梗阻等。X 线检查的目的:①对反复发作的肾盂肾炎或虽无复发的男性肾盂肾炎患者,了解有无尿流不畅、尿路梗阻、畸形等易感因素;②对反复发作或病程超过半年者做尿路 X 线片或 IVP,可明确是否有肾盂肾盏变形、缩窄及两肾大小不等、表面凹凸不平等慢性肾盂肾炎变化;③对幼童反复发作肾盂肾炎可做排尿期膀胱输尿管造影,以明确有无膀胱输尿管反流。此外,肾 X 线检查也有益于本病与慢性肾炎、肾结核、肾肿瘤等的鉴别。肾盂肾炎患者在病情允许时,应尽快做影像学检查,以确定有无尿路梗阻(尤其是结石),如尿液引流不畅未能纠正,炎症很难彻底治好。

四、诊断要点

1. 急性肾盂肾炎　起病急,有明显全身感染症状,肋脊角疼痛、压痛和叩击痛,血白细胞增加和尿细菌学检查阳性。不少肾盂肾炎无典型的临床症状,因此不能单纯依靠临床症状和体征诊断,而应依靠实验室检查结果。

2. 慢性肾盂肾炎　肾盂肾炎多次发作或病情迁延不愈、病程达半年以上,又有肾盂肾盏变形、缩窄,两肾大小不等、外形凹凸不平或肾小管功能持续减退者可确诊。对某些低热型、血尿型、高血压型等不典型患者和无自觉症状的隐匿型病例,则主要依靠多次尿细菌检查和尿细胞检查,必要时做肾 X 线检查可确诊。

五、治疗要点

（一）急性肾盂肾炎

1. 抗菌药物治疗

(1)轻型急性肾盂肾炎:经单剂或 3 日疗法治疗失败的尿路感染或轻度发热和(或)肋脊角叩痛的肾盂肾炎,应口服有效抗生素 14 天,一般用药 72 小时显效,如无效,则应根据药物敏感试验结果更改药物。

(2)较严重急性肾盂肾炎:发热体温＞38.5℃、血白细胞升高等全身感染中毒症状明显者,静脉输注抗生素。无药敏结果前,暂用环丙沙星、氧氟沙星或庆大霉素,必要时改用头孢噻肟或头孢唑啉。获得药敏报告后,酌情使用肾毒性小而便宜的抗生素。静脉用药至退热 72 小时后,改用口服有效抗生素,完成 2 周疗程。

(3)重型急性肾盂肾炎:寒战、高热、血白细胞显著增高、核左移等严重感染中毒症状,甚至低血压、呼吸性碱中毒,疑为革兰阴性败血症者,多是复杂性肾盂肾炎,无药敏结果前,可选用下述抗生素联合治疗:①半合成的广谱青霉素如他唑西林或羧苄西林,毒性低,价格较第 3 代头孢菌素便宜;②氨基糖苷类抗生素(如妥布霉素或庆大霉素);③第 3 代头孢菌素类如头孢曲松钠。通常使用一种②加上一种①或③联用起协同作用,退热 72 小时后,改用口服有效抗生素,完成 2 周疗程。

2. 碱化尿液　口服碳酸氢钠片,每次 1g,每天 3 次,增强上述抗生素的疗效,减轻尿路刺激症状。

(二)慢性肾盂肾炎

1. 一般治疗　寻找并去除导致发病的易感因素,尤其是解除尿流不畅、尿路梗阻,纠正肾和尿路畸形。多饮水、勤排尿,增加营养,提高机体免疫力等。

2. 抗生素治疗　药物与急性肾盂肾炎相似,但治疗较困难。抗菌治疗原则:①常需两类药物联合应用,必要时中西医结合治疗;②疗程宜适当延长,选用敏感药物;③抗菌治疗同时,寻找并去除易感因素;④急性发作期用药同急性肾盂肾炎。

六、常见护理诊断/问题

1. 体温过高　与细菌感染有关。

2. 排尿异常　与炎症及理化因素刺激膀胱有关。

3. 知识缺乏　缺乏对本病的有关防护知识。

七、护理措施

1. 休息　急性期注意卧床休息,给患者提供安静、舒适的休息环境,尽量集中完成各项治疗、护理操作,避免过多干扰患者。加强生活护理,及时更换汗湿衣被。慢性期保证休息和睡眠,避免劳累。

2. 饮食　轻症者进清淡、富营养、易消化饮食。发热、全身症状明显者,应予流质或半流质饮食,消化道症状严重者可静脉补液,同时注意口腔护理,必要时遵医嘱用止吐剂。鼓励患者尽量多饮水,每天入量在 2500ml 以上,保证有足够的尿量,促使细菌和炎性分泌物从尿中排出体外。

3. 密切观察病情　监测体温变化并做好记录,高热者可用冰敷、温水、酒精擦浴等物理降温法,必要时使用药物退热,注意观察和记录降温效果。如高热持续不退或体温更加升高且腰痛加剧,应考虑是否有肾周脓肿、肾乳头坏死等并发症的发生,应及时报告医师并协助处理。

4. 用药护理　遵医嘱使用抗生素,向患者解释有关药物的作用、用法、疗程、注意事项,注意观察药物不良反应。①磺胺类药物:口服要多饮水,同服碳酸氢钠等碱化药可增强疗效、减少磺胺结晶所致结石等;②呋喃妥因:可引起恶心、呕吐、食欲不振等消化道反应,宜饭后服用,长期服用可并发末梢神经炎,出现肢端麻木、反射减退等,同服维生素 C 酸化尿液可增强其疗效;③氟哌酸、环丙沙星:可引起皮肤瘙痒,轻度恶心、呕吐等消化道反应;④氨基糖苷类抗生素:对肾脏和听神经均有毒性作用,可引起耳鸣、听力下降,甚至耳聋及过敏反应等。

5. 尿细菌学检查的护理　向患者解释检查的意义和方法,尿细菌定量培养注意:①在使用抗生素之前或停用抗生素 5 天后留取标本,留取标本前避免大量喝水;②留取标本时严格无菌操作,用肥皂水充分清洁外阴、男性包皮,用消毒液消毒尿道口;③留取清晨第一次中段尿,使尿液在膀胱 6～8 小时以上,在 1 小时内送细菌培养或冷藏保存;④尿标本中勿混入消毒药液及患者的分泌物如女性白带等。

八、健康指导

1. 注意个人清洁卫生　保持会阴部及肛周皮肤的清洁,女婴勤换尿布和清洗会阴部,避免粪便污染尿道;女性忌盆浴,月经、妊娠、产褥期更要注意。育龄期妇女急性期治愈后 1 年内避免怀孕。

2.坚持适当的体育运动　避免劳累和便秘,提高机体抵抗力。

3.多饮水、勤排尿　每次排尿尽量使膀胱排尽,不憋尿;避免不必要的导尿等侵入性检查。

4.及时治疗局部炎症　如女性尿道旁腺炎、阴道炎、男性前列腺炎等。如炎症发作与性生活有关,避免不洁性交,注意事后即排尿和清洁外阴,并口服合适的抗生素或高锰酸钾坐浴预防。

5.疗效判断　正规用药后24小时症状即可好转,如经48小时治疗仍无效,应换药或联合用药。症状消失后再用药3~5天,2~3周内每周行血常规和尿细菌学检查各1次,第6周再检查1次,两次检查正常方可认为临床痊愈。

6.二次排尿　膀胱—输尿管反流者,进行二次排尿,即每次排尿后数分钟,再排尿一次。

7.随访　定期门诊复查,不适时应随访。

（孙敏）

第十三节　慢性肾衰竭的护理

慢性肾衰竭(chronic renal failure,CRF)见于各种慢性肾脏疾病的晚期,为各种原发和继发性慢性肾脏疾病持续进展的共同结局,是以代谢产物潴留,水、电解质紊乱、酸碱平衡失调和全身各系统症状为主要表现的一种临床综合征。

我国目前慢性肾脏病患病率为10.8%,慢性肾衰竭发病率约100/1000000人口,40~45岁为高发年龄。

各种原因引起的肾脏结构和功能障碍≥3个月,包括肾小球滤过率(glomerular filtration rate,GFR)正常和不正常的病理损伤、血液或尿液成分异常;或不明原因的GFR下降(<60ml/min)超过3个月,称为慢性肾脏病(chronic kidney disease,CKD)。目前国际公认依据美国肾脏基金会制定的指南将CKD分为5期,见表8—9。

表8—9　慢性肾脏病分期及建议

分期	特征	GFR[ml/(min · 1.73m²)]	治疗计划
1	GFR正常或升高	≥90	CKD诊治;缓解症状;保护肾功能
2	GFR轻度降低	60~89	评估、延缓CKD进展;降低CVD(心血管病)风险
3a	GFR轻到中度降低	45~59	
3b	GFR中到重度降低	30~44	延缓CKD进展;评估、治疗并发症
4	GFR严重降低	15~29	综合治疗;透析治疗前准备
5	肾衰竭	<15或透析	如发现尿毒症,及时替代治疗

一、病因与发病机制

（一）病因

任何能破坏肾的正常结构和功能的泌尿系统疾病,均可引起肾衰竭。近年发达国家最常见的病因依次为糖尿病肾病、高血压肾病、肾小球肾炎、多囊肾等;在我国则为原发性慢性肾炎、梗阻性肾病、狼疮肾炎、高血压肾病、多囊肾等。

（二）发病机制

本病发病机制未完全明了，有以下几种主要学说：

1. 慢性肾衰竭进行性恶化的机制　肾实质疾病导致部分肾单位破坏，残余"健存"肾单位代谢废物排泄负荷增加，代偿性发生肾小球内"三高"（肾小球毛细血管的高灌注、高压力和高滤过）而引起：

（1）肾小球上皮细胞足突融合，系膜细胞和基质显著增生，肾小球肥大，继而硬化；

（2）肾小球内皮细胞损伤，诱发血小板聚集，致微血栓形成，损害肾小球而促进硬化；

（3）肾小球通透性增加，使蛋白尿增加而损伤肾小管实质。随着上述过程不断进行，恶性循环，肾功能不断进一步恶化，便会出现肾衰竭的症状。

2. 尿毒症各种症状的机制

（1）有些症状与水、电解质和酸碱平衡失调有关；

（2）有些症状与尿毒症毒素有关，因残存肾单位不能充分排出代谢废物和不能降解某些内分泌激素，致使其蓄积体内引起某些尿毒症症状；

（3）肾的内分泌功能障碍（如不能产生红细胞生成素、骨化三醇等），也可产生某些尿毒症症状。

二、临床表现

在慢性肾脏病和慢性肾衰竭的不同阶段，临床表现各异。CKD1～3 期可无任何症状，或仅有乏力、腰酸、夜尿增多等不适；少数患者有食欲减退、代谢性酸中毒及轻度贫血。进入 CKD4 期后，上述症状更趋明显。到 CKD5 期时，可有急性左心衰竭、严重高钾血症、消化道出血等，甚至危及生命。

（一）各系统症状

1. 心血管系统　心血管疾病是肾衰竭患者最常见的死因。

（1）高血压：大部分患者存在不同程度的高血压，少数发生恶性高血压。高血压主要由水钠潴留引起，也与肾素－血管紧张素增高和（或）某些舒张血管因子产生不足等有关。高血压可致左心室扩大、心力衰竭、动脉硬化以及加重肾损害。

（2）心力衰竭：心力衰竭是尿毒症患者最常见死亡原因，其原因大多与水钠潴留、高血压及尿毒症性心肌病有关。尿毒症性心肌病的病因可能与代谢废物的潴留和贫血等有关。

（3）心包炎：心包炎主要见于透析不充分者（透析相关性心包炎），临床表现与一般心包炎相同，但心包积液多为血性，可能与毛细血管破裂有关。严重者有心脏压塞征。尿毒症性心包炎是病情危重的征兆。

（4）动脉粥样硬化：常有高三酰甘油血症及轻度胆固醇升高，动脉粥样硬化发展迅速，冠心病是主要的死亡原因之一。

2. 消化系统　食欲不振是常见的最早期表现。晚期患者呼气常有氨味，初有厌食、上腹饱胀、恶心、呕吐、腹胀、腹泻、舌和口腔黏膜溃疡。上消化道出血在尿毒症患者中也很常见，主要与胃黏膜糜烂和消化性溃疡有关，尤以前者见常。慢性肾衰竭患者的消化性溃疡发生率较正常人高。

3. 血液系统

（1）贫血：为正细胞正色素性贫血，主要原因：①肾脏产生红细胞生成激素（erythropoietin,EPO)减少;②铁摄入不足;③失血,如血透时失血、抽血检查频繁;④红细胞生存时间缩短;⑤体内叶酸、蛋白质缺乏;⑥血中有抑制血细胞生成的物质。

(2)出血倾向:常表现为皮下出血、鼻出血、月经过多、外伤后严重出血、消化道出血等。出血倾向与外周血小板破坏增多、出血时间延长、血小板聚集和黏附能力异常等有关。透析能迅速纠正出血倾向。

(3)白细胞异常:部分患者白细胞减少,中性粒细胞趋化、吞噬和杀菌能力减弱,容易发生感染。

4.呼吸系统　酸中毒时呼吸深而长,体液过多时可引起肺水肿,后期可出现尿毒症性支气管炎、肺炎、胸膜炎甚至胸腔积液等。

5.神经、肌肉系统　早期常有疲乏、失眠、头昏、头痛、注意力不集中等精神症状,后期可出现性格改变、抑郁、记忆力下降、判断失误,并可有神经肌肉兴奋性增加。尿毒症时有精神失常、谵妄、幻觉、昏迷等。晚期患者常有周围神经病变,出现肢体麻木、烧灼感或疼痛感、深腱反射迟钝或消失、肌无力、感觉障碍等。

6.皮肤症状　常见皮肤瘙痒,有时难以忍受。面色较深而萎黄,轻度水肿,呈"尿毒症"面容,与贫血、尿素霜的沉积有关。

7.肾性骨营养不良　可出现纤维性骨炎、尿毒症骨软化症、骨质疏松症和肾性骨硬化症,骨病有症状者少见,早期诊断主要靠骨活组织检查。肾性骨病可致骨痛、行走不便和自发性骨折,发生与活性维生素 D_3 不足、营养不良、继发性甲状旁腺功能亢进等有关。

8.内分泌失调　血浆活性维生素 D_3、红细胞生成激素(EPO)降低。常有性功能障碍,女性出现闭经、不孕等;男性性欲缺乏或阳痿;小儿性成熟延迟。

9.感染　以肺部和尿路感染常见,与机体免疫力低下、白细胞功能异常等有关。血透患者易发生动静脉造口感染或腹膜导管出口处感染、肝炎病毒感染等。

10.其他　体温过低、糖类代谢异常、高尿酸血症、脂代谢异常等。

(二)水、电解质和酸碱平衡失调

1.低钠血症　水潴留易致稀释性低钠血症;长期低盐饮食、呕吐、腹泻、利尿致低钠血症,表现为极度乏力、表情淡漠、恶心、呕吐、肌肉痉挛、抽搐、昏迷等。

2.高钾血症　可致严重心律失常,有时可无症状而突然心跳骤停。

3.高磷血症和低钙血症　出现肌肉痉挛或抽搐。

4.代谢性酸中毒　表现为乏力、嗜睡、恶心、呕吐、虚弱无力、头痛、烦躁不安、呼吸深而长、呼气带有氨味。

5.其他　高镁血症、水肿或脱水等。

三、实验室及其他检查

1.血常规检查　红细胞数量下降,血红蛋白含量降低常低于 $80g/L$;白细胞可升高或降低;血小板偏低或正常。

2.尿液检查　夜尿增多,尿渗透压下降。尿沉渣中有红细胞、白细胞、颗粒管型、蜡样管型等。尿比重低,大多<1.018,尿蛋白于后期反而减少。

3.肾功能检查　内生肌酐清除率降低,血肌酐升高,血清电解质增高或降低,有代谢性酸中毒。

4.B超或X线片检查 示双肾缩小。

四、诊断要点

根据慢性肾衰竭的系统表现,贫血、尿毒症面容、高磷血症、低钙血症、内生肌酐清除率下降、血肌酐升高、B超示双肾缩小,即可诊断为慢性肾衰竭。必要时行肾活检,尽可能查明原发病。

五、治疗要点

早期诊断、有效治疗原发病和去除导致肾功能恶化的因素,是慢性肾衰竭防治的基础,也是保护肾功能和延缓慢性肾脏病进展的关键。

(一)治疗基础疾病和加重肾衰竭的因素

纠正水、电解质紊乱,控制感染,解除尿路梗阻,治疗心力衰竭,停用肾毒性药物等,是防止肾功能进一步恶化、促使肾功能不同程度恢复的关键。

(二)并发症的治疗

1. 水、电解质和酸碱平衡失调

(1)水、钠平衡失调:一般失水可通过口服补充,重度失水者可静脉滴注5%葡萄糖液。水过多时,应严格限制摄入水量,最好透析治疗。低钠时补充钠盐,低钠血症出现惊厥、昏迷等精神症状时,可用5%氯化钠溶液静脉滴注。钠过多常伴有水肿,应限制水、钠的摄入,使用利尿剂等。

(2)高血钾:尿毒症患者易发生高钾血症,应定期监测血钾,积极预防感染,纠正代谢性酸中毒,禁输库血。高钾血症可致严重心律失常,甚至心脏停搏,部分患者有肌无力或麻痹,原因可为尿少、酸中毒、药物、摄入过多等。血钾中度升高时,首要治疗引起高钾的原因和限制高钾食物和药物摄入,同时利尿、导泻加速钾排泄。血 $K^+ > 6.5mmol/L$,可出现症状,心电图有明显高钾变化,须紧急处理:①10%葡萄糖酸钙10～20ml稀释后缓慢静脉注射;②5% $NaHCO_3$ 或乳酸钠100～200ml静脉滴注;③50%葡萄糖50～100ml加普通胰岛素10U静脉滴注。经上述处理后如效果仍不理想,需立即做透析。

(3)钙、磷失调:限磷饮食。活性维生素 D_3(骨化三醇)有助于纠正低钙血症。进餐时口服碳酸钙既供给机体钙,又可减少肠道内磷的吸收,同时有利于纠正酸中毒。

(4)代谢性酸中毒:一般口服碳酸氢钠,严重者静脉补碱。透析疗法能纠正各种水、电解质、酸碱平衡失调。

2. 心血管系统

(1)高脂血症:治疗原则同其他高脂血症,但是否用调节血脂药仍未有定论。使用氯贝丁酯或胆固醇合成抑制剂时剂量按GFR调节。高尿酸血症通常不需治疗。

(2)高血压:通过减少血容量,消除水钠潴留,患者的血压多可恢复正常。可选用利尿剂,如口服或静脉滴注呋塞米。利尿效果不理想时,可透析脱水。另外,可选用降压药如ACEI(如卡托普利)、钙通道阻滞剂(如硝苯地平)、β-受体阻滞剂(如普萘洛尔)、血管扩张剂(如肼屈嗪)等。

(3)心力衰竭:同一般心力衰竭治疗,如限制水钠摄入、利尿、洋地黄强心、扩血管等,但疗效较差。肾衰竭中的心力衰竭主要因水钠潴留引起,可用透析脱水。

(4)心包炎:透析可改善心包炎的症状,当出现心脏压塞时,应紧急心包穿刺或切开引流。

3.血液系统　主要治疗贫血,用重组人类红细胞生成激素(EPO)疗效显著,应注意同时补充造血原料如铁、叶酸等,也可小量多次输血。

4.肾性骨病　可口服骨化三醇、行甲状旁腺次全切除术等。在慢性肾衰竭早期应注意纠正钙、磷平衡失调,防止患者发生肾性骨病和继发性甲旁亢。

5.消化系统　上消化道出血按常规处理。

(三)并发感染的治疗

疗效相同时,应尽量选择对肾毒性小的抗生素。

(四)透析疗法

透析疗法是替代肾功能的治疗方法,可代替肾的排泄功能,但无法代替其内分泌和代谢功能。血液透析和腹膜透析的疗效相近,各有优缺点,应综合考虑患者的具体情况来选用。

(五)肾移植

成功的肾移植可使肾功能(包括内分泌和代谢功能)得以恢复,可使患者完全恢复。应选择 ABO 血型配型和 HLA 配型合适的供肾者,并在移植后长期使用免疫抑制剂以防排斥反应。

六、护理评估

(一)健康史

1.患病及治疗经过　本病一般有多年的原发性或继发性慢性肾病史,需详细询问自首次起病以来的患病经过,有无明显诱因,疾病类型、病程长短,主要症状及其性质、部位、程度、持续时间及症状缓解或加重的原因与经过;目前有何主要不适及特点,如有无出现厌食、恶心、呕吐、口臭、舌炎、腹胀、腹痛、血便、头晕、胸闷、气促,皮肤瘙痒、鼻出血、牙龈出血、皮下出血、女性患者月经过多,下肢水肿、少尿,兴奋、淡漠、嗜睡等精神症状;有无其他伴随症状及其特点;病情发作的频率以及以往症状演变发展的经过;患者接受过哪些治疗,是否遵从医嘱治疗;以往用药情况(药物名称、种类、剂量、用法、疗程、对患者的疗效及不良反应等),有无长期使用对肾有损害的药物,如解热镇痛药、两性霉素 B、氨基糖苷类抗生素、磺胺类、第一或第二代头孢类抗生素等;有无食物或药物过敏史。

2.遗传史　患者家族中有无同样和类似疾病的患者,某些肾脏疾病如遗传性肾炎、多囊肾等。

(二)身体评估

慢性肾衰竭可累及患者的全身各脏器,需做好全身检查,包括生命体征、精神、意识状态,有无贫血貌,皮肤、黏膜有无出血点、瘀斑、尿素霜沉积等;有无体温升高;有无皮肤水肿,水肿的部位、分布、程度、特点,有无胸腔、心包积液或腹水征;有无心率增快、肺底部湿性啰音、颈静脉怒张、肝大等心力衰竭的征象;有无血压下降、脉压差变小、末梢循环不良、颈静脉压力增高等心脏压塞征;神经反射有无异常;肾区有无叩击痛等。

(三)心理社会状况

1.评估患者对疾病的性质、进展、防治及预后知识的了解程度。

2.评估患者的性格特点、人际关系与环境适应能力:此病预后不佳,治疗费用昂贵,尤其是需要长期透析或做肾移植手术的患者及其家人心理压力较大,注意评估有无抑郁、自卑、恐惧,甚至绝望等情绪反应。

3.护士应了解患者的家庭组成、经济状况、文化教育背景;其他家庭成员对患者的关心、支持以及对疾病的认识程度;患者的工作单位或社会保障机构所能提供的支持情况;患者出院后继续就医的条件,社区保健设施及继续康复治疗的可能性。

(四)实验室及其他检查

评估患者尿比重是否正常,是否有血尿、管型尿;血红细胞是否减少、血红蛋白含量是否降低;血白细胞和血小板是否正常;血尿素氮及血肌酐升高的程度;血钾、钠、氯、钙、磷和二氧化碳结合力是否正常;肾影像学检查和肾活检的结果等。

七、常见护理诊断/问题

1.营养失调:低于机体需要量　与长期限制蛋白质摄入,消化功能紊乱,水、电解质紊乱,贫血等因素有关。

2.体液过多　与肾小球滤过功能降低导致水钠潴留、多饮水或补液不当等有关。

3.活动无耐力　与贫血、多系统功能受损有关。

4.有感染的危险　与白细胞功能降低、透析等有关。

5.预感性悲哀　与预知疾病预后不良、身体功能衰退、生活和经济负担过重有关。

八、护理目标

1.患者能保证摄入足够合适的营养物质,身体营养状况有所改善;

2.体液平衡,水肿减轻或消退;

3.自诉活动耐力增强;

4.住院期间不发生感染;

5.能积极地生活。

九、护理措施

1.休息和活动

(1)能起床者:鼓励适当活动,以不出现心慌、气喘、疲乏、胸痛、呼吸困难、头晕眼花、血压改变等为宜,必要时护士或家属予以陪同或协助,一旦有不适,暂停活动,卧床休息。如活动后心率比静止状态增加 20 次/分以上,活动停止 3 分钟后心率不能恢复到活动前水平,提示活动量过大。教导患者尽量避免去人多的公共场所。贫血严重者,卧床、起床、下床时动作要缓慢,以免头晕;有出血倾向者注意安全,选择适当的活动内容,防止皮肤、黏膜受损。

(2)病情较重、心力衰竭者:绝对卧床并吸氧。①提供安静的休息环境,协助患者做好各项生活护理;②皮肤瘙痒时:勤用温水清洗,勤换衣裤床被,保持清洁、平整、柔软,必要时可遵医嘱使用止痒剂,忌用肥皂水或酒精溶液擦身,避免用力搔抓;③指导和帮助其定期翻身,屈伸肢体,按摩四肢肌肉,定时进行被动肢体活动,避免静脉血栓形成或肌萎缩;④指导有效的深呼吸和咳痰技巧,防止坠积性肺炎等。

2.合理饮食

(1)蛋白质:非糖尿病肾病患者在 CKD1～2 期推荐蛋白入量为每天每千克体重 0.8g;CKD3 期应开始低蛋白饮食,推荐蛋白入量为每天每千克体重 0.6g。糖尿病肾病患者出现显性蛋白尿就应限制蛋白质的摄入量,推荐蛋白入量为每天每千克体重 0.8g;一旦 GFR 下降,蛋白入量降至每天每千克体重 0.6g 以下。低蛋白饮食要求其中 50% 以上蛋白质是高生物价优质蛋白(富含必需氨基酸),如鸡蛋、牛奶、鱼和瘦肉等。如有条件,在低蛋白饮食的基础上,同时补充必需氨基酸或 α-酮酸(每天每千克体重 0.1~0.2g)。必需氨基酸的补充可使尿毒症患者长期维持较好的营养状态,并降低尿素氮,减慢肾功能的恶化过程。能口服者以口服为佳,静脉输入时应缓慢。输液过程中如有恶心、呕吐、头晕应给予止吐剂,同时减慢输液速度。切勿在氨基酸内加入其他药物,以免引起不良反应。

(2)高热量:供给患者足量的糖类和脂肪,以获得充足的热量,减少体内蛋白质消耗。糖类占总热量 2/3,其余由植物油中脂肪供给。伴高分解代谢或长期热量摄入不足者,需经胃肠道外补充营养。每天供应热量每千克体重 125.5~146.5kJ(每千克体重 30~50kcal),消瘦或肥胖者酌情予以加减。饥饿时可食芋头、马铃薯、苹果、马蹄粉、莲藕粉等。

(3)限制水钠:①失水者:补液不宜过快过多,入液量一般为前 1 天尿量加上 500~600ml,可用含冰块或湿棉签涂抹嘴唇减轻患者的烦渴现象;②尿量在 1000ml 以上而无水肿者:不限饮水量;③严重高血压、少尿、水肿、心力衰竭者:严格控制饮水和输液量,准确记录 24 小时出入量,患者行动方便时按时测体重,以体重、血压、尿量、血清钠等指标作为水钠摄入依据。

(4)保持钾平衡:多尿或使用排钾利尿剂致低血钾时,增加含钾高的食物或谨慎补钾;无尿时可引起高钾血症,重度酸中毒、发热、钾摄入过多可加重高钾血症。GFR<25ml/min 时,应适当限制钾摄入,同时注意及时纠正酸中毒,并适当利尿(用呋塞米、布美他尼等)增加尿钾排出,停用含钾高的药物和限制香蕉、橘子、白菜、萝卜、梨、桃、葡萄、西瓜等含钾高的食物。如血钾>6.5mmol/L,心电图出现高钾表现,及时给予血液透析治疗。

(5)改善患者食欲:改进烹调方法,尽量使食物色、香、味俱全,清淡、易消化,富含 B 族维生素、维生素 C、钙和叶酸;提供整洁、舒适的进餐环境,少食多餐。口气较重者,应加强口腔护理。

3.病情观察及护理

(1)感染:呼吸道感染和尿路感染最常见,其次为皮肤感染、消化道感染。①病室定期通风并消毒空气,严格无菌操作,注意防寒保暖,减少探视,避免与呼吸道感染者接触;②定时测量生命体征,发现体温升高、寒战、疲乏无力、食欲下降、咳嗽、咳脓痰、尿路刺激征、白细胞增高等情况,及时处理;③准确留取各种标本如痰液、尿液、血液等,及时送检。

(2)液体量过多:每天定时测量体重,准确记录出入水量。观察有无短期内体重迅速增加、出现水肿或水肿加重、血压升高、意识改变、心率加快、肺底湿性啰音、颈静脉怒张等。

(3)电解质紊乱:监测血钾、钠、钙、磷等血清电解质的变化,如发现异常及时通知医师给予及时、有效的处理。①高钾血症:密切注意有无脉搏不规则、肌无力、心电图改变等征象。有高钾血症者,限制含钾高食物的摄入。另外要积极预防和控制感染,及时纠正代谢性酸中毒,禁止输入库存血,并遵医嘱予 10% 葡萄糖酸钙 20ml,缓慢静脉推注;5% 碳酸氢钠 100ml,5 分钟内缓慢静脉推注完。②低钙血症:出现手指麻木、易激惹、腱反射亢进、抽搐等症状,可摄入含钙高的食物如牛奶,遵医嘱使用钙剂等。

(4)肾功能和营养状况:定期监测血 BUN、Scr,血清清蛋白、血红蛋白等变化。

4.用药护理 积极纠正贫血,如遵医嘱用红细胞生成激素,观察用药后反应,如头痛、高血压、癫痫发作等,定期查血红蛋白和血细胞比容等。遵医嘱用降压药和强心药。

5.其他　指导患者恶心时张口呼吸可减轻恶心感受;加强生活护理,尤其口腔及会阴部护理。接种乙肝疫苗,尽量减少血液制品的输入。护士应细心观察,及时捕捉到患者的负性情绪,及时动员相关力量协同给予心理疏导,增强患者对疾病治疗和生活的信心。

十、评价

1.患者贫血状况有所好转,血红蛋白、血清清蛋白在正常范围;

2.机体的水肿程度减轻或消退;

3.自诉活动耐力增强;

4.体温正常,白细胞未增高,未发生感染;

5.情绪和心理状况稳定,配合治疗与护理。

十一、健康指导

1.合理饮食　强调合理饮食对病情的重要性,教会制订及选用适量蛋白质、低磷、高热量食谱的方法,严格遵从饮食治疗原则。

2.增强自我保健意识　酌情参加活动和体育锻炼,以增强机体抵抗力;根据气候和天气及时添减衣被,注意保暖防寒;讲究个人卫生,避免交叉感染;避免劳累和重体力活动。积极治疗原发病,观察药物疗效和不良反应,去除或避免加重肾衰竭的诱因。

3.保护和有计划地使用血管　尽量保留前臂、肘等部位大静脉,以备血透治疗。已行血透者保护好动静脉造口,行腹膜透析者保护好腹膜透析管道。

4.定期复查　定期复查血、尿常规,肾功能和血清电解质等,准确记录每天的尿量、血压、体重。

5.积极乐观　增强对疾病治疗和生活的信心,提高生活质量。

（孙敏）

第九章 血液内科疾病

第一节 缺铁性贫血

缺铁性贫血是因体内储存铁缺乏,血红素合成障碍而导致的小细胞低色素性贫血。

一、诊断标准

（一）临床表现

1. 贫血的表现　头晕、眼花、耳鸣、头痛、乏力、易倦、心悸、活动后气短等。

2. 缺铁的特殊表现　皮肤干燥、角化、毛发无光泽、口角炎、舌炎、舌乳突萎缩、异食癖。严重缺铁者可有平甲、匙状指甲（反甲）、食欲减退、恶心及便秘等。

3. 儿童可出现生长发育迟缓或行为异常。

（二）存在铁缺乏的原因

1. 铁摄入不足　食物中铁含量不足,偏食或吸收不良等。

2. 铁丢失过多　月经过多,胃肠道小量慢性失血,慢性咯血等。

3. 铁需求增多　生长发育期,妊娠等。

（三）实验室检查

1. 小细胞低色素性贫血　男性血红蛋白＜120g/L,女性血红蛋白＜110g/L;红细胞平均体积＜80fl,红细胞平均血红蛋白量＜26pg,红细胞平均血红蛋白浓度＜310g/L;血涂片可见红细胞大小不一,染色浅淡,中心淡染区扩大。

2. 体内铁储备缺乏　血清铁＜$50\mu g/dl$（$8.95\mu mol/L$）,总铁结合力＞$360\mu g/dl$（$64.44\mu mol/L$）,转铁蛋白饱和度＜15%,血清铁蛋白低于$14\mu g/L$;骨髓铁染色显示细胞外铁及铁粒幼细胞减少或缺如。

二、治疗原则

（一）病因治疗

去除或纠正导致缺铁的原因。

（二）补充铁剂

1. 口服补铁　常用的口服铁剂有:

(1)硫酸亚铁,300mg,每日3次。

(2)琥珀酸亚铁,100mg,每日2次。

(3)葡萄糖酸亚铁,325～650mg,每日3次。

(4)富马酸亚铁,0.2mg,每日3次。血红蛋白大多于治疗2周后明显上升,1～2个月后达正常水平。血红蛋白恢复正常后仍需继续铁剂治疗,待血清铁蛋白恢复到≥$50\mu g/L$再停药。为减少胃肠道反应,铁剂可进餐时或餐后服用,但忌与茶、钙盐及镁盐同时服用。

2. 肠外补铁　若口服铁剂不能耐受,或口服铁剂不能吸收,或失血速度快,需迅速补充,可选用右旋糖酐铁深部肌内注射,所需补充铁的量根据以下公式初步估算:[150－患者 Hb(g/L)×体重(kg)]×0.33。首次注射 50mg,如无不良反应,第 2 次可增加到 100mg,每周 2～3 次,直到铁蛋白达 50μg/L。注射铁剂后可发生局部肌肉疼痛、淋巴结炎、头痛、头晕、发热、荨麻疹及关节痛等,多为轻度及暂时的。偶尔可出现过敏性休克,故给药时应备有急救设备和药品。有右旋糖酐铁过敏史者禁用。

（三）输注红细胞

缺铁性贫血一般不需要输注红细胞,仅在严重贫血伴组织明显缺氧时应用。

（张磊）

第二节　再生障碍性贫血

再生障碍性贫血(再障)是由多种病因、多种发病机制引起骨髓造血功能衰竭所致。

一、诊断标准

（一）临床表现

1. 贫血　面色苍白、头晕、眼花、耳鸣、乏力、活动后心悸、气短等。

2. 出血　皮肤瘀点和瘀斑、牙龈出血和鼻出血。年轻女性可出现月经过多和不规则阴道出血。严重时可出现内脏出血(如泌尿道、消化道、呼吸道和中枢神经出血),可危及生命。

3. 感染　常见口腔、呼吸道、胃肠道和皮肤软组织感染,严重时可发生败血症。感染常加重出血。

4. 肝、脾、淋巴结一般不肿大。

（二）实验室检查

1. 血象　全血细胞减少,网织红细胞绝对值减少,淋巴细胞相对增多。

2. 骨髓象　至少一个部位增生减低或重度减低。如增生活跃,需有巨核细胞明显减少及淋巴细胞相对增多。骨髓非造血细胞增多。骨髓活检见造血组织减少,脂肪组织增加。

3. 除外引起全血细胞减少的其他疾病　如阵发性睡眠性血红蛋白尿症、骨髓增生异常综合征、自身抗体介导的全血细胞减少、急性造血功能停滞、骨髓纤维化、急性白血病、恶性组织细胞病、肿瘤骨髓转移等。

（三）分型标准

1. 重型再障(SAA)

(1)骨髓有核细胞<25%,或 25%～50%,但其中残留的造血细胞数<30%。

(2)以下 3 条中至少符合 2 条:①网织红细胞<1%,绝对值<15×10^9/L。②中性粒细胞绝对值<0.5×10^9/L。③血小板<20×10^9/L。

2. 极重型再障(VSAA)

(1)符合重型再障标准。

(2)中性粒细胞<0.2×10^9/L。

3. 非重型再障(NSAA)　不符合重型或极重型再障标准。

二、治疗原则

（一）一般治疗

1. 去除可能引起再障或加重病情的物理、化学、药物和病毒感染等因素。

2. 视血象及病情输血及其他血制品。监测血清铁蛋白、血糖和心、肝、肾功能,血清铁蛋白＞1000μg/L 应予去铁治疗。

3. 控制感染。

4. 必要时使用 G－CSF 和 EPO 等细胞因子。

（二）非重型再障的治疗

监测血象,择机给予雄激素和（或）环孢素 A 治疗。

1. 雄激素　常用的有①司坦唑醇:6～12mg/d,分次口服。②丙酸睾丸酮:50～100mg/d,肌内注射。③十一烷酸睾酮:120～240mg/d,分次口服。雄激素治疗的疗程 3～6 个月,有效者减量维持治疗 2 年左右。用药期间监测肝肾功能等不良反应。

2. 环孢素 A(CsA)　3～5mg/(kg·d),分 2 次(每 12 小时 1 次为宜)口服。监测血药谷浓度,其在 150～250μg/L 为宜。疗程 4～6 个月,有效者减量维持(大于 2 年为宜)。用药期间监测肝肾功能等不良反应。

如果病情进展为血制品输注依赖或重型再障,可按重型再障处理。

（三）重型再障的治疗

1. 一线治疗

(1)年龄＜40 岁:宜及早行 HLA 相合同胞供者造血干细胞移植;无 HLA 相合同胞供者选用强化免疫抑制治疗,即抗胸腺细胞球蛋白(ATG)或抗淋巴细胞球蛋白(ALG)联合 CsA治疗。

(2)年龄＞40 岁:及早予强化免疫抑制治疗(ATG/ALG＋CsA)。

2. 补救治疗　ATG/ALG＋CsA 治疗 4～6 个月仍无治疗反应,可行以下治疗。

(1)第二程 ATG/ALG 治疗:换用不同种属来源的 ATG/ALG。

(2)HLA 相合无关供者造血干细胞移植:直接采用或第二程 ATG/ALG 治疗仍无反应时采用。

(3)参加临床试验。

(4)中医中药治疗。

（张磊）

第三节　自身免疫性溶血性贫血

自身免疫性溶血性贫血(AIHA)系指由各种原因刺激机体产生抗自身红细胞抗体和（或）补体,并结合于红细胞膜上,致红细胞破坏加速而引起的一组溶血性贫血。根据有无基础疾病,分为原发性 AIHA 和继发性 AIHA。根据自身抗体血清学特点,分为温抗体型 AIHA 和冷抗体型 AIHA,后者包括冷凝集素综合征和阵发性冷性血红蛋白尿症。临床上以温抗体型AIHA 居多。

一、诊断标准

（一）临床表现

1.各年龄组均可发病，以女性为多见。

2.常伴有诱发或继发因素，儿童多为各种感染，成人多为风湿免疫病、感染、慢性淋巴系统增殖性疾病及各种肿瘤等。

3.发病缓急不一，大多发病徐缓，但感染引起者和阵发性冷性血红蛋白尿症常发病急骤。

4.出现溶血表现，轻重程度不同的巩膜和皮肤黄染。可出现尿色变深或酱油色尿，主要见于阵发性冷性血红蛋白尿症。

5.出现贫血表现，头晕、乏力、耳鸣、活动后心悸等。

6.急性发病可有寒战、高热、腰背部疼痛、呕吐等。急性溶血或贫血严重时可出现神经系统表现，如烦躁不安、昏迷。

7.半数患者可有脾脏肿大，1/3 有肝脏肿大。

8.冷凝集素综合征可在寒冷环境下出现耳廓、鼻尖、手指和足趾等部位发绀。

9.继发性 AIHA 常伴有原发疾病的症状和体征。

（二）实验室检查

1.血象　血红蛋白降低，一般呈正细胞性贫血。网织红细胞百分率增高。血涂片可见球形红细胞和（或）幼红细胞。急性溶血时白细胞可增多。血小板计数大多正常。

2.骨髓象　骨髓增生活跃，以红细胞系统为主。

3.直接抗人球蛋白试验（Coombs 试验）阳性　有条件时应行特异性单价抗血清 Coombs 分型试验，由此可分为三型。①抗 IgG＋抗补体 C_3 型。②单独抗 IgG 型。③单独抗补体 C_3 型。

4.冷凝集素试验　冷凝集素综合征时阳性。

5.冷热溶血试验　阵发性冷性血红蛋白尿症时阳性。

6.肝功能检查　血清胆红素大多增高，以间接胆红素为主。乳酸脱氢酶可升高。

7.尿含铁血黄素试验　可阳性，主要见于冷抗体型 AIHA。

二、治疗原则

1.治疗原发病，去除诱因。

2.温抗体型 AIHA 的治疗

（1）肾上腺糖皮质激素：为首选药物。常选用醋酸泼尼松，1～2mg/（kg·d）。以 3～4 周为是否有效的期限，无效者更换其他治疗方案，有效者待 Hb 及网织红细胞百分率接近正常至少 1 周后，激素逐渐减量，行维持治疗，疗程一般至少 3～6 个月。急性溶血和病情危重者可先选用静脉激素制剂，待病情稳定后换用为口服激素。

（2）脾切除：适用于①激素治疗无效者。②激素减量病情反复，或所需泼尼松维持剂量超过每日 10mg 者。③激素副作用明显，无法耐受者。

（3）免疫抑制剂及免疫调节剂：适用于①激素治疗无效者。②脾切除无效或不能接受脾切除者。③急性溶血，静脉激素治疗 3 天无效者。④所需泼尼松维持量每日超过 10mg 者。常用药物有环磷酰胺和硫唑嘌呤。还可选用达那唑、氨甲喋呤和环孢素 A。急性溶血及危重患者可输注大剂量静脉用丙种球蛋白。

3.冷抗体型 AIHA 的治疗　糖皮质激素和脾切除一般无效。苯丁酸氮芥和环磷酰胺有一定疗效。

4.输血　应尽量避免。一般仅限于急性溶血发作、急性溶血后再障危象、重度贫血等。以输注浓缩红细胞为宜,必要时输注生理盐水洗涤的红细胞。冷抗体型 AIHA 患者宜将红细胞加温至 37℃ 后输注。

5.其他治疗　①血浆置换疗法:其他各种治疗无效、严重威胁生命的患者可试用。②利妥昔单抗(抗 CD_{20} 单抗):各种治疗无效者可试用。

(张磊)

第四节　白细胞减少症

白细胞减少是指外周血白细胞计数低于 $4.0 \times 10^9/L$。白细胞减少者,大多数是中性粒细胞减少。外周血中性粒细胞绝对值低于 $2.0 \times 10^9/L$,称中性粒细胞减少。粒细胞严重减少,低于 $0.5 \times 10^9/L$ 时,称粒细胞缺乏症。

一、诊断标准

(一)临床表现

1.白细胞减少症　多数无症状。部分患者主诉头晕、乏力、疲劳,但并不常有感染。少数易感染者,多为上呼吸道感染。中性粒细胞一般在 $1.0 \times 10^9/L$ 以上。

2.粒细胞缺乏症　80% 以上是由药物引起,故应详细询问有关服药史。起病急,常表现为寒战、高热、全身酸痛、头痛、咽痛、口腔溃疡等,呈严重的菌血症或败血症。常见的感染部位为呼吸道、泌尿道、肠道、皮肤、肛门等。

(二)实验室检查

1.血象　白细胞计数减少及中性粒细胞绝对值减少,应同时注意红细胞、血红蛋白、网织红细胞及血小板计数,以除外其他疾患所致的白细胞减少。

2.骨髓象　了解粒系细胞的增生与成熟情况,有无形态异常,并能除外其他各种血液病。

3.其他检查　有条件者,可作白细胞凝集试验与白细胞抗体检测。

二、治疗原则

(一)白细胞减少症

易反复感染者,应注意预防感染,特别是呼吸道及皮肤黏膜感染。一旦发生感染,应根据感染部位和(或)细菌学检测结果,选用抗菌药物。在选择药物时,应避免应用致白细胞减少药物。对于原因不明、症状轻、病程长、骨髓象基本正常者,宜增强体质锻炼,定期随访,不过多依赖药物。药物治疗可选用以下 1~2 种应用,但疗效多为暂时性。

1.盐酸小檗胺(升白安)、利血生、氨肽素、鲨肝醇、肌苷、维生素 B_4 等。

2.中药螺旋藻、贞芪扶正冲剂等亦可使用。

(二)粒细胞缺乏症

1.尽可能停用引起粒细胞缺乏的可疑药物。

2.应尽可能采取隔离措施,或置患者于无菌层流室。

3.合并感染的治疗 在抗菌药物使用前,采集有关标本(血液、痰、尿、咽拭子等),进行细菌学检查和培养。感染病菌多是革兰阴性杆菌或混合感染,耐甲氧西林的金黄色葡萄球菌与表皮葡萄球菌或粪肠球菌感染等。由于该类患者感染严重,如不及时治疗,常导致死亡。故即使病原体未明亦应以足量的广谱抗菌药物经验性治疗,一般首先选用第三代头孢菌素甚至碳青霉烯类与氨基糖苷类抗生素联合使用,如果怀疑有革兰阳性球菌感染,则可将氨基糖苷类改为糖肽类如万古霉素。但需注意观察肾功能,尤其是老年患者。如高热持续不退或高热再起,需注意真菌感染的可能,可使用抗真菌药物。待病原体培养和药物敏感试验结果回报后再调整用药。

4.中性粒细胞低于 $0.5×10^9/L$ 者,又排除了急性白血病等血液系统肿瘤,可应用粒细胞集落刺激因子(G—CSF)或粒—巨噬细胞集落刺激因子(GM—CSF),或二者联用,每日 $5～10\mu g/kg$,皮下注射,一般 $5～7$ 天后粒细胞恢复正常。该类药物使用期间,应每日作白细胞计数与分类检测。

5.感染严重者可予大剂量丙种球蛋白静脉滴注。

(张磊)

第五节 急性白血病

急性白血病是起源于造血系统的恶性克隆性疾病。由于骨髓中异常的细胞(白血病细胞)大量增生,并浸润各种器官组织,使正常造血受抑,主要表现为贫血,出血及继发感染等。临床病情凶险,必须及时诊断,及时治疗。

一、诊断标准

(一)临床表现

1.正常血细胞减少的表现

(1)发热:多数起病急剧。发热大多数是由感染所致。

(2)出血:早期可有皮肤黏膜出血,继而内脏出血或并发弥散性血管内凝血。

(3)贫血:进行性加重。

2.白血病细胞的浸润表现 淋巴结、肝、脾肿大、胸骨压痛。亦可表现其他部位浸润,如出现胸腔积液、腹腔积液或心包积液,以及中枢神经系统皮肤软组织浸润等。

(二)实验室检查

1.血象 红细胞和血红蛋白浓度降低。白细胞数可低可高,分类计数可见幼稚细胞,血小板数减少。

2.骨髓象 是诊断本病的主要依据。增生明显活跃,白血病细胞≥20%。

3.细胞化学 主要用于协助形态学鉴别各类白血病,如:过氧化酶、苏丹黑脂质、糖原染色、非特异性脂酶及氟化钠抑制试验。

4.骨髓/血细胞免疫学分型。

5.骨髓/血细胞染色体检测。

6.骨髓/血细胞的有关基因检测。

7.病理　对疑有髓外浸润者可行相应部位病理检查。

（三）鉴别诊断

1.传染性单核细胞增多症。

2.类白血病反应。

二、治疗原则

1.支持疗法

（1）防治感染

①患者应注意饮食、日常生活的清洁卫生，加强基础护理，强调无菌操作。化疗前尽可能清除感染灶。

②白血病继发感染，以革兰阴性杆菌居多。用药前，需详细询问病史及体检，取送各种培养标本。根据医院以及社区的流行病学结果选用相应的抗生素。注意耐甲氧西林金黄色葡萄球菌、真菌、厌氧菌及多重耐药菌的感染或合并感染。

（2）纠正贫血：严重的贫血可输注红细胞悬液，尽量使血红蛋白浓度维持在 60g/L 以上，遇有老年、需氧量增加，氧气供应缺乏可放宽输血阈值。对需要进行异基因造血干细胞移植的患者需输注辐照血，以免脏器组织产生明显缺氧症状。积极争取白血病缓解是纠正贫血最有效办法。

（3）防止出血：防止外伤和剧烈活动。血小板过少者，输注血小板悬液。

（4）高尿酸血症防治：应鼓励患者多饮水，在治疗过程中给予别嘌醇 0.1g，口服，每日 3 次。

2.化学治疗

（1）急性淋巴细胞白血病的诱导缓解治疗：最常用的方案为柔红霉素—长春新碱—泼尼松组成的联合方案，即 DVP 方案。

柔红霉素每日 $45mg/m^2$，静脉注射，第 1～3 日及第 22～24 日；

长春新碱每周 $1.4mg/m^2$，静脉注射，共 4 周；

泼尼松每日 60mg，分 3 次口服，第 1～28 天。

亦可酌情延长泼尼松及长春新碱治疗 2 周。

DVP 方案中的柔红霉素亦可用其他蒽环类药物替代，组成联合方案。亦可在以上 DVP 方案基础上，在加用左旋门冬酰胺酶（L－AsP）200U/kg，静脉滴注，每日或隔日 1 次，10 次为 1 个疗程，即组成 DVP－L 方案。

（2）急性非淋巴细胞白血病的诱导缓解治疗：方案颇多，可选择以下常用方案之一。

①三尖杉酯碱加阿糖胞苷方案（HA 方案）

三尖杉酯碱每日 3～4mg，静脉滴注，第 1～7 日；

阿糖胞苷每日 $100～200mg/m^2$，静脉滴注，第 1～7 日；

一般间歇 2 周，再用第 2 疗程。亦可增加柔红霉素，组成 HAD 方案。

②柔红霉素加阿糖胞苷（DA 方案）

柔红霉素每日 $45～90mg/m^2$，静脉滴注，第 1～3 日；

阿糖胞苷每日 100～200mg/m2，静脉滴注，第 1～7 日。

一般间歇 3 周，再用第 2 疗程。

③IA 方案(去甲氧柔红霉素联合阿糖胞苷)

去甲氧柔红霉素 $8\sim12mg/m^2\times3$ 天;

阿糖胞苷 $100\sim200mg/m^2\times7$ 天。

④MA 方案,即阿糖胞苷联合米托蒽醌 $8\sim12mg/d$,连用 3 天;或 $2mg/d$,连用 $7\sim10$ 天。

⑤如同一方案 2 个疗程无效者应考虑其他方案,可有多种选择,以病情而定。

(3)急性早幼粒细胞白血病的诱导分化治疗:全反式维甲酸每日 $25mg/m^2$,可合用三氧化二砷/硫化砷、细胞毒药物进行诱导治疗。

(4)缓解后治疗:急性白血病经过诱导治疗,取得完全缓解仅是治疗的第一步。缓解后的病例必须进行缓解后的治疗,否则易复发。缓解后治疗的疗程应视化学治疗方案而定,如大剂量强化治疗可在 $8\sim10$ 个疗程后结束治疗,常规剂量的缓解后治疗需要 3 年。根据残留结果调整疗程。

(5)中枢神经系统白血病的防治:

①鞘内化疗:MTX $8\sim12mg(m^2\cdot$ 次)[或 Ara—C $30\sim50mg(m^2\cdot$ 次)],地塞米松每次 5mg 加入上述化疗中,每周 $1\sim2$ 次,连用 $4\sim6$ 次,然后间隔 $4\sim6$ 周,鞘内注射 1 次,维持 $1\sim3$ 年。

②放疗:全颅加全脊髓放疗、扩大放疗、全颅放疗加鞘内注射。

③全身化疗:大剂量 Ara—C、MTX。

3.其他

(1)异基因或自体骨髓移植及外周血干细胞移植或脐血移植。

(2)复发者可选用未用过的药物或方案或视病情而定。

(3)条件合适者可考虑临床试验。

(张磊)

第六节　慢性粒细胞白血病

慢性粒细胞白血病(CML)是一种骨髓增殖性肿瘤,起源于异常骨髓多能干细胞,且总是伴有 Ph 染色体阳性,分子学对应为 BCR—ABL 融合基因。病程发生较慢,临床症状轻微,可有明显脾大,甚至巨脾,周围血的中性粒细胞显著增多。未经治疗的 CML 自然病程为两个或三个阶段:初始为慢性期(CP),随后为加速期(AP)、急性变期(BP);大多数患者因急性变而死亡。

一、病因和发病机制

CML 的病因不详,某些病例与辐射有关。95%以上慢粒患者中可发现有 Ph1 染色体,即 t(9;22)(q34;q11),Ph1 染色体是 9 号染色体上的原癌基因 c—ABL 与 22 号染色体上的 BCR 基因(断裂点簇集区)发生易位融合,融合的 ABL/BCR 基因转录成一段 8.5kh 的融合 mRNA 所致;编码生成的融合蛋白称 P210,具有增强的酪氨酸蛋白激酶的活性,导致粒细胞转化和增殖,目前认为它在慢粒的形成及恶性表型方面起重要作用。

二、病理及分期

CML 慢性期时白血病细胞侵袭性很小,主要局限于造血组织内增殖,包括血液、骨髓及脾,肝也可受累。根据其典型的疾病发展过程,可分为慢性期、加速期和急性变期。

三、临床表现

CML 占白血病的 15%～25%,各种年龄均可发病,以中年人最多见,起病隐袭。20%～40%的患者无症状,常在体格检查时发现白细胞数量异常才确诊。就诊时常见症状包括乏力、体重减轻、盗汗、脾大和贫血等。脾大有时可达脐或脐以下,质地坚实、平滑,无压痛。如果发生脾梗死则压痛明显,并有摩擦音。治疗后病情缓解时,脾往往缩小,但病变发展会再度肿大。约 50%患者有肝大。部分患者有胸骨中下段压痛。当白细胞显著增高时可有眼底静脉充血及出血。白细胞计数极度增高时(如高于 $200×10^9$/L)可发生白细胞淤滞症,表现为呼吸窘迫、头晕、语言不清、中枢神经系统出血、阴茎异常勃起等。慢性期一般为 1～4 年,以后逐渐进入加速期和急性变期。进入加速期后患者常有发热、虚弱、体重下降,脾进行性肿大,胸骨和骨骼疼痛,出现贫血和出血,加速期可维持数月到数年。急性变期为慢粒白血病的终末期,临床表现与急性白血病类似,可出现髓外白血病的临床表现。多数病例的急性变为急性粒细胞白血病,20%～30%为急性淋巴细胞白血病,偶有单核细胞、巨核细胞及红细胞等类型的急性变。急性变预后极差,往往在数月内死亡。

四、辅助检查

1.血常规　白细胞可增至$(12～1000)×10^9$/L,晚期增高明显,白细胞常达 $100×10^9$/L 以上。主要为成熟阶段的中性粒细胞系且以中幼粒细胞至杆状核粒细胞的百分比最高。无明显发育异常,原始细胞通常小于 2%白细胞。绝对性嗜酸性粒细胞增多。血涂片中性粒细胞显著增多,可见各阶段粒细胞,以中性中幼、晚幼和杆状核粒细胞居多。疾病早期血小板多在正常水平,部分患者增多;晚期血小板逐渐减少,并可出现贫血。

2.骨髓检查　骨髓增生明显至极度活跃,以粒细胞为主,粒细胞与红细胞比例可增至(10～50):1,其中中性中幼、晚幼及杆状粒细胞明显增多。原粒细胞不超过 10%。嗜酸性粒细胞、嗜碱性粒细胞增多。红系细胞相对减少。巨核细胞正常或增多,晚期减少,偶见 Gaucher 样细胞(是吞噬细胞吞噬大量粒细胞膜而形成的)。

3.中性粒细胞碱性磷酸酶(NAP)测定　NAP 活性降低或呈阴性反应。治疗有效时 NAP 活性可以恢复,疾病复发时又下降;合并细菌性感染时可稍升高。

4.细胞遗传学及分子生物学改变　90%～95%的 CML 患者有特征性的 t(9;22)(q34;q11.2)易位,形成 Ph 染色体[del(22q)]。这种易位使得 22 号染色体上的 BCR 基因序列与 9 号染色体上 ABL1 基因序列融合。其余病例或是在 9 号与 22 号染色体之外还累及第 3 甚至累及第 4 条染色体的变异易位,或者是有常规细胞遗传学分析不能发现的 9q34 与 22q11.2 的隐匿易位。Ph 染色体可见于粒细胞、红细胞、单核细胞及巨核细胞等中。PCR 查 BCR/ABL 融合基因灵敏度达 $1/10^5$,对微小残留病灶的检测很有帮助。CML 急性变过程中,尚可出现其他染色体畸变,如+8、额外的 Ph 染色体或 17 号染色体长臂的等臂染色体等。

5.血液生化检查　血清及尿中尿酸浓度增高,主要是化疗后大量白细胞破坏所致。血清

维生素 B_{12} 浓度及维生素 B_{12} 结合力显著增加,且与白血病细胞增多程度成正比。其原因与白血病粒细胞和正常粒细胞产生过多的运输维生素 B_{12} 的钴胺传递蛋白 Ⅰ、Ⅲ 有关。

五、诊断

根据脾大、白细胞增高、NAP 积分偏低或为零分、Ph 染色体和(或)BCR/ABL 基因阳性可作出诊断。对于临床上符合 CML 条件而 Ph 阴性者,应进一步做 BCR/ABL 融合基因检测。

确诊为 CML 后还需做分期诊断。

1.慢性期 慢性期无临床症状或有低热、乏力、多汗、体重减轻和脾大等。白细胞计数增多,主要为中性中幼、晚幼和杆状粒细胞,原始细胞小于 10%。嗜酸性粒细胞和嗜碱性粒细胞增多,可出现少量幼红细胞。骨髓增生活跃,以粒系为主,中晚幼粒细胞和杆状核粒细胞增多,原始细胞小于 10%。CFU—GM 培养集落和集簇比正常的明显增加。

2.加速期 具有下列之二者,可考虑本期:①不明原因的发热,贫血和出血加重,可伴骨骼疼痛;②脾进行性肿大;③非药物引起的血小板减少或增加;④原始细胞在血或骨髓中占 10%~20%;⑤嗜碱性粒细胞在外周血中大于 20%;⑥骨髓中有明显的胶原纤维增生;⑦出现 Ph 以外的染色体畸变;⑧抗慢粒白血病的化疗药物治疗无效;⑨CFU—GM 培养集簇增多,集簇和集落的比值增高。

3.急性变期 急性变期为加速期的临床症状进一步恶化,如具有下列之一即可诊断为急性变期:①原始细胞或原淋巴细胞+幼淋巴细胞,或原单+幼单在血或骨髓中>20%;②外周血中原始细胞+早幼粒细胞>30%;③骨髓中原始细胞+早幼粒细胞>50%;④有髓外原始细胞浸润的临床表现和病理证据。

六、鉴别诊断

1.Ph 染色体阳性的其他白血病 Ph 染色体虽为慢粒白血病标记染色体,但在 2% 急粒白血病、5% 儿童急淋白血病及 20% 成人急淋白血病中也可出现,应注意鉴别。

2.其他原因引起的脾大 血吸虫病肝病、慢性疟疾、黑热病、肝硬化、脾功能亢进等均可出现脾大。但各种疾病均出现原发病的临床特点,血象及骨髓象无慢粒白血病的改变、Ph 染色体阴性等。

3.类白血病反应 类白血病反应常并发于严重感染、恶性肿瘤急性溶血、急性失血、创伤等疾病。白细胞计数可达 50×10^9 /L。类白血病反应有各自的病因和临床表现。原发病控制后,类白血病反应也随之消失。此外,脾大常不如 CML 显著。嗜酸性粒细胞和嗜碱性粒细胞不增多,NAP 反应强阳性,细胞中 Ph 染色体阴性,血小板和血红蛋白量大多正常。

4.骨髓纤维化 原发性骨髓纤维化脾大显著,血象中白细胞增多,并出现幼粒细胞等,可与慢粒白血病混淆。但骨髓纤维化外周血白细胞大多不超过 30×10^9 /L,NAP 阳性。此外,幼红细胞持续出现于血中,红细胞形态异常,特别是泪滴状红细胞易见,Ph 染色体阴性,病程较长。

七、治疗

CML 的治疗依赖于疾病的分期、年龄和健康状况等。

1. 化疗 化疗虽可使大多数 CML 患者达到血液学完全缓解,但患者的中位数生存期(40个月左右)并未改善。

(1)羟基脲:羟基脲为 S 期特异性抑制 DNA 合成的药物,起效快,但持续时间较短。用药后两三日白细胞计数迅速下降,停药后又很快回升。对血小板的影响较小。可致红系巨幼样变。常用剂量为每日 3g,分 2 次口服,待白细胞计数减至 20×10^9/L 左右,剂量减半;降至 10×10^9/L 时,改为小剂量(每日 0.5~1.0g)维持治疗。需经常检查血象,以便调节药物剂量。不良反应较少,与烷化剂无交叉耐药性。用该药治疗 CML,其中位数生存期比用白消安者稍长,且急性变率也低些,为当前首选化疗药物。

(2)白消安:白消安作用于血细胞的前体细胞水平。用药 2~3 周,外周血白细胞才开始减少,停药后白细胞减少可持续 2~4 周,故应掌握剂量。初始剂量为每日 4~6mg,口服。当白细胞计数降至 20×10^9/L 时宜暂停药,待稳定后改小剂量(每 1~3 日 2mg),使白细胞计数保持在 $(7\sim10)\times10^9$/L。用药过量往往造成严重的骨髓抑制,且恢复较慢。个别患者即使剂量不大也可出现骨髓抑制,应提高警惕。长期用药可出现肺间质纤维化,皮肤色素沉着,类似慢性肾上腺皮质功能减退的表现,精液缺乏及停经,此外,还可能促使慢性期提前急性变。

(3)靛玉红:靛玉红是从中药当归芦荟丸主要成分青黛中提取的药品。剂量为每日 150~300mg,分 3 次口服,用药后 20~40 日白细胞下降,约 2 个月可降至正常水平。不良反应有腹泻、腹痛等。

(4)小剂量 Ara－C:小剂量 Ara－C 15~30mg/(m^2·d)静脉滴注或皮下注射,不仅可控制病情发展,而且可使 Ph 细胞减少甚至转阴。

(5)干扰素 α:干扰素 α 剂量为每日 $(3\sim9)\times10^6$ U,皮下或肌内注射,每周 3~7 次。持续用数月至 2 年不等。药物起效慢,对白细胞过多者,宜在第 1~2 周并用羟基脲或白消安。约 1/3 患者 Ph1 染色体细胞减少。该药与小剂量阿糖胞苷联合应用,可提高疗效。

(6)其他药物:三溴甘露醇、6－MP、苯丁酸氮芥、环磷酰胺及其他联合化疗也有效,但只有在上述药物无效时才考虑。还有 STI571(格列卫)。

化疗时宜加用别嘌醇(100mg,每 6h 一次),并保持每日尿量在 1500mL 以上和尿碱化,防止尿酸性肾病。待白细胞计数下降后停药。

2. 骨髓移植 移植应在 CML 慢性期缓解后尽早进行,其 3~5 年无病存活率为 60%。以 45 岁以下为宜。由于目前异基因造血干细胞移植仍然是唯一治愈 CML 的方法,美欧指南均指出,对于年龄小于 45 岁,有 HLA 相合供者,可行异基因造血干细胞移植,尤其是高危慢性粒细胞白血病患者。

3. 白细胞单采 采用血细胞分离机可除去大量白细胞,减少体内白细胞数量。主要用于白细胞淤滞症,以缓解危险状况,也可用于急需治疗的孕妇。

4. 脾区放射和脾切除 目前脾区放射偶用于伴有胀痛的巨脾,以缓解症状。

5. 靶向治疗药物 针对 CML 的基因 BCL/ABL 靶向药物,研制出酪氨酸激酶抑制剂。伊马替尼是第一个成功用于治疗 CML 的药物。伊马替尼与 ATP 竞争结合 BCR－ABL 激酶域,因而防止了其底物上的酪氨酸残基磷酸化。通过这种方式阻断癌基因信号,对于控制疾病,特别是当用于早期慢性期十分有效。然而,带有点突变的白血病性祖细胞亚克隆的出现使得白血病细胞对伊马替尼出现耐药,特别是 AP 与 BP。因而第二代化合物尼罗替尼与达沙替尼可防止大多数但不是所有的激酶域突变导致的伊马替尼耐药。对于 CML－CP 患者,每日 400mg 口服,在 12 个月时 70％的患者、5 年时 80％的患者可以获得完全细胞遗传缓解(CCyR),8 年的总生存率达 84％,在 CCyR 状态下存活者达 77％,但伊马替尼无失败生存率为 50％,这说明开始伊马替尼治疗的患者虽然大多数能很好地存活,但仍有部分患者因其疗效不满意或不良反应不能耐受而改变治疗。较之伊马替尼,在理论上尼罗替尼是一个疗效和选择性更强的 BCR－ABL 抑制剂,虽然是二线用药,但在欧美国家已用于一线治疗,用法是 300mg,每日 2 次,口服,或 400mg,每日 2 次,口服。尼罗替尼可以使更多的患者在 1 年时达到 CCyR,并且耐受性好,对于高危组患者有较大优势。另外从欧美指南及中国慢粒专家共识都推荐在伊马替尼治疗失败或耐药及伊马替尼治疗由于不良反应不能耐受尼罗替尼时作为二线用药。而达沙替尼是一个多靶点激酶抑制剂,在体外对 BCR－ABL 蛋白的抑制作用是伊马替尼的 300 倍,就像尼罗替尼一样,使用达沙替尼的大多数数据来自伊马替尼失败者,但达沙替尼是唯一被批准用于进展期 CML 患者的 2 代 TKI,用于进展期剂量为 70mg,每日 2 次,口服。达沙替尼在 1 年时,比伊马替尼获得更高的 CCyR,但易发生胸腔积液。博苏替尼是一个双向 SRC 和 ABL TKI,目前还没有批准于一线或二线治疗,由于有较好的有效性及安全性,此药很快被批准用于一线治疗,其用法为 500mg,每日 1 次,口服,与伊马替尼比较,其不良反应减少,不良反应仅有腹泻,一年期 CCyR 与伊马替尼相似,但博苏替尼有更高的分子生物学缓解性(MRs)。

6.CML 急性变的治疗 CML 急性变可按急性白血病化疗方法治疗:如果是慢粒急性淋巴白血病变,可采用 ALL 的诱导方案,即 VCAP 或 VDLP 方案;如果是急粒变,可采用急性髓系白血病方案,DA、IA 或 MA、HA 等方案。但患者对药物耐受性差,缓解率低且缓解期很短。取慢性期缓解时骨髓低温保存,作为急性变时自身骨髓移植应用,虽部分患者可进入第二次慢性期,但维持时间短,多不超过 3 个月。因此一旦获得慢性期应该尽早行异基因造血干细胞移植,仍然有 30％患者获得治愈。近年来由于 TKI 应用,CML 急性变期患者治疗有了明显改观,在急性变期采用达沙替尼每日 70mg,口服,相当一部患者再次回到慢性期,为异基因造血干细胞移植提供了机会。

八、预后

CML 中位数生存期为 2~3 年,传统化疗方案(白消安、羟基脲)中位数生存期为 4 年,仅轻度延缓了 AP 与 BP 的进展,10 年总体生存率(OS)小于 10％。采用异基因造血干细胞移植,10 年 OS 为 10％~70％,主要取决于疾病阶段、患者年龄及供体类型。在当前 PTKI 治疗时代,参考血液学、遗传学、分子学水平上的治疗反应,采用伊马替尼治疗后完全细胞遗传学反应率为 70％~90％,5 年无进展生存率为 80％~95％。与预后有关的因素如下:①脾大小;②血中原粒细胞数;③嗜碱性粒细胞及嗜酸性粒细胞数;④有无骨髓纤维化。

(张磊)

第七节 慢性中性粒细胞白血病

慢性中性粒细胞白血病(CNL)是一种罕见的骨髓增殖性肿瘤,表现为外周血中性粒细胞持续性增多、骨髓有核细胞过多、肝脾大。无 Ph 染色体或 BCR－ABL 融合基因。诊断时需排除反应性中性粒细胞增多和其他骨髓增殖性肿瘤。

一、病因和发病机制

CNL 病因不明,很可能起源于具有限制性系别分化潜能的骨髓干细胞。CNL 中 20％的患者中性粒细胞增多,并合并基础性肿瘤,最常见的是多发性骨髓瘤。迄今为止,尚无报告证明 CNL 有克隆性染色体异常。

二、病理及分期

总是累及外周血和骨髓,脾和肝常有白血病细胞浸润。但是,任何组织都可能有中性粒细胞浸润。

三、临床表现

CNL 起病的平均年龄在 65 岁左右,但也有年轻的患者。初次就诊时的症状往往都是非特异性的,包括乏力、食欲下降、体重减轻等。起病缓慢,早期常无自觉症状。常见的临床表现为脾大,质地坚实、平滑、无压痛;通常还可出现肝大。部分患者有胸骨中下段压痛。25％～30％的患者有皮肤、黏膜或胃肠道出血史,其他可能的症状是痛风和瘙痒。慢性期一般为 1～4 年,以后逐渐进入加速期,直至急性变期。

四、辅助检查

CNL 的辅助检查包括血常规检查、骨髓常规检查、NAP 染色、骨髓活体组织检查、细胞遗传学检查等,其中血常规检查、骨髓常规检查、NAP 染色是诊断本病最重要的实验室检查项目。

1.血常规及血涂片 患者外周血白细胞数增加较明显,白细胞计数大于等于 $25 \times 10^9 /L$。外周血涂片以中性成熟粒细胞为主,几乎所有病例未成熟中性粒细胞计数都小于白细胞的 5％,但偶尔可达 10％,外周血几乎见不到原粒细胞。

2.骨髓检查 骨髓活体组织检查示有核细胞过度增生,中性粒细胞增多,粒细胞与红细胞的比例可达 20∶1 或更高。原粒细胞和早幼粒细胞比例不增高,但中幼粒细胞和成熟粒细胞比例增高,也可由红系和巨核细胞系增殖,各系细胞均无明显发育异常。网状纤维增生不常见。

3.中性粒细胞碱性磷酸酶染色 CNL 患者的 NAP 积分正常或增高,甚至可大于 300 分;阳性率也增加,超过 95％,该染色在诊断 CNL 时起着重要作用,所以怀疑 CNL 患者时,必须送血涂片做 NAP 染色。

4.细胞遗传学及分子生物学检查 近 90％患者细胞遗传学检测正常。偶尔可见克隆性核型异常,包括＋8、＋9、＋21、del(20q)、del(11q)及 del(12p)等,偶有 JAK2 基因突变,此时为杂合子。

5.其他检查 血清维生素 B_{12} 结合蛋白、维生素 B_{12} 显著增高,血清尿酸增高,Ph 染色体和 BCR－ABL 融合基因阴性。

慢性中性粒细胞白血病的诊断并不困难。根据血象、骨髓象及 NAP 染色结果并结合临床一般均可诊断,有条件的单位可做 BCR－ABL 融合基因、Ph 染色体检查以排除慢性髓细胞白血病的可能性。

五、诊断

CNL 的诊断尚无统一的诊断标准，常见诊断项目如下：①肝、脾常增大；②NAP 积分明显增加，常大于 300 分；③外周血中性成熟粒细胞明显增多[$(14\sim50)\times10^9$/L]，胞质内有的可见类中毒性颗粒或杜勒小体；④骨髓增生明显活跃，以中性中幼粒以下细胞为主，嗜酸性及嗜碱性粒细胞少见。根据①～④一般均可诊断，但要排除慢性髓细胞白血病的可能性。世界卫生组织的 CNL 诊断标准见表 9－1。

表 9－1　世界卫生组织的 CNL 诊断标准

1. 外周血白细胞增多（白细胞计数≥25×10^9/L）
(1)中性分叶核和杆状核细胞占白细胞的 80% 以上
(2)不成熟粒细胞(早幼粒细胞、中幼粒细胞、晚幼粒细胞)占白细胞的 10% 以下
(3)原粒细胞占白细胞的 1% 以下
2. 骨髓活体组织检查有核细胞过多
(1)中性粒细胞百分率和绝对值升高
(2)原粒细胞占骨髓有核细胞的 5% 以下
(3)中性粒细胞成熟正常
(4)巨核细胞正常或左移
3. 肝脾大
(1)没有能确认生理性中性粒细胞增多的原因，若有，需通过细胞遗传学或分子生物学检查确认
(2)证实骨髓系细胞为克隆性的
(3)无感染和炎症
(4)无基础性肿瘤
4. 无 Ph 染色体或 BCR－ABL 融合基因
5. 无 PDGFRA、PDGFRB 或 FGFR1 重排
6. 无 PV、ET、PMF 的证据
(1)无 MDS 或 MDS/MPN 的证据
(2)无粒细胞发育异常
(3)其他髓系系列无发育异常改变
(4)单核细胞计数在 1×10^9/L 以下

六、鉴别诊断

本病需要与类白血病反应、慢性髓细胞白血病、骨髓纤维化等进行鉴别。类白血病反应大多数都有明显的相关性原因，如胰腺炎、肿瘤、结缔组织病、吸烟引起的中性粒细胞增多和细菌感染等。中性粒细胞碱性磷酸酶水平通常在 CNL 中明显增高，而在 CML 中都明显下降。另外，更为明确的是，可以进行 BCR－ABL 融合基因测定，可以完全将 CNL 与 CML 区分开。CML 中 50% 以上的患者有明显的血小板增多和骨髓巨核细胞增生，而 CNL 中多数患者没有上述特点。

七、治疗

目前临床上该病的治疗方法较少,主要是用羟基脲控制血象,也可以用干扰素治疗。治愈该病则需要行异基因造血干细胞移植。由于慢性中性粒细胞白血病的病例数比较少,而且患者年龄都在 60 岁以上,所以几乎都是个体化治疗。每个患者的情况都不相同,所以是否需要化疗需根据情况决定,不主张强烈化疗。

(张磊)

第八节　过敏性紫癜

过敏性紫癜为一种较常见的血管变态反应性出血性疾病。病因常常难以确定,可能的病因包括细菌、病毒或寄生虫感染,昆虫叮咬,疫苗接种,食物或药物过敏等。发病机制主要为免疫异常介导白细胞崩解性小血管炎,致组织及脏器损伤。

本病主要见于儿童、青少年,成人也可发病,男性发病率略高于女性,冬、春季为发病的高峰期。

一、诊断标准

(一)临床表现

1.皮肤　多以皮肤紫癜为首发症状。典型的紫癜呈红色或紫红色,多为高出皮肤的荨麻疹样出血疹,压之不褪色。皮疹可融合成片,重者可发展为出血性疱疹、皮肤溃疡或坏死。紫癜多呈对称性分布,以四肢(尤其是下肢)的伸侧和臀部为多见,较少累及面部、掌心、足底和躯干。紫癜一般 1～2 周内消退,不留痕迹。紫癜可分批出现,每批间隔数日至数周不等,故常同时存在新旧不一的紫癜。紫癜也可于完全消退后多次再发。

2.关节　可出现肿胀、酸痛,急性期疼痛较激烈,可影响活动。多见于膝、踝、肘、手指等关节,持续时间短,无后遗症或畸形。在皮肤紫癜未出现前易误诊为风湿病。

3.消化道　常表现为急性腹绞痛,多位于脐周,呈阵发性,可伴有恶心、呕吐、黑便和上消化道出血。多见于儿童。若不伴有皮肤紫癜,易误诊为急腹症。小儿病例可因肠道不规则蠕动诱发肠套叠。

4.肾脏　30% 左右的患者可出现肾脏损害。一般于皮肤紫癜后 2～4 周出现,也可出现于皮疹消退后。常见的肾脏损害表现为肉眼或镜下血尿,可伴有蛋白尿、管形尿、血压升高等。肾脏损害可很快恢复,也可持续数月,偶可转为慢性肾炎。个别患者可很快发生肾功能不全。

5.少见表现　偶有中枢神经系统受累,表现为短暂轻瘫、抽搐、蛛网膜下腔出血、昏迷等。肺部受累较罕见,表现为肺出血和间质病变。其他少见受累部位还有睾丸、胸膜、心脏等。

根据其突出的临床表现,可分为皮肤型(单纯紫癜型)、腹型、关节型、肾炎型,若有两种以上合并存在时称为混合型。

(二)实验室检查

1.血象　血小板计数大多正常。白血病计数大多正常或轻至中度增多。寄生虫感染等诱因所致者嗜酸性粒细胞可增多。一般无贫血。

2.出凝血功能　出血时间、血块收缩时间大多正常,部分病例束臂试验阳性。凝血象(凝血酶原时间、活化部分凝血活酶时间、凝血酶时间、纤维蛋白原浓度)一般无异常。

3.尿常规　肾脏受累时可有血尿、蛋白尿、管型尿等。

4.大便常规　胃肠道受累时可出现便潜血阳性。有时可查到寄生虫或虫卵。

5.骨髓象　一般无异常。

6.其他检查　急性期红细胞沉降率可加快,C反应蛋白常升高。约1/3的患者抗链O效价升高。约半数患者在急性期时血清IgA、IgM升高、补体正常。肾损害时尿素氮和肌酐可增高。

二、治疗原则

(一)病因治疗

查找、消除或避免可能的诱因和治疗原发疾病极为重要。

(二)支持及对症

皮肤紫癜急性期可平卧休息数日,通过减轻下肢静脉压力,避免下肢紫癜加重。关节痛者可用非甾体类抗炎药。有消化道出血者,可禁食,予静脉补液。仅大便潜血阳性者,如腹痛不重,可进流食。

(三)药物治疗

1.单纯紫癜型或关节型患者　轻型可仅用抗组胺药物、保护血管药物(芦丁、维生素C、维生素E、钙剂、安络血等)。重型患者急性期可给予糖皮质激素(每日泼尼松0.5～1mg/kg,或琥珀酸氢化可的松200～300mg),以缓解症状。多次复发的患者可试用硫唑嘌呤(50mg,每日2～3次)、环磷酰胺(每日100～200mg)等其他免疫抑制剂。

2.腹型患者　腹痛可予解痉挛药。消化道出血可给予糖皮质激素(每日泼尼松1～2mg/kg或琥珀酸氢化可的松200～300mg),有效后逐渐减量,疗程为2～3周。糖皮质激素疗效不佳者可加用硫唑嘌呤、环磷酰胺等免疫抑制剂。

3.肾型患者　糖皮质激素对肾脏损害无显著疗效,仅限用于严重肾脏病变者。可试用雷公藤总苷片10～20mg,每日3次,疗程一般为3个月。也可试用硫唑嘌呤、环磷酰胺等其他免疫抑制剂。

(张磊)

第九节　血友病

血友病是遗传性凝血因子Ⅷ(FⅧ)或凝血因子Ⅸ(FⅨ)缺陷所致的出血性疾病。FⅧ缺陷称为血友病A(血友病甲),FⅨ缺陷称为血友病B(血友病乙),均为伴性隐性遗传,多为男性患病,女性为致病基因携带者,极少数女性患病。

一、诊断标准

(一)病史

约2/3的患者有明确家族史且符合X连锁隐性遗传规律。

(二)临床表现

1.出血　表现为轻微损伤及手术后过度出血,也可为自发出血。常见出血部位为关节、肌肉和深部组织,尤以关节出血最具特征性。也可发生消化道、泌尿道等内脏出血、鼻衄和口咽部出血。重型患者可出生后即发病,轻型和中型患者发病可较晚,甚至成年后发病。

2.出血的并发症　关节出血可致关节肿胀、疼痛,急性期活动受限。关节反复出血逐步损伤滑膜、软骨和骨骺,出现关节畸形、活动受限、强直、融合伴持续疼痛。长期制动或关节保护性屈曲,可致肌肉萎缩和挛缩。肌肉和深部组织出血引起血肿,可致疼痛。血肿压迫可致麻木、神经损伤、肌肉萎缩、肢体和脏器功能障碍和组织坏死。巨大血肿可破溃,经久不愈。同一血肿反复出血可形成假性肿瘤。急性出血或反复出血可致贫血。内脏出血、咽喉部出血和颅内出血等严重出血可致死。

（三）实验室检查

1.血象和血涂片　血小板计数正常,血小板形态无异常。

2.凝血象　凝血酶原时间(PT)、凝血酶时间(TT)、纤维蛋白原正常,活化部分凝血活酶时间(APIT)延长且可被正常混合血浆纠正。

3.凝血因子活性　血友病 A 时 F$Ⅷ$活性降低,血友病 B 时 F$Ⅸ$活性降低。F$Ⅷ$活性或 F$Ⅸ$活性<1％为重型血友病,1％～5％为中型血友病,5％～40％为轻型血友病。

F$Ⅷ$活性降低,尤其是轻度降低和无家族史者,需检测出血时间、vWF 抗原和瑞斯托霉素诱导等,除外血管性血友病。

APTT 延长且可被正常混合血浆纠正而 F$Ⅷ$活性和 F$Ⅸ$活性正常,需检测 F$Ⅺ$活性和 F$Ⅻ$活性,除外遗传性凝血因子$Ⅺ$和$Ⅻ$缺陷。

APTT 延长但不被正常混合血浆纠正者,需进一步检测,除外内源性凝血途径凝血因子的抑制物。

二、治疗原则

（一）一般原则

1.关节出血发作时可采用 RICE 措施,即 R(Rest,休息)、I(Ice,冰敷)、C(Compression,局部压迫)、E(Elevation,患肢抬高,休息并保持在功能位置)。

2.避免使用可抑制血小板功能的药物,如阿司匹林、氯吡格雷、双嘧达莫、布洛芬、吲哚美辛等。

3.药物尽量口服,避免皮下和肌内注射药物。静脉穿刺后需充分压迫。

4.避免外伤和手术,需在凝血因子替代治疗下行骨髓穿刺等有创性操作和手术。

5.生育前进行遗传咨询,女性携带者争取行产前诊断。

（二）凝血因子替代治疗

1.控制出血的替代治疗　发生出血时应尽早输注凝血因子止血,以降低关节、组织和脏器功能受损的程度。应根据患者凝血因子基础值、出血严重度、出血部位、是否有抑制物、其他止凝血机制是否完善和凝血因子的半寿期制定治疗方案。

（1）血友病 A:输注凝血因子Ⅷ浓缩物或重组人凝血因子Ⅷ。一般按输注 1U/kg 体重的 F$Ⅷ$浓缩物或重组 F$Ⅷ$约使患者循环血液中 F$Ⅷ$:C 水平提高 2％估算单次输注量,即需要输注的 F$Ⅷ$总量(U)＝[希望达到的 F$Ⅷ$:C 水平(％)－患者当前血浆 F$Ⅷ$:C 水平(％)]×0.5×患者体重(kg)。F$Ⅷ$半寿期 8～12 小时,常需每日输注 2 次。一般应连续输注直至出血停止并消散。无条件使用 F$Ⅷ$制剂时可输注冷沉淀物或新鲜冰冻血浆(FFP)。

（2）血友病 B：输注凝血酶原复合物（PCC）。按输注 1U/kg 体重的 PCC 约使患者循环血液中 FⅨ：C 水平提高 1％估算单次输注量，即需要输注的 PCC 总量（U）＝［希望达到的 FⅨ：C 水平（％）－患者当前血浆 FⅨ：C 水平（％）］×0.5×患者体重（kg）。FⅨ半寿期为 12～24 小时，可每日输注 1 次。一般应连续输注直至出血停止并消散。输注 PCC 需警惕血栓形成。无条件使用 PCC 时可输注 FFP。输注 FFP 需考虑血浆容量，单次输注不宜超过 10～15ml/kg 体重。

2.手术期的替代治疗　治疗方案的制订除了应考虑患者凝血因子基础值、出血严重度、出血部位、是否有抑制物、其他止凝血机制是否完善和凝血因子的半寿期，还应考虑手术大小与部位，按前述方法估算单次输注量和给药间隔。手术前 1～2 天应进行凝血因子输注的有效性试验，指导剂量的制定。手术当日及术后第 1 天，大型手术的血中 FⅧ：C 或 FⅨ：C 水平一般应达 80％～100％，中型手术应达 60％～80％，小型手术应达 40％～60％。从手术后第 2 天起酌情减量，替代治疗的疗程约 7～14 天。

3.预防治疗　有条件者可采用预防治疗，即定期输注凝血因子，预防出血或减轻出血发作的频度和程度。目前国内推荐小剂量预防治疗，即血友病 A 输注 FⅧ制剂 10～15U/kg，2～3 次/周，血友病 B 输注 PCC 5～10U/kg，1～2 次/周。

接受替代治疗的患者应定期检测 FⅧ或 FⅨ的抑制物，尤其是当输注凝血因子的效果降低或无效时。若出现抑制物，应给予相应治疗。

（三）辅助治疗

1.DDAVP　轻型血友病 A 有效，对血友病 B 无效。

2.止血药物　黏膜出血可酌情局部使用止血粉、凝血酶或明胶海绵等。纤维蛋白溶解抑制剂，如氨甲环酸和氨基己酸，对口腔、消化道等黏膜出血有效。纤溶抑制剂不宜与 PCC 同时使用，肉眼血尿者禁用。

3.肾上腺皮质激素　能改善毛细血管通透性、加速血肿吸收，急性出血时可每日口服泼尼松 30～40mg，5～7 天。

4.止痛药物　可以单用或联合使用扑热息痛、COX－2 拮抗剂、鸦片类等对血小板功能无影响的药物以止痛。

5.物理治疗及康复训练　应于出血急性期过后及早在物理康复医师指导下进行，以促进吸收、消除肿胀、恢复关节和肌肉的功能。也适用于慢性血友病滑膜炎、关节炎和肌肉血肿。

6.放射性同位素滑膜切除术　适用于关节出血频率大于每半年 3 次以上的慢性血友病滑膜炎患者，以减轻关节出血。

7.关节修复术和关节置换术　用以改善关节功能。

（张磊）

第十节　弥散性血管内凝血

弥散性血管内凝血（DIC）是发生于许多疾病或临床情况的一种临床综合征，以广泛性血管内凝血引起纤维蛋白形成和血栓栓塞，进而继发出血和脏器功能衰竭为特征。

一、诊断标准

（一）临床表现

1. 存在易于引起 DIC 的基础疾病，如感染、恶性肿瘤、病理产科、大型手术及创伤等。

2. 有下列两项以上表现　①多发性出血倾向。②不易以原发病解释的微循环衰竭或休克。③多发性微血管栓塞症状、体征，如皮肤、皮下、黏膜栓塞坏死及早期出现肾、肺、脑等脏器功能不全。④抗凝治疗有效。

（二）实验室检查同时有以下三项以上异常：

1. 血小板$<100\times10^9$/L 或进行性下降。

2. 纤维蛋白原<1.5g/L 或呈进行性下降或>4.0g/L。

3. 鱼精蛋白副凝固试验（3P 试验）阳性或纤维蛋白（原）降解产物（FDP）升高或 D－二聚体水平升高。

4. 凝血酶原时间（PT）缩短或延长 3 秒以上或呈动态性变化，或活化凝血活酶时间（APTT）缩短或延长 10 秒以上。

5. 疑难或其他特殊患者，有抗凝血酶、因子Ⅷ：C 或凝血、纤溶、血小板活化分子标记物测定的异常。

（三）诊断评分系统

目前多采用 2001 年国际血栓与止血学会（ISTH）提出的简易 DIC 诊断评分系统，具体步骤：

1. 危险性评估　患者是否存在可致 DIC 的基础病变。若存在，继续以下步骤。

2. 送检常用出凝血试验　血小板计数、PT、纤维蛋白原、纤维蛋白降解指标（可溶性纤维蛋白单体或纤维蛋白降解产物）。

3. 分析出凝血试验结果并进行评分。

血小板计数（$\times10^9$/L）：$>100=0$ 分，$<100=1$ 分，$<50=2$ 分。

纤维蛋白降解相关标志物（可溶性纤维蛋白单体、D－二聚体、FDP）：无升高$=0$ 分，中度升高$=2$ 分，显著升高$=3$ 分。

PT 延长（秒）：$<3=0$ 分，>3 但$<6=1$ 分，$>6=2$ 分。

纤维蛋白原水平（g/L）：$>1.0=0$ 分，$<1.0=1$ 分。

4. 累计评分及判断结果　若积分≥5，符合显性 DIC，每天重复评分；若积分<5，提示非显性 DIC，1～2 天后重复上述评分过程。

（四）DIC 分型和分期

根据发病缓急，分成急性 DIC 和慢性 DIC。临床最常见的是急性 DIC，多见于感染、产科并发症、血液肿瘤（白血病、淋巴瘤）和严重创伤，最突出的临床特征是出血，而血栓栓塞表现常不易觉察，但实际上，血栓栓塞引起的循环和代谢障碍与急性 DIC 时的缺血、休克、脏器功能衰竭有关。慢性 DIC 多见于实体肿瘤、死胎综合征、局部血管内凝血（巨大动脉瘤和血管瘤）、进展性肝病等，常表现为血栓栓塞，出血表现多不明显。

根据 DIC 所处的病理生理阶段和机体的代偿状态，分为高凝期、消耗性低凝期和纤溶亢进期。

二、治疗原则

1.去除和治疗原发疾病 是治疗 DIC 的首要治疗。

2.补充凝血因子和血小板 适用于消耗性低凝期和纤溶亢进期。通过输注血浆制品（新鲜冰冻血浆和纤维蛋白原等）和血小板，使纤维蛋白原水平≥1.5g/L，血小板计数≥30×10⁹/L。对难以止血的患者，也可试用凝血酶原复合物和重组人活化因子Ⅶ制剂。

3.抗凝治疗 目前最常使用的仍为普通肝素，可采用中低剂量，根据 APTT、出血情况调整剂量。也可采用低分子量肝素。抗凝治疗适用于：①DIC 早期（高凝期）。②积极替代治疗后仍不能改善出血和纠正凝血指标异常。③多发性血栓栓塞表现。④顽固性休克。⑤慢性 DIC 伴血栓反复发作。纤溶亢进期、脏器新鲜出血和颅内出血的患者慎用或禁用抗凝治疗。

4.纤溶抑制剂 如氨甲环酸和 6－氨基己酸等。适用于以纤溶亢进为主要特征的 DIC（常见于急性早幼粒细胞白血病、羊水栓塞、前列腺癌）和 DIC 的纤溶亢进期，DIC 高凝期禁用，严重肾功能不全和肉眼血尿禁用或慎用。

5.其他支持治疗 包括纠正缺氧、休克、酸中毒和电解质紊乱等措施。

（张磊）

参考文献

[1] 闫涛,李梵,李克,赵平,王慧芬. 乙型肝炎相关慢加急性肝衰竭患者乙型肝炎病毒前C/C区联合突变特点分析[J]. 临床肝胆病杂志,2013(02):120-123+127.

[2] 高占成,胡大一. 呼吸内科[M]. 北京:北京科学技术出版社,2012.

[3] 孙桂珍,李学亮,吉布强,张海燕,徐彧,金北平,张小红. 伊曲康唑对恶性血液病患者侵袭性真菌感染的疗效分析[J]. 中华医院感染学杂志,2012(16):3624-3626.

[4] 陈晓平,石应康. 心血管系统疾病[M]. 北京:人民卫生出版社,2012.

[5] 张方琪,杨学敏,唐元元,王娟,李志奎. 嗜酸性粒细胞在哮喘发病机制中的研究进展[J]. 中华肺部疾病杂志(电子版),2013(02):162-165.

[6] 孙兴国. 运动心肺功能鉴别心源性呼吸困难[J]. 中国实用内科杂志,2013(S1):12-13.

[7] 唐承薇,程南生. 消化系统疾病[M]. 北京:人民卫生出版社,2011.

[8] 秦福芳. 慢性阻塞性肺疾病继发肺部真菌感染诊治与分析[J]. 中华医院感染学杂志,2013(12):2816-2818.

[9] 王清,牟燕. 心血管系统疾病[M]. 北京:中国医药科技出版社,2012.

[10] 金赟,李江涛. 肝癌细胞侵犯微血管的临床相关因素及分子标志物的研究进展[J]. 临床肝胆病杂志,2013(07):550-553.

[11] 张翔,邢春燕. 呼吸系统疾病[M]. 北京:人民卫生出版社,2012.

[12] 刘丹,王星,苏晨,陈艺莉,黄慧玲. 高血压患者血压昼夜模式与心率变异性的相关性分析[J]. 中国实用内科杂志,2011(10):787-788.

[13] 马亦林,李兰娟. 传染病学[M]. 上海:上海科学技术出版社,2011.

[14] 黄华萍,李羲. 慢性阻塞性肺疾病合并原发性支气管肺癌的诊治策略[J]. 中华肺部疾病杂志(电子版),2012(06):561-564.

[15] 徐西元,梁桂林,张冬云. 实用临床中医诊疗学[M]. 天津:天津科学技术出版社,2011.

[16] 毛红柳,刘兴元. 先天性心脏病相关GATA5基因突变研究[J]. 国际心血管病杂志,2013(03):173-177.

[17] 杨庭树. 心血管内科诊疗常规[M]. 北京:中国医药科技出版社,2012.

[18] 刘文虎,张东亮. 使用肾内科查房医嘱手册[M]. 北京:北京大学医学生版社,2012.

[19] 何权瀛. 呼吸内科诊疗常规[M]. 北京:中国医药科技出版社,2012.

[20] 沈迎,吴宗贵,沈卫峰. 冠状动脉侧支循环研究进展[J]. 国际心血管病杂志,2013(05):265-268.

[21] 李德天. 泌尿系统与疾病[M]. 上海:上海科学技术出版社,2008.

[22] 邝卫红. 肝胆疾病[M]. 北京:中国医药科技出版社,2013.

[23] 施卉,任成山. 急性肺损伤/急性呼吸窘迫综合征基础及临床研究进展[J]. 中华肺部疾病杂志(电子版),2013(04):350-355.

[24] 胡红,刘又宁. 糖皮质激素在呼吸疾病治疗中的应用[J]. 中国实用内科杂志,2013(10):764-767.